全科医学临床治疗学

胡　军　史锐敏　李　姣
赵榕萍　杨晶君　陶　慧　主编

天津出版传媒集团
天津科学技术出版社

图书在版编目（CIP）数据

全科医学临床治疗学 / 胡军等主编. -- 天津：天津科学技术出版社, 2024. 8. -- ISBN 978-7-5742-2438-4

Ⅰ．R4

中国国家版本馆 CIP 数据核字第 2024NJ9024 号

全科医学临床治疗学

QUANKE YIXUE LINCHUANG ZHILIAO XUE

责任编辑：张　跃

出　　版：	天津出版传媒集团
	天津科学技术出版社
地　　址：	天津市西康路 35 号
邮　　编：	300051
电　　话：	(022) 23332399
网　　址：	www.tjkjcbs.com.cn
发　　行：	新华书店经销
印　　刷：	廊坊市海涛印刷有限公司

开本 787×1092　1/16　印张 30.5　字数 600 000
2024 年 8 月第 1 版　2025 年 1 月第 1 次印刷
定价：180.00 元

编委会名单

主 编

胡　军（宜春市人民医院）
史锐敏（长治医学院附属和济医院）
李　姣（湖北省武汉市汉口医院）
赵榕萍（吉安康明眼科医院）
杨晶君（海宁市人民医院）
陶　慧（湖北省武汉市硚口区荣华街社区卫生服务中心）

副主编

赵焕焕（台山市中医院）
王志芬（新乡医学院第一附属医院神经内科五病区）
沈亚丽（承德市中心医院）
邢传光（阳谷县阿城镇卫生院）
何　艳（四川大学华西医院）
刘　燕［四川护理职业学院附属医院（四川省第三人民医院）］
梁娇霞（山西省第二人民医院）
赵立站（石家庄高新技术产业开发区卫生监督所（疾控中心）
付士辉（中国人民解放军总医院海南医院）
王　忠（重庆市巴南区第二人民医院）
林庆国（舟山医院）

编 委

沈国菊（攀枝花市中心医院）
王黎伟（新乡医学院第一附属医院）
高海燕（河南省许昌市魏都区文峰社区服务站）
高海峰（厦门思明郭若霞口腔诊所）
顾允春（四川省德阳市人民医院）
方辉东（内蒙古自治区医院）

前　言

随着社会经济的飞速发展和物质文化生活的不断提高，人类对珍惜生命、追求健康也不断提出新的要求。全科医学其范围广泛，涵盖了各种年龄、性别、各个器官系统以及各类疾病。从事临床医学的工作者，无疑也必须随着现代科学技术的进步和医学科学的发展不断丰富和更新自己的知识，熟练掌握各种临床技能，提高自己的能力。为此，编者在广泛参考国内外最新文献资料的基础上，结合多年的临床经验和业务专长编写了此书。

全书共分四篇，主要分为总论、内科学、外科学、眼科学，内科学主要详细介绍了消化系统疾病、消化系统疾病的护理、神经系统疾病，外科学主要介绍了肠胃常见症状与体征、胃十二指肠疾病、小肠疾病、肿瘤、腹腔镜手术、外科护理等。本书力求内容全面精练、通俗易懂、实用性强，可供广大医学工作者在获得理论知识的同时，有更丰富的临床实践经验可供参考。

由于时间紧迫，本书涉及内容较广、篇幅较长，加之编者的学识和能力有限，书中难免存在不足之处。恳请各位专家和同行予以批评指正。

目 录

第一篇 总 论

- 第一章 门诊常见症状的诊断与处理 ... 1
- 第二章 呼吸系统疾病的全科医学处理 ... 45
- 第三章 临床影像诊断学基础 ... 56
  - 第一节 影像医学在临床中的作用 ... 56
  - 第二节 医学影像常用的诊断方法 ... 59
- 第四章 临床检验学基础 ... 74
  - 第一节 检验与临床 ... 74
  - 第二节 临床常见疾病的实验室检查 ... 75
- 第五章 微生物学检验 ... 91
  - 第一节 微生物与微生物学 ... 91
  - 第二节 微生物的致病性与感染 ... 92
- 第六章 细胞和组织的损伤 ... 96
- 第七章 炎症的病理 ... 105
  - 第一节 概 论 ... 105
  - 第二节 急性炎症 ... 106
  - 第三节 炎症的基本病理变化 ... 114
  - 第四节 慢性炎症 ... 115

第二篇 内科学

- 第一章 消化系统疾病 ... 117
  - 第一节 先天性食管疾病 ... 117
  - 第二节 食管裂孔疝 ... 126
  - 第三节 贲门失迟缓症 ... 129
  - 第四节 食管异物 ... 135
  - 第五节 急性胃炎 ... 140
  - 第六节 慢性胃炎 ... 142
  - 第七节 消化性溃疡 ... 146
  - 第八节 十二指肠炎 ... 152
  - 第九节 短肠综合征 ... 154
  - 第十节 细菌性痢疾 ... 157
  - 第十一节 阿米巴痢疾 ... 161
  - 第十二节 溃疡性结肠炎 ... 163
  - 第十三节 酒精性肝病 ... 166
  - 第十四节 肝性脑病 ... 168
- 第二章 消化系统疾病病人的护理 ... 174
  - 第一节 消化内科病人的一般护理常规 ... 174

第二节　胃癌病人的护理 ··· 175
　　第三节　炎症性肠病病人的护理 ·· 178
　　第四节　肝硬化病人的护理 ·· 182
　　第五节　原发性肝癌病人的护理 ·· 188
　　第六节　急性胰腺炎病人的护理 ·· 194
　　第七节　上消化道大量出血病人的护理 ·· 198
第三章　神经系统疾病 ·· 204
　　第一节　偏头痛 ·· 204
　　第二节　紧张性头痛 ·· 212
　　第三节　病毒性脑炎 ·· 216
　　第四节　病毒性脑膜炎 ··· 223
　　第五节　结核性脑膜炎 ··· 225
　　第六节　急性脊髓炎 ·· 232
　　第七节　脊髓血管疾病 ··· 238
　　第八节　脊髓栓系综合征 ·· 245
　　第九节　肝性脊髓病 ·· 247
　　第十节　脑神经疾病 ·· 248
　　第十一节　视神经脊髓炎 ·· 252

第三篇　外科学

第一章　肠胃常见症状与体征 ·· 256
　　第一节　消化道出血 ·· 256
　　第二节　急腹症 ·· 261
　　第三节　消化不良 ··· 267
　　第四节　恶心和呕吐 ·· 269
　　第五节　慢性腹痛 ··· 273
　　第六节　腹　胀 ·· 277
　　第七节　腹　泻 ·· 283
　　第八节　便　秘 ·· 289
　　第九节　黄　疸 ·· 293
第二章　胃十二指肠疾病 ··· 297
　　第一节　胃扭转 ·· 297
　　第二节　胃憩室 ·· 299
　　第三节　胃溃疡 ·· 302
　　第四节　胃十二指肠溃疡急性穿孔 ··· 306
　　第五节　胃十二指肠溃疡大出血 ·· 309
　　第六节　胃内异物 ··· 313
　　第七节　胃下垂 ·· 315
　　第八节　十二指肠肿瘤 ··· 317
　　第九节　胃　癌 ·· 325
第三章　小肠疾病 ·· 329
　　第一节　小肠先天性疾病 ·· 329

第二节	小肠炎性疾病	335
第三节	小肠损伤	342
第四节	肠梗阻	344
第五节	小肠肿瘤	351

第四章 乳腺癌 355

第五章 腹腔镜手术 381
- 第一节 腹腔镜外科发展概况 381
- 第二节 腹腔镜手术的病理生理改变 382
- 第三节 腹腔镜手术中的止血 385
- 第四节 腹腔镜胆囊切除术 385
- 第五节 腹腔镜结直肠手术 389
- 第六节 其他腹腔镜手术 410

第六章 外科护理 413
- 第一节 绪论 413
- 第二节 外科休克的护理 415
- 第三节 外科感染的护理 420

第四篇 眼科学

第一章 眼科学基础 433
- 第一节 眼的组织解剖 433
- 第二节 眼的胚胎发育 442
- 第三节 眼的生理生化及其代谢 444

第二章 眼睑病 448
- 第一节 眼睑炎症 448
- 第二节 眼睑肿瘤 452

第三章 泪器病 455
- 第一节 泪液分泌系统疾病 455
- 第二节 泪液排出系统疾病 457

第四章 结膜病 460
- 第一节 概述 460
- 第二节 细菌性结膜炎 464
- 第三节 衣原体性结膜炎 467
- 第四节 免疫性结膜炎 471

参考文献 477

第一篇　总　　论

第一章　门诊常见症状的诊断与处理

一、发热

【诊断要点】

（1）了解有无传染病接触史［包括中东呼吸综合征（MERS），SARS］、用药及感染史。起病急缓，有无寒战；急性高热伴否局部症状，如咽痛、咳嗽、胸痛、腹痛、腹泻、尿频、尿急、尿痛等。

（2）检查体温与脉搏是否一致，神志、呼吸、血压、皮肤、淋巴结、关节及其他体征。

（3）化验血、尿、便常规，酌情做肝功能、血疟原虫、肥达试验、痰涂片+培养、尿培养、血培养、B超及X线检查等。

【鉴别诊断】

（1）起病急伴寒战者，常见于细菌性肺炎、急性泌尿系感染、败血症、急性胆囊炎、疟疾等。

（2）伴皮疹，常见于发疹性传染病；皮疹在发热后1~6d出现者，依次为水痘、猩红热、天花、麻疹、斑疹伤寒、伤寒等。

（3）伴咳嗽、胸痛者，常见于支气管炎、肺炎、胸膜炎等。

（4）伴有出血倾向者，应考虑流行性出血热、钩端螺旋体病、急性白血病、急性血小板减少性紫癜等。

（5）伴淋巴结肿大和脾大者，应考虑传染性疾病（如疟疾）或急性淋巴性白血病、淋巴瘤等。

（6）伴右上腹痛及黄疸，应考虑急性传染性肝炎、急性胆囊炎、肝脓肿等。

（7）伴意识障碍，可见于感染中毒性脑病、脑血管病等。

（8）伴腹痛、腹泻，常见于细菌性食物中毒，细菌性痢疾等肠道疾病。特别警惕腹痛+外科体征。

（9）伴头痛、呕吐、脑膜刺激征，常见于脑炎、脑膜炎。

（10）伴白细胞计数增高者，多见于细菌性感染和乙型脑炎；白细胞计数减低者，常见于伤寒、结核、布氏杆菌病、部分病毒感染（如流感、麻疹）、原虫感染等。

（11）长期高热者，常见于结缔组织疾病、伤寒、恶性肿瘤、结核、细菌性心内膜炎、布氏杆菌病等。

（12）体温38.3~38.8℃可能是感染/非感染；体温38.9~41℃可能多为感染；体温≥41.1℃多为非感染，如药热、输液反应、甲亢危象、中枢热等。

【急救处理】

（1）卧床休息，流食或半流食，多饮水，补充维生素等。

（2）物理降温为主，如头部冷敷、冰枕、温水浴或30%乙醇擦浴。诊断不明者慎用退热药。诊断明确可采用柴胡注射液4mL或阿尼利定（安痛定）2mL肌内注射，或阿司匹林赖氨酸盐（赖氨匹林）0.9~1.8g肌内注射或静脉注射，疗效较好，阿司匹林过敏者禁用。对乙酰氨基酚（泰诺）0.3~0.5g或尼美舒利50~100mg或布洛芬0.2g，口服。新癀片2~4片口服，必要时用吲哚美辛栓肛塞，老年体弱患者和小儿慎用，防止虚脱。

（3）高热不退者可考虑用5%葡萄糖盐水或5%~10%葡萄糖液1500~2000mL静脉滴注，注意维持水、电解质平衡。

（4）白细胞或中性粒细胞增高者，予以抗生素。

（5）烦躁不安者可予以镇静药，如地西泮（安定）、苯巴比妥口服。

（6）针刺曲池、合谷、大椎、足三里等穴。

（7）尽早查明病因，以便针对病因治疗。

二、呼吸困难

【病因分类及诊断要点】

1. 肺源性呼吸困难

由于呼吸道、肺、胸腔等疾病所致的气管、支气管狭窄，肺呼吸交换面积减少或胸壁运动受限造成的呼吸困难。常伴有咳喘、三凹征（吸气时锁骨上窝、胸骨上窝、肋间隙凹陷）；肺部常可闻及干、湿啰音和哮鸣音；严重者可出现发绀、呼吸衰竭。常见于急性喉及气管阻塞痰堵（异物）、支气管哮喘、肺炎、肺气肿、肺肿瘤、气胸、胸腔积液等。通过胸部体检，X线检查，多数可明确诊断。

2. 心源性呼吸困难

由于心功能不全（急性心肌梗死、肺栓塞、心肌病、心瓣膜病、急性心包炎、心肌炎等）所致。其特点：有重症心脏病史及体征；呼吸急促，平卧时加重，坐位时减轻；咳泡沫痰或血沫痰；两侧肺底部有大量湿啰音；X线检查肺门瘀血或兼有肺水肿征。须与支气管哮喘鉴别。

3. 中毒性呼吸困难

（1）代谢性酸中毒：其特点除有肾病、糖尿病病史外，酸中毒时呼吸表现为深而慢，尿毒症者呼出气有尿氨味，糖尿病昏迷者呼出气有烂苹果味。

（2）化学毒物中毒：常见于一氧化碳中毒、氰化物中毒和亚硝酸盐中毒等。

（3）药物中毒：多见于吗啡类或巴比妥类中毒。药物抑制呼吸中枢，表现为慢而浅的呼吸困难。

4. 血源性呼吸困难

常见于重症贫血、大出血、休克等所致的呼吸困难。

5. 神经精神性呼吸困难

可见于重症脑病（脑梗死），直接累及中枢而引起呼吸节律异常。癔症发作，表现为突然发作的快而浅的呼吸，可因过度换气而出现呼吸性碱中毒和手足搐搦症。

【急救处理】

（1）取半卧位，保持安静，吸氧。

（2）保持呼吸道通畅，通常鼻导管给氧，严重缺氧者必要时可行气管插管或气管切开等。痰多者用溴己新（溴己铵，必嗽平）16mg口服，3次/d。

（3）尚未弄清心源性还是肺源性呼吸困难时，忌用吗啡或肾上腺素，首选氨茶碱0.25g+5%

葡萄糖液 250mL 静脉滴注。

（4）若为呼吸中枢受抑制所致呼吸困难或呼吸衰竭，可用呼吸兴奋药，如洛贝林、尼可刹米（可拉明）等。

（5）病因治疗。β2 激动药治疗哮喘；急性左心衰（见急性左心衰治疗）；AIDS 患者合并呼吸困难，需查 CD4 细胞计数，鉴别诊断考虑与 AIDS 有关/无关的疾病诊断。

三、咯血

【诊断要点】

咯血：咳嗽有血或痰中带血，应除外消化道、鼻咽部出血。

大咯血：指 1 次咯血>100mL 或>600mL/24~48h。存在窒息危险。

1. 与呕血鉴别

（1）咯血多为鲜红色，泡沫样，混有痰液；呕血多为暗红色或咖啡色，常混有食物残渣或胆汁。

（2）咯血伴有咽痒、咳嗽；呕血多伴有恶心、上腹部不适。

（3）咯血大便多正常；呕血大便多呈黑色，隐血试验阳性。

（4）咯血多有肺或心脏病史；呕血多有食管、胃或肝病史。

（5）咯血量一般较少；呕血量一般较多。

2. 与咽、鼻、口腔出血鉴别

（1）咽、鼻、口腔出血，通过鼻咽镜及口腔检查不难诊断。

（2）鼻后部出血量较多时，易误诊为咯血，要特别注意鼻咽癌所致的出血，通过鼻咽镜等检查可确诊。

3. 病史与原发病表现

有低热、盗汗、消瘦常提示为肺结核；咯血伴脓痰者要考虑为肺化脓症和支气管扩张症；咯血伴咳嗽、心悸、气短者提示二尖瓣狭窄；咯血伴胸痛、呼吸困难、气促多见于肺栓塞。大量咯血常见的病因有肺结核、支气管扩张、肺癌、肺炎、风心病二尖瓣狭窄、慢性气管炎、肺栓塞等疾病。须进行血、痰、X线及支气管镜等检查以明确诊断。

【急救处理】

（1）绝对卧床休息，取患侧卧位，禁止拍背。

（2）镇静，消除顾虑。适当应用镇静药，地西泮（安定）10mg 肌内注射或苯巴比妥钠 0.1g 肌内注射。

（3）剧咳者，可用可待因 0.03g 口服或皮下注射。禁用吗啡。

（4）大咯血在紧急情况下，用垂体后叶素 5~10U+葡萄糖液 20~40mL 静脉注射，10~20min 注完，而后 10~20U+5%~10%葡萄糖液 500mL 静脉滴注。注意血压变化。高血压、冠心病、肺心病患者及孕妇禁用。

对不宜用垂体后叶素者，应首选酚妥拉明 5~10mg+50%葡萄糖液 20~40mL 静脉推注，10min 注完，然后用 10~20mg 酚妥拉明溶于 5%葡萄糖液 250~500mL 静脉滴注，滴速 3~5mL/min。由于可降血压，故对失血性休克、严重低血压、严重二尖瓣狭窄、肾功能不全患者慎用。

（5）在不宜用垂体后叶素和酚妥拉明时选用普鲁卡因，0.25%普鲁卡因 20mL 静脉缓注，而后以 0.25%普鲁卡因 100mL+5%葡萄糖液 300mL 静脉滴注。使用普鲁卡因要做皮肤过敏试验。

合并有呼吸衰竭，肺性脑病，二度以上房室传导阻滞者禁用。

（6）对支气管扩张和肺结核咯血可用阿托品 1mg 肌内注射，若 2~3h 后仍咯血，再注射 0.5mg 常有良好效果。对有青光眼、前列腺增生者禁用。

（7）止血药：可选用氨基己酸 4.0~6.0g+5% 葡萄糖液 100mL，15~20min 静脉滴注，完毕。酚磺乙胺（止血敏）4~10g+10% 葡萄糖液 500mL 静脉滴注，或用卡巴克洛（安络血）10mg，2 次/d，肌内注射。凝血机制障碍者，可用维生素 K 类药物。

（8）大咯血窒息抢救

①体位引流。采取头低足高 45°的俯卧位，叩击背部。

②用开口器张开口腔，吸出口腔血液。

③如血液在气管内，可通过支气管镜、气管插管吸出积血。

④咯血不止时可行纤维支气管镜检查，确定出血部位。局部注入冷生理盐水、1∶2000 肾上腺素、凝血酶或巴曲酶（立止血）等。

⑤高浓度吸氧。

⑥给予呼吸兴奋药，禁用吗啡、可待因。

⑦病因治疗，必要时输血，适当应用抗生素。

四、晕厥

【病因分类及诊断要点】

1. 反射性晕厥

起病与体位、情绪、疼痛、过劳、小手术有关。发作前有头晕、恶心、心悸、突然倒地、面色苍白、脉弱、血压下降。临床最多见为血管抑制性晕厥，其次见于直立性低血压性晕厥、排尿性晕厥和颈动脉窦性晕厥等。

2. 心源性晕厥

多见于器质性心脏病。发病急，多在用力后有气短、胸闷、发绀、心率快或慢、心律失常、血压低，重者抽搐。

常见于急性心肌梗死、阵发性心动过速、严重的房室传导阻滞、心房纤颤、心室纤颤、心搏骤停、主动脉瓣狭窄、左心房黏液瘤、原发性心肌病、发绀型先天性心脏病。

3. 神经性晕厥

伴有反复发作肢体麻木无力、偏瘫、语言障碍史。常见于短暂性脑缺血发作、脑动脉粥样硬化、无脉症、高血压脑病、脑干病、椎-基底动脉供血不足等。

4. 其他

有低血糖性、哭泣性、癔症性、剧咳性晕厥及严重贫血者运动时发生的晕厥。还有因出血、腹泻、呕吐等引起的容量不足晕厥。

5. 晕厥与眩晕、昏迷的鉴别

晕厥是起病急而短暂的意识丧失；眩晕为感觉自身或周围物体转动、常不伴有意识丧失；昏迷是持续时间长而严重的意识丧失。

【急救处理】

1. 一般治疗

（1）立即平卧，头稍低足抬高。松解衣领及裤带，保持呼吸道通畅，必要时吸氧。醒后饮浓茶或糖水。

(2) 针刺人中、百会、十宣等穴位。

2. 对症治疗

(1) 抽搐者用地西泮 5~10mg 肌内注射。
(2) 反射性晕厥者可应用阿托品防治，心率<40/min 者给阿托品 0.5mg 皮下注射。
(3) 癔症性晕厥者可嗅氨水。
(4) 血压低者可酌情用哌甲酯（利他林）每次 10mg，口服。
(5) 低血糖性晕厥应及时静脉推注葡萄糖液。

3. 病因治疗

心源性晕厥需密切观察，对高危患者，有严重结构性心脏病或冠状动脉病（心力衰竭、心肌梗死、LVEF 降低者）治疗原发病；对临床表现和心电图提示心律失常性晕厥，考虑抗心律失常药物、电转复、电除颤等治疗；对血容量不足者补充容量，输血输液；对短暂性脑缺血发作见有关章节。

五、昏迷

【诊断要点】

(1) 意识完全丧失，对外界语言、声、光无反应，运动、感觉、反射功能障碍。
(2) 先查生命体征，再了解起病情况，伴随症状，周围环境，既往史，而后查内科及神经系统体征，选做心电图、X 线及必要的化验等检查。
(3) 应用格拉斯哥昏迷量表（Glasgow coma scale, GCS）评定昏迷程度。

正常 15 分，预后最好；轻度昏迷≥8 分，中度昏迷 5~7 分，深度昏迷<5 分；8 分以上恢复机会大，3~5 分潜在死亡危险。本表不适用于 5 岁以下儿童。

【鉴别诊断】

(1) 伴有偏瘫、瞳孔不等大、病理反射阳性者，多为急性脑血管意外或颅内血肿等。
(2) 若脑膜刺激征明显，高热者见于流行性脑脊髓膜炎、乙型脑炎；无发热者多为蛛网膜下腔出血。
(3) 伴有抽搐及肌震颤者，常见于子痫、高血压脑病、尿毒症、肝性脑病、低血糖、感染中毒性脑病、肺性脑病等。
(4) 无神经系统定位体征

①原发病加重且起病较缓者，常见于尿毒症、肝性脑病、糖尿病酮症酸中毒、非酮症高渗性糖尿病昏迷、肺性脑病、甲状腺危象等。
②起病急有高热感染者，常见于感染中毒性脑病，如肺炎、中毒性菌痢、败血症等。
③起病急无感染者，常见于安眠药中毒、农药中毒、一氧化碳中毒等。
④伴有低血压或心律失常，常见于休克、内出血、心肌梗死、肺梗死、心源性脑缺血综合征等。
⑤起病前有头痛、视物不清，或伴有呕吐者为颅内压增高的各种占位性病变。

(5) 口腔气味：酮中毒有烂苹果味，尿毒症有尿味，肝性脑病有肝臭味，有机磷中毒有大蒜味，酒精中毒有酒味。
(6) 瞳孔改变：脑部疾病引起的昏迷多有颅内压增高，甚或脑疝，其瞳孔变小，有时一侧大一侧小，对光反应迟钝。双瞳孔散大见于阿托品中毒、低血糖昏迷。双瞳孔缩小见于吗啡中毒、有机磷农药中毒、尿毒症，脑桥出血时两侧瞳孔小似针尖。

【急救处理】

(1) 维持呼吸功能及保持呼吸道通畅。

①除去义齿,头部后仰,偏向一侧,选用舌钳、口腔通气管、气管插管或气管切开。

②吸氧(应注意湿化),及时吸痰。

③必要时用人工呼吸器及呼吸兴奋药,可选用洛贝林、尼可刹米等。

(2) 有循环衰竭者,应补充血容量,酌情选用升压药,纠正酸中毒。

(3) 有颅内压增高者,及早用20%甘露醇250mL快速静脉滴注,或选用呋塞米(速尿)、地塞米松等。

(4) 病因治疗,如阿片类中毒予以纳洛酮0.01mg/kg;苯二氮类中毒给予氟马西尼0.2mg静脉注射。

(5) 一般治疗

①静脉补液,纠正水、电解质及酸碱平衡紊乱。

②加强护理,严密观察病情,防止并发症,高热者物理或药物降温。

③抗生素防治感染。感染性中毒严重时,可加用氢化可的松200mg静脉滴注。

④惊厥者选用苯巴比妥、地西泮、水合氯醛等。

(6) 酌情选用脑代谢促进药,如细胞色素C、γ-氨酪酸、乙胺硫脲(克脑迷)及苏醒药甲氯芬酯(氯酯醒)、醒脑静、胞磷胆碱等。

六、眩晕

【病因分类及诊断要点】

1. 耳源性眩晕

(1) 梅尼埃综合征:发病年龄较轻,多见女性;发作性眩晕、耳鸣、耳聋是该病特点,伴恶心、呕吐,发作持续数分钟到数小时,除眼震外无其他神经系统体征。

(2) 前庭神经元炎:多有上呼吸道感染史,突然起病,表现为眩晕、恶心、呕吐等前庭功能受损症状,听力正常。病程呈良性发展,症状逐渐减轻。伴眼球震颤与平衡障碍,无其他神经系统体征。

(3) 良性发作性位置性眩晕:眩晕与头部位置有密切关系,常持续几秒,很少超过30s;体位试验阳性;采取可诱发眩晕体位,经3~6s潜伏期出现眼震,此潜伏期对本病有特征性。无耳聋、耳鸣,各项检查正常,呈良性自限性病程,可持续数周或数月。

(4) 迷路炎:为耳部感染侵入骨迷路或膜迷路所致,伴有恶心、呕吐、眼球震颤;可有听力下降,面神经麻痹和平衡障碍。

2. 血液循环障碍

后循环缺血见于椎-基底动脉系统短暂缺血性发作、梗死及出血。

3. 肿瘤

小脑和脑干肿瘤、听神经瘤、脑桥小脑角肿瘤等。

4. 药物中毒性眩晕

链霉素、庆大霉素、乙醇、苯妥英钠、卡马西平等药物中毒。眩晕症状较轻但持续时间长,可伴有听力下降、步态不稳,闭目难立(Romberg)征阳性。

5. 晕动病

晕车、晕船等。

6. 全身性疾病引起的眩晕

高血压、低血压、主动脉瓣狭窄，心动过速/过缓、低血糖、糖尿病、尿毒症等。脱髓鞘疾病、多发性硬化、弥散性硬化等。

【急救处理】

1. 一般治疗

卧床休息，因呕吐不能进食者可适当补液。

2. 对症治疗

（1）抗组胺药：①茶苯海明片 50mg，3 次/d；②异丙嗪 25mg，3 次/d；③氯苯那敏（扑尔敏）4mg，3 次/d。

（2）抗胆碱能药物：①阿托品 0.5~1.0mg 皮下注射；②山莨菪碱（654-2）5~10mg 肌内注射，4~6h 重复 1 次。

（3）镇静安定药：①地西泮 2.5~5mg，3 次/d；②苯巴比妥 0.03~0.06g，3 次/d；③氯氮（利眠宁）10mg，3 次/d；④奋乃静 2~4mg，3 次/d。

（4）血管扩张药：①氟桂利嗪（Sibelium）5~10mg，1/晚；②桂利嗪（脑益嗪）25~50mg，3 次/d；③倍他司汀等。

（5）止吐药：①甲氧氯普胺（灭吐灵）10mg，3 次/d；②地芬尼多（眩晕停）25mg，3 次/d。

（6）维生素类：维生素 B_6、维生素 B_{12}、维生素 B_1 和维生素 C 应用。治疗梅尼埃综合征，可 50%葡萄糖液 40mL，维生素 B_6 100mg，缓慢静脉注射；亦可用甲磺酸倍他司汀片 2~6mg，3 次/d，口服。

（7）脉络宁注射液 20mL 或复方丹参注射液 20mL、或金纳多注射液 10mL 加入 5%葡萄糖液 250mL 静脉滴注。

3. 病因治疗

如后循环缺血的急救治疗，包括五官科手术如迷路切除术、内淋巴管减压术、溶栓、抗血小板、抗感染等。

七、上消化道出血

【诊断要点】

1. 病因诊断

（1）消化性溃疡：有溃疡病史，与感染幽门螺杆菌（HP）有关。上腹周期性发作性疼痛，出血后缓解。

（2）炎症：胃、十二指肠的急性、慢性糜烂性炎症，可由服水杨酸制剂、激素等药物和大量饮酒、化学物质等引起。

（3）肿瘤：主要是渗血和间断性小量出血。

（4）血管性因素：食管及胃底静脉曲张出血，由肝内或肝外病变导致门静脉高压所引起。

（5）全身性其他疾病：包括胆道出血、胰腺疾病、食管贲门黏膜撕裂综合征。

2. 呕血与黑粪

一般幽门以上出血先有呕血，后有黑粪；幽门以下出血多表现为黑粪。但幽门以上出血量小，可只表现为黑粪或隐血；幽门以下出血量大时，反流入胃可先有呕血后有黑粪。

呕血与便血的颜色取决于出血量及在胃内停留的时间。

3. 出血量与症状

大便隐血试验阳性，出血量在 10mL 以上；柏油样粪出血量在 50~100mL；呕血出血量在 250~300mL。一般 1 次出血<400mL 不引起全身症状。出血量在 1000mL 以上时出现周围循环衰竭，有头晕、出汗、心悸、血压下降和晕厥。

4. 实验室检查

血红蛋白降低，大便隐血试验阳性。

5. 内镜检查

只要病情允许，应及时行急诊胃镜检查。

【急救处理】

1. 一般治疗

安静少搬动，平卧位，防止血液吸入气管。食管静脉曲张破裂出血者禁食。观察神志、血压、脉搏、呼吸、出血量。

2. 建立静脉通道

补充血容量，维持电解质平衡。下列情况时可输血。

①收缩压<90mmHg；②血红蛋白<70g/L；③Hct<25%；④心率>120/min。

3. 非静脉曲张上消化道出血的治疗

（1）胃内灌注去甲肾上腺素：将去甲肾上腺素 8mg 与 100mL 冰盐水混合，分次口服，此法不主张在老年人使用。

（2）5%孟氏液（Monsell 溶液）30mL 从胃管或胃镜注入喷洒。

（3）首选质子泵抑制药（PPI）和 H_2 受体拮抗药。埃索美拉唑 40mg，奥美拉唑 40mg，静脉输注，2 次/d。或法莫替丁 40mg，2 次/d，静脉注射。也可应用生长抑素。

（4）内镜下治疗：起效迅速，疗效确切，不明原因者应作首选。推荐在症状出现 24h 内行胃镜检查，检查前后均需使用 PPI。对胃内出血灶进行电凝、激光、微波。局部出血灶用 1∶10 000 肾上腺素注射。内镜下金属钛夹止血，主要用于血管直径 3mm 的病灶出血，疗效可靠。

（5）其他止血药：巴曲酶（立止血）2~3U，静脉注射，肌内注射或皮下注射。酌情选用云南白药、酚磺乙胺（止血敏）等。

4. 食管胃底静脉曲张出血的治疗

大量出血可致失血性休克应立即补充血容量，包括输血、新鲜血浆，并要短期应用抗生素，可先静脉给予头孢曲松，1g 次/d。

（1）垂体后叶素加硝酸甘油：垂体后叶素 0.2~0.4U/min，持续静脉滴注 12~14h，血止后减半量持续 24h 停药。硝酸甘油静滴剂量 0.2μg/（kg·min），每分钟 15~20 滴。或用垂体后叶素 20U 加入 5%葡萄糖液 200mL 中快速滴入，必要时可重复。

（2）生长抑素：施他宁首剂 250μg 静脉注射，继以 250μg/h 持续静脉滴注，连续 36~48h。

（3）奥曲肽（善得定）：首剂 100μg 静脉注射，继以 25~50μg/h 持续静脉滴注，连续 36~48h。

（4）内镜下套扎治疗、硬化治疗和组织黏合剂治疗。用三腔二囊管压迫止血。

（5）预防性抗生素治疗：头孢曲松 1g, 静脉注射，1 次/d, 疗程 1 周。

（6）48h 仍不能止血者，考虑手术治疗。

八、血尿

新鲜尿离心沉渣高倍镜下每视野超过3个红细胞称镜下血尿，1000mL 尿中有1mL 血液为肉眼血尿。

【诊断与鉴别诊断】

1. 排除假性血尿

（1）排除子宫、阴道、直肠、痔疮出血及月经混入尿液或人为的血尿。

（2）与红色尿鉴别。血红蛋白尿、肌红蛋白尿呈红色或酱油色，尿隐血阳性，但镜检无红细胞。某些药物如氨基比林、利福平、四环素族抗生素，某些染料如酚红及某些食物如胡萝卜等引起的红色尿，隐血试验阴性，镜检无红细胞。

2. 鉴别血尿来源与病因

（1）血尿颜色：鲜红者为下尿路出血或上尿路大量出血，暗褐色为上尿路出血。

（2）尿中凝血块形态：扁平状血块来源于膀胱，细长条凝血块来自输尿管，锥形或三角形凝血块来自肾脏。

（3）血尿与排尿过程关系：初始血尿见于尿道病变；终末血尿见于膀胱颈、膀胱三角区或前列腺病变；全程血尿多见于肾脏病变。

3. 血尿与伴随症状

（1）青少年持续性无痛性血尿为肾小球疾病，40岁以上患者间歇性无痛性血尿多为恶性肿瘤。

（2）伴典型肾绞痛者多为输尿管结石。

（3）伴腰痛多见于肾盂肾炎、肾结核、肾结石、肾肿瘤等。

（4）伴尿频、尿急、尿痛见于膀胱炎、膀胱结核及肿瘤等。

（5）伴脓尿见于泌尿系统感染、肾结核。

（6）运动后血尿多见于结石、肾下垂或运动性血尿。

（7）40岁以前的血尿患者多见于肾炎、尿结石，40岁以上血尿患者多见于肿瘤、肾血管病变及前列腺疾病。

（8）伴有其他部位出血者应考虑血液病及感染性疾病。

4. 辅助检查

（1）尿三杯试验。第一杯有血表示病变于尿道及前列腺，第三杯有血表示病变在膀胱三角区或尿道（终末血尿），三杯均有表示血来自上尿道或膀胱。

（2）尿细胞学检查，尿红细胞位相显微镜检查。

（3）尿细菌学检查。

（4）肾、膀胱、前列腺B超，CT，肾血管造影。

（5）摄腹部X线片，静脉肾盂造影。

（6）膀胱镜检查。

【治疗原则】

1. 诊断明确者

针对病因治疗，如对尿路感染者进行抗感染治疗。

2. 诊断不明确者做以下处理。

（1）追踪观察：对青少年血尿应每月做尿常规检查，对 40 岁以上的血尿除尿常规检查外，应定期做尿病理学检查，每年做 1 次静脉肾盂造影检查，必要时行膀胱镜检查。

（2）血尿严重者应卧床休息，给少量镇静药如地西泮等。

（3）肾绞痛可给解痉药阿托品或山莨菪碱（654-2）。

（4）止血药：卡巴克洛（安络血）、维生素 K 等。

（5）必要时输血、补液。

（6）避免使用损害肾脏的药物。

九、急性腹痛

【诊断要点】

1. 炎性腹痛

（1）起病缓，腹痛呈持续性逐渐加重，疼痛与腹部体征常局限于病变部位。

（2）先腹痛后伴发热。

（3）多有压痛、反跳痛（嘱患者咳嗽，若腹痛加重、其意义同于反跳痛）、腹肌紧张、拒按。

（4）白细胞计数及中性粒细胞有不同程度的升高。

根据腹痛部位，多考虑如下疾病：急性阑尾炎在右下腹，急性胆囊炎在右上腹，急性胰腺炎在中上腹稍偏左。

2. 穿孔性腹痛

（1）起病急，发展快，突然出现持续性剧烈腹痛，逐渐波及全腹。

（2）有明显的弥漫性腹膜刺激征。

（3）肠鸣音减弱或消失，肝浊音界缩小或消失（在腋中线检查）。

（4）X 线检查，膈下游离气体多见于空腔脏器穿孔。

3. 出血性腹痛

（1）常有外伤史、停经史，以出血性休克为主要表现。

（2）腹部胀痛，有移动性浊音。

（3）腹腔穿刺可抽出不凝血液。

（4）外周血红细胞及血红蛋白均下降。

根据早期腹痛部位多考虑如下疾病：肝破裂在右上腹，脾破裂在左上腹，宫外孕在下腹部。

4. 梗阻性腹痛

突然剧烈腹痛，呈阵发性绞痛，阵痛之间可缓解（早期腹膜刺激征不明显）。

根据症状及体征多考虑如下疾病：胆石症为右上腹痛伴黄疸，发冷发热；肠梗阻为脐周围痛伴腹胀、肠型、肠鸣音亢进、无排气排便（水样便是不完全小肠梗阻早期表现）；泌尿系结石为患侧腰痛，放射至同侧大腿根部、会阴，伴血尿。

5. 绞窄性腹痛

（1）起病急，呈持续性绞痛，阵发性加重，阵痛之间不缓解。

（2）腹部有压痛，可触及包块。

（3）严重时可有恶心、呕吐，后期有血性粪便。

（4）腹腔诊断性穿刺，有恶臭味血性液。

（5）摄腹部 X 线片，有阶梯状液平面。

根据部位体征多考虑下列疾病：脐周多为小肠扭转，左下腹多为乙状结肠扭转，右下腹多为肠套叠，女性下腹痛多为卵巢囊肿蒂扭转，儿童除外睾丸扭转。

6. 血管栓塞性腹痛

（1）发病急，中老年患者有冠心病、风心病、心房纤颤和动脉硬化病史，特别是房颤患者出现急性腹痛，首先考虑肠系膜动脉栓塞。

（2）突然剧烈腹痛，但腹部阳性体征很少。症状与体征不符是本病早期的一个特点。

（3）几小时后有腹胀、恶心、呕吐，腹部有压痛，反跳痛，肠鸣音消失，可有腹泻与便血。

（4）白细胞明显升高，多在 $20\times10^9/L$ 以上。

（5）X 线检查可见肠梗阻征象。

根据症状及体征在排除其他常见病因后要考虑肠缺血综合征。它包括一组疾病，特别是急性肠缺血综合征中的急性肠系膜上动脉栓塞和血栓形成、急性肠系膜静脉血栓形成、急性非闭塞性肠系膜血管缺血和急性结肠缺血的诊断。

急性腹痛特殊检查（X 线、B 超、心电图、特殊化验、诊断性腹穿）要有选择性地应用。必要时腹部 CT 及 MRI、CTA、MRA、DSA 检查。

【急救处理】

（1）密切观察血压、脉搏、呼吸、体温、尿量、腹痛、神志等变化。及时请外科会诊。

（2）维持水、电解质、酸碱平衡。根据临床各项监测纠正水、电解质、酸碱失衡。

（3）应用抗生素，需尽早、足量、联合应用广谱抗生素及对厌氧菌敏感的甲硝唑等。

（4）针对具体疾病选择性应用禁食、胃肠减压、吸氧、留置尿管等。

（5）注意纠正休克，预防多器官系统功能衰竭（MOSF）的发生。

（6）急性腹痛有以下情况应考虑外科处理：①既往健康持续 6h 以上不缓解；②白细胞很高；③腹胀；④肠鸣音改变；⑤有腹膜刺激症状（明显压痛、腹肌紧张、反跳痛）；⑥肝浊音界消失；⑦伴有休克；⑧有包块。

（7）外科急腹症原则上均应行手术治疗。

十、咳嗽与咯痰

（一）概念

1. 咳嗽

是一种保护性反射动作，当呼吸道内有异物或分泌物时，通过咳嗽可将其排出体外，起到消除呼吸道刺激因素，防止感染的作用。当咳嗽过于频繁，引起咽喉不适、充血、声音嘶哑甚至呼吸道出血，影响生活和工作时，则为病理现象。

2. 咳痰

是呼吸道内的病理性分泌物借咳嗽而排出口腔外的动作。其内容物为各种物理性、化学性、生物性与过敏性因素使呼吸道各部充血、水肿、毛细血管通透性增高，腺体和杯状细胞分泌增加的渗出物与黏液、浆液，吸入的尘埃及某些组织破坏产物，混合而成。

(二) 特点及临床意义

1. 咳嗽的性质

咳嗽无痰或其量甚少称为干性咳嗽；见于急性咽喉炎、急性支气管炎初期、胸膜炎、肺结核等。咳嗽伴有痰液称湿性咳嗽，见于慢性支气管炎、肺炎、支气管扩张、肺脓肿、空洞性肺结核和支气管胸膜瘘等。

2. 咳嗽的时间与节律

突然出现的发作性咳嗽见于吸入刺激性气体所致急性咽喉炎、气管与支气管异物、百日咳或气管、支气管分叉部受压（肿瘤或淋巴结肿大）等，少数支气管哮喘也可表现为发作性咳嗽，尤其在嗅到异味时更易出现（咳嗽变异性哮喘）。长期慢性咳嗽多见于慢性气道疾病，如慢性支气管炎、支气管扩张症、慢性肺脓肿、肺结核等。此外，慢性支气管炎、支气管扩张症和肺脓肿，咳嗽往往于清晨或夜间变动体位时加重，并伴咳痰；仅有咳嗽而无咳痰，不能诊断为慢性支气管炎，后者与季节变换、寒冷密切相关。

3. 咳嗽的音色

指咳嗽声音的色彩和特点，如：①咳嗽声音嘶哑：见于声带炎、喉结核、喉炎、喉癌与喉返神经麻痹等；②金属音调咳嗽，声音高亢：见于主动脉瘤、淋巴瘤、纵隔肿瘤和肺癌压迫气管等；③阵发性连续剧咳伴有高调吸气回声：见于会厌、喉部疾患，气管受压和百日咳等；④咳声低微甚或无声：见于极度衰弱或声带麻痹。

4. 痰的性状和量

痰的性质可分为黏液性、浆液性、脓性和血性等。急性呼吸道感染时，痰量较少，慢性支气管炎以黏液性痰为主，合并感染时，粘度增加或转为脓性，量亦增多；支气管扩张症、肺脓肿、支气管-胸膜瘘时，痰量较多，且排痰与体位有关，静置后出现分层现象；痰有恶臭气味，示有厌氧菌感染；日咳数百至上千毫升浆液泡沫样痰，应考虑弥漫性肺泡癌的可能。铁锈色痰是肺炎球菌性肺炎的特征；粉红色泡沫痰是肺水肿的特征；大量浆液泡沫样痰，应考虑肺泡细胞癌的可能。

5. 伴随症状

注意询问是否伴有发热、胸痛、呼吸困难、咯血等。①咳嗽伴发热：见于呼吸道感染、支气管扩张症并感染、肺结核、肺脓肿等，如再结合对咳痰情况的描述，则诊断思路更为清晰；②咳嗽伴胸痛：见于肺炎、胸膜炎、自发性气胸等；③咳嗽伴呼吸困难：见于喉部疾病、阻塞性肺气肿、大量胸腔积液、气胸、肺瘀血、肺水肿和大面积肺炎等；④咳嗽伴咯血：见于肺结核、支气管扩张症、肺炎、肺脓肿、肺癌、二尖瓣狭窄等；⑤咳嗽伴有杵状指（趾）：主要见于支气管扩张症、肺癌、肺脓肿与脓胸；⑥咳嗽伴有哮喘声：见于支气管哮喘、喘息型支气管炎、心源性哮喘、气管与支气管异物等。

十一、胸痛

(一) 常见病因

胸痛主要是胸部疾病所引起，少数为其他部位的病变所致。

1. 胸壁疾病

急性皮炎、皮下蜂窝织炎、带状疱疹、肌炎、非化脓性肋软骨炎、肋间神经炎、肋骨骨折、多发性骨髓瘤、白血病等。其特点为疼痛部位固定，局部有压痛。

2. 心血管疾病

如心绞痛、急性心肌梗死、心肌病、急性心包炎、二尖瓣或主动脉瓣的病变、胸主动脉瘤、主动脉窦动脉瘤、肺梗死、心脏神经官能症等。

3. 呼吸系统疾病

如胸膜炎、胸膜肿瘤、自发性气胸、肺炎、急性气管-支气管炎、支气管肺癌等。

4. 纵隔疾病

如纵隔炎、纵隔脓肿、纵隔肿瘤等。

5. 其他

如过度通气综合征、食管炎、食管癌、食管裂孔疝、膈下脓肿、肝脓肿、脾梗死等。

(二) 特点及临床意义

1. 发病年龄

青壮年胸痛，应注意胸膜炎、自发性气胸、心肌病、风湿性心脏病；40岁以上还应注意心绞痛与心肌梗死。

2. 胸痛部位

(1) 胸壁疾病特点为疼痛局限且有压痛点，胸壁的炎症性病变局部可有红、肿、痛、热表现。

(2) 带状疱疹是成簇的水疱沿一侧肋间神经分布伴神经痛，疱疹不超过体表中线。

(3) 非化脓性肋骨软骨炎多侵犯第一、二肋软骨，呈单个或多个隆起，有疼痛但局部皮肤无红肿表现。

(4) 食管及纵隔病变，胸痛多在胸骨后。心绞痛及心肌梗死的疼痛多在心前区及胸骨后或剑突下，常向左肩部放射。

(5) 自发性气胸、胸膜炎及肺梗死的胸痛多位于患侧的腋前线及腋中线附近。

(6) 肺尖部肺癌胸痛以左肩、腋下为著。

3. 胸痛性质

(1) 带状疱疹呈刀割样痛或灼痛。

(2) 食管炎则多为烧灼痛。

(3) 心绞痛呈绞窄性并有窒息感，心肌梗死则痛更剧烈而持久并向左肩和左臂内侧放射。

(4) 干性胸膜炎常呈尖锐刺痛或撕裂痛。

(5) 肺癌常有胸部闷痛。

(6) 肺梗死则表现突然的剧烈刺痛、绞痛，并伴有呼吸困难与发绀。

(7) 夹层动脉瘤常为突然发生的胸背部撕裂样剧痛，难以忍受。

4. 影响胸痛因素

(1) 劳累、过强体力活动、精神紧张可诱发心绞痛发作，应用硝酸甘油片，可使心绞痛缓解而心肌梗死则无效。

(2) 胸膜炎及心包炎的胸痛则可因用力呼吸及咳嗽而加剧。

(3) 反流性食管炎的胸骨后烧灼痛，易于饱餐后诱发，卧位加重，在服用抗酸剂和促动力药物 (如多潘立酮等) 后可减轻或消失。

十二、紫绀

（一）概念

紫绀（发绀）指血液中还原血红蛋白增多，使皮肤、黏膜呈青紫颜色的表现。狭义的发绀是指毛细血管血液中的还原血红蛋白超过 50g/L（5g 次/dl）时，致皮肤、黏膜呈青紫颜色，出现发绀，但在重度贫血患者，如血液中血红蛋白量低于 50g/L 时，即使全部变为还原血红蛋白也不致引起发绀；广义的发绀还包括少数因异常血红蛋白所致青紫。

（二）临床特点

1. 血液中还原血红蛋白增多

①中心性发绀：特点是发绀分布于周身皮肤黏膜，皮肤温暖。又可分两种：a. 肺性发绀：见于各种严重呼吸系疾病，如呼吸道（喉、气管、支气管）阻塞、肺实质与间质疾病（肺炎、阻塞性肺气肿、弥漫性肺间质纤维化和心源性与非心源性肺瘀血、肺水肿）、胸膜疾病（大量胸腔积液、气胸、严重胸膜肥厚）及肺血管疾病（如原发性肺动脉高压）等。其发生机制是肺活量降低、肺泡通气减少、肺通气/血流比例失调与弥散功能障碍，使肺氧合作用不足；b. 心性混血性发绀：见于发绀性先天性心脏病如法洛（Fallot）四联症等，其发绀机制是静脉血未经肺氧合即经异常通道分流混入体循环动脉血中，如分流量超过心输出量的 1/3 时，即可出现发绀。

②周围性发绀：特点是发绀见于肢体末梢与下垂部位（如肢端、耳垂、鼻尖），皮温低，经按摩、加温可消失。又可分两种：a. 瘀血性发绀：见于右心衰竭、缩窄性心包炎、局部静脉病变（上腔静脉综合征、血栓性静脉炎、下肢静脉曲张）等，发生机制是体循环瘀血、周围血流缓慢，氧被过多摄取；b. 缺血性发绀：见于严重休克，因心输出量减少，有效循环血容量不足，周围组织血流灌注不足、缺氧，致皮肤黏膜呈青紫、苍白。此外，局部血循环障碍，肢体动脉阻塞或末梢小动脉强烈痉挛、收缩，可引起局部冰冷、苍白与发绀。

③混合性发绀：上述两类发绀并存，见于心力衰竭。

2. 血液中存在异常血红蛋白衍化物

①高铁血红蛋白血症：血红蛋白分子中的二价铁被三价铁取代即失去氧合能力，当血中高铁血红蛋白量达 30g/L（3.0g/100mL）时，即可发绀，其特点是急骤出现，暂时性，病情严重，氧疗无效，静脉血深棕色，接触空气不能转为鲜红，而静注亚甲蓝或大量维生素 C 可使发绀消退。发生原因包括：多为药物或化学物质（如伯氨喹啉、次硝酸铋、磺胺类、苯丙砜、硝基苯、苯胺等）中毒，"肠源性发绀症"即是因大量进食含亚硝酸盐的变质蔬菜所致。

②先天性高铁血红蛋白血症：患者自幼即有发绀，而无心、肺疾病及引起异常血红蛋白的其他原因，身体一般健康状况较好。

③硫化血红蛋白血症：很少见，硫化血红蛋白不存在于正常红细胞中。在便秘或服用硫化物条件下，凡能引起高铁血红蛋白血症的药物或化学物质，均能引致本症。特点是发绀持续时间长达数月或更长，血液呈蓝褐色，分光镜检查可以确定。

（三）临床意义

1. 呼吸困难

见于重症心肺疾病、急性呼吸道梗阻和大量气胸等。高铁血红蛋白血症和硫化血红蛋白血症虽有明显发绀，但无呼吸困难；

2. 杵状指（趾）

主要见于发绀型先心病和重症肺化脓症；

3. 急性起病伴意识障碍和衰竭

见于药物或化学物质中毒、休克和急性重症肺部感染。

十三、水肿

（一）常见原因

液体在体内组织间隙呈弥漫性分布呈全身性水肿（常为压陷性）；液体积聚在局部组织间隙时呈局部性水肿。发生于体腔内称积水，如胸腔积水、腹腔积水、心包积水等。常见原因包括：

1. 全身性水肿

常见于右心衰竭、心包疾病、各型肾炎和肾病、失代偿期肝硬化、慢性消耗性疾病长期营养缺乏、蛋白丢失性胃肠病、重度烧伤、维生素 B_1 缺乏症、黏液性水肿、经前期紧张综合征、药物性水肿、特发性水肿、妊娠高血压综合征、硬皮病、皮肌炎、血清病、间脑综合征等。

2. 局部性水肿

常见于局部炎症、肢体静脉血栓形成及血栓性静脉炎、上或下腔静脉阻塞综合征、丝虫病所致象皮腿、创伤或过敏等。

（二）临床特点

1. 全身性水肿

（1）心源性水肿：水肿特点是首先出现于身体下垂部分。通常有颈静脉怒张，肝大，静脉压升高，严重时可出现胸腹水等右心衰竭的其他表现。

（2）肾源性水肿：水肿特点是疾病早期晨间起床时有眼睑与颜面水肿，以后发展为全身水肿（肾病综合征时为重度水肿）。常有尿改变、高血压、肾功能损害的表现。肾源性水肿需与心源性水肿相鉴别。

（3）肝源性水肿：主要表现为腹水，也可首先出现踝部水肿，逐渐向上蔓延，而头、面部及上肢常无水肿。肝硬化的临床征象主要有肝功能减退和门脉高压症两方面表现。

（4）营养不良性水肿：其特点是水肿发生前常有消瘦、体重减轻等表现。皮下脂肪减少所致组织松弛，组织压降低，加重了水肿液的潴留。水肿常从足部开始逐渐蔓延全身。

（5）其他原因的全身性水肿

①黏液性水肿时产生非凹陷性水肿：颜面及下肢较明显；

②经前期紧张综合征：特点为月经前 7~14 天出现眼睑、踝部及手部轻度水肿，可伴乳房胀痛及盆腔沉重感，月经后水肿逐渐消退；

③药物性水肿：可见于肾上腺皮质激素、雄激素、雌激素、胰岛素、萝芙木制剂、甘草制剂等治疗过程中，可能与水钠潴留有关；

④特发性水肿：几乎只发生在妇女，主要表现在身体下垂部分，原因未明，一般认为是内分泌功能失调与直立体位的反应异常所致，立卧位水试验有助于诊断。

2. 局部性水肿

常由于局部静脉、淋巴回流受阻或毛细血管通透性增强所致。

在全身性水肿的患者，应首先注意排除常见的心、肝、肾疾患，同时应注意伴随的其他症状，如：①伴肝大者为心源性、肝源性，而同时有颈静脉怒张者则为心源性；②伴重度蛋白尿，则常为肾源性；③伴呼吸困难与发绀者常提示为心脏病所致；④水肿与月经周期有明显关系者可见于经前期紧张综合征；⑤水肿伴消瘦见于营养不良。

(三) 临床意义

(1) 首先应确定是否真性水肿，应注意与肥胖相鉴别。

(2) 对水肿患者，首先应详细询问病史，了解水肿的起始部位、发展速度和既往病史，查体应注意鉴别凹陷性与非凹陷性水肿、炎症性与非炎症性水肿、全身性与局限性水肿，在全身性水肿的患者，应首先注意排除常见的心、肝、肾疾患，同时应注意水肿伴随的其他症状，如水肿病史伴肝大者为心源性、肝源性，而同时有颈静脉怒张者则为心源性；水肿伴重度蛋白尿，则常为肾源性，而轻度蛋白尿也可见于心源性；水肿伴呼吸困难与发绀者常提示为心脏病、上腔静脉阻塞综合征等所致；水肿与月经周期有明显关系者可见于特发性水肿。

(3) 结合病史及伴随症状体征，确定水肿病因。

十四、心脏杂音

(一) 听诊要点

1. 最响部位

杂音的最响部位与病变部位、血流方向和介质有关。如杂音在心尖部最响，提示二尖瓣病变；杂音在主动脉瓣区最响，提示主动脉瓣病变；在肺动脉瓣区最响，提示肺动脉瓣病变；在胸骨下端最响，提示三尖瓣病变。如胸骨左缘第 (三) 四肋间听到响亮而粗糙的收缩期杂音，首先应考虑室间隔缺损；胸骨左缘第 (二) 三肋间有连续性机器样粗糙杂音，应想到动脉导管未闭。

2. 时期

不同时期出现的杂音，常反映不同的病变。同在心尖部听到的杂音，如在收缩期出现，提示二尖瓣关闭不全，在舒张期出现，则提示二尖瓣狭窄，故听诊时一定要区分杂音出现的时期。按心动周期的变化，一般分为收缩期杂音、舒张期杂音和连续性杂音三种。收缩期与舒张期均出现，但不连续的杂音，称为双期杂音，注意与连续性杂音区别。按杂音在收缩期或舒张期出现的早晚和持续时间长短，进一步分为早期、中期、晚期和全期杂音，如二尖瓣狭窄的杂音，出现在舒张中、晚期，二尖瓣关闭不全的杂音占据整个收缩期甚至可遮盖第一心音，称全收缩期杂音。主动脉瓣或肺动脉瓣狭窄的杂音常为收缩中期杂音。主动脉瓣关闭不全的杂音则在舒张早期出现。一般认为舒张期杂音和连续性杂音均为病理性器质性杂音，而收缩期杂音则有器质性和功能性两种可能。

3. 性质

杂音的性质是指由于振动的频率不同而表现为音色和音调的不同。临床上常以生活中的类似声音来形容，可形容为吹风样、隆隆样（雷鸣样）、叹气样（灌水样）、机器样、乐音样、鸟鸣样（鸥鸣、鸽鸣、雁鸣）等。此外，还可按音调高低进一步分为柔和、粗糙两种。一般而言，功能性杂音常较柔和，器质性杂音多较粗糙。根据杂音的不同性质可以帮助确定不同的病变。吹风样杂音常见于二尖瓣区和肺动脉瓣区，一般呈高调。柔和的吹风样杂音常为功能性杂音；典型的粗糙的吹风样收缩期杂音，常提示二尖瓣关闭不全。隆隆样杂音为低调，心尖区舒张期隆隆样杂音是二尖瓣狭窄的特征。叹气样杂音见于主动脉瓣区，为主动脉瓣关闭不全的特点。机器样杂音主要见于动脉导管未闭，杂音如机器转动声样粗糙。乐音档杂音为高调、具有音乐性质的杂音，多由于瓣膜穿孔、乳头肌或腱索断裂形成，见于感染性心内膜炎、梅毒性心脏病等。鸟鸣声是一种特殊的收缩期乐性杂音,调高而尖,似某种鸟鸣,常见者如鸥鸣,可见于风湿性心脏瓣膜病。

4. 传导方向

杂音传导方向与血流方向有关。杂音越响,传导越广,故根据杂音最响部位及其传导方向,可判断杂音来源及其病理性质。二尖瓣关闭不全时收缩期杂音向左腋下、左肩胛下区传导;狭窄时舒张期杂音较局限。主动脉瓣狭窄时收缩期杂音主要向颈部、胸骨上窝传导;关闭不全时舒张期杂音主要沿胸骨左缘下传并可到达心尖。三尖瓣关闭不全时收缩期杂音可传至心尖部;三尖瓣狭窄少见,其杂音亦可传导至心尖部。杂音是否由其他瓣膜区传导而来可用下述方法判定:移动听诊器,由听到杂音的一个瓣膜区向另一个瓣膜区移动,如杂音逐渐减弱,则另一瓣膜区的杂音可能是传导而来;如杂音先弱,当移至另一瓣膜区时,杂音又增强,则考虑两个瓣膜皆有病变。

5. 强度

杂音的强度即杂音的响度。

(1) 杂音形态:杂音强度的变化在心音图记录中构成一定形态,通过听诊也能分辨。常见的有5种形态:

①递增型杂音:杂音开始较弱,逐渐增强,如二尖瓣狭窄时舒张期隆隆样杂音;

②递减型杂音:杂音开始较强以后逐渐减弱,如主动脉瓣关闭不全时舒张期叹气样杂音;

③递增递减型杂音:又称菱形杂音,即杂音开始较弱,逐渐增强又逐渐减弱,如主动脉瓣狭窄时收缩期杂音;

④连续型杂音:杂音由收缩期开始(S_1后),逐渐增强,至S_2时达最高峰,在舒张期逐渐减弱,直至下一心动周期的S_2前消失。其形态实际上是一个跨越收缩期和舒张期的大菱形杂音。菱峰在S_2处,如动脉导管未闭时的杂音;

⑤一贯型杂音:杂音的强度始终保持大体一致,如二尖瓣关闭不全时的收缩期杂音。

(2) 强度分级:杂音强度通常采用Levine6级分级法。

(3) 记录方法:杂音的级别为分子,6级分类法为分母,例如,响度为2级,则记为2/6级杂音。舒张期杂音是否分级,目前尚未统一。有的学者主张舒张期杂音亦应分级,其标准仍采用上述6级分级法,但未被普遍采用。

一般认为,2/6级以下的杂音多为功能性,常无病理意义。3/6级和3/6级以上的杂音多为器质性,具有病理意义,但应结合杂音性质、粗糙程度、传导情况来判定。

(4) 体位、呼吸和运动对心脏杂音的影响:体位不同或改变体位、调整呼吸、运动等动作,可使某些杂音增强或减弱,有助于杂音的判定和鉴别。

①体位的影响:左侧卧位可使二尖瓣狭窄的舒张期隆隆样杂音更明显;前倾坐位时,易于闻及主动脉瓣关闭不全的叹气样杂音;仰卧则二尖瓣、三尖瓣与肺动脉瓣关闭不全的杂音更明显。从卧位或下蹲位迅速站立,使瞬间回心血量减少,从而使二尖瓣、三尖瓣、主动脉瓣关闭不全及肺动脉瓣关闭不全的杂音均减轻,而肥厚型梗阻性心肌病的杂音则增强。

②呼吸的影响:

a. 深吸气时,胸腔负压增加,回心血量增多,肺循环容量增加,右心排血量增加;同时,心脏沿长轴顺钟向转位,使三尖瓣更贴近胸壁,从而使右心发生的杂音(如三尖瓣关闭不全或狭窄、肺动脉瓣关闭不全或狭窄)增强。

b. 深呼气时,胸腔内压上升,回心血量减少,经瓣膜产生的杂音一般都减轻,而肥厚型梗阻性心肌病的杂音则增强。

c. 吸气后紧闭声门，用力作呼气动作时，胸腔内压增高，回心血量减少，左、右心发生的杂音一般均减弱，而特发性肥厚型主动脉瓣下狭窄的杂音增强。临床医师常用此动作帮助鉴别杂音的性质和来源。

（5）运动的影响：运动时心率增快，心排血量增加，可使器质性杂音增强，故常用以发现较弱的杂音，如轻度的二尖瓣狭窄时，杂音短促，不易判定，可用运动使其增强，以帮助诊断。

（二）各瓣膜区常见杂音及临床意义

1. 功能性杂音与器质性杂音

功能性杂音通常是指产生杂音的部位没有器质性病变时出现的杂音，包括无害性杂音、生理性杂音以及有临床病理意义的相对性关闭不全或狭窄引起的杂音。器质性杂音是指产生杂音的部位有器质性损害出现的杂音。由于舒张期杂音绝大多数为器质性杂音，故一般仅将收缩期杂音分为功能性与器质性，两者鉴别具有重要临床价值。

2. 收缩期杂音的特点及临床意义

（1）二尖瓣区

①功能性：常见。主要见于运动、发热、贫血、妊娠、甲状腺功能亢进等。听诊特点是呈吹风样，性质柔和，2/6级，时限较短，较局限，原因去除后，杂音消失。

②相对性：由于左室扩张，引起二尖瓣相对关闭不全而产生杂音，见于扩张型心肌病、缺血性心脏病、高血压性心脏病等。听诊特点是：杂音性质较粗糙、吹风样，强度2/6～3/6级，时限较长，不传导。如扩张的心腔回缩，杂音可减弱。

③器质性：主要见于风湿性心脏病二尖瓣关闭不全、二尖瓣脱垂、乳头肌功能失调等。听诊特点是：杂音性质较粗糙、吹风样、响亮高调，强度在3/6级以上，持续时间长，可占全收缩期，甚至遮盖 S_1，并向左腋下传导，吸气时减弱，呼气时加强，左侧卧位时明显。

（2）主动脉瓣区

①器质性：多见。主要见于主动脉瓣狭窄。听诊特点是杂音为喷射性、吹风样而响亮，杂音呈菱形，与第一心音之间有间隔，不掩盖第一心音，性质粗糙，常伴有震颤，杂音顺血流方向向颈部传导，伴 A_2 减弱；

②相对性：主要见于主动脉粥样硬化、主动脉扩张、高血压病等。听诊特点是杂音较柔和，一般无震颤，杂音常可沿胸骨右缘向下传导，常有 A_2 亢进。

（3）三尖瓣区

①相对性：多见于二尖瓣狭窄、肺心病。大多数是由于右室扩大引起三尖瓣相对性关闭不全产生杂音。听诊特点杂音为吹风样、柔和，吸气时增强，一般在3/6级以下，可随病情好转，心腔缩小而消失。由于右心室增大，杂音部位可移向左侧近心尖处，需注意与二尖瓣关闭不全的杂音鉴别。

②器质性：三尖瓣器质性关闭不全极少见，杂音特点与器质性二尖瓣关闭不全类似，但不传至腋下。可伴颈静脉和肝脏收缩期搏动。

（4）肺动脉瓣区

①功能性：非常多见，尤其在青少年及儿童中。杂音呈柔和、吹风样，强度在2/6级以下，时限较短，卧位时明显，坐位时减轻或消失。

②相对性：为肺瘀血或肺动脉高压导致肺动脉扩张产生的肺动脉瓣相对狭窄的杂音，听诊特点与生理性类似，P_2 亢进。见于二尖瓣狭窄、房间隔缺损等。

③器质性：见于肺动脉瓣狭窄，杂音呈喷射性、粗糙，强度在3/6级以上，常伴有震颤，P_2

常减弱并有分裂。

（5）其他部位：室间隔缺损时，可于胸骨左缘第3、4肋间听到响亮而粗糙的收缩期杂音，强度3/6级以上，常伴有震颤，向心前区传导。室间隔穿孔时，杂音突然出现，听诊特点与室间隔缺损大致相同，且常伴有奔马律。

3. 舒张期杂音的特点及临床意义

（1）二尖瓣区

①器质性：主要见于风湿性心脏病二尖瓣狭窄。听诊特点是：杂音最响部位在心尖区，时期为舒张中晚期，性质为隆隆样，先递减后递增，音调较低，较局限，不向远处传导，伴有震颤及S_1增强，杂音前可有开瓣音。这些特点是确定二尖瓣狭窄极为重要的依据；

②相对性：主要见于主动脉瓣关闭不全引起的相对性二尖瓣狭窄。现代研究表明，左室血容量多及舒张期压力增高，使二尖瓣膜处于较高位置，呈现相对狭窄，因而产生杂音称为Austin-Flint杂音。此杂音应与器质性二尖瓣狭窄杂音相鉴别。

（2）主动脉瓣区：见于风湿性主动脉瓣关闭不全、梅毒性升主动脉炎和马方综合征所致的主动脉瓣关闭不全。杂音呈舒张早期开始的递减型柔和叹气样的特点，向下传导，可达心尖区，于前倾坐位、主动脉瓣第二听诊区最清楚。

（3）三尖瓣区：舒张期杂音局限于胸骨左缘第4、5肋间，亦为隆隆样，吸气时增强。可见于三尖瓣狭窄，但极少见。

（4）肺动脉瓣区：器质性病变（先天性、风湿性）引起者少见，多由于肺动脉扩张引起瓣膜相对关闭不全，产生舒张期杂音。听诊特点是：杂音呈递减型，性质为吹风样或叹气样，胸骨左缘第2肋间听诊最响，向第3肋间传导，平卧位及吸气时增强。此杂音称为Graham-Steell杂音。常见于二尖瓣狭窄、肺源性心脏病、原发性肺动脉高压等。

4. 连续性杂音的特点及临床意义

连续性杂音是由同一异常血流引起，常见于动脉导管未闭。听诊的特点是杂音从第一心音后不久开始，持续整个收缩期和舒张期，高峰在第二心音处，呈大菱形杂音，第二心音常听不到。杂音性质粗糙、响亮而嘈杂，类似旧式机器转动时的噪音，故又称机器样杂音或Gibson杂音。杂音最响部位在胸骨左缘第2肋间，向上胸部和肩胛间区传导；常伴有震颤。

主动脉-肺动脉间隔缺损时，杂音产生的机制和特点与动脉导管未闭基本相同，但杂音听诊位置较低，位于胸骨左缘第3、4肋间。此外，连续性杂音还可见于动静脉瘘及主动脉窦瘤破裂等。

5. 无害性杂音

颈根部近锁骨处甚至在锁骨下（尤其在右侧）可出现连续性柔和杂音，系颈静脉血液快速回流产生，又称颈静脉营营声，以手指压迫颈静脉，使血流暂时中断，杂音即消失。在正常儿童及青年，锁骨上可有轻而短的收缩期杂音，当双肩向后高度仰伸可使杂音消失。

十五、恶心与呕吐

（一）常见原因

1. 中枢性呕吐

（1）颅压增高：脑水肿、颅内占位病变、脑炎、脑膜炎等，均可引起颅压增高而发生呕吐。呕吐呈喷射性而且可相当严重。多不伴有恶心，但有剧烈头痛。呕吐与饮食无关。亦可伴有不同程度的意识障碍。

(2) 化学感受器触发区受刺激：这种呕吐常伴有明显的恶心。此见于代谢障碍如酮中毒、代谢性酸中毒、低血钠、低血氯、尿毒症。内分泌系统疾病，如甲状腺危象、肾上腺危象、早期妊娠。药物作用于此区亦可产生恶心、呕吐。

(3) 脑血管运动障碍：如偏头痛可发生严重的恶心、呕吐。

(4) 第Ⅷ脑神经疾病：临床常见者为梅尼埃综合征、迷路炎、晕车、晕船等，多伴有眩晕、呕吐较重，亦可为喷射性，小脑后下动脉血栓形成，基底动脉供血不全若累及前庭神经核时，均可发生眩晕及呕吐。

(5) 神经性呕吐：其特点为病程较久，多见于青年女性，反复发作，饭后发生多次小量呕吐，呕吐物为食物，常不伴有恶心，呕吐不费力，多有神经官能症症状，呕吐的发生或加重与精神及情绪因素有关。虽有较频繁的呕吐但体重无明显的改变。

2. 反射性呕吐

(1) 口咽刺激、胃肠疾病、肝胆胰疾病及腹膜、肠系膜疾病。

(2) 其他系统疾病：①泌尿生殖系疾病；②心血管疾病如急性心肌梗死、休克；③眼部疾病，如青光眼；④急性传染病；⑤前庭障碍性呕吐，如内耳迷路病变等。

3. 神经性呕吐

如胃肠神经症、神经性厌食等。

(二) 临床特点和临床意义

1. 临床特点

黄疸的治疗原则是在明确原发病的基础上针对病因治疗、对症治疗。

(1) 呕吐的时间晨起呕吐，可见于育龄期妇女早孕反应、尿毒症、慢性酒精中毒、功能性消化不良；夜间呕吐见于幽门梗阻。

(2) 呕吐与进食的关系餐后即刻呕吐，可能为精神性呕吐；餐后近期呕吐，尤其是群体发病，多由食物中毒所致；餐后1小时以上呕吐称延迟性呕吐，提示胃张力降低、胃排空延迟；餐后较久或数餐后呕吐，见于幽门梗阻。

(3) 呕吐的特点精神性呕吐，恶心较轻或缺如；喷射性呕吐常见于颅内高压患者。

(4) 呕吐物的性质呕吐物带酸臭、腐败味提示胃潴留；带粪臭味提示肠梗阻，不含胆汁提示梗阻平面多在十二指肠乳头以上，含多量胆汁提示在此平面以下；含大量酸性液体提示胃泌素瘤或十二指肠溃疡，无酸味者可能为贲门狭窄或贲门失弛缓症。

2. 临床意义

(1) 伴腹痛、腹泻多见于急性胃肠炎或细菌性食物中毒、霍乱、副霍乱和各种原因的急性中毒。

(2) 伴右上腹痛及发热、寒战或有黄疸者应考虑胆囊炎或胆石症。

(3) 伴头痛及喷射性呕吐者常见于颅内高压症或青光眼。

(4) 伴眩晕、眼球震颤者，见于前庭器官疾病。

(5) 应用某些药物如抗菌药物与抗癌药物等，则呕吐可能与药物副作用有关。

(6) 已婚育龄妇女，呕吐在清晨者应注意早孕。

十六、腹泻

（一）常见原因

1. 急性腹泻

（1）肠道疾病：包括由病毒、细菌、真菌、原虫、蠕虫等感染引起的肠炎；炎症性肠病急性发作；急性出血性坏死性肠炎；急性肠道缺血；抗生素引起的伪膜性肠炎、真菌性肠炎。

（2）急性中毒：服食毒草、河豚、鱼胆及化学药物如砷、磷等引起的腹泻。

（3）全身性感染：如败血症、伤寒或副伤寒、钩端螺旋体病。

（4）其他：如变态反应性肠炎、过敏性紫癜、服用某些药物，如5-氟尿嘧啶、利血平及新斯的明等引起腹泻。

2. 慢性腹泻

（1）胃部疾病：如慢性胃炎、胃大部切除术后。

（2）肠道感染：慢性细菌性痢疾、慢性阿米巴肠炎、血吸虫病、钩虫病等。

（3）肠道非感染性疾病：如炎症性肠病、结肠多发性息肉病、吸收不良综合征等。

（4）肠道肿瘤：右半结肠癌、小肠淋巴瘤等。

（5）胰腺疾病：慢性胰腺炎、胰腺癌、囊性纤维化、胰腺广泛切除等。

（6）肝胆疾病：如肝硬化、胆汁淤积性黄疸、慢性胆囊炎、胆石症、慢性肝炎。

3. 全身性疾病

（1）内分泌及代谢障碍疾病：如甲状腺功能亢进症、肾上腺皮质功能减退症、胃泌素瘤、类癌综合征及糖尿病性肠病。

（2）神经功能紊乱：如肠易激综合征、神经功能性腹泻。

（3）药物副作用：如利血平、甲状腺素、洋地黄类、消胆胺等。

（4）其他：系统性红斑狼疮、尿毒症、硬皮病、糖尿病、放射性肠炎等。

（二）临床特点及临床意义

1. 临床特点

（1）起病及病程：急性腹泻起病多骤然，病程较短，多为感染或食物中毒所致。慢性腹泻起病缓慢，病程较长，多见于慢性感染、炎症、吸收不良、肠道肿瘤或神经功能紊乱。

（2）腹泻次数及粪便性质：急性腹泻，每天排便次数可多达10次以上，粪便量多而稀薄。如为细菌感染，则初为水样后为黏液血便或脓血便。肠阿米巴病的粪便呈暗红色（或果酱样）。慢性腹泻，多数每天排便数次，可为稀便，亦可带黏液、脓血，见于慢性细菌性或肠阿米巴性病，但亦可见于炎症性肠病及结肠、直肠癌。粪便中带大量黏液而无病理成分者常见于肠易激综合征。

（3）腹泻与腹痛的关系：急性腹泻常有腹痛，尤以感染性腹泻为明显。小肠疾病的腹泻疼痛常在脐周，便后腹痛缓解不显，而结肠疾病则疼痛多在下腹，且便后疼痛常可缓解或减轻。分泌性腹泻往往无明显腹痛。

2. 临床意义

了解腹泻伴随的症状，对了解腹泻的病因和机制、腹泻引起的病理生理改变，乃至作出临床诊断都有重要价值。例如：

（1）伴发热者可见于急性细菌性痢疾、伤寒或副伤寒、肠结核、结肠癌、小肠恶性淋巴瘤、

Crohn 病、溃疡性结肠炎急性发作期、败血症、病毒性肠炎、甲状腺危象等；

（2）伴里急后重者见于结肠病变为主者，如急性痢疾、直肠癌等；

（3）伴明显消瘦者多见于小肠病变为主者，如胃肠道恶性肿瘤及吸收不良综合征；

（4）伴皮疹或皮下出血者见于败血症、伤寒或副伤寒、麻疹、过敏性紫癜、糙皮病等；

（5）伴腹部包块者见于胃肠恶性肿瘤、肠结核、Crohn 病及血吸虫性肉芽肿；

（6）伴重度失水者常见于分泌性腹泻，如霍乱、细菌性食物中毒或尿毒症等；

（7）伴关节痛或肿胀者见于 Crohn 病、溃疡性结肠炎、红斑性狼疮、肠结核、Whipple 病等。

十七、便血

（一）常见原因

1. 上消化道疾病

视出血量与速度的不同，可表现为便血或黑便。

2. 小肠疾病

肠结核病、肠伤寒、急性出血性坏死性肠炎、Crohn 病、小肠肿瘤、小肠血管畸形、空肠憩室炎或溃疡、Meckel 憩室炎或溃疡、肠套叠等。

3. 结直肠疾病

急性细菌性痢疾、阿米巴性痢疾、肠结核、溃疡性结肠炎、Crohn 病、结肠息肉及息肉病、结肠癌、缺血性结肠炎、抗菌药物相关性肠炎、憩室炎、放射性肠炎、白塞病、直肠孤立性溃疡、直肠肛门损伤、痔、肛裂、肛瘘等。

4. 感染出血

肠伤寒、副伤寒、钩端螺旋体病、流行性出血热、重症肝炎、败血症、血吸虫病、钩虫病等。

5. 肠道血管畸形

如遗传性毛细血管扩张症。

6. 全身性疾病

白血病、血小板减少性紫癜、过敏性紫癜、血友病、遗传性毛细血管扩张症、维生素 C 及 K 缺乏症、肝脏疾病等。

（二）临床特点和临床意义

1. 临床特点

便血的颜色、性状与出血的部位、出血量、出血速度及在肠道停留的时间有关。上消化道或高位小肠出血在肠内停留时间较长，红细胞破坏后，血红蛋白中的铁在肠道内与硫化物结合形成硫化铁，故粪便呈黑色，更由于附有黏液而发亮，类似柏油，故又称柏油便。若短时间（4 小时内）出血量超过 1000mL，则大便可呈暗红色，易与下消化道出血混淆；低位小肠或右半结肠出血，一般为暗红色或果酱色。若量少、速度慢，在肠道停留时间较长（超过 14 小时）时，大便亦呈黑色，注意不要误诊为上消化道出血；左半结肠出血，若量多，则呈鲜红色；若量少，停留时间长，一般呈暗红色，粪便可全为血液或与粪便混合；血色鲜红不与粪便混合，仅黏附于粪便表面或于排便前后有鲜血滴出或喷射出者，提示为肛门或肛管疾病出血，如痔、肛裂或直肠肿瘤引起的出血；阿米巴性痢疾的粪便多为暗红色果酱样的脓血便；急性细菌性痢疾为黏液脓性鲜血便；急性出血性坏死性肠炎可排出洗肉水血样粪便，并有特殊的腥臭味。细致观察血性粪便的颜色、性状及气味等对寻找病因及确立诊断有帮助。少量的消化道出血，无肉眼可见的粪便颜色改变者称为隐血便，隐血便需用隐血试验才能确定。可无自觉症状或仅有贫血。

2. 临床意义

（1）腹痛：周期性、节律性上腹痛，出血后疼痛缓解多见于消化性溃疡；上腹绞痛或有黄疸应考虑肝、胆道出血；脓血便伴腹痛、腹泻见于细菌性痢疾、阿米巴痢疾、溃疡性结肠炎；脐周腹痛见于急性出血坏死性肠炎、肠套叠、肠系膜血栓形成或栓塞、膈疝等。

（2）里急后重：见于直肠炎、直肠癌和细菌性痢疾。

（3）发热：常见于传染性疾病或部分消化道肿瘤、炎症。

（4）全身出血倾向：可见于急性传染性疾病及血液疾病。

（5）皮肤改变：皮肤有蜘蛛痣及肝掌者，可能与肝硬化门脉高压有关。皮肤黏膜出现毛细血管扩张，提示便血可能由遗传性毛细血管扩张症所致。

（6）腹部肿块：见于消化道肿瘤、肠结核、肠套叠及 Crohn 病等。

十八、黄疸

（一）正常胆红素的代谢

体内胆红素主要来源于血红蛋白，正常人每日由红细胞破坏生成胆红素约 4 275μmol（250mg），占总胆红素来源的 80%~85%；其余 171~513μmol（10~30mg）则来源于骨髓幼稚红细胞血红蛋白和肝脏中含亚铁血红素的蛋白质（如过氧化氢酶等），称之为旁路胆红素，占总胆红素的 15%~20%。

上述胆红素称为游离胆红素或非结合胆红素，与血清蛋白结合而输送，它不溶于水，不能由肾小球滤出。非结合胆红素经肝血窦、Disse 间隙，被肝细胞摄取，经酶作用与葡萄糖醛酸结合，称为结合胆红素，由胆道排出。结合胆红素为水溶性，可通过肾小球由尿中排出。

结合胆红素从肝细胞经胆管排入肠道后，经肠道细菌还原为尿胆原，大部分氧化为尿胆素由粪便排出称为粪胆素。10%~20% 尿胆原由肠道吸收经门静脉回到肝脏再转变为结合胆红素，又随胆汁排入肠内，形成所谓"胆红素的肠肝循环"。被吸收回肝的小部分尿胆原，经体循环由肾脏排出，每日不超过 6.8μmol（4mg）。

（二）黄疸分类

1. 病因发病学分类

可以分为：溶血性黄疸；肝细胞性黄疸；胆汁淤积性黄疸；先天性非溶血性黄疸。

2. 按胆红素的性质分类

（1）非结合胆红素增高为主的黄疸：①胆红素生成过多：如先天性溶血性黄疸、获得性溶血性黄疸、由无效造血引起的旁路性高胆红素血症等；②胆红素摄取障碍：如肝炎后高胆红素血症、Gilbert 综合征、某些药物及检查用试剂（如胆囊造影剂）引起的黄疸等；③胆红素结合障碍：为葡萄糖醛酸转移酶活力降低或缺乏引起的黄疸，如 Gilbert 综合征、Crigler-Najjar 综合征（Ⅰ型与Ⅱ型）、新生儿生理性黄疸等。

（2）以结合胆红素增高为主的黄疸：①肝外胆管阻塞：如胆结石、胰头癌、胆管或胆总管癌、壶腹癌、胆管闭锁等；②肝内胆管阻塞：如肝内胆管结石、华支睾吸虫病等；③肝内胆汁淤积：如肝炎、药物性肝病、妊娠期复发性黄疸、Dubin-Johnson 综合征等。

3. 按黄疸的发生机制和特征分类

(1) 溶血性黄疸

①病因和发病机制：凡能引起溶血的疾病都可产生溶血性黄疸。先天性溶血性贫血，如地中海性贫血、遗传性球形红细胞增多症等；后天性获得性溶血性贫血，如自身免疫性溶血、新生儿溶血、不同血型输血后溶血、蚕豆病、蛇毒、毒蕈中毒、阵发性夜间血红蛋白尿、伯氨奎啉等。

②临床表现：黄疸较轻呈浅柠檬色；急性溶血时有发热、寒战、头痛、呕吐、腰痛，并有不同程度的贫血和血红蛋白尿（酱油色或茶色），严重时可有急性肾功能衰竭；慢性溶血多为先天性，除伴贫血外尚有脾大。

③实验室检查：血清总胆红素增加，以非结合胆红素为主；粪胆素增加粪色加深；尿中尿胆原增加；急性溶血时尿中有血红蛋白排出，隐血试验阳性；外周血网织红细胞增加，骨髓增生旺盛。

(2) 肝细胞性黄疸

①病因和发生机制：各种肝病因肝细胞广泛损害而引起黄疸。因肝细胞病变，对胆红素摄取、结合和排泄功能发生障碍，以致有相当量的非结合胆红素潴留于血中，同时因结合胆红素不能正常地排入细小胆管，反流入肝淋巴液及血液中，结果发生黄疸。尿内有胆红素，尿胆原的排泄量视肝细胞损害和肝内淤胆的程度而定。

②临床表现：皮肤黏膜浅黄至深黄不等，乏力、胃纳不佳，严重者有出血倾向。有肝病体征，如肝掌、蜘蛛痣、脾大、腹水等。

③实验室检查：血中非结合和结合胆红素均增高；尿中胆红素阳性，尿胆原常增加，但在疾病高峰时，因肝内淤胆致尿胆原减少或缺如，同样，粪中尿胆原含量可正常、减少或缺如；血清转氨酶明显增高；血中肝炎病毒标记物常阳性；肝活组织检查对弥漫性肝病的诊断有重要意义。

(3) 胆汁淤积性黄疸

①病因和发病机制：胆汁淤积可分为肝内性和肝外性。

肝内胆汁淤积性黄疸又可分为：①肝内阻塞性胆汁淤积，如肝内泥沙样结石、癌栓、寄生虫病（如华支睾吸虫病）。②肝内胆汁淤积，如毛细胆管型病毒性肝炎、药物性胆汁淤积（如氯丙嗪、甲睾酮等）、原发性胆汁性肝硬化、妊娠期复发性黄疸等。

肝外性胆汁淤积见于胆总管狭窄、结石、炎性水肿；蛔虫；肿瘤；等等。

②临床表现：皮肤暗黄，甚至黄绿色，伴瘙痒及心动过缓；尿色深，粪便颜色变浅或呈白陶土色。

③实验室检查：血中胆红素增高，以结合胆红素为主，胆红素定性试验呈直接反应；尿胆红素阳性，但尿胆原减少或缺如；粪中尿胆原减少或缺如，粪便显浅灰色或陶土色；血清总胆固醇、碱性磷酸酶、γ-谷氨酰转肽酶增高、脂蛋白-X 阳性。

(4) 先天性非溶血性黄疸：系指肝细胞对胆红素的摄取、结合及排泄有先天性酶缺陷所致。①Gilbert 综合征：系因肝细胞摄取游离胆红素障碍及微粒体内葡萄糖醛酸转移酶不足所致。血清内非结合胆红素增高，肝功能试验正常，红细胞脆性正常，胆囊显影良好，肝活组织检查无异常。②Dubin-Johnson 综合征：系因肝细胞对结合胆红素及其他有机阴离子向毛细胆管排泄障碍，致血清结合胆红素增高，但胆红素的摄取和结合正常。口服胆囊造影剂胆囊常不显影。肝外观呈绿黑色，肝活组织检查见肝细胞内有弥漫的棕褐色色素颗粒。③Rotor 综合征：由于肝细胞摄取游离胆红素和排泄结合胆红素均有先天性缺陷，致血中结合胆红素增高为主，吲哚菁绿（ICG）排泄试验有减低。胆囊造影多显影良好，少数不显影。肝活组织检查正常，肝细胞内无色素颗粒。④Crigler-Najjar 综合征：系由于肝细胞缺乏葡萄糖醛酸转移酶，致不能形成结合胆红素，因而血中非结合胆红素浓度很高,可并发核黄疸;预后很差。

(三) 黄疸鉴别诊断

黄疸的鉴别诊断应根据病史、体征、实验室和其他检查等所取得的结果,进行综合分析与判断,以期得到正确诊断。

1. 病史

年龄与性别,接触史,家族史,过去史,妊娠史,饮酒史与冶游史,病程。

2. 症状

(1) 发热:病毒性肝炎在黄疸出现前常有低热,胆管炎的发热一般在中等度以上,多伴有寒战,肝癌因癌组织坏死或继发感染常有发热。

(2) 腹痛:肝区隐痛或胀痛,常提示病毒性肝炎,持续性胀痛见于慢性肝炎及肝癌;胆石症或胆道蛔虫症发作,常有右上腹阵发性绞痛,上腹及腰背痛提示胰头癌。

(3) 消化不良症状。

(4) 皮肤瘙痒:胆汁淤积性黄疸常有明显的皮肤瘙痒,肝细胞性黄疸可有轻度瘙痒,溶血性黄疸则无瘙痒。

(5) 体重是否改变。

(6) 尿、粪颜色的改变:胆汁淤积性黄疸时尿如浓茶,粪色浅灰或陶土色;肝细胞性黄疸时尿色加深,粪色浅黄;溶血性黄疸急性发作时可排出酱油色尿,粪便颜色亦加深。

3. 体征

(1) 黄疸的色泽:皮肤颜色主要由黄疸的种类与持续的时间来决定。溶血性黄疸皮肤呈柠檬色,肝细胞性黄疸呈浅黄或金黄色,胆汁淤积性黄疸持续时间较长者呈黄绿色、深绿色或绿褐色。

(2) 皮肤改变:除黄疸外,在肝硬化可见色素沉着、肝病面容、肝掌、蜘蛛痣或毛细血管扩张、出血点、腋毛脱落、腹壁静脉曲张及下肢浮肿等。胆汁淤积性黄疸时可见皮肤瘙痒抓痕、色素沉着及眼睑黄瘤等。在溶血性黄疸常见皮肤苍白。

(3) 肝大:急性肝炎时,肝轻度或中度肿大,质地软而有压痛。肝硬化时肝常先大后小,质地明显变硬。肝癌时肝显著肿大,质坚硬并有压痛,表面有不规则结节。心功能不全时,肝肿大,质地中度,有压痛。急性肝坏死时,肝浊音界缩小。

(4) 脾大:肝硬化伴有门静脉高压时,脾中度或显著肿大,急性黄疸型病毒性肝炎脾轻度肿大。

(5) 胆囊肿大:胰头癌、壶腹周围癌、胆总管癌引起肝外阻塞性胆汁淤积时的胆囊胀大,有表面平滑、可移动与无压痛等特点,即所谓 Courvoisier 征。在胆囊癌及胆囊底部巨大结石,肿大的胆囊坚硬而不规则。

(6) 其他:如腹水、男性乳房发育等。

十九、腹水

(一) 常见原因

根据产生的原因及性质不同分为漏出液和渗出液两大类。

1. 漏出液

为非炎性积液,形成的主要原因:①血浆胶体渗透压降低,常见于晚期肝硬化、肾病综合征、重度营养不良等；②毛细血管内液体静脉压升高，常见于慢性充血性心力衰竭、静脉栓塞；③淋巴管阻塞，常见于丝虫病或肿瘤压迫等，此时可出现乳糜样漏出液。前两种原因形成的漏出液常为多浆膜腔积液，同时伴有组织间液增多引起的水肿。

2. 渗出液

为炎性积液，形成的主要原因是：①感染性：如化脓性细菌、分枝杆菌、病毒或支原体等；②非感染性：如外伤、化学性刺激（血液、尿素、胰液、胆汁和胃液），此外恶性肿瘤、风湿性疾病也可引起类似渗出液的积液。

（二）检查方法

1. 检查方法

（1）体征检查：确定有无腹水的体检方法是腹部移动性浊音是否存在。因体位不同而出现浊音区变动的现象称移动性浊音。这是发现有无腹水的主要检查方法。当腹腔内游离腹水在1000mL以上时，即可查出移动性浊变。腹水形成快，膨隆明显时不易遗漏，形成慢，膨隆不著者易于漏诊或误诊。

（2）检查手段：腹部B超、CT扫描、MRI、内镜或钡餐找腹水原因、肝肾功能检查、血管造影、腹水检查、常规、细胞学、细菌培养检查，必要时行淋巴管造影。

2. 腹水应与其他原因所致腹部膨隆鉴别

（1）肥胖者全身肥胖，腹壁脂肪厚而脐凹明显，无移动性浊音；

（2）胃肠充气：虽然腹部膨隆，叩诊呈鼓音，无移动性浊音；

（3）巨大卵巢囊肿：膨隆明显而侧突不著，脐向上移，浊音在中腹部，不移动；鼓音在两侧，若用一直尺横置压迫在腹壁上，直尺可随腹主动脉搏动；而腹水则无此搏动；

（4）其他脏器囊肿或积液：多不对称，肠被推向一侧致单侧鼓音，X线及B型超声有助确诊。

（三）常见疾病的鉴别诊断

1. 肝硬化

这是腹水最主要的病因，约占腹水患者的70%，根据肝病历史、肝功能减损及门脉高压表现一般不难识别，出现腹水提示肝病进入失代偿期，如并发自发性腹膜炎，腹水介乎渗漏之间，鉴别诊断变得复杂，此时应注意与合并结核性腹膜炎或肝硬化癌变进行鉴别。

2. 结核性腹膜炎

约占腹水10%，青年女性多见，多有其他结核病灶及结核中毒症状，伴以腹痛、腹泻等症状。体检多有慢性腹膜刺激和炎症表现，肌紧张略呈揉面感，对诊断有重要意义。腹水呈渗出液，涂片查抗酸菌或作PCR检查有助诊断，腹水ADA活性升高，可达正常的10倍。

3. 缩窄性心包炎

多起病隐匿，心悸、气紧、胸闷伴腹水，患者每有中心性发绀、颈静脉怒张、全身浮肿，甚至奇脉、静脉压升高等心包压塞征象。

4. 自发性腹膜炎（SBP）

常在肝硬化、肝癌腹水基础上发生，腹水进行性增加，伴腹痛、腹胀、低热，甚至休克，腹水检查呈渗出液特征或因腹水稀释而介乎渗漏之间，$WBC>500\times10^6/L$，中性>50%，培养可有革兰阴性杆菌生长，及时诊断对治疗有指导意义。

5. 癌性腹水

多因消化道、女性生殖道肿瘤转移引起，原发病灶症状可有可无，可轻可重，腹部常有压痛、轻度肌紧张等体征，腹水多为血性，或为渗漏之间，反复检查癌细胞最为重要。尚应寻找原发癌灶，必要时应放腹水后检查，配合内镜及影像学检查，以提高诊断水平。女性病人盆腔检查应列为常规。

6. 胰源性腹水

多有急、慢性胰腺炎史，腹痛、腹胀伴腹水，腹水多混浊，有时呈乳糜或血性，具渗出液特征，淀粉酶升高最具诊断价值。

7. Meig 综合征

卵巢纤维瘤、纤维囊腺瘤等引起腹水及胸水，腹水介乎渗漏之间，细胞数低于 $400 \times 10^6/L$，蛋白定量多在 30g/L 以上。

8. 白-查（Budd-Chiari）综合征

多由肝静脉和下腔静脉血栓形成。可在肝病基础上发生，一般有肝大、胀痛，腹水顽固，而肝功损害不重，肝颈静脉回流征阴性，无奇脉。

二十、肝肿大

（一）常见原因

1. 感染

病毒、立克次体、细菌、螺旋体、真菌、寄生虫等均可侵犯肝脏引起肿大，以病毒性肝炎最为常见，主要是由于肝脏的炎症、充血、组织水肿、炎细胞浸润。

2. 瘀血

充血性心力衰竭、心包炎、心肌病、三尖瓣狭窄或关闭不全、先天性心脏病、白-查综合征等，肝脏均因瘀血而肿大。

3. 血液病

白血病、霍奇金病、多发性骨髓瘤、真性红细胞增多症等，均可因肿瘤细胞浸润或继发性炎症、感染使肝大。

4. 中毒性、药物性肝炎

化学药物如四氯化碳、氯仿、乙醇、酚、萘、苯、毒蕈、锑、铍、金、铋等；药物如利福平、四环素、吡嗪酰胺、硫唑嘌呤等可引起中毒性肝炎；氯丙嗪、甲睾酮、口服避孕药、甲基多巴、苯妥英钠、苯巴比妥、呋喃类、磺胺类、硫脲类等可通过免疫机理引起药物性肝炎。

5. 肝硬化

各型肝硬化早期可有肿大，与脂肪浸润、再生结节形成有关，后期才缩小。

6. 代谢异常

脂肪肝、肝豆状核变性、血色病、肝淀粉样变等。

7. 肿瘤

肝细胞癌、胆管细胞癌、肝转移癌等均可使肝大。

(二) 鉴别诊断

1. 各型肝炎

急、慢性病毒性肝炎是肝大最常见原因。流行病学资料结合病史、体征、肝功改变一般诊断不难，但是药物或中毒性肝炎、传染性单核细胞增多症、血吸虫病、华支睾吸虫病、肝棘球蚴病等亦可有类似病毒性肝炎表现，应注意区别。这些疾病一般肝功损害不重，转氨酶升高不突出，配合上述相应检查方法有助鉴别。

2. 肝硬化

虽然后期肝脏缩小，早期可以肿大，尤其剑突下常可触及，其质地、形态极有助于诊断，肝硬而脾大，结合可能伴随的黄疸、腹水等表现，以及肝功能、影像学改变诊断不难。

3. 肝脏肿瘤

肝脏肿瘤以癌肿居多，我国以原发性肝癌为多见，患者多在肝炎、肝硬化基础上发生，肝大而有疼痛，质硬如石，表面结节状，早期诊断的关键是对癌前疾病的追踪，动态的 AFP 检测及影像学检查。继发性肝癌的原发灶多在胃肠道和生殖道，肝大明显而疼痛和肝功损害不突出。原发灶的搜索，B 型超声与 CT 检查有助确诊。血液系统肿瘤如白血病、淋巴瘤、恶性组织细胞增生症亦可伴有明显肝大，因原发疾病表现明显，诊断多无困难。

4. 肝脓肿

阿米巴肝炎与肝脓肿、细菌性肝脓肿均有明显全身症状，肝区疼痛、压痛、叩痛明显，X 线检查常有膈肌抬高、活动受限，上述其他影像检查如 B 型超声、CT 更有助于诊断。肝穿抽脓尚有立竿见影的治疗价值。

5. 淤胆肝

原发性胆汁性肝硬化多数肝大明显、肝功损害相对较轻，患者女性多，AKP 高，抗线粒体抗体（AMA）检测阳性有助诊断。

6. 肝囊肿

肝棘球蚴病的囊肿通常较大，先天性囊肿却较小，因此，多在 B 型超声等影像检查时发现，引起肝大机会并不多，患者多无症状，囊肿出血或伴感染时可有局部压痛、叩痛明显等体征，B 型超声、CT 有助诊断。

7. 代谢性肝大

铜、铁质代谢障碍可分别导致肝豆状核变性和血色病，肝大可为其表现之一。鉴别时关键是考虑到此可能性予以相应检查。其他如淀粉样变或类脂质代谢疾病，临床上较为少见且多见于儿童。

二十一、淋巴结肿大

(一) 常见原因

1. 细菌感染

如口腔、面部等处的急性炎症，常引起下颌淋巴结的肿大，肿大的淋巴结质地较软、活动度好，一般可随炎症的消失而逐渐恢复正常。

2. 病毒感染

麻疹、传染性单核细胞增多症等都可引起淋巴结肿大。有时淋巴结肿大具有重要的诊断价值，如风疹，常引起枕后淋巴结肿大。

3. 淋巴结结核

以颈部淋巴结肿大为多见，有的会破溃，有的不破溃，在临床上有时与淋巴瘤难于鉴别。确诊方法是多次、多部位地做淋巴结穿刺、涂片和活体组织检查，并找出结核原发病灶。

4. 淋巴结转移癌

这种淋巴结很硬，无压痛、不活动，特别是胃癌、食道癌患者，可触摸到锁骨上的小淋巴结肿大。乳腺癌患者要经常触摸腋下淋巴结，以判断肿瘤是否转移。

5. 白血病

该病的淋巴结肿大是全身性的，但以颈部、腋下、腹股沟部最明显。除淋巴结肿大外，病人还有贫血、持续发热、血液、骨髓中会出现大量幼稚细胞等表现。

6. 淋巴瘤

淋巴结肿大以颈部多见。淋巴瘤是原发于淋巴结或淋巴组织的肿瘤，同时有一些淋巴结以外的病变，如扁桃体、鼻咽部、胃肠道、脾脏等处的损害。

7. 淋巴结的肿大还可出现红斑狼疮等结缔组织疾病

再如过敏反应性疾病及毒虫蛰伤等。

8. HIV 急性感染期

多发生于感染后 2~6 周，主要表现为流感样症状，发热、头痛、肌关节痛、咽痛、皮疹、全身淋巴结肿大。

(二) 浅表淋巴结的触诊内容

1. 触诊方法与顺序

浅表淋巴结应用滑动触诊法进行检查。为了避免遗漏，应按一定顺序检查，其顺序为：耳前→耳后→枕部→颌下→颏下→颈前→颈后→锁骨上窝→腋窝→滑车上→腹股沟→腘窝等。

2. 触诊内容

发现淋巴结肿大时，应注意肿大淋巴结的部位、大小、数目、硬度、活动度、有无压痛、有无粘连、局部皮肤有无红肿、瘢痕、瘘管等。并同时注意寻找引起淋巴结肿大的原发病灶。

(三) 淋巴结肿大的临床意义

淋巴结肿大按分布可分为局限性和全身性淋巴结肿大。

1. 局限性淋巴结肿大

(1) 非特异性淋巴结炎：由某些部位的急、慢性炎症所引起，如急性化脓性扁桃体炎、牙龈炎可引起颈部淋巴结肿大。急性炎症初始，肿大的淋巴结柔软、有压痛，表面光滑，无粘连，肿大至一定程度即停止。慢性炎症所致者常疼痛较轻、质地较硬。

(2) 淋巴结结核：常见颈部淋巴结结核。肿大的淋巴结常发生于颈部血管周围，多发性，质地稍硬，大小不等，可互相粘连，或与周围组织粘连，如发生干酪性坏死，则可触及波动感。晚期破溃后形成瘘管，愈合后可形成瘢痕。

(3) 恶性肿瘤淋巴结转移：特点为：质地坚硬或有橡皮样感，表面可光滑或凸起，与周围组织粘连，不易推动，一般无压痛。胃癌多向左侧锁骨上淋巴结群转移，因此处系胸导管进颈静脉的入口，这种肿大淋巴结称为 Virchow 淋巴结，常为胃癌、食管癌转移的标志。胸部肿瘤如肺癌可向右侧锁骨上窝或腋窝淋巴结群转移。

2. 全身性淋巴结肿大

淋巴结肿大的部位可遍及全身，大小不等，不粘连。可见于急、慢性淋巴结炎，传染性单核细胞增多症，淋巴瘤，各型急、慢性白血病。

二十二、紫癜

(一) 常见原因

紫癜通常是由血管因素或血小板因素导致毛细血管通透性和脆性增加，出现自发性或轻微外伤后红细胞外溢于皮下的出血性疾病的主要临床表现。凝血机制障碍也可发生紫癜，但关节腔出血、肌肉血肿和内脏出血更为常见和重要。常见原因包括：

1. 血管因素

(1) 先天性：如遗传性出血性毛细血管扩张症、爱-唐综合征（Ehlers-Danlos 综合征）、马方综合征（Marfan 综合征）等。

(2) 获得性：过敏性紫癜、药物性紫癜、感染性紫癜、维生素 C 缺乏性紫癜、异常球蛋白血症性紫癜、机械性紫癜、老年性紫癜、激素性紫癜及原因不明的单纯性紫癜等。

2. 血小板因素

(1) 血小板减少：①特发性血小板减少性紫癜；②继发性血小板减少性紫癜：见于接触某些化学物质、电离辐射、服用某些药物、感染、血液系统疾病、肿瘤骨髓浸润、系统性红斑狼疮、DIC、输血后、脾功能亢进、肾功能衰竭等。

(2) 原发性血小板增多症：①原发性；②继发性。

(3) 血小板功能异常：指血小板计数正常而血小板黏附、聚集、释放、促凝活性等功能缺陷可引起紫癜。①先天性：血小板无力症（聚集功能缺陷）、巨大血小板综合征（黏附功能缺陷）、血小板病（促凝活性缺陷）、贮存池病（释放功能缺陷）等。②获得性：药物（青霉素、头孢菌素、右旋糖酐、肝素、阿司匹林、消炎痛、双嘧达莫、茶碱、咖啡因等）、骨髓增殖性疾病、白血病、尿毒症、肝病、系统性红斑狼疮、甲状腺功能减退症等均有可能导致血小板功能异常。

3. 凝血机制障碍

(1) 遗传性：如血友病、凝血酶原或凝血因子缺乏等。

(2) 继发性：如严重肝病、尿毒症、维生素 K 缺乏等。

(3) 循环血液中抗凝物质增多或纤溶亢进：异常蛋白血症、类肝素抗凝物质增多、抗凝药物治疗过量、原发性纤溶或弥漫性血管内凝血所致的继发性纤溶。

(二) 临床特点

1. 皮肤特点

典型皮疹为棕红色斑丘疹，突出于皮表，压之不退色，，单独或互相融合，对称性分布，以四肢伸侧及臀部多见，很少侵犯躯干，可伴有痒感或疼痛，成批出现，消退后可遗有色素沉着。除紫癜外，还可并发荨麻疹、血管神经性水肿、多形性红斑或溃疡坏死等。偶尔口腔黏膜或眼结合膜也可出现紫癜。

2. 关节特点

关节可有轻微疼痛到明显的红、肿、痛及活动障碍。病变常累及大关节，以膝、踝、肘、腕等关节多见，可呈游走性，常易误诊为"风湿病"。主要是关节周围病变，可反复发作，不遗留关节畸形。

3. 腹部特点

腹痛常见，多呈绞痛，是由血液外渗入肠壁所致。以脐及右下腹痛明显，亦可遍及全腹，但一般无腹肌紧张，压痛较轻，可伴有恶心、呕吐、腹泻与黑便。因肠道不规则蠕动，可导致肠套叠，可扪及包块，多见于儿童。偶可发生肠穿孔。如不伴有皮肤紫癜，常易误诊为"急腹症"。

4. 肾脏表现

肾炎是本病最常见的并发症，发生率在12%~65%。一般于紫癜出现后1~8周内发生，轻重不一，有的仅为短暂血尿，有的很快进展为肾功衰竭，但少见。主要表现为血尿、蛋白尿、管型尿、浮肿及高血压等急性肾小球肾炎表现，少数可为慢性肾炎、肾病综合征、个别病例可转入慢性肾功衰竭。以上四型（皮肤、关节、腹部、肾脏）可单独存在，两种以上合并存在时称为混合型。

5. 其他

少数病人出现紫癜后，病变累及脑膜血管，表现为头痛、呕吐、谵妄、抽搐、瘫痪和昏迷等。少数可累及呼吸系统，表现为咯血、哮喘、胸膜炎、肺炎等。

二十三、脾大

（一）常见原因

脾大时应注意大小、质地、表面情况及摩擦感。

1. 轻度肿大

常见于急慢性肝炎、伤寒、粟粒性结核、急性疟疾、感染性心内膜炎及败血症等，质地一般柔软。

2. 中度肿大

常见于肝硬化、疟疾后遗症、慢性淋巴细胞白血病、慢性溶血性黄疸、淋巴瘤、系统性红斑狼疮等，质地一般较硬。

3. 高度肿大

表面光滑者见于慢性粒细胞性白血病、黑热病、慢性疟疾和骨髓纤维化等，表面不光滑有结节者见于淋巴肉瘤和恶性组织细胞病等。

4. 脾表面有囊性感者

见于脾囊肿。

5. 脾压痛

见于脾脓肿、脾梗死等。

6. 脾触诊有摩擦感及明显压痛者

见于脾周围炎、脾梗死。

（二）脾大的测量方法

为确切记录脾肿大情况，体检应对肿大的脾脏进行测量，其测量方法为：

（1）第Ⅰ线（又称甲乙线）。测量左锁骨中线与左肋缘交点向下至脾下缘的距离。轻度脾大仅作第Ⅰ线测量。

（2）第Ⅱ线（又称甲丙线）。测量左锁骨中线与左肋缘交点至脾脏最远点的距离。

（3）第Ⅲ线（又称丁戊线）。测量脾右缘与前正中线的距离。若肿大脾超过前正中线，则测量脾右缘与前正中线的最大距离，并以"+"表示；未超过前正中线者，应测量脾右缘与前正中线的最短距离，并以"-"表示。

（三）脾大的分度

触诊是确定脾大的一个简便方法。正常情况下，左侧肋缘下不能触及脾脏。当内脏下垂、左侧胸腔积液或气胸时，偶尔于肋缘下可触及脾下缘。临床常用的脾大分度标准为：

1. 轻度肿大

深吸气时，左锁骨中线脾缘不超过肋下2cm。常见于急性感染、急性白血病、骨髓增生异常综合征、结缔组织病等。

2. 中度肿大

超过2cm至脐平线以上为中度肿大。常见于慢性溶血性贫血、肝硬化、慢性淋巴细胞白血病、淋巴瘤、慢性感染等。

3. 高度肿大

脾缘超过脐水平线以下或超过前正中线，也称巨脾。常见于慢性粒细胞白血病、骨髓纤维化、黑热病、血吸虫病肝硬化及类脂质沉积症等。

二十四、头痛

（一）常见原因

1. 颅脑病变

颅脑各种感染性疾病、脑血管疾病、颅内占位性病变、颅脑外伤及其他神经血管功能紊乱所致头痛。

2. 颅外病变

颅、颈骨先天性畸形及肿瘤、五官科疾病及头面部神经痛如三叉神经痛、舌咽神经痛及枕大神经痛等。

3. 全身性疾病

各种急性全身性感染、中毒、心血管、血液病、结缔组织病、内分泌及代谢障碍性疾病、神经精神性疾病影响颅内均可引起头痛。

（二）临床特点和临床意义

1. 临床特点

（1）发病情况：急性起病伴发热者常为感染性疾病所致；急剧而持续性头痛，不伴发热者常提示颅内血管性疾病如蛛网膜下腔出血；长期反复发作性头痛或搏动性头痛多为血管性头痛；慢性进行性钝痛伴有颅内压增高者应考虑颅内占位性病变；情绪紧张而发病者多为肌紧张性头痛。

（2）头痛部位：偏头痛及丛集性头痛多为单侧，高血压性头痛多在额部或整个头部；颅内深在性病变所致头痛多向病灶同侧放射；全身性疾病所致头痛多为全头部痛；五官科疾病所致头痛多为浅表性，且局限于前额、眼眶或颞部。

（3）头痛的程度与性质：三叉神经痛、偏头痛及脑膜刺激的疼痛最为剧烈；脑肿瘤的痛多为轻、中度；高血压性、血管性及发热性疾病的头痛，带波动性；肌紧张性头痛多为重压感、紧箍或钳夹样痛。

（4）头痛发生时间与持续时间：颅内占位性病变往往清晨痛加剧；鼻窦炎的头痛也常发生于清晨或上午；丛集性头痛常在晚间发生；女性偏头痛常与月经期有关；脑肿瘤的头痛多为持续性可有长短不等的缓解期。

（5）加重、减轻或激发头痛的因素：咳嗽、打喷嚏、摇头、俯身可使颅内高压性头痛、血管性头痛、颅内感染性头痛及脑肿瘤性头痛加剧；丛集性头痛在直立时可缓解；肌紧张性头痛可因活动按摩颈肌而逐渐缓解；偏头痛在应用麦角胺后可获缓解。

2. 临床意义

（1）伴剧烈呕吐者提示颅内压增高；
（2）伴眩晕者见于小脑肿瘤、椎-基底动脉供血不足；
（3）伴发热者常见于全身性感染性疾病；
（4）伴视力障碍者可见于青光眼或脑瘤；
（5）伴癫痫发作者可见于脑血管畸形、脑瘤、颅内寄生虫病；
（6）伴神经功能紊乱症状者可能为神经功能性头痛。
（7）头痛伴脑膜刺激征者提示有脑膜炎或蛛网膜下腔出血；
（8）慢性进行性头痛伴精神症状者应注意颅内肿瘤；
（9）慢性头痛突然加剧并有意识障碍者提示可能发生脑疝。

二十五、休克

（一）休克早期诊断和支持性治疗

【诊断要点】

（1）可有感染、失血、脱水、过敏、心脏病、创伤等发生休克的病因。休克的诊断强调的是对休克早期的识别。而早期的本质是局部组织器官已发生低灌注和缺氧。

（2）早期仅有头晕、乏力或神志轻微改变，面色苍白、末梢发绀、皮肤湿冷、呼吸表浅等。

（3）心率>100/min，休克指数升高（心率/收缩压，正常为0.5~0.7）。如休克指数（SI）≥1.0，提示存在休克。

（4）动脉血碱<-4mmol/L 或乳酸>4mmol/L，提示组织灌注不良。混合静脉血氧饱和度（SvO_2）正常值为：0.65~0.75，低于正常提示循环容量不足、心源性休克、贫血、呼吸功能不全。上腔静脉血氧饱和度（$ScvO_2$）和 SvO_2 有一定相关性，并比 SvO_2 高5%~15%，其变化亦反映组织灌注状态。

（5）尿量<0.5mL/（kg·h），提示内脏灌注明显减少。

（6）收缩压<80mmHg，脉压差<20mmHg，原有高血压者收缩压较原有水平下降30%以上或原有高血压史，收缩压较基础血压降低至40mmHg以下。应注意的是在休克早期血压并不敏感，即使低灌注状态血压仍可正常。

【急救处理】

治疗总则：积极祛除病因，改善组织灌注，保护脏器功能。

1. 改善低氧血症

首先保证气道通畅。轻到中度的低氧血症，通过氧疗解决。鼻导管或面罩给氧，流量4~6L/min，重度低氧血症特别是急性危及生命的必须开通气道，必要时用呼吸机辅助呼吸，保持血氧饱和度 SaO_2>0.90，氧分压>60mmHg。危重患者主要以 Hb 丢失，则应输注浓缩红细胞。

2. 补充血容量

首先要补充晶体和胶体，这是恢复组织灌注的先决条件。容量监测指标可以通过中心静脉压（CVP）和肺动脉楔压（PAWP）了解，经积极液体复苏MAP仍≤65mmHg［平均动脉压MAP＝舒张压+（收缩压-舒张压）/3］或者存在威胁生命的低血压应早期应用血管活性药物，维持重要脏器的灌注。可选用生理盐水、平衡盐溶液（生理盐水1000mL+5%葡萄糖液500mL+5%碳酸氢钠100mL）、右旋糖酐40、5%人血白蛋白、人血浆等。输液速度开始可快些（无心力衰竭时），每日2500~3000mL。对老年或心肾疾病者应注意肺水肿。目前认为重要的不是液体的种类，而是液体的数量，晶体液和胶体液达到同等充盈压时，有同等的组织灌注程度，但晶体液达到同样作用的时间较长，各种胶体液之间作用没有明显差别。

3. 纠正酸中毒

常用5%碳酸氢钠液150~200mL静脉滴注，依病情变化和化验结果酌情重复使用。

4. 血管活性药物

经纠治原发病和适当的扩容治疗及矫治酸中毒后，血压仍不稳定，末梢循环未见改善，则应使用升压药物。

（1）多巴胺：2~5μg/（kg·min）的小剂量时，主要兴奋多巴胺受体，使肾与肠系膜血管及脑与冠状动脉扩张；5~10μg/（kg·min）剂量时主要兴奋β受体，心肌收缩力增强，心排血量增加；10~20μg/（kg·min）剂量时，β1受体和α受体兴奋，升压；剂量超过20μg/（kg·min）时，兴奋α受体，在多数血管床引起血管收缩，一般不要超过此剂量。常用剂量为20~100mg加入5%葡萄糖液500mL内，以1~10μg/（kg·min）的速度静脉滴注。

（2）多巴酚丁胺：经适当补液，心排血量仍低者，兴奋β1受体为主，故增加心肌收缩力与心率。常用剂量为40~80mg加入250~500mL液体内，以2~20μg/（kg·min）的速度静脉滴注。该药以其强心作用更适合于心源性休克。

（3）去氧肾上腺素：选择性α1受体兴奋药20~200μg/min或0.5~2.0μg/（kg·min），收缩动脉，起效快，可通过外周静脉给药。应用于血管舒张性休克，尤适用于伴发室上性心动过速。

（4）肾上腺素：α1和β1、β2受体兴奋药1~20μg/min或0.5~2.0μg/（kg·min）用于难治性休克，伴发心动过缓的休克，过敏性休克。

（5）酚妥拉明（瑞基丁）：为α受体阻滞药，有血管舒张作用，应用高血压危象、心力衰竭、感染性休克。10mg加入250mL 5%葡萄糖液或生理盐水中静脉滴注，80~160μg/min。

（6）去甲肾上腺素：主要兴奋α受体，强烈血管收缩。适应证是严重的低血压（收缩压<70mmHg）和周围血管低阻力，多用于感染性休克、心源性休克，不宜用于失血性休克。用法：1~2mg加入500mL 5%葡萄糖液或生理盐水中开始（0.5~1μg/min）静脉滴注，一般用2~8μg/min，顽固性休克需要8~30μg/min。切忌大量和长期应用，尿量不少于25mL/h。使用去甲肾上腺素要先补足血容量是感染性休克一线用药。

（7）血管升压素：0.01~0.05U/min，感染性休克的二线药物，联合其他血管活性药物治疗顽固性低血压。

5. 维持正常的心脏泵功能

主要通过联合补液，血管收缩药、血管扩张药和正性肌力药，从而增加心排血量（CO）和氧供目的。如容量负荷已足够，MAP仍低则应加用针对心脏泵功能衰竭药物，如正性肌力药或血管扩张药。

（二）感染性休克

【相关定义】

1. 全身炎症反应综合征（SIRS）

以下4条至少具备2条。

（1）体温（T）>38℃或<36℃。

（2）心率（HR）>90/min。

（3）呼吸（R）>20/min或$PaCO_2$<32mmHg。

（4）白细胞（WBC）>$12×10^9$/L，或<$4×10^9$/L，或杆状核>0.1。

2. 脓毒症（sepsis）

又名全身性感染。指由感染引起的全身炎症反应。即有可疑或明确感染+SIRS。

3. 严重全身性感染（severe sepsis）

全身性感染+器官功能障碍（低氧血症、血压下降、少尿、意识障碍、乳酸中毒）。

4. 感染性休克（septic shock）

全身性感染+充分液体复苏不能纠正的低血压。

【诊断要点】

1. 病原学诊断

患者的血、尿、痰及各种积液培养有明确的致病菌。

2. 诊断标准

①临床上有明确的感染；②有SIRS存在；③收缩压<90mmHg或较原基础值下降40mmHg至少1h，或血压依赖药物维持；④有组织灌注不良表现，如尿<30mL/h超过1h，或有急性神志障碍；⑤血培养可有致病微生物。

【急救处理】

1. 首先建立适当通气，吸氧

纠正缺氧和血pH。

2. 病因治疗

一旦诊断感染性休克，1h内予经验性广谱抗生素治疗，用药前血培养，48~72h后评估，根据细菌学结果调整抗生素。总疗程7~10d。

3. 补充血容量

最初6h的治疗目标是中心静脉压（CVP）8~12mmHg，平均动脉压（MAP）≥65mmHg，尿量>0.5mL/（kg·h），中心静脉血氧饱和度≥0.70。对于重症病人特别是老年人和有心脏病史的病人应在有监护的条件下补液，液体补充可就地取用晶体液或胶体液，没有有效证据显示一种液体优于另一种液体。初始液体复苏容量应在1L以上或者至少30mL/kg，尽早在确立诊断的第一场所执行（不用羟乙基淀粉）。除非临床上出现心力衰竭证据，前6h内可补充5L液体。如输液后平均动脉压达到70mmHg，而中心静脉血氧饱和度未到0.70，血细胞比容<0.30，输入压缩红细胞。

4. 血管活性药

使用原则：充分液体复苏后，中心静脉压达到8~12mmHg，但平均动脉压仍<60mmHg；在

致命性低血压状态,亦可在液体复苏的同时使用血管升压药,从小剂量开始。目前认为去甲肾上腺素为感染性休克的首选药物。主要激动 α 受体导致全身小动脉小静脉收缩,外周阻力增大而提升血压。如患者血容量不足时应用去甲肾上腺素有一定危险,可以加重肾损害。常用剂量:2~20μg/min 可以迅速改善血流动力学状态,增加尿量,改善肾功能和内脏缺血。多巴胺以 5~20μg/(kg·min)的速度视情静脉滴注,更适用于心律失常风险较低的患者以及心率慢或心排血量小的患者。多巴酚丁胺具有强烈的 β1β2 受体和中度的 α 受体兴奋作用。如 MAP<65mmHg 和心率<120/min 者可给予多巴酚丁胺 10~20μg/(kg·min)。

5. 纠正酸中毒

根据血气检查结果给予 5%碳酸氢钠。

6. 控制血糖

当血糖>250mg/L 应给予胰岛素治疗。

7. 糖皮质激素

现认为小剂量、较长时间应用可能是较好选择,100mg 氢化可的松静脉滴注,3 次/d,连用 5d。或 10~20mg 地塞米松加入 5%葡萄糖液中分次静脉滴注。

8. 输血指征

当血红蛋白<60g/L,输血使 Hb 升至 70~90g/L;当血小板计数<5×10^9/L 输入血小板。

(三) 过敏性休克

【诊断要点】

(1) 本病发生突然,半数患者发生于 5min 内,多见于注射药物后,如青霉素等。5min 以上发病者称之延缓型,40%发生于 20min 内,10%发生 30min 内,发生越早症状越重。

(2) 血压急剧下降,一旦休克血压(BP)<80/50mmHg 以下,病人出现意识障碍,轻则蒙眬,重则昏迷。

(3) 各系统出现过敏症状。①皮肤黏膜出现皮疹、荨麻疹/血管神经性水肿;②呼吸系统有喉/支气管痉挛、气道水肿;③循环衰竭,肢冷发绀、血压下降心跳停止;④意识不清、抽搐、昏迷等。

【急救处理】

(1) 立即停用致敏药物,如为静脉给药,换掉输液器及管道,不要拔针,接上生理盐水快速滴入,平卧吸氧。

(2) 首剂肾上腺素 0.3~0.5mg 肌内注射或皮下注射,必要时 15~20min 后重复,不超过 3 次。如无效或极危重病人可将肾上腺素 0.1mg 稀释在 10mL 生理盐水中,5~10min 缓慢静脉推注,同时观察心律和心率;亦可肾上腺素 1mg 加入 250mL 生理盐水中静脉滴注,1~20μg/min。

(3) 积极液体复苏,视情快速输入等渗晶体液,如生理盐水。

(4) 肌内注射异丙嗪(非那根)25mg 或 10%葡萄糖酸钙 10~20mL 稀释后静脉缓慢注射。

(5) 对于顽固性低血压,可应用去甲肾上腺素、间羟胺等以维持血压稳定。

(6) 糖皮质激素。若休克持续不见好转应及早静脉滴注地塞米松 10~20mg、琥珀酸氢化可的松 200~400mg 或甲泼尼龙 120~240mg。糖皮质激素对速发相反应无明显治疗效果,但可阻止迟发相过敏反应的发生。

(7) 肌内注射肾上腺素不能缓解的支气管痉挛,可吸入万托林;伴喉头水肿者,立即气管切开,心搏骤停者行心肺复苏。

（四）心源性休克

【诊断要点】

1. 急性心肌梗死（AMI）的左心衰竭

是心源性休克最常见原因，还有心肌病、心瓣膜病、快速性心律失常等。

2. 全身低灌注表现

肢体湿冷，尿量减少<20mL/h，神志改变等。

3. 血流动力学

收缩压<90mmHg，肺动脉楔压（PAWP）>18mmHg，心脏指数（CI）<2.2L/（min·m^2）。

【急救处理】

1. 根据病情决定补液量

心源性休克补液时应非常慎重，最好能根据肺动脉楔压（PAWP）水平指导。无监测条件时，可先以5%葡萄糖液2~5mL/min速度滴入，每5~10分钟根据尿量、心率、血压和肺部啰音等表现调整。若血压回升，脉压>30mmHg、皮肤转暖、大汗停止、脉搏有力、尿量增加，提示心排血量增加。心率加快、呼吸急促、肺部啰音增多提示容量负荷过度，有发生肺水肿危险。

2. 维持血压

升压或增加心排血量的药物可选用多巴胺，5μg/（kg·min）开始，并迅速加量到预期血压。去甲肾上腺素的用量为0.01~3.0μg/（kg·min）；多巴酚丁胺初始剂量2~5μg/（kg·min），逐渐加量，一般不超20μg/（kg·min）。

3. 血管扩张药的应用

如心排血量降低及肺充血时用硝酸甘油，降低前后负荷，剂量为15~30μg/min静脉滴注。二硝酸异山梨醇10mg溶于5%葡萄糖100mL静脉滴注，30~100μg/min。

4. 强心苷的应用

强心苷对心源性休克的作用意见颇不一致。一般认为有休克而无充血性心力衰竭，使用强心苷并无明显裨益，在急性心肌梗死早期还易引起心律失常，故不宜常规应用。

5. 代谢性酸中毒

休克很重应用升压药不能很快见效者，可静脉滴注5%碳酸氢钠100~200mL。注意电解质紊乱。

（五）低血容量性休克

【诊断要点】

1. 判断病因

从病史可以找到出血体液丢失显性或非显性的证据和原因。

2. 临床表现

包括对皮肤、甲床、心率、血压、尿量和意识变化，反映出休克严重程度。

3. 监测血流动力学

中心静脉压（CVP）反映右室舒张期压力的指标，可反映血容量和右心功能，正常值6~12cmH$_2$O。PCWP反映左房平均压，有助了解左心功能。

4. 血乳酸增高较其他休克征象更早出现

【急救处理】

1. 吸氧，补充血容量

可选用林格液或5%葡萄糖生理盐水1000~1500mL于1~2h输完。轻度休克以晶体液首选，中、重度非出血性休克一般情况下补充平衡液为主，右旋糖酐、血浆有利于血容量维持。急性出血性休克先给予晶体液、配血、根据失血程度，适当补充全血是必要的。

2. 血管活性药物

一般不宜早期、过多使用，如血容量基本补足，血压仍不回升，常用β受体兴奋药多巴酚丁胺2.5~10μg/（kg·min），多巴胺2~20μg/（kg·min）；α受体兴奋药去甲肾上腺素和间羟胺。

3. 输血

一般情况下如血红蛋白>100g/L不需输血，血红蛋白<60g/L需输血，血红蛋白在60~100g/L视情况而定，一般保持血红蛋白在80g/L以上。目前提倡成分输血，应使用新鲜血。

4. 镇痛药、抗生素

外伤者视情况适当给予镇痛药、抗生素。

5. 病因治疗

查明原因，及时病因治疗。

（六）神经源性休克

【诊断要点】

（1）有引起神经源性休克的病因，如强烈神经刺激，多见严重创伤、剧痛等。

（2）急性反射性循环障碍，如刺激颈动脉窦，排尿性晕厥、压迫眼球等。

（3）有头晕、面色苍白、出汗、恶心、胸闷、心悸、呼吸困难和血压下降等。

【急救处理】

（1）立即吸氧，皮下注射0.1%肾上腺素0.5~1mg，必要时隔5~15min再次皮下注射。

（2）扩充有效血容量应用右旋糖酐。酌用肾上腺皮质激素和血管活性药物。如地塞米松5~10mg或琥珀酸氢化可的松50~100mg，以葡萄糖溶液稀释静脉注射。间羟胺或少量去甲肾上腺素静脉滴注。

（3）由剧痛引起的休克，应给予吗啡或哌替啶止痛。

（4）祛除诱因，治疗原发病。

二十六、心脏骤停与心肺复苏

心脏骤停是公共卫生和临床医学最危急的急症，如不能及时进行有效救治常导致患者即刻死亡。

【诊断要点】

（1）无反应，无呼吸或不能正常呼吸（仅仅是喘息）。

（2）颈动脉无搏动。

心脏骤停患者没有反应，对刺激不能移动。心脏骤停后早期常见濒死喘息，会与正常呼吸混淆。

研究显示非专业人员与医护人员检查脉搏都有困难，在血压很低或测不出的情况下会判断有误。因此，非专业人员发现一位成人突然神志不清或者无反应的患者没有正常呼吸时，可以不需检查脉搏，而假设患者发生了心脏骤停。医务人员一旦发现患者没有反应，则要同时检查呼吸和脉搏时间不要超过10s。

1岁以上患者，颈动脉比股动脉要容易触及，方法是患者仰头后，急救人员一手按住前额，用另一手的示、中指找到气管，两指下滑到气管与颈侧肌肉之间的沟内即可触及颈动脉。

【急救处理】

心肺复苏（CPR）是一系列提高心脏骤停（SCA）生存机会的救命操作。虽然最佳的CPR方法可能会改变，可根本的挑战仍然是如何尽早有效地实行CPR。

心脏骤停后的成功复苏需要一整套协调动作，包括以下内容：立即识别SCA并启动急救系统、着重胸外按压的早期CPR、快速除颤、有效的高级生命支持（ACLS）、综合的心脏骤停后治疗。

基础生命支持（BLS）是SCA后挽救生命的基础。BLS包括突发心脏骤停的识别、急救系统的启动、早期CPR、迅速使用自动体外除颤仪（AED）除颤。

1. 立即识别心脏骤停和启动急救系统

如果一位施救者发现一个成年无反应患者（例如对刺激不能移动或无反应）或目击一个成年人神志不清，施救者要拍打患者双肩并呼叫，以判断患者反应。非专业施救者一旦发现无反应就要启动急救系统，医务人员则要同时检查呼吸和脉搏，然后再启动应急反应系统（或请求支援）。在启动后所有施救人员都应对患者开始CPR，但假如患者因淹溺或其他窒息性SCA，应在启动急救系统前优先实施5个周期（约2min）的经典CPR（包括人工呼吸）。新生儿心脏骤停更多见于呼吸性原因，复苏应按A-B-C进行。

2. 非专业施救者成人心肺复苏

在《2015指南更新》中，有关非专业施救者实施成人心肺复苏的关键问题和重大变更包括下列内容。

院外成人生存链的关键环节和2010年相同，继续强调简化后的通用成人基础生命支持（BLS）流程。

成人基础生命支持流程有所改变，反映了施救者可以在不离开患者身边的情况下启动紧急反应（即通过手机）的现实情况。

建议在有心脏骤停风险人群的社区执行公共场所除颤（PAD）方案。

鼓励迅速识别无反应情况，启动紧急反应系统，及鼓励非专业施救者在发现患者没有反应且没有呼吸或呼吸不正常（如喘息）时开始心肺复苏的建议得到强化。

进一步强调了调度人员需快速识别可能的心脏骤停，并立即向呼叫者提供心肺复苏指导（即调度员指导下的心肺复苏）。

确定了单一施救者的施救顺序的建议：单一施救者应先开始胸外按压再进行人工呼吸（C-A-B而非A-B-C），以减少首次按压的时间延迟。单一施救者开始心肺复苏时应进行30次胸外按压后做2次人工呼吸。

继续强调了高质量心肺复苏的特点：以足够的速率和幅度进行按压，保证每次按压后胸廓完全回弹，尽可能减少按压中断并避免过度通气。

建议的胸外按压速率是100~200/min（此前为"至少"100/min）。

建议的成人胸外按压幅度是至少5cm但不超过6cm。

如果有疑似危及生命的、与阿片类药物相关的紧急情况，可以考虑由旁观者给予纳洛酮。

这些变更是为了对简化非专业施救者的培训，并强调对突发心脏骤停患者进行早期胸外按压的重要性。

未经训练的非专业施救者应在调度员指导下或者自行对心脏骤停的成人患者进行 Hands-Only（单纯胸外按压）的心肺复苏，直至 AED 或有参加训练的施救者接管患者。

所有经过培训的非专业施救者应至少为心脏骤停患者进行胸外按压。另外，如果经过培训的非专业施救者有能力进行人工呼吸，应按照 30 次按压对应 2 次呼吸的比率进行按压和人工呼吸。施救者应继续实施心肺复苏，直至 AED 到达且可供使用，或者急救人员已接管患者。

如果有两名施救者在场，可以减少开始按压的延误，第一名施救者开始胸外按压，第二名施救者开放气道并准备好在第一名施救者完成第一轮 30 次胸外按压后立即进行人工呼吸。心肺复苏程序从按压开始（C-A-B），进行第一轮胸外按压后，气道已开放，施救者进行 2 次人工呼吸。

当有 2 名或以上的施救者在场时，应每 2 分钟（或者在每 5 组 30∶2 的按压-通气循环）就轮换一次以保证按压质量。考虑到轮换按压与适当的中断（如拿取 AED 并除颤）相关，因此每次轮换要在 5s 内完成。

3. 医护人员基础生命支持

在《2015 指南更新》中，针对医护人员的关键问题及重大变更如下。

鼓励经过培训的施救者同时进行几个步骤（即同时检查呼吸和脉搏），以缩短开始首次胸部按压的时间。

由多名经过训练有素的施救者组成的综合小组可采用一套精心设计的办法，同时完成多个步骤和评估，而不用如单一施救者那样依次完成（如由 1 名施救者启动急救反应系统，第 2 名施救者开始胸外按压，第 3 名进行通气或者取得球囊面罩进行人工呼吸，第 4 名取回并设置好除颤器）。

运用绩效指标，进一步强调了高质量心肺复苏（包括以足够的速率和深度进行按压，保证每次按压后胸廓回弹，尽可能减少按压中断，并避免过度通气）。

按压速率改为每分钟 100~120 次。

按压成人深度改为至少 2in（5cm）而不超过 2.4in（6cm）。

为使每次按压后胸廓充分回弹，施救者必须避免在按压间隙倚靠在患者胸上。

判断减少按压中断的标准是以胸外按压的整体心肺复苏中占的比例确定的，所占比例越高越好，目标比例为至少 60%。

如果紧急医疗系统采用包括持续胸部按压的综合救治干预，对于院外心脏骤停患者可以考虑在综合救治干预中使用被动通气技术。

对于正在进行持续心肺复苏且有高级气道的患者，对通气速率的建议简化为每 6 秒 1 次呼吸（每分钟 10 次呼吸）。

上述更改旨在简化医务人员的培训，并继续强调需要尽早为心脏骤停患者给予高质量的心肺复苏。

院前 CPR 的 C-A-B 方法如下。

（1）胸外按压：胸外按压是 CPR 的基础，所有施救者不管是否经过培训都应为 SCA 者施以胸外按压。胸外按压指的是在胸骨中下部进行的有节奏的按压。这些按压通过增加胸膜腔内压及直接按压心脏产生血流，血流能把氧输送到心肌和大脑。

为达到最好的按压效果，应把患者仰卧放置在一个坚硬的平面上，背部放置底板。如果翻转患者，应注意其头、肩、躯干同时转动，保持在同一轴面上。施救者跪在患者的胸旁或站在患者床前。

正确的胸外按压技术需要以下几点。

①按压位置：左手掌根部放在胸骨中下部的中央（两乳头连线与胸骨交界处），右手的掌根放在左手手背上，两手平行重叠，两手手指（扣在一起）跷起离开胸壁。

②按压方法：按压时上半身前倾，肘关节伸直内收，上肢呈直线，双肩正对双手，以髋关节为轴，垂直向下均匀用力，借助上半身的体重和肩臂部肌肉的力量进行按压。

③按压深度：应将成人胸骨按下至少5cm（对于成人不应超过6cm），儿童和婴儿应达到至少为胸部前后径的1/3。

④胸部按压和放松的时间大致相等，每次按压后使胸廓完全回弹；不可在每次按压后倚靠在患者胸上。

⑤按压速率每分钟100~120次，尽可能减少胸外按压的中断。按压通气比推荐30：2，对婴儿和儿童双人CPR则按15：2。

（2）开放气道：舌根后坠是造成呼吸道阻塞最常见原因，要清除患者口中的异物和呕吐物（对气道异物梗阻的处理，详见第7章"排除呼吸道阻塞的HeimLich手法"）。如无颈部创伤，可采用仰头抬颏法开放气道。

①仰头抬颏法：为完成仰头动作，应把一只手放在患者前额，用手掌把额头用力向后推，使头部向后仰，另一只手的示指和中指放在下颏骨处，向上抬颏，使牙关紧闭，下颏向上抬动，勿用力压迫下颌部软组织，避免用拇指抬颏。

②推举下颌法（托颌法）：把双手放置患者头部两侧，肘部支撑在患者躺的平面上，握紧下颌角，用力向上托下颌，如患者紧闭双唇，可用拇指把其口唇分开。如需行口对口呼吸，则将下颌持续上托，用面颊贴紧患者鼻孔。此法适用怀疑有头颈外伤者。由于使用推举下颌法开放气道较为困难，而且所有开放气道的方法均可造成受伤颈部移动，所以推举下颌法并不比仰头抬颏法更为安全，非专业急救人员开放气道时仍用仰头抬颏法。

（3）人工呼吸：在CPR过程中，各种通气方式包括口对口、口对鼻、面罩通气和高级气道通气，均推荐持续1s，给予有效潮气量，看到患者胸部起伏，理想的潮气量为500~600mL（6~7mL/kg）。并避免快速或用力吹气。

①口对口通气：用保持患者头向后仰的一只手的拇、示两指捏住患者鼻孔，急救者用口唇把患者的口全罩住，呈密封状，进行吹气，给予1次超过1s的呼吸，正常呼吸（而不是深呼吸），并同样再第2次人工呼吸。

②口对鼻通气：适用于牙关紧闭、口唇外伤和溺水者。口对鼻通气时，将一只手置于患者前额后推，另一只手抬下颏，使口唇紧闭。用嘴封罩住患者鼻子，深吹气后口离开鼻子，让呼气自动排出。必要时，间断使患者口开放，或用拇指分开口唇，这对有部分鼻腔阻塞的患者呼气非常重要。

③口对面罩通气：用透明有单向阀门的面罩，可将急救者呼气吹入患者肺内，有的面罩有氧气接口，以便口对面罩呼吸时同时供氧。用面罩通气时双手把面罩紧贴患者面部，闭合性好，通气效果好。此法可避免与患者口唇直接接触。

④球囊面罩通气：球囊面罩通气不推荐在单人CPR时使用，它应该由2名经过训练的施救者实施。一名施救者应用简易呼吸器，一手以"CE"手法固定面罩，一手挤压简易呼吸器，每次送气400~600mL，频率10~12/min。只要患者没有建立高级气道，CPR时就要执行30：2的按压通气循环。对已经安放了通气装置（如气管插管、食管气管双腔通气管、面罩通气）的婴幼儿（新生儿除外）、儿童及成年患者其换气频率为每分钟10次（即每6秒给予1次呼吸）。同时进行持续胸部按压（即在心肺复苏中使用高级气道）。

4. 电击治疗

（1）先给予电击还是先进行心肺复苏：自动体外除颤仪（AEDs）除颤可作为 BLS 的部分由非专业施救者和医务人员使用。早期除颤对于心脏骤停（SCA）的存活极其关键，原因是院外目击的 SCA 最常见初始心律是心室颤动（VF），心室颤动的治疗方法是除颤。

《2015 指南更新》要求当可以立即取得 AED 时，对于有目击的成人心脏骤停，应尽快使用除颤器。若成人在未受监控的情况下发生心脏骤停，或不能立即取得 AED 时，应该在他人前往获取以及准备 AED 的时候开始心肺复苏，而且视患者情况，应在设备可供使用后尽快尝试进行除颤。

（2）推荐1次除颤策略：急救人员在1次电击后立即继续 CPR，开始胸外按压5组（约 2min）后再分析心律和试图再次电击除颤。有证据表明单次除颤方案比连续3次方案有显著的存活益处，假如一次电击不能消除 VF，再次电击增加的益处少，而继续 CPR 比再一次电击有更大价值。使用1次电击治疗 VF，然后立即 CPR 是合理的。

（3）除颤波形和能量：除颤器分单相波和双相波两种。使用单相波除颤时首次除颤能量为 360J，如需要继续除颤能量仍然为 360J。推荐使用双相波除颤。双相波形除颤首次除颤能量 120~200J。第二次电击应选择相同或更高的能量。双相波安全，与单相波相比，具有相等和更高的终止心室颤动的效率。如果不知道制造商推荐的能量剂量，应考虑使用最大能量除颤。

儿科除颤使用 2~4J/kg 的初始剂量是可以接受的，对顽固 VF 增加剂量 4J/kg 是合理的。

（4）电极位置：因为便于摆放和进行培训，前-侧电极位置是合适的默认电极片位置。可以根据个别患者的特征，考虑使用任意3个替代电极片位置（前-后、前-左肩胛及前-右肩胛）。将 AED 电极片贴到患者裸露的胸部上任意4个电极片位置中的1个都可以进行除颤。

5. 成人高级心血管生命支持（ACLS）

《2015 指南更新》建议中有关高级心脏生命支持的关键问题和重大变更包括下列内容。

联合使用加压素和肾上腺素，相比使用标准剂量的肾上腺素在治疗心脏骤停时没有优势。而且，给予加压素相对仅使用肾上腺素也没有优势。因此，为了简化流程，已从成人心搏骤停流程中去除加压素——《2015 指南更新》。

经过 20min 心肺复苏后、呼气末二氧化碳（$ETCO_2$）仍然较低的插管患者复苏的可能性很低。尽管不能单凭此项指标进行决策，但医护人员可以把 20min 心肺复苏后低 $ETCO_2$ 与其他因素综合考虑，帮助确定终止心肺复苏的时间。

类固醇和加压素与肾上腺素一起做综合干预，治疗院内心脏骤停可能有益。尽管不建议在以后的随访研究中常规使用此综合治疗，但医护人员在治疗院内心脏骤停时仍然可以使用。

ECPR 快速实施时，可以延长可用性，因为可以争取时间治疗潜在的可逆病症，或为传统 CPR 未能复苏的患者安排心脏移植。

对于心律不可电击，转而接受肾上腺素治疗的心脏骤停患者，建议尽早使用肾上腺素。

有关 ROSC 后使用利多卡因的研究存在矛盾，不建议常规使用利多卡因。但是室颤/无脉性室性心动过速（PVT）导致心脏骤停，在出现 ROSC 后，可以考虑立即开始或继续使用利多卡因。

一项观察性研究表明，心脏骤停后施用 β 受体阻滞药可能会比不用 β 受体阻滞药效果更好。尽管这项观察性研究还不足以成为将其建议为常规疗法的有力证据，但因心室颤动/无脉性室性心动过速导致心脏骤停而入院后，可以考虑尽早开始或继续口服或静脉注射 β 受体阻滞药。

指南强调有效的 BLS 是 ACLS 成功的基础，要求尽可能减少中断高质量 CPR，能在数分钟内即对发生心室颤动/无脉 VT 患者行电除颤。

ACLS 主要包括以下几个方面。

（1）气道管理的辅助措施和通气：气道管理可使用二氧化碳波形图定量分析和监测来判断气管插管位置和复苏的效果；口咽气道在心肺复苏早期时可替代气管插管气道管理；已不再推荐心脏骤停患者常规人工通气时使用气管环状软骨压迫的方法。

CPR 期间或患者表现心脏呼吸受损时，所有初级和高级医务人员应该能用球囊-面罩装置实施通气。用高级气道设备管理气道是一项基本的 ACLS 技能，包括气管插管或声门上气道装置。建立高级气道期间，应避免长时间中断胸外按压。

（2）心脏骤停的处理：心脏骤停可以由 4 种心律引起，即心室颤动（VF）、无脉性室性心动过速（VT）、无脉性电活动（PEA）和心室停搏（asystole）。心室颤动表现为心室肌紊乱的电活动，而无脉性室性心动过速表现为心室肌规则的电活动。这些心律都不能产生明显的前向血流。PEA 包括一组不同类型的规则的心电节律，这些节律没有心室机械活动或有心室机械活动但不足以产生临床上可触及的脉搏。"asystole"［描述为心室停搏（ventricular asystole）可能更好］表现为没有可见的心室电活动，伴或不伴有心房电活动。

要使这些心脏骤停心律复活，需要基本生命支持（BLS）和系统的 ACLS 及综合的心脏骤停后治疗。成功的 ACLS 的基础是高质量的 CPR 和对室颤/无脉 VT 患者在倒下后几分钟内实施除颤。

（3）症状性心动过缓和心动过速的处理：如果心动过缓引起不稳定的症状和体征（如尽管气道通畅和通气足够，出现急性意识状态改变、缺血性胸部不适、急性心力衰竭、低血压或休克的其他征象持续），初始的治疗是使用阿托品。如果心动过缓对阿托品无反应，当患者需要准备紧急经静脉临时起搏时，静脉输注有加速心率效应的 β 肾上腺素能激动药（多巴胺、肾上腺素）。

如果心动过速患者不稳定，伴有疑似心律失常相关的严重体征和症状（如急性意识状态改变、缺血性胸部不适、急性心力衰竭、低血压或休克其他征象），应立即实施心脏电复律（意识清醒患者先用镇静药）。在规则的窄 QRS 心动过速伴不稳定症状或体征的选择性的患者，在电复律之前，可考虑尝试腺苷。

（4）规则宽 QRS 心动过速的治疗：对稳定的难以鉴别的宽 QRS 波心动过速的患者，合理的处理是尽力识别宽 QRS 心动过速是室上速（SVT）还是室速（VT），并根据这些心律的流程图进行治疗。

如果心律的病因不能确定，心律规则，QRS 波是单形波，最近的研究建议，静脉注射腺苷对治疗和诊断都相对安全。但是，腺苷不应该用于不稳定的或不规则或多形性宽 QRS 心动过速，因为有可能导致心律失常变成室颤。如果宽 QRS 心动过速证实是 SVT 伴差异性传导，那么腺苷可暂时减慢心率或转复为窦性心律；如果是室速引起，那么对心律没有作用（除了在室性自主心律的极少病例），血流动力学上应该可以耐受短暂的一过性的腺苷效应。通常，按照治疗 PSVT 的方式给予腺苷：6mg，快速静脉推注；如果不能复律，抢救人员可接着用 12mg 和第 2 剂 12mg。腺苷用于难以鉴别的宽 QRS 心动过速时，应准备除颤器。

6. 心脏骤停后救治

《2015 指南更新》中有关心脏骤停后救治建议的关键问题和重大变更包括下列内容。

对于所有 ST 段抬高的患者，以及无 ST 段抬高，但血流动力学或心电不稳定，疑似心血管病变的患者，建议紧急冠状动脉血管造影。

有关目标温度管理的建议有所更新。新的证据表明，一定范围内的温度都可作为心脏骤停后一定时间段内的目标温度。

TTM（目标温度管理）结束后，可能会出现发热症状。尽管有关 TTM（目标温度管理）结束后发热危害的观察性证据存在矛盾，但仍然认为预防发热是有益的，因此应该预防。

在复苏后，建议立即确认并纠正低血压症状。

现在建议必须在 TTM（目标温度管理）结束 72h 后才能做预后评估；对于未采用 TTM 的患者，应当在恢复自主循环 72h 后做预后评估。

所有初次心脏骤停后发展为脑死亡或循环死亡的患者都应视为可能的器官捐献者。

所有在心脏骤停后恢复自主循环的昏迷（即对语言指令缺乏有意义的反应）的成年患者都应采用 TTM，目标温度选定在 32~36℃，并至少维持 24h。

7. 阿片类药物过量治疗

治疗已知或疑似阿片类药物过量患者的经验表明，急救和 BLS 中给予纳洛酮似乎是安全有效的。因此，现建议非专业施救者和医护人员给予纳洛酮，并提供一份新的、针对疑似阿片类药物过量的无反应患者的处理流程图。对所有无反应的阿片类药物相关的需要复苏的急救患者，可以在标准急救和非医护人员 BLS 协议的基础上，辅以纳洛酮肌内注射或鼻内给药。不可因纳洛酮给药而延误启动 EMS 等标准复苏程序。

（陶　慧）

第二章 呼吸系统疾病的全科医学处理

一、呼吸系统疾病患者需要全科医学服务

(一) 呼吸系统疾病的严重危害

呼吸系统疾病是常见病和多发病，严重危害人民的健康和生命。根据我国卫生部 2012 年中国卫生统计提要的数据，2011 年部分市县前十位疾病死亡率及死亡原因构成，呼吸系统疾病（未包括肺癌、肺结核等）在所有死亡原因中居第 4 位。呼吸系统疾病患病率和死亡率高的原因与呼吸系统直接与外界接触以及其肺循环的特点，易于受到外界致病因子的损伤和其他器官病变的牵连有关。因此，呼吸系统疾病对我国人民健康的危害极大，需要广大医务工作者尤其是全科医生做好呼吸系统疾病的防治工作。

慢性阻塞性肺病（COPD）是世界范围内的健康问题，具有高流行性、高患病率、高死亡率和高费用的特点，是成人患病和死亡的主要原因。以美国为例，COPD 死亡率从 1965—1998 年 30 多年间增加了 163%，而这一时期的冠心病、中风和其他心血管疾病的死亡率则分别减少了 59%、64% 和 35%。我国流行病学调查资料，40 岁以上人群 COPD 的患病率为 8.27%，其中男性 12.4%，女性 5.1%。

支气管哮喘是影响所有年龄的最常见的慢性呼吸系统疾病，世界范围内其患病率 5%~10%，且有增加的趋势，估计全世界有 3 亿哮喘患者。美国支气管哮喘患者 1400~1500 万，每年 5000 例以上患者死亡与哮喘有关，哮喘是门诊的第六位最常见原因，2/3 哮喘患者获得全科医生的医疗照顾。我国哮喘患病率 1%~4%，估计全国患者为 1000~2000 万。

呼吸道感染是最常见的急性呼吸系统疾病，包括上呼吸道感染、下呼吸道感染（包括肺炎）等疾病。上呼吸道感染如普通感冒、鼻窦炎、咽炎、会厌炎、喉炎等，影响人民的健康和生活。以美国为例，普通感冒占所有由于急性疾病误工、误学的 20%，占急性呼吸系统疾病的 40%，成人每年因感冒限制活动约 10 亿次，如以天数计则为 2.5 亿天，失去工作日达 3000 万个。下呼吸道感染包括急性支气管炎、慢性支气管炎急性加重、肺炎等。在美国，每年有 700 万例次 18 岁以上成人患急性支气管炎，社区获得性肺炎的患病率为 12/1000 人口，22%~51% 社区获得性肺炎需要住院治疗。我国前 10 位就诊病因构成中，呼吸道疾病占据其中 4 位，合计超过 40%。

结核病的防治在我国已取得很大的进步，根据 2010 年全国第五次结核病流行病学调查结果表明，与 2000 年结核病流行病学调查结果相比，我国结核病患病率虽略有下降，但 15 岁及以上人群患病率仍高达 459/10 万人口。其中菌阳率从 160/10 万人口下降到 66/10 万人口。我国仍然是结核病高负担、高危险的 22 个国家之一，肺结核在我国是严重危害人民健康的常见病。而且，中青年患者多见。因此结核病是我国主要的公共卫生问题。

肺癌是世界范围内最常见的恶性肿瘤，也是患病率增长最快的疾病。在美国、加拿大和中国，无论是男性或女性，均居癌症死因的第 1 位。我国 20 世纪 90 年代肺癌死亡率 15.19/10 万人口，而在 2004—2005 年前十位癌症死亡率中居首位，为 30.61/10 万人口，比 90 年代增加了 1 倍。

上述的几种常见呼吸系统疾病是严重危害人民身体健康的疾病，除此之外，肺部弥漫性间质纤维化、胸膜疾病、肺的真菌和非典型病原体（如军团菌、支原体、衣原体）感染等的患病

率日渐增多。还有一些新的肺部疾病的出现，如2003年在中国和世界一些地区流行的传染性非典型肺炎（严重急性呼吸综合征，SARS）和近年出现的高致病性禽流感病毒性肺炎，都给临床医生提出新的挑战。因此，无论是急性或慢性呼吸系统疾病都需要全科医生提供持续性、综合性、协调性的服务，在预防、保健和康复等方面发挥积极作用。

（二）呼吸系统疾病的流行病学特征

某些呼吸系统疾病具有传染性，如急性上呼吸道感染、肺结核和肺炎。大多数呼吸系统疾病为非传染性。一些呼吸系统疾病具有明显的流行特征，而某些疾病的流行特征却不明显。如急性上呼吸道感染，患者不分年龄、性别、职业和地区。但许多呼吸系统疾病的人群分布、地区分布和季节分布有明显的差异。对于全科医生来说，了解呼吸系统疾病的流行概况和特征，对于疾病的预防和处理是非常重要的。

1. 人群分布

呼吸系统疾病可发生于任何年龄，但不同的疾病在年龄结构上有区别。支气管哮喘患病率儿童高于成人，我国五大城市哮喘的流行病学抽样调查13~14岁的学生哮喘患病率为3%~5%。而慢性支气管炎、阻塞性肺气肿、肺癌、肺间质纤维化则常见于中老年人。如慢性支气管炎和阻塞性肺气肿（有气流阻塞者称为慢性阻塞性肺疾病）、肺癌，在45岁以后随年龄的增长而增加。气胸患者发病年龄呈两个高峰，20~40岁患者多为胸膜下肺大疱，40岁以上者多为肺气肿大疱。

2. 地区分布

某些呼吸系统疾病在区域分布方面有明显的差别。肺结核在发展中国家的患病率明显高于发达国家，贫困地区高于富裕地区，农村高于城镇。肺癌的患病率城市高于农村。COPD和慢性肺源性心脏病的患病率北方地区高于南方地区，农村高于城市。支气管哮喘患病率我国西藏高原地区明显低于平原地区。

3. 季节分布

季节和气候的变化对呼吸系统疾病的影响是明显的。COPD和慢性肺源性心脏病在冬、春季节和气候突然变化时常发生急性发作，是疾病加重的重要因素。支气管哮喘发病与季节有较明显的相关关系。儿童哮喘以冬季为多，吸入型的外源性哮喘春秋季好发，感染型哮喘则冬季好发。

（三）呼吸系统疾病患者需要全科医学服务

据美国1978年的医疗门诊调查，在全科/家庭医疗中最常见的前25位就诊原因，前三位是呼吸系统疾病或症状。加拿大和英国的全科/家庭医疗机构前十位最常见症状中，呼吸系统疾病也多占前三位就诊原因。我国卫生部2012年颁布2008年门诊疾病患病率前十大疾病中，呼吸道疾病占其中4位，共42.1%，可见呼吸系统疾病是最常见的需要全科医学照顾的疾病。社区急性呼吸系统疾病非常常见，如普通感冒、急性咽喉炎、急性支气管炎等。这些疾病多具有一过性或自限性的特点，多由全科医生处理，很少需要在专科医院诊治。但是，某些急性呼吸系统疾病则可能危及生命，需要及时的诊断处理或专科会诊、转诊或入院治疗，如气胸、大咯血和肺血栓栓塞症等。慢性呼吸系统疾病如慢性支气管炎、支气管哮喘、肺气肿等，大多数可在全科/家庭医疗门诊得到诊断和治疗，某些较复杂的病例，如肺癌、肺间质纤维化等需要进一步的检查如胸部计算机体层摄影（CT）、纤维支气管镜、经皮肺活检等，应把患者转往上一级医院诊治。在专科医院诊断和治疗后，可在全科/家庭医疗门诊由全科医生进行持续的、综合性的医疗保健服务，尤其是心理指导、预防和康复治疗。

除此之外，全科医生还可提供预测性服务，例如冬季来临前对有危险因素的老年患者注射流感疫苗和肺炎链球菌疫苗，防止社区获得性肺炎的发生。对外源性哮喘患者发病季节来临之前进行特异性的脱敏治疗以预防哮喘的发作。

全科医生在与患者的接触中，通过了解他们的家庭情况，包括经济收入、生活习惯、家庭成员对疾病的态度、家庭的凝聚力等，就可以充分全面考虑家庭环境对疾病的影响。通过分析其中不利于健康的不良行为，给予家庭有益的建议和简单易行的保健措施。例如，家庭成员吸烟，除了自身易患呼吸道疾病、肺癌、高血压、心脏病之外，被动吸烟者也存在同样的危险，尤其是儿童和孕妇，故应劝阻吸烟者吸烟。对哮喘家庭应进行家谱调查，可用于分析家庭成员患病的危险度，建议接受支气管激发试验检查，了解气道高反应性情况，从而采取适当的预防措施和治疗方案。因为调查资料显示，哮喘患者亲属患病率高于群体患病率，亲缘关系越近，患病率越高；患者病情越严重，亲属患病率越高。家庭保健的服务，可通过与患者的接触和家访等形式进行。

社区是个人与家庭日常生活、社会活动和维护自身健康的重要场所和可用资源，也是影响个人及家庭健康的重要场所。全科医生通过接触个别病例，可以及时地预测或掌握有关疾病在社区的流行趋势和规律；同时可迅速采取有效的预防和控制措施，及时阻止疾病在社区的流行。例如，当全科医生接诊一位上呼吸道感染症状的患者时，如怀疑为流行性感冒，应详细询问患者最近去过什么地方，接触过什么人，并与防疫部门联系，进行病毒的有关检查。对家庭和社区的居民进行教育和采取预防措施，防止疾病的流行。对社区的环境，社区生产的废气、粉尘，影响社区健康的不良行为进行分析，提交有关部门协助处理，促进社区健康。

二、全科医生在呼吸系统疾病预防中的作用

(一) 常见呼吸系统疾病的危险因素

呼吸道与外界相通，许多呼吸系统疾病的发生与吸入外界环境的有机或无机物质有关，如果机体抵抗力下降或致病因素过于强烈，就可导致疾病的发生。但是，与呼吸系统疾病密切相关的因素如果能够去除，就有可能预防呼吸系统疾病的发生或因此而改善患者的预后。

1. 吸烟

吸烟与许多疾病的发生有关已是不争的事实。烟草中除了含有多种化学物质外，估计每吸一口烟内，含有 1014 个自由基和 300~500ppm 的一氧化氮和二氧化氮。由于烟雾直接刺激呼吸道，因此吸烟是呼吸道疾病的重要危险因素。世界卫生组织（WHO）1999 年报道，几乎所有肺癌患者的发病与吸烟有关。

我国的调查资料表明，男性和女性肺癌分别有 80%~90% 和 19.3%~40% 与吸烟有关。吸烟者肺癌的死亡率比非吸烟者高 10~13 倍。吸烟年龄越早、吸烟量越多、年数越长，肺癌死亡率越高。而且，被动吸烟肺癌危险性增加 50%。慢性支气管炎和肺气肿也与吸烟有密切关系，吸烟除了直接使支气管黏膜充血、水肿、黏液积聚、支气管上皮纤毛变短、运动受抑制外，还可刺激中性粒细胞释放弹性蛋白酶，使弹性蛋白酶和弹性蛋白酶抑制因子失衡，引起肺气肿改变。氧自由基则可引起肺的氧化损伤。尽早戒烟可使肺癌的危险性降低，也可以使 COPD 患者每年肺功能的下降程度减少；戒烟是维护健康、延长患者生命的重要方法。全科医生可利用和社区、家庭和个人的密切关系，说服和督促吸烟者戒烟。

2. 大气污染

随着工业化的发展，大气污染也造成呼吸系统疾病的增加。当然，家庭小环境空气的污染也不应该忽略。家庭中的燃料燃烧、烹调过程中产生的油烟和被动吸烟都可产生有害物质。汽车废气、工业废气、二氧化碳、二氧化硫、氯气、臭氧等都对支气管和肺产生刺激，引起支气管炎甚

或肺癌。因此，全科医生对社区的环境和家庭环境情况的了解，对于社区疾病的预防相当重要，这是专科医师所不能做到的。

3. 病原微生物

呼吸道是最易受到微生物侵犯的器官。呼吸道的不同部位，致病的病原微生物有所不同。上呼吸道感染以病毒为主，下呼吸道的感染以细菌为主，近年来由于抗生素的广泛应用，出现了病原体变迁和耐药菌的增加。目前社区获得性肺炎的病原体以肺炎链球菌、流感嗜血杆菌和非典型病原体（衣原体、支原体、军团菌）为多，下呼吸道感染尤其是医院获得性肺炎以革兰阴性杆菌多见，而葡萄球菌感染正在上升，且耐甲氧西林的葡萄球菌比例明显增加。但是，由于我国领土辽阔，各个地区病原微生物存在分布上的差异，因此，如有条件，全科医生应配合有关部门，做好致病菌的流行病学调查，了解本社区常见的感染病原，更有效地进行抗生素的经验治疗。

4. 过敏因素

部分呼吸系统疾病与过敏有关。例如过敏性鼻炎、支气管哮喘、慢性支气管炎、过敏性肺炎等。常见的致敏原有吸入性和非吸入性物质，吸入性物质如尘螨、花粉、真菌、动物毛屑、二氧化硫、氨气、燃料烟雾等；非吸入性物质如鱼、虾、蟹、蛋类和牛奶、化妆品等；还有食物添加剂和防腐剂等均可导致过敏性疾病的发生。全科医生对社区呼吸系统疾病患者均要详细记录过敏物质，建立健康档案，制定清除致敏原的措施，防止再次接触。

5. 遗传

遗传因素与呼吸系统疾病的关系知之甚少，但某些疾病可能与其有关。如支气管哮喘，与多基因遗传有关；肺癌有家族聚集性；囊性纤维化也与遗传有关。

6. 药物

一些药物可引起肺部的反应称为药源性肺病（DILD）。如阿司匹林、β受体阻滞剂、胺碘酮、血管紧张素转换酶抑制剂、胆碱酯酶抑制剂、造影剂、呋喃妥因、磺胺药、秋水仙碱、青霉素等，还有细胞毒性药物如白消安、环磷酰胺、博来霉素等。

7. 伴随疾病

肺部感染性疾病的发生与是否有基础疾病有关。这些包括免疫抑制性疾病如艾滋病、肿瘤化疗、老年人、糖尿病、心力衰竭、昏迷、脑外伤、大剂量激素、腹部外科、器官移植、药瘾、嗜酒、脾切除状态等。这些危险因素使社区和医院获得性肺炎患病率增加，死亡率也增加。

8. 其他

饮食与营养、电离辐射、职业接触、运动等也和呼吸系统疾病的发病有关。但也有一些疾病的原因目前仍不清楚，如特发性肺纤维化、肺泡蛋白质沉积症等。

（二）全科医生在呼吸系统疾病临床预防中的职责

"以预防为导向"的服务是初级保健的原则之一。因此，全科医生要了解上述呼吸系统疾病的常见病因和危险因素，才能有的放矢地预防呼吸系统疾病的发生。

呼吸系统疾病的一级预防是指虽有致病因子存在，但尚未对机体造成病理损害，因此这一阶段是预防病因和健康危险因素对机体的侵害。全科医生工作在社区，有与居民密切接触的有利条件，可对所管理的社区调查研究，了解家庭的不良生活行为和生活习惯，社区或家庭的空气污染，社区和家庭的致敏原等，通过健康教育，高危人群保护，预防疾病的发生。如戒烟的宣传、饮食的指导、呼吸道感染的预防、哮喘和宠物的关系、哮喘和食物过敏的关系等。对肺炎的高危个体，可注射流感疫苗（每年一次）和肺炎链球菌疫苗（每5年一次）以预防肺炎的发生。

呼吸系统疾病的二级预防，即致病因子已使机体发生病理改变，但尚未出现有确诊意义的临床表现，需要早诊断、早治疗。因此，二级预防可以通过体检、筛检等手段发现新患者。呼吸系统需要筛查的疾病有慢性阻塞性肺疾病、隐匿性支气管哮喘、肺结核和肺癌等。这些疾病的早期发现和早期干预有可能延缓病情的发展甚或可望治愈。目前有价值的筛查方法包括痰液检查（痰涂片找结核杆菌，细胞学检查）；胸部X线检查或低剂量CT检查，对无症状肺结核、肺癌有一定价值；肺功能试验则可早期发现COPD（许多COPD患者因处于肺功能代偿期，临床表现可不典型）；支气管激发试验或支气管舒张试验可协助诊断哮喘。一旦查出病例，全科医生应向患者及其家庭成员介绍检查的结果、可能的诊断，根据情况给予治疗或转给专科医师治疗。

呼吸系统疾病的三级预防是指患者的诊断已经明确，积极治疗可防止再发，减少合并症和后遗症的发生。三级预防主要针对慢性病患者，如COPD、哮喘、特发性肺间质纤维化、支气管扩张、结节病等。这些疾病，除了药物治疗之外，还要结合其他的综合治疗措施方能最大限度地改善患者的生活质量。例如，对部分哮喘患者应鼓励长期吸入糖皮质激素防止哮喘的急性发作和肺功能的下降；应鼓励COPD患者作有氧运动，每周3次适当的和持续的运动可以提高运动耐量和耐力，提高患者的健康感觉，减少急性发作的次数，防止呼吸衰竭的发生。

三、全科医生在呼吸系统疾病诊治中的职责

呼吸系统的症状是非特异性的，许多疾病有共同的表现，需要认真采集病史，寻找症状的特点进行认真的分析，进行细致的体格检查和必要的实验室检查，进而做出初步的诊断和处理。对于诊断不明或危重病患者，应该请专科医师会诊或转院、住院治疗。

（一）常见呼吸系统疾病症状和体征的评价与诊断

1. 咳嗽

咳嗽可分为急性、亚急性和慢性咳嗽，急性咳嗽定义为咳嗽持续3周以内；亚急性咳嗽为3~8周；慢性咳嗽为8周以上。咳嗽是初级保健医学中最常遇到的症状之一，美国每年有3000万人因咳嗽就诊。多数咳嗽患者在初级保健门诊可得到诊断和治疗。

识别咳嗽的不同特征有助于诊断，包括什么时候开始咳嗽、咳嗽是日间重抑或夜间重、多痰或干咳、痰液的性状如何。如果咳嗽每年持续3个月，连续2年或以上者可诊断为慢性支气管炎。经常作咽部清除动作的咳嗽和咳出黏痰，尤起床后出现者，多为上呼吸道咳嗽综合征。仰卧时突然发生咳嗽，口腔伴有酸味者提示胃食管反流。间歇性咳嗽伴有喘息者多为支气管哮喘；干咳和凌晨咳嗽需注意咳嗽变异型哮喘（CVA）。咳嗽伴有流涕和（或）打喷嚏可能是普通感冒。如果每年都在同一时间发作的咳嗽，可能为过敏性鼻炎。日间高声干咳，引起虚脱，伴有情感性反应者提示心因性咳嗽。

细致的体格检查对60%的咳嗽病例有诊断价值：①咽充血，鼻黏膜伴或不伴炎性肿胀和脓性分泌物，见于鼻窦炎、鼻后滴流综合征或过敏性疾病；②双肺弥漫性吸气性湿啰音，见于肺水肿或肺纤维化；③呼气性哮鸣音，见于哮喘或慢性阻塞性肺病；④散在的湿啰音咳嗽后改变或消失者，见于支气管炎；⑤固定的局限性湿啰音，见于支气管扩张。

2. 肺性胸痛

肺性胸痛定义为由于呼吸系统损害引起的胸部不适。胸痛可由于胸膜炎、肿瘤，或气管、支气管肺疾病，或纵隔疾病引起。

胸痛的特征对发现病因有所帮助，询问病史时应包括如下问题：①疼痛的性质，压榨样、烧

灼样、针刺样或撕裂样；②疼痛的部位和是否向他处放射；③疼痛的过程，突然发生或缓慢出现；④疼痛的持续时间，几秒钟、几分钟、几小时、几天；持续性或间断性；⑤疼痛加重的因素，运动、情绪激动、进食、吸气/呼气和与体位改变有无关系；⑥疼痛缓解的条件，与休息、硝酸甘油、食物、体位改变有无关系；⑦伴随症状，如发热、面色苍白、出汗、呼吸困难、心悸等。胸痛时可能伴有其他的呼吸症状，如咳嗽、咳痰、咯血或喘息。

有些药物如血管紧张素转换酶抑制剂（ACEI）可引起咳嗽的副作用。肺血栓栓塞症以突然发生、不能解释的呼吸困难和胸膜炎样疼痛为特征。肺炎患者常有发热、寒战、咳嗽和胸膜炎性胸痛，痰常呈黄绿色，可带有血丝；体检病变部位触觉震颤增强，叩诊浊音，可闻及湿啰音，或局部呼吸音减低。自发性气胸以胸膜炎性胸痛、呼吸困难和干咳为特征，胸痛常无明显诱因而突然发生，少部分患者在活动中或活动后发生；体检见气管移位，病侧胸部叩诊过清音或鼓音，听诊呼吸音减弱或消失。肌骨骼性疼痛部位常较局限、表浅，持续数天或数周，运动或咳嗽时胸痛加剧；肌骨骼性疼痛往往由于肋软骨炎或肋骨骨折引起。但是，长期胸痛也可能是脊柱关节炎或肩关节炎引起，恶性肿瘤的肋骨转移也可引起胸痛。另外，胸痛的原因还可能来自腹部，胃肠疾病、上腹部腹膜炎及来自胆囊、胰腺或结肠肝曲、脾曲的疼痛可波及上腹部、胸骨下区域，或下胸部。食管的痉挛引起心绞痛样的胸痛，一般在胸骨下，放射到背部，进食后诱发发作，胸痛和运动无关，用抗酸剂或从卧位改成站立位疼痛可缓解。

胸痛的心脏原因包括心绞痛、心肌梗死、心包炎、主动脉夹层分离、瓣膜性心脏病和肥厚性心肌病。心绞痛或心肌梗死时，疼痛可位于胸骨后、心前区，可放射到左肩及左前臂内侧，或放射到颌骨。患者描述这种疼痛是胸部紧迫感、挤压感或胸部受重物压迫，伴随的症状包括出汗、恶心和呼吸困难等。

全面的体格检查有助于胸痛原因的诊断。两上臂血压的差别可能为主动脉夹层分离。发热通常是感染或炎症。心动过速、出汗和肌骨骼撕裂样痛可发生在任何原因的胸膜炎样疼痛。要注意有无一侧胸壁皮肤的带状疱疹。扪及淋巴结肿大可能为恶性病变。肋软骨炎、肌骨骼疾病、肋骨骨折或外伤，除了胸痛以外，触诊局部有压痛。肋软骨炎或肌骨骼疾病胸壁常有局部肿胀。上腹部触痛可能为消化性溃疡或胆囊炎。俯身或弯腰可引起食管反流而导致胸痛。

3. 呼吸困难

呼吸困难是一种呼吸费力，或呼吸不适的感觉。有些患者对呼吸困难的表述可以是胸部压迫感，或感到空气不足。常见病因包括心脏病，呼吸系统疾病，或两者兼有；此外，内分泌、肾、神经系统、血液系统或风湿病都可以出现呼吸困难；而某些精神障碍如惊恐发作时也可能表现为呼吸困难。

对呼吸困难的患者，病史询问应了解下列问题：①呼吸困难是突然发生还是逐渐发生；②呼吸困难缓解和恶化的特点；③是休息还是活动时出现呼吸困难；④出现呼吸困难时的活动程度如何；⑤患者的年龄。急性呼吸困难常常导致严重的后果，需要立刻评估和治疗。

阻塞性气道疾病的多发年龄以及临床过程各有特点，哮喘常见于年轻患者，呼吸困难多突然发生，症状可自行缓解或经治疗缓解。而肺气肿则见于中年以上患者，呼吸困难多在活动后出现，经休息或治疗可缓解。了解患者在平地上行走多长距离、上多少层楼出现呼吸困难，以及患者在活动期间定期休息是否有助于预防或减少呼吸困难的发作。

测定呼吸困难的程度可用仪器评估，但往往只能测定呼吸困难的某一项指标。实际上，呼吸困难由感觉、情感和认知组成，因此需要一个多维的指标体系评估呼吸困难的程度以及对治疗的反应。要判断呼吸困难有否限制活动以及受限程度，还要明确以下几点：①哪一种活动引起呼吸困难（行走，吃饭，做家务，社会活动，娱乐活动）；②呼吸困难的程度；③哪一种活动可以避免呼吸困难的发作。

完整的症状分析应该包括呼吸系统和其他系统的情况。除了呼吸困难之外，患者还可能有咳嗽、咳痰、咯血、喘鸣和胸痛。其他有助于鉴别诊断的伴随症状包括盗汗、晨起头痛、体重改变、体液潴留、打鼾、睡眠紊乱、日间嗜睡、疲乏、端坐呼吸、夜尿频繁、呼吸暂停、鼻塞或流涕以及鼻窦问题等。

寻找危险因素有助于疾病的诊断。这些危险因素包括任何并存的疾病、儿童期呼吸系统疾病史、吸烟史、环境暴露情况、呼吸系统疾病家族史、心理社会状态、药物滥用情况、免疫缺陷病、肥胖或营养不良。此外应注意患者的体位及活动情况，注意其步态、坐态及身体前倾情况。因为静脉瘀血可影响发绀的判断，故应观察舌和黏膜有否发绀。患者的精神状态有助于评估认知能力。观察患者说话的方式及能否毫无困难地说出整句话。杵状指是肺部疾病的一个重要体征，但也可见于其他系统疾病，如炎症性肠病、充血性心力衰竭。

肺部是体检的重点。视诊观察胸廓，如有异常或有不对称的胸部运动表明有胸肺基础疾病。如有可能，观察患者休息及活动时的呼吸方式，有无辅助呼吸肌参与呼吸运动，有无鼻翼扇动及缩唇呼吸。触诊包括气管有无偏移，呼吸运动是否匀称，触觉语颤是否正常，胸廓有无压痛，颈和腋窝淋巴结有无肿大，皮下有无捻发感。叩诊浊音提示肺部实变或胸腔积液的可能。听诊注意有无呼吸音的减弱、消失及啰音。

另外还需评估患者的心脏情况，排除心脏疾病。包括脉搏的触诊，有无外周水肿，以及心脏节律、杂音的听诊。

4. 咯血

咯血是指来自气管支气管树、肺实质和肺循环的血液经口腔排出，表现为咳血性痰或痰中带血。咯血的程度轻重不一，小量咯血如支气管炎，可表现为咳血丝痰；大咯血则可迅速导致窒息而死亡。大咯血虽不常见，临床上需高度警惕，其死亡率高达38%以上。但是，咯血量小并不等于病变不严重，轻微的咯血也可能提示严重疾病的存在，如支气管肺癌。

下列问题有助于咯血的诊断：①咯血的病程和咯血量；②伴随症状。高龄者初次咯血，要考虑是否患肺癌；而长期反复咯血，则可能是良性疾病。24小时内咯血超过50mL的患者需要急诊或入院治疗。少量咯血的患者，则可以先到初级保健门诊作详细的诊断检查。伴随症状有助于对咯血的诊断。如咯血合并急性发热、脓痰、胸痛，则提示细菌性肺炎、肺结核、肺脓肿、肺梗死等。咯血伴胸痛，见于大叶性肺炎、肺栓塞、肺癌等。咯血伴脓痰，见于肺脓肿、支气管扩张、空洞型肺结核并发感染等。慢性咳嗽、咳痰并咯血者则提示感染的存在，如支气管炎、支气管扩张、肺脓肿或肺结核。支气管肺癌患者，咯血常在咳嗽，疲乏和（或）其他全身症状之后出现，但可持续存在。如患者突然出现胸闷、气憋、唇甲发绀、面色苍白、冷汗淋漓、烦躁不安，可能是咯血导致窒息。

胸部听诊有喘鸣音或其他阳性发现，提示慢性阻塞性肺疾病（COPD）、充血性心力衰竭或肺炎。局部的哮鸣音可能是局部阻塞、异物或支气管肺癌的征象。胸膜摩擦音可能是肺栓塞导致肺梗死的唯一征象。局部的湿啰音对原发病的定位没有意义，因为也可发生于无出血的肺段（由吸入血性分泌物产生炎症反应引起）。杵状指常是肺部慢性病变的体征，如支气管扩张和肺癌，尤其是鳞癌。心脏体检有助于判定是否存在器质性心脏病致左心功能不全而引起咯血。局部淋巴结特别是锁骨上淋巴结肿大则提示肿瘤的可能。如皮肤黏膜出现瘀点、瘀斑则提示全身出血性疾病。

以上呼吸系统症状一般经过详细的病史采集，细致的体格检查不难明确诊断。因此要求全科医生有扎实的临床基本功，方能从非特异性的症状中进行鉴别诊断。对于诊断不明或疑有并发症的患者，应充分利用自己掌握的知识，结合本地医疗资源，进一步检查明确诊断。例如，慢性咳嗽的患者如疑有气流阻塞，全科医生可先通过"用力呼气时间"（FET）测定法初步判断气流有无阻塞，具体方法：嘱患者行最大吸气后，用力尽快从口呼气，检查者把听诊器置于胸骨上段听呼气音，确定开始呼气至结束的时间；如 FET≥6 秒为异常，提示气流阻塞；如≤3 秒，则无明显的气流阻塞；异常者应行肺量计检查确定是否气流阻塞及其程度。这种方法简单易行，易取得患者和家属的配合和信任。对需要进一步检查的患者，应详细向患者和家属解释检查的步骤和必要性，制定检查程序，以取得患者及其家属的配合。检查程序的制定，应该充分考虑患者的病情特点、可能的诊断、家庭经济情况等，应有的放矢地进行，反对撒网式的检查。

（二）转诊或住院

全科医生作为"守门人"使大多数呼吸系统疾病患者的问题在社区得到解决。但是，由于初级保健门诊在化学检查和器械检查等方面条件的限制，一些诊断不明或治疗效果不满意的疾病，特别在需要特殊检查如纤维支气管镜、计算机体层摄影（CT）等情况下，和（或）需要对原来的治疗进行评价时，可请专科医师会诊或转诊给专科医师诊治。对可能威胁患者生命的呼吸系统疾病或预后不良的疾病，则应马上送往上一级医院或专科医院抢救或诊治。在转诊或送住院之前，全科医生应该向患者和（或）其家属说明当前的疾病诊断与治疗的情况，解释转诊或住院的必要性，以获得他们的理解和配合。全科医生应当把患者推荐给有经验、责任心强、服务态度好的专科医师，另外，还需做好详细、完善的各种准备工作（如患者的病历资料等）。

呼吸系统症状需要会诊或转诊者包括：①对治疗无效的所有咳嗽患者，或需要对原来的治疗措施进行评价；与心脏疾病、肿瘤、异物吸入或其他严重疾病有关的咳嗽患者；②原因未明或有潜在危险（多心血管原因所致）的胸痛；③不明原因的呼吸困难；④除非咯血是由炎症引起且对抗生素反应良好，否则咯血患者都应转至呼吸科医生处进行诊断评估。

住院指征包括：①严重的喘息或低氧血症者；②胸痛剧烈或频繁发作，不能排除心源性胸痛时；③气胸；④肺血栓栓塞症；⑤肺炎患者，主要是老年患者或重症肺炎；⑥咯血患者，24小时内出血超过 50mL 或出现明显的呼吸衰竭；⑦慢性呼吸系统疾病的急性加重或出现并发症；⑧循环或呼吸功能不全；⑨需行支气管镜检查或其他介入治疗者。

患者转诊后或住院治疗后全科医生应与患者、专科医师保持密切联系，追踪诊断和处理情况，协助专科医师和患者的沟通，改善患者的治疗依从性，使患者能早日康复。对于转回社区的患者，全科医生可根据专科医师的出院建议制订治疗方案，继续为患者提供持续性的医疗照顾。

（三）随访和复查

全科医生有责任对辖区内的呼吸系统疾病患者开展长期的随访和复查工作，以提供持续的、综合的医疗服务。随访和复查的目的包括：①去除可能引起慢性疾病急性加重的诱发因素，如戒烟的监督，预防急性发作和减缓肺功能损害的进程；②对肺功能定期检查，观察病情发展的情况；③评价治疗的效果和患者对治疗的依从性。大多数慢性呼吸系统疾病需要终身治疗，如 COPD、支气管哮喘、间质纤维化等。全科医生可以根据自己掌握的知识和专科医师商量，为慢性呼吸系统疾病患者制订详细的随访和复查计划。例如，COPD 患者因症状急性加重住院，出院后，全科医生应设法了解患者此次病情加重的原因、患者出院时的整体情况、专科医师的出院建议和医嘱，从而为患者制订随访和复查计划。进行随访和复查前，还要先向患者和家属解释随访和复查的目的在于预防再发、改善呼吸功能以提高患者的工作和生活能力；其次说明随访复查计划的内容，如戒烟、防止呼吸道感染、家庭氧疗、药物治疗、康复治疗等，定期复查肺功能和治疗情况及效果，以评价治疗计划是否成功，如何进行调整。全科医生对哮喘患者则应遵照《全球哮喘防治创议》（GINA），根据病情控制程度制订分级治疗计划，在随访和复查时根据最大呼气流速（PEF）和症状进行升级或降级治疗。此外，对哮喘的随访和复查应着重检查患者吸入治疗的方法是否正确，对治疗的依从性如何，因为大多数依从性不好的患者，病情控制常常不满意。因此，全科医生应该充分利用在社区工作的优势，与患者的家庭成员和亲友一起，监督并促进患者的治疗依从性，达到控制疾病、预防再发的目的。

四、全科医生在呼吸系统疾病康复中的作用

大多数慢性呼吸系统疾病因不可逆的呼吸道或肺的结构性改变和肺功能损害，病情逐渐发展，以至后期或晚期可能存在不同程度的并发症，甚至致残。因此，全科医生应当担负起对慢性呼吸系统疾病患者的康复医疗照顾。

（一）生活指导

1. 饮食指导

慢性呼吸系统疾病患者后期由于缺氧、感染、心功能障碍等原因，多食欲减退，引起营养不良和低体重。如晚期 COPD 患者，多明显消瘦，抵抗力下降，易发生呼吸道感染而引起呼吸功能衰竭。因此，全科医生可根据自己掌握的知识，或和营养师一起，制定患者每天所需要的热量，嘱家属在烹调方面尽量满足患者的口味，使患者有摄入足够的热量满足机体的需要。对于肥胖的患者，尤其有睡眠紊乱者，则应该减肥。鼓励患者服用抗氧化药物，如维生素 E、维生素 C 和 N-乙酰半胱氨酸等。支气管哮喘有食物过敏者，应建立过敏物质卡片，严格禁食过敏的食物，避免诱发哮喘发作。并为患者提供适合的饮食方案，要求不包含变应原又要使患者获得足够的营养成分。教会患者和家属阅读食物的成分表并识别常见的变应原名称，以避免患者服食含有变应原成分的食物而诱发哮喘。

2. 戒烟指导

香烟对人体健康的危害往往需要很长的时间才能显现出来，如从开始吸烟到发生慢性支气管炎、肺气肿、慢性肺源性心脏病和肺癌常常要经过十几年甚至几十年的时间，致使许多吸烟者并不认为吸烟对人体有害。但是吸烟一旦达到致病的程度，往往又是不可逆的。而且烟雾（被动吸烟）对儿童和孕妇的影响也是极大的。目前的证据表明，戒烟可使肺功能下降的速度减慢，是治疗 COPD 最有效的方法，可延长 COPD 患者的生命。全科医生应向患者及家属晓以利害，取得患者和家庭的支持和配合。并可在社区推广一些戒烟的方法，如代替方法、深呼吸法、有氧运动法、大量饮水法、记日记法、家庭鼓励支持法、戒烟药物（口服、贴剂）、针灸、耳穴法等。对于个体患者，则应该结合具体情况，选择患者易于接受的戒烟方案。在戒烟的同时，应鼓励患者同时戒酒。

3. 心理指导

慢性呼吸系统疾病患者多有情感障碍。呼吸困难和疲劳，哮喘的反复发作常导致抑郁和恐惧。因此生活质量全面下降，包括社会活动、性生活、工作和娱乐活动，使患者的自尊心受到伤害，感到孤独。哮喘患者发作时的呼吸困难导致产生濒死感，伴随的情绪状态是恐惧、焦虑、躁动不安和悲观失望。由于哮喘的反复发作在心理上产生哮喘不能控制、不能治愈的感觉，从而产生阻碍治疗的不依从态度。这些都要通过心理疏导来解决。全科医生应鼓励 COPD 患者尽可能做到生活自理，即使在需要氧气和轮椅的情况下，也要为他们尽可能创造条件，提供参加一般家庭和社区活动的机会，使他们觉得和常人一样，生活在社会之中，而不会觉得被拒于社会之外。对于哮喘患者，还需为他们建立一个良好的心理支持环境，一般家庭都把他们作为患者看待，应该说服家属，把他们看作是有哮喘的人。只要接受正确的治疗方案和指导，病情可得到完全控制。

尽可能让他们参加家庭和社区所有的活动，特别是运动和体育，可以减缓精神压力和心理失衡。当然，对运动性哮喘患者，避免剧烈的运动可预防哮喘的发作。对于抑郁、焦虑的患者，可配合抗抑郁、抗焦虑的药物治疗，并尽可能减少情绪上的不良刺激，保持心理上的平衡。

4. 旅行指导

鼓励慢性肺部疾病患者在有条件的情况下和家人参加旅行活动。如 COPD 患者活动后呼吸困难明显者，可带氧气和（或）乘轮椅旅行，但 COPD 患者尤其伴有肺大疱者，尽量不要乘飞机旅行，以免由于气压的改变产生气胸。稳定期哮喘患者旅行时应备有平喘药，以防哮喘的急性发作。

（二）患者教育和康复指导

慢性呼吸系统疾病的康复治疗应贯穿整个医学照顾过程。当患者经过专科医师治疗或出院后需要进一步康复时，大多可回到社区，接受全科医生的医学照顾。

1. 患者教育

咳嗽是常见的呼吸系统症状，许多患者认为咳嗽是细菌感染引起的，要求使用抗生素或自行使用抗生素。医生应向患者和家庭成员解释许多咳嗽的原因是病毒感染引起的，可能会持续4~8周，对抗生素治疗无效，仅在有明确的指征时才使用抗生素。与咳嗽相关的严重疾病的征象和症状要向患者和家庭成员解释清楚，如肺炎、支气管肺癌的伴随症状，以取得诊断和治疗上的良好配合。

胸痛患者应解释相关的疾病及其后果，减少其发生和死亡的措施。教育患者如何去认识心源性、肺性、肌骨骼性胸痛，教育患者和家属发生胸痛时应如何处理，包括什么情况下呼叫120急诊处理。教育接受抗凝治疗的肺血栓栓塞症患者应避免自行服用雌激素、阿司匹林和非甾体类消炎药。

对于急性呼吸困难患者，全科医生应该强调疾病的严重性，以及需要适当的治疗。必须强调药物及器械的应用的效果（支气管舒张剂、抗生素、氧疗、抗焦虑药、抗抑郁药），以求患者的配合。对于慢性呼吸困难患者，教会他们掌握能量保存技巧，每天按时间表定期休息和活动有益于患者的康复。鼓励患者戒烟，或采取辅助手段帮助戒烟。放松训练，包括生物反馈、沉思冥想、静坐和肌肉放松。缩唇呼吸和前倾坐位可以缓解患者的不舒适感。

对咯血患者的教育应该包括诊断检查的意义和价值，遵循医嘱治疗的重要性。因为咯血令人感到特别不安，故而对患者及家属精神上的鼓励也是有意义的。

对有明确疾病的患者教育其内容有所侧重。支气管哮喘的患者教育是治疗中的重要组成部分。教育的方式可以举办哮喘患者的学习班，我国许多城市建立的"哮喘之家"就是这一方式的体现。可采用讲课、讲解、问答、交谈、看幻灯片和录像、听录音的方式，也可把有关哮喘的知识编制成哮喘防治手册，分发给患者和家属。内容包括什么是支气管哮喘；其致敏因素和激发因素是什么；治疗哮喘药物的作用和副作用；教会患者自我评价病情；教会患者正确使用峰流速仪；教会患者使用吸入器（如定量吸入器；旋转式、碟式或涡流式干粉吸入器；压力雾化器或超声雾化器）；教会患者识别哮喘加重的早期征象，哮喘的自我管理和急性发作的自我处理以及去医院急诊的指征。

2. 家庭雾化吸入

对于严重气流阻塞的患者，用其他方式的吸入治疗有困难（如压力定量吸入器，因其要求和呼吸动作有较好的协调性）时，可用家庭雾化吸入，用小型的压力雾化器，吸入药物可和专科医师商量确定。一般 COPD 患者用支气管舒张剂溶液，哮喘患者用吸入激素混悬溶液和（或）

支气管舒张剂。

3. 氧疗

慢性缺氧的患者（在休息或运动时出现缺氧）应予以氧疗。有条件者可采用非卧床性或称走动性氧疗和长期家庭氧疗（LTOT）。非卧床性氧疗适用于标准行走试验出现氧饱和度下降者（$SaO_2<90\%$ 或下降 $>4\%$）。长期家庭氧疗用于晚期的 COPD 患者，能改善低氧血症和延长生存时间。每天吸氧的时间应大于 15 小时。长期氧疗的其他效果包括减少红细胞增多症，减少肺动脉高压，减少气促和改善神经精神症状。家庭氧疗的指征为：①呼吸室内空气时 $PaO_2 \leq 55mmHg$ 或动脉血氧饱和度（SaO_2）$\leq 88\%$；②肺心病或红细胞增多症，且 PaO_2 56～59mmHg 或 $SaO_2 \leq 89\%$。运动时 $SaO_2 \leq 85\%$ 时应吸氧以减少气促和低氧血症。如白天低氧血症、晨间头痛、嗜睡、运动耐力下降可能为睡眠呼吸暂停综合征，应监测夜间氧合情况，夜间吸氧以减少夜间低氧血症的发生。

4. 运动训练

运动训练包括躯体运动和呼吸肌训练，可改善心肺功能。运动形式可采取有氧运动（如步行、慢跑、骑车、健身操、跳舞、游泳、太极拳等）或上肢运动，而采用何种运动类型并不重要。缩唇呼吸和膈肌呼吸能减少或终止呼吸困难的发作。呼吸困难有时可以采取能量保存技巧来预防，如慢步行走；定期采用休息体位，如前倾坐位；避免疲劳；感觉良好时可适当做些家务小活。鼓励哮喘缓解期的患者参加正常人一样的生活、工作和学习。运动训练可以提高运动后诱发哮喘的阈值，适合哮喘患者的运动项目依次是游泳、划船、太极拳、练功十八法、体操、羽毛球、散步、骑自行车、慢跑等。但哮喘患者应避免竞争性强的运动；避免在寒冷干燥的地方运动；切忌运动量过大。

5. 行为疗法

如放松技巧、沉思冥想、静坐都有助于呼吸困难患者缓解精神紧张。

6. 自我管理

慢性呼吸系统疾病不可能长期住院治疗，但受各种因素的影响病情可能随时发生变化，因此，全科医生需和患者共同制订自我管理的计划，预防和及时处理疾病的发作。例如，对于支气管哮喘患者，管理计划应包括长期控制的预防措施和终止发作的行动步骤包括：①怎样认识哮喘恶化；②如何治疗正在恶化的哮喘；③如何和何时寻求医疗帮助。这样，使患者在病情轻度发作时，可自行处理，防止病情的进一步加重；在病情重度发作时，能够正确地、及时地寻求医疗帮助。

呼吸系统疾病是常见病、多发病，大多数问题可在社区的初级保健门诊得到解决。但是，仍然有一些诊断困难或治疗反应不良或可能威胁生命的呼吸系统疾病需要专科医疗，因此全科医生需要有扎实的理论知识和技能能分辨疾病的轻重、急缓，决定处理方案，从而为患者提供及时的医学照顾。除此之外，全科医生还可在呼吸系统疾病的预防、早期发现、慢性病的规范管理、随访复查、康复治疗等方面发挥自身的优势和积极作用。

（邢传光）

第三章　临床影像诊断学基础

第一节　影像医学在临床中的作用

一、临床医学是影像医学的基础

随着人类与疾病斗争过程中对正常与异常变化规律认识的不断深化，对疾病的诊疗也从早期的经验医学发展到现在的循证医学，因此寻找疾病证据对诊断技术提出了更高要求。古人以朴素的自然哲学思维运用占卜、巫术、神灵和阴阳五行学说诊疗疾病。医学发展到近代，叩诊法、听诊器、一系列测量仪和光学器械，以及化学分析方法开始出现，医学辅助诊断的方法逐渐丰富。1895年，德国物理学家伦琴发现了肉眼看不见的X线，至20世纪初，X线诊断成为临床医学的重要手段，从此影像医学应运而生，成为现代医学不可分割的重要组成部分。

影像医学一般是指对人体组织非侵袭性的成像诊疗技术，切除后的器官或组织也可进行医学成像，但通常是划分到病理学的范畴。随着医学模式逐渐向生物-心理-社会医学模式转变，医学的境界不断拓展，在诊断和治疗上更强调关心患者、关注社会，注重技术与服务水平的共同提高。人们不仅仅要求微创甚至无创诊疗，还要求对疾病进行早期诊断和预防，因此医学模式的转变就必然要求和促进诊断方法不断变革和更新，影像医学飞速发展的基础和动力即来源于此。

二、影像医学常用的检查方法

影像医学是利用医学影像设备对人体或人体某部分进行检查的一门学科，如放射学科、心血管病学科、神经系统学科等。在临床上常用的影像医学技术包括X线成像技术、造影技术、计算机断层扫描（CT）、磁共振成像（MRI）、PET融合成像技术等。

X线成像技术：其发展经历了非数字化X线摄影、计算机X线摄影技术、数字化X线成像技术等阶段。影像接收器使用屏/胶结构已有100多年的历史，随着数字化X线成像技术的出现，IP板、DR平板探测器取代了传统的屏/胶结构，数字化X线成像技术成为X线成像技术发展的必然。

造影技术：包括血管性造影技术及非血管性造影技术。非血管性造影技术自X线成像技术应用于临床不久就被应用于疾病诊断，钡剂的发明与应用，促使影像医学实现了功能与结构的结合，如消化道钡餐检查等。随着医疗技术的发展，碘剂被发明并应用于影像医学，实现了血管性造影技术。随着技术的革新，超选择性血管造影成像技术、数字减影血管造影技术出现，具有很高的密度及空间分辨率，甚至可以将血管结构动态地显示出来。

CT：这是将常规X线技术与计算机技术联合形成的医学影像系统，目前CT常用于关节、肝肾胰脾及诸多软组织的检查，其具有分辨率高、图像清晰、对微小病变敏感等优势。1974年，世界上第一台CT扫描仪设计成功。1989年，螺旋CT扫描仪出现。随着技术的革新，多层螺旋CT不断更新。

MRI：能够将人体各解剖组织及相关的关系清晰地显示出来，对病灶具有良好的定位及定性效果，尤其对早期肿瘤的诊断具有较高的敏感性，且检测图像清晰，对人体无辐射，安全可靠，目前在临床医学多种疾病的诊断中被广泛应用。

PET 融合成像技术：21 世纪，诸多影像医学新理念、新思维模式形成，如将 CT 或 MR 技术与正电子发射断层显像（PET）技术同机融合。脑磁图属于一种无创的脑功能影像检测成像技术，其与 MRI 技术叠加整合后，能够对大脑的解剖及功能学进行准确定位，还可以实时反映大脑功能的瞬时变化，且具有灵敏度高、时间及空间分辨率高等优点，目前在临床中广泛应用。

三、影像医学在临床医学中的作用与价值

促进疾病早期诊断及治疗，现代医学影像技术可对微小病变、功能及代谢异常疾病进行准确诊断，使得疾病的早期治疗、超早期治疗成为可能，从而增强患者的治疗效果，为其生命安全提供有力保障。如相比于常规胸部 X 线筛查，螺旋 CT 筛查能够准确、敏感地发现早期肺癌，使得重度吸烟患者由肺癌造成的死亡率降低近两成。又如随着 MR 弥散加权成像技术、多层 CTA 技术的应用，血管栓塞性疾病可在早期被准确诊断，且诊断简单、快速、可行性高，大大提高了患者的诊断及治疗效果。

判断肿瘤分期及评价疗效。三维重建技术应用，可准确评估肿瘤的大小变化。功能与分子影像学的应用使得恶性肿瘤的分期取得了更为准确的判断依据，如 MR 弥散加权成像技术能够在早期发现病灶内由于细胞膜完整性改变或组织细胞数量增加所致的水分子弥散受限，为肿瘤淋巴结转移提供了早期准确的判断依据；如葡萄糖代谢 PET/CT 成像对肿瘤的 TNM 分期具有重要参考意义。功能与分子影像学能够在肿瘤形态变化之前测量病灶内部的水分子弥散情况，反映肿瘤组织细胞的数量及细胞膜完整性是否发生变化，还可对肿瘤的灌注参数进行测量，间接反映微血管的密度及通透性是否发生改变，甚至还可以评估在治疗过程中肿瘤代谢物的变化，为肿瘤的疗效评价提供参考。

获得诊疗证据。影像学检查可为疾病的临床诊治提供可靠、完整、翔实的诊断依据，大大提高了临床诊疗水平。如 CT 血管造影能够清晰地显示冠状动脉，对于冠状动脉性疾病，如冠状动脉斑块、钙化及心肌桥的诊断具有巨大的优势。冠状动脉软斑块属于不稳定性的动脉粥样硬化，是急性心肌梗死的高危因素，数字减影血管造影无法将其直接显示出来，而 CT 血管造影可对 0.16cm 的极小软斑块具有高度敏感性。此外，CT、MR 可以实现心脏功能及心肌灌注显像分析，获得心功能参数及心肌毛细血管水平的灌注状况，为临床治疗提供可靠证据。

促进诊疗模式变革。随着影像医学学科的迅速发展，影像诊断及治疗技术不断革新，诊疗模式也因此发生了较大改变，如复合手术室、多学科协助相继出现。目前，影像诊断室与临床各科室的沟通与交流日益密切，临床诊疗已离不开影像诊断资料，影像诊断资料可为临床诊断提供有力参考依据。影像设备的实时成像特点促使临床治疗的视野延伸到普通外科器械，甚至药物所不能触及的领域，从而使微创医学不断发展。微创化是临床医学未来发展的趋势，外周血管介入、心脏介入等微创治疗技术已成为心血管疾病治疗的首选手段，并具有良好的治疗效果，这是影像医学促进临床医学诊疗模式变革的典型案例。所以说，影像医学对诊疗模式的变革起着重要的促进作用。

四、临床医学发展促进了影像医学的进步

影像技术的进步主要包括四个方面：①由非数字化向数字化方向发展；②由平面成像向断层成像方向发展；③由形态成像向功能和代谢成像发展；④由单一模式成像向融合模式成像发展。由此带来的影像诊疗模式变革如下。

（一）高度综合化

DR、DSA、CT、MR、PET、PET/CT、PET/MR 等高端影像技术应用，使影像医学有了革命性进步。但是这并不等于一种技术代替另一种技术，而是要求人们更科学、合理地综合应用这些高端技术的各自优势，以实现资源的最佳整合和利用。所谓多模态综合影像诊断就包括不同设备不同技术的综合、同种设备不同技术的综合，以及多模态比较影像医学建立等。

（二）高度精准化

随着影像设备分辨力不断提高、功能逐渐多样化，特别是功能与分子影像学的出现，如 MR 波谱成像、代谢示踪成像、弥散成像、灌注成像和血氧水平依赖脑功能成像（blood oxygen level dependent functional MRI，BOLD-fMRI）等，早期诊断和恶性肿瘤准确分期成为可能。

（三）诊疗一体化

介入放射学的飞速发展使影像技术兼备诊断和治疗的功能，从一个穿刺点、一根导丝到外科手术和药物难以触及的治疗靶点，这是生物-心理-社会医学模式下对疾病微创化诊疗需求的必然产物和结果，也是临床医学助推影像医学进步的典范。

（四）诊疗规范化

由于影像医学与临床医学是不可分割的，其诊疗过程必然要遵循后者的规范化操作要求，要根据设备和仪器条件合理地选择检查项目，并达到一定的质量控制标准，以提高诊断的准确性，减少漏诊和误诊，以最大限度地满足临床和患者的需求。

（五）管理模式变革

在学习和借鉴国外先进医疗、科研和教学模式的同时，要注重与实际相结合，创造出适合本学科发展、合理的管理模式。例如，影像诊疗活动要强调规范化，要注意人性化和个性化。影像医学只有不断创新才能持续发展，创新活动不仅仅局限在仪器和设备的创新，更深层次的应该是理念上的创新，从二维到三维、从静态到动态、从结构到功能、从宏观到微观的创新。我们应该认识到，影像医学的时空观已经发生深刻的变革，以往的思想和思维方式必须不断地更新才能紧随现代医学快速发展的步伐。但不管什么形式的创新和科研都应以临床医学需求为导向，使其成果转化为可服务于临床与患者的新技术和新业务。此外，影像技术的进步需要有相应的人才去推动，人才的规范化培训和继续教育是影像医学保持创新能力和竞争力的关键问题。因此，只有通过医疗、创新和人才资源的优化和整合，影像医学的综合实力才能得到提高，仅仅依靠好的设备和仪器支撑起的影像学科只不过是虚无缥缈的空中楼阁，是无法满足临床医学发展与需求的。

五、正确运用影像诊断方法

影像医学是医学领域中发展非常迅速的学科之一，检查方法众多，各种检查方法本身也在不断改进和发展，且各种检查方法都有自身的特点，对每种具体疾病的诊断敏感性、特异性各不相同。选择影像诊断技术，既要做到尽可能早期诊断，不耽误患者的宝贵时间，又要考虑尽量降低人力、物力的消耗，减轻患者的损伤和痛苦。因此，临床各科医生和影像科医生只有详细了解影像医学各种方法并有效配合协商，才能制定出疾病的最佳治疗方案。具体应注意以下几个方面。

充分考虑诊患者的病情，以抢救患者为第一需要。所有检查必须在生命体征稳定后才能进行，还要避免等待检查或过分强调检查质量而耽误宝贵的抢救时间。如患者为小儿或颅脑外伤后烦躁不合作者，则不宜做 MRI 等复杂检查。某些检查可导致急症患者病情加重，如空腔脏器急性炎症或出血时应避免造影检查或穿刺操作，颅底或脊柱骨折时应避免多体位摄片。

选择对某一疾病具有很高诊断敏感性和特异性的方法。如颅脑外伤患者可先做 CT，需要时再拍平片；胆囊炎、胆石症患者宜首选超声检查，或者选择螺旋 CT 检查，因为螺旋 CT 检查快捷准确，不受呼吸运动影响，图像连续性好，对胆囊小结石的显示率高；急性心肌梗死时做冠状动脉血管造影，既可快速有效诊断，同时又可进行必要的介入治疗。所以临床医生必须熟悉各种影像检查的特点，少走弯路就是给患者多一点治愈的机会。

合理评估各种检查结果的实际价值。每一种检查方法都有其诊断疾病的特殊之处，也就是对某些疾病的特异性和敏感性特别高，而对另一些疾病的诊断价值有限，甚至没有帮助。临床医生要对某一患者的各种检查结果进行合理的评价和分析。如 CT 是较高级和精密的诊断方法，对肝癌或其他占位性病变的诊断价值很高；但对肝癌患者来说，其检查结果正常并不代表肝脏一切正常。

各种检查方法的合理应用尚需考虑其损伤性、简便实用性和快速有效性。一般应选择节省时间、方便、经济、无辐射及无痛苦或损伤的检查方法，以最快捷、最经济、最简单的方法解决问题。

因此，影像医学的发展虽为就诊患者提供了早期及时准确诊断的可能，但同时也向影像科及临床各科医生提出了合理应用的要求。知识更新迫在眉睫，掌握影像医学知识，医生才能发挥其最大效益，这也是每一位医生肩负的职业责任。

第二节　医学影像常用的诊断方法

一、X 线成像

（一）X 线成像原理

1. X 线定义和特性

X 线是一种波长很短的电磁波，波长范围居 γ 射线与紫外线之间，为 $0.0006\sim50nm$，用于 X 线成像的波长为 $0.008\sim0.031nm$（相当于 $40\sim150kV$）。它具有穿透性、荧光效应、感光效应和电离生物效应四大特性。

2. X 线成像原理

利用 X 线穿透性、荧光效应、感光效应和电离生物效应，当 X 线穿过人体不同密度和厚度的组织结构时，被吸收的程度不同，到达荧光屏和胶片上衰减的 X 线量有所差异，因此，在荧光屏和胶片上出现黑白对比不同的影像（天然对比）。对缺乏天然对比的组织器官采用人为的造影方法使其产生密度差别，称为人工对比。X 线诊断是通过天然对比和人工对比形成的图像实现的，亦是 X 线诊断的应用基本原理。

X 线成像的两个基本条件：首先是 X 线特性，特别是穿透性，能穿透人体不同组织结构；其次是人体组织结构之间存在着密度和厚度的差别，X 线将人体组织分为 4 种密度不同的组织：骨骼，主要含钙，为高密度组织，X 线片上为白色，荧光屏上为黑色；软组织（皮肤、肌肉、结缔组织、内脏、软骨、血管等）与液体（血液、淋巴液、分泌液等），均由氢、碳、氮、氧等元素组成，使其相互间无法形成对比，属中等密度组织，X 线片上为灰白色，荧光屏上为灰黑色；脂肪成分与软组织相近，但其结构排列稀疏，吸收 X 线量少，属低密度组织，只有在 X 线片上显示较清晰，呈灰黑色阴影；气体，由以上几种元素组成，但排列更为稀疏，吸收 X 线量最少，属低密度组织，X线片上为黑色，荧光屏上为白色。

影响图像质量的因素有3种。一是物质的密度，即单位体积内原子的数目，取决于组成物质的原子种类。原子种类又由不同的原子序数和原子量而定，物质的密度与本身的比重成正比。物质的密度越高，比重越大，吸收X线量越多；物质的密度越低，比重越小，吸收X线量越少。二是物质的厚度与吸收X线量成正比。物质越厚，吸收X线量越多；物质越薄，吸收X线量越少。三是X线的波长与X线的穿透力成反比。X线的波长越长，穿透力越弱，被照物吸收X线量就越多；X线的波长越短，穿透力越强，被照物吸收X线量就越少。总之，物质的密度越高，物质越厚，X线的波长越长，被照物吸收的X线量就越多，在X线片上就越呈白色，荧光屏上越呈黑色；物质的密度越低，物质越薄，X线的波长越短，被照物吸收的X线量就越少，在X线片上就越呈黑色，荧光屏上越明亮。

(二) X线主要检查方法及适应证

1. 普通检查

(1) 透视

荧光透视：简称透视，为常用X线检查方法。由于荧光屏亮度较低，因此透视一般在暗室内进行。透视前要对视力行暗适应。采用影像增强电视系统，影像亮度明显增强，效果更好。透视的主要优点是可转动患者体位，改变方向进行观察；可以了解器官的动态变化，如心脏、大血管搏动、膈运动及胃肠蠕动等；透视的设备简单，操作方便，费用较低，可立即得出结论；等等。其主要缺点是荧光屏亮度较低，影像对比度及清晰度较差，难于观察密度与厚度差别较小的器官以及密度与厚度较大的部位。例如，头颅、腹部、脊柱、骨盆等部位均不适宜透视。另外，缺乏客观记录也是一个重要缺点。

隔室透视：因荧光透视时医生和患者都在暗室内，所以受射线量大，操作不方便。紧接着便出现了隔室透视。因隔着房子透视，医生受射线量很少，患者在明室内行动方便，颇受患者和医师欢迎。

电视透视：影像增强器能使荧光影像亮度增强1000倍，通过电视摄像机将增强器上影像摄下，并显示在监视器（电视屏）上进行观察，称为电视透视。它克服了荧光透视和隔室透视的缺点，成为应用较多的透视方法。

透视适应证：用于观察器官活动；自然对比良好的器官，如胸部等；需立即获得检查结果者。

(2) 摄影

亦称平片检查。这是应用最广泛的检查方法，优点是成像清晰，对比度及清晰度均较好；容易使密度、厚度较大或密度、厚度差异较小部位的病变显影；可作为客观记录，便于复查时对照和会诊。其缺点是每一张照片仅是一个方位和一瞬间的X线影像，为建立立体概念，常需进行互相垂直的两个方位摄影，如正位及侧位；对功能方面的观察，不及透视方便和直接；费用比透视稍高。

2. 特殊摄影

(1) 荧光摄影

荧光摄影用35mm、70mm或100mm胶片将荧光屏上的影像拍摄下来，这种方法称荧光摄影或间接摄影，适用于体检、预防性检查等。

(2) 断层摄影

断层摄影又称分层摄影、体层摄影。其基本原理是X线管与胶片盒用连杆连接，并以被断层平面高度为支点，X线曝光时，X线管和胶片盒以支点为中心进行相反方向移动，所得照片影像则是被断层面清晰，其余平面影像模糊不清。这种方法称断层摄影。它适用于观察隐藏在结构复杂部位的病变，如肺空洞、脊椎骨内病变、肺内或腹内肿块边界和内部结构的显示等。

（3）静电X线摄影

静电X线摄影又称干板摄影。X线透过人体，射到充电的硒金属板上，板上形成"静电潜影"，再往"潜影"上喷带电碳粉，板上便显出影像。此法不需暗室处理，故又称干板摄影，主要适用于野战X线摄影及软组织摄影。

（4）放大摄影

放大摄影主要依据的原理是几何学原理，被检查部位与X线片间距离增加，被检部位影像便直接放大，其放大率=靶片距/靶物距×100%。放大摄影X线管焦点应在0.3mm以下。其主要适用于硅肺结节和骨纹理早期破坏观察。

（5）记波摄影

利用一种特殊装置（记波器）将人体内脏边缘运动以波的形式记录在X线胶片上，称为记波摄影。其主要适用于观察心脏、大血管、胃的活动。

（6）钼靶X线摄影

以铝代替钨做成球管靶面，产生的X线较软（波长0.001~0.02nm），故又称软线X线摄影。其主要适用于软组织病变如乳腺疾病等检查。

（7）高千伏摄影

用120kVP以上管电压进行X线摄影，称高千伏摄影。其优点是穿透力强，被照物体层次清晰，曝光时间短。其主要适用于厚部位、心脏摄影以及小儿和危重患者。

（8）X线电影

用电影摄影机将影像增强器影像记录在35mm胶片上，称为X线电影。其主要适用于心血管造影和观察器官活动。

（9）快速连续X线摄影

利用快速换片装置（AOT 6张/s、PUCK 3张/s），连续拍摄被照部位，称为快速连续X线摄影。其主要用于心血管造影等。

（三）X线诊断的临床应用

1. 普通检查

（1）荧光透视

荧光透视简称透视。优点：可转动患者体位进行多方向观察；可了解脏器的动态变化，如心脏、大血管的搏动及胃肠蠕动等。缺点：荧光屏亮度较低，影像对比度及清晰度较差，难于观察密度与厚度差别较小的器官及密度与厚度较大的部位，如头颅、脊柱、腹部等部位。

（2）X线摄影

X线摄影是最常用的X线检测技术。优点：通过感光条件的改变，可较好地显示密度、厚度较大或密度、厚度差别较小的组织结构。缺点：每一张照片仅是一个方位和一个瞬间的影像，为避免重叠的遮盖，常需做互相垂直的两个方位的摄影；对功能方面的观察不及透视方便和直接。

2. 特殊检查

（1）体层摄影

普通X线片上，一部分影像因与其前后影像重叠而不能显示。利用动态平面聚焦，体层摄影可获得某一选定层面上结构的清晰影像，而选定层面以外的结构则在投影过程中被模糊掉。

CT、MRI 和超声的应用使体层摄影逐渐淡出。

（2）软线摄影

采用能放射波长较长的 X 线的钼靶管球，提高软组织分辨率，用于软组织，特别是乳腺的检查。

（3）高千伏摄影

采用 120kVP 以上的电压进行摄片。穿透力强，有助于突出密度差别较大组织的对比度。

（4）放大摄影、荧光摄影、记波摄影

目前很少使用。

（四）X 线成像的数字化新进展

1. CR 系统

（1）成像原理

将透过人体的 X 线影像信息记录在影像板（image plate，IP）上，经过读取、处理和显示等步骤，显示出数字化图像。

（2）图像处理

CR 图像可在一定范围内调节，包括以下几种方式：①灰阶处理；②窗位处理；③数字减影血管造影（时间减影）处理；④X 线吸收率（能量）减影处理。

（3）优点

①实现常规 X 线摄影信息数字化。

②提高图像的分辨、显示能力。

③采用计算机技术实施后处理功能，增加显示信息层次。

④降低常规 X 线摄影辐射量。

（4）缺点

①时间分辨率较差。

②空间分辨率不足。

2. DR 系统

（1）成像原理

①硒鼓方式：以硒鼓为检测器的数字 X 线摄影。

②DDR 检测器：成板形固定于胸片架或检查床的滤线栅中。

③电荷耦合器件（CCD）：摄像机阵列方式。

（2）优点

①空间分辨率高。

②信噪比高。

③省去 IP 转换。

④直接成像。

⑤曝光量小。

⑥探测器寿命长。

（3）缺点

①不能与原 X 线设备匹配。

②不能灵活搬运。

二、计算机断层成像

(一) CT成像原理

1. CT成像基本原理

计算机断层扫描（CT）是根据人体对 X 线吸收率的不同，使用计算机重建方法得到人体二维横断面图像的影像诊断技术。其主要特点是密度分辨率高，能准确测量各组织的 X 线吸收衰减值，通过计算进行定量分析。

CT 成像的基本过程：X 线→人体→采集数据→重建图像→显示图像。CT 球管产生的 X 线经准直器校准后，穿过具有密度差异的被检体组织，部分能量被吸收，衰减后带有组织的信息由探测器接收，通过数据采集系统进行模数转换，数据转换后由计算机重建成横断面图像，最后由显示器显示图像。

因此，CT 成像是以 X 线为能源，以 X 线的吸收衰减特性为成像依据，以数据重建为成像方式，以组织的密度差为成像的基础，以数据采集和图像重建为重要环节的 X 线成像技术。

(1) 数据采集

单层 CT 图像重建多采用滤波反投影法，利用平行线束几何学原理进行断层图像重建，要求在图像重建前把所获的扇形线束投影数据转换为平行线束投影数据。在滤波反投影法的应用中，"重建函数核"代表对投影的高通滤波法，它决定图像的锐利度和噪声。重建图像用像素的数字矩阵来代表（通常为 512 像素×512 像素），每个像素代表被 X 线束透射的体内预成像层面的衰减系数。每个像素的 X 线束衰减系数需要转换为 Hounsfield（HU）单位，范围为 $-1024 \sim 3071$，作为以灰阶或彩色阶代表图像的基础。

(2) 图像重建

CT 图像重建的基本算法可分为 3 种。

①直接反投影法：又称总和法，是将众多的投影近似地复制成二维分布的方法。基本原理是把与各向投影强度成正比的量沿投影反方向投影回矩阵里，并将它们累加起来，组成该物体的层面图像。该方法是 CT 成像算法的基础。

②迭代法：又称近似法，是将近似重建所得图像的投影同实测的层面进行比较，再将比较得到的差值反投影到图像上，每次反投影之后可得到一幅新的近似图像。通过对所有投影方向进行上述处理，一次迭代便可完成，再将上一次迭代的结果作为下一次迭代的初始值，继续进行迭代。迭代重建技术有 3 种方法：联合迭代重建法（SIRT）、代数重建法（ART）和迭代最小二乘法（ILST）。该方法图像较为真实、准确，但耗时较多，现已不采用。

③解析法：是目前 CT 图像重建技术中应用最广泛的一种方法，它利用傅里叶转换投影定理。主要有 3 种方法：二维傅里叶转换重建法、空间滤波反投影法和卷积反投影法。其中卷积反投影法目前应用最多，其不需要进行傅里叶转换、速度快、转换简单、图像质量好。解析法的特点是速度快、精度高。

普通 CT 每个探测器单元的宽度、焦点的大小、每转的投影数决定图像的空间分辨率，患者长轴的扇形束厚度则决定图像层厚及长轴的空间分辨率。普通 CT 只支持一排探测器单元，球管每旋转一圈只扫描一层，扫描时探测器获得的是平面投影数据，而每一层的投影数据是一个完整的闭合环。

2. 单层螺旋 CT 成像原理

螺旋 CT 是在球管探测器系统连续旋转的基础上，患者随检查床一起纵向连续移动，CT 球管连续产生 X 线，探测器同步采集数据的一种 CT 检查方法。螺旋 CT 采用滑环技术，去除了 CT 球管与机架相连的电缆，球管探测器系统可连续旋转，使扫描速度加快。由于进行螺旋 CT 时检查床连续单向移动，球管焦点围绕患者旋转的运行轨迹类似一个螺旋管形，故称为螺旋扫描。扫描时，螺旋 CT 探测器采集到的不是某一层面的数据，而是一个部位或一个器官的容积数据，故又称为容积扫描。

滑环技术和检查床连续移动技术的应用是单层螺旋 CT 在硬件上的重要改进，使用热容量大于 3M 的 CT 球管，可满足较大范围的容积扫描。

用滑环代替电缆传递信号的方法，称为滑环技术。螺旋 CT 机架内有多组平行排列的滑环和电刷，CT 球管通过滑环和电刷接触实现导电。X 线球管的滑环部分根据传递电压的不同，分为高压滑环和低压滑环。前者传递高压发生器输出的电压为几万伏，高压发生器安置在扫描机架外；后者为几百伏，高压发生器安置在扫描机架内。高压滑环上的高压经铜环和碳刷摩擦传递进入转动部分时，易发生高压放电，产生高压噪声，影响数据系统采集数据，进而影响图像质量。低压滑环的 X 线发生器需与 X 线球管一起旋转，增加了旋转部分重量。因而要求 X 线发生器体积小、重量轻。现在的螺旋 CT 普遍采用低压滑环技术。螺旋 CT 的高压发生器体积小，可安装在机架内，并可产生 80~140kV 的高压。单层螺旋 CT 与非螺旋 CT 相比有以下优点：

（1）扫描速度快，检查时间短，对比剂利用率高。

（2）一次屏气可完成一个部位检查，克服了呼吸运动伪影，避免了小病灶的遗漏。

（3）利用原始数据，可进行多次不同重建算法或不同层间距的图像重建，提高了二维和三维图像的质量。螺旋 CT 无明确层厚概念，扇形线束增宽，使有效扫描层厚增大。

①基本原理

CT 图像重建的理论基础是二维图像反投影重建原理，该原理要求被重建的一幅二维图像平面上的任意点，必须采用 360°角的全部扫描数据。螺旋扫描是在检查床移动过程中进行的。数据采集系统获得的信息为非平面数据。由于只有平面数据才能重建无伪影的二维图像，为了消除伪影，螺旋 CT 常采用线性内插的数据预处理方法把螺旋扫描的非平面数据合成平面数据，再采用非螺旋扫描的图像重建方法重建一幅螺旋扫描的平面图像。线性内插（LI）是指螺旋扫描数据段上的任意一点可采用相邻两点的扫描数据进行插补。数据内插的方式有 360°线性内插和 180°线性内插两种。360°线性内插法采用 360°扫描数据向外的两点，通过内插形成一个平面数据，优点是图像噪声较小，缺点是实际重建层厚比标称层厚 30%~40%，导致层厚响应曲线（SSP）增宽，图像质量下降。180°线性内插法则采用靠近重建平面的两点扫描数据，通过内插形成新的平面数据。180°线性内插与 360°线性内插的最大区别是前者采用第二个螺旋扫描数据，并使第二个螺旋扫描数据偏移 180°，从而能够更靠近被重建的数据平面。180°线性内插法重建并改善了层厚响应曲线，图像分辨率较高，但噪声增加。

②成像参数

由于螺旋 CT 与普通 CT 的扫描方式不同，产生了一些新的成像参数，如扫描层厚与射线束宽度、床速、螺距、重建间隔与重建层厚等。

a. 扫描层厚与射线束宽度：扫描层厚是 CT 扫描时被准直器校准的层面厚度，或 X 线管旋转一周探测器测得 Z 轴区域的射线束宽度。单层螺旋 CT 使用扇形 X 线束，只有一排探测器，其射线束宽度决定扫描的厚度，扫描层厚与准直器宽度一致。

b. 床速：床速是 CT 扫描时检查床移动的速度，即 X 线管旋转一周检查床移动的距离，与射线束的宽度有关。若检查床移动的速度增加，则射线束宽度不增加，螺距增大，图像质量下降。

c. 螺距：螺距是扫描旋转架旋转一周，检查床移动的距离与层厚或准直宽度的比值。

单层螺旋 CT 的准直器宽度与层厚一致，其螺距定义为 X 线管旋转一周检查床移动的距离与准直器宽度的比值。若单层螺旋 CT 的螺距等于零时，扫描方式为非螺旋扫描。通过被检体的 X 射线在各投影角相同，可获得真实的横断面图像数据；螺距等于 0.5 时，X 线管旋转 2 周扫描一层面，类似于重叠扫描；螺距等于 1 时，数据采集系统（DAS）可获取 X 线管旋转一周的扫描数据；螺距等于 2 时，DAS 只获取 X 线管旋转半周的扫描数据。扫描剂量恒定不变时，采用大螺距扫描，探测器接收的 X 线较少，可供成像的数据相应减少，图像质量下降。采用小螺距扫描，探测器接收的 X 射线量较多，成像数据增加，图像质量得到改善。常规螺旋扫描的螺距为 1，即床速与层厚相等；如病灶较小，螺距可小于 1，病灶较大，螺距可大于 1。

3. 多层螺旋 CT 成像原理

普通 CT 和单层螺旋 CT 的球管探测器系统围绕人体旋转一圈只获得一幅人体断面图像，而多层螺旋 CT 的球管探测器系统围绕人体旋转一周，能同时获得多幅横断面原始图像，故称为多层螺旋 CT（MSCT）。由于多层螺旋 CT 探测器在 Z 轴上的数目由单层 CT 的一排增加到几十排甚至几百排，故又称为多排 CT（MDCT）。多层螺旋 CT 是指 2 层及以上的螺旋 CT 扫描机，目前临床普及机型为 16 层，16 层以上的有 64 层、256 层、320 层等。

多层螺旋 CT 使用锥形线束扫描，采用阵列探测器和数据采集系统获取成像数据。锥形线束和阵列探测器的应用，增宽了每次扫描的线束覆盖范围，实现了多排探测器并行采集多排图像的功能，降低了采集层厚，增加了采集速度，为复杂的影像重组奠定了基础。多层螺旋 CT 的优势是薄层、快速、大范围扫描。

(1) 数据采集

多层螺旋 CT 与单层螺旋 CT 相比，X 线束由扇形改为锥形，线束宽度在 Z 轴方向从 1cm 增加到几厘米。探测器在 Z 轴方向从单层 CT 的一排增加到几排甚至几百排。探测器排列有两种类型：一种是 Z 轴方向上所有探测器的宽度一致，即探测器宽度均等分配的等宽型（对称型）；另一种是探测器宽度不均等分配的非等宽型（非对称型）。探测器的绝对宽度决定多层螺旋 CT 容积覆盖范围，探测器单元的大小决定图像的层厚。探测器单元越小，获得的图像分辨率越高。16 层以上 CT 的采集单元可达 0.625mm，实现了"各向同性"的数据采集。各向同性是指 Z 轴分辨力与 X、Y 轴的分辨力一致或相近，体现为一正方体，任意重建平面（冠状位、矢状位）的图像质量保持高度一致。

多层螺旋 CT 主要是采用多排探测器和多个数据采集系统，探测器排数大于图像层数。如 4 层螺旋 CT 探测器排数最少为 8 排，最多可达 32 排。DAS 的数目决定采集获得的图像数目，探测器的组合通过电子开关得以实现，目前 DAS 有 4 组、16 组、64 组、256 组和 320 组，选择合适的层厚可获得与 DAS 对应的图像数。

Siemens64 层 CT 采用的 Z-Sharp 技术，又称 Z 轴双倍采样技术，球管周围的偏转线圈无极调控偏转电子束，灵活改变 X 线焦点大小和在 Z 轴方向上的位置；每一个焦点投影可读出 2×32 层图像数据；每两个 32 层投影融合得到一个在 Z 轴采样距离 0.3mn 的 64 层投影；每 150°旋转应用 AMPR 方法可重建 64 层图像。Z-Sharp 技术的特点在于 Z 轴飞焦点使到达每一个探测器单元的 X 线投影数加倍，两次相互重叠的投影导致 Z 轴方向上的重叠采样，即 Z 轴双倍采样。GE 使用的共轭采集技术是根据系统设置最佳螺距，在插值求解某重建标准层面上不同投影角位置的数据时，自动根据当前的扫描数据结果，动态采集所需的插值数据点。

(2) 图像重建

多层螺旋 CT 的重建原理是用多列探测器的数据来重建一个标准层面的图像。若在 Z 轴某位置重建图像，则把与此重建位置同一投影角的 Z 轴上相邻两个探测器阵列的数据用于插值，并以此作为重建标准层面的投影数据，最后用二维反投影重建算法（2DBP）进行图像重建。多层螺旋CT使用锥形线束扫描，在图像重建前，需要对扫描长轴方向的梯形边缘射线进行必要的修正。多层螺旋CT图像重建预处理是线性内插的扩展应用，4层以下的CT大部分采用不考虑锥形线束边缘的图像预处理。常用的图像重建预处理方法有以下几种：

①优化采样扫描法：是通过扫描前的螺距选择和调节缩小Z轴间距，使直接成像数据与补充数据分开，故又称为扫描交叠采样修正。

②Z轴滤过长轴内插法：是在扫描获得的数据段内选定一个滤过段，并对该段内所有扫描数据做加权平均化处理。滤过段的范围称为滤波宽度（Fw），滤波参数、宽度和形状可影响图像质量。

③扇形束重建法：是将锥形束射线平行分割模拟成扇形束后，再使用扇形束算法进行图像重建的方法。

16层以上CT则都已将扇形线束边缘的射线一起计算，各生产厂家采用不同的图像重建预处理方法。常用的方法有以下几种：

①自适应多平面重建（AMPR）法：是将螺旋扫描数据中两倍的斜面图像数据分割成几部分，采用各自适配螺旋的轨数和240°螺旋扫描数据，并辅以适当的数据内插进行图像重建。

②加权超平面重建法：是将三维的扫描数据分成二维的系列，采用凸起的超平面做区域重建的方法。

③Feldkemp重建法：是沿扫描测量的射线，把所有测量的射线反投影到一个三维容积，并以此计算锥形束扫描射线的方法。

④心脏图像重建法：多层螺旋CT心脏图像重建法主要有单扇区重建法（CHR）和多扇区重建法（MSR）。单扇区重建法是用回顾性心电门控获得螺旋扫描原始数据，利用半重建技术进行影像重建。多扇区重建法是利用心电门控的同期信息，从不同的心动周期和不同列的检查器采集同一期相但不同角度半重建所需的原始数据来进行影像重建。单扇区与多扇区重建的主要区别是单扇区重建的时间分辨率仅由X线管的旋转速度决定，而多扇区重建的时间分辨率不仅受X线管的旋转速度的影响，还受心率的影响。

4. 电子束CT成像原理

电子束CT（EBCT）由大功率的电子枪产生电子束，电子束通过电磁偏转打击固定于机架上的靶环产生X射线，实现CT成像。由于没有机架的机械运动，电子束CT一次曝光扫描的时间可以达到50ms。

EBCT从1982年开始应用于冠状动脉疾病的诊断成像。现在仍在使用的EBCT有2排探测器和4排钨靶阳极，对受检者的不同检查部位进行8层图像数据的扫描采集。在采用"容积模式"进行扫描时，在300~400ms的成像周期内只需曝光50~100ms就可以获得8幅图像。在进行钙化积分、冠状动脉CT成像或者心功能评价时，EBCT采用"电影模式"或"流动模式"进行扫描成像，这两种扫描模式分别采用单排探测器（C-150/C-300）和双排探测器（e-speed）的采集方式。电影模式的曝光时间是50ms，以17次/s的扫描频率对同一解剖结构进行扫描；流动模式是在扫描时，根据心跳周期时相对同一解剖结构在50~100ms内进行扫描采集。由于EBCT的扫描模式是非螺旋的，因此要在受检者一次屏住呼吸的情况下完成整个心脏的扫描，扫描层厚受到了限制。当采用单排数据采集模式时，图像厚度是3mm；采用双排数据采集模式时，成像厚度是1.5mm。进行钙化积分时，EBCT的纵轴分辨力是足够的，但要实现冠状动脉的三维可视化显示则纵轴分辨力还不够。

EBCT扫描过程由电子束及四个钨靶环的协同作用完成。避免传统CT的X线球管、探测器

(扫描机架)，甚至检查床的机械运动。电子束 CT 的成像原理与常规 CT 的主要区别在于 X 线产生的方式不同。由于电子束 CT 采用电子束扫描技术代替 X 线球管的机械运动，消除了 X 线球管高速旋转运动产生的离心力，使扫描速度大为提高，将扫描速度缩短为 50ms 或更短（17~34 幅/s），成像速度是普通 CT 的 40 倍，是螺旋 CT 的 20 倍，从而减少了呼吸和运动伪影，有利于运动脏器的检查。当然，目前高档的多层螺旋 CT 扫描机的扫描速度和扫描范围取得了很大进步，在某些方面甚至超过了电子束 CT 的成像水平，促使电子束 CT 扫描机需要在扫描速度、图像信噪比和空间分辨率等方面进一步提高。

5. 双源 CT 成像原理

双源 CT（DSCT）采用双球管和双探测器系统，扫描速度为 0.33s，时间分辨率达到 83ms，使心脏 CT 成像不受心率约束；两个球管的管电压设置不同时，可做功能性 CT 检查。

（1）球管与探测器系统

双源 CT 配置了两个球管和与之对应的探测器，这两套数据获取系统（球管探测器系统）放置在旋转机架内，互为 90°排列。CT 球管采用电子束 X 线管，单个球管的功率为 80kW，扫描速度为 0.33s。最大扫描范围为 200cm，各向同性的空间分辨率≤0.4mm，使用高分辨率扫描时可达到 0.24mm。

两套探测器系统中，一套探测器系统（A）覆盖整个扫描野（直径 50cmFOV），另一套探测器系统（B）主要用于覆盖扫描中心视野（直径 26cmFOV）。每组探测器各有 40 排，中间部分准直宽度为 32×0.6mm；两边各有 4 排探测器，准直宽度是 8×1.2mm；在机架等中心处，两组探测器的 Z 轴覆盖范围都是 28.8mm。通过对采集信号数据的正确组合，两组探测器都可以实现 32×0.6mm 或 24×1.2mm 的扫描。

（2）数据采集

通过 Z 轴飞焦点技术，32 排 0.6mm 准直宽度的探测器能同时读取 64 层的投影数据，采样数据的空间间隔是等中心的 0.3mm。通过使用 Z-Sharp 技术，双源 CT 机架旋转一周，每组探测器都能获取相互重叠的 64 层 0.6mm 的图像数据。

双源 CT 扫描系统内两组呈 90°排列的互相独立的数据获取系统（球管探测器系统），只需同时旋转 90°，就可以获得平行于射线投影平面的整个 180°图像数据，这 180°的图像数据由 2 个 1/4 的扫描扇区数据组成。由于机架只需旋转 1/4 的扫描扇区，扫描时间只有机架旋转时间的 1/4，即获得半图扫描数据的时间分辨率只有机架旋转时间的 1/4；而机架的旋转时间是 0.33s，那么数据采集的时间分辨率就是 83ms，与受检者的心率无关，在一次心跳周期内就可以完成单扇区数据的采集。

（3）图像重建

双源 CT 的基本扫描重建模式是单扇区重建，这是双源 CT 和单源 CT 最主要的区别。双源 CT 也可采用双扇区重建方法来进一步提高时间分辨率。在采用双扇区重建的方法时，每组探测器采集的 1/4 扫描扇区数据来自相邻连续的两个心跳周期，在每个心跳周期内采集的扇区数据都小于 1/4 扫描扇区数据，这和传统单源多层 CT 的双扇区重建方法相似。双源 CT 在使用双扇区重建方法时，时间分辨率是心率的函数，随着心率的变化而变化，机架旋转时间为 0.33s 时，在某些特定心率条件下，时间分辨率可以达到 42ms。心率的小变化会引起时间分辨率的大变化，在双扇区重建的条件下，时间分辨率的平均值是 60ms。在考虑进行高级的心功能的评估时，如在评价异常的心肌运动或者是计算射血分数的峰值时，可以考虑使用双扇区重建扫描方式。在进行冠状动脉的检查或者进行心脏功能大体评估时可以考虑使用双扇区重建扫描方式，单扇区重建扫描模式就已能够在临床任何心率条件下提供足够的时间分辨率。

双源 CT 在进行常规 CT 检查时,可以只运行一套 X 线系统,方法与普通 64 层 CT 相同。特殊临床检查如心脏扫描心电门控血管成像、全身大范围全速扫描,以及双能量减影成像等,则需使用两套射线/探测器系统的双源组合。

两套 X 线系统由球管和一体化高压发生器组成,可以分别调节相应的电压和射线量。由于每个球管的电压都可独立设置为 80kV、100kV、120kV 和 140kV,当两个球管的电压不一致时,如一个球管设置为 80kV,另一个球管设置为 140kV,双源 CT 就可以实现双能量扫描,从而获得双能量的扫描数据。

(二) CT 检查方法和适应证

CT 检查可针对全身各部位和器官,在 CT 检查前必须有较详尽的临床资料,包括病史、主要体征、检查结果、普通 X 线照片、超声、各种 X 线造影和 MRI 等,这些对 CT 检查和诊断均是有用的参考资料,使 CT 检查的结果更为精确,使 CT 诊断中有资料相互印证和补充。要按检查部位的不同,让患者做好准备,如检查前应当禁食,盆腔检查要清洁肠道、憋尿。有部分患者检查前应做碘过敏试验。对于扫描速度较慢的 CT 扫描机应在检查前向患者说明情况,请其做好配合。对于检查前已知不合作的患者,可酌情给予镇静、基础麻醉或短效全麻等。对于垂危患者,一般应进行急救,待生命体征稳定后方可进行检查,如临床医师确认要进行 CT 检查后才能采取相应处理措施时,CT 室内必须有一套急救设备,如氧气、吸引器、气管插管以及心肺复苏药物,而且临床医师必须在现场,以便能熟练、快速地采取措施。

CT 检查主要是横断面的检查,直接的冠状动脉 CT 检查仅限于颅脑与五官。CT 检查的方法主要包括两个方面,即平扫(或称普通扫描)和增强扫描。某些特殊部位或器官可能需进行特殊准备后再做 CT,如非离子造影剂脑池扫描、小气脑 CPA(脑桥小脑角)CT、脊髓造影 CT、口服或静脉胆囊造影 CT、选择性动脉插管注碘靶器官 CT 扫描等。本节主要介绍常用平扫和增强扫描,以及个别较实用的特殊扫描。

1. 平扫

平扫又称普通扫描,是指静脉内不给含碘造影剂的扫描,通常用于初次 CT 检查者,CT 平扫最重要的是掌握各个不同部位或器官以及兴趣区的层厚和层距技术,当层厚等于层距时即为连续扫描,相邻层面之间无空隙;当层厚小于层距时,两相邻层面之间留有空隙。层厚选取决于受检部位或器官以及病灶大小。通常较大的器官选用层厚 1cm,如脑、胸部、腹部等;鼻咽、颈部、胰腺、前列腺等通常用 0.5cm 层厚;眼、喉、肾上腺通常用 0.2~0.3cm 层厚;脑下垂体采用 ≤0.2cm 层厚。如果在较大器官内发现了小病灶,即兴趣区,则应对该区域进行 0.2~0.3cm 层厚的扫描,以精确显示病灶的大小、形态和密度,克服部分容积效应的影响。如层厚大,如同一层面内含有两种以上不同密度而又互相重叠的物质,则所得的 CT 值(灰度)不能如实反映其中任何一种物质的 CT 值。病变组织的密度如果比周围组织高,而病灶厚度又小于层面厚度,则测得的 CT 值比实际小,相反,其 CT 值比实际 CT 值要大。由于部分容积效应的影响,层面内不同结构物体的边缘轮廓如被斜行横断,则其轮廓由于 CT 值的不准确而显示不清,如侧脑室顶壁、脑顶、肾脏的上下极等。

在选择层距时最好是层厚等于层距,因为平扫 CT 层距大于层厚有可能遗漏病灶。

进行腹部或盆腔检查前,口服阳性造影剂使肠道非透线化,应该作为 CT 检查前的常规准备,但该技术不属于增强扫描,其主要目的在于用造影剂标志胃肠道空腔器官,使胃肠和实性器官的界限清晰,并使正常胃肠器官与病变组织或器官的界限清楚。口服造影剂的浓度为 1.3% ~ 3.5% 的胃影葡胺或 1% ~ 3% 泛影葡胺。上腹部非透线化准备:口服稀释后造影剂 250 ~ 500mL,于扫描前 15 ~ 30min 分次服下,直至扫描开始。全腹部 CT 宜全部非透线化,最好是口服和灌肠法相结合，效果较为理想，可在患者检查前一天下午开始，分次服下 800~1000mL 稀释碘水，次日上午检查前清洁肠道后保留灌肠稀释碘水 150mL，再加扫描前 15~30min 口服稀释碘水 250~500mL，这样可使全消化道达到理想的非透线化准备效果。腹部平扫的非透线化准备亦适用于腹部增强扫描。对于心力衰竭患者亦不必强求。已知有心力衰竭者，应禁服大量低渗溶液，以免增加心脏负荷。

2. 增强扫描

它是静脉内注射一定剂量的含碘水溶性造影剂同时或紧接的 CT 检查方法，虽然平扫 CT 比普通 X 线检查的密度分辨率高得多，但是仍有某些病变在平扫 CT 上呈等密度改变，或者已显示在平扫 CT 上的病灶，而不能明确其血供是否丰富，则有必要借助造影增强病变。造影剂进入体内后在各部位的数量和分布，常依各不同组织器官及其病变的内部结构（主要为血管结构）的特点呈现一定的密度和形态差异，临床实践充分证明，增强扫描显著地改善了某些器官 CT 检查的分辨率和诊断准确率，以颅脑 CT 检查为例，平扫 CT 的准确率为 82%，而增强扫描的准确率上升到 92%~95%。

国内常用的 CT 增强造影剂为 60% 泛影葡胺（上海上药信谊药厂有限公司，含碘量 292mg/mL），成人用量通常在 60~100mL，一般选用 80mL，儿童用量按每千克体重 60% 泛影葡胺 1.5mL 计算，均能获得满意的增强效果。

注药方法大多采用一次性注入法，全量大约在 1.5min 注射完毕，立即扫描，其主要优点是操作简便，短期内体内造影剂浓度高，故易于显示大血管的结构及其病变，多适于快速扫描。随着 CT 压力注射器的使用，静脉点滴输入法增强扫描亦渐被淘汰。CT 压力注射器用于静脉增强 CT 扫描，在发达国家已普遍使用，它是目前最理想的静脉增强 CT 扫描法，它可以在计算机设置的程序下控制注射药物的总剂量、分期剂量及速度，精确控制药物注射时间，然后开始扫描（即延迟扫描），其最大的优点是患者注药后恶心呕吐的不良反应基本消失，且增强效果好。目前发达国家基本上用非离子型碘造影剂取代离子型碘造影剂，碘造影剂的不良反应亦明显下降，但非离子型碘造影剂的碘过敏休克反应仍然存在，决不能轻视。

3. 其他

脑池造影 CT 扫描，用于检测小脑桥脑角池微小肿瘤，主要是小型听神经瘤。嘱患者坐于 CT 床的一侧，按常规进行腰穿。穿刺针进入蛛网膜下腔后（针芯内有 CSF 滴出），将患者被检一侧头部向上倾斜 45°，同时缓慢经腰穿针向蛛网膜下腔注入滤过空气或氧气 5~6mL，当被检者眶后、耳后或颈部有轻微胀痛感时，提示气体已达小脑桥脑角池。在保持相似的位置下，进行定位扫描，自内听道下缘开始向上进行 2mm 或 1mm 的连续扫描，可清楚地显示小脑桥脑角池内的神经和血管，以及内听道结构，一般在检查后卧床休息 1 天即可。

脊髓造影 CT 扫描（CTM），实际上是经腰穿或颈椎侧方穿刺达到蛛网膜下腔后把非离子型碘水 5~8mL，注射到脑脊液内，故其确切含义应是脊髓蛛网膜下腔造影 CT 扫描，对椎管内占位病变、炎症和外伤等蛛网膜下腔粘连均能较好地显示，条件许可时应进行常规 X 线脊髓造影，其有助于造影剂在较短时间内弥散于脑脊液中（变动体位后），亦有助于兴趣区的确定，使 CT 扫描能抓住重点。一般在检查后按腰穿要求平卧 6~8h。

口服法胆囊造影和静脉法胆道造影 CT 扫描，目的是显示 CT 平扫上未能显示的胆囊和胆道内的病灶或占位病变。可在扫描前一天下午 5 点钟口服碘番酸 0.5~1g，即能达到良好的胆囊造影增强效果。但在个别情况中，服常规量的碘番酸（3g）也未见增强，要对胆囊进行 3mm 层厚的扫描，造影良好者应做宽窗位观察和照片。静脉法胆道造影 CT，其方法与常规静脉胆囊造影一样，对兴趣区宜进行 5mm 层厚的扫描，必要时进行 3mm 层厚的扫描或容积扫描。

4. 适用范围

CT检查的适用范围在其他章节中将有详细论述，本节仅是在总体上给予大概的评价，CT适合于全身各部位新生物即肿瘤的检出，小部分肿瘤的定性诊断，肿瘤分布范围、浸润和转移以及CT引导下的活检；适合于全身多数部位炎症检出及其范围大小的确定，如脑、眶、鼻窦、纵隔、肝（细菌或原虫等炎症或脓肿）、胰以及骨骼等部位的炎症；适用于全身各部大血管病变（血管畸形、血管瘤、血管闭塞及出血）等的检出和定性诊断；对确定重要脏器外伤出血有定量及定性的重要价值，对多种外伤异物定位亦非常有价值，对某些部位钙化或结石的检出非常敏感。CT还适用于某些器官变性或先天异常的检出，如肝脏脂肪变性和中枢神经系统先天异常等。

（三）CT诊断的临床应用

1. CT影像的观察

（1）CT图像是从患者下部（足部）向上看的横断面影像

一般患者为仰卧位检查，所以，患者右侧为观察者的左侧。俯卧位及侧卧位时，也同样是从患者下部（足部）向上看的横断面像。因而，左、右不难判断。目前，许多装置自动标有左、右侧记号，很便利。

（2）CT诊断学以人体各部位的横断面影像为基础

必须对人体各部位的横断面解剖，各脏器的不同横断面形态、大小及位置关系非常熟悉，即建立横断面解剖的概念。

个别加以纵断面及不同轴线的断面解剖。

（3）利用CT具有密度分辨率高的特点

这有利于仔细观察病变的内部结构，以明确诊断。如肿瘤内产生坏死，存在气体、脂肪组织、钙化等，都可根据CT值测定而判断。

（4）选择合适的窗宽，避免遗漏病变

窗宽表示一定的CT值范围，若窗宽选择不合适，属于CT值以外的病变和组织在CT图像上则显示为黑影或白影，会被遗漏。因此，为防止遗漏病变，应根据病变的组织、器官和病变情况，选择合适的窗宽和窗位，以得到最佳状态的图像。

2. 检查前准备

（1）消化道准备

①检查前禁食：凡CT检查需进行造影加强者，应于检查前禁食。一般若上午检查则禁食早餐，下午检查禁食午餐。可根据具体检查时间补充少量水分。

②腹部及盆腔CT检查：应进行肠道准备。让患者于检查前一日进少渣饮食，尽量减少肠道内气体及内容物。这样可减少因气体产生的影像干扰。同时，肠内容物少，管径细小，相邻脏器的轮廓则变得清晰。

（2）管腔脏器造影

CT检查时，除需经血管途径注入造影剂增强效果以外，于消化管等管腔脏器内注入阳性或阴性造影剂，即广义上的造影增强CT。它有助于影像的分析，在CT诊断中有着重要意义。概括起来有以下几种：

①上部消化管造影：口服或经胃管注入3%（2%~5%）泛影葡胺400~600mL或用1.5%硫酸钡溶液。用于腹部脏器CT检查，有利于胰腺轮廓的衬托，以及肠襻与病变的鉴别诊断。也可用于消化管本身病变的检查。此外，也可于胃内注入空气，或服发泡散使之产气膨胀。

②全消化道造影：于扫描前1h服3% Urografin 1000~1500mL，并可于扫描前0.5h再追加

300mL。目的：让胃、小肠全部充以造影剂，用于腹部、盆腔 CT 检查，以及消化管本身病变检查。

③结肠、直肠造影：用于肠管本身病变检查以及盆腔检查。经肛门注入 3%Urografin 生理盐水、空气等阴性造影剂。口服法：检查前 24h 服用 3%Urografin 600~1000mL。

④膀胱造影：显示膀胱内腔，可经静脉注入造影剂，但要注意造影剂浓度过高会产生干扰影像，妨碍病变的显示。显示膀胱壁，让患者饮水后不排尿，膀胱内充满尿液即可。若要了解膀胱壁的伸缩调节功能，需行逆行性膀胱造影，注入适量的造影剂，可为 3%Urografin 生理盐水、空气。注意无菌操作。

⑤阴道显示：正常状态时，不能清楚地显示阴道壁。于阴道内放一相应的塞子，有助于阴道壁的显示，但要注意不要造成阴道的过度伸展状态，从而失去了与周围组织的正常解剖关系。

（3）其他造影

①腹膜造影：Dunnick 等认为，为了解腹膜内液体分布情况，可于 CT 检查前行腹膜造影，对癌性腹膜炎患者可同时于造影剂中加入抗癌剂及透析液，其应用价值有限。

②脊髓造影：于普通腰穿后注入含 1.5~3g 碘的水溶性中枢神经系造影剂（即非离子型水溶性碘剂），再行 CT 扫描，因为脊髓腔显影能更好地显示脊髓形态及病变。

③关节造影：肩关节造影，关节穿刺成功后，注入 60%泛影葡胺 3~4mL，并可加入 0.3mL，1∶1000 肾上腺素，然后注入空气 10mL。拔针后轻压穿刺点约 1min。肘关节造影，关节穿刺成功后，抽吸关节液，再注入 60%泛影葡胺 0.5~1mL，并可加 0.3mL 的 1∶1000 肾上腺素，然后注入空气 10~15mL，应限制关节运动，以防关节囊破裂或造影剂迅速吸收。腕关节造影：穿刺成功后，注入 60%泛影葡胺 1.5~2mL，或空气 5~8mL。髋关节造影：穿刺成功后，注入 35%泛影葡胺或碘肽葡胺 2~5mL。拔针后，压迫穿刺部位时间约 1min，同时转动关节使造影剂均匀分布。膝关节造影：穿刺成功后，将 75%泛影葡胺 4~5mL 与等量 0.5%普鲁卡因混合注入膝关节，随后注入空气 10~20mL。有观点认为应注入 60mL 空气。拔针后压迫穿刺点数分钟。嘱患者充分活动膝关节，以促进造影剂扩散和涂布。若注入气体较多，关节囊膨胀较充分，应注意不做剧烈活动，以防关节囊破裂。踝关节造影：穿刺成功后，注入 35%碘肽葡胺 6~10mL。拔针后嘱患者充分活动踝关节，以利于造影剂扩散。

三、数字减影血管造影

数字减影血管造影（DSA），又称为数字式血管成像（DVD）、计算机血管造影。它是将影像增强和电视上的视频信号进行数字转换减影、对比增强和模拟转换而获得血管造影图像。

（一）发展概况

DSA 是利用计算机对影像信息进行数字化处理，以消除骨骼和软组织图像的血管成像技术，其质量较常规血管造影大大提高。Nudelman 于 1977 年获得第一张 DSA 图像。这种技术在血管造影中已普遍应用。

（二）DSA 基本构造及工作原理

1. DSA 系统

DSA 系统应包括以下五个部分：①X 线发生部分，要求射线质量稳定，包括 X 线管、高压发生器、影像增强器及摄影机；②X 线成像由视频信号到数字信号的图像检测部分；③计算机数字图像处理部分；④计算机系统各部分及外设的控制接口部分；⑤图像显示、存储、拷贝、回放部分。

2. DSA 的工作原理

将检查部位未注入造影剂和注入造影剂后（血管造影）的 X 线荧光图像，分别用高分辨率电视摄像管做矩阵化扫描，形成由像素组成的视频图像。将视频信息经对数增幅和模/数转换变为不同值的数字，形成数字图像并分别存储起来，然后输入电子计算机处理，使两者之数字信息相减，获得不同数值的差值信号，再经过对比增强和数/模转换，变为不同灰阶度的模拟减影图像显示。

DSA 的减影方式主要有时间减影、能量减影、混合减影和数字体层减影。现将常用的时间减影法介绍如下：经导管向血管内快速注入造影剂，在造影剂到达欲查血管之前到造影剂浓度由高峰逐渐被廓清这段时间内，从感兴趣区获取足够帧数的图像，在此系列图像中，取一帧血管内不含造影剂的图像和含造影剂最多的图像，让同一部位的两帧图像的数字矩阵经计算机数字减影处理，使两个数字矩阵中代表骨骼及软组织的数字被抵消，而代表血管的数字不被抵消，达到减影目的。时间减影法的各帧图像是在造影过程中所得，易因运动而不尽一致，造成减影的两帧图像不精确重合，即配准不良，致使影像模糊。

注入造影剂前，先将造影区的透视影像转换成数字形式，储存于记忆盘中，这是蒙片的数字资料。在血管内注入造影剂后，也将同一造影区的透视影像转换成数字形式，再将造影后所得的数字减去蒙片的数字，然后将其转换成影像，显示于监视器上的即数字减影后图像。这一图像所反映的为血管造影图像，除去了原透视图像上的骨骼及软组织影像，显示的血管十分清晰。

（三）检查方法与适用范围

C 臂 DSA 是满足大中型医院开展介入治疗工作的必备设备，它主要用于介入性诊断和治疗。适用范围：可适用于血管性和非血管性的检查及介入治疗。①血管疾病方面：各部分血管造影、血管成形、房间隔切开、溶栓治疗、外周血管性病变、控制出血、非手术性动脉导管未闭、血管畸形等的栓塞治疗、血管内支架的放置、二尖瓣扩张、冠脉造影、心脏射频消融等。②肿瘤性疾病方面：肿瘤血管的栓塞、药物灌注化疗、动脉内照射等。③非血管性方面：经皮穿刺活检、经皮穿刺抽吸、椎间盘摘除等。

（四）操作技术

动脉 DSA 多经股动脉穿刺途径，少部分经肱动脉或腋动脉穿刺。

（1）选择性或超选择性：深入靶动脉主干或主干的分支。非选择性：穿刺插管后将导管头端置于靶动脉之主动脉、静脉 DSA。

（2）外周性：将导管头端置于外周浅静脉注射造影剂。

（3）中心性：将导管端放于上下腔静脉近右心房处或右心房注射造影剂。穿刺常使用 Seldinger 技术。IADSA 使造影剂直接注入靶动脉或接近靶动脉，用较低浓度、较少量的造影剂，其靶器官的碘浓度仍比较大剂量较高浓度注射的 IVDSA 高，因此可较清晰地显示细小血管。

（4）疾病或手术导致的血管性并发症的诊断和治疗。

（5）进行经皮血管腔内治疗（如经导管药物灌注、溶栓、栓塞、球囊成形、置入支架等）。

（五）造影原则

主动脉及其主干疾患，首选非选择性 IVDSA，简便、省时、损伤小，必要时可选择 IADSA。上、下腔静脉疾患和累及右心肺动脉、肺静脉的先天性单发、多发或复杂的血管畸形，首选选择性 IVDSA，对老年患者特别是有动脉硬化所致血管迂曲者和有较多侧支循环形成者应先行非选择性 NDSA，有助于选择性 IADSA。各脏器和累及左心、冠状动脉的疾患，首选选择性 IADSA 或超选择性 IADSA。

（六）DSA 的特点与优缺点

DSA 的特点是通过减影显示血管，一般可分为 IVDSA 和 IADSA。理论上设想的 DSA 是只用静脉法注入造影剂，通过血循环即可使体内任何一区显示减影后血管造影图像，实际上不能满足临床应用的需要。

1. IVDSA 的优缺点

优点：①经静脉注射造影剂即可获得心脏及动脉显影图像，操作方便；②检查几乎无创伤，并发症少；③费用低；④高龄患者、不能插管者都可用此法。

缺点：①易产生伪影；②空间分辨率较低，较小动脉显示差；③造影为非选择性，显影血管多，互相重叠，影响分析。

2. IADSA 的优缺点

经股、肱动脉插入导管选择性或超选择性动脉造影，然后进行减影处理。

优点：①造影剂用量和浓度少，为普通动脉造影的 25%~50%；②影像质量比 IVDSA 高，超选择造影时 200μm 的小血管和小病变都能显示；③减少分支血管的重叠利于分析；④可观察连续血流动态图像。

缺点：①创伤大；②并发症多。

（七）DSA 的进展

DSA 的问世使血管造影由瞬间重叠图像成为无重叠而连续的动态血管图像，随着 MRI 和 CT 设备换代及智能的提高，数字减影血管造影亦受到了 MRA、CTA 的挑战，但迄今 DSA 仍为显示血管系统诊断的金标准。目前的 DSA 主要改进是成像中采用旋转方式采集信息，经计算机处理后可以三维方式显示血管信息。此外，在 DSA 设备的设计中，已采用了多种方式进一步降低 X 线剂量，其中数字化水平的提高是 DSA 中的关键。GE 真三维血管造影机已在我国正式投入使用，它精确而直观地提供了血管的三维解剖结构，而且可以为介入治疗提供更多图像信息。

（赵焕焕）

第四章 临床检验学基础

第一节 检验与临床

随着基础医学、临床医学、生物工程学、电子学等学科的发展及新的检验技术和自动化仪器的应用，使检验医学得到迅速发展。目前正朝着高理论、高科技、高水平方向发展。检验科提供的准确结果，有利于医生对病人的诊疗，而一个不准确或错误的结果会给病人带来不可想象的损失，甚至危害生命安全。检验科和临床科紧密结合、沟通、对话十分必要，有利于提高医生对病人的诊疗质量。

检验医学要实施现代化管理随着检验医学的迅速发展，特别是近些年来，各级医院检验科，在仪器设备的引进和更新上发展很快。近年来在检验人才的结构和人员素质上也有极大变化，一些本科毕业生、硕士、博士也充实到实验室，加上计算机的广泛应用，不仅在实验室内联网，甚至全院各科室都网络化，检验信息可以很快地传给临床科，因此作为检验科管理者要及时意识到这种现状和发展。对实验室实行规范化、科学化管理，建立一个全面的质量管理体系。进行实验室认证，是保证检验质量的核心。实验室认证在国际上已实施多年，实践证明，其在规范实验室管理、保障实验结果质量、提高人员素质等起到了非常积极的作用。检验科结合自己科室工作的特点，建立质量控制规定，包括质控措施、检验方法、器材、仪器、试剂、质控物和标准品、供应品、操作手册；标准和校准验证；室内质控；纠正措施；质控记录等。其中每一项内容都对其实施的各环节写出详细的书面资料，而且要认真执行，并做好记录。

检验医学要与临床医学紧密结合。检验医学与临床医学的关系密不可分，临床实验室工作的核心是检验质量问题，为此检验科负责人应主动与临床科室交流、沟通、对话、协作。检验科的核心是医学实验室全面实行质量管理体系，强化医学检验的分析前、中、后全过程的管理。在分析后质量控制中，要求检验人员对所测结果进行合理解释，并收集临床科室（或病人）的反馈意见、接受合理建议、要求、改进检验科工作，或开展新业务，满足临床需求。在交流、对话中，检验科人员还可以宣传、讲解新技术新项目的临床意义，合理及如何有效地利用它帮助临床医生对疾病进行诊断。在医院的全面质量管理方案中检验科负责人参加临床会诊、病例讨论等，有利于双方沟通和提高。反之，若检验人员只管做，而不与临床对话，不调查，将会造成双方误解。检验科还应改变现有的知识结构和人才结构，引进医疗系毕业生，或选调临床医生到检验科工作，设置检验医师岗位，有助于加强临床意识，才能更好地使实验室工作与临床诊疗工作紧密结合，提高检验医学的整体素质。检验人员要取得医护人员的支持。检验结果的质量除了检验科应采取的必要保证措施外，还与医护等人员有直接关系。比如：病人的准备、标本的采集、传送（院内院外）等。都是分析前质控内容，这些环节处理不当，就会使标本在未送到实验室之前，就发生了变异而影响检测结果的准确度，如：在做血糖、血脂、肌酐清除率测定时，对病人饮食应有所限制，医生应向病人提出要求。标本采集时病人体位的变化，将直接影响检测结果。同一病人在门诊常取坐位采血，而病房早晨又常取卧位采血，故两次的结果一定会出现差异。运动前后所采标本之间也有所差异。转送标本不及时也影响检测结果。夏季气温高，病房病人尿液标本若不及时送检会使尿液腐败。在病房医生下医嘱后，护士往往先忙于自己的主要工作（配药、输液等），而后采血送检，造成分析前标本的变异。

总之，检验医学与临床医学必须紧密结合，互相渗透、沟通，相互学习，才能使以病人为中心的共同目标真正落实。才能更完美地实现检验医学与临床医学的共同发展。

第二节 临床常见疾病的实验室检查

一、呼吸系统疾病

（一）呼吸道感染

1. 血象

如为病毒引起，白细胞计数正常或偏低，淋巴细胞比例升高，常>0.35；如为细菌引起，白细胞计数增多，中性粒细胞比例升高，常>0.75。

2. 抗"O"

如为溶血性链球菌引起感染，ASO 常$>600u$，并在感染后 3~4 周内达到高峰，持续数月。

3. 咽拭子细菌培养

可分离出溶血性链球菌，但由于早期使用了抗生素，此种培养阳性率并不高。

4. 酶学检查

在并发心肌炎、风湿病时常作心肌酶谱测定。

5. 免疫学检查

在并发急性肾炎时，常做免疫球蛋白、补体和微球蛋白等检测，并做尿常规检查；在并发心肌炎时，还可做抗心肌抗体（AMA），抗心脂抗体（ACA）测定。

（二）支气管哮喘

（1）白细胞计数

并发上呼吸道感染时可增高，发作期嗜酸性粒细胞分类计数及直接计数均增高。

（2）痰液涂片。

（3）皮肤敏感试验

如皮肤划痕试验、挑刺试验、皮内试验。

（4）特异性致敏原的体外试验

如放射性过敏原吸附试验（RAST）。

（5）血液及呼吸道分泌液内免疫球蛋白 IgE、IgA、IgM 等的测定。

（三）肺炎

（1）WBC 计数；

（2）痰涂片检查；

（3）痰、鼻、咽拭子培养；

（4）ESR；

（5）冷凝集试验（CAT）；

（6）补体结合试验

在发病 10 天后可出现阳性（1∶40~1∶80）。

（四）肺结核

（1）结核菌的常规检查

痰涂片或培养；

（2）ESR；

（3）结核杆菌的基因检测；

（4）结核杆菌的抗原、抗体检查；

（5）机体免疫功能检查

免疫球蛋白测定；T淋巴细胞亚群检测；血清白介素2测定；结核菌素试验（OT、PPD）；

（6）生化检查

腺苷脱氨酶（ADA）；铜蓝蛋白（CP，CER）（作为结核病活动性治疗效果的监测指标）；总唾液酸（TSA）；乳酸脱氢酶（LDH）；肝功能检查（主要用于抗结核药物副作用的观察）。

（五）结节病

（1）WBC计数；

（2）RBC计数和Hb测定；

（3）ESR；

（4）血清白蛋白、球蛋白；

（5）血、尿钙；

（6）血清尿酸；

（7）碱性磷酸酶；

（8）结节病抗原试验（KT）；

（9）血管紧张素转换酶（ACE）。

（六）肺脓肿

（1）WBC计数；

（2）痰检查：痰涂片；

（3）红细胞和血红蛋白：慢性病人可降低。

（七）支气管扩张症

（1）痰液检查：痰涂片和培养；

（2）血象（WBC，RBC，Hb）。

（八）肺嗜酸粒细胞浸润症

（1）WBC计数；

（2）DC；

（3）痰液检查；

（4）丝虫补体结合试验；

（5）冷凝集试验（CAT）；

（6）IgE；

（7）寄生虫检测。

（九）胸腔积液

（1）血象；

（2）ESR；

(3) 腺苷脱氨酶（ADA）；
(4) 痰液检查（SE）；
(5) 胸腔穿刺液检查。

(十) 肺癌

(1) 痰液检查；
(2) 血沉；
(3) 神经元特异性烯醇化酶（NSE）；
(4) 糖类抗原125（CA125）；
(5) 糖类抗原50（CA50）；
(6) 糖类抗原72-4（CA72-4）；
(7) 糖类抗原15-3（CA15-3）；
(8) 癌胚抗原（CEA）；
(9) α-L-岩藻糖苷酶（AFU）；
(10) 生长激素（GH）；
(11) 抑癌基因P16和Rb。

(十一) 呼吸衰竭

(1) 血常规；
(2) 血气分析；
(3) 电解质；
(4) 血黏度；
(5) 心肝肾功能。

二、循环系统疾病

(一) 心力衰竭

诊断不能仅仅依靠化验，没有一项化验对心力衰竭是特异性的，通常做血常规、尿常规、血糖、血电解质、肝肾功能、血脂及血浆蛋白测定等，少数病人尚需做甲状腺功能测定。

(二) 肺源性心脏病

(1) 血气分析；
(2) 血象；
(3) 血液黏度（WBV）；
(4) 肝肾功能、二氧化碳结合力及电解质。

(三) 高血压病

(1) 血脂；
(2) 尿糖、血糖及糖耐量试验；
(3) 血浆纤维蛋白原；
(4) 尿常规；
(5) 肌酐；
(6) 心钠素（CN、ANP）；
(7) 尿酸、电解质、肾素活性测定、醛固酮测定、儿茶酚胺测定。

（四）冠心病

（1）血脂及脂蛋白检查；
（2）尿常规、血常规、血糖。

（五）心肌梗死

（1）酶学检查；
（2）补体检查：C3，C4；
（3）肌钙蛋白（TnT）；
（4）肌红蛋白（MB）；
（5）白细胞；
（6）ESR；
（7）血脂、血糖、尿常规。

三、内分泌系统及代谢性疾病

（一）甲状腺功能亢进症

必查项目：TSH、T3、T4、T3U、rT3、$T^{131}I$。

（1）检查结果减低或下降的项目有：TSH、TP、A、TG、PL、LE、TBG。
（2）检查结果增高的有：T3、T4、T3U、rT3、$T^{131}I$、PF8、Cu、Zn、AAN、CER、FC、17-OHCS、17-KS、ACE、FT3、FT4、PBI、E-RFT、α2-MG、ANP。
（3）检查结果为阳性的有：ATGA、AMA、AIFA。

提示：

（1）轻型甲亢、早期甲亢T4不如T3灵敏。用抗甲状腺药物治疗时，T3减低较快，而rT3较缓慢。当T3与rT3均下降至正常范围时，表示用药适当，如低于正常，表示用药过量。对甲状腺功能正常或只仅为单纯性肿大而无甲亢者，可作$T^{131}I$试验。
（2）TSH常受T3、T4的抑制，使TSH水平低于正常或测不出，若高于正常，提示为垂体性甲亢。
（3）T3、T4、rT3三者升高水平在甲亢是一致的，若rT3先于T3、T4的升高，可作为发病早期或复发的参考指标，常受TBG影响。
（4）FT3、T4不受TBG影响，这是诊断甲亢的重要指标。

（二）甲状腺功能减退症

必查项目：TSH、T3、T4、FT3、FT4。

（1）检查结果减低或下降的项目有：PF8、GH、FC、17-OHCS、17-KS、T4、FT3、FT4、T3U、T3、rT3、PBI、$T^{131}I$、PT、ANP、cAMP。
（2）检查结果增高的有：VitA、Tch、TG、PL、LE、PRL、TSH、TBG、SI、Ccr。
（3）检查结果阳性的有：ATMA、ATGA。
（4）检查结果阴性的有：AA。
（5）TRHT：甲减时给予TRHT后，TSH升高，提示病变在下丘脑，若不增高，提示病变在垂体。

提示：

（1）从激素水平变化分析，如TSH升高，T3、T4低于正常，通常为原发性甲减；如TSH升高，T3、T4正常，可能为亚临床甲减；如TSH、T3、T4均低于正常，可能为继发性甲减。

（2）T^{131}I：无甲状腺克汀病的减低，24小时低于15%以下；如正常或高于正常，结合病人有甲状腺大、甲状腺素水平低下，应考虑甲状腺激素合成障碍性克汀病的可能。

（3）T3U：主要用于测定甲状腺功能，甲亢T3摄取率增高，比值减少；甲减摄取率减低，比值增大，正常人血清与对照者的血清比值近于1。

（三）垂体瘤

必查项目：PRL、GH、TSH、ACTH、Cor。

（1）PRL（泌乳素）：增高，特别在垂体瘤引起乳溢-闭经综合征、肢端肥大症增高明显，无功能垂体腺瘤常引起减少。

（2）GH（生长激素）：肢端肥大症升高；垂体性库欣综合征减低。

（3）TSH（促甲状腺激素）：减低。

（4）ACTH（促肾上腺皮质激素）：库欣综合征及ACTH生成性肿瘤增高。

（5）Cor（皮质醇）：库欣综合征增高。

（四）糖尿病

必查项目：UG、FBS、BS2h、GTT、IST、SI、CP、PG、AIA、HbA1、GSP、Tch、TG、NBA、GADA。

（1）UG（尿糖）：阳性。

（2）FBS（空腹血糖）：增高。

（3）BS2h（餐后2小时血糖）：可帮助早期发现糖尿病，若大于6.7mmol/2h，为可疑为是糖尿病，若大于11mmol/L可诊断为糖尿病。

（4）GTT（葡萄糖耐量试验）：FBS<11.1mmol/L或口服葡萄糖后2小时，血糖为7.8~11.1mmol/L。

（5）IST（胰岛素耐量试验）：主要用于糖尿病病人对胰岛素的敏感性，IDDM空腹及餐后胰岛素值均明显低于正常，进食后胰岛素分泌不增加，NIDDM胰岛素及C肽可以正常或呈高胰岛素血症。

（6）SI（胰岛素）：NIDDM增高，IDDM降低。

（7）CP（C肽）：IDDM减低。

（8）PG（胰高血糖素）：增高，病情越重，PG越高。

（9）AIA（抗胰岛素自身抗体）：IDDM阳性。

（10）HbA1（糖化血红蛋白）：增加。能反应测定前1~2个月的血糖水平。

（11）GSP（糖化血清蛋白）：增高。可反应检查前1~2周内平均血糖水平。

（12）Tch（总胆固醇）：增高。

（13）TG（甘油三酯）：增高。

（14）NBA（中性粒细胞杀菌活性）：杀菌力低。

四、血液和造血系统疾病：

（一）缺铁性贫血

（1）血象：男性Hb<120g/L，女性<110g/L，孕妇<100g/L；MCV<80fl，MCH<26pg，MCHC<310g/L，MCD<6μm，红细胞形态有明显低色素表现，白细胞正常或轻度减低，可见很小的红细胞、靶形细胞、椭圆形细胞和形状很不规则的红细胞，红细胞常减少。网织红细胞一般正常。

（2）骨髓象：铁染色显示骨髓小粒可染铁消失，幼粒红细胞<15%，有粒细胞增生中度增

多，幼红细胞增生活跃，中幼红细胞比例增多，体积略小，边缘不整齐，粒细胞和巨粒细胞数量和形态均正常。

(3) 血清铁：减低。

(4) TIBC：增高。

(5) SF：减低。SF 是诊断缺铁性贫血的重要指标，也是诊断隐性缺铁性贫血的可靠指标。

(6) Tf：增高。

(7) CER：增高。

(8) SaI：减低。

(9) Cu：减低。

(10) Cu/Fe：增大。

(11) FEP：增高。

(12) ZPP：增高。

(13) FOB：应作为常规检查，以排除胃肠道出血的可能。

(14) 胃液 pH 值：减低。

(15) MAO：减低。

(16) 寄生虫卵：特别是钩虫常引起缺铁性贫血。

(二) 巨幼细胞贫血

(1) 血象：呈大细胞性贫血改变，MCV>100fl，MCH>35pg，MCD>9μm，红细胞大小不均，卵圆形大红细胞增多，多染性及嗜碱性点彩细胞增多，网织红细胞不增高或轻度增高，白细胞和血小板大多轻度减少，中性粒细胞分叶过多，可多至 5 叶以上，偶尔出现晚幼和中幼粒细胞。

(2) 骨髓象：红细胞系统增生显著增多，粒、红比例降低，胞体巨大的巨幼红细胞大于10%，粒系及巨核亦有巨幼变，巨核细胞有核分叶过多，白细胞减少或正常。

(3) FA：减低。

(4) $VitB_{12}$：减低。

(5) LDH 及 LDH1，LDH2：中度增高。

(6) 血钾：治疗初期可下降。

(7) 脱氧尿嘧啶核苷抑制试验：不正常。

(8) 高半胱氨酸：增高。

(9) 甲基丙二酸：增高。

(10) UPP：排泄量减少。

(11) 胃酸分析：胃液分泌量减少，游离酸大多缺乏或显著减少，BAO 与胃泌素减低。

(12) 血清铁：增高。

(三) 再生障碍性贫血

(1) 血象：RBC、WBC、PLT 均减少，Hb 减低，中性粒细胞减少，淋巴细胞相对增多，网织红细胞小于 1%，呈正细胞正色素性贫血。

(2) 骨髓象：多部位增生减低，有核细胞减少，非造血细胞增多，如增生活跃，巨粒细胞核血小板明显减少，骨髓活检造血细胞少于正常半数，脂肪组织比例增多，巨核细胞不见或罕见。中性粒细胞碱性磷酸酶积分增多。

(3) PCT：减少。

(4) PRI：减低。

(5) PC：增高。

(6) 抗碱血红蛋白：增高。
(7) 血清 Fe：增高。
(8) 血清 Cu：增高。
(9) SF：增高。
(10) IFN：增高。
(11) IL-2：增高。
(12) 1分钟碱变性试验：增高。
(13) AHT：阳性。
(14) TCS：CD4/CD8<1.4
(15) PS：减低。
(16) β-TG：减低。
(17) PF4：减低。

（四）特发性血小板减少性紫癜

(1) 血象：白细胞正常或稍增多，出血过多者 RBC、Hb 减低。本病主要为 PLT 明显减少，PCT 减少。血小板寿命测定缩短。

(2) 骨髓象：巨核细胞大多增加，形成血小板的巨核细胞减少。急性型幼稚型巨核细胞比例增多，慢性型颗粒型巨核细胞增多。

(3) CRT：是血小板功能的诊断筛选试验，ITP 表现为收缩不良，可用来鉴别 ITP 与血小板，前者凝血时间正常，血块回缩时间极短，后者凝血时间延长，血块回缩时间正常。

(4) PGI2：减低。
(5) ACP：增高。
(6) PAGMT：阳性。

（五）血友病

(1) 血象：WBC 增高，中性粒细胞比例增高，常提示有深部组织血肿伴感染；如 Hb 减低，常提示反复出血，病程较长。血小板计数、出血时间、束臂试验均正常。

(2) CT：重型延长，余正常。

(3) FT：血友病 A、B、C 显示因子Ⅷ Ⅸ、Ⅻ 缺乏；因子Ⅱ、Ⅴ、Ⅹ 严重缺乏。PF8 缺乏是血友病 A 的主要原因，PF9 缺乏是血友病 B 的主要原因，PF10 缺乏是血友病 C 的主要原因。

(4) APTT：延长。
(5) VWF：Ag：正常。
(6) URT：如出现血尿，可见大量 RBC。
(7) FOB：如出现胃肠出血，可为阳性。

五、妇科疾病：

（一）子宫颈癌

(1) 血常规：中晚期可出现 Hb 减低，RBC 减少。
(2) 尿常规：有膀胱、尿道转移者可出现镜下血尿，RBC 增多。
(3) 粪隐血试验（FOB）：直肠转移者阳性。
(4) 阴道脱落细胞检查：子宫颈癌阳性率高达95%以上，常采用阴道分泌物涂片法。
(5) 颈管刮术检查：只在宫颈细胞学检查发现异常或临床可疑病人中进行，有助于明确宫颈内有无病变或癌肿有否累及颈管。

（6）免疫球蛋白 A：宫颈黏液的 IgA 增高。

（7）复方碘试验（IIC）：用于细胞学阳性或可疑，而子宫颈无明确肿瘤可见时。

（8）荧光测定仪：从子宫颈细胞正常与非正常间色谱波长的不同，查出恶性肿瘤细胞。

（9）乙肝表面抗原：为必查项目。

（10）鳞状上皮细胞癌抗原（SCC）：增高。

（11）糖类抗原 15-3（CA15-3）：增高。

（12）巨噬细胞吞噬鸡红细胞试验（NRBT）：吞噬率减低。

（二）子宫内膜癌

（1）血常规：晚期 Hb 减低，RBC 减少。

（2）糖类抗原 125：增高。

（3）癌胚抗原：增高。

（4）糖类抗原 50：增高。

（5）α-L-岩藻糖苷酶（AFU）：增高。

（6）抗子宫内膜抗体（AEMA）：偶为阳性，但以Ⅰ期子宫内膜异位症伴不育的病人阳性率最高。

（7）细胞学检查：阳性率较高。

（8）阴道分泌物常规（LRT）：白带增多，或为血性白带，合并感染者则可能为脓性白带伴恶臭，阴道清洁度常为Ⅲ-Ⅴ度。

（9）粪隐血试验：若为阳性，常提示已转移至直肠。

（10）尿常规：镜检如发现大量红细胞，常提示转移至膀胱。

（三）卵巢癌

（1）组织多肽抗原（TPA）：增高。

（2）CA125：对卵巢癌诊断有重要价值，增高水平与肿瘤大小密切相关。

（3）CA15-3：增高。

（4）CA72-4：增高，对黏液性卵巢癌优于 CA125。

（5）AFP：可持续升高，治疗后下降，复发升高。

（6）TAA：阳性。

（7）CA50：增高。

（8）CEA：增高。

（9）PT：增高。

（10）E2：增高。

（11）E3：增高。

（12）PP：增高。

（13）HCG：增高。可作为临床监测指标，一般经手术治疗或化疗后下降，若不下降，提示预后严重。

（14）LDH：增高。

（15）ALP 及 ALP4：增高。

（16）AOA：可呈阳性，但缺乏特异性。

（17）PRL：增高。

（18）SM：增高。

（19）SF：增高。

（四）乳腺癌

（1）CA15-3：增高。是乳腺癌的相关抗原，对乳腺癌的诊断和术后随访有一定的价值，但在乳腺癌的初期敏感性较低，如结合 CEA，可改善敏感性，并有较好的特异性。

（2）CEA：增高。

（3）TPA：增高，常和 CEA 同时检测，可提高乳腺癌的诊断正确性，有利于恶性与非恶性乳腺病变间的鉴别诊断。

（4）CA50：增高。

（5）CA125：增高。

（6）TAA：阳性。

（7）VitB6：增高。

（8）PRL：增高。

（9）NRBT：吞噬率减低。

（10）唾液转移酶：增高。

六、神经系统疾病

（一）急性炎症性脱髓鞘性多发性神经病（AIDP，GBS）

（1）脑脊液：蛋白细胞分离，蛋白量增高，细胞数正常。蛋白量增高以白蛋白为主，细胞主要为单核细胞。

（2）血气分析：合并呼吸肌麻痹时，SaO_2 和 PO_2 减低。

（3）巨细胞病毒和 EB 病毒的 IgM 抗体：有 25% 为阳性，提示有急性病毒感染。

（二）帕金森病

一般均在正常范围内，脑脊液常规变化也不大，但脑脊液中多巴胺的代谢产物高香草酸含量和 5-HT 的代谢产物 5-HIAA 含量减低。尿中 DA、HVA 亦降低。CSF 蛋白增高。

（三）脑出血

（1）纤溶酶原及纤溶酶：增高。

（2）纤维蛋白原：增高。

（3）优球蛋白溶解时间：延长。

（4）纤维蛋白（原）降解产物：增高。

（5）α-纤溶酶抑制物：增高。

（6）乙醇胶试验：阳性。

（7）血小板黏附试验：增高。

（8）血小板聚集试验：增高。

（9）β-血栓蛋白：增高。

（10）血液黏度：增高。

（11）脑脊液：常无色透明，压力不高，脑脊液 AST、CCS、FAST 增高，白蛋白增高。

（12）血常规：在并发感染时增高。

（13）环磷腺苷：增高。

（四）脑梗死

（1）纤溶酶原激活物：活性增高。

(2) 纤溶酶原及纤溶酶：增高。
(3) 乙醇凝胶试验：阳性。
(4) 儿茶酚胺：增高。
(5) α_2-巨球蛋白：增高。
(6) 脑脊液：常呈血性，且压力常增高，蛋白质含量增高，免疫球蛋白含量增高而百分比正常，白蛋白增高。
(7) 血液黏度：常增高。

(五) 癫痫

(1) 肌酸激酶：增高。
(2) 抗磷脂抗体：阳性。
(3) 脑脊液：乳酸定量增高，β球蛋白增高，常规检查无明显改变，有时压力偏高。

七、消化系统疾病

(一) 消化性溃疡

(1) 血常规：常有贫血改变，血红蛋白和红细胞减低。
(2) 大便隐血试验：活动性消化性溃疡常呈阳性。
(3) 胃泌素（Gas）：胃溃疡时增高，但无诊断意义。
(4) 基础胃酸排泌量（BAO）：十二指肠溃疡增高。
(5) 最大胃酸排泌量（MAO）：十二指肠溃疡增高。
(6) 胃液分析（GC）：胃溃疡病人胃酸分泌正常或略低。而十二指肠溃疡、复合性溃疡BAO和刺激后胃酸明显增多。
(7) 幽门螺杆菌（Hp）：80%的消化性溃疡为阳性。
(8) 十二指肠引流（DJT）：可出现血性胆汁。
(9) 人表皮生长因子（HGEF）：常增高。

(二) 慢性胃炎

(1) 血常规：有上消化道出血者血红蛋白和红细胞降低。
(2) 大便隐血试验（FOB）：有上消化道出血者为阳性。
(3) 胃液分泌功能测定（GAF）：慢性浅表性胃炎，胃酸分泌大致正常或轻度降低，但若壁细胞几近消失时，可无胃酸分泌，胃液量也减少。
(4) 胃蛋白酶测定（PeP）：慢性浅表性胃炎正常，慢性萎缩性胃炎减少。
(5) 凝乳酶（La）：慢性萎缩性胃炎减少。常与 PeP 同时测定。
(6) 胃泌素（Gas）：慢性萎缩性胃炎增高，若同时有恶性贫血则更高。
(7) 基础胃酸排泌量（BAO）：慢性萎缩性胃炎减低。若同时有恶性贫血则更低。
(8) 最大胃酸排泌量（MAO）：慢性萎缩性胃炎减低。若同时有恶性贫血或缺铁性贫血则更低。
(9) 抗胃壁细胞抗体（APCA）：慢性萎缩性胃炎，恶性贫血常呈阳性。
(10) 抗内因子抗体（AIFA）：恶性贫血、缺铁性贫血呈阳性，但不及 APCA 敏感。
(11) 免疫球蛋白 A：慢性浅表性胃炎、慢性萎缩性胃炎增高。
(12) 幽门螺杆菌（Hp）：阳性率甚高。
(13) 人表皮生长因子（HEGF）：增高。

(三) 肝硬化

(1) 免疫学检查。

(2) 酶学检查：代偿期 ALT 及 AST 可正常或轻度异常，失代偿期 ALT、AST 有不同程度升高，ALT/AST<1；失代偿期 ChE 明显减低；LDH5、OCT、ALP、ALP2、MAO 亦增高。

(3) 蛋白代谢检查：TP 减低、A 减低、PA 减低、G 增高，失代偿期白蛋白明显减低、A/G 倒置。蛋白电泳主要显示 α_1 球蛋白增高，γ 球蛋白增高。尚可见 CER 增高、α_1-MG 减低、BA 升高。

(4) 肝脏储备功能检查

血清总胆固醇和胆固醇脂检查：Tch 明显减低，PL 增高，前 β 脂蛋白（VLDL 为主），HDL-C 减低，HDL3-C 几乎消失，LPO 增高。

凝血酶原时间测定（PT）：延长，常>13秒。若用维生素 K 不能纠正提示预后不良。

吲哚氰绿清除试验（ICGT）：为 BSP 的替代试验，肝硬化潴留可达 40%。

(5) 肝脏纤维化的检查：包括Ⅲ型前胶原肽（PⅢP）、Ⅲ型前胶原（PCⅢ）、Ⅳ胶原（PCⅣ）、脯氨酰羟化酶、赖氨酸氧化酶、Ⅲ型前胶抗体的 Fab 片段（Fab PⅢP）、层黏蛋白测定。肝硬化常显著增高，各种胶原均增加，但最重要的是构成基底膜的Ⅳ胶原增加，常>150μg/L、PⅢP 常>120μg/L。

(6) 血象检查：肝硬化失代偿期表现为血红蛋白、红细胞减低，PLT 减少，伴脾功能亢进者 RBC、WBC、PLT 三系均下降。

(7) 尿液及肾功能：并发肝肾综合征时，肾功能减损，表现为 BUN、Cr、Ccr 降低，尿中可发现红细胞、白细胞、蛋白及管型。

(8) 腹水检查：一般为漏出液，如并发自发性腹膜炎时，透明度降低，比重介于漏出液与渗出液之间，细胞数增加，每微升常在 300 以上，以中性粒细胞为主；如并发结核性腹膜炎，腹水呈血性，以淋巴细胞为主。血性腹水尚应考虑肝癌，宜做腹水的癌细胞检查。

(9) 出凝血时间测定：均可延长。

(10) 甲胎蛋白（AFP）：如发现持续升高，应疑及肝癌。

(11) 血管活性肠肽（VIP）：常>150μg/L，预测肝硬化优于其他项目，如不断升高预后不良。

(12) 环磷酸鸟苷（cGMP）：常>8mmol/L。

(13) 甘胆酸（CG）：常>2.0μmol/L。

(四) 急性胰腺炎

(1) 白细胞：早期增高。中性粒细胞明显增高。

(2) 淀粉酶：血淀粉酶发病后 8 小时开始升高，12~24 小时达高峰，48~72 小时开始下降，3~5 日恢复正常。若持续升高不降，提示病情严重，可能出现胰腺坏死或有胰管阻塞，或有肿瘤发生，或炎症反复。尿淀粉酶发病后 12~24 小时开始升高，4 日后开始下降。

(3) 脂肪酶：急性胰腺炎、胰管阻塞增高，可持续 10~15 日。

(4) 亮氨酸氨基肽酶：胰腺恶性病变时显著增高，炎症时轻度升高或不升高。

(5) GGT：可轻度增高，胰腺癌显著升高。

(6) 总胆固醇：可轻度增高。

(7) 脂蛋白：可轻度升高，以 HDL 为主。

(8) FBS：可出现暂时性血糖升高，4~7 天恢复正常。

(9) 血钙：出血坏死型胰腺炎在发病 2 天后出现暂时低血钙血症。

（10）血钾：病情较轻到中度者减低，一般胰腺炎可轻度减低。

（五）慢性胰腺炎

(1) 淀粉酶：血、尿淀粉酶常不增高，但在急性时发作时可增高。
(2) 粪游离脂肪酸测定：增高。
(3) 粪常规：可见脂肪滴及未消化的肌纤维。
(4) 空腹血糖：增高。
(5) 维生素 K：增高。
(6) 胰岛素：部分病人减低。
(7) 胰高血糖素：可减低。
(8) 由于本病常伴发糖尿病，所以糖尿病相关项目均可检查。

（六）胆囊炎

(1) 白细胞：在急性胆囊炎与慢性胆囊炎急性发作时增
(2) 粪检蛔虫卵：胆道蛔虫症可为阳性。
(3) 十二指肠引流（DJT）：若无胆汁引出，提示胆总管为结石梗阻；若发现胆汁黏稠度增加，提示为胆囊、胆管炎症、胆石症；若发现大量上皮细胞，提示胆道炎症、十二指肠炎；若 A 管了现大量白细胞，提示十二指肠炎、结石的可能。DJT 尚可发现寄生虫卵，培养可发现致病菌，若 B 管发现大肠杆菌、念珠菌、诊断意义较大。
(4) 胆红素测定：常分为总胆红素、直接胆红素、间接胆红素，三项均升高提示为肝细胞性黄疸；胆囊结石、胆囊炎、胆道梗阻伴黄疸时常为阻塞性黄疸，总胆红素与直接胆红素增高；若总胆红素与间接胆红素增高常为溶血性黄疸。
(5) 丙氨酸氨基转移酶：增高。
(6) 门冬氨酸氨基转移酶：阻塞性黄疸时增高。
(7) GGT：对诊断肝胆系统的恶性肿瘤和胆系疾病有重要价值。
(8) 碱性磷酸酶：增高。
(9) 脂肪酶：增高。
(10) 醛缩酶：胆囊炎增高。
(11) 亮氨酸氨基肽酶：增高。
(12) 腺苷脱氨酶：肝胆疾病增高。
(13) 5′-核苷酸酶：可用于鉴别 ALP 升高是肝胆系统疾病还是骨骼系统疾病，前者增高，后者不增高。

（七）阑尾炎

(1) 白细胞：增高。
(2) 妊娠试验：主要排除宫外孕的可能。
(3) 尿常规：一般无异常，但盲肠后位阑尾炎可刺激邻近的输尿管，尿中出现少量红细胞。
(4) 淀粉酶：可增高。

八、泌尿生殖系统疾病

（一）急性肾小球肾炎

(1) 尿液检查：肉眼或镜下血尿，轻到中度蛋白尿及红细胞管型、颗粒管型、一般尿比重正常或增高。

（2）ASO：增高，常>800U，通常在链球菌感染后 2 周检测。
（3）CRP：增高，常>20mg/L，感染一天后即可检出。
（4）ESR：增速，常>50mm/h，常和 ASO、CRP 同时检测，三者均可在急性感染后增速。
（5）CIC：阳性，必须结合其他项目综合分析。
（6）CG：Ⅲ型增高。
（7）抗肾小球基底膜抗体（AGBMA）：阳性，必须结合其他项目分析。
（8）抗心肌抗体（AMA）：阳性，近日曾患链球菌感染者，可呈现阳性。
（9）B 因子（BF）：减低，常<200mg/L。
（10）总补体溶血活性（CH50）：常在 6~8 周内出现减低，可<50kU/L。
（11）补体旁路活化途径溶血活性（AP-H50）：减低。
（12）补体 3（C3）：减低，常<0.8g/L，可用于链球菌感染后肾炎、免疫复合物肾炎病人的诊断。
（13）补体 C4：减低，常<0.1g/L，急性肾炎 C4 减低较 C3 更显著。
（14）肾功能检查：一般改变不明显，急性肾衰时尿素氮可增高，常>7.5mmol/L；肌酐：也增高，常>110μmol/L；内生肌酐清除率：减低，常<80mL/（min·1.73m²），Ccr51~70mL/min 为肾功能轻度损害，31~50mL/min 为中度损害，<30mL/min 为重度损害，<20mL/min 提示预后不良。
（15）尿酸：增高，常>500μmol/L，主要用于痛风诊断参考。
（16）α_1-MG：增高，常>30mg/L，其浓度随 Ccr 下降而增高，其尿 α2-MG 是近曲小管损害的敏感指标，在鉴别早期肾功能受损方面较 β2-MG 更具价值。
（17）α2-巨球蛋白：减低，常<1g/L。
（18）β2-微球蛋白：增高，常>4mg/L，是诊断肾脏疾病的敏感指标。若 β2-MG 与 Cr 之比值≥2.5 表示肾功能不良；若≤2.5，且血清 β2-MG<4mg/L，表示肾功能良好。
（19）蛋白电泳：α2-球蛋白增高，白蛋白减低。
（20）乙醇凝胶试验（EGT）：尿含量增高，常>5mg/L。
（21）其他：血细胞计数，尿 24 小时蛋白定量测定，1 小时尿沉渣计数，尿 10 项分析，尿培养、电解质等测定。

（二）慢性肾小球肾炎

（1）尿液检查：镜下血尿、蛋白尿（24 小时蛋白定量增高，常在 1~3g/24h）；1 小时尿沉渣计数以红细胞为主，尚可见红细胞管型。尿比重低于 1.015。
（2）尿素氮：正常或轻度增高，常在 7~7.5mmol/L 之间。
（3）肌酐：正常或轻度增高，常在 100~120μmol/L 之间。
（4）内生肌酐清除率：减低，常<80mL/（min·1.73m²），是反映肾小球滤过功能的敏感指标。
（5）尿酸：增高，常>450μmol/L。
（6）维生素 A：增高，常>2μmol/L。
（7）乳酸脱氢酶：增高，常>350U/L。
（8）补体：C3 减低，常<0.8g/L；补体 C 裂解产物（C3SP）：阳性。
（9）AP-H50：增高。
（10）CIC：阳性。
（11）AGBMA：阴性。借此可与急性肾炎鉴别。

(12) 尿免疫球蛋白（IgA）：增高，可作为慢性肾炎活动性和疗效的判断的参考依据。

(13) SPE：球蛋白减低，常<0.09；白蛋白减低，常<0.50。

(14) α_1-MG：增高，尿常>5mg/24h，血常>26mg/L，其增高可早于肌酐，可作为肾功能不全早期检测敏感指标，尿 α_1-MG 是肾近曲小管损害的标志蛋白，在鉴别早期肾功能受损方面较 β2-MG 更具价值。

(15) α2-巨球蛋白（α2-MG）：增高，常>4g/L，但出现慢性肾功能不全可降低，常<1.5g/L。

(16) β2-微球蛋白（β2-MG）：增高，尿常>98μg/24h，血常>3mg/L。此项检查对肾小球病变及尿路感染的诊断、鉴别诊断和指导临床治疗有肯定意义。

(17) 血小板第Ⅳ因子（PF4）：增高，常>5.5μg/L。

(18) 其他：根据病情检查血糖、血沉、血脂、骨髓、狼疮细胞、尿蛋白的分子量、尿盘状电泳（UPDE）。

（三）肾盂肾炎

(1) 血常规（BRT）：WBC 增高，N 增高，常>0.75，若伴肾功能不全可见 Hb 减低，常<120g/L。

(2) 尿液检查：尿液浑浊，甚至为肉眼血尿，一般为程度不等的镜下血尿；白细胞增多>5个/HP，甚至满视野，并可见脓细胞和白细胞管型；尿蛋白可增多，但一般小于 2g 次/d，且多为小分子蛋白；中段尿培养菌落计数，一般认为真性菌尿诊断标准>10E5/mL，若<10E5/L 为污染。大肠埃希菌、绿脓杆菌感染可用作筛选检查。1 小时尿沉渣计数白细胞>30 万个为阳性。尿亚硝酸盐阴性。

(3) 尿抗体包裹细胞：阳性。

(4) 溶菌酶：增高。

(5) 乳酸脱氢酶：增高。

(6) UNAG：增高。

(7) 输尿管插管：取尿做培养及常规。

(8) 膀胱冲洗：灭菌法尿培养。

(9) 光镜检查：发现有尿蛋白或白细胞管型。

(10) 尿 β2-微球蛋白：活动期增高。

(11) 尿酸：增高。

(12) 肾功能检查：在伴有肾功能衰竭时，BUN、Cr 增高，Ccr 减低。

（四）肾病综合征

(1) 血常规：合并感染时，WBC 增高，合并肾功衰竭时可出现 Hb 与 RBC 减低。

(2) 尿液检查：24 小时尿蛋白定量>

(3) 5g/24h，尿沉渣可见有脂肪管型，若有红细胞见于增殖性肾炎；尿盘状蛋白电泳若为小分子蛋白，提示微小病变或可疑骨髓瘤；选择性尿蛋白：Ⅰ 型肾病综合征多为高选择性蛋白尿，Ⅱ 型肾病综合征多为低选择性蛋白尿。

(3) α2-巨球蛋白：增高，伴肾功能衰竭时减低。

(4) ASO：增高。

(5) 免疫球蛋白 A：尿 IgA 增高。

(6) AP-H50：增高。

(7) B 因子：增高。

（8）甲状腺素结合蛋白：减低。

（9）T^{131}I：减低。

（10）溶菌酶：增高。

（11）铜氧化酶：减低。

（12）脂蛋白电泳：增高，呈高脂血症改变。

（13）LDL-C：增高。

（14）磷脂：增高。

（15）TG：增高。

（16）SPE：α2 球蛋白增高。γ 球蛋白减低。

（17）蛋白 S：增高。

（18）黏蛋白：减低。

（19）总蛋白：减低。

（20）白蛋白：减低。

（21）醛固酮：增高。

（22）肾功能检查：在伴肾功能衰竭时，BUN、Cr 增高，Ccr 减低。

（23）PF4：增高。

（五）急性肾功能衰竭

（1）血常规：在意外失血、急性溶血时 Hb、RBC、WBC 减低，呈轻度贫血。

（2）尿常规：可查到小量蛋白尿、红细胞、尿比重多数<1.014。

（3）粪常规：主要查 FOB，若 2+以上提示消化道出血，有脓细胞提示肠道感染。

（4）尿素氮：进行性增高，常每天升高 3~10mmol/L。

（5）肌酐：进行性增高。

（6）尿浓缩功能：减低。

（7）尿钠：增高。

（8）电解质：少尿期常有稀释性低血钠、低血氯、高血钾，多尿期可呈电解质全面下降。

（9）血气分析：呈代谢性酸改变，血 pH、HCO$_3^-$、BE 均下降。

（10）降钙素：减低。

（11）HDL-C：减低。

（12）α$_1$-MG：增高。

（13）α2-MG：减低。

（14）β-MG：增高。

（六）慢性肾功能不全

（1）血常规：Hb、RBC、WBC、HCT 减低。

（2）尿常规：可有不同和度的蛋白尿、血尿、管型尿，也可无明显异常，多有低比重尿（晨尿<1.020）、低渗尿。

（3）肾功能：肾功能不全代偿期 BUN，Cr 基本在正常范围，Ccr 在 50~80mL/min；失代偿期：BUN 高达 9~20mmol/L，Cr 升至 186~442μmol/L，Ccr 降至 20~50mL/min；衰竭期：BUN 升至 20~28.6mmol/L，Cr 升至 451~707μmol/L；尿毒症期：BUN 升至 28.6mmol/L，Cr707μmol/L，Ccr 降至 10mL/min 以上。

（4）电解质：早期低钙高磷。合并甲状旁腺功能亢进可呈现高钙高磷，终末可出现高血钾。

(5) 血气分析：pH、HCO_3^-，同时查二氧化碳结合力减低，提示为代谢性酸中毒。

(6) 肾性骨病检测：可见甲状腺素、碱性磷酸酶及钙磷升高。

（七）肾小管性酸中毒、

(1) 血常规：合并肾功能紊乱者 Hb 减低。

(2) Ⅰ型、Ⅲ型尿 pH 常>5.5；Ⅱ型、Ⅳ型尿 pH 正常或>5.5，尿糖阳性，氨基酸尿阳性。

(3) 电解质：血氯增高，阴离子间隙正常。Ⅰ型、Ⅲ型血钾减低；Ⅳ型血钾增高；血钠、血钙均可减低。

(4) 肾功能：Ⅳ型常有肾功能减损，但减损程式度与酸中毒、高血钾不成正比例。

(5) 血气分析：完全性 RTA 有高氯性代谢性酸中毒，阴离子间隙正常，pH 正常或减低，PCO_2 减低，HCO_3^- 减低，BE 减低，AG 增高或正常，不完全性 RTA 无代谢性酸中毒表现。

(6) 尿 pH 及 NH4CL 负荷试验：正常人当血 pH7.35 时尿 pH 应<5.5。负荷试验通过酸性药物酸化产生争性代谢性酸中毒，可改 pH 值呈酸化反应，即明显增高（呈阳性反应）。

(7) 尿氨和阴离子间隙测定：测定尿氨是反映肾小管排酸量的直接方法，正常人每日排尿氨 40mmol 次/d，尿氨>20mmol/L。代谢性酸中毒而肾小管功能正常者，尿氨显著增高；远端肾小管酸中毒尿氨不能相应增多，此项检查有助于两者鉴别。尿氨可通过阴离子间隙来估计，即等于（Na^+）+（K^+）-（Cl^-），因此检测尿电解质可了解尿氨。

(8) 尿 CO_2 分压测定：常用碳酸氢钠负荷试验、中性磷酸盐负荷试验、硫酸钠试验、呋塞米试验、24 小时尿枸橼酸盐测定及 HCO_3^- 重吸收排泌试验等。正常人尿 PCO_2 应>9.3kPa，或比血 PCO_2 高 2.67kPa。如尿与血 PCO_2 差值<2kPa，提示有存在远端肾小管酸中毒。如血浆 HCO_3^- 不低于 20mmol/L 时，尿 HCO_3^- 部分排泄率>15%可确定近端肾小管酸中毒。

(9) ALP：增高。

(10) 尿酸：增高。

九、艾滋病

(1) T 细胞亚群（TCS）：观察机体细胞免疫水平的重要检测项目。CD4 减低见于艾滋病，且 CD4/CD8 的比值<1。

(2) E 玫瑰花环形成试验（E-RFT）：减低。

(3) EA 玫瑰花环形成试验（EA-RFT）：减低。

(4) 免疫球蛋白 A：减低。

(5) 白介素-1：增高。

(6) 人类免疫缺陷病毒抗体（HIV Ab）：通常将酶联免疫吸附试验（ELISA）、明胶颗粒凝集试验（PA）等作为过筛试验，蛋白印迹法（WB）为确诊试验，较为常用。亦作 HIV-IgM 检测。

(7) 人类免疫缺陷病毒（HIV）：可从病人的血液、精液、阴道分泌物、骨髓、乳液等中检测，阳性者可确诊，由于检验条件要求高，通常只在科研机构检测。

(8) 血常规：Hb 减低，RBC 减少，WBC 减少，淋巴细胞显著减少。

(9) 血沉：增速。

（梁娇霞）

第五章　微生物学检验

第一节　微生物与微生物学

　　微生物是广泛存在于自然界中的一群肉眼看不见，必须借助光学显微镜或电子显微镜放大数百倍、数千倍甚至数万倍才能观察到的微小生物的总称。它们具有体形微小、结构简单、繁殖迅速、容易变异及适应环境能力强等优点。

　　微生物种类繁多，至少有十万种以上。按其结构、化学组成及生活习性等差异可分成三大类。

　　（1）真核细胞型微生物：细胞核的分化程度较高，有核膜、核仁和染色体；胞质内有完整的细胞器（如内质网、核糖体及线粒体等）。真菌属于此类型微生物。

　　（2）原核细胞型微生物：细胞核分化程度低，仅有原始核质，没有核膜与核仁；细胞器不很完善。这类微生物种类众多，有细菌、螺旋体、支原体、立克次体、衣原体和放线菌。

　　（3）非细胞型微生物：没有典型的细胞结构，亦无产生能量的酶系统，只能在活细胞内生长繁殖。病毒属于此类型微生物。

　　微生物在自然界中的分布极为广泛，空气、土壤、江河、湖泊、海洋等都有数量不等、种类不一的微生物存在。在人类、动物和植物的体表及其与外界相通的腔道中也有多种微生物存在。

　　绝大多数微生物对人类和动、植物的生存是有益而必需的。自然界中氮、碳、硫等多种元素循环靠微生物的代谢活动来进行。例如空气中的大量氮气只有依靠微生物的作用才能被植物吸收，土壤中的微生物能将动、植物蛋白质转化为无机含氮化合物，以供植物生长的需要，而植物又为人类和动物所利用。因此，没有微生物，植物就不能新陈代谢，而人类和动物也将无法生存。

　　在农业方面，人类广泛利用一些微生物的特性，开辟了以菌造肥、以菌催长、以菌防病、以菌治病等农业增产新途径。在工业方面，微生物在食品、制革、纺织、石油、化工等领域的应用越来越广泛。尤其是在医药工业方面，几乎所有的抗生素都是微生物的代谢产物，另外还可利用微生物来制造一些维生素、辅酶等药物。

　　即使是许多寄生在人类和动物腔道中的微生物，在正常情况下也是无害的，而且有的还具有拮抗外来菌的侵袭和定居，以及提供人类必需的营养物质（如多种维生素和氨基酸等）的作用。有一小部分微生物能引起人类或动、植物的病害，这些具有致病性的微生物称为病原微生物。有些微生物在正常情况下不致病，而在特定条件下可引起疾病，称为条件性病原微生物。

　　微生物学（Microbiology）是生物学的一个分支，是研究微生物的进化、分类，在一定条件下的形态、结构、生命活动规律及其与人类、运动、植物、自然界相互关系等问题的科学。随着研究范围的日益扩大和深入，微生物学又逐渐形成了许多分支学科，着重研究微生物学基本问题的有普通微生物学、微生物分类学、微生物生理学、微生物生态学、微生物遗传学、分子微生物学等。按研究对象可分为细菌学、真菌学、病毒学等。按研究和应用领域可分为农业微生物学、工业微生物学、医学微生物学、兽医微生物学、食品微生物学、海洋微生物学、土壤微生物学等。

第二节 微生物的致病性与感染

一、细菌的致病性——毒力

细菌能引起疾病的性质称为致病性或病原性,与毒力强弱、进入机体的数量及侵入机体的门户和部位有密切的关系。细菌的毒力是指病原菌致病性的强弱程度,包括侵袭力和毒素。

(一) 侵袭力

病原菌(包括条件致病菌)突破机体的防御能力,在体内生长繁殖、蔓延扩散的能力。①菌体表面结构:如荚膜具有抵抗吞噬细胞的吞噬及体液中杀菌物质的作用;有些细菌表面有类似荚膜的物质,如微荚膜、Vi 抗原、K 抗原等,都具有抗吞噬、抵抗抗体和补体的作用;②菌毛:多种革兰阴性菌具有菌毛,通过其与宿主细胞表面的相应受体结合而黏附定居在黏膜表面,有助于细菌侵入;③侵袭性酶:某些细菌代谢过程中产生的与致病性有关的胞外酶,可协助细菌抗吞噬或有利于细菌在体内扩散。主要有:血浆凝固酶、透明质酸酶、链激酶、胶原酶、脱氧核糖核酸酶以及其他可溶性物质。

(二) 毒素

①外毒素:细菌生长繁殖过程中合成并分泌到菌体外的毒性物质,主要由革兰阳性菌和少数革兰阴性菌产生。毒性强,多数为多肽,对组织细胞有高度选择性。化学性质为蛋白质,不耐热,易被热(56~60℃,20min~2h)破坏,易被酸和消化酶灭活,具有特异的组织亲和性,可引起特异性症状和体征。有良好的抗原性,经 0.3%~0.4%甲醛液作用可使其脱毒,仍保留其免疫原性,称类毒素,可刺激机体产生具有中和外毒素作用的抗毒素。②内毒素:许多革兰阴性菌的细胞壁结构成分(脂多糖),当细菌死亡破裂、菌体自溶,或用人工方法裂解细菌才释放出来。由脂质 A、非特异核心多糖和菌体特异性多糖(O 特异性多糖)组成,脂质 A 是内毒素的主要毒性成分。内毒素的性质稳定、耐热,需加热 160℃经 2~4h,或用强酸、强碱或强氧化剂加温煮沸 30min 才灭活。抗原性弱,不能制成类毒素。少量内毒素诱生细胞因子,致免疫保护性应答,大量释放导致高热、低血压休克、弥散性血管内凝血。革兰阴性菌引起的毒性作用大致类同。毒性作用较弱,其生物学活性为致热作用、白细胞增多、感染性休克和弥散性血管内凝血。③其他毒性蛋白和酶:某些细菌产生溶血素使血平板上菌落周围出现溶血环;葡萄球菌和链球菌等产生的杀白细胞素。

二、细菌感染的来源与类型

(一) 感染的来源

①外源性感染:病原菌来自体外;②内源性感染:病原菌来自自身的体表或体内,由体内寄生的正常微生物群引起的,又称条件致病菌或机会致病菌。

(二) 感染的类型

(1) 不感染:病原体侵入人体后,迅速被机体清除,不发生感染。

(2) 隐性感染:病原体侵入人体后,仅引起机体发生特异性免疫应答,不出现或只出现不明显的临床症状、体征、生化改变,为隐性感染(亚临床感染)。

(3) 显性感染:即感染性疾病。指病原体侵入人体后,导致组织损伤,生理功能发生改变,并出现一系列临床症状和体征。按其发病快慢和病程长短,可分为急性感染和慢性感染。按感染部位及性质可分为局部感染和全身感染。全身感染可分为：①菌血症：病原菌由原发部位一时性或间歇性侵入血流，不在血中繁殖；②败血症：病原菌不断侵入血流，在其中大量繁殖，引起机体严重损害，出现全身中毒症状；③毒血症：病原菌在局部组织生长繁殖，不侵入血流，但产生的毒素进入血流，引起全身症状；④脓毒血症：化脓性细菌引起败血症时，细菌通过血流扩散到全身其他脏器或组织，引起新的化脓性病灶。

（4）持续性感染：某些微生物感染机体后，可以持续存在于宿主体内很长时间，引起慢性进行性疾病，成为重要的传染源。可分为：①慢性感染；②潜伏感染；③慢发病毒感染。

（5）病原携带状态：病原体在体内继续存在并不断向体外排菌，称为带菌状态。处于带菌状态的人称为带菌者。可分为：①潜伏期携带者：显性感染临床症状出现之前；②健康携带者：隐性感染之后；③恢复期携带者：显性感染之后。其共同特征是没有临床症状但能不断排出病原体，在感染性疾病中成为重要的感染源，其健康携带者的危害性最大。

三、病毒的感染与免疫

（一）概念

病毒侵入人体并在体内增殖，与机体发生相互作用的过程称为病毒感染。

（二）细菌对病毒感染的反应

包括：①细胞病变，引起细胞死亡；②无明显变化，为稳定状态的非杀细胞性感染；③整合感染，引起细胞恶性转化；④调节细胞凋亡。

（三）免疫病理损伤

包括：①宿主细胞出现自身抗原导致自身免疫病；②免疫复合物形成沉着于毛细血管基底膜或关节滑膜等部位，造成免疫损伤；③病毒感染抑制宿主免疫功能。

（四）病毒侵入途径与传播

（1）侵入途径：根据不同侵入途径分为呼吸道病毒、肠道病毒和虫媒病毒等。

（2）体内传播：分为：①水平传播：病毒通过呼吸道、消化道、泌尿生殖道、皮肤等途径在人群中不同个体间传播；②垂直传播：有些病毒可经胎盘或产道直接由亲代至子代的传播。传播方式有：①上皮表面传播；②侵入上皮下组织；③通过血流进入全身；④越过胎盘屏障感染胎儿；⑤通过血脑屏障侵入脑组织；⑥从外围神经纤维传播到中枢神经系统。

（五）抗病毒免疫

①非特异性免疫：巨噬细胞、NK细胞和干扰素等均具有保护作用；②特异性免疫：包括体液免疫和细胞免疫两方面。以细胞免疫为主，主要清除病毒感染，促使疾病痊愈。体液免疫作用于体液中存在的病毒，IgG和IgM能在血流中直接中和病毒。

四、感染的种类与类型

（一）传染性与非传染性感染

传染是指感染性疾病由一个宿主传至另一宿主。非传染性感染是指由外环境获得病原体。

（二）外源性与内源性感染

外源性感染指病原体来自体外，包括由人或其他宿主、环境中来。内源性感染为病原体存在于机体自身（正常菌群），当机体抵抗力降低时发生感染。

（三）社会感染与医院感染

社会感染指来源于医院外的感染。医院感染为来源于医院的一切感染。医院感染与医院各种诊疗操作有关，感染剂量也比较小。

五、感染的临床征象

（一）病程发展阶段

①潜伏期：从病原微生物侵入人体，至开始出现临床症状，其长短可作为临床诊断的参考，也是观察留检接触者时间的重要依据；②前驱期：从起病至症状明显且呈典型化表现的时期，起病急骤者可无前驱期；③症状明显期：前驱期后转入症状明显期，出现特征性表现；④恢复期：机体免疫力增加，体内病理生理过程基本终止，病人的症状和体征基本消失，为恢复期，血清中抗体效价上升至最高水平。有些患者进入恢复期后一段时间，又可再度发病，临床上称为疾病复发与再燃。

（一）二常见症状与体征

感染性疾病的可疑症状主要是发热。

（1）发热：微生物的代谢产物（热原质）、内毒素、内毒素样物质等可引起发热。

热型：重要特征之一，具有鉴别诊断意义。常见热型有：①弛张热：一天内体温相差1℃以上的发热，表现有化脓性疾患、败血症、亚急性心内膜炎、粟粒性结核等；②稽留热：体温持续在38℃以上，日差在1℃以内的发热，典型的有肠伤寒、细菌性肺炎等；③间歇热：在一段时间内保持发热与正常体温周期交替变化，如回归热、布鲁菌病、鼠咬热等；④微热：持续37.5℃上下的低热，常见于慢性感染和肺结核等；⑤马鞍热：发热数日，退热一日，又再发热数日，如登革热。

发热性感染症：①以弛张热和发热开始的疾病；②以皮疹为主要症状的热性病；③以感冒样症状开始的热性病；④伴头痛、痉挛、呕吐（脑膜刺激征）等症状的热性病；⑤伴有腹泻的热性病；⑥伴呕吐、腹痛等症状的热性病；⑦伴咳嗽、胸痛等症状的热性病；⑧伴血尿、血便等症状的热性病。

（2）腹泻与腹痛：腹泻粪便有水样便、绿色黏液便、黏液血便、脓血便、柏油样便等。①菌痢每日便意达十数次，排便量少，典型者有里急后重感，排黏液血便；②重症霍乱的腹泻量大，每天超过5-10L，粪便无色或淘米水样便，腥臭味；③病毒性腹泻多为婴幼儿，粪便多为薄白或淡黄色淘米水样；④肠伤寒引起的肠出血时有血便或柏油样便；⑤阿米巴痢疾的粪便呈黏液脓血便或巧克力样卤汁便。急性腹泻原因：①感染性腹泻；②中毒性腹泻；③使用抗生素不当引起的腹泻；④其他原因。慢性腹泻原因：如慢性溃疡性结肠炎、结核性肠炎、慢性菌痢等。

（3）皮疹。

（4）毒血症状。

六、微生物感染的防治原则

（一）微生物感染的免疫防治

①人工主动免疫：用病原微生物或其特异抗原、毒素等制成减毒活疫苗、死疫苗、类毒素等生物制品，接种易感人群，使体内产生特异性免疫力，主要用于预防；②人工被动免疫：用含抗某种病原微生物或毒素特异性抗体的免疫球蛋白或免疫血清等生物制品给易（疑）感人群注射，使之获得特异性免疫力。主要用于治疗某些由外毒素所引起的疾病，作用快速，持续时间短，仅

2-3周。

(二) 微生物感染的化学防治

①化学预防：使用抗菌药物对某些微生物感染进行治疗性预防，以及用于外科手术病人和高危对象等，预防可能会发生的微生物感染；②抗感染治疗的基本原则：可概括为"安全、有效、经济"，其中关键因素是"有效"。具体表现为：合理选药；合理给药和考核疗效；认真观察疾病演变情况加强综合疗法；预防和避免抗微生物药物的不良反应和相互作用，以及二重感染的发生；预防和延迟细菌耐药性的产生。

(赵立站)

第六章 细胞和组织的损伤

当损伤因素超出机体的适应能力，则引起细胞和组织的损伤。在一定程度内这种损伤为可复性，形态上表现为变性和物质异常沉积。重度损伤则引起细胞和组织的死亡。

一、细胞和组织损伤的原因与发生机制

（一）缺氧

缺氧是引起组织细胞损伤常见而重要的原因。缺氧常见于：各种原因造成动脉供血不足或静脉回流障碍，或由于呼吸、循环障碍使血氧含量不足，也可见于严重贫血或中毒（如 CO 中毒）使红细胞携氧能力降低等情况。缺氧首先影响细胞的需氧呼吸，即线粒体的氧化磷酸化功能，使 ATP 产生减少或停止，导致细胞膜的钠泵功能障碍，Na^+ 及水在细胞内集聚，K^+ 从细胞外溢，造成急性细胞肿胀。缺氧也使无氧酵解过程增强，通过糖原分解产生 ATP，以维持细胞的能量，但在无氧酵解的过程中细胞内乳酸、酮体、氨基酸和无机酸等氧化不全的代谢产物大量积聚，使 pH 下降。随之粗面内质网核蛋白体脱失、裂解，并出现线粒体肿胀，内质网扩张等一系列超微结构改变。以上改变是可复性的，随缺氧的恢复而恢复正常。如缺氧持续存在，ATP 供应耗竭，细胞酶系统广泛损伤，细胞膜功能严重受损，细胞外 Ca^{2+} 不断进入细胞内，甚至进入线粒体内，使其基质中出现无定形的富于钙的致密区，线粒体发生不可复性改变，以至参与代谢的某些酶活性受抑，并使蛋白变性，细胞死亡。细胞内 pH 进一步下降将导致溶酶体膜的损伤，其内多种酶进入细胞浆内并被激活，其中酸性水解酶可引起细胞自溶死亡。

不同组织细胞对缺氧的耐受程度不同。结缔组织对缺氧耐受时间最长，而神经细胞对氧极为敏感，缺氧长于 5 分钟，细胞则发生不可复性损伤。

（二）物理因子

物理因子包括机械性、高温、低温、电流、放射线等刺激因子。机械性损伤能使细胞组织破裂；高温使细胞内蛋白质（包括酶）变性，低温可使血管收缩引起组织缺血性损伤，或造成局部血流停滞、凝血，甚至细胞内水分形成冰晶而损伤细胞；电流通过组织时引起高温灼伤局部组织；放射线作用于机体能直接或间接造成大分子损伤，使水分被激发电离，产生大量具有强毒力的自由基，损伤组织细胞。物理因子引起损伤的严重程度主要决定于该物理因子的作用性质、强度和持续时间的长短，而很少和机体的反应性有关。

（三）化学因子

许多化学物质进入人体，在组织细胞内发生化学反应，可破坏正常的生理功能。化学物质造成组织损伤前提是它们必须经口、呼吸道、皮肤或黏膜进入体内才能引起中毒。化学因子引起损伤的机制是多方面的：①直接损伤：如强酸、强碱可直接灼伤皮肤或黏膜，引起局部炎症或坏死；②抑制酶的活性：如有机磷农药能抑制胆碱酯酶的活性，引起损伤。氯化汞和体内的疏基结合，从而使许多酶蛋白失去活性或破坏膜蛋白结构；③通过代谢形成毒性代谢产物而发挥作用：例如，四氯化碳经肝细胞滑面内质网所含的细胞色素 P-450 混合功能氧化酶类的作用，裂解生成毒性物质 CCl_3 和 Cl 自由基，后者可引起肝细胞发生脂肪变性和坏死。

自由基（free radical）又称游离基，是指一类含有未配对电子的化学基团，如 H^+、OH^-、

HOO、O_2^-，其化学活性高而不稳定，它与细胞内各种有机或无机化合物，如脂质、蛋白质、核酸等，发生过氧化、交联或断裂，从而造成细胞的损伤。但在正常人体内，自由基在细胞外液中的浓度极低，不构成对细胞的威胁，而在吞噬细胞杀灭病原生物或抗肿瘤细胞过程中自由基却起重要防御作用。但是如果体内生成过多，或清除障碍，如在上述的化学性、放射性、炎症损伤过程中，或随着年龄的增长，机体抗氧化活性递减，逐级降低对自由基的防御能力，均可引起组织细胞损伤或机体衰老。自由基可在正常新陈代谢中产生，是普遍存在于生物系统的代谢中间产物，种类多，数量大，活性高。

（四）生物性因子

生物性因子是引起细胞损伤最常见的原因，包括病毒、细菌、立克氏体、真菌、寄生虫等引起的各种感染。其作用机制有下列几方面：①直接作用损伤细胞和组织：病毒寄生于细胞内干扰细胞的代谢活动，使细胞变性坏死。②通过内外毒素的作用或产生的毒性代谢产物：如白喉外毒素自由基能抑制细胞的氧化过程和蛋白质的合成。溶血性链球菌产生的透明质酸酶和链激酶引起间质损伤。③生物因子具有抗原性，能引起变态反应：肝炎病毒有嗜肝细胞的特性并产生病毒蛋白，后者可通过变态反应引起肝细胞损伤。

（五）免疫反应

免疫反应是机体的正常防御功能，通过免疫反应排斥异己物质，以维持内环境的稳定。但这种反应结果并非均对机体有利，例如病毒性肝炎，在机体T细胞致敏清除肝炎病毒的过程中也造成肝细胞的损伤；在某些情况下对病原生物产生的抗体与体内组织抗原发生交叉反应，形成抗原抗体复合物沉积于组织，引起损伤，如风湿性心肌炎，急性肾小球肾炎，通过变态反应对自身组织抗原发生反应，引起组织细胞的损伤；甚至针对自身组织发生自身免疫反应，如红斑性狼疮，类风湿关节炎等。

（六）其他

遗传缺陷、营养失衡、内分泌异常、衰老、心理和社会因素等也能导致组织细胞的损伤。

综上所述，引起组织细胞损伤的因子很多，它们主要通过以下几个途径造成细胞损伤：①ATP耗竭，细胞需要能量的生理活动受阻；②细胞膜完整性破坏、渗透性缺陷，导致细胞内容物流失或物质交换和电生理活动异常；③细胞内钙离子浓度升高，多种酶被激活，使ATP耗竭或细胞结构的破坏；④自由基产生增多；⑤其他代谢活动异常等。一种因子可通过多种途径损伤细胞，几种因子亦可共用一条途径使细胞受累。

二、细胞和组织损伤的形态学变化

组织细胞损伤有轻重之别，损伤因子强度弱、作用时间短，细胞的损伤可恢复，即为可逆性损伤；若损伤因子持续刺激和过于剧烈，细胞将会死亡，则表现为不可逆性损伤。

（一）可逆性损伤

可逆性损伤（reversible injury），旧称变性（degeneration），是指新陈代谢障碍时，细胞或细胞间质内出现一些异常物质或正常物质异常蓄积。变性的组织细胞功能下降，但通常为可复性，严重者可发展为坏死。变性的种类繁多，下面介绍比较常见的几种变性。

1. 细胞水肿

细胞水肿（cellular edema）或称水变性（hydropic degeneration）即细胞内水钠积聚过多，引起细胞体积肿大，胞浆疏松、透明淡染。常见于缺氧、感染、中毒时的心、肝、肾等脏器的实质细胞。

病理上，轻度的细胞水肿，胞浆内出现许多细小的伊红染颗粒，此乃水肿时肿大的线粒体和扩张的内质网，这种变化致相应器官肉眼观时体积轻度增大，包膜紧张，颜色较正常淡，显得混浊而无光泽，在电镜技术问世之前称之为颗粒变性（granular degeneration）或混浊肿胀，此名词现已弃用。随细胞内水钠积聚增多，细胞水肿进一步发展，线粒体和内质网高度扩张，囊泡变，此时镜下观：胞浆透明、空泡状，故又有空泡变性或水样变性之称。病毒性肝炎和四氯化碳中毒时，肝细胞水肿，严重者细胞肿大如圆球状，特称为气球样变。

引起细胞水肿的原因很多，在急性感染、缺氧、中毒等有害因素的作用下，线粒体产能机制受损，ATP生成减少，使细胞膜的钠泵功能障碍，导致细胞内水、钠增加，细胞水肿。或由于细胞膜直接受损，通透性增高所致。

细胞水肿是一种轻度或中度损伤的表现，在原因消除后，仍可恢复正常。若病因持续存在，水肿细胞的胞浆内可出现脂滴空泡。严重水肿可引起细胞坏死。

2. 脂肪变性

除脂肪细胞外，其他细胞胞浆内出现脂滴或脂滴明显增多称为脂肪变性（fatty degeneration），简称脂变。脂变常发生于心、肝、肾等代谢旺盛或耗氧较多的器官。脂变中的脂滴，主要成分为中性脂肪，也可有磷脂及胆固醇等成分，在常规石蜡包埋的切片中，中性脂肪被制片过程中所使用的乙醇、二甲苯等脂溶剂溶解，所以HE染色的切片，光镜下细胞中的脂滴呈空泡状。在冰冻切片苏丹Ⅲ染色时显示脂肪滴为橘红色，锇酸染色时呈黑色。

（1）肝脂肪变性：由于肝脏在脂肪代谢中起重要作用，故肝脂变最多见，且常较严重。肉眼观：轻度脂变时肝脏无明显改变，脂变广泛时肝脏均匀性肿大，包膜紧张，边缘钝，色淡黄，切面有油腻感，苏丹Ⅲ染色后变成红色。镜下观：HE染色切片可见早期脂变表现为核周围出现小的脂肪空泡，以后渐增大，散布于胞浆中，严重时融合成一个大空泡，将核推挤到包膜下，状似脂肪细胞。脂变在肝小叶内的分布与病因有一定的关系。如肝瘀血时，小叶中央区瘀血明显，缺氧较重，脂变首先发生于此处。长期瘀血，小叶周边区肝细胞也因缺氧而发生脂变，而小叶中央区的肝细胞大多已萎缩或消失。磷中毒时，脂变主要发生在小叶周边区，可能与该区肝细胞代谢较为活跃，对磷中毒更为敏感所致。此外，小叶周边的肝细胞接触到的毒物浓度较高也使此处的肝细胞易受损伤。

肝脂变是可复性损伤，病因消除后，脂变细胞可恢复正常，一般无明显的临床表现。重度弥漫性肝脂变称为脂肪肝，体检时肝可在右季肋下触及，常规B超可进行诊断。病变持续发展，肝细胞逐渐坏死，纤维组织增生，可发展为肝硬化。

（2）心肌脂肪变性：多见于贫血。肉眼观：轻度脂变一般无明显异常，但在严重贫血时，常在心内膜下，尤其是左心室乳头肌处出现红黄相间的条纹，如虎皮斑纹，称为"虎斑心"。这是由于心肌内血管分布不均，心肌缺氧轻重程度不一所致，血管末梢分布区心肌缺氧较重，脂变明显而呈黄色，缺氧较轻部位脂变较轻，心肌呈红色。镜下观：脂肪空泡常较细小，呈串珠状排列。有时心外膜增生的脂肪组织可沿间质深入心肌细胞间，称为心肌脂肪浸润。

（3）肾脂肪变性：贫血、缺氧、中毒和一些肾脏疾病时，肾曲管上皮细胞可发生脂肪变性。这是因为在上述疾病时肾小球毛细血管通透性增加，肾曲管特别是近曲小管上皮吸收漏出的脂蛋白，在细胞内分解成脂滴。脂滴空泡多位于近曲小管上皮细胞基底部或核周围。

脂肪变性发生的机制尚未完全清楚。一般认为与感染、中毒、缺氧等因素干扰或破坏细胞的脂肪代谢有关。具体作用途径则因病因不同而异。肝脂变的机制大致如下：①脂蛋白合成障碍，使脂肪堆积在肝细胞内不能转运出去。其原因常是缺乏合成脂蛋白的原料，如磷脂或组成磷脂的胆碱，或由于化学物或其他毒素破坏了内质网（蛋白合成部位）或抑制了某些酶的活性，使脂蛋白合成障碍。②脂肪酸氧化障碍。由于缺氧、感染、中毒，使线粒体受损，干扰 β—氧化，使肝细胞含脂肪量增加。③进入肝细胞脂肪酸过多。例如饥饿或某些疾病造成饥饿状态，或糖尿病患者对糖的利用障碍，机体动用大量体脂，其中大部分以脂肪酸的形式进入肝脏，超过肝细胞将其氧化和合成脂蛋白的能力，于是在肝细胞内储积。

3. 玻璃样变性

玻璃样变性（hyaline degeneration）又称透明变性，是指在 HE 染色情况下，细胞外间质或细胞质内出现伊红染、均质半透明、无结构的玻璃样物质。玻璃样变性其实为一组物理性状相同，但其发生原因、化学成分及机制各不相同的病理变化的统称。

常见的玻璃样变性有三类：

细胞内玻璃样变性：指细胞浆内出现大小不等、圆形、均质的红染小滴。细胞内玻璃样变性可由多种原因引起，如肾小球肾炎或其他疾病伴有明显蛋白尿时，肾近曲小管上皮细胞胞浆内可出现大小不等的圆形红染小滴，这是血浆蛋白经肾小球滤出而又被肾小管上皮细胞吞饮、融合而成的玻璃样小滴。慢性乙醇中毒时，由于细胞中间丝前角蛋白变性，肝细胞核周围的胞浆内可出现圆形或形状不甚规则的均质红染玻璃样物质，称为 Mallory 小体。

（2）结缔组织玻璃样变性：常发生在增生的纤维结缔组织，为胶原纤维老化的表现。肉眼观病变处呈灰白色，半透明，质地致密而坚韧。光镜下胶原蛋白交联、变性、融合，胶原纤维增粗并互相融合成索带状或片状的半透明均质物，纤维细胞明显减少。见于瘢痕组织、纤维化的肾小球、动脉粥样硬化的纤维斑块等。

（3）血管壁玻璃样变性：常发生于高血压病时的肾、脑、脾及视网膜的细动脉。这是由于细动脉持续痉挛，使内膜通透性增大，血浆蛋白渗入内膜，在内皮细胞下凝固成均匀红染玻璃样物质。如病变继续发展，血管壁平滑肌组织均被玻璃样物质替代而消失，再加上基底膜样物质增多，使病变血管壁增厚、变硬，管腔狭窄甚至闭塞，此即细动脉硬化症，可引起肾、脑等器官缺血。

上述 3 种类型中，细胞内玻璃样变在病因去除后多能恢复，而后两者较难恢复。

4. 黏液样变性

组织间质内出现类黏液（黏多糖和蛋白质）的积聚称为黏液样变性（mucoid degeneration）。镜下观：病变处细胞间质疏松，充以淡蓝色的胶状液体，其间散布一些多角形、星芒状的细胞，并以突起互相连缀。黏液样变性常见于间叶性肿瘤、急性风湿病时的心血管壁、动脉粥样硬化的血管壁。在甲状腺功能低下时，透明质酸酶活性受抑，含有透明质酸的黏液样物质及水分在皮下蓄积，形成黏液水肿。

5. 淀粉样变

组织内有淀粉样物质沉着称为淀粉样变（amyloid degeneration）。淀粉样物质是蛋白质，其遇碘时可被染成棕褐色，再加硫酸后则变为蓝色，与淀粉染色特性相似，故称之为淀粉样变。此种病变可见于慢性炎症、内分泌系统肿瘤、老年性痴呆（Alzheimer 病）等多种疾病。淀粉样物质的沉积可为局部性，亦可为全身性，常分布于细胞间或沉积在小血管基底膜下，还可沿组织纤维支架分布。镜下观：淀粉样物质呈淡伊红染色、均匀一致、云雾状。刚果红染色为橘红色。尽管形态相似，但在不同疾病时，淀粉样物质的化学本质不同，有的为免疫球蛋白，有的为激素，还有的为 β2 淀粉样蛋白，等等。

6. 病理性色素沉积

细胞或组织内可有各种来自体内、体外的色素沉积，在病理情况下某些色素在体内会过量沉积。常见的病理性色素沉积有含铁血黄素、胆红素、脂褐素、黑色素。

（1）含铁血黄素（hemosiderin）：系由铁蛋白微粒积聚而成的色素，颗粒状，棕黄或金黄色，具有折光性。此色素为血红蛋白被吞噬细胞溶酶体分解而成，如巨噬细胞破裂，则色素逸出于间质中。正常的骨髓组织或脾内可有少量含铁血黄素出现，在全身溶血性疾病时，含铁血黄素可沉积在全身的单核巨噬细胞系统内，组织出血时含铁血黄素常出现在出血灶附近。当左心衰竭导致肺瘀血时，红细胞自肺泡壁毛细血管漏出于肺泡中，被巨噬细胞吞噬，肺泡腔内可出现吞噬含铁血黄素的巨噬细胞，又称为心力衰竭细胞。

（2）胆红素（bilirubin）：也是在巨噬细胞内形成的一种血红蛋白衍生物，棕黄色或黄绿色。生理情况下，胆红素是衰老的红细胞被单核吞噬细胞分解后所形成。血中胆红素过多时，可将组织和体液染成黄色，称黄疸。因有血脑屏障，胆红素通常不能进入脑和脊髓，但在新生儿由于血脑屏障尚不完善，溶血性黄疸时，大量胆红素可进入脑细胞内，使其氧化磷酸化过程受损，能量产生受抑制，导致细胞变性，出现相应的神经症状。肉眼见豆状核、下丘脑、海马回等多处神经核明显黄染，故称之为核黄疸。胆红素一般呈溶解状态，但在胆道阻塞及某些肝脏疾病时也可为黄褐色折光性颗粒或团块，出现于肝细胞、Kupffer细胞、毛细胆管、小胆管等组织细胞内。

（3）脂褐素（lipofuscin）：为一种黄褐色细颗粒状色素。其组成成分的50%为脂质，其余为蛋白质及其他物质。脂褐素系细胞内自噬溶酶体中的细胞器碎片发生了某种理化改变，不能被溶酶体酶消化而形成的一种不溶性残存小体。老年人及一些慢性消耗性疾病患者的肝细胞、肾上腺皮质网状带细胞和心肌细胞核两端的胞浆中可见到脂褐素，故又有消耗性色素之称。

（4）黑色素（melanin）：为棕褐色或黑褐色的颗粒状色素，大小形状不一。正常人黑色素多存在于皮肤、毛发、虹膜及脉络膜的黑色素细胞内。它是由酪氨酸在黑色素细胞内的酪氨酸酶的作用下氧化、聚合而形成的一种不溶性聚合体。人脑垂体所分泌的ACTH能刺激黑色素细胞，促进黑色素形成。在肾上腺皮质功能低下时，对垂体的反馈抑制作用减弱，致使ACTH分泌增多，患者全身皮肤黑色素增多。局部黑色素增多常见于黑色素痣或恶性黑色素瘤等。

7. 病理性钙化

在病理情况下，骨和牙以外的组织内有固体钙盐的沉积，称为病理性钙化（pathologic calcification）。主要成分为磷酸钙、碳酸钙及少量铁镁等物质。肉眼观：少量钙盐沉积难以辨认，仅在刀切组织时有砂粒感；量多时表现为白色石灰样颗粒或团块，质地坚硬。镜下观：HE染色切片中，钙盐呈蓝色颗粒状。病理性钙化可分为两种类型：

（1）营养不良性钙化：指钙盐沉积于变性、坏死的组织中或异物内，如结核坏死灶、脂肪坏死灶、动脉粥样硬化斑块的变性坏死区，血栓、寄生虫体和虫卵。患者无全身钙、磷代谢障碍，血钙不高。这是一种较常见的病理性钙化，可能与局部碱性磷酸酶（来自坏死细胞及其周围组织内）升高有关。

（2）转移性钙化：较少见，是指由于全身钙、磷代谢障碍，血钙和（或）血磷升高，钙盐沉积于未受损的组织中。如甲状腺功能亢进或骨肿瘤造成骨组织破坏时，大量骨钙进入血液，使血钙升高，并沉积于肾小管、肺泡、胃黏膜和动脉壁中层。接收超剂量维生素D时，由于肠道对钙磷吸收明显增加，也可引起钙化。

钙化对机体的影响视具体情况而异。坏死组织钙化常是病灶愈合的表现，而血管壁的钙化则使管壁失去弹性、变硬、变脆，容易破裂出血。转移性钙化的危害性主要决定于原发病。

（二）不可逆性损伤—细胞死亡

当细胞发生不可逆性代谢、结构和功能障碍，则引起细胞死亡（cell death）。细胞死亡是病理学核心问题，其表现有两种方式：坏死与凋亡。坏死是细胞受到严重损伤时的病理性死亡过程，而凋亡多属生理性情况下发生的死亡，由细胞基因编程调控，在某些病理情况下，细胞死亡也可以凋亡形式出现。

1. 坏死

坏死（necrosis）是细胞受到严重损伤，以酶溶性变化为特点的活体内局部组织细胞的死亡。坏死可迅速发生，但在多数情况下由可逆性损伤逐渐发展而来。基本表现为细胞肿胀、细胞器崩解和蛋白质变性。

（1）坏死的基本病变

①细胞核的改变：这是细胞坏死在形态学上的主要标志，表现为：①核浓缩（pyknosis），由于核脱水使染色质浓缩，嗜碱性染色增强，核体积缩小。②核碎裂（karyorrhexis），核染色质崩解为小碎片，核膜破裂，染色质碎片分散在胞质中。③核溶解（karyolysis），在 DNA 酶的作用下，染色质 DNA 分解，核乃失去对碱性染料的亲和力，因而染色变淡，仅见核轮廓，最后核消失。

②细胞浆的改变：由于细胞浆内嗜碱性核蛋白体减少或丧失，胞质变性蛋白质增多、糖原颗粒减少，使胞质对碱性染料苏木素的亲和力减少，而与酸性染料伊红的亲和力增强，致胞浆红染，坏死后期细胞浆崩解。

③间质的改变：在实质细胞坏死后一段时间内，间质常无改变，以后在溶解酶的作用下，基质崩解，胶原纤维肿胀、断裂，继而崩解、液化。最后坏死的实质细胞和间质融合成一片无结构的颗粒状、红染物质，其内有时可见少量淡染的细胞核碎片。

由于坏死时细胞膜通透性增加，细胞内乳酸脱氢酶、琥珀酸脱氢酶、肌酸激酶、门冬氨酸氨基转移酶、丙氨酸氨基转移酶等被释放入血，造成细胞内酶活性降低而血浆中相应的酶活性升高，分别可作为诊断某些细胞（如肝、心肌、胰）坏死的参考指标。细胞内和血浆中酶活性的变化在坏死初即可检出，有助于细胞损伤早期诊断。

（2）坏死的病理类型：组织坏死后，由于酶的分解和蛋白质变性等因素综合作用的结果，使坏死组织出现不同的形态学变化，总体上可分为凝固性坏死、液化性坏死和特殊类型坏死等三个基本类型。

①凝固性坏死（coagulation necrosis）：组织坏死后，蛋白质变性凝固且溶酶体酶水解作用较弱时，坏死区呈灰黄、干燥、质实状态，称为凝固性坏死。这种坏死多由缺血引起，常在心、肾、脾等器官的缺血性坏死时出现。坏死灶周围常有暗红色出血带，与健康组织分界。镜下特点：早期坏死灶细胞微细结构消失，但细胞组织的结构轮廓仍可保留一段时间。最终坏死细胞崩解成碎片，被吞噬细胞吞噬或被游走进入的白细胞释放的溶解酶溶解。凝固性坏死的发生机制仍不很清楚，可能是组织坏死后蛋白变性过程占优势，而水解酶的作用较少。

②液化性坏死（liquefaction necrosis）：组织坏死后分解、液化而呈液体状，有时还形成含有液体的腔。如脑组织，坏死后分解成半流体状物质，又称为脑软化。这种变化与脑组织水分和磷脂含量多，蛋白质含量少有关，故组织坏死后不易凝固而液化。在某些病原体如化脓性细菌或溶组织阿米巴原虫能释放或产生蛋白溶解酶，可使组织发生液化性坏死。

③特殊类型坏死

①干酪样坏死（caseous necrosis）：结核病时，坏死区内脂质较多，颜色带黄，质地松软，状似干酪，故称为干酪样坏死。镜下观：坏死组织分解比较彻底，原有组织轮廓消失，呈现为一片红染、无定形的颗粒状物质。梅毒性的坏死组织具有相似的形态，但其中的弹力纤维及血管结构仍可保留，致使坏死组织质地坚韧如树胶，故名树胶肿。干酪样坏死不易吸收，一旦形成将存留较长时间。

②纤维素样坏死（fibrinoid necrosis）：旧称纤维素样变性（fibrinoid degeneration）为发生于结缔组织胶原纤维和小血管壁的一种坏死。病变部位组织结构逐渐消失，变为一片境界不清的颗粒状、小条状或小块状无结构物质，经伊红染成深红色，由于其与纤维素染色性质相似，故名。常见于风湿病、结节性多动脉炎、新月体性肾小球肾炎、系统性红斑性狼疮等变态反应性疾病。也可见于恶性高血压病时的细动脉和胃溃疡底部动脉壁。

其发生机制与抗原—抗体复合物引发的胶原纤维肿胀崩解、结缔组织免疫球蛋白沉积或血液纤维蛋白渗出变性有关。

③脂肪坏死（fatty necrosis）：为液化性坏死的一种特殊类型，又可分为酶解性脂肪坏死和外伤性脂肪坏死。前者常见于急性胰腺炎，由于胰脂酶外逸并被激活，对胰腺自身及腹腔的脂肪组织发生分解作用，形成的脂肪酸与组织内钙盐结合，在大网膜、后腹壁及肠系膜表面形成灰白色、质硬的不透明斑点或斑块，称为皂钙。外伤性脂肪坏死常发生于富于脂肪组织的部位，乳腺尤其多见，有外伤史，局部表现为增大的肿块。镜下为大量的泡沫细胞及异物巨细胞。

④坏疽（gangrene）：大块组织坏死后继发腐败菌感染，出现不同程度的腐败性变化。腐败菌在分解坏死组织的过程中产生大量的硫化氢，并与血红蛋白分解释出的铁离子结合，形成硫化亚铁，致使坏死组织臭而发黑。根据坏疽发生的部位、原因及形态特征不同，可分为干性、湿性、气性等类型。干性坏疽（dry gangrene）多发生于动脉阻塞而静脉回流仍然通畅的四肢末梢，坏死局部干燥、皱缩、呈黑色，与周围组织分界清楚，腐败性变化较轻。湿性坏疽（moist gangrene）常发生于与体外相连的内脏，如肠、阑尾等器官，也可发生于四肢。形成的原因除动脉阻塞外，同时伴有局部瘀血，坏死组织含水量多，适合腐败菌生长。坏死区局部明显肿胀，呈深黄、暗绿或污黑，与周围组织无明显分界线，可引起严重的全身中毒症状。气性坏疽（gas gangrene）也属于湿性坏疽。系深达肌肉的开放性创伤合并产气荚膜杆菌、腐败弧菌等厌氧菌感染。细菌在分解液化组织的过程中产生大量气体，使坏死组织呈蜂窝状，压之有捻发感。病变发展迅猛，沿肌束迅速蔓延。由于大量毒素被吸收，患者中毒症状十分严重，常需要紧急处理。

（3）坏死的结局：组织坏死后成了机体的异物，刺激周围组织，引起局部反应。不同的坏死组织结局不尽相同。

①溶解吸收：坏死细胞自身或周围的炎细胞释放的溶解酶将坏死组织分解、液化，然后由淋巴管或小血管吸收，未被完全分解的组织碎片由吞噬细胞吞噬清除。坏死范围较大可形成囊腔。留下的组织缺损通过再生修复，这是机体处理坏死组织的基本方式。

②分离排出：较大的坏死灶不易完全吸收，由于其周围发生炎症反应，其中的白细胞释放的溶解酶加速周边坏死组织溶解、吸收，使坏死灶与健康组织分离。位于皮肤、黏膜的坏死组织分离后脱落，留下局部缺损，浅者称为糜烂，深者称为溃疡。肾和肺脏的坏死组织分离后经自然管道排出，留下的空腔称为空洞。

③机化与纤维包裹：坏死组织如不能被溶解吸收或分离排出，则由周围新生的毛细血管和成纤维细胞（合称肉芽组织）逐渐长入，取代坏死组织，最后形成瘢痕组织。这种由肉芽组织取代坏死组织（或其他异物、血凝块、血栓及渗出物等）的过程称为机化（organization）。如果坏死灶较大，难以吸收、机化，周边部增生的肉芽组织可将坏死灶包围，尔后肉芽组织转变为纤维组织，称为纤维包裹。机化和包裹的肉芽组织最终形成纤维瘢痕。

④钙化：坏死组织和细胞碎片若未被及时清除，则日后易发生钙盐及其他矿物质沉积，引起营养不良性钙化。陈旧性干酪样坏死病灶或坏死的脂肪组织常有明显的钙化。

2. 细胞凋亡

细胞凋亡（apoptosis）也称程序性细胞死亡，是真核细胞在一定条件下通过启动其自身内部机制，主要是激活内源性核酸内切酶而发生的细胞主动性死亡方式。与细胞坏死不同，凋亡是一种主动过程，通常为单个细胞或小灶性细胞死亡，而不是大片实质细胞同时死亡。凋亡细胞周围无炎症反应，故有人借用希腊词"apoptosis"来形容其像秋天枯萎的树叶，从树干上悄无声息地飘零下来。

（1）形态特征：凋亡细胞有独特的形态特征。早期表现为细胞变圆，微绒毛及细胞突起消失，同时胞质浓缩，内质网扩张呈泡状，并与细胞膜融合形成细胞质小泡，向外隆起但无膜破裂；核染色质浓缩、凝聚于核膜下呈半月形。而后细胞膜内陷，自行分割为数个由胞膜包裹的、表面光滑的凋亡小体，其中含有大小不等的染色质片段、结构尚保持完整的细胞器和胞质成分。凋亡小体可与周围细胞分离，很快被邻近的细胞或巨噬细胞吞噬，在胞质溶酶体内迅速降解。

（2）发生机制：细胞凋亡的发生机制十分复杂，它是一种由某些刺激因子启动、内在基因调控，并依赖能源的连锁分子事件，其中有信号传导、特异性调节分子作用、共同蛋白酶（caspases，半胱氨酸天冬氨酸蛋白酶，亦称胱冬肽酶）家族活化及死亡细胞的被噬和移去等过程，故曾有程序性死亡（programmed cell death）之称。刺激因子不同，其信号通路、调节分子种类不尽相同。目前已知，在人体各种病理过程中，发生细胞凋亡的主要通路有两条：一是线粒体通路或内源通路；二是死亡受体通路或外源通路。

线粒体通透性决定细胞是否凋亡，而通透性受控于含20个以上蛋白成员的Bcl-2家族。当细胞失去生长因子或生存信号、暴露于DNA损伤因子（如紫外线、放射线、活性氧和细胞毒药物等）以及细胞内堆积过多的错误折叠蛋白时，Bcl-2家族感应分子即被活化，继之活化该家族另外两个成员（效应分子）-Bax和Bak，它们形成二聚体并插入线粒体膜，使后者通透性增加，细胞色素C和其他蛋白分子逸出线粒体进入胞浆，令激发性胱冬肽酶（caspase9）活化，后者再使效应性胱冬肽酶（caspase3、6、7）活化，最终导致细胞骨架蛋白崩解、核酸内切酶活化和凋亡小体形成。Bcl-2、Bcl-x抑制Bax和Bak活化，故可阻断凋亡。

细胞凋亡的死亡受体通路涉及肿瘤坏死因子（TNF）及其受体（TNFR）、FAS-FAS配体作用等。受体的胞内段为死亡功能区（dead domain）。一旦受体配体结合，死亡信号即通过死亡功能区和相关的适配蛋白（adapter protein）传递至激发性胱冬肽酶（caspase8），并使之活化。后续反应与线粒体通路相同。

（3）细胞凋亡与坏死的区别：细胞凋亡的发生机制与前述的坏死不同，有相关基因调节。其中Fas、Bax、P53等基因有促进作用，Bcl-2、Bcl-x 等有抑制凋亡作用。凋亡细胞内源性Ca^{2+}、Mg^{2+}依赖DNA内切酶的激活，从而切割核小体间DNA，形成不连续的180~200bp或其倍数的DNA片段。被切割的DNA片段在琼脂糖凝胶电泳时表现为阶梯状电泳条带，这种现象被认为是细胞凋亡的可靠指标。凋亡的细胞质膜完整，无细胞内容物溢出，不引起细胞周围炎症反应，也不诱发周围细胞的增生修复。

（4）细胞凋亡的生理、病理意义：细胞凋亡是最基本的生物现象，是机体生存和发育的基础。大量研究材料显示它涉及生命活动中的许多领域，包括发育、生长、造血、免疫、肿瘤发生等。通过凋亡可以清除多余的、无用的细胞。胚胎发育过程中，一些遗迹如人胚的尾芽和鳃随发育定期消亡，就是通过凋亡的方式进行的。细胞凋亡也可作为机体的自身保护机制，以清除发育不正常及对机体有害的细胞，畸胎瘤就是未彻底凋亡的残留胚层结构存留所致。B和T细胞发育成熟过程中本该发生凋亡的细胞保留下来将形成自身抗原，导致自身免疫病；细胞凋亡的异常改变包括凋亡不足或凋亡过度都可引起一些疾病。T辅助细胞（CD4[+]）在人类免疫缺陷病毒（HIV）感染后，发生凋亡，从而导致获得性免疫缺陷病。细胞凋亡的调控失常与肿瘤的发生关系密切，当机体某个基因发生突变而导致凋亡信号下调凋亡不足时，可引起细胞异常增生而发生肿瘤。目前临床上已开始用药物或放射线来诱导肿瘤细胞凋亡以达到治疗肿瘤的目的。

总之，疾病源于组织细胞的损伤，内外因子的刺激强度不同，损伤程度不同。若刺激在细胞能承受范围内，则表现为适应，属轻度损伤，细胞可出现萎缩、增生、肥大和化生等形态学改变。若刺激时间长强度大，细胞将发生显著损伤，出现细胞内外异常物质沉积，甚至坏死；若刺激因素激活特殊信号系统，细胞可发生凋亡。

（沈国菊）

第七章　炎症的病理

第一节　概　论

一、炎症的概念

炎症是一种极常见又十分重要的病理过程，如疖、阑尾炎、肝炎、肺炎、肾炎、外伤感染等。当活组织被各种致病因子损伤时，损伤区域及周围组织发生以血管反应为中心的一系列变化，以便消除和局限病原因子，清除和吸收坏死的组织和细胞，随后过渡到修复，机体这种复杂的、以防御为主的反应称为炎症。炎症始于损伤又以修复告终，故损伤、炎症、修复三个病理过程是连续的有时相伴交叠进行，没有严格界限。

炎症的本质不是疾病，而是致炎因子引起的机体防御反应，是生物进化过程中获得并不断完善的抗病能力。炎症过程既保留了单细胞包围吞噬异物的自卫方式（白细胞具有此功能），又表现出由血管、神经、体液及白细胞共同参与的各种复杂的局部反应。当损伤因子刺激强烈、组织损伤严重时，常出现程度不等的全身反应。然而炎症不总是有益于机体，有时存在潜在的危害性，如过分剧烈的变态反应性炎症危及病人生命，心包、胸膜、肝、肾、脑和脑膜的重度炎症均可造成严重后果。正确认识炎症的发生、发展规律，对于防治炎症性疾病具有重要的意义。

二、炎症形成的原因

凡能引起机体组织和细胞损伤而诱发炎症的因素，统称为致炎因子。致炎因子种类繁多，一般可归纳为以下几类：

（一）生物性因子

如细菌、病毒、立克次体、真菌、螺旋体、寄生虫等。这是一组最常见、也是最重要的致炎因子，它们引起的炎症称为感染。若感染病原体数量多、机体抵抗力低下，病原生物不仅引起局部的损伤，而且能在人体内繁殖、扩散。它们引起炎症的机制各不相同。例如，细菌主要通过内、外毒素作用；病毒则在机体细胞内生长并破坏细胞的正常代谢，导致细胞死亡引起炎症；也可因病原体通过其抗原诱发免疫反应，造成组织、细胞的损伤而发生炎症。

（二）理化因子

物理性损伤，如高温、低温、放射线、激光、微波以及切割伤、挤压伤等。化学性损伤，如强酸、强碱、引起组织细胞损伤的药物，以及在病理条件下堆积于体内的代谢产物如尿酸、尿素等。

（三）组织坏死

缺血或缺氧等原因可引起组织坏死，坏死组织是潜在的致炎因子。在新鲜梗死灶边缘出现的充血出血带和炎症细胞浸润都是炎症的表现。

（四）变态反应

各型变态反应都可造成组织细胞损伤而引起变态反应性炎症，例如链球菌感染后肾小球肾炎。某些自身免疫性疾病也表现为炎症，例如结节性多动脉炎、溃疡性结肠炎等。

上述致炎因子是引起炎症的重要条件，但是否诱发炎症和引起炎症的程度如何，还取决于机体的抵抗力、免疫力、耐受性、组织特性等内在因素。例如，尽管新生儿神经系统尚未发育完善，但由于从母体获得了一定的抗体，所以新生儿对麻疹病毒和白喉杆菌有免疫作用，不易感染麻疹和白喉。先天性或后天性免疫缺陷患者，易发生正常人不易发生的某些细菌、真菌或寄生虫的机会感染。由此可见，机体的内在因素在炎症发生、发展中同样起了重要作用。

第二节 急性炎症

炎症依其病程经过分为两大类：急性炎症（acute inflammation）和慢性炎症（chronic inflammation）。急性炎症反应迅速，持续时间短，常常仅几天，一般不超过一个月，病变以渗出性病变为主，炎症细胞浸润以中性粒细胞为主。慢性炎症持续时间较长，为数月到数年，病变以增生性变化为主，炎症细胞浸润以淋巴细胞和单核细胞为主。

急性炎症的主要特点是以血管反应为中心的渗出性变化，导致血管内的抗体和白细胞等透过血管壁进入炎症反应部位，消灭病原体，稀释并中和毒素，为炎症修复创造良好的条件。急性炎症时渗出性病变的反应过程包括血管反应、液体渗出和细胞渗出。

一、血管反应

急性炎症过程中组织发生损伤后，很快发生血流动力学变化，即血流量和血管口径的改变。血流动力学变化的速率取决于损伤的严重程度。血流动力学变化按如下顺序发生：

（一）细动脉短暂收缩

致炎因子作用于局部组织，细动脉反射性短暂痉挛，持续数秒到数分钟。

（二）血管扩张、血流加速

细动脉短暂收缩后随即扩张，毛细血管前括约肌开放，小动脉间交通支开放，局部血流加快，血灌注量增多，形成动脉性充血。局部组织因而发红、温度升高、代谢增强，持续数分钟到几小时不等。血管扩张机制早期是由于轴突反射和血管运动神经兴奋，持久性扩张是由于炎症介质的作用。

（三）血流速度减慢、血流停滞

由于炎症介质的作用，使血管壁通透性升高，血浆蛋白和液体在毛细血管静脉端和微静脉渗出，引起血液浓缩，黏滞性增加，导致血流缓慢，形成静脉瘀血。同时，毛细血管及微静脉内的流体静压增高，以致大量血浆漏出，使局部组织水肿，血液的黏稠性更加增大。随血流速度减慢，红细胞聚集成团，边流消失，白细胞靠边和逸出。当血流几乎停止或只是晃动时称为瘀滞（stasis），局部呈紫红色。严重时还可发生血栓形成或出血。

上述血管反应发展的速度与致炎因子性质和损伤的严重程度相关。极轻微的损伤仅引起血流加速，持续10~15分钟，迅速恢复正常，不出现渗出和血流减慢的改变。轻度损伤表现为持续血流加快数小时，血量增加，然后进展至血流缓慢，最后瘀滞。重度损伤仅短暂的动脉性充血，血量增加，几分钟内就发生瘀滞。此外，炎症局部的不同区域，血管反应也不一致，如烫伤中心区呈现瘀滞时，周边区尚表现为血管扩张、血流量增加。

二、液体渗出

由于血管壁受损的程度不同,液体渗出的成分也有差别。血管壁受损轻微时,渗出液中仅含盐类和小分子白蛋白。当血管壁受损严重时,分子量较大的球蛋白甚至纤维蛋白也能渗出。

液体渗出的原因和机制十分复杂,其中有些尚未完全阐明,主要归纳为三个方面,即血管壁通透性升高、毛细血管内流体静压增高和炎症区域内组织渗透压升高。一般而言,液体渗出是这三方面因素共同作用的结果。

(一) 血管壁通透性升高

这是液体渗出最主要的原因,主要发生于微静脉和静脉端毛细血管。正常的微循环,血管通透性主要依赖于内皮细胞的完整性。在炎症过程中,下列机制可引起血管通透性升高:

(1) 内皮细胞收缩:内皮细胞收缩是由速发短暂反应和内皮细胞骨架重构两种机制引起。组织胺、缓激肽和其他炎症介质与内皮细胞受体结合以后,可迅速引起内皮细胞收缩,细胞间隙增宽。由于这些炎症介质的半寿期较短,仅15~30分钟,故这种反应被称为速发短暂反应。此反应累及微静脉,而细动脉和毛细血管不受累。抗组织胺药物能抑制此反应。内皮细胞收缩的另一个机制是内皮细胞骨架重构。

(2) 直接内皮损伤:如严重烧伤和化脓性细菌感染等严重刺激可直接造成内皮细胞损伤,使之坏死和脱落,迅速出现血管壁通透性升高,并在高水平上持续几小时到几天,直至受损血管内形成血栓,此过程称为速发持续反应。微循环各级血管均可累及。

(3) 迟发持续性渗漏:轻度和中度热损伤、X线和紫外线损伤以及某些细菌毒素引起的内皮细胞直接损伤或Ⅳ型变态反应等发生较晚,常在2~12小时之后,但可持续几小时到几天,称为迟发持续反应。此反应仅累及毛细血管和小静脉,其形成机制可能与内皮细胞凋亡或细胞因子作用有关。

(4) 白细胞介导的内皮损伤:在炎症的早期,白细胞附壁并与内皮细胞黏附,引起白细胞激活,释放具有生物活性的氧自由基和蛋白水解酶,引起内皮细胞的损伤或脱落,使血管壁通透性增加。

(5) 新生毛细血管壁的高通透性:在修复过程中所形成的新生毛细血管芽,其内皮细胞连接发育不成熟,使液体外渗和水肿。

(二) 微循环内流体静压升高

由于炎症区域内的细动脉和毛细血管扩张,静脉瘀血、血流缓慢,使毛细血管内流体静压升高,血管内液体渗出增多。

(三) 组织渗透压升高

炎症时,组织变质,使局部组织中许多大分子物质分解为小分子物质因而胶体渗透压升高;组织的分解代谢增强,钾离子、磷酸根离子及其他离子浓度升高,因而晶体渗透压也升高。这些均促进了液体的渗出。

液体的渗出对机体具有重要防御意义:①稀释和中和毒素,减轻毒素对局部的损伤作用。因为大量的渗出液能稀释毒素,带走炎症灶内的有害物质;②渗出液中有丰富的抗体和补体,有利于消灭病原微生物;③渗出的纤维素交织成网,可以阻止病原菌的扩散,并有利于白细胞发挥吞噬作用;④渗出物中的病原微生物和毒素随淋巴液被带到局部淋巴结,有利于细胞和体液免疫的产生。

但若渗出液过多,也可压迫周围的组织和器官,造成不良后果,例如心包或胸腔积液分别压迫心脏和肺脏，严重喉头水肿可引起窒息；纤维素渗出若不能被完全溶解吸收，则会发生机化，引起器官和组织的粘连，例如肺肉质变和缩窄性心包炎。

三、白细胞的渗出和吞噬作用

炎症过程中不仅有液体渗出，而且还有白细胞渗出。各种白细胞由血管内渗出到组织间隙的现象，称为炎细胞浸润（inflammatory cell infiltration）。白细胞，特别是中性粒细胞和巨噬细胞，能吞噬病原微生物、异物和坏死组织碎片。渗出的白细胞也称为炎细胞（inflammatory cell）。白细胞渗出与液体渗出的机制不同，是主动过程，包括靠边、附壁、游出、趋化和吞噬。

（一）白细胞靠边、附壁和黏着

炎症时，随着血流速度减慢，轴流变宽，白细胞进入边流，向管壁靠拢，称白细胞靠边（leukocytic margination）。白细胞与内皮细胞相接触，初时尚可缓慢滚动，以后则与内皮细胞附着，形成白细胞的附壁黏着。

虽然多种因素影响着内皮细胞与白细胞的附壁黏着，诸如内皮细胞和白细胞表面负电荷被中和而相互排斥力下降，二价阳离子桥接内皮细胞与白细胞而促进黏着等，但目前认为这种黏着是内皮细胞和白细胞表面的黏附分子介导的，包括免疫球蛋白超家族分子和整合蛋白类分子。炎症可诱导内皮细胞和炎症细胞表达新的黏附分子，增加黏附分子的数目和增强彼此的亲和性。

（二）白细胞游出

白细胞通过血管壁进入周围组织的过程，称为白细胞的游出（emigration）。白细胞附壁后以阿米巴样方式运动，先伸出伪足插入内皮细胞间连接，穿过变宽的连接间隙，通过变形运动，整个细胞游出到内皮细胞与基底膜之间，最后穿过基底膜到达血管外。这种游出过程依靠白细胞胞浆反复从凝胶状态转变为溶胶状态而完成。当细胞一部分变为溶胶状态就形成伪足，向前伸展，接着这部分胞浆转化为凝胶状态，胞体收缩并同时向前移动，在游出过程中，内皮细胞收缩使细胞间隙增宽。还有学者发现炎症时内皮细胞胞突伸长将白细胞包围，以协助白细胞游出，同时限制血浆渗出。中性粒细胞游出血管壁需 2~8 分钟。

游出的白细胞最初围绕血管周围，随后沿组织间隙以 15~20 μm/min 的速度作阿米巴样定向游走，向炎症灶中心区聚集。白细胞一旦游出血管就不再返回血流。有时红细胞也可随白细胞透出，这是由于血管内流体静压将它从白细胞游出的微小缺口挤出。内皮受损严重时，红细胞会大量漏出，构成出血性炎症。

急性炎症时，一般中性粒细胞首先游出，单核细胞和淋巴细胞稍后游出，但伤寒以单核细胞游出为主。病毒感染或免疫反应时，以淋巴细胞游出和积聚为显著。一些过敏反应中则以嗜酸性粒细胞浸润为主。研究结果表明，在急性炎症的最初几日，中性粒细胞的游出最多。以后，单核细胞逐渐增多，超过中性粒细胞，且持续时间亦长。这可能与中性粒细胞的溶酶体酶能趋化单核细胞有关。中性粒细胞游出血管后仅存活 24~48 小时，在酸性环境中容易死亡。而巨噬细胞寿命长，且能在组织中进行分裂。值得注意的是，白细胞是主动游出，故与血管壁通透性升高不成平行关系。

白细胞血管内皮细胞间黏附分子、血管内皮细胞间黏附分子在白细胞游出中具有重要作用，此外，还与炎区组织中产生的一些具有趋化作用的化学物质有关。

（三）趋化作用

白细胞从血管内游出到血管周围后，朝化学刺激物所在部位作定向游走，称为趋化作用（chemotaxis）。能吸引白细胞作趋化游走的化学物质称为趋化因子。

白细胞的趋化因子有多种,如 IgG 的衍化物白细胞游出素(leukoegresin),可特异地趋化中性粒细胞;中性粒细胞释出的阳离子蛋白和淋巴细胞产生的淋巴因子对单核细胞有趋化作用;肥大细胞释放的嗜酸性粒细胞趋化因子(ECF-A)对嗜酸性粒细胞有很强的趋化作用;补体片段,特别是 C5a 对中性粒细胞、单核细胞、嗜酸性粒细胞均有趋化作用。此外,纤维素、胶原、组织崩解产物、细菌毒素及其代谢产物、病毒感染的细胞等,多通过激活补体而发挥趋化作用。

趋化作用是个十分复杂的生物学现象,确切机制尚未阐明。近年研究表明,趋化因子是通过靶细胞表面的特异性受体而发挥作用的。

(四)吞噬作用

白细胞在炎症灶内对病原体和崩解的组织碎片进行识别、吞噬、杀灭和分解的过程,称为吞噬作用(phagocytosis)。人体的吞噬细胞主要有两种,即中性粒细胞(小吞噬细胞)和巨噬细胞(大吞噬细胞)。其他白细胞的吞噬能力均很弱。吞噬过程包括识别和黏着、吞入、杀灭和降解三个阶段。

(1)识别和黏着:血清中存在着调理素(opsonin),所谓调理素是指一类能增强吞噬细胞吞噬功能的蛋白质,包括 IgG 的 Fc 段、补体 C3b 等。它们覆盖在病原体的表面,可被吞噬细胞膜上的特异性免疫球蛋白 Fc 受体(FcγR)、补体受体(CR1、CR2、CR3,)识别。

(2)吞入:识别附着后,吞噬细胞即形成伪足,并且伸长.包绕、融合,将病原体包围吞噬,形成吞噬体(phagosome)。

(3)杀灭和降解:吞噬体与溶酶体融合,形成吞噬溶酶体(phagolysosome),病原体在溶酶体水解酶的作用下被杀灭和降解。含有已被降解和消化了的异物残渣的溶酶体称为残体。

通过吞噬细胞的杀灭作用,大多数病原微生物被杀灭。但有些细菌在白细胞内处于静止状态,依然具有生命力和繁殖力,如结核杆菌。一旦机体抵抗力下降,这些病原体又能繁殖,并可随吞噬细胞的游走而在体内播散。生活在吞噬细胞内的细菌难以受到抗生素和机体防御机制的影响,故不易被消灭。

杀灭和降解病原体的机制包括依赖氧的杀伤机制和不依赖氧的杀伤机制两种。

白细胞在局部还具有免疫作用。发挥免疫作用的细胞主要为单核细胞、淋巴细胞和浆细胞。抗原进入机体后,巨噬细胞将其吞噬处理,再把抗原呈递给 T 和 B 细胞,免疫活化的淋巴细胞分别产生淋巴因子或抗体.发挥杀伤病原微生物的作用。

白细胞在吞噬过程中不仅可向吞噬溶酶体内释放产物,而且还可将产物释放到细胞外间质中。中性粒细胞释放的产物包括溶酶体酶、活性氧自由基.前列腺素和白细胞三烯,这些产物可引起内皮细胞和组织损伤,加重最初致炎因子的损伤作用。由此可见,如能控制白细胞一定程度的渗出才是更有益的。

四、炎细胞的种类

常见的炎细胞有以下几种:

(一)中性粒细胞

是化脓性炎或急性炎症中最常见的炎细胞,亦可见于慢性炎症急性发作时。

(二)单核细胞及巨噬细胞

血液中的单核细胞进入组织后则转化为巨噬细胞,它具有很强的吞噬功能。常见于急性炎症后期或慢性炎症。

（三）淋巴细胞和浆细胞

多见于慢性炎症、病毒所致炎症以及与免疫反应有关的炎症。

（四）嗜酸性粒细胞

多见于各种慢性炎症，尤其是寄生虫引起的炎症和Ⅰ型变态反应性炎症。

（五）嗜碱性粒细胞和肥大细胞

常见于变态反应性炎症。

五、炎症介质

炎症反应中除早期有神经介导作用外，都是通过化学介质发挥作用的，尤其是急性炎症时，局部反应的每个阶段都与化学介质的作用密切相关。炎症过程中参与介导炎症反应的化学因子称为炎症介质（inflammatory mediator）。炎症介质有内源性和外源性两种，内源性炎症介质又可分为细胞释放的炎症介质和体液中产生的炎症介质两种。

（一）细胞释放的炎症介质

1. 血管活性胺

包括组织胺和5-羟色胺。组织胺存在于肥大细胞、嗜碱性粒细胞和血小板中。组织胺可使细动脉和毛细血管扩张、微静脉内皮收缩，导致血管壁通透性增高。

组织胺对嗜酸性粒细胞还有趋化作用。5-羟色胺在人类炎症中的作用不很明显。

2. 花生四烯酸代谢产物

包括前列腺素和白细胞三烯两大类产物。体内几乎所有细胞都能合成前列腺素。前列腺素除了有强烈的扩血管作用及使血管壁通透性增高的作用外，还具有致热和致痛作用。白细胞三烯主要由白细胞和肥大细胞合成，具有强烈的增高血管壁通透性的作用（为组织胺的200～1 000倍）。白细胞三烯中的B4成分还具有白细胞趋化作用。

3. 白细胞产物主要

为中性粒细胞、单核巨噬细胞释放的氧自由基和溶酶体酶成分。

（1）氧自由基：为吞噬细胞吞噬后的依赖氧杀菌机制产生。氧自由基可以与细胞膜上的脂质发生过氧化反应，破坏细胞膜的稳定性，除了杀菌作用以外也可导致细胞、组织的损伤（如内皮细胞的损伤可引起血管壁通透性增高）。氧自由基还可灭活一些抗蛋白酶类（如a1-抗胰蛋白酶），导致炎症时细胞释放的蛋白酶活性过高，使周围正常组织遭到破坏，引起扩大的组织损伤。

（2）中性粒细胞溶酶体成分：包括酶与非酶两类成分，在中性粒细胞吞噬时外溢或中性粒细胞死亡时释放。酶类中的中性蛋白酶（包括弹力蛋白酶、胶原酶等）、酸性蛋白酶（包括组织蛋白酶A、B、C、D、E等）可介导细胞、组织的损伤。非酶类的阳离子蛋白能刺激肥大细胞，使其脱颗粒释放组织胺，直接或间接地引起血管扩张、通透性增高及趋化白细胞和杀菌作用，阳离子蛋白还具有致热源的作用，可引起机体发热。

4. 细胞因子

主要由激活的淋巴细胞、单核巨噬细胞产生。细胞因子可调节其他炎症细胞的功能，特别是细胞免疫反应的发生和发展，在介导炎症反应中也有重要作用。在炎症中起重要作用的细胞因子有：

（1）白细胞介素（interleukin，IL）与肿瘤坏死因子（tumor necrotic factor，TNF）：IL-1和

TNF可促进内皮细胞表达黏附分子，有利于白细胞游出过程中的黏附作用。两者都有致热源的作用，可引起机体发热。IL-1还有促进纤维母细胞、内皮细胞增生的作用。IL-8、TNF具有强烈的中性粒细胞趋化和激活作用（TNF还可促使溶酶体酶释放，引起组织损伤）。

（2）淋巴因子（lymphokine）：如巨噬细胞游走抑制因子、活化因子、趋化因子（MIF、MAF、MCF），白细胞趋化因子、游走抑制因子（LCF，LIF）等。

5. 血小板激活因子（PAF）

目前已知PAF来源于活化的嗜碱性粒细胞，肥大细胞.中性粒细胞、单核巨噬细胞.血管内皮细胞及血小板本身。PAF作用于血小板，使之激活、聚集，影响血流动力学改变；增加血管通透性，促使白细胞与内皮细胞黏着，以及影响趋化作用和促使白细胞脱颗粒；PAF还有刺激白细胞和其他细胞合成前列腺素和白细胞三烯的作用。

6. 一氧化氮（NO）

主要是由内皮细胞、巨噬细胞和一些特定神经细胞在一氧化氮合酶（NOS）作用下生成的。NO参与炎症过程，主要是作用于血管平滑肌，使血管扩张；抑制血小板黏着和聚集、抑制肥大细胞引起的炎症反应；调节、控制白细胞向炎症灶的集中。细胞内大量NO可减少微生物复制，但也可造成组织细胞的损伤。

7. 神经肽

如P物质，存在于肺和胃肠道的神经纤维，有传递疼痛信号、调节血压、刺激免疫细胞和内分泌细胞分泌的作用。P物质是增加血管通透性的强有力的介质。

（二）体液源性的炎症介质

血浆中存在相互关联的四大炎症介质系统。

1. 激肽系统

激肽系统被激活后可产生一系列中间产物，其最终产物为缓激肽。缓激肽的作用主要为扩张细动脉、增强血管壁通透性（其作用强度相当于组织胺的800倍）和强烈的致痛作用。

2. 补体系统

与炎症有关的补体片段主要为C3a、C5a和C567。C3a、C5a又称过敏毒素，能促使肥大细胞和血小板释放组织胺；C5a、C567对吞噬细胞有强烈的趋化作用；C3b具有调理素作用，可增强吞噬作用。

3. 凝血系统

在凝血系统激活过程中，凝血酶激活纤维蛋白原时产生酶解片段纤维蛋白和纤维蛋白多肽，后者可使血管壁通透性增高，并具有白细胞趋化作用。

4. 纤溶系统

纤溶系统激活后产生的纤维蛋白降解产物也具有增高血管壁通透性和白细胞趋化作用。

（三）炎症介质的作用特点

综上所述，炎症介质具有如下些共同特点：

（1）很多炎症介质通常是以其"前体"或"非活性"状态存在于体液或细胞之中，经多步骤的激活后才能发挥作用，其活性状态的半衰期往往较短，一旦释放或激活，即被迅速灭活破坏，从而维持动态平衡。

（2）炎症介质的释放可同时激活起反作用的拮抗物，起到负反馈调节作用。

(3) 各种炎症介质的致炎效应不尽相同，某些炎症介质可表现为多种致炎效应，而不同的炎症介质也可表现出相同的致炎效应。

(4) 不同的炎症介质系统之间有着密切的联系，如激肽、补体、凝血和纤溶系统的激活产物在炎症反应中是重要的炎症介质。组织损伤时激活的Ⅻ因子（hageman factor）可启动上述四大系统的激活，各系统激活过程中的中间产物也可激活其他系统。

六、急性炎症的形态学类型

炎症反应的发生发展过程复杂多样。由于致炎因子和组织防御反应的不同，急性炎症的形态学类型也有所差异。炎症包括变质、渗出和增生三种基本病理变化，因而根据不同的病理变化将急性炎症分为变质性炎、渗出性炎和增生性炎三种类型。

(一) 变质性炎

变质性炎（alterative inflammation 是以局部组织的变性和坏死为主要病变，常见于感染、中毒和变态反应，主要发生于肝、肾、心和脑等实质器官。例如急性病毒性肝炎，肝细胞可出现细胞水肿、溶解性坏死等病变；流行性乙型脑炎，神经细胞变性、坏死以及脑软化灶形成；阿米巴感染造成肝细胞大量坏死形成阿米巴脓肿。由于病变器官的实质细胞变性、坏死，变质性炎常导致器官的功能障碍。

(二) 渗出性炎

渗出性炎（exudative inflammation）在急性炎症中最为常见，病变以渗出性改变为主，病灶内形成大量渗出物。由于致炎因子和机体反应的不同，渗出物的成分也有所不同。根据渗出物的主要成分，通常将渗出性炎分为浆液性炎、纤维素性炎、化脓性炎和出血性炎等几种类型。

1. 浆液性炎

浆液性炎（serous inflammation）以浆液渗出为其特征，浆液性渗出物以血浆成分为主，也可由浆膜的间皮细胞分泌，含有3%~5%的小分子蛋白质（主要是白蛋白）、少量白细胞和纤维素。浆液性炎主要发生于浆膜、黏膜和疏松结缔组织等处，如感冒初期的鼻炎、皮肤Ⅱ度烧伤所形成水泡、风湿性关节炎的关节腔积液等都是属于浆液性炎的表现。

浆液性炎组织损伤较小，病因消除后渗出的成分易于吸收消散，由于组织没有明显的破坏，因此愈后一般不留痕迹。炎症过程中如果渗出过多则可导致严重后果，如心包腔内过多的浆液性渗出可影响心肺的功能，喉头浆液性炎造成的喉头水肿可引起窒息。

2. 纤维素性炎

纤维素性炎（fibrinous inflammation）是以大量纤维蛋白原渗出为主，并在炎症灶内形成纤维素为特征的炎症。此时血管壁的损伤较重，通透性较浆液性炎时增高更为明显，以至于大分子的纤维蛋白原大量渗出。

纤维素性炎常由细菌毒素（如白喉杆菌、痢疾杆菌、肺炎球菌毒素等）或有毒物质（如尿毒症时的尿素．汞中毒等）引起，常发生于黏膜、浆膜和肺。镜下（HE染色）观：纤维素为红染．网片状或细丝状物，夹杂有一定量的中性粒细胞。发生于黏膜的纤维素性炎（如白喉、细菌性痢疾）纤维素，白细胞和坏死的黏膜上皮常混杂在一起，形成灰白色的膜状物，覆盖在黏膜的表面，称为"假膜"（或伪膜）。因此，黏膜的纤维素性炎又称为"假膜性炎"（pseudomembranous inflammation）。发生于鳞状上皮的假膜附着力较牢，不易脱落（如咽白喉）；而发生于柱状上皮的假膜附着力较弱，容易脱落（如气管白喉），气管白喉的假膜脱落后可阻塞支气管引起窒息。

浆膜的纤维素性炎常见于胸膜腔和心包腔，如肺炎球菌引起的纤维素性胸膜炎，风湿及心肌梗死引发的纤维素性心外膜炎，心外膜的纤维素性渗出物由于心脏的不停搏动而呈绒毛状，又称"绒毛心"。

纤维素性渗出物一般可通过中性粒细胞释放的蛋白溶解酶溶解吸收，但如果炎症时渗出的纤维素过多或中性粒细胞释放的蛋白溶解酶不足（如白细胞缺乏症、中性粒细胞蛋白溶解酶缺陷病人），则渗出的纤维素不能全部被降解吸收，只能通过肉芽组织增生的方式发生机化，因此可造成器官、组织大量纤维结缔组织增生，功能受到严重影响。

3. 化脓性炎

化脓性炎（suppurative or purulent inflammation）以大量中性粒细胞渗出为主，并伴有不同程度的组织坏死和脓液形成为特点。

化脓性炎多由葡萄球菌、链球菌、大肠埃希菌等化脓菌引起，也可由某些化学物质引起，如将松节油注入组织内引起的化脓。这种非细菌因素引起的化脓现象称为"无菌性化脓"。化脓性炎时，炎症灶中的细胞、组织在细菌和中性粒细胞释放的蛋白溶解酶的作用下发生液化坏死，加上血管的液体渗出，形成肉眼呈黄白色的浓稠液体，称为"脓液"（pus）。

脓液中的中性粒细胞除极少数仍有吞噬能力外，大多数已发生变性和坏死，称为脓细胞。脓液中除含有脓细胞外，还含有大量的细菌、坏死组织碎片和少量浆液。视感染细菌种类的不同，脓液可呈不同的颜色、气味和黏稠度，借此特征常可大致判断感染细菌的种类。化脓性炎有以下三种主要的病理类型：

（1）表面化脓和积脓：表面化脓是指浆膜或黏膜的化脓性炎，且炎症仅限于浆膜或黏膜的浅层，脓液主要向黏膜或浆膜表面渗出，深部组织的炎症不明显，如化脓性尿道炎、化脓性支气管炎等。如果表面化脓渗出的脓液积聚在浆膜腔或空腔脏器内（如胆囊、输卵管等），则称为"积脓"（empyema）。

（2）脓肿（abscess）：局限性化脓伴有脓腔形成的化脓性炎称为脓肿，常由金黄色葡萄球菌引起。金黄色葡萄球菌感染不仅使组织发生液化坏死，同时由于其血浆凝固酶的作用使渗出的纤维蛋白原转变为纤维素，使病变比较局限。早期脓肿边缘组织充血水肿、炎细胞浸润，以后肉芽组织逐渐增生，形成包绕脓腔的脓肿膜。脓肿膜具有限制病变扩散的作用，但过厚的脓肿膜也使脓液吸收困难，药物也不易进入，因此往往需要手术切开排脓或穿刺抽脓。脓液及坏死物清除干净后，由肉芽组织填补修复，最后形成结缔组织瘢痕。

疖（furuncle）是毛囊、皮脂腺及其周围组织的脓肿。疖中心部分液化变软后，脓液便可排出。痈是多个疖的融合，在皮下脂肪和筋膜组织中形成许多相互的脓肿，必须及时切开排脓。

皮肤、黏膜浅部的脓肿可向表面破溃而形成较大的缺损，称为溃疡（ulcer）。深部组织的脓肿如向体表或自然管道穿破，可形成一端开口的盲管，称为窦道（sinus）。如果深部脓肿形成体表与有腔器官之间或两个有腔器官之间的有两个以上开口的病理性管道，则称为瘘管（fistula）。例如，肛门周围组织的脓肿可向皮肤穿破，形成窦道；也可以一端穿破皮肤，另一端穿入直肠肛管而形成两端连通的瘘管称为肛瘘。由于窦道、瘘管不断排出脓液，因此病变较难愈合。

（3）蜂窝组织炎（phlegmonous inflammation）：又称蜂窝织炎，是指疏松结缔组织内的弥漫性化脓性炎，常见于皮肤、肌肉和阑尾。蜂窝组织炎主要由溶血性链球菌引起，链球菌分泌的透明质酸酶和链激酶可降解组织间质中的基质成分（透明质酸和纤维素等），因此细菌很容易通过组织间隙蔓延扩散。病变的组织高度水肿，与正常组织分界不清晰，大量中性粒细胞浸润，但组织液化坏死不明显。

4. 出血性炎

出血性炎（hemorrhagic inflammation）并非独立的一种炎症类型。当炎症过程中血管壁损伤严重，通透性极度增高时，导致大量红细胞的漏出，即可称出血性炎。常见于肾综合征出血热、钩端螺旋体病和鼠疫等。

上述几种炎症类型可单独发生，也可几种同时并存，如浆液纤维素性炎、纤维素性化脓性炎等。一种类型的炎症也可以转变为另一种类型的炎症。

（三）增生性炎

大多数急性炎症局部的病变以变质和渗出为主，但也有少数急性炎症以增生性改变为主，这类炎症称为增生性炎（proliferative inflammation）。例如，急性弥漫性增生性肾小球肾炎，病理变化主要为肾小球毛细血管内皮细胞和系膜细胞增生；早期伤寒的病理变化则表现为单核巨噬细胞增生为主。

第三节 炎症的基本病理变化

炎症的基本病理变化包括变质（alteration）、渗出（exudation）和增生（proliferation）。在同一病变部位，这三者常按一定次序发生、发展，但往往有重叠，或以某种病变为主，有时也可互相转化。

一、变质

炎症局部组织发生的各种变性和坏死，统称变质。变质主要是由致炎因子的直接作用和炎症过程中出现的局部血液循环障碍引起。此时，局部组织细胞的代谢、功能也出现不同程度的障碍。组织细胞变性、坏死后，细胞的溶酶体膜崩解，释出多量水解酶，如蛋白酶、脂酶和磷酸酯酶，可进一步引起周围组织细胞的变性、坏死。

1. 形态变化

炎症局部实质细胞的变性，包括细胞水肿、脂肪变等，坏死包括凝固性坏死、液化性坏死和干酪性坏死。间质常表现为黏液样变性、纤维素样坏死等。

2. 代谢变化

主要表现为分解代谢增强，耗氧量增加。但由于酶系统受损和局部血液循环障碍，因此局部氧化代谢降低，产生许多氧化不全产物，如乳酸、脂肪酸、酮体、氨基酸等，在局部组织堆积，最后碱贮备消耗殆尽，引起局部酸中毒。一般说来，局部酸中毒在炎症灶中心最明显，炎症愈急剧，酸中毒愈明显。局部酸中毒一方面不利于病原微生物的生长，另一方面又给中性粒细胞的活动带来不利影响。此外还可使小血管受损，血管壁通透性增高。组织和细胞的酸中毒，还可使溶酶体膜受损，释放出多种炎症介质。

二、渗出

炎症局部组织血管内的液体和细胞成分通过血管壁进入组织间质、体腔、黏膜表面和体表的过程，称为渗出。渗出的血浆和细胞成分称为渗出物或渗出液（exudate）。渗出液在组织间隙中积聚引起水肿。当渗出液积聚在胸腔、腹腔、关节腔等浆膜腔内，称为炎性积液。炎症是以防御为主的病理过程，其中抗体和白细胞是两种最主要的防御成分。通过血管反应，抗体和白细胞得以渗出，并在局部消除致炎因子和有害物质。因此，血管反应是炎症中最重要的抗损伤过程。

急性炎症反应的特征是血管变化和渗出性改变。

三、增生

炎症时增生是指在致炎因子或组织崩解产物等刺激下，病灶内巨噬细胞、纤维母细胞、内皮细胞、上皮细胞等增生和分化。在炎症早期，增生反应较轻微，在炎症后期较为明显。但某些急性炎症，例如急性弥漫性毛细血管内增生性肾小球肾炎和伤寒，则以增生性反应为主。炎症初期，来自血液和局部组织增生的巨噬细胞，具有吞噬病原微生物和清除组织崩解产物的作用。在炎症后期，纤维母细胞和血管内皮细胞增生明显，形成胶原和新生毛细血管，与浸润的炎细胞共同构成肉芽组织。出现肉芽组织，标志着炎症向愈复方向发展。

综上所述，任何致炎因子引起的炎症都具有变质、渗出和增生三种基本病理变化，只是不同类型的炎症以其中某一种基本病变为主。正如红、绿、蓝三原色的不同组合方式可混合出所有的颜色，变质、渗出、增生三种基本病理变化不同的比例，并且三者之间互相影响和转化，构成了不同类型的炎症反应。一般说来，变质反映了组织的损伤过程，而渗出和增生则反映了机体的抗损伤过程。急性炎症或炎症的早期，往往渗出性和变质性病变较显著，而慢性炎症或炎症的后期，则增生性病变较突出。但在炎症发展过程中，变质可以促进渗出和增生，渗出又可以加重变质。过度的增生不仅达不到修复的目的，还可能使疾病长期不愈或导致不良后果。因此，既要积极预防炎症性疾病的发生和发展，又要运用病理学知识，正确认识和区别损伤与抗损伤反应及其转化规律，采取适当的医疗措施，增强机体的防御能力，消除致炎因子，减少组织损伤，促进病变愈复。

第四节 慢性炎症

慢性炎症一般起病较缓，病程较长（数月至数年）。慢性炎症除了缓慢起病，逐渐出现临床症状以外，也可以由急性炎症的病程延长、病变发生变化转变而来。部分病人甚至发病后没有明显的临床症状，等到出现临床表现时已属疾病的晚期。约有25%的慢性硬化性肾小球肾炎病人，起病缓慢，无自觉症状，无肾炎病史，发现时已为晚期，可出现各种严重的并发症。慢性炎症局部的病变以增生为主，浸润的炎细胞主要为淋巴细胞、浆细胞及巨噬细胞，血管扩张充血、渗出、变质性改变常不明显。

慢性：炎症发病机制十分复杂，其发生原因主要为：病原微生物长期存在、理化因子长期刺激和自身免疫反应；淋巴细胞、巨噬细胞持续激活以及各种细胞因子不断释放可能是慢性炎症发展的关键机制。

根据形态学特点，慢性炎症可分为非特异性慢性炎和慢性肉芽肿性炎两大类。

一、非特异性慢性炎

非特异性慢性炎病变主要表现为纤维母细胞、血管内皮细胞和组织细胞增生，伴有淋巴细胞、浆细胞和巨噬细胞等慢性炎细胞浸润，同时局部的被覆上皮、腺上皮和实质细胞也可增生。慢性炎症还可伴有肉芽组织的形成。这类炎症常见于有较大组织缺损的病变，此时肉芽组织在慢性脓肿、瘘管和慢性黏膜溃疡的吸收和分解上起重要作用。

长期慢性炎症使局部黏膜上皮、腺体及间质增生，形成带蒂、向表面突起的肉样肿块，称为炎性息肉（inflammatory polyp），常见于鼻黏膜、肠黏膜及子宫颈黏膜。若炎性增生形成境界清楚的肿瘤样肿块，则称为炎性假瘤（inflammatory pseudotumor），常发生于眼眶和肺，须与真性肿瘤鉴别。

二、慢性肉芽肿性炎

以单核巨噬细胞增生为主，形成结节状、境界清楚的增生性病灶称为肉芽肿（granuloma），以肉芽肿形成为特征的慢性炎症称为慢性肉芽肿性炎（chronic granulomatous inflammtion）。肉芽肿的结节较小，一般直径为0.5~2 mm。根据致炎因子的不同，肉芽肿可分为感染性肉芽肿和异物性肉芽肿。感染性肉芽肿由生物病原体如结核杆菌、伤寒杆菌、麻风杆菌、梅毒螺旋体、真菌和寄生虫等引起，异物性肉芽肿多由手术缝线、木刺、粉尘、滑石粉等异物引起。此外，有些自身免疫性疾病也可引起肉芽肿形成（如风湿病、Wegener's肉芽肿）。

构成肉芽肿的基本成分为单核巨噬细胞，不同病因引起的肉芽肿形态不完全一致，根据典型肉芽肿的形态特征往往可以判断其病因。以结核杆菌引起的结核性肉芽肿（结核结节）为例，其形态结构由内向外依次为：

1. 干酪样坏死

有的结核结节中心为干酪样坏死，内含坏死的组织细胞、白细胞和结核杆菌，组织坏死彻底，镜下仅见一些无定形的颗粒状物质，这可能是细胞免疫介导免疫反应的结果。

2. 类上皮细胞

类上皮细胞是结核性肉芽肿中增生的单核巨噬细胞的主要类型。在巨噬细胞趋化因子（MCF）、巨噬细胞游走抑制因子（MIF）和巨噬细胞活化因子（MAF）等细胞因子的刺激下，巨噬细胞在炎症局部大量增生并活化，表现为细胞体积增大，细胞之间境界不清，细胞浆更加丰富，细胞器增多（特别是内浆网、溶酶体增多），胞核呈圆形或椭圆形，染色质少。因这种细胞形态与上皮细胞相似，故称为类上皮细胞或上皮样细胞（epithelioid cell）。

有人认为，活化的巨噬细胞杀菌能力大大加强的原因主要不是吞噬能力的增强（由于细胞表面Fc受体和C3b受体的减少，其吞噬能力甚至是降低的），而是由于杀菌物质的细胞外分泌作用而杀伤细胞周围的细菌，同时在宿主健康组织与细菌之间形成一条隔离带。

3. 多核巨细胞

结核性肉芽肿的类上皮细胞之间还可见到一种体积大（40~50 pμm）、胞浆丰富、多核（数十个核）的巨细胞。多核巨细胞是由类上皮细胞相互融合而成或细胞核有丝分裂而胞浆不分裂形成的。结核杆菌等感染时形成的多核巨细胞称为朗汉斯巨细胞（Langhans giant cell），其细胞核的排列很有特点，呈马蹄形或花环状排列在细胞的周边部。由异物（手术缝线、木刺等）引起的肉芽肿中也可见到多核巨细胞，但其细胞核往往排列杂乱无章，不像郎汉斯巨细胞那样有规律，此种细胞称为异物巨细胞（foreign body-type giant cell）。多核巨细胞的功能与类上皮细胞的功能相似。

4. 淋巴细胞

肉芽肿的周边部可见大量淋巴细胞浸润，说明结核肉芽肿的形成与细胞免疫关系密切。

5. 纤维母细胞

结核肉芽肿的周边部还可见到纤维母细胞及其产生的胶原纤维。随着病原体的杀灭及病变的发展，肉芽肿最终将由纤维母细胞产生的胶原纤维取代而形成纤维化的细小瘢痕。

（王黎伟）

第二篇　内科学

第一章　消化系统疾病

第一节　先天性食管疾病

先天性食管畸形可分为两大类：一类为食管本身的异常，包括食管缺如、食管重复、食管闭锁、食管蹼、食管狭窄、短食管、食管扩大和食管憩室等疾病；另一类为周围组织畸形对食管功能的影响，当然也常合并有多种器官（包括食管）的畸形，现分述如下。

一、食管缺如和短食管

（一）食管缺如

食管缺如是指食管全无，只见于畸胎。有的在正常食管位置有一纤维肌肉带，有时横膈下部的食管缺如，常合并其他严重畸形，此种患者常早夭亡。

（二）先天性短食管

先天性短食管是一种先天性畸形，极少见，占食管先天性畸形的1.2%。出生时食管与胃连接处甚至胃的一部分位于膈肌之上。

1. 分型

可分为两种类型：第一种即食管短，并有进行性纤维性变导致食管内腔缩小。所以有咽下困难和反胃症状，症状常在出生后即开始；第二种食管无进行性纤维性变，故无食管狭窄症状，常在X线照片或尸检时偶然发现。此型在成人可有轻度咽下困难和胸骨后疼痛的症状，常放射至背部，此系胃酸反流至食管产生溃疡所引起。

2. 诊断

依靠X线及食管镜检查。X线诊断要点有二：①贲门在横膈以上，不因患者站立或躺下而有位置变动。②食管短，食管和胃的交界处常在第七和第八胸椎部位，达不到横膈平面，缺乏膈疝患者的食管扭转迂曲，并有轻度狭窄现象。有的与膈疝仍不易鉴别，须赖于手术证实。食管镜检查可见：食管上段轻度扩张，狭窄上方有食管炎现象，亦可有溃疡，狭窄部较硬，食管镜不易通过，如能通过，在横膈上方可见胃黏膜皱襞。

3. 治疗

饭后或睡眠时采取右侧卧位，防止胃酸反流入食管造成食管溃疡。注意饮食，必要时在饭后服胃酸中和剂。食管轻度狭窄者可行扩张疗法。狭窄较重，用手术切除，行食管胃吻合术；食管过短，可行结肠代食管术。

二、先天性食管狭窄

先天性食管狭窄较少见，约占全部食管狭窄的 11.5%。先天性食管狭窄常是单一的，也有多发的。狭窄的长度不一，介于 1~10cm。狭窄程度轻重不同，管腔直径一般为 0.2~0.8cm。狭窄部位常在食管中段或中下段。

（一）临床表现

症状的轻重和出现的时间与狭窄的程度有关。狭窄轻的可以终身无症状，或吃饭较正常人慢，非细嚼后不能咽下。较重的不能进固体食物。一般在 6 个月后加辅食时，才出现咽下困难，有呕吐，但无任何痛苦表现，呕吐物无酸味。重症患儿在出生数日或数周即有咽下困难，咽下时有呕吐、咳嗽和发绀等症状。有些较大患儿，狭窄上方食管扩张成囊状，充满食物，压迫气管或支气管，可发生喘鸣音，饭后可有暂时憋气和发绀。由于误吸，可反复发作气管炎和支气管肺炎。

（二）实验室检查

食管钡剂造影所见，多在食管中段或中、下段出现 1~10cm 长的狭窄区。狭窄上方的食管轻度扩张，但不如后天性狭窄者明显。狭窄部呈细而不规则的充钡影，狭窄远端突然膨大而形成正常管腔。如狭窄部分短，且位于食管下端，则与贲门痉挛相似。

食管镜检查所见，狭窄上方的食管腔正常或轻度扩张。黏膜正常或轻度充血。狭窄部多为中等硬度的苍白色组织，亦可为红色而无黏膜被覆。中心部有环形狭窄孔，直径大小不等，一般为 0.2~0.5cm。

（三）诊断

根据症状、食管造影和食管镜检查可以确诊。

（四）治疗

扩张疗法效果良好，一般多采用经口扩张法，即用右手持塑料探子，左手持吸引管，将探子头放在喉咽部，吸出咽部分泌物。在患儿恶心或吞咽时，探子可自行进入食管，缓慢通过狭窄区而进行扩张。此法不用食管镜，患儿痛苦小，器械设备简单，探子粗细不受食管镜的限制，方便易行。个别不易扩张的患儿，则需做胃造瘘术，再行循环扩张疗法。狭窄段长而较重者，则行狭窄段切除术和食管与食管，或食管与胃的吻合术。

三、先天性食管闭锁

先天性食管闭锁及食管气管瘘在新生儿期并不罕见，占消化道发育畸形的第三位，仅次于肛门直肠畸形和先天性巨结肠。高龄产妇、低体重儿易于发生。男孩发病率略高于女孩。过去患本病小儿多在出生后数天内死亡。近年来由于小儿外科的发展，手术治疗成功率日见增高。

（一）病因

胚胎初期食管与气管均由原始前肠发生，两者共同一管。在 5~6 周时由中胚层生长一瓣膜，将食管气管分隔，腹侧为气管，背侧为食管。食管先经过一个实变阶段，由管内上皮细胞繁殖增生，使食管闭塞。以后管内出现空泡，互相融合，将食管再行贯通成空心管。若胚胎在前 8 周内发育不正常，分隔、空泡化不完全可引起不同类型的畸形。有人认为与血管异常有关。前肠血流供应减少，可致闭锁。

（二）病理

食管闭锁常与食管气管瘘同时存在，约占90%，极少数病例无瘘管。

可分5个类型。①Ⅰ型：食管上下两段不连接，各成盲端。两段间的距离长短不等，同气管不相通。可发生于食管的任何部位，一般食管上段盲端常位于T_1~T_4水平，下段盲端多在膈上。此型较少见，占4%~8%。②Ⅱ型：食管上段与气管相通，下段呈盲端，两段距离较远。此型更少见，占0.5%~1%。③Ⅲ型：食管上段为盲管，下段与气管相通，其相通点一般多在气管分叉处或其稍上处。两段间的距离超过2cm者，称A型，不到1cm者，称B型。此型最多见，占85%~90%或更多。④Ⅳ型：食管上下段分别与气管相通，也是极少见的一种类型，占1%。⑤Ⅴ型：无食管闭锁，但有瘘与气管相通，又称H型，为单纯食管气管瘘，占2%~5%。

由于以上不同病理情况，小儿口腔分泌液或乳液积聚在食管上段盲袋内，均可回流至咽部，被吸入呼吸道。食管与气管有瘘者可直接流入气管。食管下段与气管相通，胃液可反流入气管。最后均可引起吸入性肺炎。

食管闭锁也常同时合并其他畸形，约占50%，Ⅰ最易发生。以先天性心脏病（19%~35%）、肠闭锁、肛门闭锁（20%~40%）最常见，其次为生殖泌尿系统（10%~15%）、肌肉骨骼系统、颜面（兔唇、腭裂）、中枢神经系统畸形。以上畸形有的也会危及生命或需紧急手术。

（三）临床表现

由于食管闭锁胎儿不能吞咽羊水，母亲常有羊水过多史，占19%~90%。小儿出生后即出现唾液增多，不断从口腔外溢，频吐白沫。由于咽部充满黏稠分泌物，呼吸时咽部可有呼噜声，呼吸不畅。常在第一次喂奶或喂水时，咽下几口即开始呕吐，因食管与胃不连接，多呈非喷射状。因乳汁吸入后充满盲袋，经喉反流入气管，引起呛咳及青紫，甚至窒息，呼吸停止，但在迅速清除呕吐物后症状即消失。此后每次喂奶均发生同样症状。无气管瘘者腹部呈舟状，有气管瘘者因大量空气进入胃内，腹胀较明显。最初几天排胎便，但以后仅有肠分泌液排出，很快发生脱水和消瘦。继发吸入性肺炎，常侵犯右上叶，可出现发热、气促、呼吸困难等症状。如得不到早期诊断和治疗，多数病例在3~5天内死亡。

（四）诊断

凡新生儿有口吐白沫，生后每次喂奶均发生呕吐或呛咳、青紫等现象，再加以伴发其他先天畸形或母亲有羊水过多史，都应考虑有先天性食管闭锁的可能。腹部平软表示无瘘管存在。上段有瘘管多出现喂奶后呛咳、呼吸困难等症状。下部有瘘管则出现腹胀。进一步明确诊断，简易方法可从鼻孔插入8号导尿管，正常小儿可顺利无阻通入胃内。而患儿插入到8~12cm时，常因受阻而折回，但应注意有时导管较细可卷曲在食管盲端内，造成入胃假象。检查有无瘘管，可将导尿管外端置于水盆内，将导管在食管内上下移动，当尖端达到瘘管水平，盆内可见水泡涌出，患儿哭闹或咳嗽时水泡更多，根据插入导管长度也可测定瘘管位置。如有条件可拍X线平片，观察导尿管插入受阻情况，同时了解盲端高度，一般在胸椎4~5水平，Ⅰ型、Ⅱ型胃肠内不充气。Ⅲ型、Ⅳ型、Ⅴ型空气由瘘管入胃，可见胃内充气。经导尿管注入碘油1~2mL，做碘油造影虽可检查有无瘘管，但因有增加吸入性肺炎的危险，一般不做常规检查，忌用钡剂。有人用食管镜或气管镜直接观察，或在气管镜内滴入亚甲蓝，观察食管内有无亚甲蓝流入。应尽量争取在尚未继发肺炎时明确诊断。

（五）治疗

早期诊断是治疗成功的关键，可争取在肺炎或脱水发生前进行手术。较晚期病例，应做12~24h术前准备，改善一般情况后再进行手术。包括给氧、禁食、吸引咽部食管内积液、矫正脱水、用抗生素控制感染、输血浆或全血、静脉营养等。在清醒状态下，气管内插管，然后用乙醚吸入麻醉，或用静脉复合麻醉、高位硬脊膜外腔阻滞麻醉。于右侧胸部4~5肋间处切口，做一期食管端端吻合术和食管气管瘘结扎术。以下指征提示病情严重，如早产儿、低体重儿、伴有严重畸形、合并严重肺炎、食管上下端间距过大，或食管下端异常细小，手术时发现食管组织异常脆弱或血运欠佳等。后者可做缓期手术和分期手术。据近年报道，采用缓期、分期手术者存活率有显著提高，即先结扎气管瘘，做胃造口术，以后再做吻合术。

做缓期手术者，患儿应采取45°坐位，以防止胃内容物逆流入气管，并插管于食管内以吸引分泌物。胃造瘘插管可吸出胃内气体，同时进行喂养。术后护理极为重要，尤其是呼吸管理，一般前三天静脉输液维持营养。

（六）预后

随着诊断、治疗、护理技术不断改进，目前手术治愈率逐渐提高。治愈的关键在于小儿的一般情况、畸形的型别、食管两段间的距离、有无其他严重畸形、有无肺部并发症，以及手术前后是否处理得当。国外体重>2.5kg、无并发症者手术治愈率可达95%~100%。体重<2.5kg，无并发症者达85%~95%，有并发症者为40%~80%，国内为40%~50%。术后并发症可有食管吻合口瘘或狭窄（25%~55%）、食管气管瘘复发、胃食管反流（25%~68%）等。远期随访肺功能异常发生率较高，由于继发胃食管反流，反复发生肺吸入所引起。

四、先天性食管重复（双食管）

（一）病因和病理

胚胎时期发育异常可致双食管，但比较少见，多呈球形或腊肠形囊肿，位于后纵隔内。其壁由黏膜、黏膜下组织及肌层组成，是胃肠道重复畸形的一部分。囊肿一部分为食管源性，大部分为胃肠源性移位于此。黏膜的组织学特点根据起源而异，囊肿所含液体也有所不同。如为胃源性可含胃酶、蛋白质、无机盐，与胃液类似。囊肿由于分泌液体，可相当大，突出于一侧或两侧胸腔内，但大多位于右侧。

（二）临床表现

根据囊肿大小、位置而有所不同，症状与体征与后纵隔肿物相同，多发生呼吸道压迫症状，如呼吸急促、青紫、呼吸困难等，出生后不久就可出现。有时也出现咽下困难、呕吐等症状。如为胃源性，可致溃疡，出现胸痛、呕血等症状。

（三）诊断

X线检查有时与心外形异常不易鉴别，侧位、斜位像可明确诊断，并可见囊肿圆形边界。钡剂检查常可见食管移位。一般不需要食管镜或气管镜检查。

（四）治疗

诊断确定后应立即手术治疗。

五、先天性食管憩室

食管憩室是指与食管腔相通的囊状突起。其分类比较复杂。按发病部位可分为咽食管憩室、食管中段憩室和膈上食管憩室。依据其机制不同可分为牵引性、内压性及牵引内压性憩室。根据憩室壁的构成可分为真性憩室（含有食管壁全层）和假性憩室（缺少食管壁肌层），还有先天性和后天性憩室之分。食管憩室相对少见，在国外以咽食管憩室居多，而我国以食管中段憩室较多，膈上憩室少见。好发于成年人，多数患者年逾50岁。男性发病率比女性高3倍。

(一) 病因和发病机制

食管憩室的病因和发病机制尚未完全清楚。咽食管憩室系咽食管连结区的黏膜和黏膜下层,在环状软骨近侧的咽后壁肌肉缺陷处膨出而成,又称为 Zenker 憩室,也叫咽囊。UES 是由环咽肌、下咽缩肌和食管上端环状纤维共同组成,其主要功能有:①保持静止状态下的关闭,防止食管内容物反流进入咽部,使气管、支气管得以免受来自食管内物质的侵袭。②阻挡空气吸入食管腔内,防止呼吸引起的食管扩张。③吞咽时立即开放,保证适量的食团迅速通过咽部进入食管。UES 的后壁即下咽缩肌的斜形纤维和环咽肌的横行纤维之间存在一个缺乏肌层的三角形薄弱区。当吞咽时 LES 未能协调地充分弛缓,致使该区内压急剧增加,导致局部黏膜自薄弱区渗出,形成内压性假性憩室。

食管中段憩室多发生于气管分叉面的食管前壁和前侧壁。它的形成与邻近气管、支气管淋巴结炎症、粘连、瘢痕收缩有关,致使食管壁向外牵引而形成牵引性憩室。膈上食管憩室确切的病因不详,常与贲门失弛缓症、食管弥漫性痉挛、膈疝、食管炎并存。推理可能与先天发育不良或(和)食管运动功能障碍有关。

(二) 临床表现

Zenker 憩室一旦出现,其大小、症状、并发症的发生率及严重程度均呈现进行性加重。症状的出现可能与 UES 功能不全、并发憩室炎、憩室周围炎,及憩室过大而产生压迫有关。早期症状是吞咽时咽部有异物感或阻塞感,并产生气过水声。随着憩室增大,出现咽下困难和食物反流。夜间的食物反流导致支气管炎、肺炎、肺不张、肺脓肿等,呼吸时带有口臭。憩室囊袋扩大并下垂至颈椎左侧,在颈部可能触及一个柔软的肿块。憩室还可压迫喉返神经产生声音嘶哑,压迫颈交感神经产生 Horner 综合征。后期憩室继续增大可引起食管完全梗阻,并发憩室炎、溃疡、出血、穿孔、纵隔炎和鳞癌。

食管中段憩室为牵引性、真性憩室。憩室口大底小,囊袋可高于憩室颈部,因其收缩排空良好,则多数患者无症状,仅在 X 线检查时偶然发现。少数患者有咽下困难。憩室过大可出现食管反流。并发憩室炎有胸骨后疼痛,偶有穿孔、纵隔炎、纵隔脓肿或食管支气管瘘等。

膈上食管憩室的症状与并发症有关。有胸骨后疼痛、咽下困难、食物反流等。偶并发癌症及自发性破裂。

(三) 诊断

食管憩室的诊断主要依据食管 X 线吞钡检查。

1. X 线检查

由于小憩室可被充钡的食管所掩盖,应移动体位进行观察。Ze-nker 憩室采取左侧斜位易见,因其好发于食管后壁左侧,所以头部转向左侧时更易显示。初期憩室呈现半月形光滑膨出,后期呈球状,垂于纵隔内。憩室巨大可压迫食管。内有食团时可见充盈缺损,并发炎症时黏膜粗糙。食管中段憩室可见漏斗状、圆锥状或帐篷状光滑的膨出物。总之,食管憩室的 X 线征象具有特征性,因此不易与其他疾病混淆。

2. 食管镜检查

应在直视下进行,以免误入憩室内引起穿孔。内镜可见到憩室开口,即可判断其大小和部位,并能排除有无并发症,如炎症、出血、溃疡和癌变。

(四) 治疗

食管憩室的治疗取决于有无症状和并发症。

（1）Zenker 憩室者症状不重，又无并发症，可行保守治疗。采用水囊或气囊扩张法，可使症状得到明显缓解，并嘱餐后俯卧位和反复做吞咽或咳嗽动作，可助憩室内的潴留物回到食管中。并发憩室炎者可吞饮含抗生素的药水。若保守治疗无效或有并发症时，需切除憩室。手术要从憩室颈部切除，不得有憩室囊袋残留，否则易于再发。有学者主张在憩室切除的同时进行环咽肌切开术，因 UES 的动力学失常在其发病上起重要作用，去除此原因，可减少复发。

（2）食管中段憩室一般不需任何治疗，并发食管炎和（或）憩室炎时，采用保守治疗，行制酸、消炎治疗，常能使症状消除。若因憩室周围炎导致穿孔、脓肿或瘘管形成时，则需手术治疗。

（3）膈上食管憩室的治疗取决于症状的严重程度，小而无症状的憩室无需任何治疗，即使憩室较大，但没有引起食管受压或食物反流，也不予处理。如出现咽下困难和疼痛或癌变，则需手术治疗。有学者主张手术切除憩室同时修复食管裂孔疝，以纠正 LES 功能失常和横膈病变。

六、先天性食管蹼和食管环

食管蹼是在管腔内一层薄而脆的蹼状隔膜，食管环则为一层厚而韧的狭窄环。两者的 X 线片表现往往相同，难以严格区分。食管蹼和食管环易与食管的肌肉收缩和狭窄相混淆，因此，判断蹼和环是否存在，应包括症状、体征、X 线所见，行测压检查及内镜直视下活组织检查。自 1953 年报道下食管环是造成吞咽困难原因之一以后，本病才逐渐引起人们的关注，不论在有无症状的人群中，本病发现率日益增多。下食管环的诊断很大程度上首先取决于 X 线检查是否仔细和是否熟练，当然食管充钡时的扩张度要超出环的宽度，否则看不出环所造成的狭窄，据国外统计，6%~14%可见到下食管环，但其中仅有 1/3 为症状性下食管环。男女均有发现，但症状性下食管环以男性居多，发病年龄多在 40 岁以上。

（一）分类

（1）按照蹼和环在食管所在的部位可分为上食管蹼、中食管蹼、下食管蹼、下食管环。现分别介绍如下。

①上食管蹼：系咽下部或食管上部有隔膜形成，常合并食管狭窄。患者一般为中年妇女，主要症状是吞咽困难和缺铁性贫血。约 10%患者有上消化道鳞癌，包括食管癌，又叫 Plummer-Vinson 综合征。

②中食管蹼：其蹼是由正常上皮或炎性上皮所组成的黏膜隔膜。比上食管蹼更罕见，男女均可发病。婴儿也有，但更多见于成年人。多数患者无症状，仅在 X 线检查时发现一薄的钡剂充盈缺损，厚度为 1~2mm，在蹼的上下方食管呈现同等程度的扩张。在 5~11 个月以后的婴儿出现间歇性呕吐或突然发生食管梗阻，应考虑到先天性中食管蹼。成年人发生中食管蹼，其原因不明。症状为吞咽较硬食物时发生间歇性咽下困难，患者有食物停滞在胸骨后的感觉。内镜可见一个无明显炎症的黏膜膈膜。测压检查正常，细胞学检查多无异常。本病需要与食管炎症性狭窄、食管肌收缩和食管癌相鉴别。中食管蹼多数无症状，预后良好，不需治疗。万一并发蹼内食物嵌塞，出现疼痛性吞咽困难，可在内镜下取出食丸，或试用探条扩张及内镜下切除蹼。

③下食管蹼：它位于鳞状上皮和柱状上皮交界上方 2cm 处，也是一种黏膜膈膜。蹼的表面覆盖一层鳞状上皮，可呈现表皮角化，黏膜下有少许炎性细胞，其厚度为 1~2mm。临床特点与下食管环相似。X 线的特征既不同于中食管蹼也不同于下食管环，蹼的近端（头端）呈对称性食管膨大，蹼的远端（食管前庭区）呈现双凹面。治疗同下食管环。

④下食管环：这是一种位于食管和胃黏膜交界处的鳞柱状环，也是一种黏膜或肌肉膈膜所构成的收缩环（Schatzki 环），其管腔内径小于 2mm，当腔径为 1.3mm 时，可出现咽下困难，称

为症状性下食管环。

(2) 从形态上可将本病分为两种，即肌环和黏膜环，虽位于鳞柱状上皮交界处，但位置略有不同，肌环总是位于黏膜环上方。黏膜环是由结缔组织、黏膜和血管构成，环的表面覆盖一层鳞柱状上皮。肌肉环是由增厚的环状肌束所组成，有数量不等的炎性细胞。国外在尸检材料中约有14%阳性率，尸检标本中黏膜环比肌环远为多见，环薄而柔嫩，把食管和胃分隔开，可起到防止酸性胃液反流的作用。

在后期炎症性膈膜所形成的环，称为纤维环，即第三种环，呈现轮状狭窄。

(二) 临床表现

间歇性吞咽困难是下食管环的主要症状，当匆忙进食时，患者会感到有一食物团块堵住食管，而不能下咽。此时，患者会设法把食物吐出来，或试图饮水将其冲下去，以缓解症状。如此法奏效，患者则从中吸取教训，为排除因匆忙进食而引起的咽下困难，往往在进食时注意力集中，细嚼慢咽，乃至数周甚至数月不再出现症状。

因下食管环具有防止酸性胃液反流的作用，患者没有烧心的感觉。但反复扩张术后，吞咽困难虽消失，患者却出现烧心感。Eastridge总结了88例下食管环，经X线检查均有滑动性食管裂孔疝，两者并存者，可出现反流症状。

食管梗阻为其并发症之一。少数患者反复发作，引起食管扩张，可导致食管自发性破裂。

(三) 诊断

主要依靠X线检查。患者采取侧卧位，做Valsalva动作时摄片，可使环上下的食管腔扩张，易于显示食管环，从而定位，测其环的直径。它的特征与下食管蹼相反，在环的近侧呈现双凹面，环的远侧与胃相邻。食管镜检时，先充气把食管下段完全膨胀起来，食管环才清晰可见。直视下活检，排除食管炎、食管癌等疾病。

(四) 治疗

嘱患者进食时，细嚼慢咽，避免激动、紧张。正确的进食方法比应用解痉剂更为有效。一旦出现急性食管梗阻，需紧急内镜下取出食丸或将其推下，即可解除梗阻。必要时可采用扩张疗法，常常有效。如形成纤维环所致的轮状狭窄，可行外科切除。由于狭窄环可造成食管短缩，导致疝的形成，无论裂孔疝为其因或果的关系，在切除环时，均需修补食管裂孔疝。总之，治疗的目的是断裂环部，解除梗阻及并存的反流。

七、周围组织畸形对食管功能的影响

(一) 先天性血管畸形压迫食管

这类畸形引起的食管梗阻多不严重，因此症状也较轻。

上纵隔血管先天性畸形包括主动脉弓及其分支，或肺动脉分支围绕气管和食管形成血管环，引起不同程度的压迫症状，这类疾病不太常见。某医院收治血管环患儿11例，其中双主动脉弓1例，右主动脉弓左动脉韧带4例，右锁骨下动脉畸形3例，肺动脉畸形3例。

1. 类型

能引起气管和食管阻塞症状者分六型，即双主动脉弓、右主动脉弓左主动脉韧带、锁骨下动脉畸形、无名动脉畸形、左颈总动脉畸形和左肺动脉畸形，现分述如下。

(1) 双主动脉弓：升主动脉在主动脉弓处分为两支，一支在气管前面，另一支在食管后面，两支重新结合成为降主动脉。形成血管环包围气管和食管，多数患者的前支较小，但亦有后支较小者，两者都能产生不同程度的气管和食管压迫症状。如血管环明显压迫气管和食管，气管在主动脉弓平面成为三角形的管腔。动脉导管连接主动脉，使肺动脉干的分叉紧贴气管前方，加重血管对气管的压迫。特别是左右主动脉弓交界在食管后方，比在食管左侧压迫为甚。因为动脉导管向后转时，张力很大，使肺动脉分叉紧紧地贴在气管前面。

（2）右主动脉弓左主动脉韧带（亦有较少见的左主动脉弓右主动脉韧带和右侧降主动脉）：正常的主动脉弓是自右向左在气管前面，再弯向下而成为降主动脉。本病的主动脉弓自右向上越过右支气管后，转向食管后方，沿脊柱的左缘向下行，成为降主动脉。降主动脉的位置略偏右，因此食管较正常者略偏左。动脉韧带多位于左侧，自肺动脉干分叉处沿食管左侧向后连接主动脉弓。这样，右侧有右主动脉弓，后面有其食管后部分，左侧有主动脉憩室及动脉韧带（导管），前有肺动脉分叉形成一个血管环，围绕气管食管，造成不同程度的压迫。

（3）锁骨下动脉畸形：正常的右锁骨下动脉自无名动脉发出，若发源异常，即自左锁骨下动脉左侧发出，成为正常主动脉弓的第四分支，是这类畸形常见的一种。自左下至右上走行在食管后面压迫食管，亦可走行在气管和食管之间，压迫气管。右主动脉弓畸形者，左锁骨下动脉可在无名动脉右侧，自主动脉弓发出，经过食管后方造成食管狭窄症状；若与动脉韧带相连，形成血管环，则压迫气管和食管。

（4）无名动脉畸形：无名动脉发源比正常者偏左，自左下向右上横过气管前方，压迫气管。

（5）左颈总动脉畸形：左侧颈总动脉发源比正常者偏右，自右下向左上横跨气管前方，压迫气管。

（6）左肺动脉畸形（肺动脉环或吊带）：此种畸形是左肺动脉发源于延长的肺动脉干或右肺动脉，位于气管和食管之间，并压迫气管，引起呼吸困难。由于气管、支气管自幼受压，发育受影响，常合并气管下段和支气管狭窄。偶有合并气管软骨环全环畸形者。

2. 临床表现

（1）临床症状：因畸形性质和梗阻程度的不同而症状不同，一般表现为呼吸困难和吞咽困难。

①呼吸困难：血管环压迫气管，婴儿期即出现症状。表现为哺乳时哭叫，呼吸粗而喘鸣，呼吸困难，上呼吸道炎时加重，反复发作哮吼，可出现金属声咳嗽。食管狭窄的近端已有扩张者更明显，易误诊为先天性喉鸣、急性喉炎和喘息性气管炎。双主动脉弓、无名动脉和左颈总动脉畸形的患者，头常后仰，以减轻呼吸困难和喘鸣。无名动脉畸形者，常有反射性呼吸停止及发绀。发作时患儿无力、苍白、无反应，有时甚至出现昏迷。需要手术治疗的患者中，常有此种发作者占50%，自然发作或在喂食时发作。呼吸道分泌物多而不易控制，因饮食时呛咳，误吸不可避免，常患肺炎。

②吞咽困难：可有可无，锁骨下动脉畸形常无此症状，或仅有轻度吞咽困难。常在患儿改成固体食物时诱发，进食慢，或反复呕吐。双主动脉弓或右主动脉弓左动脉韧带压迫食管者，吞咽困难较重。有血管环的患儿，多在进食时喘鸣和哮鸣音加重，并经常出现青紫和呛咳等呼吸道症状。

（2）体格检查：典型的患儿发育不良，呼吸粗而急促，肋间隙内陷，有喉鸣音和哮鸣音。呼吸困难，呼吸延长，哭闹或弯颈时加重。头后仰时喘鸣音减轻或消失，颈向前屈时不能忍受。患儿常有饥饿表现，但开始哺乳即因青紫和呛咳而终止。只能小量缓慢喂养，才可吃进一部分。多数患儿的心脏正常，肺有哮鸣音或粗细啰音。

2. 诊断

根据喘鸣、呼吸困难和吞咽困难的病史，X线和内镜检查，多可确定诊断。

（1）病史：此类患儿出生后即有呼吸粗、喘鸣和呼吸困难等症状。发生轻微上呼吸道炎症则呼吸困难加重，反复发作哮吼，有金属声咳嗽。多有轻重不一的吞咽困难，特别是在饮食时发生呛咳、发绀和呼吸困难等呼吸道症状，这对血管环的诊断更有意义。常出现急性反射性呼吸停止及发绀者，应考虑无名动脉畸形。仅有轻度吞咽困难者，应该除外锁骨下动脉畸形。

（2）X线检查：胸部X线检查可见肺气肿、局限性肺不张或肺炎。有时发现右主动脉弓，但无法解释呼吸困难。侧位片可见气管隆突上方狭窄。食管钡餐造影为诊断血管环的简便有效方法，在气管狭窄平面的两侧或后壁，第二、第三胸椎平面，可有血管压迹。欲了解气管被压程度，在病史、体检和食管造影确定诊断后，可作气管碘油造影，以观察气管壁受压情况而发现畸形。多不需做心血管造影，少数病例如做此造影，可见血管构造清楚，并可发现其他心血管畸形。

（3）内镜检查：食管镜检查，食管内有搏动性弓形隆起。支气管镜检查，喉部无异常，气管前壁或后壁有搏动性压迫，管腔变平变窄。支气管镜越过血管压迫部，呼吸困难多立即缓解，狭窄下方多有大量分泌物积存。各型内腔镜所见如下。

①双主动脉弓：以食管镜触及食管后壁因血管异常而形成的隆起时，感到与腕部或颈部动脉一致的搏动。支气管镜的典型表现，是气管前壁在主动脉弓平面有横形的搏动性压迹。气管镜通过压迫梗阻部位后，呼吸改善。

②右主动脉弓左主动脉韧带：食管镜检同双主动脉弓，支气管镜检查，气管前壁在主动脉弓平面受压狭窄。

③锁骨下动脉畸形：食管镜检查，食管入口下方，食管后壁（或前壁）可见弓形隆起，有与脉搏一致的搏动。食管镜端压迫该隆起时，右侧（或左侧）肱动脉和桡动脉搏动减弱或消失。食管镜退出后，该两动脉搏动恢复。气管镜检查，若锁骨下动脉走行在气管食管间，气管后壁有搏动性的压迫，气管腔扁平狭窄。

④无名动脉畸形：支气管镜检查的典型发现，是前方搏动性压迫从左下至右上。受压区较短，一般在隆突上1~2cm处。如用支气管镜端触压搏动狭窄处，右颞及右肱动脉的搏动可消失或减弱。血管腔外压迫可使气管腔减少20%~50%，如用支气管镜端向前压，可阻断右颞动脉的搏动。向后压迫食管壁，则可阻断右肱动脉搏动。一般可用上法排除向后压迫食管的双主动脉弓。

⑤左颈总动脉畸形：支气管镜检查同无名动脉畸形。

⑥肺动脉环畸形：支气管镜检查，气管下段和支气管狭窄。食管镜检查，可发现前壁有横形搏动性的隆起。

4. 鉴别诊断

对有喘鸣、呼吸困难或吞咽困难者，应与下列疾病鉴别。

（1）颈部或咽部疾病所致吞咽梗阻：如颈部淋巴管瘤、巨舌或舌后垂和咽后壁脓肿等，仔细检查颈部和咽部可除外。

（2）喉部疾病：如先天性喉鸣和急性喉炎。血管环患儿自幼呼吸有喘鸣，呼吸困难，哺乳发呛，很像较重的先天性喉鸣。发生上呼吸道炎时，喘鸣及呼吸困难加重，又似急性喉炎，但无声嘶和犬吠样咳嗽。喉直达镜检查可除外喉部疾病。

（3）纵隔肿瘤和异物：胸部X线检查可除外。

（4）气管食管疾病：食管钡餐造影可鉴别气管食管瘘和血管环腔外压迫。支气管镜检查可除外气管狭窄和软化。

5. 并发症

（1）其他畸形：北京儿童医院所见11例中，伴发其他畸形者8例，其中头小、指（趾）

短、赘生指、腭裂、脐疝、先天性食管狭窄、右旋心、房间隔缺损、卵圆孔开放、气管憩室、气管软骨全环畸形、肺发育不良1例、室间隔缺损2例，气管狭窄、支气管狭窄和肺分叶畸形各2例。

（2）肺炎：北京儿童医院11例中，并发肺炎者8例，其中反复发作者1例。

6. 预后

血管环的预后按畸形性质和压迫的严重程度而定。双主动脉弓、右主动脉弓左动脉韧带和肺动脉环，压迫气管严重，由于梗阻性呼吸困难、败血症或继发肺炎，可突然死亡。手术效果良好，手术死亡率低，术后能解除呼吸困难和吞咽困难，喘鸣音消失，哺乳不再窒息或误吸，呼吸不再受颈部屈伸的影响，但响声呼吸尚可持续数日。肺动脉环常合并气管和支气管狭窄，预后较差。

7. 治疗

血管环压迫症状严重者，应做手术治疗。症状较轻者，可行保守疗法。

（1）保守疗法：亦可作为术前治疗。症状严重的婴儿用鼻饲，经常吸引喉咽腔的分泌物，吸氧，保持高湿度环境，使用抗生素、激素、镇静剂、抗过敏药物或气管扩张剂。必要时作气管内插管、吸痰、注入药物（激素和气管扩张剂的混合液）。

（2）手术疗法：在血管环诊断确定后，并经短时间观察后进行手术，因拖延太久可增加死亡率。特别是双主动脉弓和右主动脉弓左动脉韧带类型的患儿，可突然死亡。有气管压迫症状者，应及早手术，以免气管长期受压，术后遗留气管狭窄。各型手术方法如下：

①双主动脉弓：手术切断结扎前弓或后弓，可视具体情况而定。

②右主动脉弓左主动脉韧带：症状轻者不需治疗；症状重者，手术切断动脉韧带，并将肺动脉向前悬吊在胸骨后，以减轻气管受压。

③锁骨下动脉畸形：症状轻者不需治疗，重者可手术切断结扎畸形的锁骨下动脉。

④无名动脉和左颈总动脉畸形：若呼吸道梗阻严重，应行手术治疗。将畸形的无名动脉或左颈总动脉悬吊在胸骨后面。

⑤肺动脉环：将畸形的左肺动脉自发源部截断，移于气管前，与肺动脉干吻合。

（二）先天性右支气管异位

虽然肺和食管在胚胎时是由同组织发展而成。但肺和食管相连则极罕见。

第二节　食管裂孔疝

一、概述

食管裂孔疝是指腹腔内脏器（主要是胃）通过膈食管裂孔进入胸腔所致的疾病。食管裂孔疝是膈疝中最常见者，达90%以上。食管裂孔疝患者可以无症状或症状轻微，其症状轻重与疝囊大小、食管炎症的严重程度无关。裂孔疝和反流性食管炎可同时也可分别存在，区别此二者对临床工作十分重要。一般认为，亚、非国家食管裂孔疝的发病率远低于欧美国家。远东地区的发病率为2.9%（新加坡，11943例），4.1%（韩国，1010例），17.5%（日本，11943例），24.5%（北京，3493例）。在成年人作钡餐检查时，不论其症状如何，发现裂孔疝者为数不少。已明确食管裂孔疝的发病率随年龄的增加而增加，但与性别的关系尚无统一的联系。

形成食管裂孔疝的病因尚有争议，少数发病于幼年的患者有先天性发育障碍的因素，形成较大的食管裂孔和裂孔周围组织薄弱；近年来多认为后天性因素是主要的，与肥胖及慢性腹内压力升高有关。目前认为与食管裂孔疝发病有关的因素有食管内酸反流、肥胖、家族聚集性。而食管裂孔疝又增大食管裂孔，损害横膈角括约肌的功能，加重食管炎症，形成恶性循环。

食管黏膜的鳞状上皮细胞对胃酸无抵抗力，长期受反流的胃酸侵蚀可引起反流性食管炎，轻者黏膜水肿和充血重者形成表浅溃疡，呈斑点分布或融合成片，黏膜下组织水肿，黏膜受损而为假膜覆盖，较易出血。炎症可浸透至肌层及纤维外膜，甚至累及纵隔，使组织增厚、变脆，附近淋巴结增大。后期食管壁纤维化，瘢痕性狭窄，食管变短。在某些病例，可发现膈食管膜被牵拉至主动脉弓下，可达第9胸椎水平。

二、诊断

（一）临床表现

食管裂孔疝患者可以无症状或症状轻微，其症状轻重与疝囊大小、食管炎症的严重程度无关。滑动型裂孔疝患者常常没有症状；若有症状，往往是由于胃食管反流造成的，小部分是由于疝的机械性影响。食管旁裂孔疝的临床表现主要由于机械性影响，患者可以耐受多年；混合型裂孔疝在两个方面都可以发生症状。

1. 胃食管反流症状

表现胸骨后或剑突下烧灼感、胃内容物上反感、上腹饱胀、嗳气、疼痛等。疼痛性质多为烧灼感或针刺样痛，可放射至背部、肩部、颈部等处。平卧、进食甜食、酸性食物，均可能诱发并可加重症状。此症状尤以滑动型裂孔疝多见。

2. 并发症

（1）出血：裂孔疝有时可出血，主要是食管炎和疝囊炎所致，多为慢性少量渗血，可致贫血。

（2）反流性食管狭窄：在有反流症状患者中，少数发生器质性狭窄，以致出现吞咽困难、吞咽疼痛、食后呕吐等症状。

（3）疝囊嵌顿：一般见于食管旁疝。裂孔疝患者如突然剧烈上腹痛伴呕吐，完全不能吞咽或同时发生大出血，提示发生急性嵌顿。

3. 疝囊压迫症状

当疝囊较大压迫心肺、纵隔，可以产生气急、心悸、咳嗽、发绀等症状。压迫食管时可感觉在胸骨后有食管停滞或吞咽困难。

（二）相关检查

1. 内镜检查

内镜检查对食管裂孔疝的诊断率较前提高，胃镜检查中提出采用镜身上的长度标记测量食管裂孔疝的大小，但此做法并不十分精确。内镜检查显示多表现为：①食管下段齿状线升高。②食管腔内有潴留液。③贲门口扩大和（或）松弛。④His角变钝。⑤胃底变浅。⑥膈食管裂孔宽大而松弛。

2. X线检查

主要依靠X线检查确诊，常规胸部透视及胸部平片注重在心脏的后方或心影两侧有无含气的囊腔及气液平面，吞钡检查时注重有无膈上疝囊和疝囊内出现胃黏膜影，并观察膈上食管胃环的出现。虽然一般认为X线检查测量食管裂孔疝大小更为精确，但由于胃镜是评估上消化道症状的标准手段，因此有必要制定食管裂孔诊断和测量的标准。

3. 钡餐诊断

下食管黏膜环是钡餐检查时食管与胃连接部的分界标志，出现于膈裂孔之上时可能提示食管裂孔疝。目前，临床上还没有一个标准化的方案可以评价和记录食管裂孔疝在吞咽或从仰卧位转成直立位时的可返纳程度。

4. 食管测压检查

食管裂孔疝时食管测压可有异常图形，从而协助诊断。食管测压图形异常主要有以下表现：食管下括约肌（LES）测压时出现双压力带；食管下括约肌压力（LESP）下降，低于正常值。

（三）诊断标准

（1）上腹部、剑突下、胸骨后及其周围疼痛：特点是可向心前区、肩背部、上肢或下颌放射，进食过多、腹部加压、卧位时疼痛加重，立位及呕吐后减轻。

（2）反复出现胃灼热、反酸、嗳气、反食，出现程度不等的吞咽困难、吞咽痛和咽部异物感、呕血、黑便、贫血。

（3）电子纤维内镜检查符合滑脱型食管裂孔疝，镜下可见齿状线上移至距门齿 38cm 以内，胃底变浅、胃底反转可见疝囊，反流性食管炎征象。

（4）常规检查除外胸腔内心、肺、血管病变及胃、食管占位性病变。

三、鉴别诊断

（一）冠心病

食管裂孔疝的发病年龄也是冠心病的好发年龄，伴有反流性食管炎患者的胸痛可与心绞痛相似，可放射至左肩和左臂，含服硝酸甘油亦可缓解症状。一般反流性食管炎患者的胸痛部位较低，同时可有烧灼感，饱餐后和平卧时发生。心绞痛常位于中部胸骨后，常在体力活动后发生，很少有烧灼感。

（二）下食管和贲门癌

下食管和贲门癌易发生于老年人。癌组织浸润食管下端可破坏 LES 引起胃食管反流和吞咽困难，应警惕此病。

（三）慢性胃炎

可有上腹不适、反酸、烧心等症状，内镜及上消化道钡餐检查有助于鉴别。

四、治疗

（一）抑酸剂

可以缓解症状及治疗食管炎和溃疡。H_2 受体阻滞药如雷尼替丁 150mg，2 次/d 或法莫替丁 20mg，2 次/d。质子泵抑制剂有奥美拉唑 20mg，1 次/d，兰索拉唑 30mg，1 次/d，雷贝拉唑 10mg 或 20mg，1 次/d。一项对 50 例 GERD 患者进行的研究发现，70%患者使用 30mg 兰索拉唑可控制食管酸暴露，而 30%需使用 60mg，两者的差别在于食管裂孔疝在前者的发病率为 28%，而后者的发病率为 100%。因此，食管裂孔疝的存在会影响抑酸药对食管 pH 值的控制，这可能与其促进 GER 有关。

(二) 黏膜保护剂

此类药物可以保护食管黏膜，常用药物有硫糖铝、氢氧化铝凝胶、甘珀酸钠（生胃酮）、枸橼酸铋钾等。

(三) 促动力药

主要作用在于促进胃排空，减少胃食管反流。常用药物有多潘立酮 10~20mg，3 次/d；五羟色胺调节剂如莫沙比利 5~10mg，3 次/d。与 H_2 受体阻断剂或质子泵抑制剂合用效果更佳。

第三节 贲门失弛缓症

贲门失弛缓症是一种原发性食管神经肌肉病变所致的食管运动功能障碍性疾病（EMD）。以吞咽时下食管括约肌（LES）不能正常松弛或完全不松弛为特点，并伴有食管体部的扩张和食管失蠕动。病因不十分明确，临床主要症状有吞咽困难、胸痛和食物反流。近代国际文献上通用"Achalasia"这一病名，国内也有采用食管贲门失弛缓症的。

一、流行病学

本病世界各地均有发病，流行病学调查，发病率为 1~1.2/10 万人口，美国报道为 0.6/10 万，我国上海市胸科医院 20 年收治的食管疾病患者中，本病占 4.4%。男女发病率大致相同。文献报道世界各地 2148 例患者中，男性为 49.8%，女性为 50.2%。本病可在任何年龄组发病，平均发病年龄 40~50 岁，以 20~40 岁多见。有报道，该病在母女、孪生兄妹间发生，有家族倾向，但迄今为止，尚未发现其遗传基因的改变。

二、病因及发病机制

病因不十分明确，研究证明可能与下列因素有关。

(一) 神经源性病变

食管组织学检查发现，位于内层环形肌和外层纵形肌之间的 Auerbach 神经丛的神经节细胞退行性变、减少或消失，单核细胞浸润，神经节被纤维组织代替。这种异常可累及食管体部和 LES，导致贲门在吞咽时不能松弛和食管扩张及失蠕动。

(二) 迷走神经功能不全

研究证明，动物实验犬的脑干迷走神经核团中，迷走神经背运动核，节前神经轴索等在光学和电子显微镜下均显示病理性改变，如脂肪性变、髓鞘破裂、神经纤维断裂、轴索肿胀以及嗜银细胞消失等。临床研究也证明，贲门失弛缓症患者有明显的胃酸分泌障碍，与迷走神经切断术后类似，提示本病发病与迷走神经功能不全有关。

(三) 食管平滑肌损害

在电镜下观察贲门失弛缓症患者的食管平滑肌时，可见一些非特异性的平滑肌病变，如肌细胞自溶，肌纤维细胞核及胞浆内包涵体纤维密度中有花斑，肌细胞萎缩或硬化等。这些病理改变主要限于扩张的食管部分和食管胃连接部位。

(四) 食管下括约肌的超敏性

近代研究提示贲门失弛缓症患者，LES 对某些内源性或外源性消化道内分泌激素有超敏感性。研究发现，贲门失弛缓症和食管痉挛患者对五肽胃泌素有超敏反应，导致 LES 的高张状态。

此外，对胆囊收缩素（CCK）有异常反应。在贲门失弛缓症患者的下端食管神经纤维中，血管活性肠肽（VIP）含量减少，致 LES 压力升高。研究结果显示，本病患者食管下括约肌对阿片受体刺激有高敏感性。因此，本病不仅有神经元损害，也存在神经、肌肉受体的异常，从而导致 LES 对某些内源性或外源性刺激表现超敏反应。

（五）一氧化氮

动物及人的实验已证实一氧化氮（NO）是抑制非肾上腺能和非胆碱能神经传递和调节的介质。Bult 等首次报道一氧化氮与消化系统生理、病理关系密切，特别对消化道运动的调节作用。内源性一氧化氮是左旋精氨酸在一氧化氮合成酶（NOS）的作用下生成的。人的食管中 59% 的肠肌间神经元中含有一氧化氮合成酶。贲门失弛缓症患者缺乏一氧化氮合成酶，一氧化氮产生减少，与食管功能和 LES 异常有关。

（六）其他

到目前为止，尚未证实贲门失弛缓症的遗传基因。在患者的血清中查到一种新的自身抗体，系一种非特异性直接抗神经元抗体，这种自身抗体拮抗胃肠道神经，但在贲门失弛缓症中的作用，目前尚未被证实。

三、病理及病理生理

本病累及 LES 和食管体中部。疾病早期食管大体标本基本正常，至中晚期食管体部扩张、延长、扭曲，食管壁变薄，但环形肌可肥厚，LES 无明显解剖学异常。组织学检查可见食管体部黏膜有不同程度的炎性改变、溃疡、异型增生等。典型特征为肌神经丛病变、神经节细胞的减少或缺失、单核细胞浸润、纤维化及瘢痕样改变。脑干中背侧迷走神经核的神经节细胞也减少，迷走神经可发生沃勒变性。在电镜下可发现食管平滑肌的微丝丛，从表面膜脱落或细胞萎缩。

由于食管壁神经丛病变和食管平滑肌的去神经性萎缩，以及迷走神经功能障碍，导致 LES 静息压升高，可超过正常人的 2 倍。在吞咽时，LES 又不能很好松弛，甚至完全不能松弛，使食团进入胃内受阻。另一方面，由于食管体部的失蠕动和运动不协调，对食团无推进作用，食物潴留于食管内，一直至食管内压超过 LES 压力时，由于重力作用，食团才能缓慢通过。长期的食管内容物残留，进一步导致食管扩张、延长和弯曲，食管炎症、溃疡、憩室或癌变。

四、临床表现

本病的主要症状有吞咽困难、反胃和胸痛。大多数缓慢发病，开始时症状不明显，持续多年或数月才就诊。突然发病者多与情绪紧张有关。

（一）吞咽困难

吞咽困难是本病最早出现的症状。早期症状不十分明显或间断性发生。诱发因素有情绪紧张，进食过快或过冷、过热饮食等。患者常感进食后胸骨下部有食物黏附感或阻塞感，可持续多年而不引起患者足够注意。疾病进一步发展，患者感觉食物不能吞咽，并阻塞在胸骨下端部位。患者常常设法解除吞咽困难如大量饮水，或改站立位，进餐时不断用力咽空气，深呼吸，不自觉的 Valsalva 动作等。

（二）反胃、夜间反流和肺吸入

50%~90% 的患者发生反胃，较吞咽困难发生晚些，因为早期虽然食管排空迟缓，但 LES 尚可缓慢通过食物，此时食管内潴留物并不多，患者大多数只感吞咽困难或阻塞感。随着疾病进展，吞咽困难加重，食管进一步扩张，在进餐中或餐后出现反胃现象。开始多为当餐或当日进食的食物，常混有大量唾液和黏液样分泌物。疾病晚期，由于食管高度扩张，容量增加，可滞留更多的食物，反胃次数可相对减少，反出的内容物甚至是2～3天以前进食的已腐烂变臭的食物。夜间入睡后也常有食管内容物反出，称夜间反流（NR）。反流物误吸入呼吸道称肺吸入（ASP），可导致支气管肺部感染和夜间哮喘发作。

（三）胸痛

贲门失弛缓症引起胸痛，发生率13%～90%。位于胸骨后、剑突下或胸骨下端，可放射到肩、颈部或心前区。疼痛性质不一，针刺样或灼烧样痛、隐痛或剧烈的挤压样痛。大多发生在进食时，也可自发性疼痛，口服硝酸甘油片可缓解，与心绞痛发作相似，临床上应予以慎重鉴别。由于酸性胃内容物对食管黏膜的刺激和食管黏膜对酸的敏感性可诱发食管运动异常和第三收缩而致胸痛。

（四）其他

重症和病程较长时，有明显体重减轻、营养不良和贫血。如短期内迅速消瘦，吞咽困难呈进行性加重的患者，应警惕并发食管下端贲门癌。

本病典型病程可分为三期：①早期：吞咽困难，反胃和胸骨后痛为主要症状；②中期（代偿期）：以食管运动障碍为特征，吞咽时食管无蠕动；由于食管扩张，代偿性容量增加，吞咽困难可稍有减轻。③晚期（失代偿期）：食管极度扩张，夜间反流和肺吸入，以及消瘦、恶病质等。

五、实验室检查

本病实验室检查有：X线食管吞钡检查、内镜及活检、食管测压、同位素食管排空时间测定以及诱发试验等，均对诊断本病有重要价值。

（一）X线检查

1. 胸部平片

中、晚期患者伴有明显食管扩张时，胸部平片可见右纵隔影自上而下明显增宽，轮廓光滑整齐，有时可见气液平面。常伴发慢性肺部疾患，如肺炎、支气管扩张及肺脓肿X线征象等。

2. 食管钡剂检查

早期食管下端狭窄呈漏斗状，边缘光滑，食管扩张不严重，少量钡剂尚可通过LES到达胃内。失代偿期食管下端呈圆锥状狭窄，典型的呈鸟嘴样；上端食管普遍扩大，食管内潴留物较多，可出现分层现象（气体、液体、钡剂）；食管蠕动完全消失。

（二）内镜检查

食管腔扩大、松弛，腔内潴留较多，并混有食物残渣。合并巨食管者，食管壁变薄，有时可见局限性向外膨出形成假憩室。食管体部蠕动减弱或完全无蠕动，食管下端有时可见到环形收缩皱襞。一般均合并有食管炎，表现为黏膜充血、糜烂渗出、溃疡形成、黏膜增厚及息肉样改变。当发现黏膜表现有白色伪膜覆盖或白斑时，应进行细胞刷片直接查找菌丝或酵母菌，偶见合并念珠菌性食管炎。贲门呈持续关闭状态，但黏膜光滑，柔软，内镜缓慢滑入贲门口，进入胃内并不困难。如发现贲门口狭窄、僵硬、表面不光滑，应考虑合并贲门癌可能，须多处取活检进行组织学检查和细胞刷片，印片进行诊断。有时胃底部癌可发生假性贲门失弛缓征象，应注意观察。

（三）食管测压

食管测压对诊断贲门失弛缓症有重要意义，可作为药物治疗疗效、扩张术及食管肌切开术后食管功能评价的一种量化指标。食管测压通常用灌注式导管法、气囊式测压法和腔内金属微型传感器法等。20 世纪 80 年代末新问世的移动式（佩带式）24h 食管测压技术（EM），可连续 24h 动态记录食管 LES 压力松弛情况以及食管蠕动等压力参数。

贲门失弛缓症的食管测压具有以下特征性的改变：

1. LES 静息压升高或正常

当吞水或作干吞试验时，LES 无松弛或松弛不完全，有时 LESP 可高达 6.0kPa，大部分病例 LESP 在 4.5kPa 以上，也有 LESP 正常者。

2. 食管体部压力和运动异常

食管静息压上升，几乎和胃内压相同，呈正压。吞咽时，食管体部缺乏推进性的蠕动收缩，而被许多杂乱无章的小波所代替，或呈低幅非传导性同步收缩。

3. 腾喜龙激发试验

静脉注射 5~10mg（80~260μg/kg），1~2min 后，食管强力收缩，食管腔内压骤增，持续 5~10min 甚至更长；LES 压力上升；甚至诱发胸痛、呕吐。这种超敏反应在弥漫性食管痉挛者更为明显。

4. 食管上括约肌（UES）

压力及松弛功能正常。

（四）同位素食管排空时间测定

放射性同位素闪烁扫描检查食管通过时间，通常用于评价食管肌切开术或扩张术后，食管排空的改善程度或用于观察术后有否伴发胃食管反流。检查方法是空腹 4h 以上，口服 15mL 水，内含 8.1MBq ^{99m}Tc，在 γ 照相下连续进行食管区域的同位素计数，测出 1 min 和 5min 食管核素通过百分率。

六、诊断和鉴别诊断

原因不明的吞咽困难，慢性发病，非进行性或间歇性发作，特别发生在青年患者，应考虑此病。X 线食管吞钡检查和内镜及活体组织学检查，排除其他原因所致的吞咽困难，诊断即可确立。必要时进行食管测压和同位素食管排空等检查，应与下列疾病相鉴别。

（一）节段性失蠕动

节段性失蠕动是一种与精神、心理因素有关的非特异性吞咽困难。食管测压显示食管末端呈低幅蠕动或无蠕动，故称节段性失蠕动。但具有正常的 LES 静息压和吞咽时松弛功能正常，可与贲门失弛缓症鉴别。

（二）假性贲门失弛缓症

食管-胃接合部的肿瘤，浸润至黏膜下层和肌间神经丛时，可伴有类似贲门失弛缓症样 LES 高压和吞咽的无松弛，称假性贲门失弛缓症。内镜及活检具有重要鉴别意义。

（三）弥漫性食管痉挛

弥漫性食管痉挛是由于食管平滑肌反复高压性、同步收缩所致的胸痛和吞咽困难。食管排空延缓，对胆碱能药物也具有超敏反应，硝酸甘油类制剂、钙通道阻滞剂治疗可缓解症状。

(四) 特发性高张力性下食管括约肌

特发性高张力性下食管括约肌（LES）又称特发性下食管括约肌高压征。原因不明，食管测压显示 LES 高压状态（>4.0kPa，有时达 6~7kPa）。吞咽时可正常松弛或松弛不全，但食管蠕动正常。X 线食管吞钡检查无食管扩张等改变有助于同贲门失弛缓症鉴别。

(五) 老年性食管

老年性食管这一概念，系指发生在老年人的功能性食管病。常见的症状是吞咽困难、胸痛，或胃食管反流症状，常被怀疑食管癌。本病发生机制可能与老年人神经调节机制失调和平滑肌退行性病变有关。食管测压和食管内镜检查可与贲门失弛缓症及食管癌鉴别。

(六) 恰加斯病食管

恰加斯病食管系流行于南美的一种锥虫病，因侵犯食管，使肌间神经丛退行性变。临床表现与贲门失弛缓症不易区别，也常伴巨食管。食管测压时，LES 不能松弛，食管失蠕动。

七、并发症

贲门失弛缓症虽属良性疾患，但可并发食管癌、食管黏膜病变以及严重的呼吸道感染，而导致死亡。

(一) 食管癌

贲门失弛缓症患者食管癌的发生率为 1.7%~16.7%。Harley 综合 3679 例贲门失弛缓症患者，其中并发食管癌 121 例，发生率为 3.3%。我国黄国俊及张炜等报道 173 例并发食管癌 8 例，发生率为 4.6%，显著高于一般人群。可能与食物长期潴留，导致食管黏膜病变有关。癌变部位在食管中段，其次为下段；男性多见。发病年龄 48~51 岁，较无弛缓症者发生早。

(二) 呼吸系统病变

大约 10% 的患者并发慢性支气管肺部疾患。常见有吸入性肺炎、慢性支气管哮喘、肺脓肿、支气管扩张、肺纤维化以及肺结核等。重症患者，因食管高度扩张、食管内容物充盈、压迫气管，导致呼吸困难，甚至窒息。

(三) 食管黏膜病变

由于食物潴留，化学性或继发细菌性感染长期刺激而引起食管黏膜损害表现有：①食管炎：内镜下可见充血、渗出、糜烂，严重者可发生溃疡，少数可发生出血或穿孔。②食管霉菌病：常见为念珠菌感染，多发生在重症衰弱的患者，受累多在食管中下段，内镜检查见黏膜充血、水肿、糜烂、溃疡或白色伪膜样白斑，霉菌特殊培养可明确诊断。③食管黏膜白斑：由于慢性炎症、鳞状上皮角化过度引起的白色斑块样损害，可能是食管癌的癌前病变。

(四) 其他少见并发症

偶见食管下段局限性向外膨出形成憩室，不伴门脉高压的食管静脉曲张、肺性肥大性骨关节病等。

八、治疗

治疗目的在于减低 LES 高压，促使 LES 松弛改善，加速食管排空，达到解除和缓解失弛缓症症状的目的。可以选择内科姑息治疗、扩张术或外科食管肌切开术，切断食管环肌层等措施。

(一) 内科治疗

1. 一般内科治疗

轻症病例，应指导患者注意饮食习惯，少量多餐，软质食物为宜。进餐时应细嚼慢咽，发生哽噎时可喝汤冲下。避免进食冷饮和刺激性食物。有精神和心理障碍者，应给予安慰和必要的镇静剂。晚期重症患者，当潴留物较多，食管高度扩张时，可禁食或抽吸，使食管排空，静脉输液给予足够的热量和液体，并注意纠正全身营养不良状态。

2. 药物治疗

内科药物治疗包括四大类：①硝酸甘油制剂。②钙通道阻滞剂。③抗焦虑药和镇静药。④平滑肌松弛剂。抗胆碱能药物大多无效。但有报道普鲁苯辛、山莨菪碱（654-2）、1%普鲁卡因10mL口服等，增加食管排空，可试用。目前尚无使食管蠕动恢复正常的药物，避免使用促胃动力药。硝酸甘油与钙通道阻滞剂合用，较单一用药疗效好。如发生反流性食管炎，可给予抑酸制剂及黏膜保护药。发生霉菌性食管炎时，可用制霉菌素、克霉唑、酮康唑和氟康唑等抗霉菌治疗。

（二）食管扩张疗法

扩张治疗术前禁食至少12h，如食管扩张明显，潴留物多时应延长禁食时间，必要时将食管内残渣吸引，清除冲洗干净。常用的扩张方法有：

1. 流体静力性扩张法

通过引导线用41F和50F的扩张橄榄探条进行扩张。48h后再进行水囊扩张，同时监测其压力。

2. 气囊扩张法

采用Browne Mchardy和Hurst-Tucker扩张器，方法基本与流体静力性扩张法相似，但用空气代替水进行扩张。目前，临床上用得比较多的Rigiflex气囊扩张技术，可在内镜直视下进行，可获得满意的效果，此法操作简单，不需要X线监视。

3. 钡囊扩张法

使用套囊内充钡的方法，在X线监测下，向囊内注入25~30mL的钡剂，达到扩张的目的。

4. 探条扩张法

通常用直径为18F的探条扩张器，直接或内镜引导。但扩张狭窄部位，效果不如气囊。

5. 金属扩张器扩张法

目前使用的系改良的Stark扩张器，在直视下经口将扩张器置于确切位置。

6. Witzel扩张器扩张法

为一长20cm的聚乙烯管，外附有充气装置和一个长15cm的气囊。由胃镜引导经口送入胃内，胃镜顶端入胃后后屈，反转法在贲门部可见气囊的下段，推进内镜使气囊中点与贲门平行，充气压力达40kPa，维持1 min。

扩张治疗贲门失弛缓症的优点是不破坏LES的弹性特性，疗程短，患者多乐于接受。无论哪一种扩张方法，1年随访临床成功率可达90%以上。

扩张术常见并发症有穿孔、出血、胃食管反流和疼痛等。为防止并发症发生，开始应严密进行监护，6h后开始进流食，24h后可进软食。必要时给予抗生素、输液。发生穿孔者，应进行外科监护或手术。

(三) 放置食管贲门支架治疗

近年来开展内镜直视下或 X 线监视下放置食管贲门支架技术，应用于扩张治疗失败或扩张治疗后贲门失迟缓症症状无改善的患者。但应选择可回收的带膜的金属支架，并且应注意支架滑行的问题。

(四) 外科治疗

经内科保守治疗无效，或合并有严重并发症，怀疑癌肿，多次扩张术失败或穿孔者，应进行手术治疗。手术的方法包括缩窄扩大的食管腔，缩短屈曲延长的食管，扩张 LES 区，食管—胃部分切除吻合或转流手术，贲门成形术及食管肌切开术等。术式较多，改良的 Heller 术应用最广泛，80%~90%患者症状明显改善，术后并发症最常见的有胃食管反流，发生率为 10%~50%，同时行胃底折叠术抗反流可减少 GER 的并发。手术总的评价为长期有效率占 85%~90%；并发症为 3%；消化道狭窄发生率为 5%。手术理想的疗效应是有良好的食管排空而不发生反流，可长期维持在症状缓解状态，无死亡率和较少的并发症。

(五) 微创肌切开术

近年来迅速发展的胸腔镜或腹腔镜下改良 Heller 肌切开术，具有传统开放手术的有效性，手术操作得以简化，减少了创伤，缩短了术后住院日和康复时间，降低了术后死亡率。经腹腔镜或胸腔镜手术患者，随访 1 年的有效率为 78%~100%。最近两项研究提示，在 2 年随访中，所有患者 ($n=8$, $n=10$) 均获显著或良好疗效。所有病例术后内镜检查均正常，术后食管测压 ($n=7$) 从 4.67kPa 显著下降至 1.13kPa。

目前，多数采用经腹腔镜手术，认为其具有下列优点：①术中手术器械与食管纵轴平行。②LES 更易直视。③扩张食管常偏向右胸，经胸手术暴露困难，而经腹手术通过牵拉胃可顺利完成肌层切开。④简化麻醉操作。⑤减少术后疼痛，缩短住院时间。⑥手术失败时开腹手术比开胸手术更易于被患者接受。

(六) 内镜下括约肌内肉毒毒素注射治疗

肉毒毒素 (BT) 是一种神经肌肉胆碱能阻断剂，故可以降低食管下括约肌胆碱能神经的兴奋性，从而缓解症状。

1993 年成功地应用于仔猪动物模型。1994、1995 年分别有 10 例、21 例临床研究。1996 年长期随访研究发现，初期有效率为 90%，长期 (>6 个月) 疗效为 71% (其中 3 例经再次注射)。更长期的随访 (2~4 年) 发现，1 年后有效率为 68%，LES 压力降低 45% (降至 3.33kPa 左右)，食管直径缩小 25%，食管反流减少 35%。初治后疗效持续时间平均为 1.3 年，15 例复发再注射患者中有 9 例再次缓解，且缓解持续时间与初治无差别。下括约肌内 BT 注射与 Rigiflex 气囊扩张器的随机双盲对照研究发现，两者有相似程度的症状缓解，客观指标 (如 LES 压力) 无统计学差异，穿孔发生率分别为 0 和 2.2%。目前尚未发现 BT 注射有危及生命安全的明显迹象，不良反应轻微，仅可见短时胸痛、胸骨后灼烧感，短时皮疹，但其远期安全性尚不明确。还需警惕可能会出现类似 BT 治疗骨骼肌疾病中出现的问题。因此，BT 注射仅适用于年龄偏大、严重营养不良患者，扩张术并发症发生率高的患者，手术无效患者，曾行扩张并发穿孔患者，伴发膈上憩室患者等。

第四节 食管异物

食管异物是消化内科和耳鼻喉科常见的急诊之一。任何物体在特定情况下都可成为食管异物。

一、相关因素分析

（一）分类

食管异物一般可分为四类：①金属类：包括钱币、纪念章、义齿、缝针、项链、戒指、铁丝、玩具、刀片等。②物理性：包括围棋子、塑料片等。③植物性：包括各类果核、果仁等。④动物性：包括鱼刺、骨片、肉团、海鲜壳等。临床一般以鱼骨和禽畜骨类居多，约占80%以上。

（二）部位

从解剖上看，食管异物大多位于食管的3个生理狭窄处。据多项荟萃分析，食管异物位于上段最多，占44%~98%；中段次之，占13%~20%；下段最少，占3%~10%。

（三）地域

据统计，食管异物中农村患者偏多，约为67%。而24h内就诊比例大概为35%。

（四）年龄

调查显示，食管异物中，小于12岁的儿童占6%，13~18岁的少年占3%，19~59岁的中青年占62%，60岁以上的老年患者占29%。

由于生理习性及生理功能不同，食管异物发生在多个年龄组的情况也不尽相同。儿童喜欢玩耍，经常把各种物品放入口中，且咽部防御反射不健全，容易把钱币、果核及塑料片等吞入食管；而成人大多因咀嚼不细将混杂于食物中的鱼刺、骨片咽下所致；老人多因黏膜感觉迟钝，食物不易咬碎或义齿脱落引起。

二、临床表现

（一）症状

患者一般有明确的异物误咽史。轻者有咽部或胸骨后不适、隐痛，吞咽时尤为明显，大多有不同程度的颈部、胸骨后疼痛，伴吞咽困难和梗阻感。严重时可出现恶心、呕吐，儿童可有吵闹、流涕、气急、不能进食等。以后出现的症状取决于有无并发症的发生。尖锐及刺激性异物损伤黏膜可引起食管穿孔、食管周围炎、纵隔炎、纵隔脓肿，造成食管-气瘘，亦可侵及周围组织器官，或移出食管外，引起气胸、脓胸、主动脉破裂、心脏穿透等。

（二）体征

单纯的食管异物无明显的阳性体征。若出现并发症，可出现相应的体征。

三、诊断

食管异物的诊断主要依靠病史、影像检查及内镜检查。

（一）病史

大多食管异物自觉有异物吞咽史，但对于儿童或特殊患者需仔细询问，防止漏诊。

（二）影像学

1. X线检查

X线检查是诊断食管异物及其并发症的重要方法之一，可确定异物的存在、性质、大小、形态、位置及有无并发症,为临床提供有价值的资料。X线检查一般根据异物的物理性质、形状、大小等采用不同的检查方法。

(1) 普通X线摄片:多应用于食管金属异物。先摄取颈部侧位片或胸段食管的右前斜位片,必要时加拍正位片,此法简单、安全、所受射线少。常规X线检查对并发症的诊断也有帮助,纵隔炎时可显示纵隔增宽;食管穿孔时,可发现食管周围积气、皮下及纵隔气肿、气胸、胸腔积液、心包积液等。

(2) 食管钡餐检查:采用常规或双重钡餐造影检查,可显示非金属性异物。有些较小的食管异物,在气钡双重造影时难以发现,目前有人用气钡双重造影加水洗法诊断食管异物。结果发现,食管异物的阳性发现率明显高于普通气钡造影,并能明确食管异物的大小、位置及刺入方向,为临床治疗提供重要的参考依据,是食管细小异物有效、安全的检查方法。对于老年人食管内肉块异物梗阻,有时钡剂检查可误认为食管癌,须仔细加以鉴别。

(3) 食管吞服钡棉检查:对于较小异物,刺入食管壁者可吞服含钡棉絮,通过摄片可见钡棉通过食管异物处部分受阻,出现偏流及分流征象,异物表面可有少量钡剂附着或钡棉悬挂于异物上,并可观察食管黏膜有无中断,破坏征象。但此检查方法也要慎重:①若食管异物已造成食管穿孔,钡剂可通过穿孔处进入纵隔或胸腔,且难以排出,可加重并发症。②若此检查方法未能诊断食管异物的存在或相关情况,需行胸腔CT检查时,钡剂会造成伪影,以至于图像难以观察,故在选择此检查方法时需引起注意。

(4) 泛影葡胺造影检查:对疑有食管异物造成穿孔者,可用泛影葡胺吞钡造影,若造影剂流入纵隔或胸腔内,可及时发现食管穿孔,且存留于纵隔和胸腔内的造影剂易于吸收。

2. 胸部CT及后处理技术

若上述检查方法都不能明确诊断或临床高度怀疑穿孔者,需行胸部CT检查。荟萃分析表明,食管异物容易合并穿孔并穿破食管形成气管或纵隔瘘。CT检查有利于观察食管壁的完整性,还可以观察邻近组织、气管及纵隔的情况,在食管异物穿孔的定位、定性诊断方面准确性高。此外还可以使用多层螺旋CT(MSCT)、多平面重建(MPR)、最大宽度投影(MIP)、容积再现(VR)等手段提高诊断水平。

3. 内镜检查

内镜检查既是食管异物的确诊方法,又是主要的治疗手段。

四、并发症

食管深居颈部及纵隔,周围有许多重要的器官和血管。若异物(尤其是尖锐异物)停留在食管,未能及时取出或处理不当,将会发生严重的并发症。

(一) 食管周围炎

食管周围炎是最常见的并发症,一般认为尖锐异物在食管停留超过24h,感染即可出现。表现为胸骨后疼痛、发热、周围血白细胞升高。X线下可见食管周围组织水肿,内镜下可见食管黏膜充血、水肿、糜烂。此时应尽快取出异物,否则可加重感染,引起周围脓肿。取出异物后,须行禁食、补液、抗感染治疗,必要时可加用短期激素治疗,以利于消退炎症造成的肿胀。切忌多次反复内镜检查,以免造成严重的损伤及感染扩散。

(二) 穿孔

常见于食管颈段,因尖锐异物或异物存留时间过长引起。处理异物前必须判定是否有食管穿孔的存在,出现明显胸骨后疼痛、下咽困难、发热等,此时可选用碘油或泛影葡胺吞服造影,行食管 X 线摄片明确是否有穿孔及穿孔的位置。由于细小穿孔在 X 线上不能明确显示，而临床高度怀疑者，可行胸部 CT 检查，若观察到纵隔积气利于诊断。对于早期及细小穿孔，行禁食、胃肠减压、抗感染、抑酸治疗可好转；伴纵隔气肿者，需纵隔内分离、排气、抗感染治疗；对于脓气胸者，应行脓肿内排气和闭气引流。

（三）食管周围脓肿、颈深脓肿及咽后脓肿

食管穿孔后未及时发现或治疗不当可造成化脓性感染。治疗时应首先去除异物，建立通畅引流，强力抗感染。可行颈-纵隔引流、咽或食管内-纵隔引流、开胸引流等。值得注意的是处理颈深脓肿时，应避免损伤颈部血管，处理咽后脓肿时需防止窒息。

（四）血管损伤

是食管异物最严重的并发症，累及的血管主要为主动脉、无名动脉、左锁骨下动脉、颈总动脉、颈内静脉等。食管异物引起主动脉大出血的机制有两个方面：①尖锐异物刺破食管壁后，直接刺入主动脉造成大出血。②异物引起食管周围炎，主动脉急性炎症或坏死产生假性主动脉瘤，破裂形成主动脉食管瘘。一旦临床诊断此瘘时应绝对卧床休息，并立即处理。

（五）其他

其他少见的并发症还有食管气管瘘，皮下气肿，腹腔脓肿等。

五、治疗

食管异物的治疗原则为尽早取出异物，减少并发症的发生，必要时行手术治疗。

（一）食管镜

食管镜不仅可以明确异物存留部位及食管壁损伤的情况，还是重要的治疗手段，主要适用于位置较高的食管异物。常规情况下行黏膜表面麻醉即可，近年有人主张使用强化表面麻醉，即术前 20min 肌内注射安定 10mg，阿托品 1mg，哌替啶 100mg，术前 10min 用 1%丁卡因喷雾口咽部 3～5 次，口服 2%利多卡因 5mL。此法可使横纹肌及平滑肌松弛，有利于医生的操作，同时可减少患者的反应和痛苦，又无全麻的缺点。麻醉后先检查下咽部，尤其是梨状窝处，有些鱼刺等异物经常位于此处。在直视下小心进镜，若见条状尖锐异物插入食管壁，应先以异物钳将异物上方的食管壁向外推开，让异物游离端从食管壁分离，再将食管镜靠近异物后取出。对于难以套入食管镜的较大异物，则尽量暴露异物边缘，暴露其锐利的一端，再用异物钳钳住，避免尖端与食管壁接触，异物钳与食管镜一起退出。也有报道用带气囊的硬管食管镜取异物，使用气囊扩张食管，有利于食管镜下操作，待异物被钳住后，气囊放气，随食管一起退出，取得了良好的效果。

（二）电子内镜

虽然食管镜在食管异物的治疗中起了重要的作用，但它也有自身的缺陷。由于食管镜属硬质镜，所以操作时患者比较痛苦，且若异物位于食管中下段时，操作时难度较大，因此现在使用电子内镜取食管异物的报道越来越多。虽然电子内镜的形状和口径有限，尚不能完全代替金属食管镜，但它操作方法简便，成功率高，并发症少，正成为食管异物治疗的主要手段。

术前行必要的辅助检查，掌握其适应证和禁忌证。适应证：食管内异物，自然排出困难者，尤其对锐利异物及有毒异物更应积极试取。禁忌证：有内镜检查的禁忌证，可能已全部或部分穿出食管外的异物。取不同的异物，操作方法也不尽相同。

（1）长条形棒状异物：如汤勺等，可用圈套器取出；对外径较细，表面光滑的棒状物，用三爪钳、鳄嘴钳较为方便；异物一端直径较大而锐利，另一端小而光滑，取出时最好将光滑端先朝上取出。

(2) 球形异物：如果核等，表面光滑，钳取时较困难，套取又易脱落，选用篮型取石器或网兜型取物器较合适。

(3) 薄片状圆形金属异物：如各种硬币等，一般用活检钳或异物钳取出较方便。

(4) 食物团块：食管内的食物团块应让患者呕出或设法让食物团块进入胃内，以免引起窒息。对食管异物完全性阻塞或原有食管病变的患者往往采用内镜下咬钳将食物咬碎，然后用圈套器或三爪钳取出。

(5) 长形或多边形尖锐异物：如张开的别针等，先用鳄嘴钳夹住别针的绞合圈部，再转动内镜，使别针与食管平行，内镜连同别针一起退出。另一种方法为先将开口向上的别针推入胃腔内，使之转为开口向下再取出。缝针、刀片等异物往往在取出过程中易继发损伤食管黏膜，甚至造成严重裂行损伤、使异物进入纵隔等脏器、引起消化道出血等，此时应在内镜头部固定一个橡皮保护套管。插入内镜后，张开异物钳夹住异物一端，使异物的长轴与食管平行一致，提起抓取钳，使之进入橡皮保护套管内，慢慢退出胃镜，对带有钢钩的义齿、玻璃片等也可用这种改良的内镜试取。

此外，目前我们还有多种辅助方式帮助治疗。临床上经常遇到尖锐异物两端均刺入食管壁，内镜直视下难以判断异物的刺入深度及和与食管壁外大血管的关系。如盲目在内镜下取异物，则可能导致威胁生命的大出血，如不加选择进行开胸手术，则可能造成不必要的损伤。此时可以使用超声内镜以判断食管异物与食管壁和壁外血管的关系，安全、有效地在内镜下取出异物。

在内镜引导下，还可使用穿线钳取法取嵌顿性异物。用丝线绕过异物，尽量将丝线调节至异物近端侧食管壁。在内镜直视下缓缓提拉丝线，致异物近端上翘直至脱出食管壁。此方法适用于长条嵌顿性异物，异物两端尤其是近端能否从食管壁中脱出就成为此类异物取出的关键。此法的安全性与异物形状、嵌顿时间、嵌顿部分大小、嵌入端尖锐程度和嵌入深度、术中操作技术有关。

有报道使用双内镜取食管异物。当异物两端刺入食管，反复夹取未能成功，可插入另一内镜，当两镜前端分别靠近异物与食管相交的前后壁时，以异物长轴方向相向调节旋钮，使内镜前端向相反方向撑宽食管横径，当见异物一端离开食管壁时，伸入异物钳小心夹住异物前端，将其轻轻拔出。操作时动作要轻柔，两镜前端与异物距离应相当以减轻操作难度，退镜时两镜同时退出，以保持两镜互不干扰。

电子内镜下取异物一般情况下不需全麻，但若患者咽反射明显不能耐受内镜检查，或食管异物刺入食管壁较深，或靠近大血管处，需于全麻下行内镜取异物术，必要时可在手术室内操作，一旦需急诊手术者，可立即手术治疗，以免延误患者的治疗。

(三) 各种导管

若异物与食管壁有一定的空隙，可使用自制的食管气囊或气囊导尿管（Foley's 导尿管）将异物取出。导管可通过异物与食管壁的缝隙，注气后向外拉导管，光滑的异物可随气囊从口中吐出，此法安全、有效、操作方便，可重复使用。有时可拨正异物的长轴，使其可滑入胃腔。异物的形状、阻塞时间和食管疾病史可影响其疗效。也有使用双腔导尿管和三腔二囊管取食管异物的报道。

(四) 激光

解放军总医院采用激光治疗食管异物获得了成功。使用钛激光分别照射食管内鸡骨及鱼刺，可使鸡骨炭化或鱼刺汽化脱落。这表明高功率激光照射汽化非金属异物疗效确切、安全，不会损伤食管。

(五) 手术

大部分食管异物可经内镜取出或经胃肠道排出，仅少数病例因合并胸食管损伤或感染、出血需开胸手术治疗。以往手术死亡率高达40%，随着手术方式的改进，现死亡率已大大下降。手术的适应证为：①异物固定不能移动而内镜无法取出。②异物停留于食管第2至第3狭窄处并刺伤食管壁，且随主动脉搏动而搏动。③巨大义齿等难以经内镜取出。④食管上段异物导致食管周围脓肿或颈部化脓感染者。⑤异物已穿破食管进入纵隔，或已并发纵隔感染或脓肿者。⑥异物穿破食管造成气胸、皮下气肿者。治疗原则是消除异物等污染源，有效引流，应用抗生素，营养支持。

常见的手术方式有：

(1) 食管切开术：凡食管异物无穿孔；或颈段食管合并穿孔延迟治疗者，均属适应证。术中注意勿损伤喉返神经。若异物在颈段食管，取左颈前斜切口暴露食管；异物在胸段食管，取右胸入路。选择在异物下方的健康食管壁切开，取出异物，连续缝合食管黏膜及肌层。如手术在胸部进行，须将预先做好的带蒂胸膜瓣覆盖缝线，胃肠减压，术后静脉高营养。

(2) 胸食管全切除颈部食管胃吻合术：如果食管穿孔早期修补不成功，应选择食管切除疗法。适应证为：食管异物穿孔通连胸腔，食管损伤和炎症水肿严重，而全身中毒症状轻。取左胸入路，探查食管，确定异物部位，游离胃至幽门水平，于贲门处切断，缝合胃，游离全胸食管，胸颈部水平切断，食管连同异物一起移除，胸腔引流，作左颈前斜切口，显露颈段食管，行食管-胃吻合术。

(3) 纵隔引流术：适应证为：食管异物在内镜直视下已取出，食管穿孔后患者全身中毒症状严重，造影显示造影剂外溢，纵隔间隙内呈局限性积气、积液征，不通连胸膜腔。在下食管端切开纵隔胸膜约3cm，用手指沿食管左或右侧壁，向上做钝性分离，达积气、积液间隙，将导尿管插入，以0.5%甲硝唑液冲洗，上端达脓腔内，下端与胸腔引流管的胸壁另一开口一同引出。术后抗感染，胃肠减压，静脉高营养。

通过对84例异物性胸食管损伤患者的病变程度进行分级，制定出相应的治疗方法。把病变共分为四级：其中食管非穿透性损伤为Ⅰ级，食管穿透性损伤伴食管周围炎或纵隔炎为Ⅱ级，食管穿透性损伤并发严重纵隔和胸内感染为Ⅲ级，食管穿孔炎症累及大血管为Ⅳ级。对Ⅰ级患者行经胸食管切开异物取出；对Ⅱ、Ⅲ级患者行食管修补，食管部分切除，纵隔引流，瘘口修补；对Ⅳ级患者行大动脉置换。结果显示：Ⅰ级和Ⅱ级患者57例均治愈，Ⅲ级17例患者中1例死亡，Ⅳ级10例患者中9例死亡。由此可见手术是治疗异物性胸食管穿孔的有效手段，降低病死率的关键是预防食管—主动脉瘘的发生。

第五节 急性胃炎

一、概述

急性胃炎系指由不同原因所致的胃黏膜急性炎症和损伤。临床上按病因及病理变化的不同，分为急性单纯性胃炎、急性糜烂性胃炎、急性腐蚀性胃炎、急性化脓性胃炎，其中临床上以急性单纯性胃炎最为常见。常见的病因有乙醇、药物、应激、感染、十二指肠液反流，胃黏膜缺血、缺氧，食物变质和不良的饮食习惯，腐蚀性化学物质以及放射损伤或机械损伤等。

二、诊断标准

(一) 临床表现

(1) 症状：常有上腹痛、腹胀、恶心、呕吐和嗳气及食欲缺乏等。如伴胃黏膜糜烂出血，则有呕血和（或）黑便，大量出血可引起出血性休克。药物和应激状态所致的胃炎，常以呕血或黑便为首发症状。细菌感染患者可出现腹泻等。腐蚀性胃炎可吐出血性黏液，严重者可发生食管或胃穿孔，引起胸膜炎或弥漫性腹膜炎。化脓性胃炎起病常较急，有上腹剧痛、恶心、呕吐、寒战和高热，血压可下降，出现中毒性休克。也有部分患者仅有胃镜下所见，而无任何症状。

(2) 体征：上腹部压痛是常见体征，尤其多见于严重疾病引起的急性胃炎出血者。腐蚀性胃炎因口腔黏膜、食管黏膜和胃黏膜都有损害，口腔、咽喉黏膜充血、水肿和糜烂。化脓性胃炎有时体检则酷似急腹症。

(二) 辅助检查

(1) 胃镜检查：急性糜烂出血性胃炎的确诊有赖于急诊胃镜检查，一般应在出血后 24～48h 内进行，可见到以多发性糜烂、浅表溃疡和出血灶为特征的急性胃黏膜病损。食物中毒患者宜于呕吐症状有所缓解后再考虑是否需要进行胃镜检查，吞服腐蚀剂者则为胃镜检查禁忌。

(2) 护理配合：检查前核对病人信息无误后，将病人安置于操作床上，双下肢屈屈，口内含牙垫做好解释工作，让患者放松，做好配合，安装好内镜，检查送气送水，内镜检查时安抚病人，发现异常病变，协助医生取病理活检，放于福尔马林溶液内固定，并标记清晰，与医生核对无误后发给患者，同时再次核对无误后双签字送检。检查完毕，整理用物，将污染内镜放于污染车内送回洗消间。

(3) 实验室检查：疑有出血者应做呕吐物或粪便隐血试验、红细胞计数、血红蛋白测定和红细胞压积。感染因素引起者，应做白细胞计数和分类检查，粪便常规和培养。

(4) X 线钡餐检查无诊断价值。

(三) 诊断

(1) 病因诊断：急性胃炎应作出病因诊断，药物性急性胃炎最常见的是由非甾体抗炎药（NSAIDs）如酮洛芬、吡罗昔康、消炎痛以及阿司匹林等所致。严重外伤、败血症、呼吸衰竭、低血容量性休克、烧伤、多脏器功能衰竭、中枢神经系统损伤等应激状态时要警惕急性胃黏膜病变的发生。常见的还有乙醇性急性胃炎、急性腐蚀性胃炎等。

(2) 鉴别诊断：急性胃炎应与急性阑尾炎、急性胰腺炎、急性胆囊炎相鉴别。

三、治疗

(1) 针对病因，去除损害因子，根除 Hp，去除 NSAIDs 或乙醇的诱因。积极治疗原发病。

(2) 严重时禁食，逐渐过渡到流质、半流质饮食。

(3) 对症和支持疗法，呕吐患者因不能进食，应补液，用葡萄糖及生理盐水维持水、电解质平衡，伴腹泻者注意钾的补充。腹痛者可用阿托品、复方颠茄片或山莨菪碱等解痉药。以恶心、呕吐或上腹胀为主者可选用甲氧氯普胺、多潘立酮或莫沙必利等促动力药。

(4) 药物治疗

①抑酸剂：可应用 H_2 受体阻滞剂：雷尼替丁 150mg，每日 2 次；法莫替丁 20mg，每日 2 次；不能口服者可用静脉滴注。

②胃黏膜保护剂和抗酸剂：硫糖铝、胶体铋、铝碳酸镁等，每日 3～4 次口服。

③细菌感染所引起者可根据病情，选用喹诺酮类制剂、氨基糖苷类制剂或头孢菌素。应激性急性胃炎常出现上消化道出血，应抑制胃酸分泌，提高胃内 pH。临床常用法莫替丁 40～80mg 次

/d 或雷尼替丁 300mg 次/d 静脉滴注，质子泵抑制剂抑酸效果更强，疗效更显著，如奥美拉唑 40~80mg 静脉注射或静脉滴注，每日 2 次。

（5）并发症的治疗：急性胃炎的并发症包括穿孔、腹膜炎、水电解质紊乱和酸碱失衡等。细菌感染者选用抗生素治疗，因过度呕吐致脱水者及时补充水和电解质，并适时检测血气分析，纠正酸碱失衡。对于穿孔或腹膜炎者，则需要考虑外科治疗。

第六节 慢性胃炎

一、概述

慢性胃炎是不同原因引起的慢性胃黏膜炎性病变。

慢性胃炎的病因尚未完全明了，一般认为与周围环境的有害因素及易感体质有关，物理性、化学性及生物性有害因素长期反复作用于易感人体即可引起本病，病因持续存在或反复即可形成慢性病变。病因归纳如下：急性胃炎的演变；遗传因素；年龄；吸烟；饮酒；食物刺激；胃黏膜氧化状态；药物；缺血性贫血；金属接触；温度；放射；胃内潴留；十二指肠反流；免疫因素；幽门螺杆菌感染；其他细菌、病毒感染；精神神经因素；继发性；过敏因素；胃黏膜微循环障碍等。

目前认为慢性胃炎是由多种因素造成的。

慢性胃炎的病因可不同，而病理过程可能相似，其病理变化主要局限于黏膜层，根据其病理形态结构可分为特异性和非特异性两大类，临床常见者几乎均为非特异性胃炎，根据这些病变的程度不同又可将慢性胃炎分为浅表性胃炎和萎缩性胃炎等。病理学上常见浅表性胃炎的炎细胞浸润腺体颈部，腺体颈部是腺体的生发中心，炎症引起腺体颈部细胞破坏，细胞更新率下降。随着病变进展，病变逐渐由浅层向深层发展，以至腺体受损、萎缩，导致腺体不可逆的改变，形成萎缩性胃炎，并常伴有肠上皮化生、异型性增生，少数患者甚至可发生癌变。

二、诊断

（一）临床表现

大多数慢性胃炎的临床表现是胃肠道的消化不良症状，诸如上腹饱胀、无规律性的隐痛、嗳气、食欲减退、体重减轻、乏力、进食后上腹不适加重等。但缺乏特异性，仅仅根据临床表现难以诊断。

（二）实验室检查

（1）胃酸。

（2）胃泌素测定。

（3）胃蛋白酶原。

（4）内因子（IF）。

（5）壁细胞抗体（PCA）。

（6）胃泌素分泌细胞抗体（GCA）。

（7）血清胃蛋白酶 A、C。

（8）14 C-BBT 呼气试验。

（9）胃黏膜前列腺素 E 含量测定。

（10）胃黏膜 MDA 含量。

（11）考马斯亮蓝 G-250 检测胃液蛋白质含量。

（12）胃黏膜组织中 SOD 含量。

（13）胃黏膜中微量元素。

（14）胃液胆红素。

（三）胃镜检查

1. 浅表性胃炎

慢性浅表性胃炎为慢性胃炎中的绝大多数。一般来说浅表性胃炎胃镜所见为以下各种表现的一种或数种：①水肿。②红白相间。③黏膜脆弱。④糜烂。⑤皱襞增生。⑥黏膜下出血。⑦黏膜不平。⑧黏膜出血。⑨黏液分泌增多。⑩肠上皮化生。

2. 萎缩性胃炎胃镜检查

除有慢性浅表性胃炎的各种表现外，常常有以下三个突出特点：①颜色改变。②黏膜变薄。③黏膜粗糙不平。萎缩性胃炎是灶性分布，多从胃小弯逐渐向上发展，因此，活检需多点进行，从胃窦、移行部和胃体小、大弯及前后壁侧各取一块，以防漏诊并了解萎缩的范围。

（四）诊断依据

慢性胃炎的诊断需根据患者的临床表现、内镜检查所见、胃黏膜活检的病理组织学检查，以及必要的胃肠功能检测结果等，进行综合分析而决定。

慢性胃炎的确诊需要依靠胃镜检查和胃黏膜活检病理组织学检查。

如果患者的临床表现疑似慢性胃炎时，应进行胃镜检查。在胃镜观察下符合慢性胃炎的特征，而又要求确切判断慢性胃炎的性质和类别时，则应取胃黏膜活检，进行病理组织学检查。

如果要了解是否合并有幽门螺杆菌感染时，可以选用快速尿素酶试验、胃黏膜切片染色和（或）^{13}C-尿素或 ^{14}C-尿素呼气试验。

三、鉴别诊断

（一）慢性浅表性胃炎

（1）消化性溃疡：常呈季节性、反复发作，具有规律性的上腹部疼痛的特点，通过 X 线钡餐造影检查及胃镜检查，可以明确诊断。

（2）功能性消化不良：该病属于胃动力障碍性疾病，主要由于胃排空障碍导致胃排空延迟而引起的一系列上消化道症状，表现为上腹部饱胀、嗳气、早饱、恶心、食欲减退等，多数患者伴有精神神经症状，其发病或病情加重常与精神因素关系密切，胃镜检查结果正常，常与患者主诉不平行。胃排空检查或胃电活动记录呈胃排空异常的表现。

（3）胃癌：上消化道症状呈进行性加重，伴有贫血、体重下降、粪便隐血试验阳性。晚期可于上腹部触及肿块。X 线钡餐造影、B 型超声及胃镜检查可以帮助明确诊断。

（4）慢性胆道疾病：主要指慢性胆囊炎、胆结石症、胆系肿瘤等，这些疾病除有较为典型的临床表现外，内镜下胰胆管逆行造影（ERCP）、B 型超声和 CT 影像学检查可提供可靠的诊断依据。

（5）慢性胰腺炎：临床症状与慢性胃炎难以鉴别。多有急性胰腺炎病史，且反复发作，典型患者可有上腹部疼痛、脂肪泻和糖尿病三联征，伴腰背疼痛。B 型超声可表现为胰腺增大，尚可伴有假性囊肿，BT-PABA 试验提示胰腺外分泌功能异常。

（6）慢性萎缩性胃炎：常以食欲减退、嗳气、上腹部不适为主要临床表现，几乎没有反酸、烧心等胃酸增多的症状，因此，单纯依据临床表现，难以与浅表性胃炎相鉴别，胃镜检查并取活检即可明确诊断。

（二）慢性萎缩性胃炎

（1）胃癌：上消化道症状呈进行性加重，伴有贫血、体重下降、大便潜血试验阳性。晚期可于上腹部触及肿块。X线钡餐造影、B型超声及胃镜检查可以帮助明确诊断。

（2）慢性浅表性胃炎：临床上难以与慢性萎缩性胃炎相鉴别，多有上腹部疼痛、烧心等症状。胃镜检查并取活检有助于两者的鉴别诊断。

（3）慢性胆囊疾病：主要指慢性胆囊炎、胆结石症、胆系肿瘤等，发病常与饮食、体位等相关，有较为典型的临床表现，内镜下胰胆管逆行性造影（ERCP）、B型超声和CT影像学检查可提供可靠的诊断依据。

四、治疗

（一）一般治疗

慢性胃炎病因较多，治疗多采用综合治疗，饮食及生活习惯在慢性胃炎的发生、发展过程中起重要作用，饮食不节不仅可以诱发胃炎的发生，也可使胃炎反复发作，因此饮食治疗非常重要。首先改变饮食及生活习惯，告诫患者戒烟戒酒；饮食定时定量，避免暴饮暴食，避免过冷过烫、粗糙、辛辣食物；少食腌制、熏制的肉类食物；实行家庭分餐制；慎用或不用损害胃黏膜的药物等；加强有关知识宣教，保持情绪稳定，消除患者顾虑，增强治疗信心。

（二）药物治疗

1. 降低胃酸度

胃酸较高者，可给予降低胃内酸度的药物。常用的抑酸药物有以下几种。

（1）H_2受体阻滞剂：能选择性地与胃黏膜壁细胞上组胺H_2受体作用，从而抑制胃酸分泌。如西咪替丁0.2g，3次/d，雷尼替丁150mg，3次/d，法莫替丁20mg，2次/d等。一般疗程为2周。

（2）质子泵抑制剂：是目前发现的作用最强的一类胃酸抑制剂，作用于胃酸分泌的终末步骤，与壁细胞H^+-K^+-ATP酶结合，使质子泵失活，泌酸功能丧失，缓解症状，而且作用持久，促进炎症吸收。常用药物有奥美拉唑20mg、兰索拉唑30mg、泮托拉唑40mg、雷贝拉唑10mg、埃索美拉唑20mg等，均1次/d用药，症状减轻后停用，一般疗程减轻后停用，一般疗程为1~2周。因此类药物抑酸作用强烈，慢性胃炎患者特别是萎缩性胃炎患者不主张长期应用，最好在应用此类药物之前检测胃内pH值。

（3）中和胃酸药物：如碳酸氢钠、碳酸钙、氢氧化铝等。这类药物可以直接中和胃酸，作用快、较强，但不良反应也较多，易导致碱中毒，不宜超剂量及较长时间应用。

2. 胃黏膜保护剂

胃酸偏低或正常者，以应用胃黏膜保护剂为主。

（1）胶体次枸橼酸铋：是常用的胃黏膜保护剂，不但可以刺激黏液分泌，增加胃黏膜屏障作用，同时可刺激内源性前列腺素和表皮生长因子的产生，提高上皮细胞的再生能力，用法为每次2粒，3次/d，餐前30min服用。

（2）思密达：含天然硅铝酸盐，具有吸附毒素，抗蛋白酶活性，加强胃黏膜屏障，促进上皮细胞再生等作用。常用量3g，3次/d。

（3）硫糖铝：在酸性胃液中凝聚成糊状物，附于胃黏膜表面上形成一层保护膜，阻止胃酸胃蛋白酶和胆汁酸对胃黏膜的侵蚀。用量1g，3次/d。

（4）膜固思达（瑞巴匹特）：作为一种新型膜保护剂，通过增加胃黏膜前列腺素 E2 的合成，促进表皮生长因子及其受体表达，降低趋化因子产生，抑制 Hp 黏附及清除氧自由基，从而发挥胃黏膜保护作用，对根除 Hp 感染、治疗胃炎及预防溃疡病复发具有重要价值，常用剂量 0.1g，3 次/d。

（5）其他胃黏膜保护剂：如麦滋林-S、米索前列醇等在临床上应用也较广泛。

3. 清除 Hp

中华医学会消化病学分会 Hp 学组于 2007 年 8 月 10—12 日于江西庐山召开了第三次全国 Hp 共识会议，全国 60 多位专家对 Hp 感染的若干问题达成了新的共识，提出清除 Hp 的共识。

（1）PPI 三联 7d 疗法仍为首选（PPI+两种抗生素）。

（2）甲硝唑耐药性≤40%时，首先考虑 PPI+M+C/A。

（3）克拉霉素耐药率≤20%时，首先考虑 PPI+C+A/M。

（4）RBC 三联疗法（RBC+两种抗生素）仍可作为一线治疗方案。

（5）为提高 Hp 根除率，避免继发耐药，可以将四联疗法作为一线治疗方案。

（6）由于 Hp 对甲硝唑和克拉霉素耐药，呋喃唑酮、四环素和喹诺酮（如左氧氟沙星和莫西沙星）因耐药率低，疗效相对较高，因而也可作为初次治疗方案的选择。

（7）在 Hp 根除治疗前至少 2 周不得使用对 Hp 有抑制作用的药物 PPI、H_2 受体拮抗剂（H_2RA）和铋剂，以免影响疗效。

（8）治疗方法和疗程：各方案均为 2 次/d，疗程 7d 或 10d（对于耐药严重的地区，可考虑适当延长至 14d，但不要超过 14d）。服药方法：PPI 早晚餐前服用，抗生素餐后服用。

4. 增强胃排空能力

（1）为避免十二指肠液、胆汁反流及加速胃排空，调节胃、幽门、十二指肠运动协调功能，胃肠促动力药可加速胃排空，减轻胆汁分泌等对胃黏膜的损害，选择用多潘立酮（吗丁啉）或西沙必利（普瑞博思）5~10mg，3 次/d，饭前 15~30min 口服。对改善反酸、腹痛、腹胀等症状有一定的疗效，也能降低胃内胆盐浓度。

（2）结合胆盐药如铝碳酸镁能在酸性环境下结合胆盐，减轻有害因子对胃黏膜的损伤，研究表明，服药后能迅速降低胃内胆盐浓度。

（3）熊去氧胆酸改变胆汁内不同胆酸的比例，从而减轻胆酸对胃黏膜的损害。

（4）伊托必利是一种具有阻断多巴胺 D_2 受体活性和抑制乙酰胆碱酯酶活性的促胃肠动力药物，其在中枢神经系统分布少，无致室性心律失常作用及其他严重药物不良反应和实验室异常。

5. 其他治疗

胆汁反流性胃炎症状严重、内科治疗无效的患者可采用手术治疗。合并贫血者，若缺铁应补铁，大细胞贫血应根据维生素 B_{12} 50~100μg 次/d，叶酸 5~10mg，3 次/d，直至症状和贫血完全消失。对 PCA 阳性的慢性胃炎患者尤其合并恶性贫血者可试用肾上腺皮质激素如泼尼松龙但临床效果不肯定，不作常规治疗。

第七节 消化性溃疡

一、概述

消化性溃疡（PU），是指在各种致病因子的作用下，黏膜发生的炎症与坏死性病变，病变深达黏膜肌层，常发生于胃酸分泌有关的消化道黏膜，其中以胃、十二指肠最为常见，包括胃溃疡（GU）及十二指肠溃疡（DU），是一种常见病、多发病，总发病率占人口总数的10%~20%。但在不同国家、地区，其发病率有较大差异。20~50岁为高发年龄，10岁以下、60岁以上较少见。男女发病比例为（2~5）:1，PU与GU比例为3:1。

PU病的发病机制主要与胃十二指肠黏膜的损害因素和黏膜自身防御-修复因素之间失衡有关。黏膜防御因子包括黏液/碳酸氢盐屏障、黏膜屏障、黏膜血流、细胞更新、前列腺素、表皮生长因子等。黏膜损害因素包括胃酸、胃蛋白酶、胃泌素、Hp感染、酒精、胆汁酸、吸烟、卵磷脂、非甾体消炎药物等。正常情况下，防御因子与损害因素处于平衡状态，因此不发生溃疡病。当防御因子减弱或损害因素增强，这种平衡被打破，易发生GU或PU。

GU和DU在发病机制上有所不同，前者主要是自身防御—修复因素的减弱，而后者主要是侵袭因素的增强。近20余年的研究和临床资料充分证明幽门螺杆菌感染是PU的主要病因，但最终形成均由于胃酸和胃蛋白酶自身消化所致。

（一）胃酸在PU病的发病中起重要作用

现代医学对PU认识的第1次飞跃1910年Schwartz提出"无酸、无溃疡"的概念，这是对消化性溃疡病因认识的起点，也是消化性溃疡治疗的理论基础之一，是现代医学对PU认识的第1次飞跃。PU的最终形成是由于胃酸、胃蛋白酶自身消化所致，而胃蛋白酶的活性受到胃酸制约，胃酸的存在是溃疡发生的决定因素。许多PU患者都存在基础酸排量（BAO）、夜间酸分泌、五肽胃泌素刺激的最大酸排量、十二指肠酸负荷等增高的情况。GU患者往往存在胃排空障碍，食物在胃内潴留促进胃窦部分分泌胃泌素，从而引起胃酸分泌增加。

（二）幽门螺杆菌感染为PU病最重要的发病原因之一

幽门螺杆菌（Hp）感染是损害胃十二指肠黏膜屏障导致PU形成的最常见病因。1983年Warren、Marshall发现，并提出无Hp、无溃疡，成为现代医学对PU认识的第2次飞跃。1994年洛杉矶会议，明确Hp为致病菌。其致病能力取决于引起组织损伤的毒力因子、宿主遗传易感性和环境因素。消化性溃疡患者中Hp感染率高，Hp是慢性胃窦炎主要病因，几乎所有DU均有慢性胃窦炎，大多数GU是在慢性胃窦炎基础上发生的。大量临床研究已证实，90%以上的PU，80%~90%GU患者存在Hp感染，而根除Hp后溃疡复发率明显下降。由此认为Hp感染是导致PU病的主要病因之一，这是现代医学对PU认识的第2次飞跃。

Hp的毒力包括空泡毒素（VacA）蛋白、细胞毒素相关基因（CagA）蛋白、鞭毛的动力蛋白、黏附因子、脂多糖、尿素酶、蛋白水解酶、磷脂酶A和过氧化氢酶等。Hp依靠其毒力因子的作用，在胃型黏膜（胃黏膜和有胃窦化生的十二指肠黏膜）定居繁殖，诱发局部炎症和免疫反应，损害局部黏膜的防御-修复机制，同时也可通过侵袭因素的增强而致病。不同部位的Hp感染引起溃疡的机制有所不同。以胃窦部感染为主的患者中，Hp通过抑制D细胞活性，从而导致高胃泌素血症，引起胃酸分泌增加。同时，Hp也可直接作用于肠嗜铬样细胞（ECL细胞），后者释放组胺引起壁细胞分泌增加，这种胃窦部的高酸状态易诱发PU。在以胃体部感染为主的患者中，Hp直接作用于泌酸细胞，引起胃酸分泌减少，过低的胃酸状态易诱发胃腺癌。Hp感染者中仅15%发生消化性溃疡,说明除细菌毒力外,遗传易感性也发挥一定的作用。研究发现,一些细胞因子的遗传多态性与Hp感染引发的PU病密切相关。

(三) NSAIDs仍是PU病的主要致病因素之一

NSAIDs和阿司匹林等药物应用日趋广泛,常作用于风湿性疾病、骨关节炎、心血管疾病等,然而其具有多种不良反应。流行病学调查显示,在服用NSAIDs的人群中,15%~30%可患PU病,其中GU发生率为12%~30%,DU发生率为2%~19%。NSAIDs使溃疡出血、穿孔等并发症发生的危险性增加4~6倍,而老年人中,PU病及并发症发生率和死亡率均与NSAIDs有关。NSAIDs溃疡发生的危险性除与所服的NSAIDs种类、剂量大小、疗程长短有关外,还与患者年龄(大于60岁)、Hp感染、吸烟及合并使用糖皮质激素药物或抗凝剂、伴心血管疾病或肾病等因素有关。

(四) 其他

药物如糖皮质激素、抗肿瘤药物和抗凝药的使用也会诱发PU病,也是上消化道出血不可忽视的原因之一。遗传因素,精神因素(应激,焦虑等),胃十二指肠运动异常(PU时胃排空加快,GU时胃排空延缓和十二指肠胃反流),吸烟等因素在PU的发展中也起一定的作用。

二、诊断

病史中典型的周期性和节律性上腹痛是诊断的主要线索,确诊靠内镜检查和X线钡餐检查。

(一) 临床表现

典型的PU有慢性、周期性、节律性上腹痛的特点:①慢性过程呈反复发作,病史可达几年甚至十几年。②发作呈周期性、季节性(秋季、冬春之交发病),可因精神情绪不良或服NSAIDs诱发。③发作时上腹痛呈节律性。中上腹痛、反酸是PU的典型症状。

腹痛发生与餐后时间的关系认为是鉴别DU与GU的临床依据。GU的疼痛特点为:"进食→疼痛→舒适";十二指肠球部溃疡的特点为:"疼痛→进食→舒适"、"疼痛→进食→缓解"及"夜间痛"是PU重要诊断线索。PU体征缺乏特异性。

(二) 相关检查

1. 胃镜检查及胃黏膜活组织检查

胃镜检查与X线钡餐检查可相互补充,胃镜检查是PU检查的金标准。内镜检查多为圆形或椭圆形,直径小于1cm,边缘整齐的溃疡,底部充满灰黄色或白色渗出物,周围黏膜充血、水肿,皱襞向溃疡集中。胃镜检查过程中应注意溃疡的部位、形态、大小、深度、病期及溃疡周围黏膜的情况,可发现X检查难以发现的表浅溃疡及愈合期溃疡,并可对溃疡进行分期(活动期,愈合期,瘢痕期),结合直视下黏膜活检及刷检,对判断溃疡的良、恶性有较大的价值。

(1) 活动期:①A_1期:溃疡的苔厚而污秽,周围黏膜肿胀,无黏膜皱襞集中。②A_2期:溃疡苔厚而清洁,溃疡四周出现上皮再生所形成的红晕,周围黏膜肿胀而逐渐消失,开始出现向溃疡集中的黏膜皱襞。

(2) 愈合期:愈合期的特征为溃疡苔变薄,溃疡缩小,四周有上皮再生形成的红晕,并有黏膜皱襞向溃疡集中,H_1与H_2的区别在于后者溃疡已接近完全愈合,但仍有少许薄白苔残留。

(3) 瘢痕期:①S_1:溃疡苔消失,中央充血,瘢痕呈红色,又称红色瘢痕期。②S_2:红色完全消失,又称白色瘢痕期,是溃疡治疗理想的愈合指标。必须指出,溃疡的形态改变对病变性质的鉴别没有绝对界限,因此,对GU应常规进行活组织检查,对不典型或难愈合溃疡,要分析其原因,必要时行超声内镜检查或黏膜大块活检,以明确诊断。

2. X 线钡餐检查

适用于对胃镜检查有禁忌或不愿意接受胃镜检查者（在 PU 的诊断，良、恶性溃疡的鉴别诊断的准确性方面，胃镜检查优于 X 线钡餐检查）。直接征象——龛影；间接征象——局部压痛，十二指肠球部激惹，球部畸形，胃大弯侧痉挛性切迹。

3. Hp 感染的检测

对消化性溃疡鼓励常规进行尿素酶试验或核素标记 C 呼气等试验，以明确是否存在 Hp 感染。其他检测方法包括血清抗 Hp 抗体检查，聚合酶链反应（PCR）测定 Hp-DNA，细菌培养（金标准）。

4. 胃液分析和血清胃泌素测定

疑有 Zollinger-Ellison 综合征时作鉴别诊断用。

三、鉴别诊断

（一）功能性消化不良

多见于青年妇女，检查可完全正常或只有轻度胃炎，与消化性溃疡的鉴别有赖于 X 线和胃镜检查。

（二）慢性胆囊炎和胆石症

疼痛与进食油腻食物有关，疼痛位于右上腹，并放射至背部，莫菲征阳性，症状不典型者需借助 B 超检查或内镜下逆行胆道造影检查。

（三）胃癌

X 线内镜活组织病理检查，恶性溃疡龛影多大于 2.5cm，位于胃腔之内，边缘不整，周围胃壁强直，结节状，有融合中断现象；内镜下恶性溃疡形状不规则，底凹凸不平，污秽苔边缘呈结节状隆起。

四、并发症

（一）上消化道出血

为本病最常见的并发症，其发生率为 20%~25%，也是上消化道出血的最常见原因。临床表现为呕血及黑便，如出血量大，可出现头晕、心悸、出汗、血压下降、昏厥，甚至休克。

（二）穿孔

急性穿孔——急性腹膜炎（前壁多见）；慢性穿孔——穿透性溃疡；亚急性穿孔——局限性腹膜炎（后壁多见）。

（三）幽门梗阻

幽门炎症水肿和幽门痉挛——急性，暂时性梗阻；幽门瘢痕收缩——慢性，持久性梗阻。

（四）癌变

GU 可发生癌变，故需要定期复查胃镜及病理。而 PU 则不会发生癌变。

五、治疗

（一）治疗目的

（1）近期目标：缓解症状。

(2) 阶段性目标（DU 6 周；GU 8 周）愈合溃疡，强调治疗后胃镜复查。
(3) 中长期目标：预防并发症。
(4) 预防复发有 3 种维持治疗方案：正规维持治疗、间断全剂量治疗、按需短程治疗。

(二) 药物治疗

PU 是自愈性疾病，在针对可能的病因治疗同时，要注意饮食、休息等一般治疗。在 PU 活动期，要注意休息，减少不必要的活动，避免刺激性饮食，但无需少量多餐，每日正餐即可。

PU 的内科治疗主要是药物治疗。目前治疗 PU 的疗法是在传统的酸中和、酸抑制、保护并促进溃疡面愈合、调节胃动力等基础上与抗菌药物联用。近年来，随着医疗科技工作者对胃壁细胞的泌酸功能和胃黏膜防御功能的深入研究，近十多年来由于新型胃酸抑制剂的不断出现，如 H_2 受体抑制剂、PPI（奥美拉唑、兰索拉唑、泮托拉唑、雷贝拉唑等）等，几乎所有的 PU（恶性溃疡除外）都可经药物治愈。其中对单纯的溃疡来说，作用于壁细胞的抗胃酸分泌药和防御因子增强药已成为治疗的主要药物；而对由 Hp 感染引起的 PU，则必须同时应用抗 Hp 药物。

1. 抗酸药

目前，公认胃内 pH 值维持在 3.5 以上是满意的溃疡愈合环境和必备的治疗条件。因此，抑制胃酸分泌，提高胃内 pH 值，是 PU 治疗的基础。抗酸药可以和盐酸作用生成盐和水，从而使胃酸度减低。目前常使用含铝、碳酸钙及碳酸镁的复方制剂。有研究表明，含铝等的抗酸剂能保护胃黏膜免受各种攻击因子的损伤，使胃黏膜释放前列腺素增加而起到促使溃疡愈合的作用。抗酸剂目前主要用作溃疡治疗的辅助用药。

2. H_2 受体拮抗剂（H_2RA）

H_2RA 有助于缓解 PU 腹痛、反酸等症状，促进溃疡愈合。H_2RA 可以特异性地与壁细胞膜上的 H_2 受体结合而阻断组胺与 H_2 受体结合，从而发挥较强的抑制胃壁细胞分泌盐酸的作用，能拮抗胃泌素和乙酰胆碱受体刺激的胃酸分泌，对应激性溃疡和上消化道出血也有明显疗效。目前应用于临床的共有三代 H_2RA，即第一代的西咪替丁，第二代的雷尼替丁，第三代的法莫替丁、罗沙替丁、尼扎替丁等。不同的 H_2RA 抑制胃酸的程度不同。H_2RA 治疗溃疡最初主张分次口服，近年来则多主张睡前一次服用，疗效与前者相仿，这是因为夜间胃酸分泌多，对 PU 的发生有重要关系，从而能发挥最大效果，且这种夜间适度抑酸，干扰胃肠生理功能较小，不影响患者的正常生活。H_2RA 治疗溃疡，其溃疡愈合率低于 PPI，内镜下溃疡愈合率在 65%～85%。H_2RA 的不良反应较小，发生率小于 3%。不良反应有白细胞减少，GPT 增高，男性性功能障碍和乳房增大，以及困倦、迟钝、定向障碍、幻觉、躁动等精神症状。其中第二代、第三代相对第一代 H_2RA 的不良反应要小得多。

3. 质子泵抑制剂（PPI）

PPI 是治疗酸相关性溃疡的首选药物。其特点为作用快、持续时间长、抑酸效果好。与 H_2RA 相比较，PPI 通过抑制胃酸的最后分泌过程，抑制胃酸作用更强，可使溃疡愈合时间缩短 1/3～1/2。PPI 为苯并咪唑的衍生物，能迅速穿过胃壁细胞膜，聚集在强酸性分泌小管中，转化为次磺胺类化合物，后者可与壁细胞分泌小管和囊泡内 H^+K^+ATP 酶（又称质子泵）结合，使其不可逆地失去活性，使壁细胞内的 H^+ 不能移到胃腔中，从而阻滞胃酸的最后分泌过程。胃内酸度降低与溃疡愈合有直接的关系。如果抑制胃酸分泌，使胃内 pH 值升高大于 3，每天维持 18～20h，则可使几乎所有 PU 在 4 周内愈合。PU 治疗通常采用标准剂量的 PPI，每日 1 次，早餐前半小时服药。治疗 PU 疗程为 4 周，GU 为 6～8 周，通常内镜下溃疡愈合率均在 90% 以上。PPI 与抗 Hp 抗生素联合应用，可明显提高 Hp 的根治率。PPI 发展较快，其第一代（奥美拉唑）药动学和药效学存在一定的缺陷。奥美拉唑的血药浓度与给药剂量呈非线性关系，在不同患者中具有明显差异，导致了该药对不同患者临床抑酸疗效的差异。给药时间、食物和抗酸药的存在均对第一代 PPI 的药效影响较明显。而第二代（兰索拉唑、尼扎拉唑），第三代（雷贝拉唑）PPI 这方面的影响较小。另外，第一代 PPI 起效较慢，只有在多次给药后才能发挥最大的抑酸作用。此外，还存在着某些局限性，如促进愈合和症状缓解作用不稳定、胃排空延迟、壁细胞肿胀及给药后有明显的胃酸高峰等，影响了相关疾病的治疗效果。

近年来问世的新一代 PPI 雷贝拉唑，已在不同程度上克服了原有同类产品的某些缺陷。其主要特点有：①临床抑酸效果好。②抑酸作用起效快。③昼夜均可维持较高的抑酸水平。④疗效确切，个体差异小。⑤与其他药物之间无相互影响。⑥不良反应小。新一代 PPI 与第一代 PPI 比较，能够更强、更快地发挥抑酸作用。

对 NSAIDs 溃疡的预防及治疗应首选 PPI，通过它高效抑制胃酸分泌作用，显著改善患者的胃肠道症状，预防消化道出血，提高胃黏膜对 NSAIDs 的耐受性，并能促进溃疡愈合。PPI 疗程与剂量同消化性溃疡。H_2RA 仅能预防 NSAIDs PU 的发生，但不能预防 NSAIDs GU 的发生。

PPI 治疗中存在的问题：①长期抑酸导致黏膜增殖旺盛，有可能发展为高胃泌素血症。②动物实验有可能发生类癌样变，但人类如何尚不清楚。③长期应用使胃处于无酸状态，有利于胃内细菌繁殖，有亚硝酸胺等致癌物质增加的危险。④治疗原则是恢复胃的正常功能，过度抑酸处于非生理状态，因此认为，使用 PPI 治疗一般疗程不宜太长，剂量不宜太大。此外，类似药物还有潘托拉唑、拉贝拉唑等。

4. 根除 Hp 治疗

根除 Hp 应为 PU 的基本治疗，它是溃疡愈合及预防复发的有效防治措施。Hp 与 PU 的发生与预后密切相关，且有证据显示 Hp 感染与胃体、胃窦腺癌相关联。对 Hp 阳性的胃及 PU，无论是初发还是复发，应全部接受 Hp 的根除治疗。理想的 Hp 根除方案应符合安全、有效（根除率>90%）、简便、经济的标准。目前推荐的各类根除 Hp 治疗方案中最常用的是以 PPI 为基础的三联治疗方案（PPI、阿莫西林、克拉霉素），三种药物均采用常规剂量，疗程 7~14d。Hp 根除率在 70%~90%，为提高根除率，在治疗 PU 时建议采用 10d 疗法。1994 年 4 月，中华医学会消化病学会 Hp 专题共识会的推荐方案如下：

（1）质子泵抑制剂（PPI）+两种抗生素：①PPI 标准剂量+克拉霉素 0.5g+阿莫西林 1.0g，均 bid×1 周。②PPI 标准剂量+阿莫西林 1.0g+甲硝唑 0.4g，均 bid×1 周。③PPI 标准剂量+克拉霉素 0.25g+甲硝唑 0.4g，均 bid×1 周。

（2）铋剂+两种抗生素：①铋剂标准剂量+阿莫西林 0.5g+甲硝唑 0.4g，均 bid×1 周。②铋剂标准剂量+四环素 0.5g+甲硝唑 0.4g，均 bid×1 周。③铋剂标准剂量+克拉霉素 0.25g+甲硝唑 0.4g，均 bid×1 周。

（3）其他方案：雷尼替丁枸橼酸钠（RBC）0.4g 替代推荐方案①的 PPI 或 H_2 受体拮抗剂（H_2RA）或 PPI+推荐方案②组成四联疗法，疗程 1 周。

近年来，Hp 耐药率迅速上升，甲硝唑为 30% 以上，克拉霉素 5%~10%，常导致 Hp 清除失败。对于首次根除失败者，应采用二、三线方案进行治疗。二、三线方案常用四联疗法，可根据既往用药情况并联合药敏试验，采取补救治疗措施 PPI+2 种抗生素（如呋喃唑酮、左氧氟沙星等）。

中华医学会消化病学会 Hp 学组"第三次全国幽门螺杆菌感染若干问题共识意见"。会议推荐治疗方案以桐城的共识意见为基础，借鉴了欧洲 Maastricht 的意见，并且许多方案是以我国的多中心随机研究为依据，方案的制定严格遵照循证医学的原则，加入了近年来 Hp 研究新进展：

如鉴于甲硝唑耐药率普遍增高，PPI 三联疗法随着时间的变迁 Hp 的根除率越来越低，为了达到一个理想的 Hp 根除率，防止继发耐药，建议 PPI 三联+铋剂的四联疗法可以用于一线治疗。推荐在补救治疗中加入呋喃唑酮、喹诺酮类抗生素，对于反复治疗失败的患者建议进行药物敏感试验。

序贯疗法治疗 Hp 感染具有疗效高、耐受性和依从性好等优点。目前推荐的序贯疗法为 10d：前 5d，PPI+阿莫西林，后 5d，PPI+克拉霉素+替硝唑；或前 5d，PPI+克拉霉素，后 5d，PPI+阿莫西林+呋喃唑酮。据报道序贯疗法有效率达 90% 以上，且对耐药菌株根除率较其他方案为高。但对序贯疗法国内仍需积累更多的临床经验。

5. 黏膜保护剂

PU 的愈合质量，要求愈合溃疡的瘢痕较厚，黏膜腺体结构较为正常，腺体间结缔组织较少。良好的愈合质量是预防溃疡复发的重要先决条件之一，为保证消化性溃疡的愈合质量，在根除 Hp 和抑酸的同时应给予黏膜保护剂，此类药物多有中和胃酸和促进黏膜自身防御-修复因素的作用。联合应用黏膜保护剂可提高 PU 的愈合质量，有助于减少溃疡的复发率。主要有硫糖铝、铝碳酸镁、胶体铋、麦滋林、替普瑞酮和前列腺素类等药物。

（1）硫糖铝：是一种含有 8 个硫酸根的蔗糖铝盐，其主要作用是口服后在酸性环境中，离子化形成硫酸蔗糖复合阴离子，紧密黏附在溃疡基底带正电荷的坏死组织的蛋白上，形成一层保护膜，阻止胃酸和胃蛋白酶对溃疡的消化作用，与胆盐和胃蛋白酶结合，降低其对黏膜的损伤作用，促进黏液和碳酸氢盐的分泌，增加黏液屏障，促进局部前列腺素的合成和释放，增加表皮生长因子的分泌，改善黏膜血流而起到保护黏膜的作用。常用剂量为 10mL/次，3 次/d，餐前口服。长期服用可出现便秘。

（2）铝碳酸镁：可覆盖溃疡形成保护膜、增加碳酸氢盐及黏液糖蛋白分泌、促进前列腺素释放、增加胃黏膜血流、清除氧自由基系统、增加 EGF 及 bFGF 释放，该药物尚有抗酸及吸附胆汁酸盐的作用，更适合伴有胆汁反流的患者。

（3）胶体铋：胶体次枸橼酸铋是氢氧化铋和枸橼酸的络合盐。其主要作用是在酸性环境下形成不溶性铋盐，覆盖于溃疡表面，阻断胃酸、胃蛋白酶的侵袭作用，促进前列腺素的合成并延缓其降解，刺激黏液和碳酸氢盐的分泌并增加黏膜血流量，可使表皮生长因子聚集于溃疡部位，促进愈合，杀灭 Hp。因 CBS 含有铋剂，不宜长期服用。

（4）麦滋林：有效成分为 L-谷氨酰胺，是从卷心菜中分离出的氨基酸，作用为促进前列腺素合成，营养胃黏膜，促进细胞增殖。不良反应偶有 GPT 升高、颜面潮红、便秘、腹泻等。

（5）替普瑞酮：为萜的衍生物，作用为促进胃黏液分泌，促进黏液糖蛋白及磷脂的合成，促进前列腺素合成，改善胃黏膜血流量，有时有便秘、腹泻、肝脏 GPT 升高、胆固醇升高、头痛等不良反应。

6. 药物维持治疗

PU 维持治疗的目的是：①预防和减少复发。②有效地控制或改善症状。③预防出现并发症。有临床观察提示，十二指肠球部溃疡经抗溃疡药物短期治疗后，给予或不给予持续性维持治疗，溃疡复发率差别很大。在药物选择上，凡是对溃疡病治疗有效的药物均可用于维持治疗。而最常用的为 H_2 受体拮抗剂及 PPI 维持治疗方式。①连续性维持治疗，即溃疡愈合后每日半量服药。②间歇全程给药，即出现症状给 4~8 周的全量治疗。③症状性自我疗法，症状出现时给药，症状消失即停药。以连续性维持治疗最常用。根除 Hp 后，溃疡复发率显著低于只用抑酸剂治疗组和未根除治疗组，提示 Hp 是导致溃疡复发的主要因素，这其中包括未进行 Hp 根除治疗和根除治疗后 Hp 再次转为阳性，后者包括再燃和再感染两种可能。近年来多个研究表明，再燃可能是

Hp 感染复发的主要因素，应对 Hp 再次进行根除治疗。长期服用 NSAIDs 是导致消化性溃疡复发的另一重要因素，如因原发的病情需要不能停药者，可更换环氧合酶 COX-2 抑制剂，并同时服用 PPI。

7. NSAIDs 溃疡的治疗

对 NSAIDs 溃疡的预防及治疗应首选 PPI，通过它高效抑制胃酸分泌作用，显著改善患者的胃肠道症状、预防消化道出血、提高胃黏膜对 NSAIDs 的耐受性等作用，促进溃疡愈合。PPI 疗程与剂量同消化性溃疡。H_2RA 仅能预防 NSAIDsPU 的发生，但不能预防 NSAIDsGU 的发生。

第八节 十二指肠炎

一、概述

十二指肠炎是指由各种病因引起的十二指肠黏膜的炎症性改变。由于纤维胃十二指肠镜检查的临床应用对十二指肠炎的诊断日趋增多，国外报道其内镜检出率可达 6%～41%，国内报道为 2.2%～30.3%。发病多在十二指肠球部，男女比例约为 4∶1，患者年龄以青壮年居多（占 80% 以上）。

临床上将十二指肠炎分为急性和慢性两类。急性十二指肠炎通常为急性胃肠炎的组成部分，急性食物中毒是细菌及其毒素，大量饮用烈性酒、浓茶、咖啡及服用非甾体类解热镇痛药等造成十二指肠黏膜的急性损害，这些因素都是引起急性十二指肠炎的重要病因。

慢性十二指肠炎又分为原发性和继发性，继发性十二指肠炎与胃、肝、胆、胰、肾等疾病及应激、药物等因素有关。原发性十二指肠炎是一种独立疾病，病因尚不十分清楚，可能与下列疾病有关。

（一）高胃酸

高胃酸分泌导致十二指肠酸负荷增加，可能是原发性十二指肠炎的病因之一。

（二）幽门螺杆菌（Hp）感染

Hp 感染与十二指肠炎的关系日益受到重视。十二指肠炎的 Hp 感染率尚无确切的统计学资料，国内有报道十二指肠炎患者 Hp 检出率约为 53.1%。

（三）十二指肠邻近脏器的病变

在慢性胆囊炎、慢性肝炎、慢性胰腺炎等疾病的患者，十二指肠炎的发病率高，门脉高压症患者十二指肠炎发生率也比普通人群高出数倍。

十二指肠炎病理表现为充血、水肿、糜烂、出血、绒毛变平或增厚。显微镜下见黏膜层及黏膜下层有淋巴细胞、浆细胞等单核细胞浸润，有时可见淋巴样增殖和嗜酸性细胞浸润，急性期或病变活动时伴有多形核粒细胞浸润。浅表性十二指肠炎的病理表现有胃绒毛变短、圆钝，刷状缘变薄以致消失；间质型炎症累及黏膜肌层的腺隐窝甚至整个固有层；萎缩型十二指肠炎则常有重度上皮细胞退行性变，肠腺减少甚至消失，有时被覆上皮被化生的胃上皮部分或全部取代。

二、诊断

（一）临床表现

本病无特异性症状和体征。常见症状为上腹痛、反酸、嗳气、恶心、呕吐等，与其他消化系统疾病如消化性溃疡、慢性胃炎等不易鉴别。部分患者可表现为上腹饥饿性疼痛、夜间痛，进食或服用制酸药可缓解，症状的规律与十二指肠溃疡无异。也有部分患者无任何症状。少数患者可发生上消化道大出血及十二指肠排空障碍等。继发性十二指肠炎常有相应疾病的症状和体征。

（二）诊断依据

根据病史、临床症状、体征，主要结合纤维胃十二指肠镜检查和直视下取活组织病理检查可以确诊。其镜检特征为黏膜有点片状充血或苍白、红白相间，水肿，点片状糜烂、出血，颗粒状或结节状隆起，皱襞粗大、紊乱，血管显露等。镜下活检病理组织学特点主要是炎性细胞渗出，其中多数为中性粒细胞。十二指肠黏膜呈现胃黏膜表层上皮细胞，严重者绒毛变扁平。辅助检查可以有胃液分析、十二指肠液分析、X线钡餐造影检查。

三、鉴别诊断

需与慢性胃炎、消化性溃疡，尤其是十二指肠溃疡相鉴别。内镜检查是最好的鉴别方法，并应进行B超等影像学检查，以了解有无并存的肝胆疾病。

四、治疗

急性十二指肠炎按急性胃炎治疗。慢性继发性十二指肠炎主要治疗原发病及对症治疗。慢性原发性十二指肠炎的治疗原则与十二指肠溃疡大致相同，主要原则为降低酸负荷，保护十二指肠黏膜，预防并发症。对Hp的根除可提高治愈率、降低复发率。

（一）抗酸剂

其作用机制为中和胃酸，提高胃内pH值，降低十二指肠内酸负荷，减轻胃酸对十二指肠黏膜的刺激，如达喜片等。

（二）抑酸剂

常用的有质子泵抑制剂、H_2受体拮抗剂，抗胆碱能有时也可应用。质子泵抑制剂主要抑制H^+-K^+-ATP酶活性，阻断胃酸分泌的最后通道，从而强烈地抑制胃酸分泌，常用的有奥美拉唑、达克普隆、雷贝拉唑等。H_2受体拮抗剂可与组胺争夺壁细胞上的H_2受体，拮抗组胺对壁细胞的刺激，抑制胃酸的分泌。常用的有雷尼替丁或法莫替丁等。抗胆碱能药能抑制迷走神经，阻断胆碱能受体而减少胃酸分泌。但此类药物可延缓胃排空，抑制胃蠕动，同时有升高眼压和抑制排尿等不良反应而在临床上应用不多。

（三）保护十二指肠黏膜

常用药物有铋剂、前列腺素E、瑞巴派特等。铋剂在酸性环境下可与蛋白质络合，形成一层保护膜，并可促进胃上皮分泌黏液和HCO_3^-分泌，加强胃黏膜屏障。瑞巴派特既能增加胃黏液前列腺素的分泌和增加胃液量，又能抑制自由基对黏膜的损伤作用。

（四）抗Hp治疗

根除Hp不仅可以促进炎症愈合，提高治愈率，减少并发症，而且显著降低复发率。目前根除Hp的方案有好几种，主要为含铋剂三联疗法、含质子泵抑制剂三联疗法以及含雷尼替丁胶体铋三联疗法。含铋剂三联疗法主要药物为胶体次枸橼酸铋480mg次/d+甲硝唑1.2g次/d+阿莫西林2g次/d。此方案根除率在80%以上，价格合理，缺点是不良反应多，有伪膜性肠炎等严重不良反应的个案报道。含质子泵抑制剂三联疗法的主要药物是质子泵抑制剂如奥美拉唑40mg次/d或兰索拉唑60mg次/d+克拉霉素1g次/d+阿莫西林2g次/d。本方案疗效好，根除率在85%以上，症状缓解快，但价格较高。含雷尼替丁胶体铋三联疗法主要药物雷尼替丁胶体铋400mg次/

d+克拉霉素 1g 次/d+甲硝唑 1.2g 次/d 或阿莫西林 2g 次/d，Hp 根除率可达 85%以上，不良反应甚少。

第九节 短肠综合征

一、概述

短肠综合征是由于不同原因造成小肠吸收面积减少，引起水、电解质和营养物质吸收障碍，出现腹泻、体重下降、进行性营养不良等的临床综合征，严重者可危及患者生命。其严重程度与保留肠管的长度、部位及患者的年龄等因素有关。

小肠因反复发作性疾病，如克罗恩病或反复发作的肠梗阻、肠外瘘而多次被切除所致，也可因血管疾病如肠系膜血管发生梗死，肠扭转，或是外伤性血管破裂、中断，大量小肠因缺血坏死而被切除。

食物的消化、吸收过程几乎均在小肠内进行，其中某些营养成分的吸收有其特定部位，如铁、钙主要在空肠吸收，而胆盐、胆固醇、维生素 B_{12} 等则是在回肠吸收。当该段小肠被切除，则相应成分的营养物质的吸收就会受到明显影响。回盲瓣在消化、吸收过程中具有很重要的作用，既可延缓食糜进入结肠的速度，使其在小肠内的消化、吸收更完全，又能阻止结肠内细菌的反流，保持小肠内的正常内环境。正常人的小肠长度长短不一，个体差异较大，但任何个体的肠吸收能力均远超过正常的生理需要。因此，当 50%小肠被切除后可不出现短肠综合征。但若残留小肠少于 100cm，则必定会产生不同程度的消化和吸收功能不良。小肠越短，症状就越重。切除回肠后引起的营养障碍比切除空肠更明显。如同时切除了回盲瓣，则功能障碍更严重。

短肠综合征者残留小肠的代偿改变表现为小肠黏膜高度增生，绒毛变长、肥大，肠腺陷凹加深，肠管增粗、延长，使吸收面积及吸收能力增加。食物的直接刺激可使小肠代偿性增生。代偿期需 1~2 年，可望有半数患者完全得到代偿，恢复饮食并维持正常营养状态。

短肠综合征的主要临床表现为早期的腹泻和后期的严重营养障碍。早期的症状是不同程度的水样腹泻，多数患者并不十分严重，少数患者每天排出水量可达 2.5~5.0L，可引起脱水、血容量下降、电解质紊乱及酸碱平衡失调。数天后腹泻次数逐渐减少，生命体征稳定，胃肠动力开始恢复，但消化吸收功能极差。若无特殊辅助营养支持治疗措施，患者则会逐渐出现营养不良症状，包括体重减轻、疲乏、肌萎缩、贫血和低清蛋白血症等。短肠综合征者促胰液素、促胆囊收缩素及肠抑胃素的分泌均减少，而幽门部胃泌素细胞有增生现象，以致 40%~50%患者有胃酸分泌亢进。这不仅可使腹泻加重，消化功能进一步恶化，还可能并发吻合口溃疡。由于胆盐吸收障碍，影响肠肝循环，胆汁中胆盐浓度下降，加之上述肠激素分泌减少使胆囊收缩变弱，易发生胆囊结石（比正常人高 3~4 倍）。钙、镁缺乏可使神经、肌肉兴奋性增强和手足搐搦。由于草酸盐在肠道吸收增加，尿中草酸盐过多而易形成泌尿系结石。长期缺钙还可引起骨质疏松。长期营养不良，可恶化导致多器官功能衰竭。

二、诊断

本病的诊断主要依靠病史和临床表现。

（一）病史

患者患有使小肠吸收面积减少的疾病，如某些肠炎、小肠肿瘤、小肠瘘、小肠多发性狭窄等，有大段小肠被切除手术史。

(二) 短肠综合征的症状

一般可分为三期。

第一期：术后数天到数周。此阶段患者表现为大量腹泻，大量丢失体液及电解质。残留的肠道不但不能吸收水与营养，反而丧失了胃、胆道、胰腺正常生理分泌的液体。每天的腹泻量可达 2~5L，稀便中含钾量可达 20mmol/L，因此出现水、电解质、酸碱紊乱。

第二期：术后数周到 1 年，患者腹泻减轻。小肠的功能开始代偿，吸收功能增强，肠液的丧失逐渐减少，肠黏膜出现增生。此阶段患者仍有营养不良的表现，如体重下降、肌肉萎缩、水肿、低钙、低钾、低镁，以及由维生素 B_1 缺乏引起的末梢神经炎、维生素 B_{12} 缺乏和缺铁引起的贫血等。

第三期：一般是在术后 1~2 年。此时剩余的小肠达到适应的高潮，消化吸收可好转。代谢平衡，患者体重有所增加，但是血钙、血镁、血清胆固醇、白蛋白仍稳定在相当低水平。胃酸的持续高分泌，可能产生消化性溃疡。少数患者发生肠功能衰竭。

(三) 体格检查

患者有营养不良表现，如体重下降、肌肉萎缩、水肿、低钙性手足抽搐等。

三、治疗

(一) 非手术处理可分为急性期、代偿期和恢复期三期

(1) 急性期：持续至少 4~8 周。治疗目的在于稳定患者病情，治疗措施包括液体复苏、促进创伤愈合和早期营养支持，重点为维持水、电解质平衡，减少胃肠道的分泌及胆汁的刺激。根据生命体征（血压、脉率、呼吸率）、动脉血气分析及血电解质（钾、钠、氯、钙、镁及磷）测定结果，确定静脉补充晶、胶体溶液量及电解质量。若有代谢性酸中毒，应以 5% 碳酸氢钠溶液纠正之。还要注意预防高血糖及高渗性脱水等并发症。

待患者循环、呼吸等生命体征稳定后（3~5d），则应尽早开始全肠外营养（TPN）支持，以补充患者所必需的营养物质，在此期过早地进食不但不能吸收，还会加重腹泻及内环境的紊乱，恶化病情。饮食应该由高能量低脂成分组成，包括能量物质（葡萄糖、脂肪乳剂）、蛋白质合成的原料（复方氨基酸溶液）、各种电解质及维生素、矿物质和微量元素，尤其注意补充钠、镁、锌、铁、维生素 B_{12} 和脂溶性维生素。腔静脉置管在早期治疗中是一项重要的治疗措施，它不但能为患者提供肠外营养，而且是一条补充大量液体、电解质的通途，应视为短肠综合征早期治疗中的一项有价值的措施。可以认为，肠外营养的应用改变了短肠综合征总的治疗效果。

另一方面处理着重在控制腹泻，应用组胺 H_2 受体拮抗剂或是质子泵阻断剂、离子交换剂、肠蠕动抑制剂以及生长抑素等，以减少胃肠液、胆汁等的分泌刺激胃肠道的蠕动。此期尚需持续用广谱抗生素 1 周以预防全身感染和肠道细菌移位。

(2) 代偿期：需要 1~2 年。逐渐加强营养支持以诱导肠道发生最大限度的代偿，并防止严重并发症发生。此阶段可由静脉营养改为肠内营养，以促进剩余肠段的适应能力，并预防胰腺和肠的萎缩，肠内营养对促进肠黏膜代偿的作用优于肠外营养。早期给予肠内营养应该坚持慢速、少量、逐渐增加的原则，可从少量、等渗、易吸收的肠内营养制剂开始，再随患者适应、吸收的情况逐渐增加。通常是先给予含简单氨基酸和短链多肽的要素膳食，膳食中添加可溶性膳食纤维，延缓小肠运行时间，逐渐过渡到高蛋白、高糖、低脂肪和低乳糖饮食，直至普通膳食。肌内注射维生素 B_{12}、维生素 K 和叶酸，适当补充碳酸氢钠。经口补充钙，出现抽搐时经静脉补充。开始进固体食物时，应在进固体食物 1h 后饮用等渗液体和服用乳糖酶 1~5mg，以改善营养物质

吸收。若查出高草酸尿症者，宜采用低草酸食谱，限制进食水果和蔬菜量，服用胆酪胺和钙剂可减少饮食中草酸盐的吸收，预防泌尿系草酸盐结石的形成。纠正低镁血症时，硫酸镁只能肌注，如口服硫酸镁反而加重腹泻。当患者能耐受肠内营养，而且营养状态在逐渐改善，可逐渐减少肠外营养，直至全部应用肠内营养。

在应用肠内营养时，患者可能有腹泻的现象，排便次数每天超过3次时定为腹泻，可酌情给予肠动力抑制药如洛哌丁胺（易蒙停）、苯乙哌啶（地芬诺酯）或与含有阿托品的复方苯乙哌啶等，口服考来烯胺可消除胆盐对结肠的刺激，也能减轻腹泻，现在很少用鸦片制剂。

由肠内营养过渡到日常饮食同样需循序渐进，肠内营养制剂逐渐减量，日常膳食逐渐增加，直至完全食用普通膳食，但不可急于求成。有些患者的消化、吸收功能代偿不完全，不能完全停用肠内营养制剂，而是以其中一种为主，另一种为辅，依患者小肠代偿的情况而定。肠道代偿至能耐受肠道营养而不需肠外营养的时间是3~6个月，也可能需要更长的时间。但如果残留小肠仅为0~30cm，其中相当多的患者最终仍难以代偿，以致单靠经口摄食无法维持正常的营养状态，必须长期依赖肠外营养的支持。这种长期肠外营养支持常可在患者家中实施，患者及其家属需先接受培训，掌握无菌术及营养液配制技术。

（3）恢复期：须根据营养缺乏程度和性质进行长期的个体化营养康复治疗。肠康复治疗为了促进肠功能代偿，使更多的患者摆脱肠外营养。1995年有学者提出，在营养支持的基础上增用生长激素（重组人生长激素）、谷氨酰胺与膳食纤维。生长激素能促进肠黏膜细胞的增长，加强肠道对水及电解质的吸收，促进蛋白质合成，改善患者术后负氮平衡；谷氨酰胺是肠黏膜细胞等生长迅速细胞的主要能量物质，可促进肠黏膜细胞增生，增强小肠及结肠细胞活性，减少肠内细菌及内毒素易位；膳食纤维经肠内细菌酵解后，能产生乙酸、丙酸和丁酸等短链脂肪酸，不仅可提供能量，而且能促进结肠黏膜细胞生长。因此，这一组合可促进肠黏膜功能的代偿。

（二）手术治疗

如经严格的内科治疗，腹泻仍不能控制，营养恶化，威胁生命者，可考虑手术治疗。

（1）间置逆蠕动肠段术：利用逆蠕动肠段产生的反方向蠕动，可延长食物在肠道内停留时间，有利于充分的消化吸收。手术方法是将残留小肠远侧的一段长度为成人10cm、儿童约3cm的肠管切断，并注意保护该段肠管血运，倒转后再行上下对端吻合。注意过长可造成梗阻，并勿使系膜血管扭曲受压。

（2）重构回盲瓣：在残留小肠远端做成肠套叠式瓣膜，延缓肠管排空时间，用于回盲瓣被切除的患者，临床使用有限，仅部分病例有效。

（3）结肠间置术：顺蠕动结肠间置在近端，使营养素进入远段小肠的速度减慢，逆蠕动结肠间置是在小肠的远端，可延迟小肠排空时间。

（4）循环肠袢成形术：将残肠按顺向做成环形袢，使食物在肠管内重复循环数次，以增加肠道的吸收。

上述方法中，间置逆蠕动肠段手术方式易行，试用者较多。但有学者认为此手术不符合生理，是人工造成慢性肠梗阻。时间稍长，上段肠段扩张，肠壁增厚，且有慢性炎症，食糜贮留的时间过长易诱发细菌繁殖，食糜腐败、发酵，从而产生毒素，导致患者产生一系列症状，如腹痛、腹胀、恶心、呕吐、低热等。通常认为术前一般须观察6~12个月，以明确有无手术指征，同时应该严格控制适应证，谨慎选择术式，任何不适宜的手术不但不能起到治疗作用，反可加重病情甚至带来新的并发症。

（三）小肠移植

近年来肠移植正在深入研究，南京军区总医院于1994年成功施行了国内首例全小肠移植。

小肠移植虽被认为是短肠综合征最彻底的治疗方法,本身操作不复杂,手术成功率较高,但由于小肠及其系膜含有大量的淋巴组织,移植后出现严重的免疫排斥与移植物抗宿主(GVHD)反应;肠腔内含有大量细菌,导致移植后出现肠道菌群易位和难以控制的全身感染,严重威胁移植受体的生存;肠功能差而且恢复缓慢,其成功率远远不及其他实质器官移植高,因此目前还无法广泛用于临床。

虽然目前小肠移植尚存在诸多难点,但从长远看,免疫抑制剂、抗生素的研发进展以及移植技术和术后管理水平的提高,会大大促进这一治疗手段的发展。

第十节 细菌性痢疾

一、概述

细菌性痢疾是由志贺菌引起的常见急性肠道传染病,以结肠黏膜化脓性溃疡性炎症为主要改变,以发热、腹泻、腹痛、里急后重、黏液脓血便为主要表现,可伴全身毒血症症状,严重者可有感染性休克和(或)中毒性脑病。

细菌性痢疾的传染源为菌痢病人和带菌者,其中非典型病人、慢性病人及带菌者在流行病学上的意义更大。菌痢主要通过消化道传播,病原菌随病人粪便排出后污染食物、水、生活用品或经手、口使人感染。此外,还可通过苍蝇污染食物而传播,在流行季节可因进食污染食物或饮用粪便污染的水而引起食物型或水型的暴发流行。本病全年均可发生,但夏秋季多发,发病年龄分布有两个高峰,第一个高峰为学龄前儿童,特别是3岁以下儿童,可能与周岁以后的儿童食物种类增多、活动范围扩大、接触病原体机会增加有关。第二个高峰为青壮年期(20~40岁),可能和工作中接触机会多有关。营养不良、暴饮暴食等足以降低机体抵抗力的因素均有利于菌痢的发生。人对痢疾杆菌普遍易感,病后可获得一定的免疫力,但短暂而不稳定,且不同菌群及血清型之间无交叉免疫,因此易复发和重复感染。

目前认为细菌性痢疾主要是由志贺菌引发,志贺菌又称痢疾杆菌,属志贺菌属,是革兰阴性兼性菌。该菌有菌体(O)抗原、荚膜(K)抗原和菌毛抗原,其有群与型的特异性。分为四群及47个血清型。A群:痢疾志贺菌;B群:福氏志贺菌;C群:鲍氏志贺菌;D群:宋内志贺菌。A群致病强烈而迅速,通常见于极度贫穷的地区。B群和D群是痢疾的主要流行菌型,C群主要见于印度,其他国家出现C群的感染,通常见于输入病例。目前以脉冲场凝胶电泳(PFGE)为代表的志贺菌分子分型技术已经成为世界各实验室的主要分型方法。所有的痢疾杆菌均能释放内毒素及细胞毒素(外毒素)。志贺菌尚可产生神经毒素。

我国志贺菌的菌型分布主要以福氏志贺菌为主,国内资料显示占52.63%~98.71%。其次为宋内志贺菌。也有地区报道近年来宋内志贺菌的发病呈上升趋势。

细菌性痢疾在肠道的病变主要分布于结肠,以直肠、乙状结肠等部位最显著,但升结肠、回肠下端也不少见。急性期的病理变化为弥漫性纤维蛋白渗出性炎症,肠黏膜弥漫性充血、水肿,分泌大量渗出物,间有微小脓肿。坏死组织脱落形成溃疡,溃疡深浅不一,但限于黏膜下层,故肠穿孔和肠出血少见。发病后约1周,人体产生抗体,溃疡渐愈合。毒素也可引起内脏病变,表现为肝、肾小管、心肌、脑细胞变性。中毒性菌痢的结肠病变很轻,但显著的病变为全身小动脉痉挛和渗出性增加,脑干出现神经变性、浸润和点状出血。肾上腺皮质萎缩和出血。慢性病人肠壁增厚,溃疡边缘有息肉状增生,愈合后形成瘢痕,导致肠腔狭窄。

二、诊断

（一）临床表现

临床分为急性和慢性两种。

1. 急性细菌性痢疾

急性细菌性痢疾分为普通型、轻型和中毒型。

（1）普通型：潜伏期为半天至7d。突然起病，畏冷发热，体温常在38℃以上，同时，或1d以后出现腹痛、腹泻，初为脐周或全腹痛，后转为左下腹绞痛，便后可缓解。每日大便10余次，初为稀水便、糊样便，后转为黏液便、脓血便，每次量少，伴明显里急后重，便次频数，数分钟大便一次。其他尚有精神、食欲不振，恶心，呕吐等。

（2）轻型（非典型）：全身毒血症状和肠道表现较轻，腹痛不著，腹泻次数每日不超过10次，大便糊状或水样，含少量黏液，里急后重感不明显，可有呕吐，病程3~6d，易被误诊为肠炎或结肠炎。本病有自愈倾向，病程7~14d。若不经有效抗菌治疗，部分病例可转为中毒型菌痢，或出现严重并发症，或转为慢性菌痢。主要并发症有脱水、酸中毒及电解质紊乱、营养不良、反应性关节炎、中毒性心肌炎、败血症等。便次为每日数次，稀便，有黏液无脓血；轻微腹痛，无里急后重。

（3）中毒型：体质较好的儿童多见，起病急骤，以严重毒血症症状、休克和（或）中毒性脑病为主要临床表现；肠道症状轻微甚至开始无腹痛及腹泻症状，常需直肠拭子和生理盐水灌肠采集大便，经检查发现脓血便，发病后24h内可出现腹泻及黏液脓血便。按照其临床表现可分为：①休克型（周围循环衰竭型）：出现感染性休克的表现，如面色苍白、皮肤花纹、口唇青紫、四肢厥冷、发绀等；早期血压正常，亦可降低甚至测不到，脉搏细速甚至触不到；可伴有少尿、无尿及轻重不等的意识障碍。在老年人中毒型菌痢中，女性多于男性，以休克型为主。一般休克患者神志清楚，但老年人中毒型菌痢常有神志改变，有时表现为突然昏倒、神态模糊、谵妄、极度烦躁不安、精神萎靡。判断血压是否正常，必须结合原有血压水平、全身状态及休克的其他指标综合考虑，而不能以12kPa（90mmHg）为低血压。在休克期及休克纠正24h内，易并发心肌梗死。如不注意，虽中毒型菌痢抢救成功，但患者却死于心肌梗死。②脑型（呼吸衰竭型）：患者可出现严重的脑症状，烦躁不安、嗜睡、昏迷及抽搐，严重者可出现瞳孔大小不等等脑疝的表现，亦可出现呼吸深浅不均、节律不等，可呈叹息样呼吸，最后减慢以致停顿。此型较严重，病死率高。③混合型：兼具以上两型的表现，最为凶险，病死率很高。

2. 慢性细菌性痢疾

急性期未及时诊断、抗菌治疗不彻底、耐药菌株感染、患者原有营养不良及免疫功能低下或原有慢性疾病如胃肠道疾病、慢性胆囊炎或肠寄生虫病，也包括福氏菌感染均可能导致急性菌痢病程迁延，超过2个月病情未愈者即为慢性菌痢。在临床上可分为以下几型：①慢性迁延型长期反复出现腹痛、腹泻，大便常有黏液及脓血，伴有乏力、营养不良及贫血等症状，还可腹泻与便秘交替出现。②急性发作型有慢性菌痢病史，进食生冷食物、劳累或受凉等情况下可出现急性发作，出现腹痛、腹泻及脓血便，发热及全身毒血症症状多不明显。③慢性隐匿型1年内有急性菌痢病史，无明显腹痛、腹泻症状；大便培养有痢疾杆菌；乙状结肠镜检查肠黏膜有炎症甚至溃疡等病变。

（二）相关检查

1. 血常规检查

急性期血白细胞总数轻至中度增高，多在（10~20）×10^9/L，中性粒细胞亦增高；慢性期可有贫血。

2. 粪便检查

（1）粪便的常规检查：外观多为黏液脓血便，显微镜下可见大量脓细胞或白细胞及红细胞。目前常用的诊断标准为白细胞多于15个/高倍视野，同时可见少量的红细胞。

（2）粪便的病原学检查：应在抗菌药物应用前采样，标本必须新鲜，应取脓血部分及时送检，早期多次检测可提高阳性率。若在粪便中培养出痢疾杆菌则可确诊为菌痢，同时，可做药敏试验以指导临床选用抗菌药物。

3. 乙状结肠或纤维结肠镜检查

适用于慢性菌痢，镜下可见肠黏膜弥漫性充血、水肿及浅表性溃疡。

三、治疗

（一）合理应用抗生素

1. 头孢曲松钠

临床分析结果显示头孢曲松钠无论静脉给药还是灌肠均对菌痢有明显疗效。清洁洗肠及头孢曲松钠保留灌肠，可以及时清除肠道内细菌毒素及病变组织的炎性渗出，更好地发挥药物的抗菌作用，减少药物的耐药性，疗效显著，疗程缩短，作为佐治急性细菌性痢疾的方法，值得临床应用与推广。

2. 庆大霉素联合思密达

思密达具有保护消化道黏膜、固定细菌及其毒素、吸附消化道内气体、降低肠道敏感性等作用，此外，思密达不进入血液循环，并连同所固定的攻击因子随消化道自身蠕动排出体外，不改变正常的肠蠕动，不影响小儿的心、肝、肾、中枢神经系统；而庆大霉素为氨基糖苷类药物，对痢疾杆菌有效，静脉应用具有耳、肾毒性，但其为大分子物质，肠道局部应用不易进入血液循环，故二者联合使用灌肠对治疗小儿细菌性痢疾疗效明显。

3. 磷霉素

有报道称磷霉素治疗小儿细菌性痢疾安全、有效，具有独到之处，值得在临床上推广使用。由于磷霉素作用于细菌的细胞壁，故其毒性低微，稳定性好。磷霉素钠不良反应小，价格低廉，无需过敏实验，易于得到患儿及其家人的接受。

4. 利福昔明

利福昔明是利福霉素的衍生物，通过作用于细菌中依DNAβ-亚单位的RNA多聚酶而抑制RNA合成，产生抗菌作用。其特点之一是不被肠道吸收，仅在胃肠黏膜达到较高的浓度，因此不良反应小。其治疗细菌性痢疾具有疗效好、不良反应小、安全可靠、疗价比高的特点。

（二）维持水电及酸碱平衡

凡菌痢患者，尤其是儿童、老人，均必须进行预防脱水之治疗。其方法是给尚未脱水的病人口服足够的液体，如ORS液、米汤加盐、盐糖水。如已出现明显脱水者，需采用口服补液联合静脉补液治疗。静脉补液常用的液体为2∶1液，配制方法是5%碳酸氢钠80mL加10%葡萄糖

300mL，加生理盐水 600mL。

（三）微生态制剂的使用

（1）金双歧（每片含 15 亿活双歧杆菌）保留灌肠，短时间内即可提高肠道双歧杆菌数量，重建肠道天然生物屏障保护作用，达到治疗腹泻的作用。同时避免了在急性病程中拒食、频繁呕吐，口服给药得不到保证以及口服给药时胃酸、胆汁、口服抗生素对其定居的影响等弊端。

（2）微生态制剂（乳酸三联活菌胶囊）联合左氧氟沙星胶囊治疗急性细菌性痢疾疗效好，且能预防菌群失调。

（3）中药加微生态制剂（金双歧）治疗对抗生素无效的小儿菌痢，可促进疾病痊愈，防止二重感染或迁延不愈。

（四）中毒型菌痢

本型病情凶险，应及时采用综合治疗进行抢救。

1. 一般治疗

应密切观察病情变化，注意脉搏、血压、呼吸、瞳孔及意识状态的变化，同时做好护理工作，以减少并发症的发生。治疗原则同急性菌痢。

2. 抗生素治疗

同前。

3. 对症治疗

积极应用退热药及物理降温，如体温不降并伴躁动及反复惊厥者可用亚冬眠疗法，氯丙嗪和异丙嗪各 1~2mg/kg 肌内注射；反复惊厥者可用地西泮、水合氯醛或苯巴比妥钠。

4. 对休克型和脑型应采用相应的治疗措施

（1）休克型：应积极行抗休克治疗。

①扩充血容量，纠正酸中毒：可快速静脉滴注低分子右旋糖酐，儿童 10~15mg/kg，成人 500mL，及葡萄糖盐水，同时给予 5%碳酸氢钠 3~5mL/kg 纠正酸中毒，待休克好转继续静脉输液维持。

②血管活性药物：在扩容的基础上应用血管扩张剂如山莨菪碱以解除微血管痉挛，成人每次 10~60mg，儿童每次 1~2mg/kg 静脉输入，1 次/5~15min，待面色转红、四肢转暖及血压回升后可停用。若血压仍不回升则用多巴胺、酚妥拉明、阿拉明等升压药。

③保护重要脏器功能：有心力衰竭者用毛花苷丙。

④短期应用肾上腺皮质激素。

（2）脑型

①治疗脑水肿：用 20%甘露醇脱水，每次 1~2g/kg 快速静脉推入，每 6~8h 重复 1 次；及时应用血管扩张剂以改善脑血管痉挛，并短期应用肾上腺皮质激素。

②防治呼吸衰竭：吸氧，保持呼吸道通畅。若出现呼吸衰竭，可应用呼吸兴奋剂，必要时可应用人工呼吸机或行气管切开。

（3）肺型：主要为肺微循环障碍，又称休克肺、急性呼吸窘迫综合征（ARDS）。此型发生率低，病死率高。常在发病后的 16~24h，继脑型休克之后的恢复阶段出现，但也可在病初迅速出现，表现为急性进行性吸气型呼吸困难和低氧血症，一般吸氧不能缓解。症状重而体征轻，晚期肺部有干、湿啰音。

（4）混合型：以上三型，任何两型同时或先后出现，均称混合型，此型少见。

第十一节 阿米巴痢疾

一、概述

阿米巴痢疾是由阿米巴原虫引起的肠道传染病，临床表现为腹痛、腹泻和黏液血便。慢性病人、恢复期病人及健康的带虫者为本病的传染源，粪口途径为其传播途径。其发病情况因时而异，以秋季为多，夏季次之。发病率男多于女，成年多于儿童，这可能与吞食含包囊的食物或年龄免疫有关。

二、诊断

对阿米巴痢疾的诊断，除根据患者的主诉、病史和临床表现作为诊断依据外，重要的是病原学诊断，粪便中检查到阿米巴病原体为唯一可靠的诊断依据。通常以查到大滋养体者作为现症患者，而查到小滋养体或包囊者只作为感染者。

根据临床表现不同，分为以下类型。

（一）无症状的带虫者

患者虽然受到溶组织内阿米巴的感染，而阿米巴原虫仅作共栖存在，约有90%以上的人不产生症状而成为包囊携带者。在适当条件下即可侵袭组织，引起病变，出现症状。

（二）急性非典型阿米巴痢疾

发病较缓慢，无明显全身症状，可有腹部不适，仅有稀便，有时腹泻，每日数次，但缺乏典型的痢疾样粪便，而与一般肠炎相似，大便检查可发现滋养体。

（三）急性典型阿米巴痢疾

起病往往缓慢，以腹痛、腹泻开始，大便次数逐渐增加，每日可达10~15次之多，便时有不同程度的腹痛与里急后重，后者表示病变已波及直肠。大便带血和黏液，多呈暗红色或紫红色，糊状，具有腥臭味，病情较重者可为血便，或白色黏液上覆盖有少许鲜红色血液。患者全身症状一般较轻，在早期体温和白细胞计数可有升高，粪便中可查到滋养体。

（四）急性暴发型阿米巴痢疾

起病急剧，全身营养状况差，重病容，中毒症状显著，高热、寒战、谵妄、腹痛、里急后重明显，大便为脓血便，有恶臭，亦可呈水样或洲水样便，每日可达20次以上，伴呕吐、虚脱，有不同程度的脱水与电解质紊乱。血液检查中性粒细胞增多。易并发肠出血或胃穿孔，如不及时处理可于1~2周内因毒血症而死亡。

（五）慢性迁延型阿米巴痢疾

通常为急性感染的延续，腹泻与便秘交替出现，病程持续数月甚至数年不愈，在间歇期间，可以健康如常。复发常以饮食不当、暴饮暴食、饮酒、受寒、疲劳等为诱因，每日腹泻3~5次，大便呈黄糊状，可查到滋养体或包囊。患者常伴有脐周或下腹部钝痛，有不同程度的贫血、消瘦、营养不良等。

1. 诊断要点

对阿米巴痢疾的诊断，除根据患者的主诉、病史和临床表现作为诊断依据外，重要的是病原学诊断，粪便中检查到阿米巴病原体为唯一可靠的诊断依据。

2. 临床表现

在作诊断时,阿米巴痢疾不应忽视,因阿米巴痢疾缺乏特殊的临床表现。该病起病较慢,中毒症状较轻,容易反复发作,肠道症状或痢疾样腹泻轻重不等,故对肠道紊乱或痢疾样腹泻而病因尚未明确,或经磺胺药、抗生素治疗无效应疑为本病。

3. 病原学检查

(1) 粪便检查

①活滋养体检查法:常用生理盐水直接涂片法检查活动的滋养体。急性痢疾患者的脓血便或阿米巴痢疾患者的稀便,要求容器干净,粪样新鲜,送检越快越好,寒冷季节还要注意运送和检查时的保温。检查时取一洁净的载玻片,滴加生理盐水1滴,再以竹签蘸取少量粪便,涂在生理盐水中,加盖玻片,然后置于显微镜下检查。典型的阿米巴痢疾粪便为酱红色黏液样,有特殊的腥臭味。镜检可见黏液中含较多黏集成团的红细胞和较少的白细胞,有时可见夏科雷登结晶和活动的滋养体。这些特点可与细菌性痢疾的粪便相区别。

②包囊检查法:临床上常用碘液涂片法,该法简便易行。取一洁净的载玻片,滴加碘液1滴,再以竹签蘸取少量粪样,在碘液中涂成薄片加盖玻片,然后置于显微镜下检查,鉴别细胞核的特征和数目。

(2) 阿米巴培养:已有多种改良的人工培养基,常用的如洛克液、鸡蛋、血清培养基,营养琼脂血清盐水培养基,琼脂蛋白胨双相培养基等。但技术操作复杂,需一定设备,且阿米巴人工培养在多数亚急性或慢性病例阳性率不高,似不宜作为诊断的常规检查。

(3) 组织检查:通过乙状结肠镜或纤维结肠镜直接观察黏膜溃疡,并作组织活检或刮拭物涂片,检出率最高。据报道乙状结肠、直肠有病变的病例约占有症状患者的 2/3,因此,凡情况允许的可疑患者都应争取作结肠镜检,刮拭物涂片或取活组织检查。滋养体的取材必须在溃疡的边缘,钳取后以局部稍见出血为宜。脓腔穿刺液检查除注意性特征外,应取材于脓腔壁部,较易发现滋养体。

4. 免疫诊断

近年来国内外陆续报道了多种血清学诊断方法,其中以间接血凝(IHA)、间接荧光抗体(IFAT)和酶联免疫吸附试验(ELISA)研究较多,但敏感性对各型病例不同。近年来,已有报道应用敏感的免疫学技术在粪便及脓液中检测阿米巴特异性抗原获得成功。

5. 诊断性治疗

如临床上高度怀疑而经上述检查仍不能确诊时,可给予甲硝咪唑等治疗,如效果明显,亦可初步做出诊断。

三、鉴别诊断

(一) 细菌性痢疾

有不洁饮食史,有腹痛、腹泻和脓血便及里急后重感,确诊有赖于粪便培养出痢疾杆菌。

(二) 其他病原菌引起的肠道感染

症状多与阿米巴痢疾相似,确诊有赖于粪便培养出病原菌。

四、治疗

(一) 一般治疗

急性期必须卧床休息，必要时给予输液。根据病情给予流质或半流质饮食。慢性病患者应加强营养，以增强体质。

(二) 病原治疗

1. 甲硝咪唑（灭滴灵）

甲硝咪唑（灭滴灵）对阿米巴滋养体有较强的杀灭作用且较安全，适用于肠内肠外各型的阿米巴病，为目前抗阿米巴病的首选药物。剂量为 400~800mg，口服，3 次/d，连服 5~10d；儿童为每日每千克体重 50mg，分 3 次服，连续 7d。服药期偶有恶心、腹痛、头昏、心慌，不需特殊处理。妊娠 3 个月以内及哺乳期妇女忌用。疗效达 100%。

2. 并发症的治疗

在积极有效的甲硝咪唑等治疗下，一切肠道并发症可得到缓解。暴发型患者有细菌混合感染，应加用抗生素。大量肠出血可输血。肠穿孔、腹膜炎等必须手术治疗者，应在甲硝咪唑和抗生素治疗下进行。

阿米巴痢疾若及时治疗预后良好。如并发肠出血、肠穿孔和弥漫性腹膜炎以及有肝、肺、脑部转移性脓肿者，则预后较差。治疗后粪检原虫应持续半年左右，以便及早发现可能的复发。

第十二节 溃疡性结肠炎

一、概述

溃疡性结肠炎（UC）是一种慢性非特异性结肠炎症，病变主要累及结肠黏膜及黏膜下层，范围自直肠、远段结肠开始，逆行向近段发展，甚至累及全结肠，5%病例可累及末段回肠（倒灌性回肠炎），呈连续性分布。

二、诊断与鉴别诊断

(一) 临床表现

一般起病缓慢，少数急剧，病情轻重不一，常反复发作。

(1) 腹泻：为主要症状，腹泻轻重不一，轻者每天 2~3 次，重者每天可达 10~30 次，多为黏液脓血便，常有里急后重。

(2) 腹痛：腹痛部位一般在左下腹或下腹部，亦可波及全腹，常为阵发性痉挛性疼痛，多发生于便前或餐后，有腹痛——便意——便后缓解规律。

(3) 全身症状：急性发作期常有低热或中等发热，重症可有高热，但不伴畏寒或寒战。其他还有上腹不适、嗳气、恶心、消瘦、贫血、水电解质平衡紊乱、低蛋白血症等。

(4) 肠外表现：包括外周关节炎、结节性红斑、坏疽性脓皮病、巩膜炎、前葡萄膜炎、口腔复发性溃疡等，这些肠外表现在结肠炎控制或结肠切除术后可缓解或恢复；骶髂关节炎、强直性脊柱炎、原发性硬化性胆管炎等，可与 UC 共存，但与 UC 的病情变化无关。国内报道肠外表现的发生率低于国外。

(5) 体征：轻、中型患者仅有左下腹轻压痛。重型和暴发型患者常有明显压痛和肠型。若有腹肌紧张、反跳痛、肠鸣音减弱应注意中毒性巨结肠、肠穿孔等并发症。直肠指检可有触痛及指套带血。

（6）并发症：有大出血、中毒性巨结肠、肠穿孔和癌变等。病程超过8年的UC患者需定期行结肠镜检查并多部位活检以监测不典型增生或癌变。

(二) 辅助检查

1. 实验室检查

①血液检查：血红蛋白在轻型病例多正常或轻度下降，中、重型病例有轻度或中度下降，甚至重度下降。白细胞计数在活动期可有增高。红细胞沉降率加快和C反应蛋白增高是活动期的标志。

②粪便检查：黏液脓血便，镜检见大量红、白细胞和脓细胞。急性发作期可见巨噬细胞。粪便病原学检查可排除感染性结肠炎。

③免疫学检查：活动期IgG、IgM常增高。外周型抗中性粒细胞胞浆抗体（p-ANCA）可呈阳性。

2. 结肠镜检查

是本病诊断与鉴别诊断的最重要手段之一。应做全结肠及回肠末段检查，直接观察肠黏膜变化，取活组织检查，并确定病变范围。

本病病变呈连续性、弥漫性分布，从直肠开始逆行向上扩展，内镜下所见重要改变如下。

①黏膜粗糙呈细颗粒状，弥漫性充血、水肿，血管纹理模糊，质脆、出血，可附有脓性分泌物。

②病变明显处见弥漫性糜烂或多发性浅溃疡。

③慢性病变见假息肉及桥状黏膜，结肠袋往往变钝或消失。

结肠镜下黏膜活检组织学见弥漫性炎症细胞浸润，活动期表现为表面糜烂、溃疡、隐窝炎、隐窝脓肿；慢性期表现为隐窝结构紊乱、杯状细胞减少。对于急性期重型患者结肠镜检查宜慎重，可仅观察直肠、乙状结肠。

3. X线检查

X线钡剂灌肠检查所见X线征主要表现如下。

①黏膜粗乱及（或）颗粒样改变。

②多发性浅溃疡，表现为管壁边缘毛糙呈毛刺状或锯齿状以及见小龛影，亦可有炎症性息肉而表现为多个小的圆形或卵圆形充盈缺损。

③结肠袋消失，肠壁变硬，肠管缩短、变细，可呈铅管状。结肠镜检查比X线钡剂灌肠检查准确，有条件宜做结肠镜全结肠检查。

(三) 诊断标准

具有持续或反复发作的腹泻和黏液脓血便、腹痛、里急后重，伴有（或不伴）不同程度全身症状者，在排除细菌性痢疾、阿米巴痢疾、慢性血吸虫病、肠结核等感染性肠炎及克罗恩病、缺血性肠炎、放射性肠炎等非感染性肠炎基础上，具有上述结肠镜检查重要改变中至少1项及黏膜活检组织学所见可以诊断本病（没条件进行结肠镜检查，而X线钡剂灌肠检查具有上述X线征象中至少1项，也可诊断本病，但不够可靠）。初发病例如果临床表现和结肠镜改变均不典型者，暂不诊断UC，需随访3~6个月。需强调，本病并无特异性改变，各种病因均可引起类似的肠道炎症改变，故只有在认真排除各种可能有关的病因后才能作出本病诊断。

完整的诊断应包括疾病的临床类型、严重程度、病情分期、病变范围和并发症。

1. 临床类型

①初发型:指无既往史的首次发作。

②慢性复发型:临床上最多见,发作期与缓解期交替。

③慢性持续型:症状持续,间以症状加重的急性发作。

④急性暴发型:少见,急性起病,病情严重,全身毒血症状明显,可伴中毒性巨结肠、肠穿孔、败血症等并发症。上述各型可相互转化。

2. 病情严重程度

①轻型:腹泻每日4次以下,便血轻或无,无发热、脉速,贫血无或轻,红细胞沉降率<30mm/h。

②重型:腹泻频繁(每日6次或更多)并有明显便血,有发热(>37.5℃),心率>90/min,贫血(HGB<75%正常值),红细胞沉降率>30mm/h。

③中型:介于轻型与重型之间。

3. 病情分期

分为活动期和缓解期。Southerland疾病活动指数(DAI),也称为Mayo指数,可用来评估病情分期。

4. 病变范围

可分为直肠炎、直肠乙状结肠炎、左半结肠炎(结肠脾曲以下)、广泛性或全结肠炎(病变扩展至结肠脾曲以上或全结肠)。

5. 并发症

可有大出血、中毒性巨结肠、肠穿孔和癌变等。中毒性巨结肠定义为急性结肠扩张,横结肠直径超过6cm,结肠袋消失;多发生在暴发型或重症溃疡性结肠炎患者。常因低钾、钡剂灌肠、使用抗胆碱能药物或阿片类制剂而诱发。临床表现为病情急剧恶化,毒血症明显,有脱水与电解质平衡紊乱,出现肠型、腹部压痛,肠鸣音消失。血常规白细胞计数显著升高。

(四)鉴别诊断

(1)急性感染性结肠炎:各种细菌感染,如痢疾杆菌、沙门菌、直肠杆菌、耶尔森菌、空肠弯曲菌等。急性发作时发热、腹痛较明显,外周血血小板不增加,粪便检查可分离出致病菌,抗生素治疗有效,通常在4周内消散。

(2)阿米巴肠炎:病变主要侵犯右半结肠,也可累及左半结肠,结肠溃疡较深,边缘潜行,溃疡间的黏膜多属正常。粪便或结肠镜取溃疡渗出物检查可找到溶组织阿米巴滋养体或包囊。血清抗阿米巴滋养体抗体阳性。抗阿米巴治疗有效。

(3)血吸虫病:有疫水接触史,常有肝脾大,粪便检查可发现血吸虫卵,孵化毛蚴阳性,直肠镜检查在急性期可见黏膜黄褐色颗粒,活检黏膜压片或组织病理检查发现血吸虫卵。免疫学检查亦有助于鉴别。

三、治疗

根据病情严重程度、病变范围、病程、既往治疗反应和有无并发症制订个体化的治疗方案。治疗目标是缓解症状及维持治疗。

(一)一般治疗

强调休息、饮食和营养。对活动期患者应予流质饮食,待病情好转后改为富营养少渣饮食。

病情严重应禁食,并予完全胃肠外营养治疗。如患者的情绪对病情有影响,可予心理治疗。

(二)药物治疗

(1)氨基水杨酸制剂:柳氮磺胺吡啶(SASP)是治疗本病的常用药物。该药口服后大部分到达结肠,经肠菌分解为5-氨基水杨酸与磺胺吡啶,前者是主要有效成分。适用于轻、中度活动期患者或重度经糖皮质激素治疗已有缓解者。用药方法4g 次/d,分4次口服;病情缓解可减量使用,改为维持量2g 次/d,分次口服。直接口服5-ASA由于在小肠已大部分被吸收,在结肠内不能达到有效药物浓度,近年已研制成5-ASA的特殊制剂,使其能到达结肠发挥药效,这类制剂有美沙拉嗪、奥沙拉嗪和巴柳氮。5-ASA新型制剂疗效与SASP相仿,优点是不良反应明显减少,但价格昂贵,因此其最适用于对SASP不能耐受者。5-ASA的灌肠剂及栓剂,适用于病变局限在直肠者。

(2)糖皮质激素:对急性发作期有较好疗效。适用于对氨基水杨酸制剂疗效不佳的轻、中度患者,中度活动期患者及急性暴发型患者。一般予口服泼尼松0.75~1.0mg 次/d;重症患者可予静脉制剂,如氢化可的松300mg 次/d 或甲基泼尼龙40mg 次/d,7~14d 后改为口服泼尼松50~60mg 次/d。病情缓解后逐渐减量至停药。注意减药速度不要太快以防反跳,减药期间加用氨基水杨酸制剂逐渐替代激素治疗。病变局限在直肠、乙状结肠的患者,可用琥珀酸钠氢化可的松(不能用氢化可的松醇溶制剂)100mg加生理盐水100mL做保留灌肠,每天1次,病情好转后改为每周2~3次,疗程1~3个月。

(3)免疫抑制剂:硫唑嘌呤可用于对激素治疗效果不佳或对激素依赖的慢性持续活动性患者,加用这类药物后可逐渐减少激素用量甚至停用,使用方法及注意事项同克罗恩病。对重度全结肠型UC急性发作静脉用糖皮质激素治疗7~10d无效为激素抵抗,应用环孢素2mg/(kg·d)静脉滴注7~14d,有效者改为口服4~6mg/(kg·d),由于其肾毒性,疗程多在6个月减停,其间加用硫唑嘌呤;部分患者可取得暂时缓解而避免急诊手术。

(三)外科治疗

紧急手术指征为:并发大出血、肠穿孔、重度UC患者特别是合并中毒性巨结肠经积极内科治疗无效且伴严重毒血症状者;激素抵抗用环孢素也无效者。

择期手术指征如下。

(1)并发结肠癌变。

(2)慢性持续型病例内科治疗效果不理想而严重影响生活质量或虽然用糖皮质激素可控制病情但糖皮质激素不良反应太大不能耐受者。

一般采用全结肠切除加回肠造瘘术。国际上近年主张采用全结肠、直肠切除,回肠贮袋-肛管吻合术(IPAA),即切除全结肠并剥离部分直肠黏膜,保留了肛门排便功能,大大改善了患者的术后生活质量。

第十三节 酒精性肝病

一、概述

酒精性肝病是由于长期大量饮酒所引起的肝脏疾病。初期通常表现为脂肪肝,进而发展为酒精性肝炎和酒精性肝硬化。严重酗酒可诱发广泛肝细胞坏死甚至肝功能衰竭。

二、诊断

（一）病史

有长期饮酒史，一般超过 5 年，折合乙醇量，男性≥40g 次/d，女性≥20g 次/d，或 2 周内有大量饮酒史，折合乙醇量>80g 次/d。

乙醇量换算公式：乙醇量（g）= 饮酒量（mL）×乙醇含量（%）×0.8

（二）临床表现

（1）症状：可无症状，也可有乏力、肝区痛和食欲减退、恶心、腹胀、腹泻等消化不良症状；发展到肝硬化阶段出现其相应症状。严重者发生急性肝功能衰竭。

（2）体征：多数肝肿大，轻度压痛，部分患者出现肝掌、蜘蛛痣、黄疸、脾大，晚期出现肝硬化相应的体征。

（三）实验室检查

（1）肝功能检测：血清 AST、ALT、GGT 升高，AST/ALT 比值升高（>2 有助于诊断），AKP 升高，血清总胆红素升高，凝血酶原时间延长。禁酒后上述指标明显下降，一般 4 周内基本恢复正常。血清白蛋白（A）、血清白蛋白/球蛋白（A/G）比值降低。

（2）平均红细胞容积（MCV）升高。

（3）血脂紊乱：甘油三酯（TG）、总胆固醇（TCH）、低密度脂蛋白（LDL）升高，高密度脂蛋白（HDL）减低，载脂蛋白（Apo A_1、Apo B）升高。

（4）联合检测肝纤维化参考指标：包括透明质酸、Ⅲ型胶原、Ⅳ型胶原、层黏连蛋白等。

（四）影像学诊断

1. B 超诊断

①肝区近场回声弥漫性增强，远场回声逐渐衰减。
②肝内血管结构显示不清。
③肝脏轻度至中度肿大，边角圆钝。
④彩色多普勒血流显像提示肝内血流信号减少或不易显示。
⑤肝右叶包膜和横膈回声不清或不完整。

B 超脂肪肝严重度判定标准如下。

轻度脂肪肝：具备上述第 1 项和第 2—第 4 项中 1 项者。
中度脂肪肝：具备上述第 1 项和第 2—第 4 项中 2 项者。
重度脂肪肝：具备上述第 1 项和第 2—第 4 项中 2 项及第 5 项者。

2. CT 诊断

弥漫性肝脏密度减低，肝/脾 CT 比值≤1。弥漫性肝脏密度减低，肝/脾 CT 比值≤1，但>0.7 者为轻度；肝/脾 CT 比值<0.7，但>0.5 者为中度；肝/脾 CT 比值≤0.5 者为重度。

3. 肝活检组织病理学诊断

酒精性肝病病理组织学特点为大泡性或大泡性为主伴小泡性肝细胞脂肪变性，根据肝组织是否伴有炎症反应和纤维化分为以下类型。

①单纯性脂肪肝：根据肝细胞脂肪变性占据所获取肝组织标本量大小范围分为 4 度（F0～F4）。
②酒精性肝炎肝纤维化：根据炎症程度分为 3 级（G0～G3）；根据纤维化的范围和形态分为

4期（$S_1 \sim S_4$）。

③酒精性肝硬化：肝小叶结构完全毁损，代之以假小叶形成和广泛纤维化，大体为小结节性肝硬化。根据纤维间隔有无界面性肝炎，分为活动性与静止性。

（五）临床分型

符合酒精性肝病临床诊断标准者，临床分型如下。

（1）轻型酒精性肝病：实验室检查、影像学和病理组织学检查基本正常或轻微异常。

（2）酒精性脂肪肝：影像学检查符合脂肪肝诊断标准，血清 AST、ALT 或 GGT 轻微升高。

（3）酒精性肝炎：血清 AST、ALT 或 GGT 升高，可有血清胆红素升高。重症乙醇性肝炎是指乙醇性肝炎合并上消化道出血、肝性脑病、肺炎、急性肾功能衰竭及（或）伴内毒素血症者。

（4）酒精性肝纤维化：症状和影像学不典型、未做病理组织学检查时，应结合饮酒史、肝纤维化血清学指标、GGT、AST/ALT 比值、血脂、铁蛋白、α_2 巨球蛋白、稳态膜式胰岛素抵抗等综合指标判断。

（5）酒精性肝硬化：有肝硬化的临床表现和血清生化检验指标的改变。

三、治疗

（一）戒酒

为治疗基本措施。注意戒酒过程中的戒断综合征，包括乙醇依赖者出现的神经精神症状，急性发作时常有四肢抖动和出汗，重者抽搐或癫痫样发作。

（二）营养支持

制定合理的能量摄入及饮食结构调整，提供高蛋白、低脂肪饮食，适当补充 B 族维生素、维生素 C、维生素 K 和叶酸。

（三）肝病辅助用药

酌情应用抗氧化、抗炎、抗纤维化药物，如多烯磷脂酰胆碱、维生素 E、水飞蓟素及熊去氧胆酸。但不宜同时应用上述多种药物。益生菌类制剂有助于调整肠道菌群平衡，维护肝脏功能。

（四）积极防治酒精性肝硬化的并发症

如消化道出血、自发性腹膜炎、肝性脑病、肝肾综合征、肝肺综合征和肝细胞癌等。

（五）肝移植术

适用于肝硬化肝功能失代偿重症患者。

第十四节　肝性脑病

一、概述

肝性脑病（HE）是严重肝病引起的、以代谢紊乱为基础的中枢神经系统功能失调的综合征，以行为、精神异常，意识障碍，昏迷为主要特征。肝性脑病的预后极差。

根据学术界长期以来对肝脏功能、组织解剖和与相关脏器的关系以及肝性脑病的研究，晚近有学者将肝性脑病的病因基础由"严重肝病"修正为"严重的肝脏功能失调或障碍"，包括急性肝衰竭、不伴有内在肝病但有严重门体分流，以及慢性肝病/肝硬化3种主要类型，并对应于相应的临床表现。2001年有关肝性脑病的国际会议采纳了这种分型，提出了肝性脑病的最新共识，将此临床综合征分为 A、B、C 3 种类型，实际也恰好取了分别代表"急性""分流"和"肝硬化"的英文首字母以便记忆。

肝性脑病常见于终末期肝硬化，病毒性肝炎肝硬化最多见，也可由改善门静脉高压的门体分流手术引起。在肝硬化患者中，显性肝性脑病占 30%~45%，如果将亚临床 HE 也计算在内，肝硬化发生 HE 的比例可达 70%。小部分肝性脑病见于重症病毒性肝炎、中毒性肝炎和药物性肝病的急性或暴发性肝衰竭阶段。更少见的有原发性肝癌、妊娠期急性脂肪肝、严重胆道感染等。

肝性脑病特别是门体分流性脑病常有明显的诱因，常见的有上消化道出血、大量排钾利尿、放腹腔积液、高蛋白饮食、催眠镇静药、麻醉药、便秘、尿毒症、外科手术感染等。

HE 的发病机制至今未完全明了。一般认为，其发病机制与血脑屏障受损、肠道毒性物质直接进入体循环、中枢神经系统神经递质改变等有关。

（一）氨中毒学说

氨代谢紊乱引起氨中毒是肝性脑病，特别是门体分流性脑病的重要发病机制。

（1）氨的形成和代谢：血氨主要来自肠道、肾和骨骼肌生成的氨，胃肠道是氨进入身体的主要门户。机体清除氨的途径有：①尿素合成。②脑、肾、肝在供能时，耗氨合成谷氨酸和谷氨酰胺。③肾形成大量 NH_4^+ 而排出 NH_3。④肺部可呼出少量 NH_3。

（2）肝性脑病时血氨增高的原因和影响氨中毒的因素：血氨增高主要是由于生成过多和（或）代谢清除过少。在肝衰竭时，肝将氨合成为尿素的能力减退，门体分流存在时，肠道的氨未经肝解毒而直接进入体循环，使血氨增高。影响氨中毒的因素有以下几种。

①摄入过多的含氮食物（高蛋白饮食）或药物，或上消化道出血时肠内产氨增多。

②低钾性碱中毒：呕吐、腹泻、利尿排钾、放腹腔积液、继发性的醛固酮增多症均可致低钾血症。低钾血症时，尿排钾量减少而氢离子排出量增多，导致代谢性碱中毒，因而促使 NH_3 通过血脑屏障，进入细胞产生毒害。

③低血容量与缺氧：休克与缺氧可导致肾前性氮质血症，使血氨增高。脑细胞缺氧可降低脑对氨毒的耐受性。

④便秘：使氨、胺类和其他有毒衍生物与结肠黏膜接触的时间延长，有利于毒物吸收。

⑤感染：增加组织分解代谢从而增加产氨，失水可加重肾前性氮质血症，缺氧和高热可增加 NH_3 毒性。

⑥低血糖：葡萄糖是大脑产生能量的重要燃料。低血糖时能量减少，脑内去氨活动停滞，氨的毒性增加。

⑦其他：镇静、催眠药可直接抑制大脑和呼吸中枢，造成缺氧。麻醉和手术增加肝、脑、肾的功能负担。

（3）氨对中枢神经系统的毒性作用：一般认为氨对大脑的毒性作用是干扰脑的能量代谢，抑制丙酮酸脱氢酶活性，影响乙酰辅酶 A 合成，干扰脑中三羧酸循环，引起高能磷酸化合物浓度降低。氨还可直接干扰神经传导而影响大脑的功能。

（二）γ-氨基丁酸/苯二氮复合体学说

肝性脑病是由于抑制性 GABA/BZ 受体增多所致。

（三）胺、硫醇和短链脂肪酸的协同毒性作用

甲基硫醇、二甲基亚砜、短链脂肪酸均能诱发实验性肝性脑病，协同作用毒性更强。

（四）假神经递质学说

酪氨酸、苯丙氨酸在脑内生成 β-羟酪胺，苯乙醇胺与去甲肾上腺素相似，但不能传递神经

冲动，使兴奋冲动不能传至大脑皮层。

（五）氨基酸代谢不平衡学说

胰岛素在肝内活性降低，促使大量支链氨基酸进入肌肉，支链氨基酸减少，芳香族氨基酸增多。

二、诊断

（一）临床表现

急性 HE 常见于暴发性肝炎，有大量肝细胞坏死和急性肝衰竭，可有诱因。慢性 HE 多为门体分流性脑病，多见于肝硬化患者和（或）门腔分流手术后，以慢性反复发作性木僵与昏迷为突出表现。除出现性格和行为改变、昏睡、昏迷等症状，常伴有明显黄疸、出血倾向和肝臭，易并发各种感染、肝肾综合征和脑水肿等情况。检查时可出现扑翼样震颤、肌张力增高、腱反射亢进、巴氏征阳性等。临床可分以下四期：

一期（前驱期）：轻度性格改变和行为失常，可有扑翼（击）样震颤，脑电图多数正常。

二期（昏迷前期）：以意识错乱、睡眠障碍、行为失常为主。前驱期的症状加重。多有睡眠时间倒置，有明显神经体征，如腱反射亢进、肌张力增高、踝阵挛及 Babinski 征阳性等。此期扑翼样震颤存在，脑电图有特征性异常。患者可出现不随意运动及运动失调。

三期（昏睡期）：以昏睡和精神错乱为主，各种神经体征持续或加重，大部分时间患者呈昏睡状态，但可以唤醒。醒时可应答对话。扑翼样震颤仍可引出。肌张力增高。锥体束征常呈阳性，脑电图有异常波形。

四期（昏迷期）：神志完全丧失，不能唤醒。浅昏迷时，对疼痛刺激和不适体位尚有反应，腱反射和肌张力仍亢进和增高。由于患者不能合作，扑翼样震颤无法引出。深昏迷时，各种反射消失，脑电图明显异常。

对肝硬化患者进行常规的心理智能测验可发现亚临床性脑病。

（二）主要诊断依据

（1）严重肝病（或）广泛门体侧支循环。

（2）精神紊乱、昏睡或昏迷。

（3）肝性脑病的诱因。

（4）明显肝功能损害或血氨增高。扑翼（击）样震颤和典型的脑电图改变有重要参考价值。

三、治疗

（一）药物治疗

HE 目前尚无特效疗法，围绕肝性脑病发病机制假说中提到的因素，治疗主要集中在纠正几种物质的代谢异常。但由于肝性脑病病情的多变性和复杂性，这些处理方法几乎都受到过质疑。目前本病治疗应采取综合措施，一般包括支持治疗，积极预防和治疗并发症；确认并设法去除诱因，保持内环境稳定；减少肠源性毒物生成及吸收，促进肝细胞再生；直接或间接调节神经递质的平衡，如用支链氨基酸等。

1. 消除诱因

预防和处理肝性脑病的各种诱因非常重要。肝硬化患者不能耐受麻醉药、止痛药、镇静药。患者狂躁不安或有抽搐时，禁用吗啡及其衍生物、副醛、水合氯醛、哌替啶及速效巴比妥类，可减量使用地西泮、东莨菪碱，并减少给药次数。必须及时控制感染和上消化道出血，避免快速和大量排钾利尿和放腹腔积液。注意纠正水、电解质和酸碱平衡失调。

2. 减少肠源性毒物生成及吸收

（1）饮食：为减少氨的来源，传统上建议肝性脑病患者应限制蛋白质的摄入，尤其是重症患者，应停止所有蛋白质的摄入，应随病情好转逐渐增加蛋白质的摄入量直至临床耐受的最大限度。目前这个建议已受到质疑。因为大多数肝硬化患者存在营养不良，长时间限制蛋白饮食会加重营养不良的严重程度。且负氮平衡会增加骨骼肌的动员，反而可能使血氨含量增高。

（2）灌肠或导泻：可用生理盐水和弱酸性溶液如稀醋酸液灌肠，以减少氨的吸收，忌用碱性溶液如肥皂水灌肠。对于急性门体分流性肝性脑病昏迷患者用乳果糖 500mL 加水 500mL 灌肠作为首要治疗，效果较好。

（3）抑制肠道细菌生长：植物蛋白含非吸收性纤维，被肠菌酵解产酸有利于氨的排出。

①乳果糖：是人工合成的双糖（6半乳糖-5葡萄糖），在小肠内不被分解吸收，在结肠内被厌氧菌分解为乳酸和醋酸。其作用既通过降低肠腔内 pH，增加游离氢离子与氨结合成铵，排出肠道，从而减少氨的吸收；还通过促进肠道乳酸杆菌生长而使氨进入细菌蛋白质内，与此同时，使分解蛋白产尿素的细菌（大肠杆菌、厌氧菌等）相应受到抑制，从而减少氨的产生。同时，还通过缓泻作用促进氨的排出。口服剂量需要个体化，可以顿服和分次服，以患者每日排 2~3 次软便、粪便 pH 5~6 为宜。乳果糖灌肠后应保留一段时间，并使患者变换体位以使全结肠均能接触。现在乳果糖已经被当作肝性脑病的标准治疗，以至于所有新的抗肝性脑病药物在考核疗效时均以其为对照。

②微生态制剂：服用不产生尿素酶的有益菌活制剂如双歧杆菌、乳酸杆菌、肠球菌等，可抑制产尿素酶细菌的生长，并酸化肠道，对防止氨和其他有毒物质的吸收有一定好处。乳果糖可促进肠道有益菌，与微生态制剂联合使用具有互补作用，可改善肠道的微生态平衡。

③新霉素：可使 70%~80% 患者好转，标准剂量为 1g，3~4 次/d。但是，国外研究认为，新霉素仅仅是乳果糖、拉克替醇等非吸收缓泻药的替代品，可用于对非吸收缓泻药不能耐受，或者因其他原因腹泻不能服用乳果糖和拉克替醇者。尽管新霉素吸收很少，仅仅不到 4%，仍可能引起耳和肾毒性，因此，使用时间不宜超过 1 个月。

④利福昔明（国内商品名为新生霉素）：是利福霉素衍生物，能抑制细菌 RNA 的合成。口服不吸收，用于新霉素不能耐受或肾功能损害的患者。利福昔明与乳果糖在减少肠内产氨菌方面具有协同作用，并且由于其适合于肾损害的患者，所以可用于较长时间的治疗。每 6h 250mg，或每 12h 500mg 口服。

3. 促进有毒物质的代谢清除，纠正氨基酸代谢的紊乱

（1）降氨药物

①谷氨酸钾和谷氨酸钠：二者在 ATP 及镁离子作用下，可与氨结合形成谷氨酰胺，从肾脏排出。应用于临床已 40 余年，而现在认为该类药物只能暂时降低血氨，对脑组织内氨的浓度没有改善，并且易导致脑水肿和代谢性碱中毒而加重肝性脑病，国外已淘汰，我国一些地区仍在使用，其确切疗效仍有争议。常用剂量为谷氨酸钠 11.5g、谷氨酸钾 6.3g，加入 250~500mL 葡萄糖水中静滴，每日可重复 2~3 次。谷氨酸钾、谷氨酸钠比例视血清钾、钠浓度和病情而定，尿少时用钾剂，明显腹腔积液和水肿时慎用钠剂。

②精氨酸：盐酸精氨酸是肝脏鸟氨酸循环合成尿素过程中的中间产物，可促进尿素合成，间接参与氨的清除。以 25% 的盐酸精氨酸 40~80mL 加入葡萄糖溶液中，每日静滴 1 次。该药为盐酸盐，呈酸性，故适用于血 pH 偏高的患者。对于 A 型 HE 患者，由于肝衰竭时缺乏鸟氨酸氨基甲酰转移酶和精氨酸酶而导致效果较差；B 型疗效较好。

③苯甲酸钠：可与肠内残余氮质如甘氨酸或谷氨酰胺结合，形成马尿酸，经肾脏排出，因而降低血氨。治疗急性门体分流性脑病的效果与乳果糖相当。剂量为每日2次，每次口服5g。

④苯乙酸：与肠内谷氨酰胺相结合，形成无毒的马尿酸，经肾脏排出，降低血氨浓度。

⑤鸟氨酸—门冬氨酸：是最近用于临床的新药。鸟氨酸能增加氨基甲酰磷酸合成酶和鸟氨酸氨基甲酰转移酶活性，其本身也是鸟氨酸循环的重要物质组成，促进尿素合成。门冬氨酸可促进谷氨酰胺合成酶的活性，促进脑、肝、肾的利用和消耗氨基酸以合成谷氨酸和谷氨酰胺而降低血氨。每日静脉滴注20g，能显著降低HE患者血氨。

⑥鸟氨酸—α-酮戊二酸：鸟氨酸的药理机制如前所述，α-酮戊二酸可增加氨酰胺合成酶活性，其本身还是三羧酸循环的重要物质，能与氨结合形成谷氨酸，但其疗效不如鸟氨酸—门冬氨酸。

(2)支链氨基酸（BCAA）：口服或静注以BCAA为主的氨基酸混合液，在理论上可纠正氨基酸代谢的不平衡，减少大脑中假性神经递质的形成，但对门体分流性脑病的疗效尚存争议。静脉使用支链氨基酸在临床上非常普遍，临床常用支链氨基酸液、六合氨基酸液等。如肝安注射液250~500mL静脉滴注，每日1次。Als-Nielsen等的Cochrane系统评价得出，与糖类、新霉素、乳果糖、限制蛋白饮食相比，口服或静脉输注BCAA对HE的改善优于对照组，但在生存率方面没有差异。

(3) GABA/BZ复合受体拮抗药：如氟马西尼、荷包牡丹碱，BZ受体的拮抗剂为氟马西尼。氟马西尼已试验性用于临床。推荐使用剂量为0.5mg加0.9%生理盐水10mL在5min内推注完毕，再用1.0mg加入250mL生理盐水中滴注30min，对肝硬化伴发HE者的症状有很大改善。Als-Nielsen等的Cochrane系统评价结果表明，氟马西尼可以短期改善HE，具有促醒的作用，但对HE的恢复和生存率没有影响。氟马西尼可以作为慢性HE的一种治疗措施，但不推荐常规使用。

(4)物理型人工肝或者生物型人工肝：人工肝支持系统一直是肝衰竭治疗领域的研究热点之一。其中物理型人工肝与肾衰竭时使用的血液透析效果类似；此外，还有生物型人工肝。非生物型人工肝已在我国临床广泛应用，据报道有较好疗效。因此，在正确掌握适应证的前提下，合理、规范应用人工肝支持系统，将其作为过渡到肝移植的桥梁，可能有助于提高肝性脑病的总体临床疗效。分子吸附再循环系统是一种新的人工肝支持系统，其可以清除血浆白蛋白结合毒素，不同情况下的肝性脑病患者都可以使用。对于急性肝衰竭患者，能减轻脑水肿，改善精神状态。对于肝硬化合并肝性脑病患者，可以减轻肝性脑病的程度。因此，分子吸附再循环系统是一项有效的肝性脑病治疗措施，尤其是对于那些经传统治疗效果不佳的患者。生物型人工肝是含有猪肝细胞、人肝细胞等的人工肝，已经运用于肝性脑病的治疗，尤其是急性肝衰竭。生物型人工肝可有效降低颅内压，减轻脑水肿，并可作为肝移植的过渡疗法。治疗肝衰竭的患者，人工肝支持系统仅限于慢性基础急性发作的情况下才有效。对于急性肝衰竭的患者，其治疗效果仍有待进一步研究。

（二）肝移植

肝移植是治疗各种终末期肝病的有效方法。对肝衰竭的患者，肝移植是最积极改善症状的治疗。出现肝性脑病的肝硬化患者，不管其肝性脑病的程度和诱因如何，预后都是不佳的。有研究报道肝性脑病第1次出现后，患者1年和3年的存活率分别是42%和23%。这提示对肝硬化患者，只要无禁忌证，肝性脑病应该是肝移植的指征。但慢性肝性脑病的患者行肝移植后，神经系统的表现可能不会或仅有部分改善。因此，是否对持续性的肝性脑病患者，在引起脑器官损害前进行早期肝移植仍有争议。

(三) 其他对症治疗

(1) 纠正水、电解质和酸碱平衡失调：每日入液总量以不超过2500mL为宜。肝硬化腹腔积液患者入液量约为尿量+1000mL次/d。及时纠正缺钾和碱中毒，缺钾者补充氯化钾；碱中毒者可用精氨酸盐溶液静脉滴注。

(2) 保护脑细胞功能：用冰帽降低颅内温度，降低能量消耗。

(3) 保持呼吸道通畅：深昏迷者，应作气管切开排痰给氧。

(4) 防治脑水肿：静脉滴注高渗葡萄糖、甘露醇等脱水剂以防治脑水肿。

(5) 防治出血性休克。

(6) 腹透和血透。

(史锐敏)

第二章 消化系统疾病病人的护理

消化系统疾病主要包括食管、胃、肠、肝、胆、胰等的器质性或功能性疾病，病变可局限于消化系统或累及其他系统，而全身性疾病和精神神经因素也可引起消化系统疾病或症状。引起消化系统疾病的病因复杂，常见的有感染、理化因素、大脑皮质功能失调、营养缺乏、代谢紊乱、吸收障碍、变态反应、自身免疫、遗传和医源性因素等。由于消化系统包含的器官较多，且消化道与外界相通，其黏膜直接接触病原体、毒性物质、致癌物质的机会较多，容易发生感染、炎症和损伤，消化系统肿瘤发病率较高可能与此有关。

多数消化系统疾病是慢性病程，易造成严重的消化、吸收功能障碍；病情发展也可因发生急性变化，如出血、穿孔、肝衰竭等而危及病人的生命。此外，消化系统疾病的发生常与病人的心理状态和行为方式关系密切，在护理过程中，尤应强调整体观念，并重视现代诊疗护理技术，关心病人的精神感情状况，调整不良情绪，指导病人建立良好的生活方式。

第一节 消化内科病人的一般护理常规

在执行内科一般护理常规的基础上，增加适合消化系统疾病的规范护理内容，包括一般护理和常见临床症状——恶心呕吐、腹痛、腹泻等的特别护理。

（1）休息与活动。病情轻或缓解期病人酌情可进行适当的活动，但不可过于疲劳，注意其活动中体力的变化，必要时给予扶助；病情较重者应卧床休息；保护性隔离病人，限制活动范围在隔离病室中，不能外出。

（2）饮食。其原则为少渣、易消化、合口味，避免生冷、多纤维及刺激性强的食物。饮食的种类根据病种及病情程度选择。口服补液时应注意少量多次，在病情允许的情况下可尽量提供病人喜欢的饮料。补液的计划一定要具体，如"橘子汁 100mL，糖盐水 800mL"，而不能以"橘子汁、糖盐水适量"这种模糊的方式表达。根据医嘱可分别给予禁食、流质、半流质饮食。

（3）环境。病室环境保持整洁、安静、舒适，应时常开窗通气以除去异味。

（4）个人卫生。及时更换内衣裤及床单，保持皮肤清洁干燥，长期卧床者应按时翻身。

（5）病情观察。定时测量和记录生命体征及意识状态，注意病人有无恶心呕吐、腹痛、腹泻等症状并做好相关观察及记录。对于病人出现的不适症状应予以重视，及时报告医师并做好病情观察的交接班。病区必须常备完好齐全的急救物资及药品，对于严重病情变化的病人，及时协助医师进行抢救处置。

（6）做好口腔护理。消化系统病人易发生营养不良，因机体抵抗力较差，口腔易发生感染，且口腔的不洁和异味可使食欲下降，因此保持口腔清洁、湿润、舒适十分重要。应用生理盐水每天早晚漱口；重症病人应由护理人员按要求进行口腔护理。

（7）按医嘱准备。协助医生做好各种治疗，同时留取标本送检。

（8）用药护理应注意观察疗效及反应，防止不良反应。如阿托品有加快心率、口干、面色潮红等不良反应，哌替啶、吗啡有成瘾性，吗啡还可抑制呼吸中枢等，故疼痛减轻或缓解后应及时停药。

（9）心理护理。加强巡视，及时了解和满足病人需求。要安慰、体贴病人，语言和态度上表达对病人的关心，以消除病人不安情绪，减轻病人的紧张和恐惧。特别是黄疸病人常因自我形象改变而引起情绪改变，应向病人解释有关黄疸的知识及注意事项，增强治疗信心，积极配合治疗。

（10）进行卫生宣教，评估病人和家属的需求，实施有针对性的健康教育，帮助病人制订预防复发的措施及出院后的注意事项。

第二节　胃癌病人的护理

胃癌（gastric cancer）是人类最常见的恶性肿瘤之一，居消化道肿瘤的首位，在所有肿瘤中居第二位。男性胃癌的发病率与死亡率均高于女性，男女之比约为 2∶1。发病年龄以中老年居多，高发年龄为 55~70 岁。一般而言，有色人种比白种人易患此病。我国的发病率以西北地区发病率最高，中南和西南地区则较低。全国平均年死亡率为 16/10 万。

【病因与发病机制】

正常情况下，胃黏膜上皮细胞的增殖和凋亡之间保持动态平衡。这种平衡的维持有赖于癌基因、抑癌基因及一些生长因子的共同调控。多种因素共同影响上述平衡的维持，参与胃癌的发生，一般认为其产生与以下因素有关。

1. 环境和饮食因素

不同国家和地区发病率的明显差异，说明本病与环境因素有关。流行病学研究结果表明，长期食用霉变粮食、咸菜、烟熏腌制食品以及过多摄入食盐，可增加胃癌发生的危险性。长期食用含硝酸盐较高的食物后，硝酸盐可在胃内受细菌硝酸盐还原酶的作用形成亚硝酸盐，再与胺结合形成致癌的亚硝胺。高盐饮食致胃癌危险性增加的机制尚不清楚，可能与高浓度盐造成胃黏膜损伤，使黏膜易感性增加而协同致癌作用有关。

2. 幽门螺杆菌感染

1994 年 WHO 宣布幽门螺杆菌是人类胃癌的 Ⅰ 类致癌原，其诱发胃癌的可能机制有：幽门螺杆菌导致的慢性炎症有可能成为一种内源性致突变原；幽门螺杆菌是一种硝酸盐还原剂，具有催化亚硝化作用而起致癌作用；幽门螺杆菌的某些代谢产物促进上皮细胞变异。

3. 遗传因素

胃癌发病并具有明显的家族聚集倾向，家族发病率高于人群 2~3 倍。一般认为遗传素质使致癌物质对易感者更易致癌。

4. 癌前状态

胃癌的癌前状态分为癌前疾病和癌前病变。前者是指与胃癌相关的胃良性疾病，有发生胃癌的危险性，如慢性萎缩性胃炎、胃息肉、残胃炎、胃溃疡；后者是指较易转变为癌组织的病理学变化，如肠型化生和异型增生。

【临床表现】

1. 早期胃癌

早期多无症状和明显体征，或仅有一些非特异性消化道症状。

2. 进展期胃癌

（1）症状：上腹痛为最早出现的症状，同时伴有纳差、厌食、进行性体重下降。腹痛可急可缓，开始仅有上腹饱胀不适，餐后加重，继之有隐痛不适，偶呈节律性溃疡样疼痛，但不能被进食和服药缓解。病人常有早饱感和软弱无力。早饱感或呕吐是胃壁受累的表现。胃癌可并发出血、贲门或幽门梗阻、穿孔等，当发生并发症或转移时可出现一些特殊症状，例如：贲门癌累及食管下段时可出现吞咽困难；并发幽门梗阻时出现严重恶心、呕吐；溃疡型胃癌出血时可引起呕血和（或）黑便，继之贫血；转移至肝可引起右上腹痛、黄疸和（或）发热；侵及胰腺时则会出现背部放射性疼痛等。

（2）体征：主要体征为腹部肿块，对位于上腹部偏右的压痛时，转移至肝时可出现肝大，并扪及坚硬结节，常伴黄疸，甚至出现腹水。腹膜有转移时也可发生腹水，出现移动性浊音。有远处淋巴结转移时可触到质硬而固定的 Virchow 淋巴结。直肠指诊时在直肠膀胱间凹陷可触及一板样肿块。

（3）伴癌综合征：某些胃癌病人可出现伴癌综合征，包括反复发作的表浅性血栓静脉炎（Trousseau 征）及过度色素沉着、黑棘皮病（皮肤皱褶处有色素沉着，尤其在两腋下）和皮肌炎等，可有相应的体征，有时可在胃癌被察觉前出现。

【辅助检查】

1. 血常规

多数病人有缺铁性贫血。

2. 大便隐血试验

持续阳性有辅助诊断意义。

3. X 线钡餐检查

早期胃癌 X 线检查可表现为小的充盈缺损或小的不规则的龛影。进展期胃癌的 X 线诊断率可达 90% 以上。息肉型胃癌表现为较大而不规则的充盈缺损；溃疡型胃癌表现为龛影位于胃轮廓之内，边缘不整齐，周围黏膜僵直，蠕动消失，并见皱襞中断现象；溃疡浸润型胃癌表现为胃壁僵直；弥漫浸润型胃癌表现为蠕动消失，胃腔狭窄。

4. 纤维胃镜和黏膜活组织检查

胃镜直视下可观察病变部位、性质，并取黏膜做活组织检查，是目前最可靠的诊断手段。早期胃癌可表现为小的息肉样隆起或凹陷；进展期胃癌可表现为肿瘤表面多凹凸不平、糜烂，有污秽苔，活检易出血；也可呈深大溃疡，底部覆有污秽灰白苔，溃疡边缘呈结节状隆起，无聚合皱襞，病变处无蠕动。

【治疗要点】

1. 手术治疗

外科手术切除加区域淋巴结清扫是目前唯一有可能根治胃癌的方法。手术效果取决于胃癌的病期、癌肿侵袭深度及扩散范围，早期发现治愈率很高。

2. 胃镜下治疗

对早期胃癌可在胃镜下行高频电凝切除术、激光或微波凝固及光动力治疗等。因早期胃癌可能有淋巴结转移，所以胃镜下治疗不如手术可靠。

3. 化学治疗

有转移淋巴结癌灶的早期胃癌及全部进展期胃癌均需辅以化疗，在术前、术中及术后使用，以使癌灶局限、消灭残存癌灶及防止复发和转移。晚期胃癌化疗主要是缓解症状，改善生存质量及延长生存期。常用药物有氟尿嘧啶（5-FU）、丝裂霉素（MMC）、多柔比星（阿霉素，ADM）等。

4. 支持治疗

应用高能量静脉营养疗法可以提高病人的体质,使之能耐受化疗和手术;可用免疫增强剂如卡介苗、左旋咪唑等提高病人的免疫力。

【常见护理诊断与医护合作性问题】

1. 疼痛

腹痛与癌细胞浸润有关。

2. 营养失调

低于机体需要量,与胃癌造成吞咽困难、消化吸收障碍等有关。

3. 有感染的危险

与化疗致白细胞减少、免疫功能降低有关。

4. 活动无耐力

与疼痛及病人机体消耗有关。

5. 潜在并发症

出血、梗阻、穿孔。

【护理措施】

1. 一般护理

(1) 休息与活动:保持安静、整洁和舒适的环境。轻症病人可适当参加日常活动、进行身体锻炼,以不感到劳累、腹痛为原则。重症病人应卧床休息,给予适当体位,避免诱发疼痛。

(2) 饮食护理:饮食应以合乎病人口味、又能达到身体基本热量的需求为主要目标。让病人了解充足的营养支持对机体恢复有重要作用,对能进食者鼓励其尽可能进食易消化、营养丰富的流质或半流质饮食。定期测量体重,监测血清白蛋白和血红蛋白等营养指标,以监测病人的营养状态。

(3) 静脉营养支持:如有并发症需禁食或进行胃肠减压者,应遵医嘱静脉输注高营养物质,以维持机体代谢需要,提高病人免疫力。

2. 病情观察

(1) 疼痛的观察:观察疼痛特点,注意评估疼痛的性质、部位,是否伴有严重的恶心和呕吐、吞咽困难、呕血及黑便等症状,如出现剧烈腹痛和腹膜刺激征,应考虑发生穿孔的可能性,及时协助医师进行有关检查或手术治疗。也要注意病人的情绪状态,多给他一些倾诉的时间。

(2) 监测病人的感染征象:密切观察病人的生命体征及血常规检查的改变,询问病人有无咽痛、尿痛等不适,及时发现感染迹象并协助医师进行处理。病房应定期消毒,减少探视,保持室内空气新鲜;严格遵循无菌原则进行各项操作,防止交叉感染。长期卧床的病人,要定期翻身、按摩、指导,并协助进行肢体活动,以预防压疮及血栓性静脉炎的发生。

3. 对症护理

(1) 预防感染:病房应定期消毒,减少探视,保持室内空气新鲜;严格遵循无菌原则进行各项操作,防止交叉感染。长期卧床的病人,要定期翻身、按摩,指导并协助进行肢体活动,以预防压疮及血栓性静脉炎的发生。

4. 用药护理

(1) 化疗药物:遵医嘱进行化学治疗,以抑制和杀伤癌细胞,注意观察药物的疗效及不良反应。化疗期间应保护好血管,避免药液外漏引起的血管及皮肤损害。

(2) 止痛药物:遵循WHO推荐的三阶梯疗法,遵医嘱给予相应的止痛药。

5. 心理护理

根据病人的性格、人生观及心理承受力来决定是否告知事实真相。病人在知晓自己的诊断后,预感疾病的预后不佳而往往无法坦然面对,甚至有绝望的心理。指导病人保持乐观的生活态度,用积极的心态面对疾病,树立战胜疾病、延缓生命的信心。护理人员应与病人建立良好的护患关系,利用倾听、解释、安慰等技巧与病人沟通,表示关心与体贴,并及时取得家属的配合,以避免自杀等意外的发生。对于化疗所致的脱发以及疾病晚期的病人,应注意尊重病人,维护病人的尊严,认真听取病人有关自身感受的叙述,并给予支持和鼓励,耐心为病人作处置,以稳定病人的情绪。

【健康教育】

1. 疾病指导

教会病人及家属如何早期识别并发症,及时就诊。

2. 保健指导

注意个人卫生,特别是体质衰弱者,应做好口腔、皮肤黏膜的护理,防止继发性感染。指导病人运用适当的心理防卫机制,保持良好的心理状态,以积极的心态面对疾病。指导病人规律生活,保证充足的睡眠,根据病情和体力,适量活动,增强机体抵抗力。

3. 疾病预防指导

开展卫生宣教,提倡多食富含维生素C的新鲜水果、蔬菜,多食肉类、鱼类、豆制品和乳制品;避免高盐饮食,少进咸菜、烟熏和腌制食品;食品储存要科学,不食霉变食物。有癌前状态者,应定期检查,以便早期诊断及治疗。

4. 用药指导

指导病人合理用药,向病人说明疼痛发作时不能完全依赖止疼药,以免成瘾,而应发挥自身积极的应对能力。定期复诊,以监测病情变化和及时调整治疗方案。

第三节 炎症性肠病病人的护理

炎症性肠病(IBD)指病因未明的炎症性肠病,包括溃疡性结肠炎(UC)和克罗恩病(CD)。

【病因与发病机制】

IBD病因与发病机制尚不明确,目前多认为是由环境、遗传、感染、免疫等多种因素相互作用,使肠道黏膜系统异常反应所导致的炎症反应。

1. 环境因素

IBD的发病率有地域差别,可能与饮食、吸烟等有关。

2. 遗传因素

IBD的发病的一个重要现象是:IBD病人一级亲属的发病率显著高于普通人群,而病人配偶的发病率不增加。近年来IBD的基因研究也表明,IBD的发病可能与不同种族、人群遗传背景有关。一般认为,IBD是在一定的环境因素作用下由于遗传易感而发病。

3. 感染因素

尚未找到某一种微生物病原与 IBD 有恒定关系，但目前多认为 IBD 是针对自身正常肠道菌丛的异常免疫反应引起的，IBD 可能存在对正常菌丛的免疫耐受缺失。

4. 免疫因素

肠道黏膜免疫系统在 IBD 肠道炎症发生、发展、转归过程中始终发挥着重要作用。肠道黏膜 T 细胞功能异常、非免疫细胞亦参与炎症反应而发挥免疫作用，最终导致免疫反应和炎症过程。一般认为，UC 的 T 细胞反应趋于低下，而 CD 的 T 细胞常显示效应功能增强。

目前对 IBD 的病因及发病机制的认识可概括为：环境因素作用于遗传易感者，在肠道菌丛的参与下，启动了肠道免疫及非免疫系统，最终导致免疫反应和炎症过程。UC 和 CD 被认为是 IBD 的不同亚类，组织损伤的基本过程相似，可能由于致病因素不同、发病的具体环节不同，导致组织损害的表现不同，但治疗原则和护理要点相似。本节将就溃疡性结肠炎予以重点讨论如下：

溃疡性结肠炎是一种病因未明的直肠和结肠的慢性非特异性炎症性疾病。病变主要限于大肠黏膜和黏膜下层，有慢性炎症细胞浸润和多发溃疡形成。临床表现为反复发作的腹泻、黏液脓血便、腹痛，病情轻重不等，多呈慢性病程。发病年龄多在 20～40 岁，男女发病率亦无明显差别。

【临床表现】

多数起病缓慢，病程长，呈慢性经过，多表现为发作期与缓解期交替，常有发作期与缓解期交替。

1. 消化系统表现

（1）腹泻：为最主要症状，黏液脓血便是 UC 活动期的典型表现。大便的次数、便血的程度及粪质可反映病情的轻重，轻者每日排便 2~4 次，粪便多呈糊状，可混有黏液、脓血；重者腹泻每日可达 10 次以上，粪便脓血显见，甚至呈血水样，大量便血。病变局限于乙状结肠和直肠者，偶有腹泻与便秘交替现象，与病变直肠排空功能障碍有关。

（2）腹痛：轻者或缓解期病人可无腹痛或仅有腹部不适。腹痛多为局限于左下腹或下腹的阵痛，亦可涉及全腹。临床有疼痛-便意-便后缓解的规律，常伴有里急后重。重症病人并发中毒性结肠扩张或腹膜炎可出现持续性剧痛。

（3）其他症状：可有上腹胃部不适、腹胀，严重者可有食欲不振、恶心、呕吐等。

2. 全身表现

轻者常不明显，中、重型病人发作期可有低热或中等度发热，重症者可出现高热、脉速、低钾血症、贫血、低蛋白血症等表现。

3. 肠外表现

本病常见的胃肠道外表现有口腔黏膜溃疡、结节性红斑、关节炎、眼脉络膜炎等。

4. 体征

轻者仅有左下腹部轻度压痛，重者可有明显的鼓肠、腹部压痛、反跳痛及肌紧张等，病人呈慢性病容，精神状态差。

5. 临床分型

根据病情严重程度、病程、范围及病期进行综合分型。

（1）临床类型：①初发型：指无既往史的首次发作；②慢性复发型：最多见，发作期与缓解期交替；③慢性持续型：症状持续，间以症状加重的急性发作；④急性暴发型：少见，急性起病，病情严重，全身毒血症状明显。

（2）病情严重程度：①轻型：起病缓慢，症状轻，腹泻每天 4 次以下，少量便血或无便血，无全身毒血症状，血沉正常，贫血无或轻。②重型：全身和胃肠道症状均较严重，腹泻频繁并有明显黏液血便，常表现极度衰竭、消瘦、贫血、发热、心动过速等全身毒血症状，红细胞沉降率增快、血红蛋白下降。③中型：介于轻型与重型之间。

（3）病变范围：可分为直肠炎、直肠乙状结肠炎、左半结肠炎、广泛性或全结肠炎。

（4）病情分期：分为活动期和缓解期。

6. 并发症

可并发中毒性巨结肠、出血、癌变、急性肠穿孔、肠梗阻（少见，发生率远低于克罗恩病）等。

【辅助检查】

1. 血液检查

可有红细胞和血红蛋白减少。活动期白细胞计数增多，红细胞沉降率增快，血清白蛋白及钠、钾、氯降低。

2. 粪便检查

粪便常规检查肉眼观常有黏液脓血，镜检可见有红细胞和脓细胞，急性期可见巨噬细胞。为排除感染性结肠炎，应行粪便病原学检查。

3. 纤维结肠镜和黏膜活组织检查

是诊断溃疡性结肠炎的重要手段。镜检可见：病变多从直肠开始呈连续性、弥漫性分布，黏膜粗糙呈细颗粒状、血管模糊、脆而易出血，可附有脓性分泌物；病变明显处可见弥漫性糜烂或多发性浅溃疡；慢性病变可见假性息肉，结肠袋变钝或消失。结肠镜下黏膜活检组织病理学可见弥漫性炎性细胞浸润。

4. X 线钡剂检查

黏膜皱襞粗乱或有细颗粒变化；也可呈多发性浅龛影或小的充盈缺损；结肠袋消失，肠管缩短、变细，可呈管状。对重型或暴发型不宜做此检查，防止加重病情或诱发中毒性巨结肠。

【治疗要点】

治疗原则为控制急性发作，缓解病情，减少复发，防治并发症。

1. 药物治疗

（1）氨基水杨酸制剂：柳氮磺吡啶（SASP）为首选药物，适用于轻、中型或重型经糖皮质激素治疗已有缓解者。剂量：发作期 4~6g 次/d，分 4 次口服，病情缓解后改为 2g 次/d，疗程为 1~2 年。

（2）糖皮质激素：适用于重型或急性暴发型或应用磺胺类治疗无效的病人。常用氢化可的松 200~300mg 次/d 或地塞米松 10mg 次/d 静脉滴注，情况好转后，可改为泼尼松 60mg 次/d 口服，以后逐渐减量，直至停药。病变局限在直肠、乙状结肠病人，可用糖皮质激素加生理盐水作保留灌肠。

（3）免疫抑制剂：硫唑嘌呤或硫嘌呤适用于对激素治疗效果不佳或对激素依赖的慢性持续型病例。

2. 手术治疗

并发结肠大出血、肠梗阻、肠穿孔、癌变及中毒性巨结肠时需手术治疗。

【常见护理诊断与医护合作性问题】

（1）疼痛：与肠道炎症、溃疡有关。

（2）体液不足：与结肠炎症所致的腹泻有关。

（3）营养失调：低于机体需要量，与吸收障碍有关。

【护理措施】

1. 一般护理

（1）休息和活动：轻症者注意休息，减少活动量，防止劳累；重症者应卧床休息，保证睡眠，以减少肠蠕动，减轻腹泻、腹痛症状。

（2）饮食护理：指导病人食用质软、易消化、少纤维素又富含营养的食物。一般为高热量、高蛋白、低渣饮食，以利于吸收，减轻对肠黏膜的刺激，供给足够的热量，维持机体代谢的需要。为病人提供良好的进餐环境，增进食欲。避免食用刺激性食物，急性发作期病人应进流质或半流质饮食，禁食冷饮、水果等，减轻黏膜的炎症，防止肠出血等并发症。病情严重者应禁食，按医嘱给予静脉高营养，利于炎症减轻。定期对病人进行营养状况监测，以了解营养改善状况。

2. 病情观察

严密观察腹痛的特点及生命体征的变化，以了解病情的进展情况。如腹痛性质突然改变应注意是否合并大出血、肠梗阻、肠穿孔等并发症，要配合医师积极抢救。观察每天排便的次数、粪便的量、性状，监测血红蛋白及电解质的变化。

3. 对症护理

（1）疼痛的护理：给病人耐心解释疼痛的原因，使其减轻焦虑、恐惧等不良情绪，增强自信心，配合治疗。教给病人缓解疼痛的方法，如放松、转移注意力，也可用针灸等止痛。

（2）腹泻的护理：全身症状明显的病人应卧床休息，注意腹部保暖，可用暖水袋腹部热敷，以减弱肠道运动，减少排便次数，并有利于腹痛等症状的减轻。加强肛周皮肤的护理，排便后应用温水清洗肛周，保持清洁干燥，涂无菌凡士林或抗生素软膏以保护肛周皮肤，或促进损伤处愈合。稳定病人情绪，以减轻症状。

4. 用药护理

根据医嘱用药，以减轻炎症、缓解腹痛。注意药物的不良反应，如应用柳氮磺吡啶，应注意有无恶心、呕吐、皮疹及白细胞减少、关节痛等；应用5-氨水杨酸灌肠，应现用现配，防止药效降低；应用糖皮质激素者，要注意激素用量，病情缓解后逐渐减量至停药，注意减药速度不要太快，以防止反跳现象。

5. 心理护理

护理人员应鼓励病人树立自信心，告诉病人及其家属，本病的轻型和长期缓解者预后较好，促进治疗疾病的主动性，自觉不懈地配合治疗。应尊重病人，为病人提供相对私密的空间，如尽量安排病人在有卫生间的单人病室等。帮助病人及家属认识病人的实际健康状态，明确精神因素可成为溃疡性结肠炎的诱发和加重因素，使病人以平和的心态应对疾病，缓解焦虑、恐惧心理。

【健康教育】

1. 保健指导

指导正确对待疾病，保持稳定的情绪，树立战胜疾病的信心。指导病人合理选择饮食，摄入足够的营养，避免多纤维及刺激性食物，忌冷食。

2. 用药指导

嘱病人坚持治疗，教会病人识别药物的不良反应，不要随意更换药物或停药，服药期间需大量饮水。出现异常情况如疲乏、头痛、发热、手脚发麻、排尿不畅等症状要及时就诊，以免耽误病情。

第四节 肝硬化病人的护理

肝硬化（hepatic cirrhosis）是由多种病因引起的慢性进行性弥漫性肝病。病理特点为广泛的肝细胞变性坏死、结缔组织增生，假小叶和再生结节形成。临床可有多系统受累，以肝功能损害和门静脉高压为主要表现，晚期出现消化道出血、肝性脑病、感染等严重并发症。

肝硬化是我国常见疾病和主要死因之一。本病占内科总住院人数的 4.3%～14.2%。病人以青壮年男性多见，35～48 岁为发病高峰年龄，男女比例为（3.6～8）：1。

【病因与发病机制】

1. 病毒性肝炎

在我国，病毒性肝炎是引起肝硬化最常见的疾病。其中以乙型或丙型肝炎病毒较为多见，少数病人是由乙型合并丙型肝炎，或乙型合并丁型肝炎病毒重叠感染引起。而甲型、戊型肝炎一般不会演变为肝硬化。

2. 慢性酒精中毒

慢性酒精中毒性肝硬化的病人西方国家居多，在我国多见于男性病人，女性病人较少。主要是因长期大量酗酒（如果每天摄入乙醇 80g，10 年以上者可演变为肝硬化），乙醇的中间代谢产物乙醛可直接损害肝脏细胞，使其发生脂肪变性和（或）乙醇变性，逐渐演变成脂肪性肝炎或酒精性肝炎，两者均可演变成肝硬化。

3. 血吸虫病

血吸虫病性肝硬化多见于血吸虫流行疫区，流行于生长钉螺的地区，现因血吸虫病防治意识加强，本型的发病率有很大的降低。

4. 化学毒物或药物

长期或反复接触化学毒物如磷、砷、氯仿、四氯化碳，以及服用药物如甲基多巴、双醋酚汀、甲氨蝶呤等均可使肝实质细胞发生广泛的变性、坏死。

5. 胆汁淤积

胆汁淤积，使肝细胞缺血、坏死、纤维组织增生而形成肝硬化。

6. 循环障碍

肝内长期瘀血、缺氧，肝细胞发生坏死、结缔组织增生，导致瘀血性肝硬化的形成。

7. 代谢紊乱

机体内的某些物质发生代谢障碍致其代谢产物沉积于肝内，使肝细胞发生变性、坏死、结缔组织增生，进而逐渐演变成肝硬化。

8. 营养失调

食物中的蛋白质、维生素和抗脂物质摄取不完全，不能满足机体需要，就会引起肝细胞坏死、脂肪变性，直至发展为营养不良性肝硬化。

9. 其他原因

非酒精性脂肪肝可演变为肝硬化。隐源性肝硬化的病因目前尚不明确，其中部分病例报道肝硬化形成的原因与隐匿的黄疸型肝炎或丙型肝炎有关。

【临床表现】

肝硬化通常起病隐匿，病程发展比较缓慢，可达3~5年或更长时间。少数因短期内大片肝坏死，3~6个月便迅速发展为肝硬化。临床上将肝硬化分为肝功能代偿期和失代偿期，但两期界线常不清晰。

1. 代偿期

（1）早期症状轻，且缺乏特异性，以乏力、食欲不振为主要表现，可伴有恶心、厌油腻、腹胀、上腹隐痛及腹泻等。

（2）症状呈间歇性：常因劳累或伴发病而出现，经休息或治疗可缓解。

（3）病人营养状况一般或消瘦，肝轻度肿大、质地偏硬，无或有轻度压痛，脾轻至中度肿大。肝功能多在正常范围内或轻度异常。

2. 失代偿期

病人主要表现为肝功能减退和门静脉高压症的表现，同时可有全身多系统症状。

（1）肝功能减退的临床表现

①全身症状和体征：营养状况与一般情况均较差，消瘦、乏力、精神不振、不规则低热、面色黝黯无光泽（肝病面容），皮肤干枯、水肿、舌炎、口角炎等。

②消化道症状：食欲减退甚至畏食，进食后上腹饱胀不适、恶心、呕吐，进油腻易引起腹泻，因腹水和胃肠积气而腹胀不适；症状的产生与肝硬化门静脉高压时胃肠道瘀血水肿、消化道吸收障碍和肠道菌群失调等有关。半数以上病人有轻度黄疸，少数可有中、重度黄疸，提示肝细胞有进行性或广泛性坏死等。

③出血倾向和贫血：常有牙龈出血、鼻出血、皮肤紫癜和胃肠出血等倾向，系肝合成凝血因子减少、脾功能亢进和毛细血管脆性增加所致。贫血可因营养不良、胃肠吸收障碍、脾功能亢进等因素引起。

④内分泌失调：a. 雌激素增多、雄激素和糖皮质激素减少：由于肝功能减退时对雌激素的灭能作用减弱而致雌激素在体内蓄积，同时通过抑制腺垂体分泌功能，影响垂体-性腺轴或垂体-肾上腺皮质轴的功能，使雄激素和糖皮质激素减少。由于雄、雌激素的平衡失调，男性病人常有性欲减退、睾丸萎缩、毛发脱落及乳房发育等；女性有月经失调、闭经、不孕等。此外，在手掌大、小鱼际和指端腹侧部位有红斑，称为肝掌，在面部、颈、双上肢等上腔静脉引流区域多有蜘蛛痣和（或）毛细血管扩张。b. 肾上腺皮质功能减退，表现为面部和其他暴露部位皮肤色素沉着。c. 因肝脏对醛固酮和抗利尿激素灭能作用减弱，致醛固酮和抗利尿激素增多，醛固酮可作用于远端肾小管，使钠重吸收增加；而抗利尿激素则作用于集合管，使水的重吸收增加。病人出现尿少、水肿，并促进腹水形成。

（2）门静脉高压症的临床表现：门静脉高压症的三大临床表现是脾大、侧支循环建立和开放、腹水。尤其是侧支循环建立和开放，对诊断门静脉高压症有特征性意义。

①脾大：门静脉高压致脾静脉压力增高，脾瘀血而肿大，一般为轻、中度大，有时可为巨脾。上消化道大量出血时，脾脏可暂时缩小，甚至不能触及。待出血停止并补足血容量后，脾脏再度增大。晚期脾大常伴有对血细胞破坏增加，使外周血中白细胞、红细胞和血小板减少，称为脾功能亢进。

②侧支循环的建立和开放：正常情况下，门静脉系与腔静脉系之间的交通支很细小，血流量很少。门静脉高压时（超过 200mmH$_2$O），来自消化器官和脾的回心血液流经肝脏受阻使门腔静脉交通支充盈扩张，血流增加，建立侧支循环。临床上重要的侧支循环有：①食管下段和胃底静脉曲张：是门静脉系的胃冠状静脉和腔静脉系的食管静脉、肋间静脉、奇静脉等的开放通路，常在恶心、呕吐、咳嗽、负重等使胸内压突然升高的情况下，或因粗糙食物机械损伤、胃酸反流腐蚀损伤时，导致曲张的静脉破裂出血，出现呕血、黑便甚至休克等。②腹壁静脉曲张：门静脉高压时脐静脉重新开放，与附脐静脉、腹壁静脉等连接，在脐周和腹壁可见迂曲的静脉，以脐为中心向上向下腹延伸，外观呈水母头状。③痔静脉扩张：系门静脉系的直肠上静脉与下腔静脉系的直肠中、下静脉吻合，有时扩张形成痔核。

③腹水：是肝硬化肝功能失代偿期最为显著的临床表现。失代偿期病人 75% 以上有腹水。大量腹水使腹部膨隆、腹壁紧绷，呈蛙腹状，可发生脐疝，膈抬高，出现呼吸困难、心悸。部分病人伴有胸水，其形成的机制为钠、水的过量潴留，与下列因素有关：a. 门静脉压力增高：使腹腔脏器毛细血管床静水压增高，组织液回吸收减少，而漏入腹腔。b. 低白蛋白血症：由于肝合成白蛋白的功能减退，当白蛋白低于 30g/L 时，血浆胶体渗透压降低，有效滤过压升高，导致血浆外渗。c. 肝淋巴液生成过多：肝静脉回流受阻时，肝内淋巴液生成增多，大量淋巴液自肝包膜和肝门淋巴管渗出至腹腔。d. 抗利尿激素及继发性醛固酮增多：引起水钠重吸收增加。e. 肾脏因素：有效循环血容量不足致肾血流量减少，肾小球滤过率降低，排钠和排尿量减少。

（3）肝脏情况：肝脏触诊大小与肝内脂肪浸润、再生结节和纤维化的程度有关。早期肝脏增大，表面尚平滑，质中等硬；晚期肝脏缩小，质地坚硬，表面可呈结节状；一般无压痛，但在肝细胞进行性坏死或并发肝炎和肝周围炎时可有轻度压痛与叩击痛。

（4）并发症及临床表现

①上消化道出血：为本病最常见的并发症。由于食管下段或胃底静脉曲张破裂，引起突然大量的呕血和黑便，可并发出血性休克或诱发肝性脑病，死亡率高。部分肝硬化病人出现消化道大出血可因并发急性胃黏膜糜烂或消化性溃疡所致。

②肝性脑病：是晚期肝硬化的最严重并发症，也是最常见的死亡原因。详见本章第十节。

③感染：肝硬化病人因抵抗力低下、门腔静脉侧支循环开放等因素，易并发感染，如肺炎、大肠埃希菌败血症、胆道感染、自发性腹膜炎等。

④功能性肾衰竭：又称肝肾综合征（hepatokidney syndrome）。表现为少尿或无尿、氮质血症、稀释性低钠血症，但肾无明显器质性损害。主要由于肾血管收缩和肾内血液重新分布，导致肾皮质血流量和肾小球滤过率下降等因素引起。

⑤肝肺综合征（hepatopulmonary syndrome）：主要表现为呼吸困难和低氧血症，是指严重肝病、肺血管扩张和低氧血症组成的三联征。

⑥原发性肝癌：肝硬化病人短期内出现肝脏迅速增大、持续性肝区疼痛、腹水增多，且为血性、不明原因的发热等，应考虑为并发原发性肝癌，需做进一步检查。

⑦电解质和酸碱平衡紊乱：a. 低钠血症：长期低钠饮食致原发性低钠，长期利尿和大量放腹水等致钠丢失，抗利尿激素增多，使水潴留超过钠潴留而致稀释性低钠血症。b. 低钾低氯血症与代谢性碱中毒：与进食少、呕吐、腹泻、长期应用利尿药、继发醛固酮增多有关。

【辅助检查】

1. 血常规

代偿期多正常，失代偿期会出现不同程度的贫血。脾功能亢进时白细胞和血小板计数亦减少。

2. 尿常规

代偿期一般无变化，失代偿期可出现蛋白尿、血尿和管型尿。有黄疸时可有胆红素、尿胆原增加。

3. 肝功能试验

代偿期正常或轻度异常，失代偿期一般异常。①血清胆红素增高，胆固醇酯低于正常；②转氨酶轻、中度增高；③血清总蛋白正常，降低或增高，但白蛋白下降，球蛋白增高；④凝血酶原时间延长。

4. 免疫功能检查

体液免疫检查可有血清 IgG、IgA、IgM 均增高，以 IgG 增高最为显著，细胞免疫检查可有 T 细胞数低于正常，可出现抗核抗体、抗平滑肌抗体等非特异性自身抗体。

5. 腹水检查

一般为漏出液，若并发结核性腹膜炎、自发性腹膜炎或癌变时腹水性质会相应发生变化。

6. 影像学检查

X 线钡餐检查示食管静脉曲张者钡剂在黏膜上分布不均，显示虫蚀样或蚯蚓状充盈缺损，胃底静脉扩张时钡剂呈菊花样充盈缺损。超声显像、CT 和 MRI 检查可显示肝脾形态改变、腹水。

7. 纤维内镜检查

可直接观察静脉曲张及其分布和程度。

8. 腹腔镜检查

可直接观察肝脾情况，并在直视下对病变明显处进行肝穿刺做活组织检查。

9. 肝穿刺活组织检查

若见假小叶形成，可确诊为肝硬化。

【治疗要点】

本病目前尚无特效治疗，关键在于早期诊断、早期治疗，以缓解病情，延长代偿期和保持劳动力。肝硬化代偿期病人可服用抗纤维化的药物（如秋水仙碱）及中药，不宜滥用护肝药物，避免加重肝脏的负担，损害肝脏的功能。失代偿期主要是对症治疗、改善肝功能和处理并发症。

1. 一般治疗

（1）休息和活动：代偿期病人适当减少活动，可参加轻体力活动，以不感疲劳为度；失代偿期病人应卧床休息。

（2）饮食：以高热量、高蛋白和高维生素清淡易消化的食物为宜。肝功能显著损害或有肝性脑病先兆者，应限制或禁食蛋白质，有腹水者限制钠盐的摄入量。

（3）支持治疗：失代偿期病人食欲减退，进食少或禁食者，宜静脉补充营养，注意维持水、电解质和酸碱平衡。

2. 腹水治疗

（1）限制水、钠的摄入：腹水病人必须限盐，给无盐或低盐饮食，限制进水量。部分病人通过限制水钠的摄入，可产生自发性利尿。

（2）利尿剂：是目前临床应用最广的方法。常用保钾利尿剂如螺内酯和氨苯蝶啶，排钾利尿剂如呋塞米和氢氯塞嗪。排钾利尿剂单独应用时需注意补钾。螺内酯和呋塞米联合应用有协同作用，并可减少电解质紊乱。

（3）放腹水加输注白蛋白：当大量腹水引起高度腹胀、影响心肺功能时，可穿刺放液以减轻症状。同时静脉输注白蛋白可达到良好效果。

（4）提高血浆胶体渗透压：定期输注血浆、新鲜血或清蛋白，不仅有利于促进腹水消退，也有助于改善机体一般状况和肝功能。

（5）腹水浓缩回输：用于难治性腹水的治疗。放出腹水 3000mL，经过超滤或透析浓缩成 300mL 后，回输至病人体内，从而减轻水、钠潴留，可提高血浆清蛋白浓度，增加有效血容量，改善肾血流循环，减轻腹水。有感染的腹水不可回输。

（6）减少腹水生成和增加其去路：例如腹腔-颈静脉引流是通过装有单项阀门的硅管，利用腹-胸腔压力差，将腹水引入上腔静脉；胸导管-颈内静脉吻合术可使肝淋巴液顺利进入颈内静脉，减少肝淋巴液漏入腹腔，从而减少腹水来源。

3. 手术治疗

包括各种分流、断流术和脾切除术等，以及近年来开展的以介入放射学方法进行的经颈静脉肝内门体分流术。

【常见护理诊断与医护合作性问题】

1. 营养失调

低于机体需要量，与肝功能减退、门静脉高压引起食欲减退、消化和吸收障碍有关。

2. 体液过多

与肝功能减退、门静脉高压引起水钠潴留有关。

3. 活动无耐力

与肝功能减退、大量腹水有关。

4. 有皮肤完整性受损的危险

与营养不良、水肿、长期卧床有关。

5. 潜在并发症

上消化道出血、肝性脑病、电解质紊乱。

6. 知识缺乏

缺乏疾病的治疗等相关知识。

【护理措施】

1. 一般护理

（1）休息与活动：充足休息可减轻病人能量的消耗，减轻肝脏代谢的负担，有助于肝细胞的修复和改善腹水和水肿。代偿期病人可参加轻体力工作，减少活动量。失代偿期病人应多卧床休息，可适量活动，活动以不感到疲劳、不加重症状为度。卧床时尽量取平卧位，可适当抬高下肢以减轻水肿。阴囊水肿者可用托带托起阴囊，以利水肿消退。大量腹水者卧床时可取半卧位，以使膈肌下降，有利于呼吸运动、减轻呼吸困难和心悸。应避免剧烈咳嗽、打喷嚏、用力排便等因素使腹内压突然剧增。

（2）营养支持：既保证充足营养又遵守必要的饮食限制是改善肝功能、延缓病情进展的基本措施。

①营养支持的原则：以高热量、高蛋白、高维生素、易消化饮食为原则，并根据病情变化及时调整。血氨升高时应限制或禁食蛋白质，待病情好转后再逐渐增加摄入量，并应该选择植物蛋白（因其含甲硫氨酸、芳香氨基酸和产氨氨基酸较少）。多食新鲜水果和蔬菜，避免进食刺激性强、粗纤维多和较硬的食物，要求病人戒烟、酒。必要时遵医嘱给予静脉补充足够的营养，如高渗葡萄糖液、复方氨基酸、白蛋白或新鲜血。

②限制水钠：有腹水者应低盐或无盐饮食，氯化钠 1.2~2.0g 次/d，进水量限制在 1000mL 次/d 左右。要求病人尽量少食高钠食物，如咸肉、酱菜等。限钠饮食常使病人感到食物淡而无味，可适量添加柠檬汁、食醋等，改善食品的调味，以促进食欲。

③营养状况监测：经常评估病人的饮食和营养状况，包括每天的进食种类和量，体重和实验室检查有关指标的变化。

2. 病情观察

密切观察腹水和下肢水肿的情况，准确记录 24 小时出入量，每日测体重，并教会病人正确的测量和记录方法。密切监测血清电解质和酸碱度的变化，以及时发现并纠正水、电解质、酸碱平衡紊乱，防止肝性脑病、功能性肾衰竭的发生。

3. 腹水的护理

大量腹水导致呼吸困难，取半卧位，使膈肌下降，增加肺活量，减少肺瘀血，增加舒适感。出现脐疝时注意局部皮肤保护，可使用腹带，防止脐疝破溃引起腹水外漏所致的感染。有水肿的卧床病人，避免长时间局部受压，可勤翻身，按摩骨突出部，使用气褥或气垫交替托起受压部位。使用热水袋时注意防止烫伤。每天测量腹围，定时测量体重，观察腹水消长情况，详细记录 24 小时出入量。放腹水可改善腹压增高的不适，但放腹水不可过快过多，应于放水同时束紧腹带，防止减压后出现腹腔脏器充血。放水后观察意识变化，发现肝性脑病（肝昏迷）先兆及早处理。

4. 用药护理

用于肝硬化腹水治疗的利尿剂主要有螺内酯，长期服用会引起乳房肿胀，据腹水程度与利尿效果可合用呋塞米。使用利尿剂时应特别注意维持水、电解质和酸碱平衡。利尿速度不宜太快，以每天体重减轻不超过 0.5kg 为宜。此外，长期服用秋水仙碱，应注意胃肠反应及粒细胞减少的不良反应。

5. 心理护理

病人由于对肝硬化相关知识的缺乏，常表现为焦虑、恐惧。病情严重或因长期住院，则常常出现消极悲观，甚至绝望的心理反应，故常不配合治疗或过分依赖医护人员。因此，护理人员应多与病人交流，鼓励病人说出其内心的感受和忧虑，与病人一起讨论其可能面对的问题，在精神上给予病人真诚的安慰和支持。应注重家庭的支持作用，指导病人家属在情感上关心支持病人，从而减轻病人的心理压力。此外，可让病人与那些患有同样病情但治疗效果好者多进行沟通交流，充分利用榜样作用增强信心。

【健康教育】

1. 休息指导

生活起居有规律，保证足够的休息和睡眠。应十分注意情绪的调节和稳定。在安排好治疗、身体调理的同时，勿过多考虑病情，遇事豁达开朗。

2. 饮食指导

向病人及家属说明饮食治疗的意义及原则，切实遵循饮食治疗原则和计划。

3. 用药指导

按医师处方用药，加用药物需征得医师同意，以免服药不当而加重肝脏负担和肝功能损害。应向病人详细介绍所用药物的名称、剂量、给药时间和方法，教会其观察药物疗效和不良反应。

4. 心理指导

护理人员应帮助病人和家属掌握本病的有关知识和自我护理方法。让病人了解树立治病信心，保持愉快心情对于治疗疾病的重要性，把治疗计划落实到日常生活中。

5. 家庭指导

家属应理解和关心病人，给予精神支持和生活照顾。细心观察、及早识别病情变化，例如当病人出现性格、行为改变等可能为肝性脑病的前驱症状时，或消化道出血等并发症时，应及时就诊。定期门诊随访。

第五节 原发性肝癌病人的护理

原发性肝癌（primary carcinoma of the liver）是指肝细胞和肝内胆管细胞的癌肿，为我国常见恶性肿瘤之一，其死亡率在消化系统恶性肿瘤中列第三位，仅次于胃癌和食管癌。我国每年约有11万人死于肝癌，占全球肝癌死亡数的45%。本病可发生于任何年龄，以40~49岁为最多，男女之比为（2~5）：1。

【病因与发病机制】

原发性肝癌的病因和发病机制尚未完全肯定，可能与下列多种因素的共同作用有关。

1. 病毒性肝炎

许多医学研究报道原发性肝癌与病毒性肝炎的发生密切相关，原发性肝癌患者中约1/3有慢性肝炎史，其中以乙型病毒性肝炎多见。①原发性肝癌高发区人群 HBsAg 阳性率高于低发区；②原发性肝癌病人血清中 HBV 标志检测阳性率高达90%以上，明显高于健康人群；③原发性肝癌的癌细胞可找到 HBsAg。④HCV 与原发性肝癌的发病密切相关，有70%~80%HBsAg 阴性的肝细胞肝癌病人中可检测到抗 HBV 抗体和 HCV 呈阳性，因此乙型和丙型肝炎病毒均为肝癌发生的促癌因素。

2. 肝硬化

临床病理检查统计发现原发性肝癌合并肝硬化者占50%~90%，而肝硬化合并肝癌者有30%~50%。可能是因肝细胞受损后引起肝细胞增生或不典型增生，使肝细胞发生恶变。酒精性肝硬化也可并发肝癌。

3. 黄曲霉毒素

流行病学调查表明，食品被黄曲霉毒素污染严重的地区原发性肝癌发病率较高；动物实验证明动物肝癌的强致癌剂就是黄曲霉毒素 B_1，提示其与肝癌的发生有关。

4. 饮水污染

据统计学研究饮用沟塘水的居民原发性肝癌发病率与饮用井水或深井水者发病率存在显著性差异，前者与后者的比为（3~5）：1。

5. 其他因素

引起肝癌的其他致癌物质或致癌因素尚有以下几个方面：①乙醇、有机氯农药、亚硝胺类、雄性激素等均为可疑致癌物；②华支睾吸虫感染可刺激胆管上皮增生引起原发性胆管细胞癌；③原发性肝癌的危险因素包括遗传易感，如血色病、遗传性酪氨酸血症、1型糖原累积病、α_1抗胰蛋白酶缺乏症等。

原发性肝癌可经血行转移、淋巴转移、种植转移造成癌细胞扩散。肝内血行转移发生最早、最常见，很容易侵犯门静脉分支形成肝内多发性转移灶，并在肝外转移至肺、肾上腺、骨等形成肝外转移灶。淋巴转移至肝门淋巴结的最多，也可至胰、脾、主动脉旁淋巴结、锁骨上淋巴结。种植转移较少见，从肝脱落的癌细胞可种植在腹膜、胸腔等，如种植在盆腔，可在卵巢形成较大的肿块。

【临床表现】

原发性肝癌起病较隐匿，早期缺乏典型症状。经甲胎蛋白（AFP）普查检出的早期病例可无任何症状和体征，称为亚临床肝癌。一旦出现肝区疼痛、食欲减退、乏力、消瘦和肝大等症状自行就诊的病人，病程大多已经进入中晚期，其主要特征如下。

1. 症状

（1）肝区疼痛：半数以上病人有肝区疼痛，多呈持续性钝痛或胀痛。疼痛是由癌肿生长迅速使肝包膜绷紧被牵拉所致。如肿瘤生长缓慢，则可无痛或仅有轻微钝痛；若肿瘤侵犯膈，疼痛可放射至右肩。当肝表面癌结节破溃、坏死的组织及血液流入腹腔时，可突然引起剧痛，从肝区开始迅速蔓延至全腹，产生急腹症的表现，如出血量大，则引起晕厥和休克。

（2）消化道症状：会有食欲减退、腹胀、腹痛、恶心、呕吐、腹泻等。

（3）全身症状：有进行性消瘦、营养不良、乏力、发热等症状，晚期病人还可呈恶病质等。另少数病人由于癌肿代谢异常，进而影响机体产生内分泌或代谢异常，可有自发性低血糖、红细胞增多症、高血钙、高血脂等特殊的全身表现，称为伴癌综合征。有此类表现的病人若伴有肝大，应警惕是否是肝癌。

（4）转移灶症状：如转移至肺可引起胸痛和血性胸水；胸腔转移以右侧多见，可有胸水征；骨骼和脊柱转移，会引起局部压痛或神经受压症状；颅内转移会出现相应的神经定位症状和体征。

2. 体征

（1）肝大：肝呈进行性肿大，质地坚硬，表面凹凸不平，可扪及大小不等的结节，边缘钝而不整齐，常有不同程度的压痛。如癌肿突出于右肋弓下或剑突下，上腹可呈现局部隆起或饱满；如癌肿位于膈面，则主要表现为膈抬高；如压迫血管，则动脉内径变窄，在腹壁上可听到吹风样血管杂音。

（2）肝硬化征象：肝癌伴肝硬化门静脉高压者可有脾大、侧支循环形成及腹水等表现。腹水增多较快，一般为漏出液，也有血性腹水出现，多因癌肿侵犯肝包膜或向腹腔内破溃而引起，偶因腹膜转移癌所致。

（3）黄疸：一般出现在晚期，由于肝细胞损害，或癌肿压迫、侵犯肝门附近的胆管，或癌组织和血块脱落梗阻胆道所致。

3. 并发症

（1）肝性脑病：为肝癌终末期的常见并发症，约1/3的病人因此死亡。

（2）上消化道出血：出血约占肝癌死亡原因的15%。肝癌常因合并肝硬化或门静脉、肝静脉癌栓致门静脉高压，引导致食管胃底静脉曲张破裂出血。晚期病人也可因胃肠道黏膜糜烂、凝血功能障碍等而出血。

(3) 肝癌结节破裂出血：约10%的肝癌病人因癌结节破裂出血致死。肿瘤组织增生、坏死、液化可自发破裂，或因外力而破裂。如陷于包膜下，可形成压痛性包块，破入腹腔可引起急性腹痛和腹膜刺激征。小量出血表现为血性腹水，大量出血则导致循环衰竭，出现休克或死亡。

(4) 继发感染：肝癌病人因长期消耗或放射、化学治疗导致白细胞减少、抵抗力减弱，容易并发各种感染，如肺炎、败血症、肠道感染等。

【辅助检查】

1. 癌肿标记物的检测

(1) 甲胎蛋白（AFP）：AFP特异性较强，是当前诊断肝细胞癌最主要的标志物，现在广泛用于肝细胞癌的普查、诊断、判断疗效以及预防复发。肝细胞癌AFP阳性率为70%～90%。AFP检查诊断肝细胞癌的标准是：①AFP>500μg/L持续4周；②AFP的由低浓度逐渐升高不降；③AFP在200μg/L以上的中等水平持续8周。上述结果可初步判断是肝细胞癌，并且AFP浓度与肿瘤大小成正比。但孕妇、睾丸或卵巢胚胎性癌AFP检测也呈阳性；部分活动性肝炎、肝硬化AFP浓度多不超过200μg/L。

(2) γ-谷氨酰转移酶同工酶Ⅱ（GGT2）：原发性和转移性肝癌的GGT2阳性率高达90%，特异性达97.1%。并且与AFP无关，在检出低浓度AFP及假阴性肝癌中GGT2的阳性率也很高。

(3) 其他：异常凝血酶原（AP）、α-L-岩藻糖苷酶（AFU）等活性也可升高。

2. 影像学检查

(1) 超声显像：超声检查可显示直径为2cm以上的肿瘤，对早期定位诊断有较大价值，但需重复检查并结合其他指标进行诊断，现结合AFP检测，已广泛用于普查肝癌，有利于早期诊断。

(2) 计算机体层摄影（CT）：是目前诊断小肝癌和微小肝癌的最佳方法，单纯CT检查可显示2cm的肿瘤，阳性率在90%以上。如结合肝动脉造影，对1cm以下肿瘤的检出率可达80%以上。

(3) X线肝血管造影：选择性腹腔动脉和肝动脉造影能显示直径1cm以上的癌结节，阳性率可达87%，结合AFP检测的阳性结果，常用于小肝癌的诊断。

(4) 磁共振成像（MRI）：能清楚显示肝细胞癌内部结构特征，在诊断方面更优于CT，对显示子瘤和瘤栓有价值。

(5) 放射性核素肝显像：用亲肿瘤的放射性核素67镓或169铥或放射性核素标记的肝癌特异性单克隆抗体有助于肿瘤的导向诊断。

3. 介入检查

(1) 肝穿刺活检：在超声或CT引导下用特制活检穿刺癌结节，取癌组织检查，阳性者即可诊断。

(2) 剖腹探查：疑有肝癌的病例，经上述检查仍不能证实，若病人情况许可，应进行剖腹探查以争取早期诊断和手术治疗。

【治疗要点】

为提高原发性肝癌治疗效果应采用的措施是：争取早诊断、早治疗，依据肿瘤的大小、数目、部位不同而选择不同的治疗方法。早期治疗是改善肝癌预后的最主要因素。早期肝癌应尽量采取手术切除。对不能切除的大肝癌亦可采用多模式的综合治疗。

1. 手术治疗

肝癌的治疗仍以手术切除为首选，早期切除是提高生存率的关键，肿瘤越小，5 年生存率越高。凡定位诊断明确者，应尽早手术。具体方法参见外科学。

2. 多模式的综合治疗

是近年对中期大肝癌积极有效的治疗方法，有时使不能切除的大肝癌转变为可切除的较小肝癌。其方法有多种，一般多以肝动脉结扎加肝动脉插管化疗的二联方式为基础，加外放射治疗为三联，如合并免疫治疗四联。以三联以上效果最佳。经多模式综合治疗病人肿瘤缩小率达 31%，因肿瘤明显缩小，获二步切除，二步切除率达 38.1%。

3. 肝动脉栓塞化疗（TACE）

对肝癌有很好的疗效，可明显提高病人的 3 年存活率，为非手术疗法中的首选方案常用栓塞剂有明胶海绵碎片和碘化油，TACE 每 6~8 周重复一次，经 2~5 个疗程后，癌肿可缩小，为部分病人行二期肝切除术创造条件。常用化学抗癌药物有多柔比星（阿霉素）40~60mg/m^2 体表面积，丝裂霉素 20mg、顺铂 60~80mg、氟尿嘧啶 1000mg。

4. 放射治疗

适用于肿瘤局限、肝功能良好、不宜行肝癌手术者。如能够耐受较大剂量其疗效更好。多与手术化疗合用。放射治疗的要求：放射野要准确，要覆盖整个肿瘤，宜小剂量、长疗程，累积总剂量达 40Gy 以上。

5. 化疗

一般认为单个药物静脉给药疗效较差。采用肝动脉给药和（或）栓塞，以及配合内、外放射治疗应用较多，效果较明显。对某些中、晚期肝癌无手术指征，且门静脉主干癌栓阻塞不宜肝动脉介入治疗者和某些姑息性手术后患者可采用联合或序贯化疗，常用联合方案为顺铂 20mg+5-FU750~100mg，静脉滴注共 5 天，每月 1 次，3~4 次为 1 个疗程。多柔比星 40~60mg 第一天，继以 5-FU500~750mg，静脉滴注连续 5 天，每月 1 次，连续 3~4 次为 1 个疗程，上述方案效果评价不一。

6. 超声导向下经皮局部治疗

特别适合于因肝功能异常明显、不能手术或肿瘤血管较少不宜进行 TACE，且肿瘤数目不多的病人。常用的方法有以下几种：①经皮穿刺乙醇注射；②经皮微波凝固疗法；③射频治疗。

7. 中草药

中草药扶正抗癌适用于晚期肝癌患者和肝功能严重失代偿无法耐受其他治疗者，可起改善机体全身状况、延长生命的作用，亦可配合手术、放疗和化疗以减少不良反应，提高疗效。

8. 并发症的治疗

肝癌结节破裂出血行急诊手术，可进行大网膜包裹填塞、肝动脉结扎、局部喷洒止血剂等，也可进行紧急肝动脉栓塞。如不耐受上述手术病人，只能进行输血、补液、止痛、止血等对症支持治疗，并发上消化道出血、肝性脑病、感染的治疗可参阅相关章节。

【常见护理诊断与医护合作性问题】

（1）疼痛：肝区疼痛与肿瘤增长迅速、肝包膜被牵拉有关。

（2）营养失调：低于机体需要量，与化疗所致胃肠道反应、机体的慢性消耗有关。

（3）有感染的危险：与长期消耗及化疗、放疗而致白细胞减少、抵抗力减弱有关。

（4）潜在并发症：上消化道出血、肝性脑病、癌结节破裂出血。

（5）恐惧：与腹部剧烈疼痛或担心预后有关。
（6）知识缺乏：缺乏疾病的预防、治疗等相关知识。

【护理措施】

1. 一般护理

（1）休息与活动：视病情适当活动以不增加肝脏负荷为宜，必要时需卧床休息。

（2）饮食与营养：饮食以高蛋白、适当热量、高维生素为宜，避免摄入高脂、高热量和刺激性食物，避免使肝脏负担加重。向病人解释进食的意义，鼓励病人进食。安排良好的进食环境，保持病人口腔清洁，以增加病人的食欲。如疼痛剧烈应暂缓进食，待疼痛减轻再进食。有恶心、呕吐时，于服用止吐剂后少量多餐，尽量增加摄入量。如有肝性脑病倾向，应减少蛋白质摄入，以免诱发肿性脑病。对晚期肝癌病人，可根据医嘱静脉补充营养，维持机体代谢需要。应及时根据病人营养状况，调整饮食计划。

（3）环境：病室应安静，保持适宜的温度和湿度，空气清新、定时通风、空气消毒，减少探视。

2. 病情观察

密切注意观察生命体征及意识状态，如有门静脉高压所致的大出血、肿性脑病，应及时与医师联系对症处理，询问病人有无咽痛、咳嗽、尿痛等不适。监测病人的疼痛及感染征象：注意经常评估病人疼痛的强度、性质、部位及伴随症状；及时发现感染等异常情况并协助医师进行处理。

3. 疼痛的护理

当病人出现疼痛时，护理人员可与病人多交流，分散其注意力，教会病人一些相应的心理防卫机制，放松和转移注意力，如作深呼吸、听音乐、与病友交谈等，有利于缓解疼痛。保持环境安静、舒适，减少对病人的不良刺激和心理压力。尊重病人，认真倾听病人述说疼痛的感受，及时作出适当的反应，可以减轻病人的孤独无助感和焦虑，使其保持稳定的情绪而有助于减轻疼痛。根据医嘱采用病人自控镇痛（PCA）法进行止痛。

4. 肝动脉栓塞化疗病人的护理

肝动脉栓塞化疗是一种创伤性的非手术治疗，应做好术前和术后护理及术中配合，以减少并发症的产生。

（1）术前护理

①基础护理：病人术前须注意营养补充，鼓励病人摄入易消化的高营养、高维生素、低脂肪饮食，保证充足的睡眠。

②心理护理：晚期肺癌病人多有不同程度的心理障碍，对介入治疗缺乏信心，表现有疑虑、恐惧、紧张等心理。责任护士必须耐心细致地做好心理疏导和解释工作，关心体贴病人并及时为其解除痛苦，使病人以最佳状态接受治疗。

③健康教育：向病人及家属提供有关疾病治疗、康复知识及专业护理指导，根据有关护理问题，指导病人进行自我护理，帮助建立有效的知识体系，掌握自我护理技巧；并向病人和家属说明术后卧床及术肢制动的重要性和必要性，训练病人在床上排尿、排便的方法。

④术前常规准备：完善各项术前检查；术前应常规检查肝、肾功能、血常规及凝血酶原时间。术前6小时禁食水，嘱病人洗净穿刺部位的皮肤，做好双侧腹股沟区备皮。按医嘱做碘及青霉素、普鲁卡因过敏试验。

（2）术中护理：介入治疗过程中，护士除做好病人心理护理外，还应严密观察注入药物情况，注意观察栓塞剂运行情况，切忌栓塞剂反流入非靶血管；严密观察病人生命体征的变化，如有烦躁不安、寒战发冷、发绀等症状应立即加大给氧流量和浓度，并做好急救准备；随时观察有无咳痰及痰性分泌物情况，及时给予处理。

（3）术后护理

①穿刺部位的护理：病人绝对卧床休息24小时，穿刺部位加压盐袋6小时，避免因用沙袋尘土漏出引起伤口感染，嘱病人术侧肢体伸直制动8小时。严密观察术侧肢体皮肤温度、足背动脉搏动及皮肤颜色，观察穿刺点皮肤有无瘀血、血肿，敷料有无污染、盐袋有无移位，若有异常及时处理。

②严密观察病人生命体征的变化：术后应注意病人的体温、脉搏、血压和肢体颜色的变化，尤其是术侧足背动脉搏动情况及末梢血运、皮肤温度。

③水化护理：由于局部灌注大剂量的抗癌药物，毒副反应较明显，水化治疗尤为重要，术后3天内行静脉输液每天2500~3000mL，根据病人情况调整滴速，60~80滴/分，如老年或心肾功能不全者酌减。鼓励病人多饮水，每日饮水不少于2500mL，排尿要求3000mL以上，以便药物毒素能通过肾脏尽快排出。

④体温的监测：密切观察体温的变化，根据病情给予及时的物理降温，必要时采用药物降温。出汗多时及时给病人更换床单、被单、衣裤，做好口腔和皮肤护理。

⑤胃肠道反应的护理：术后应禁食4~6h，由于化疗药物的不良反应，可引起恶心、呕吐症状。护理上做好解释工作，给予甲氧氯普胺（胃复安）注射，使胃肠道反应有所减轻。饮食宜清淡，少量多餐，加强口腔护理，减少不良刺激，促进毒素排泄。

⑥疼痛的护理：介入治疗2~3天内，因肿瘤组织坏死可引起肿瘤区疼痛。护士在加强病情观察的同时，要做好病人的安慰工作。对于疼痛不能耐受时，密切观察疼痛的部位、性质、程度，以便和其他并发症引起的疼痛区分开来，必要时按医嘱使用止痛药。

5. 用药护理

根据医嘱给病人应用抗肿瘤的化学药物治疗，注意药物疗效，以及不良反应（相关内容见第五章第七节）。鼓励病人保持积极心态，坚持完成化疗。

6. 心理护理

（1）充分认识病人的心理反应：肝癌病人同其他癌症病人一样，往往会表现否认、愤怒、忧伤、接受几个心理反应阶段。病人表现为恐惧、焦虑，甚至出现绝望自杀的行为，护理人员应给予正确的心理疏导，让病人尽快接受疾病诊断的事实，积极配合治疗与护理，从而延缓生命。

（2）建立良好的护患关系：应注意与病人建立良好的护患关系，多与病人交谈以深入了解其内心活动，多关心病人并取得其信任，鼓励病人说出其内心感受，给予适当的解释。避免各种不良刺激，避免在病人面前讨论病情或表示任何惊慌、惋惜的情绪，对病人的申诉表示同情，并全力以赴设法解除其疾苦。

（3）减轻恐惧心理：耐心处理病人提出的各种要求，并积极协助处理病人出现的各种不适症状，以稳定病人的情绪。此外，应给病人亲属以心理支持和具体指导，提高家庭的应对能力，鼓励家庭成员多陪伴病人，减轻病人的恐惧并稳定病人的情绪。

【健康教育】

1. 疾病知识指导

指导病人和家属熟悉肝癌的相关知识，以随时发现病情变化，及时就诊，调整治疗方案。按医嘱服药，忌服损肝药物。

2. 生活指导

保持生活规律，注意劳逸结合，避免情绪剧烈波动和劳累，以减少肝糖原分解，减少乳酸和血氨的产生。

3. 饮食指导

指导病人合理进食，增强机体抵抗力。戒烟、酒，减轻对肝脏的损害。注意饮食和饮水卫生。

4. 心理指导

指导病人保持乐观情绪，建立积极的生活方式，有条件者可参加社会性抗癌组织活动，增加精神和情感支持，以提高机体抗癌功能。

第六节 急性胰腺炎病人的护理

急性胰腺炎（acute pancreatitis）是指多种病因导致胰酶在胰腺内被激活后引起胰腺组织自身消化、水肿、出血甚至坏死的化学性炎症，是临床上常见的急腹症之一。临床主要以急性上腹痛、发热、恶心、呕吐、血和尿淀粉酶增高等为特点。病变程度轻重不等，可分为轻症急性胰腺炎（MAP）和重症急性胰腺炎（SAP）。本病可见于任何年龄，但以青壮年居多。

【病因与发病机制】

引起急性胰腺炎的病因较多，常见的有胆石症、大量饮酒和暴饮暴食，我国以胆道疾病为常见病因，西方国家则以大量饮酒引起的多见。

1. 胆石症与胆道疾病

胆石症、胆道感染或胆道蛔虫等均可引起急性胰腺炎，其中胆石症最为多见。因为在解剖上有70%~80%的胰管与胆总管汇合成共同通道开口于十二指肠壶腹部，如果有结石嵌顿在壶腹部，就会导致胰腺炎和上行胆管炎，即"共同通道学说"此外还有其他一些因素：①梗阻：由于以上各种因素致Oddi括约肌水肿、痉挛，使十二指肠壶腹部出口梗阻，胆汁逆流入胰管，引起急性胰腺炎。②Oddi括约肌功能不全：胆石在移行过程中损伤胆总管、壶腹部或胆道感染引起Oddi括约肌松弛，使十二指肠液反流入胰管，损伤胰管，引起急性胰腺炎。③胆道感染时细菌毒素、游离胆酸、非结合胆红素等，可通过胆胰间淋巴管交通支扩散到胰腺，激活胰酶，引起急性胰腺炎。

2. 胰管阻塞

胰管结石、狭窄、肿瘤或蛔虫钻入胰管等均可引起胰管阻塞，胰管阻塞导致内压过高，使胰液外溢到间质引起急性胰腺炎。

3. 酗酒和暴饮暴食

大量饮酒和暴饮暴食均可致胰液分泌增加，并刺激Oddi括约肌痉挛，十二指肠乳头水肿，使胰管内压增高，胰液排出受阻，引起急性胰腺炎。长期嗜酒者常有胰液蛋白沉淀，形成蛋白栓堵塞胰管，致胰液排泄障碍。

4. 其他

某些急性传染病，如流行性腮腺炎、传染性单核细胞增多症等；内分泌与代谢疾病，如甲状旁腺疾病、家族性高脂血症等；某些药物，如噻嗪类利尿剂、糖皮质激素等，以及腹部手术与创伤损伤胰腺或胰管等，均与急性胰腺炎发病有关。

急性胰腺炎的病理变化一般分为急性水肿型和急性坏死型两型：

1. 急性水肿型

可见胰腺肿大、分叶模糊、间质水肿、充血和炎性细胞浸润等改变；可见点状脂肪坏死，无明显胰实质坏死和出血。

2. 急性坏死型

可见胰腺红褐色或灰褐色并有明显出血，分叶结构消失，胰实质有较大范围的脂肪坏死，坏死灶周围有炎性细胞浸润，病程稍长者可并发脓肿、假性囊肿或瘘管形成。

【临床表现】

急性胰腺炎因病理变化的性质与程度不同，临床表现也不一样。

1. 症状

（1）腹痛：是本病最主要的表现和最常见的首发症状。突然起病，常在暴饮暴食或酗酒后突然发生。疼痛性质不一，呈钝痛、绞痛或刀割样疼痛，持续性，阵发性加剧，不易被一般胃肠解痉药缓解。疼痛部位多位于中上腹，可向腰背部呈带状放射。取弯腰抱膝位可减轻，进食后加剧。水肿型胰腺炎，腹痛一般在3~5天后缓解，出血性坏死型胰腺炎，腹痛剧烈、持续时间较长，因腹腔渗液扩散及腹膜炎引起全腹疼痛。极少数病人腹痛极轻微或无腹痛。

（2）恶心、呕吐及腹胀：多在起病后出现恶心、呕吐，大多频繁而持久，吐出食物和胆汁，呕吐后腹痛并不减轻。可同时伴有腹胀，严重时因麻痹性肠梗阻腹胀明显。

（3）发热：多数有中度以上发热，持续3~5天。若发热持续1周以上伴有白细胞升高，提示继发感染，如胰腺脓肿、胆道感染等。

（4）低血压和休克：重症胰腺炎常发生，病人烦躁不安、皮肤苍白、湿冷等；极少数病人可突然出现休克，甚至发生猝死，亦可逐渐出现，或在有并发症时出现。其主要原因为有效循环血容量不足、周围血管扩张、胰腺坏死释放心肌抑制因子致心肌收缩不良、并发感染和消化道出血等。

（5）水、电解质，酸碱平衡及代谢紊乱：多有轻重不等的脱水，呕吐频繁者可有代谢性碱中毒。出血性坏死型者可有显著脱水和代谢性酸中毒，伴血钾、血镁、血钙降低。

2. 体征

（1）轻症急性胰腺炎：腹部体征较轻，一般与主诉腹痛程度不一致，可有肠鸣音减弱，但无腹肌紧张和反跳痛。

（2）重症急性胰腺炎：病人常呈急性重病面容，痛苦表情，脉搏增快，呼吸急促，血压下降；出现上腹或全腹压痛明显，腹肌紧张，反跳痛等急性腹膜炎体征，伴麻痹性肠梗阻时有明显腹胀；肠鸣音减弱或消失。可出现移动性浊音，腹水多呈血性。少数病人由于胰酶或坏死组织液及出血沿腹膜后间隙渗到腹壁下与肌层，致两侧腰腹部皮肤呈暗灰蓝色，称之 Grey-Turner 征；若出现脐周围皮肤青紫，称为 Cullen 征。如有胰腺脓肿或假性囊肿形成，上腹部可扪及肿块。在胆总管或壶腹部结石，胰头炎性水肿压迫胆总管时，可出现黄疸。低血钙时有手足抽搐，提示预后不良。

3. 并发症

水肿型胰腺炎无明显并发症，出血性坏死型胰腺炎并发症多且严重。

（1）局部并发症有胰腺脓肿和假性囊肿，并发胰腺脓肿时可有高热、腹痛、出现上腹肿块和中毒症状。假性囊肿则常在病后3~4周形成，系由胰液和液化的坏死组织在胰腺内或其周围组织包裹所致。

（2）全身并发症常在病后数天出现，如并发急性肾衰竭、急性呼吸窘迫综合征、心力衰竭、消化道出血、胰性脑病、弥散性血管内凝血、肺炎、败血症、糖尿病等，病死率极高。

【辅助检查】

1. 白细胞计数

多有白细胞增多及中性粒细胞核转移。

2. 血、尿淀粉酶测定

血清淀粉酶一般在起病后6~12小时开始升高，48小时后开始下降，持续3~5天。血清淀粉酶一般超过正常值的3倍，即可诊断本病，但淀粉酶的高低不一定反映病情轻重，坏死型胰腺炎血清淀粉酶值可正常或低于正常。尿淀粉酶升高较晚，常在发病后12~14小时开始升高，下降缓慢，持续1~2周逐渐恢复正常。尿淀粉酶受病人尿量的影响。

3. C反应蛋白（CRP）

CRP是组织损伤和炎症的非特异性标志物，有助于评估和监测急性胰腺炎的严重程度，在胰腺坏死时CRP明显升高。

4. 血清脂肪酶测定

血清脂肪酶常在病后24~72小时开始升高，持续7~10天，对病后就诊较晚的急性胰腺炎病人有诊断价值，且特异性也较高。

5. 其他生化检查

血糖升高较常见，持久空腹血糖高于10mmol/L反映胰腺坏死。可有血钙降低，若低于1.75mmol/L则预后不良。此外，可有血清AST、LDH增加，血清蛋白降低。

6. 影像学检查

腹部X线平片可见肠麻痹或麻痹性肠梗阻征象；腹部B超与CT显像可见胰腺弥漫增大，与周围边界模糊不清，坏死区呈低密度图像或低回声，对诊断胰腺脓肿或假性囊肿有帮助。

【治疗要点】

治疗的原则为减少及抑制胰腺分泌，抑制胰酶活性，纠正水、电解质紊乱，维持有效血容量，防治并发症。

1. 监护

有条件者应转入重症监护病房（ICU）。针对器官功能衰竭及代谢紊乱采取相应的措施，密切监测生命体征及尿量的变化。

2. 营养

支持重症胰腺炎病人尤其重要。早期采用全胃肠外营养（TPN）；如无肠梗阻，应早期过渡到肠内营养（EN），防止肠内细菌移位引起胰腺坏死合并感染。

3. 减少胰腺分泌

①禁食及胃肠减压；②抗胆碱能药，如阿托品、山莨菪碱（654-2）等肌注；③生长抑素、胰高血糖素和降钙素能抑制胰液分泌，尤以生长抑素类药物奥曲肽疗效较好，首剂100μg静注，以后按250μg/h静滴，持续3~7天。

4. 解痉镇痛

阿托品或山莨菪碱肌注，每天2~3次。疼痛剧烈者可加用派替啶50~100mg肌注，必要时6~8小时可重复使用一次。亦可用吲哚美辛镇痛解热。

5. 抗菌治疗

重症胰腺炎常规使用抗生素,有预防胰腺坏死合并感染的作用,常选用氧氟沙星、环丙沙星、克林霉素及头孢菌素类。

6. 抗休克及纠正水、电解质平衡紊乱

积极补充液体和电解质,维持有效循环血容量。重症病人应给予清蛋白、鲜血及血浆代用品,合并休克者在扩容的基础上用血管活性药,注意纠正酸碱失衡。

7. 中医治疗

对急性胰腺炎效果良好。主要有:柴胡、黄连、木香、白芍、芒硝、厚朴、枳实等。

8. 手术治疗

对于急性出血性坏死型胰腺炎经内科治疗无效,或胰腺炎并发脓肿、假性囊肿、弥漫性腹膜炎、肠穿孔、肠梗阻及肠麻痹坏死时,需实施外科手术治疗。

【常见护理诊断与医护合作性问题】

(1) 疼痛:腹痛与胰腺及其周围组织炎症、水肿、坏死有关。

(2) 体温过高:与胰腺炎症、坏死和继发感染有关。

(3) 有体液不足的危险:与恶心、呕吐、禁食、胃肠减压有关。

(4) 潜在并发症:电解质紊乱、急性呼吸窘迫综合征、急性肾衰竭、心功能不全、败血症等。

【护理措施】

1. 一般护理

(1) 休息与体位:绝对卧床休息,减轻胰腺负担,降低代谢率,增加脏器血流量,促进组织修复和体力恢复。协助病人采取舒适体位,如弯腰、屈膝侧卧,以减轻腹痛。因剧痛辗转不宁者,防止坠床,移除床周围危险物,保证安全。

(2) 禁食和胃肠减压:多数病人禁食1~3天(重症病人至少禁食数周),明显腹胀和病情严重经禁食腹痛无明显缓解者,进行胃肠减压,目的在于减少胃液和食物刺激引起的胰液分泌,减轻腹痛腹胀。禁食期间不能饮水,可含漱或用水湿润口唇,做好口腔护理。

(3) 营养支持:分为完全胃肠外营养(TPN)、肠道营养(TEN)、胃肠内营养(EN)3个阶段。①术前和术后早期,需抑制胰腺分泌功能,胰腺处于休息状态,由于创伤和严重感染时,胃肠功能障碍,必须使用TPN,此为第1阶段,为2~3周;②术后3周左右开始,病情基本稳定,肠道功能恢复,通过空肠造瘘提供营养(即TEN),此为第2阶段,为3~4周;③长期应用静脉营养,可致肠道黏膜萎缩、肠道屏障功能下降和菌群失调,故早期逐渐恢复经口进食(即EN),此为第3阶段。

2. 病情观察

(1) 密切观察生命体征和意识变化,心率≥100次/分、收缩压≤90mmHg、脉压≤20mmHg,提示血容量不足和休克;呼吸≥30次/分,警惕急性呼吸窘迫综合征(ARDS);出现焦虑不安、幻觉、定向力障碍、失语、昏迷,提示并发胰源性脑病。

(2) 注意病人血压、神志及尿量的变化,如出现血压下降、尿量减少、神志改变、皮肤黏膜苍白、冷汗等低血容量性休克的表现,应积极配合医师进行抢救。

(3) 胃肠减压者,观察引流物的性质和量,注意有无咖啡色或暗红色引流物出现,警惕消化道应激性溃疡出血及DIC。准确记录24小时出入量,必要时留置导尿管记录每小时尿量,若尿量<30mL/h 或 500mL/24h，提示脱水、休克或肾衰竭。

（4）定时观察腹痛、腹胀情况，每天至少 2 次仔细评估腹部体征。若腹痛持续存在，提示并发胰腺脓肿、假性囊肿等；若疼痛剧烈、腹肌紧张、压痛、反跳痛明显，提示并发腹膜炎。

3. 对症护理

（1）疼痛的护理：遵医嘱给予止痛药，一般用阿托品，但持续应用时应注意病人有无心动过速等不良反应。止痛效果不佳时遵医嘱配合使用其他止痛药，如哌替啶。禁用吗啡，以防引起 Oddi 括约肌痉挛，加重病情。安慰病人，使其避免紧张、恐惧。指导病人运用一些减轻腹痛的方法，如深呼吸、转移注意力、松弛疗法、皮肤针刺疗法等。

（2）低血容量性休克的急救：①病人取平卧位，注意保暖，给予氧气吸入。②尽快建立静脉通路，必要时静脉切开，按医嘱输注液体、血浆或全血，补充血容量。根据医嘱调整给药速度，必要时测定中心静脉压，以决定输液量和速度。③如循环衰竭持续存在，按医嘱给予升压药。④迅速准备好抢救用物，如静脉切开包、人工呼吸器、气管切开包等。

4. 用药护理

应用以下药物时注意：①阿托品：观察治疗效果，注意其有口干、心率加快、排尿困难等不良反应。②西咪替丁：静脉给药时，偶有血压降低、心跳呼吸停止等，给药时速度不宜过快，密切观察病人反应，注意有无异常表现和不适主诉。③抗生素：遵医嘱早期用药，另外注意，由于大量应用抗生素，易并发真菌感染，应加强口腔护理，定期作大小便真菌培养，以助诊断。

5. 心理护理

由于本病呈急性起病，病人出现剧烈腹痛，一般止痛药无效。常使病人及家属产生不良的心理反应。加强巡视，多与病人沟通交流，了解病人的护理需求，及时作出反应，让病人有安全感；介绍本病相关知识，及时解答病人的问题，减轻病人的焦虑、紧张、恐惧心理；充分调动社会力量支持，关心、帮助病人；给病人提供安静、清洁、舒适、无不良刺激的治疗环境，促进其康复。

【健康教育】

（1）向病人及家属介绍本病的相关知识，教育病人消除或避免诱发因素，如积极治疗胆道疾病、避免暴饮暴食及酗酒。

（2）指导病人及家属掌握饮食卫生知识，病人平时应养成规律进食习惯，避免暴饮暴食。腹痛缓解后，应从少量低脂、低糖饮食开始逐渐恢复正常饮食，但应避免刺激强、产气多、高脂肪和高蛋白食物，戒除烟酒，防止复发。

（3）指导病人按医嘱坚持用药，避免使用易引发本病的药物；出现异常征象及时就诊，定期复查。

第七节 上消化道大量出血病人的护理

上消化道出血（upper gastrointestinal hemorrhage）是指屈氏韧带以上的消化道，包括食管、胃、十二指肠、胰、胆等部位的出血，以及胃空肠吻合术后的空肠病变出血。是临床常见的急性病症之一，常表现急性大出血，其中以呕血和（或）黑粪多见。上消化道大出血是指在数小时内失血量超过 1000mL 或循环血量的 20% 以上，常伴有血容量减少而引起急性周围循环衰竭，严重者导致失血性休克而危及病人生命。及早识别出血征象，严密观察病情变化，迅速准确的抢救治疗和细致的临床护理，是抢救病人生命的重要环节。

【病因与发病机制】

上消化道出血的病因很多，上消化道疾病及全身性疾病均可引起，其中常见的有消化道溃疡、急性胃黏膜损害、食管胃底静脉曲张破裂和胃癌。具体病因分类如下：

(1) 食管疾病：食管炎症、食管癌、食管贲门黏膜撕裂综合征。

(2) 门静脉高压致食管、胃底静脉曲张破裂肝硬化、门静脉阻塞。

(3) 胃与十二指肠疾病：消化性溃疡、急性胃黏膜病变、慢性胃炎、胃癌等。

(4) 胃肠道邻近器官或组织疾病：胆道出血、胰腺癌、急性胰腺炎并发脓肿破溃等。

(5) 全身性疾病：血液病、血管性疾病、尿毒症、结缔组织病、应激性溃疡、急性传染病等。

【临床表现】

上消化道大量出血的临床表现取决于病变的性质、部位和出血量与速度，并与病人出血前的心、肾、肝功能等全身状况有关。慢性出血，即使出血量较多，由于身体逐渐代偿，脉搏、血压可无明显变化；急性出血，即使出血不多，也可有脉搏细速、血压下降、晕厥，严重者可出现休克或意识障碍。上消化道出血主要表现如下。

1. 呕血与黑便

是上消化道出血的特征性表现，所有大出血均有黑便，但不一定有呕血。幽门以上出血常有呕血和黑便，在幽门以下者可仅表现为黑便，但出血量少而速度慢的幽门以上病变亦可仅见黑便，而出血量大、速度快的幽门以下病变可因血液反流入胃，引起呕血。十二指肠球部出血以黑粪为主，少数为呕血。十二指肠下段出血常为黑粪，呕血较少见。

呕血与黑便的颜色、性质亦与出血量和速度有关。呕血呈鲜红色或血块提示出血量大且速度快，血液在胃内停留时间短，未经胃酸充分混合即呕出；如呕血呈棕褐色咖啡渣样，则表明血液在胃内停留时间长，经胃酸作用形成正铁血红素所致。柏油样黑便，黏稠而发亮，是因血红蛋白中铁与肠内硫化物作用形成硫化铁所致；当出血量大且速度快时，血液在肠内推进快，粪便可呈暗红甚至鲜红色，需与下消化道出血鉴别；反之，空肠、回肠的出血如出血量不大，在肠内停留时间较长，也可表现为黑便，需与上消化道出血鉴别。

2. 失血性周围循环衰竭

上消化道大量出血时，循环血容量急剧减少，静脉回心血量相对不足，导致心排血量降低，多发生急性周围循环衰竭，其程度轻重因出血量多少和失血速度快慢而异。一般表现为头昏、心悸（活动后更明显）、乏力、口渴、盗汗，以及体位性晕厥、肢体冷感、心率加快、血压偏低等一系列组织缺血的表现。严重者呈休克状态。

出血性休克早期体征有脉搏细速、脉压变小，血压可因机体代偿作用而正常甚至暂时偏高，此时应特别注意血压波动，并予以及时抢救，否则血压将迅速下降。呈现休克状态时，病人表现为面色苍白、呼吸急促、口唇发绀，皮肤湿冷，呈灰白色或紫灰花斑，施压后退色经久不能恢复，体表静脉塌陷；精神萎靡、烦躁不安，重者反应迟钝、意识模糊；收缩压降至80mmHg以下，脉压<30mmHg，心率加快至120次/分以上。休克时尿量减少，在补足血容量后病人仍少尿或无尿，应考虑并发急性肾衰竭。

3. 发热

上消化道大出血后，多数病人在24小时内出现发热，一般不超过38.5℃，可持续3~5天。发热原因尚不清楚，可能与循环血容量减少，急性周围循环衰竭，导致体温调节中枢功能障碍有关。

4. 氮质血症

上消化道大出血病人，肠道中的含氮物质增加，造成氮质血症，临床称为肠源性氮质血症。血尿素氮常在出血后数小时开始上升，24~48小时达到高峰，但大多不超过 14.3mmol/L，如无继续出血，3~4天降至正常。

【辅助检查】

1. 血常规

上消化道出血后均有急性失血性贫血；出血后 6~12 小时红细胞计数、血红蛋白浓度及血细胞比容下降；在出血后 2~5 小时白细胞数开始增高，血止后 2~3 天降至正常。

2. 胃、十二指肠镜检查

在急性上消化道出血时，纤维胃镜检查是目前诊断上消化道出血病因和部位的首选方法。一般主张在出血后 24~48 小时内进行紧急内镜检查。在内镜直视下还可取活组织作出病理诊断，并可通过内镜进行止血治疗。其诊断价值比 X 线钡剂检查为高，阳性率一般达 80% 以上。

3. X 线钡餐检查

对消化性溃疡的诊断帮助较大，但出血期间做此检查可加重出血，目前多被胃、十二指肠镜检查取代。上消化道气钡双重造影可以观察黏膜相。

4. 选择性动脉造影

如消化道出血经内镜和 X 线检查均未发现病变时，应做选择性动脉造影检查。对肠血管畸形、小肠平滑肌瘤等有很高的诊断价值。

【治疗要点】

上消化道出血病情急、变化快，严重者可危及生命，应争分夺秒，积极抢救。以止血、补充血容量、抗休克为治疗原则。

1. 一般急救措施

应卧床休息，取平卧位，抬高下肢，保持呼吸道通畅，必要时吸氧。进温凉流质饮食。活动性出血期间应禁食。密切监视病人生命体征；随时观察呕血、黑粪、尿量、神志等情况；定期复查血常规、大便潜血试验。

2. 积极补充血容量

立即采血进行交叉配血实验，尽快建立有效的生命通道，补充血容量。在输血前，先静脉输入 5%~10% 葡萄糖溶液。若血源不足，可用右旋糖酐或其他血浆代用品暂时代替。补液量、输血量及速度需依据血压、心率、尿量和中心静脉压检测情况而定；为防止急性肺水肿的发生，输液的速度不宜过快、量不宜过多。纠正急性失血性周围循环衰竭的关键是输足量全血。肝硬化病人宜用新鲜血，因库存血含氨较高，易诱发肝性脑病。

血容量已补足的指征：四肢逐渐转温，面色红润；肛温与皮温差缩小；脉搏渐正常；收缩压趋于正常，脉压>30mmHg；尿量>30mL/h；中心静脉压恢复正常。

3. 止血措施

应针对不同的病因，采取相应的止血措施。

（1）止血药物

①血管升压素：是目前上消化道出血常用的止血药，多用于门静脉高压所致出血。不良反应有腹痛、血压升高、心律失常、心绞痛等，严重者可出现心肌梗死，故冠心病者应禁止使用。为了降低其不良反应，目前多主张与硝酸甘油同时使用。

②生长抑素：近年来多用于治疗肝硬化食管胃底静脉曲张破裂出血的病人，直接作用于内脏血管平滑肌，使内脏血流量减少，降低门静脉压力。控制食管静脉曲张破裂出血的效果优于血管升压素，且不良反应少，一般使用奥曲肽。

③组胺 H_2 受体拮抗剂、质子泵抑制剂：多用于消化性溃疡与急性胃黏膜病变引起的上消化道出血的治疗（参照消化性溃疡）。

④其他：一般止血药物有酚磺乙胺（止血敏），还可再加入适量的维生素 K_1 及维生素 C。

（2）三腔管气囊压迫止血：主要用于食管胃底静脉曲张破裂出血，或用于药物不能控制出血者的应急抢救。

（3）内镜直视下止血，应针对不同的病因，采取相应的止血措施。

①硬化疗法：通过内镜将硬化剂注射至曲张静脉内，以达到止血目的。一般适于对手术不能耐受的病人。

②内镜下直接对出血灶喷洒止血药物，多用于消化性溃疡与急性胃黏膜病变引起上消化道出血的治疗，常用药物有孟氏液、去甲肾上腺素。

③高频电凝、激光止血：电凝止血一般经内镜用高频电发生器、高频电极及热活检钳直视下行电凝止血。多用于消化性溃疡与急性胃黏膜病变引起上消化道出血的治疗，对食管静脉曲张出血，不适宜使用。激光止血：用激光照射出血组织，但对食管静脉曲张出血无效。

4. 手术治疗

上消化道出血，如经内科治疗仍出血不止，可行紧急手术治疗。

【常见护理诊断与医护合作性问题】

（1）体液不足：与上消化道大量出血有关。

（2）恐惧：与大量出血不止有关。

（3）潜在并发症：休克，肝性脑病。

（4）生活自理能力缺陷：与失血后头晕、乏力、心悸有关。

【护理措施】

1. 一般护理

（1）环境：保持环境安静、舒适。病人呕吐的血迹及污染被服应随时更换，以避免不良刺激。

（2）休息与体位：大出血时病人应绝对卧床休息，取平卧位并将下肢略抬高，以增加回心血量，保证脑部供血。呕吐时头偏向一侧，避免误吸。必要时用负压吸引器清除气道内的分泌物、血液或呕吐物，保持呼吸道通畅，必要时给予氧吸入。

（3）饮食护理：①少量出血无呕吐者，可进温凉、流质饮食，这对消化性溃疡病人尤为重要。出血停止后渐改为营养丰富、易消化、无刺激性半流质、软食，逐步改为普食，同时少食多餐，规律进食，忌辛辣刺激性食物和饮料，戒烟、酒。②食管胃底静脉曲张破裂出血、急性大出血伴恶心、呕吐者遵医嘱禁食。③食管胃底静脉曲张破裂出血的病人，止血后 1~2 天渐进高热量、高维生素流质，限制钠和蛋白质摄入，避免粗糙、坚硬、刺激性食物，且应细嚼慢咽，防止损伤曲张静脉而再次出血。

2. 病情观察

密切监测病人生命体征及出血，严密观察病情变化。因为上消化道出血在短期内就会出现循环衰竭、休克症状。

（1）出血量的评估：一般情况，大便隐血试验阳性提示每天出血量>5mL，当出血量达 50 以上，可表现为黑粪，胃内积血量达 250~300mL 时可引起呕血；一次出血量在 400mL 以下时，一般不引起全身症状；如出血量达 400~500mL，可出现头晕、心悸、乏力等症状；如超过 1000mL，临床即出现急性周围循环衰竭的表现，严重者引起失血性休克。

评估出血量应动态观察病人的心率、血压。先测平卧位时的心率与血压，然后测半卧位时的心率与血压，如半卧位即出现心率增快 10 次/分以上、血压下降幅度>15mmHg、头晕、出汗甚至晕厥，则表示出血量大，血容量已明显不足，是紧急输血的指征。如收缩压<90mmHg、心率>120 次/分，伴有面色苍白、四肢湿冷、烦躁不安或神志不清，则已进入休克状态，属严重大量出血，是紧急抢救的指征。

（2）继续出血或再次出血的指征：诊断有活动性出血或再次出血，主要依据以下几种情况：①反复呕血，甚至呕吐物由咖啡色转为鲜红色；②黑便次数增多且粪质稀薄，色泽转为暗红色，伴肠鸣音亢进；③红细胞计数、血细胞比容、血红蛋白测定不断下降，网织红细胞计数持续增高；④周围循环衰竭的表现经补液、输血而未改善，或好转后又恶化，血压波动，中心静脉压不稳定；⑤在补液充足、尿量正常的情况下，血尿素氮持续或再次增高；⑥门静脉高压合并脾大的病人，在出血后脾脏暂时缩小，如不见脾恢复肿大亦提示出血未止。

3. 用药护理

有计划的使用病人外周血管，遵医嘱迅速、准确地实施各种止血治疗及用药等抢救措施，并观察治疗效果及不良反应。输注血液或血液制品时要严格核对，并密切注意有无变态反应发生。一旦发生及时处理。

4. 三腔气囊管的护理

插管前仔细检查，确保三腔气囊管通畅并分别做好标记，备用。协助医生为病人作鼻腔、咽喉部局麻，经鼻腔插管至胃内。分别向胃囊和食管囊注气将食管引流管、胃管连接负压吸引器，定时抽吸，观察出血是否停止。出血停止后，放松牵引，放出囊内气体，保留管道继续观察 24 小时，未再出血则考虑拔管。气囊压迫以 3~4 天为限，继续出血者可适当延长。

留置三腔气囊管期间：①定时测量气囊内压力，以防压力不足而未能止血，或压力过高而引起组织坏死。②当胃囊内压力不足或胃囊破裂时，食管囊可向上移动，阻塞于喉部引起窒息，一旦发生应立即抽出食管囊内气体，拔除管道。③气囊充气加压 12~24 小时应放松牵引，放气 15~30 分钟，如出血未止，再注气加压，以免食管胃底黏膜受压过久而致糜烂、坏死。④三腔管无食管引流管腔，必要时可另插一管抽吸食管内积聚的液体，以防误吸引起吸入性肺炎。⑤定时做好鼻腔、口腔的清洁，用液状石蜡润滑鼻腔、口唇。⑥床旁置备用三腔气囊管、血管钳及换管所需用品，以便紧急换管时用。

5. 心理护理

反复长期消化道大出血，会使病人及其家属极度恐惧不安，使病人容易产生悲观、绝望的心理反应，对疾病的治疗失去信心。护理人员应关心、安慰病人。抢救工作应迅速而不忙乱，以减轻病人的紧张情绪。经常巡视，大出血时专人陪伴病人，使其有安全感。解释各项检查、治疗措施，听取并解答病人或家属的提问，以减轻他们的疑虑。

【健康教育】

1. 疾病知识指导

应帮助病人和家属掌握有关疾病的病因和诱因、预防、治疗和护理知识，以减少再度出血的危险。指导病人及家属学会早期识别出血征象及应急措施，若出现呕血、黑便或头晕、心悸等不适，立即卧床休息，保持安静，减少身体活动；呕吐时取侧卧位以免误吸；立即送医院治疗。

2. 饮食指导

进食营养丰富、易消化的食物，避免粗糙、刺激性食物，或过冷、过热、产气多的食物、饮料，禁烟、浓茶、咖啡等对胃有刺激的食物。合理饮食是避免诱发上消化道出血的重要环节。

3. 生活指导

生活起居要规律，劳逸结合，保持良好的心境和乐观主义精神，保证身心休息。在医师指导下用药。慢性病者应定期门诊随访。

（何　艳）

第三章 神经系统疾病

第一节 偏头痛

偏头痛是一种反复发作的血管性头痛，呈一侧或两侧搏动性头痛为主要特点，常伴恶心和呕吐。少数典型者发作前有视觉、感觉和运动等先兆，可有家族史。有研究表明成年人偏头痛的患病率为 7.7%~18.7%。其中成年男性为 1%~19%，成年女性为 3%~29%。偏头痛的发作可与多种因素有关，包括各种理化因素的刺激，精神因素以及体内激素水平变化等。

一、病因及发病机理

偏头痛的发生可能与遗传、内分泌、代谢紊乱及饮食、精神、情绪、睡眠和气候变化等相关。其发病机理未明，目前有以下几种学说，但均不能解释偏头痛发生的全过程。

(一) 血管学说

该学说由 Wolff 等提出，将偏头痛发作分为 4 期：
①第一期，由于某些原因一侧颅内发生血管收缩，产生缺血的前兆症状。
②第二期，为血管扩张期，产生搏动性头痛。
③第三期，由于血管壁出现无菌性炎症，而变为持续性头痛。
④第四期，由于颅肌、颈肌的继发性收缩，出现收缩性头痛。在血管学说中血小板 5-羟色胺（5-HT）的释放增加、代谢耗竭起了十分重要的作用。

(二) 皮层扩散性抑制（CSD）

Leao 等认为偏头痛相伴随的脑血流变化，并不是血管本身因血中介质而产生收缩，而是通过神经系统为中介而产生的。

(三) 神经血管假说或神经血管联合学说（脑干-三叉神经-血管反射学说）

该学说认为脑干中缝核是 5-HT 受体高聚集区，脑干神经元功能紊乱，三叉神经元起始的疼痛可能通过一种强力血管扩张剂降钙素基因肽（CGRP）导致血管扩张产生头痛。

二、临床表现

(一) 有先兆的偏头痛

以往称为典型偏头痛，占全部偏头痛的 15%~18%。好发于青年女性，20% 发生在 10 岁内，90% 以上发生在 40 岁前。头痛前有以视觉症状为主的先兆，是此类偏头痛的主要特征。可表现为闪光、暗点、视物模糊、异彩或较复杂的视幻觉。均从中央区开始，逐渐向周边扩大，偶尔形成单眼全盲。先兆持续 10~40 min，然后迅速消失，下次发作可出现同侧或对侧。除视觉症状外，先兆也可表现为咽、喉、舌、唇或肢体的感觉异常，偶有偏瘫和失语，这些症状可与视觉先兆同时出现，也可单独发生。先兆之后出现头痛。多从眼眶深部或额颞部开始，逐渐加剧，波及一侧头部，少数可影响到双侧。头痛以搏动性为典型表现，也可出现钻痛、胀痛等。头痛剧烈，常影响患者的日常活动，上下楼梯或类似的活动均可使头痛加重、大多数偏头痛发作时伴有恶心、呕吐、流泪、畏光、恐惧响声等症状。多数患者每次头痛持续时间在 4~72 h，睡眠可缓解。发作频率不等，50%以上每周发作少于 1 次，妊娠后 6~9 个月和绝经后头痛可自发性缓解。

（二）无先兆的偏头痛

也称普通偏头痛，比典型偏头痛常见，大多无先兆，头痛的性质和部位与典型偏头痛相似，头痛的持续时间稍长。

（三）特殊类型的偏头痛

除头痛外，少数患者可有局限性神经系统损伤。其中常见的有①眼肌麻痹性偏头痛：一般先有典型或普通型偏头痛，在发作性头痛消失后出现头痛侧的眼肌麻痹，受累神经主要为动眼或展神经，持续数日或数周后恢复。多次发作后部分患者的眼肌麻痹可经久不愈。②偏瘫型偏头痛：患者先有偏瘫或偏身感觉障碍，少数患者有失语，随后出现对侧或同侧的头痛。③基底动脉型偏头痛：先兆除出现视觉症状，如闪光、暗点、视物模糊或全盲外，还可出现眩晕、讷吃、双侧耳鸣、共济失调、部分患者可有意识模糊和跌倒。先兆后出现头痛。头痛主要发生在枕部，也有恶心、呕吐。④等位发作：有偏头痛病史，常有典型或普通型偏头痛发作，但有时头痛不明显，甚至全无头痛，而先兆症状突出，称为偏头痛等位发作。主要见于老年人。儿童表现为反复发作性腹痛、恶心、呕吐、腹泻，一般持续数小时。

（四）儿童期周期性综合征

通常是偏头痛的先兆。可分为以下三类：

①周期性呕吐：反复阵发性的呕吐及严重恶心发作，于个别患者常有固定模式的发作。发作时常脸色苍白及嗜睡，于两次发作间症状完全消失。

②腹痛型偏头痛：发作性腹痛，持续 1~72 h，发作间隙期正常，发作时可伴有恶心、呕吐和面色苍白。

③良性儿童期发作性眩晕：可能为异质性疾患，特征是在健康儿童反复发作无预警的短暂、阵发性眩晕，并会自行缓解。

三、诊断

反复发作的单侧或双侧头痛，具有搏动性，伴有恶心、呕吐、怕光、怕声，痛时日常活动受限，要考虑偏头痛的存在，如有家族史更支持诊断。2004 年国际头痛学会编制了各种头痛的诊断标准。

（一）无先兆偏头痛的诊断标准

（1）符合下述 2~4 项，发作至少 5 次。

（2）头痛发作（未经治疗或治疗无效），每次发作持续 4~72 h。

（3）具有以下特征至少 2 项：①单侧性。②搏动性。③程度中度到重度。④日常活动（如行走、爬楼梯等）后头痛加重或不敢活动。

（4）发作期间有下列之一：①恶心和呕吐。②畏光和畏声。

（5）排除其他疾病引起，以下至少 1 项：①病史和体格检查提示，无器质性和其他系统代谢性疾病证据。②或经相关检查已排除。③或虽有某种器质性疾病，但偏头痛初次发作与该病无密切关系。

（二）有先兆偏头痛的诊断标准

（1）符合下述 2~4 项，发作至少 2 次。

（2）先兆包括下列至少 1 项，但无运动障碍：①完全可逆性的视觉症状包括阳性症状（如闪光、暗点或折线）和/或阴性症状（如视野缺损）。②完全可逆性的感觉症状包括阳性特征（如针刺感）和/或阴性特征（如麻木感）。③完全可逆性的言语困难。

（3）包括下列至少 2 项：①同侧的视觉症状和/或单侧感觉症状。②至少一种先兆持续≥5 min 和/或不同的先兆连续出现，间隔≥5 min。③每种先兆症状持续≥5 min，≤60 min。

（4）先兆症状后 60 min 内出现符合无先兆偏头痛标准的 2~4 项的头痛症状（头痛也可与先兆症状同时发生）。

（5）排除其他疾病引起，以下至少 1 项：①病史和体格检查不提示有器质性疾病的证据。②病史和体格检查提示有某种器质性疾病的可能性，但经相关的实验室检查已排除。③虽然有某种器质性疾病，但偏头痛的初次发作与该病无密切联系。

（三）基底动脉型偏头痛的诊断标准

（1）至少 2 次发作符合 2~4 项。

（2）有完全可逆性的下列先兆症状至少 2 个（非运动障碍）：①构音困难。②眩晕。③耳鸣。④听力下降。⑤复视。⑥两眼颞侧和鼻侧的视觉症状。⑦共济失调。⑧意识水平降低。⑨双侧感觉异常。

（3）至少有下列 1 项：①至少一种先兆持续≥5 min 和/或不同的先兆连续出现，间隔≥5 min。②每种先兆症状持续≥5 min，≤60 min。

（4）先兆症状后 60 min 内出现符合无先兆偏头痛标准的 2~4 项的头痛症状（头痛也可与先兆症状同时发生）。

（5）排除其他疾病引起。

（四）偏瘫型偏头痛

可分为家族性和散发性，两者的诊断标准不同在于第 4 项。

（1）至少 2 次发作符合 2~3 项。

（2）先兆除包括完全可逆性的运动障碍外，至少应有以下 1 项：①完全可逆性的视觉症状包括阳性症状（如闪光、暗点或折线）和/或阴性症状（如视野缺损）。②完全可逆性的感觉症状包括阳性特征（如针刺感）和/或阴性特征（如麻木感）。③完全可逆性的言语困难。

（3）包括下列至少 2 项：①至少一种先兆持续≥5 min 和/或不同的先兆连续出现，间隔≥5 min。②每种先兆症状持续≥5 min，≤60 min。③先兆症状后 50 min 内出现符合无先兆偏头痛标准 2~4 项的头痛症状（头痛也可与先兆症状同时发生）。

（4）最少有 1 个一级或二级亲属符合上述标准的为家族性；一级或二级亲属中无类似病患者为散发性。

（5）排除其他疾病引起。

（五）儿童周期性综合征的诊断标准

（1）周期性呕吐多见于 2 岁以下儿童，其诊断标准为：①至少 5 次发作符合标准②和③。②周期性发作，个别患儿呈刻板性，严重恶心和呕吐持续 1 h~5 天。③发作期呕吐至少 4 次/小时，或至少 1 h。④发作间期症状完全缓解。⑤排除其他疾病引起。

（2）腹痛型偏头痛的诊断标准：①至少 5 次发作符合标准②—④。②腹痛持续 1~72 h（未经治疗或治疗无效）。③腹痛具有以下所有特点：位于中线、脐周或难以定位，性质为钝痛或微痛，程度中度或重度。④腹痛期至少有以下 2 项：食欲减退，恶心，呕吐，苍白。⑤排除其他疾病引起。

（3）良性儿童期发作性眩晕：①至少 5 次发作符合标准②。②多数为重度眩晕，发作前没有先兆，数分钟至数小时内自行缓解（常伴有眼球震颤和呕吐；部分发作伴有单侧搏动性头痛）。③发作间期神经系统检查、听力测试和前庭功能检查正常。④脑电图正常。

（六）视网膜型偏头痛的诊断标准

（1）至少2次发作符合2~3项。

（2）单眼阳性和/或阴性症状（如闪光、暗点或失明），发作期检查或通过患者自己画单眼视野缺损图（适当指导后）证实该症状为完全可逆性的。

（3）视觉症状后60 min内出现符合无先兆偏头痛标准的2~4项的头痛症状（头痛也可与视觉症状同时发生）。

（4）排除其他疾病引起。

（七）偏头痛状态的诊断标准

（1）无先兆偏头痛患者该次发作的症状除了持续时间不同外，与以往发作性质相同。

（2）头痛具有以下两个特点：①不间断的头痛持续>72 h。②程度为重度。

（3）排除其他疾病引起。

四、鉴别诊断

（一）丛集性头痛

男性多于女性，头痛以反复、密集性的发作为特征，呈周期性头痛，疼痛部位多位于一侧眼眶或球后、额颞部，为尖锐剧痛，痛处皮肤发红、发热，痛侧常有结合膜充血、流泪、流涕，也可出现Horner征，不伴有恶心、呕吐。喝酒、服用血管扩张剂以及精神过度紧张可诱发。

（二）紧张性头痛

以往称为肌收缩性头痛、神经性头痛、功能性头痛，是慢性头痛中最常见的一种。头痛可呈发作性或持续性，部位多在双颞侧、额、顶、枕部和（或）全头部，可扩散到颈、肩、背部。头痛性质呈压迫、束带感、麻木、胀痛和钝痛。可伴焦虑、失眠，很少伴恶心、呕吐、畏光和畏声等。头痛在紧张、烦躁和失眠时加重，体检时无阳性体征。

（三）蛛网膜下腔出血

突然起病、剧烈头痛，尤其是伴有恶心、呕吐、短暂性意识丧失的椎-基底动脉型偏头痛，要与蛛网膜下腔出血鉴别。后者的失痛多为持续性，常有脑膜刺激征，很少反复发作，睡眠不缓解是二者的鉴别要点，如腰穿发现有血性脑脊液或头颅CT扫描发现蛛网膜下腔有高密度影，则支持蛛网膜下腔出血的诊断。

（四）高血压脑病

高血压脑病引起的头痛与偏头痛相似，也可突然起病，出现剧烈头痛，伴有恶心、呕吐，个别患者有不同程度的意识障碍，测血压有助于诊断。

（五）癫痫

癫痫头痛程度较轻，且多在发作前后出现，偏头痛则以偏侧或双侧剧烈搏动性头痛为主要症状；癫痫患者头痛时脑电图可有癫痫波出现，而偏头痛患者很少出现；两者均可出现视幻觉，癫痫的视幻觉复杂，形象模糊，偏头痛患者则以闪光、暗点、视物模糊为主要特征；癫痫患者多有突然发生很快终止的意识障碍，而偏头痛患者则多无意识障碍，但需注意偏头痛和癫痫可以并存。

五、治疗

(一) 治疗原则

医生在选择药物的过程中应该与患者及家属共同探讨。对于大多数患者（急性除外）需要行抑制发展性治疗；在考虑预防性治疗之前，应选择抑制发展性治疗。对于预防性治疗仍有偏头痛发作的患者，治疗的重点应放在药物控制发作上。在不同的患者间，发作的严重程度、伴随症状、致残性、对社会活动的影响均不同；偏头痛抑制发展性药物的疗效也各异，因此要根据每个患者的具体情况"量体裁定"，这个原则也适用于预防性治疗。

(二) 治疗计划

1. 急性偏头痛发作的治疗

医师首先必须明确诊断，特异性药物如麦角胺、曲坦类药物只对偏头痛发作有效，而对紧张性头痛发作无效。因此，医师应该认识到：患者偏头痛发作间期的头痛一般是紧张性头痛。否则容易出现抗偏头痛药物过量。医师应该弄清哪些是偏头痛，哪些不是偏头痛。应该让患者记头痛日记，以便于查阅详细的病史情况；应与患者进行沟通，以明确患者能否区分偏头痛和其他类型的头痛。患者应注意，只有当偏头痛发作时，才使用抗偏头痛药物。

(1) 药物的选择：应根据偏头痛发作的特点；在同一患者，不是所有的发作都用同一种药物，轻度及部分中度发作可用阿司匹林、非甾体类抗炎药物治疗，最好联合促进吸收的药物，如甲氧氯普胺。若发作严重，使用 5-羟色胺 1B 和 1D 增效剂麦角胺、二氢麦角胺、舒马曲坦、佐米曲坦、那拉曲坦、利扎曲坦；若不能肯定头痛是否发展成偏头痛发作，应进行分期治疗，先用普通药，如阿司匹林、对乙酰氨基酚、非甾体类抗炎药。当偏头痛发作很剧烈时，最好用特异性抗偏头痛药物。当短期先兆（≤30 min）临近时，应使用针对中枢神经系统的药物，如麦角胺或曲坦类药物。部分有先兆期的患者也需分期治疗，先使用阿司匹林，直到明确其头痛是否轻微。

(2) 伴随症状：偏头痛伴随症状如恶心、呕吐，可以和头痛一样严重。由于胃肠瘀滞，使口服药物吸收延迟。因此，治疗开始时就应用止吐药和胃肠动力药物，如甲氧氯普胺，以改善胃肠蠕动，从而促进药物快速、更完全地吸收。大多数曲坦类药物可减轻恶心、呕吐，而抗偏头痛药物可缓解畏光症状。大多数药物都有胃肠外用药剂型，但疗效有很大差别。

(3) 既往用药效果：应注意既往用药的疗效和不良反应。既往无效的药物需要重新调换；应明确患者既往是否分期治疗。药物的不良反应，如服用麦角胺后呕吐，可能是因为剂量过高。所有的药物都有不良反应，因此，医师应认真对患者讲解。

(4) 禁忌证：既往病史或危险因素如缺血性心脏病或心血管疾病的个人、家族史，高血压未控制以及妊娠禁用麦角胺和曲坦类药物。一些医师认为：所有 5-HT 1B/1D 增效剂都应对血管性疾病患者慎用。阿司匹林和非甾体类抗炎药禁用于胃溃疡和出血性疾病患者。

(5) 药物剂量：抗偏头痛药物的吸收程度（尤其是麦角胺）存在个体差异，首次用药应小剂量，根据对发作的治疗情况（剧烈程度、发作频率）逐渐加量。最后，安全、有效的最大剂量应使用在发作初始。

(6) 给药方法：根据发作的特点和治疗时的状态，选择合理的用药方法，若呕吐不能口服，可改用皮下注射、栓剂、鼻吸等。若患者情况不好，必须尽快控制发作时；最好选用胃肠道外用药。

2. 预防性治疗

(1) 何时应用：偏头痛发作的预防性用药治疗需要医患双方认真探讨。偏头痛可在健康人群中发生，药物有不良反应，药物花费也是不小的开支。因此，预防性用药需要在以下情况时考虑：发作频率每日>2次；剧烈发作，妨碍了正常活动；心理上不能承受发作；抑制发展性治疗失败或不良反应严重。对于想要生育的患者，不采用预防性治疗。预防治疗前，育龄妇女要节育、尽量避免使用甾体类药物。注意预防应采用单一用药治疗，因为还未有令人信服的临床研究证实联合治疗的效果，并且联合治疗可能会增加不良反应，药物之间的相互作用还不清楚。

患者应坚持记头痛日记至少1个月，预防性治疗前就能够清楚地知道疾病的特点和存在的问题。一些患者在频繁偏头痛发作的间期也有头痛、药物使用过量或滥用，这些均可从日记中发现，而这些情况必须在实施预防性治疗前妥善处理。在预防性治疗期间，患者应坚持简单的头痛情况日记，记录头痛治疗的疗效；然而，常会带来患者依从性问题。患者根据头痛的剧烈程度、发作频率和药物的不良反应情况，每2~3个月，随诊复查1次。

（2）治疗时间：偏头痛发作的频率随时间会有变化，常不能肯定何时开始恢复，是药物作用还是疾病自然消退。应注意，当生活状况发生了巨大变化时，其本身会促进偏头痛发作频率的消退。即使预防性治疗很成功，也须在6~12个月后逐渐撤药。

（3）选择的药物：预防偏头痛的常见药物禁忌证：β-受体阻滞药是哮喘、心动过缓；非甾体类抗炎药是胃溃疡；苯噻啶、三环类抑郁药、丙戊酸钠是病性肥胖；氟桂利嗪是抑郁。

不良反应常会限制偏头痛药物的日常使用。应告诉患者常见的药物不良反应。让患者参与决定何时使用预防性治疗药物很重要。

医师应该查用药剂量、疗程。一些患者由于过量使用症状性药物，导致预防性药物治疗不成功。在这种情况下，不应视为预防治疗无效。

①药物剂量：偏头痛预防性药物治疗的生物活性差异很大，如普萘洛尔波动可相差10倍。因此，目前尚无偏头痛预防性药物的标准推荐剂量。一般地，药物的水平不是从血液或尿液中测量，因此对药物水平的检测缺乏说服性。治疗应从小剂量开始，根据疗效和不良反应情况每隔2~4周逐步增加。

②药物交叉反应：同时使用预防性和抑制发展性药物治疗可产生药物交叉反应。例如，NSAIDs可治疗急性发作，若此类药物同时用于预防，将可增加胃肠道应激和出血的危险。镁西麦角联合麦角类或曲坦类药物，会增加血管收缩并症。医生在用药时，必须检查药物相互作用情况。

③妊娠用药：有关妊娠期抗偏头痛药物治疗的资料很少。治疗发作，可考虑对乙酰氨基酚。对于顽固性剧烈偏头痛可住院输液治疗。偏头痛的预防也是类似的原则。是否预防性用药应与产科专家共同探讨。

3. 治疗方案的选择

（1）非甾体类抗炎药：非甾体类抗炎药治疗偏头痛的机制目前尚未完全清楚，可能的机制有：阻止前列腺素涉及神经性炎症反应，如血浆外渗；止痛作用，尤其对脑干三叉神经和抗伤害感受系统有特效。在对偏头痛的治疗中，药动学的重要参数之一是吸收速度。这类药口服吸收良好，血浆浓度高峰时间不到2 h。阿司匹林也吸收很快，血浆浓度高峰时间不到半小时，并很快代谢成水杨酸。由于对于偏头痛发作，口服药的吸收速度较慢，NSAIDs常联合促进胃动力止吐药使用，如甲氧氯普胺。阿司匹林和对乙酰氨基酸是最常使用的药物。对于无效的患者可联用甲氧氯普胺10 mg口服，或高溶性阿司匹林十甲氧氯普胺；也可增大药物剂量，使药物在开始初期就显效。若仍无效，可分别尝试非甾体类抗炎药+甲氧氯普胺、曲坦类药物，麦角胺。但NSAIDs联合曲坦类药物的相对疗效尚有争议。

非甾体类抗炎药可用于麦角胺滥用患者的撤药期，也可用于曲坦类药物滥用的撤药期。在急诊室，二氯芬肌酸注射效果较好。非甾体类抗炎药的不良反应有：胃痛、腹泻。禁忌证有：对阿司匹林或非甾体类抗炎药过敏、胃溃疡、口服抗凝药治疗。

（2）麦角碱类：麦角胺于1918年从麦角中分离出来，是一种碱性化合物，具有抗交感活性，1926年用于偏头痛的治疗。1938年，有人指出，麦角胺可收缩颅外血管。1945年，二氢麦角胺由于更有力的抗交感作用，被用于偏头痛的治疗。麦角碱可与多种受体相互作用，麦角胺和二氢麦角胺与5-羟色胺、多巴胺、去甲肾上腺素受体均有亲和力。目前一般认为麦角碱治疗偏头痛主要是其收缩血管作用。

（3）麦角胺：麦角胺在一些国家仍广泛用于治疗剧烈偏头痛发作。在合理使用下，安全、有效。在一些国家，麦角胺和曲坦类药物是治疗偏头痛剧烈发作的首选药。

按疗效、不良反应逐渐增高的顺序排列，麦角胺给药途径有：舌下和口服片剂、吸入、栓剂、静脉。除胃肠道外用药外，患者之间的生物活性差异很大。没有标准剂量，需要根据患者的具体情况裁定。安全用药的方式是：先从小剂量开始，根据疗效和不良反应情况逐渐增加，最后达到最佳剂量。严重的不良反应，如心绞痛、间歇性跛行，应停用本药（无论剂量怎样）。在临床实践中，口服或直肠用药后，呕吐患者占10%~20%。频繁呕吐常会影响本药的使用。麦角胺可直接作用于延髓化学感受器诱发区。麦角胺在有效剂量下引起的呕吐可同时加用甲氧氯普胺对症治疗。若患者感到头痛进一步进展，应立即调整用药剂量。建议麦角胺不要分次给药。

对于口服的麦角胺，可给予舌下片剂或普通片剂。推荐开始剂量为2 mg，最大剂量为6 mg。对于片剂，1 mg麦角胺酒石酸联合100 mg咖啡因，以增加麦角胺的吸收。对于直肠用药，推荐初始剂量为1 mg（半枚栓剂），最大剂量为4 mg（2枚栓剂）。直肠用药可能最有效，常用来治疗伴有严重恶心、呕吐的发作。麦角胺也可皮下注射或肌内注射，初始剂量为0.25 mg，最大剂量0.5 mg。注射用药由于不良反应较大，尤其易呕吐，因而不常用。

麦角胺一次治疗剂量的血管收缩作用较为长久（至少24 h）。麦角胺不必每日给药，因为会导致慢性血管收缩或依赖性。理想情况下，患者每日用药不应超过2次。对于先兆持续超过30 min的患者，应避免使用麦角胺治疗。

麦角胺单次用药后的不良反应有恶心、呕吐、腹部不适、肢端感觉异常、腿抽筋。长期每日服用，会产生不良反应，包括血管性痉挛引起的症状（如间歇性跛行）和麦角胺诱发的头痛。

明显的麦角胺中毒虽然少见，但应及早大力治疗，使用直接扩张血管药至少维持24 h。即使未发现坏疽前症状（如发绀），若患者有肢体疼痛，也应立即治疗，以免发生缺血性神经障碍。若血管扩张治疗无效、有坏疽的可能，应球囊导管血管内扩张。另外，也可考虑静滴前列腺素。

缺血性心脏病患者，麦角胺治疗会引起变异性心绞痛、心肌梗死、心脏骤停，甚至猝死。麦角胺也会引起脑血管痉挛。麦角胺会引起营养血管收缩，而导致腓神经麻痹。神经生理研究证实，长期使用麦角胺后会出现外周神经障碍和脊髓背侧柱损害的体征。由于美西麦角也有收缩血管的作用，联合用药时，应用单用有效剂量的一半。联合β-受体阻滞药时也应慎用。曲坦类药物有轻微的收缩外周血管的作用，和麦角胺联用时要小心。

（4）二氢麦角胺：二氢麦角胺可皮下、肌内注射（1 mg）和静脉注射（0.5~1 mg）治疗剧烈的偏头痛发作。剂量主要根据临床经验，胃肠外最大剂量推荐为3 mg次/d。二氢麦角胺吸入的推荐剂量为1 mg（单鼻孔-口气吸入）。若有必要，15 min后可重复1 mg吸入。

不良反应：对于胃肠外二氢麦角胺，最大不良反应是恶心，推荐静脉用药时合用甲氧氯普胺。经鼻吸入的不良反应有：一过性鼻充血、恶心、喉头不适。

禁忌证：包括对麦角碱过敏及妊娠、冠心病患者，高血压没有控制者。

（5）曲坦类药物：曲坦类药物是新型的5-羟色胺化合物受体增效剂。曲坦类药物治疗偏头痛的主要机制在于扩张颅外的血管。另外，曲坦类药物可减少神经肽类物质的释放和血浆蛋白从硬膜血管外渗、抑制在三叉神经血管系统中的神经冲动传入。但曲坦类对于神经受体的作用，还有待于进一步研究。目前，临床上使用的曲坦类药物主要有舒马曲坦、佐米曲坦、那拉曲坦、利扎曲坦。近年来，药物的不良反应，特别是曲坦类药物对心血管的作用，一直备受人们关注。有人认为，不必过于夸大其不良反应，毕竟合并心血管疾患的偏头痛患者只占少数。当然，若患者合并有缺血性心脏病，就不能使用曲坦类药物。

由于部分偏头痛患者还合并有抑郁、焦虑等病症，对这些患者还需要进行心理治疗。而通常会选择血清素重摄取抑制剂（SSRIs）。但舒马曲坦和SSRIs合用后，少数患者会出现血清素综合征，因此对于使用SSRIs治疗的患者，曲坦类药物应慎用。而对于使用单胺氧化酶抑制剂（MAO）的患者，曲坦类药物属于禁忌。

典型的"曲坦"综合征主要为胸部症状（主要是发紧、压迫感，文献报道为40%）。当症状出现时，患者经常很惊慌。因此，需要事先向患者说明这是良性表现。然而，若胸部症状持续、剧烈，可考虑给药物对症治疗。镇静症状对于开车和从事精细复杂活动的患者尤应注意。

大多数患者选择口服用药。然而当出现恶心、呕吐时，会延误药物的吸收，有时甚至将药吐出，此时，皮下注射可能是最佳的选择。

（6）星状神经节阻滞：星状神经节阻滞治疗偏头痛是一种非常有效的方法。通常阻滞2~4次即可达到满意的效果。个别患者可达到治愈的程度。常选用1%利多卡因阻滞患侧的星状神经节。

（7）偏头痛的预防用药

①β-受体阻滞药：不良反应一般为10%~15%，最常见的是疲乏、肢端发冷，胃肠道症状和头晕、多梦、梦魇、失眠、抑郁、记忆障碍。阳痿相对罕见。禁忌证有：哮喘、慢性阻塞性肺气肿、充血性心力衰竭、部分或完全性房室传导阻滞、外周血管病、脆弱性糖尿病。在麦角胺滥用的患者中慎用，因为会诱发麦角胺中毒。

②抗血清素药物

a. 美西麦角：预防偏头痛的剂量是3~6 mg 次/d，分3次。为减小剂量，由1 mg 次/d 逐渐递增（每3天增加1 mg）。由于会导致后腹膜纤维化，不能长期使用，服用6个月后，间隔2个月，再重新开始服用。撤药时，逐渐减量，1周后停用，以免头痛反弹。由于美西麦角的不良反应较大，通常用于其他预防药物无效的严重病例。

不良反应：恶心、呕吐、消化不良、头晕、镇静、抑郁，长期服用会导致后腹膜纤维化、心瓣膜病、胸膜纤维化。

禁忌证：包括心血管疾病、严重高血压、血栓性静脉炎、胃溃疡、妊娠、家族性纤维疾病（如肺病、胶原病）。

由于美西麦角有收缩血管的作用，所以在治疗偏头痛时，麦角胺用常量的一半。

b. 苯噻啶：用于预防偏头痛的剂量一般为1.5 mg 次/d（0.5 mg，每日3次或晚上1次口服，以减少镇静并发症）。剂量逐渐递增，从0.5 mg开始，每3天增加0.5 mg，直到1.5 mg 次/d。在顽固性病例，可增加到3~4.5 mg 次/d，分3次口服。不良反应：食欲、体重增加、镇静。禁忌证：肥胖。用药后，患者不要开车和操纵机器。

c. 麦角乙脲：用于预防偏头痛的剂量为0.025 mg，每日3次。禁忌证：外周血管疾病、冠心病、精神病。

③钙拮抗药

a. 维拉帕米：当其他药物无效时，可考虑维拉帕米预防偏头痛。理想剂量是：240~320 mg

次/d，80 mg/次口服。若有可能，也可使用长效剂型。不良反应：便秘、低血压、房室传导阻滞、水肿、头痛、恶心。禁忌证：心动过缓，房室传导阻滞，病窦综合征，正在服用 β-受体阻滞剂。

b. 氟桂利嗪：若预防偏头痛的首选药物 β-受体阻滞剂无效或禁忌时，可考虑用氟桂利嗪。标准剂量是：10 mg 次/d，每天 1 次；若有不良反应，可 5 mg 次/d。氟桂利嗪可持续使用 2 个月。儿童的剂量为 5 mg 次/d。不良反应：镇静、体重增加、抑郁、锥体外系症状（帕金森病）。禁忌证：妊娠、帕金森病、既往抑郁或情绪改变、一级亲属有抑郁病史。

④抗癫痫药：若预防偏头痛的首选药物 β-受体阻滞剂无效或禁忌时，可考虑用丙戊酸钠，但剂量小于抗癫痫用量。初始治疗为 500 mg 次/d，根据疗效和不良反应逐渐增加剂量。当丙戊酸钠的血药浓度未达到抗癫痫剂量前，不能认为是无效。不良反应：胃肠道反应最常见，此外还有体重增加、脱发、震颤、急性重型肝炎。禁忌证：血小板减少、肝脏疾病、妊娠。

第二节 紧张性头痛

一、概述

紧张性头痛（TTH）是指没有明显的病因、缺乏偏头痛或丛集性头痛特征的慢性头痛，在国际分类中紧张性头痛为最常见的头痛之一，曾被称为肌收缩性头痛、原发性头痛、精神性头痛、应激性头痛、精神肌紧张性头痛等。

紧张性头痛可能与颅周肌肉特别是颈项枕部肌肉持续性收缩或缺血，细胞内外钾离子转运障碍，CNS 内单胺能系统慢性或间断性功能障碍及精神、情绪、应激与心理因素等相关。

二、临床表现

好发于 20 岁以后，女性多见。缓慢起病，逐渐加重，头痛的部位以两颞部和（或）额部、后枕部为主，偶可为一侧，个别患者表现为全头痛。胀痛、钝痛、非搏动性疼痛为多，持续性。疼痛的程度较轻，一般不影响患者的日常生活。常伴有失眠、焦虑、抑郁表现，一般无恶心、呕吐，也无明显的视觉症状，患者就医积极。

（一）反复性紧张性头痛

（1）疼痛的特点：通常为钝痛或非搏动性痛，描述为紧压感、压迫感、紧箍感；也有描述为束带感或头沉。搏动性头痛很少发生，紧张性头痛最常见的头痛性质为非搏动性和压迫感。根据发作的频度可分为少发反复性和频发反复性两种。

（2）疼痛的严重程度：根据 IHS 诊断标准，紧张性头痛的典型疼痛是轻至中度，且轻中度疼痛的患者占 87%~99%。紧张性疼痛的严重程度随发作频率的增加而加重。

（3）头痛部位：典型的患者表现为双侧头痛，且疼痛的严重程度与疼痛的部位改变有关。紧张性疼痛发生的频率，脑各部位不同，顺序为枕部、顶部、颞部、额部。少数情况下，紧张性疼痛表现为单侧头痛。严格讲，单侧头痛的发生率 4%~12.5%，不过，头痛不总是发生在同侧。

（4）伴随症状：恶心和呕吐不包括在 IHS 的诊断标准中，出现恶心和呕吐，通常可以排除发作性紧张性头痛。但是，有些发作性紧张性头痛的患者发作时伴有轻度至中度的食欲减退，因此鉴别恶心和食欲减退很重要。畏光和畏声可以出现，但不包括在 IHS 的诊断标准中。有时可伴有颅周触压痛，根据是否伴有颅周触压痛上述两种分类可各再分为 2 种亚型。伴随症状可以描述为出现或不出现。

(5) 与睡眠的关系：到目前为止发现与睡眠障碍有一定相关性。

(二) 慢性紧张性头痛

除了发作频率外，慢性紧张性头痛与反复性紧张性头痛在临床特征上相似，IHS 分类委员会区分二者的原因是二者在处置上有所不同。慢性紧张性头痛通常是由于药物滥用或过量所致，且疼痛严重，伴随症状较多，而受日常生活琐事及紧张影响较小。

(1) 临床特征：典型的慢性紧张性头痛患者多为中年发病，男女均有发病，一般有 10~20 年的头痛病史，经常有每日头痛。多数病例与偏头痛共存，家族聚集性也多见。多数患者在青春期表现为发作性紧张性头痛或无先兆性偏头痛，以后发作频率逐渐增加，经过若干年后演变为慢性型。

(2) 疼痛特点：疼痛为压迫性、紧缩性、胀满感，针刺样疼痛不多见。患者经常描述类似帽子紧箍感，头沉重。最近研究表明，压迫性头痛占 83%，72%~95% 的患者几乎每天都有紧张性头痛发作。

(3) 疼痛部位：双侧头痛为主，有研究表明双侧头痛者占 88%。不同患者，疼痛部位变化很大，通常枕部、颞部、额颞部疼痛共占 66%，而枕部头痛仅占 25%。

(4) 疼痛的严重程度：根据 IHS 分类委员会的诊断标准，疼痛通常是轻度至中度。有资料表明，慢性紧张性头痛轻度头痛占 16%，中度头痛占 78%，另有 4% 呈严重头痛。

(5) 伴随症状：患者可出现畏光或畏声，发生频率 32%，也可出现恶心，发生率为 25%。

三、诊断

紧张性头痛的诊断主要依据患者的临床表现，但需要排除颅内和颈项部器质性病变，如外伤、肿瘤、炎症、退行性病变等。2004 年 IHS 对紧张性头痛的诊断标准做了明确的规定。

(一) 少发反复性紧张性头痛

(1) 发作频率每月不满 1 日（每年不满 12 日），共发作 10 次以上。

(2) 头痛持续 30 min 至 7 天。

(3) 至少具有下列特征中 2 项：①两侧性。②性质为压迫感或紧缩感（非搏动性）。③强度为轻度-中度。④不因步行、上下楼梯等日常活动而加重。

(4) 满足以下 2 项：①无恶心或呕吐，有时可有食欲不振。②至多有畏光、畏声（光、声音过敏）中的 1 项。

(5) 除外其他疾病引起。

(二) 频发反复性紧张性头痛

(1) 发作频率每月超过 1 日，不足 15 日（每年超过 12 日，但不满 180 日），共发作 10 次以上。

(2) 头痛持续 30 min 至 7 天。

(3) 至少具有下列特征中 2 项：①两侧性。②性质为压迫感或紧缩感（非搏动性）。③强度为轻度-中度。④不因步行、上下楼梯等日常活动而加重。

(4) 满足以下 2 项中的 1 项：①无恶心或呕吐，有时可有食欲不振。②至多有畏光、畏声（光、声音过敏）。

(5) 除外其他疾病引起。

(三) 慢性紧张性头痛

(1) 发作频率每月超过 15 日，每年超过 3 个月以上发作（每年超过 180 日）。

（2）头痛持续数小时或长时间持续不间断。

（3）至少具有下列特征中 2 项：①两侧性。②性质为压迫感或紧缩感（非搏动性）。③强度为轻度-中度。④不因步行、上下楼梯等日常活动而加重。

（4）满足以下 2 项中的 1 项：①无呕吐，可有轻度恶心，无中度到重度恶心。②至多有畏光、畏声（光、声音过敏）。

（5）除外其他疾病引起。

注：如果头痛满足"慢性紧张性头痛"的诊断标准，患者能清楚地回忆，首次发作在 3 天内持续不间断，则应诊断为"新发持续性每日头痛"；如果患者不能回忆起病的方式或不能确定，则诊断为"慢性紧张性头痛"。

（四）伴颅周触压痛的紧张性头痛

（1）符合上述紧张性头痛的诊断标准。

（2）至少符合下述其中 1 项：①触诊或压痛计检查颅周肌肉有压痛。②肌电图检查发现有颅周肌电活动增高。

（五）不伴颅周触压痛的紧张性头痛

（1）符合上述紧张性头痛的诊断标准。

（2）至少符合下述其中的 1 项：①触诊或压痛计检查颅周肌肉无压痛。②肌电图检查无异常。

四、鉴别诊断

（一）良性颅内压增高（假性脑瘤）

有时与慢性紧张性头痛相似，前者有高颅压症状，如视神经盘水肿，多见于年轻人，肥胖女性，可以出现恶心、呕吐、眼眶痛、复视、视野缺失等，腰椎穿刺显示颅内压增高，CSF 蛋白和细胞正常，可以鉴别。

（二）无先兆性偏头痛

发作性紧张性偏头痛有时与无先兆性偏头痛难于鉴别，发作性紧张性偏头痛也可以有搏动性头痛（18%）、恶心和呕吐（4%）、单侧头痛（10%）、畏光（11%）、日常活动头痛加重（28%），因此，有些学者已经假设紧张性头痛和偏头痛可能是一个连续统一体，而不是一个可以区分的疾病实体，但目前的研究并没有证实这种说法。我们必须记住，紧张性头痛和偏头痛经常共存，合并有偏头痛的紧张性头痛患者头痛发作程度更严重，发作频率更高。

（三）其他

环枕区疾病、鼻咽癌、头痛型癫痫、颅内感染、脑瘤、口-下颌功能障碍（OMD）有时与慢性紧张性头痛临床上相似，需注意进行鉴别。

五、治疗

（一）一般疗法

有特殊原因引起的 TTH 应以病因治疗为主，如药物滥用者应戒除对药物的依赖；躯体性疾病导致的 TTH 发作应治疗躯体疾病；精神因素所致的头痛应向心理医生咨询，以求解脱；由于头颈、肩项部姿势不良引起的头痛，应矫正不良姿势等。

(二) 心理疗法

适合于药物滥用或过量、合并精神病、儿童和青少年的 TTH 患者。常用的方法有：EMG 生物反馈训练，可以帮助患者学习控制紧张情绪，每日进行 30 min；松弛训练法，包括渐进性松弛训练（PRT）和自然训练，被动地对精神和躯体进行调节；此外，还有认知行为疗法等。

(三) 物理疗法

药物滥用或过量所致的头痛，应逐渐停药或立即停药，同时给予物理疗法，包括经皮神经电刺激、按摩、放松等。放松要掌握一定的技巧，首先在避光的环境里采取舒适的斜躺姿势开始训练；然后，坐在周围环境不太安静的地方进行训练；最后，必须每天坚持练习。

另外，以家庭为基础的训练程序有时甚至超过临床治疗效果。下面这套程序对缓解 TTH 会有很大帮助：①坐在椅子上，背靠紧，双手放在膝盖上，双脚放在地板上。②头靠着墙。③肩放低。④放松下颌、上下齿间留有间隙。⑤闭眼，平静而有节律地呼吸。⑥从头到脚感觉全身在放松。⑦每次吸气时，选择一个线索词，如"放松"。⑧30 s 后，睁开眼睛，深呼吸，结束。

(四) 治疗

口-下颌功能障碍（OMD）可采用非手术治疗，连续咬合夹板训练；也可以对颞-下颌关节进行选择性手术。

(五) TTH 的急性期药物治疗

(1) 单纯止痛药：

①阿司匹林：是 TTH 急性期的常用药物，临床研究中常用 650 mg 作为标准剂量。欧美人推荐剂量为首次 975 mg（3 片），1~2 h 后，复给 975 mg。

②对乙酰氨基酚：临床效果与阿司匹林相似，单独应用，效果不如非甾体抗炎药物疗效好。推荐剂量为 1 000 mg，1~2 h 后复给 1 000 mg。

(2) 非甾体抗炎药（NSAIDs）：

①布洛芬：一般可用 400 mg 或 800 mg，当服用 200 mg 时，疗效优于阿司匹林 500 mg；推荐 TTH 急性期首选布洛芬，首次剂量 800 mg，1~2 h 后复给 400 mg。

②萘普生：可以缓解各种头痛，维持时间长，早期应用效果好。推荐首次剂量为 825 mg，1~2 h 后复给 275 mg。

(3) 肌肉松弛药：周围性肌肉松弛药本身对急性 TTH 无明显疗效，中枢性肌肉松弛药对预防慢性紧张性头痛有一定作用。目前治疗急性期紧张性头痛首选乙哌立松（妙纳），50 mg，每日 3 次，疗程 2~3 周。

(4) 5-HT 受体激动药：英明格对慢性紧张性头痛有效，而对发作性紧张性头痛无效，此方面的研究尚不确定，还需要深入研究。

(六) TTH 的预防性药物治疗

(1) 抗抑郁药物：①三环类抗抑郁药，如阿米替林、氯米帕明（氯丙咪嗪）等，与 β-受体阻滞药合用可增强其疗效。②SSRI 类抗抑郁药，如百忧解、舍曲林、帕罗西汀等，此类药物疗效好，不良反应少。

(2) 肌肉松弛药：有 50%~60% 的 TTH 患者与颅周肌肉障碍有关，使用肌松药可以得到缓解。常用的肌松药有：中枢性肌松药巴氯芬（如氯苯氨丁酸）、地西泮（安定）、替托尼定、盐酸环苯扎林等。周围性肌松药，如丹曲林等。

六、预后

紧张性头痛的临床过程不同,预后也不一样。频繁发作的发作性紧张性头痛经过若干年后,可能会演变为慢性紧张性头痛。影响紧张性头痛预后的因素主要有以下几个方面:

(一) 紧张性头痛的严重程度

由于紧张性头痛、偏头痛和药物诱导的头痛临床上经常共存,所以重型紧张性头痛较轻型紧张性头痛转变为偏头痛的危险性是否会增高,仍存在争议。

(二) 合并偏头痛

目前研究表明,紧张性头痛和偏头痛的终身流行率相同,合并有偏头痛的紧张性头痛患者,其发作程度更严重,发作次数更频繁,这提示偏头痛可能是众多紧张性头痛促发因素之一。

(三) 药物过量和滥用

有多种因素可能影响头痛的发作频率和演变过程,最常见的原因是合用止痛药、麦角胺或舒马坦过量。已有研究表明,上述药物的长期滥用是紧张性头痛由发作性演变为慢性,最后演变为每日头痛的最常见原因。除非停用这些止痛药,否则患者的临床症状会更差,对各种预防性治疗都将产生抵抗。

(四) 社会心理压力

社会心理压力也是影响头痛预后的重要因素。有些证据表明,慢性复发性头痛,尤其是紧张性头痛,头痛的严重程度和发作频率与患者处理日常生活琐事的能力有关,处理日常生活琐事的能力差,头痛的预后也差,因此,可作为判断紧张性头痛预后的一项指标。

(五) 性激素

在紧张性头痛演变过程中,性激素的作用还有争议。性激素所起的作用可能很小,但由于月经能促发偏头痛发作,同时也促发紧张性头痛发作,故似乎血浆性激素水平的波动可能加重头痛的发作。

总之,紧张性头痛的预后主要还是取决于对紧张性头痛的识别和诊断,做到早期给予特异性治疗,避免不正当的过量服药。

第三节 病毒性脑炎

急性病毒性脑炎为最常见的中枢神经系统病毒感染性疾病,是病毒感染所引起的脑实质急性炎症。临床常表现为发热、头痛、抽搐、意识障碍、精神障碍及中枢神经系统局灶性损害。其病情凶险,病死率高。因目前受病毒检测技术的影响,发病率要较实际估计的低。全世界大约有100余种病毒可以引起中枢神经系统感染,年患病率为 (3.15~7.4) /10万,粗略估计每年有15~30万名病毒性脑炎患者,其中以单纯疱疹病毒脑炎发病率最高,达16%,半数病例留有精神衰退、遗忘、人格改变、智力障碍及偏身瘫痪等后遗症。

一、病因及发病机制

目前观点认为许多病毒都有侵犯中枢神经系统的倾向,现在已发现与急性脑炎、脑膜脑炎、脑脊髓炎有关的病毒种类有:

(1) 虫媒病毒:为RNA病毒。由蚊传播的虫媒病毒感染性疾病主要有东南亚和西太平洋的流行性乙型脑炎;美洲和中美洲的马脑脊髓炎、东部脑炎、两部脑炎、委内瑞拉脊髓炎、圣路易斯脑炎、加利福尼亚脑炎；澳洲的摩莱山谷脑炎和亚洲、非洲的西尼罗脑炎和辛德比斯脑炎。

（2）疱疹病毒：为 DNA 病毒。疱疹病毒属的单纯疱疹病毒 1 型、带状疱疹病毒、巨细胞病毒、EB 病毒均可引起脑炎。

（3）肠道病毒：为 RNA 病毒。脊髓灰质炎病毒、柯萨奇病毒和埃可病毒均可引起脑膜炎、脑炎和脊髓炎。

（4）副黏病毒：为 RNA 病毒。如流感病毒 A、麻疹病毒和流腮病毒可引起脑膜脑炎或脑炎。此外，还有新发现的尼巴病毒脑炎。

（5）淋巴细胞脉络丛脑膜炎病毒：为 RNA 病毒。可引起脑膜脑炎。它们可以通过如皮肤、黏膜、呼吸道、肠道和泌尿生殖道等不同途径侵入人体，但入侵后并不一定引起中枢神经感染。病毒是否能够侵入中枢神经取决于病毒的性质、病毒寄生部位以及，机体的免疫反应。

侵袭途径主要有两个：①病毒通过血液经血脑屏障或血脑脊液屏障进入中枢神经系统，产生脑膜、脑和脊髓实质的病毒感染。②病毒可沿周围神经轴索向中枢入侵。某些病毒和特殊神经元之间有天生的亲和力，如脊髓灰质炎病毒对运动神经元有很强的亲和力。大部分病毒对神经系统的选择性较小，如单纯疱疹病毒等。

单纯疱疹病毒分 HSV-1 和 HSV-2 两个抗原亚型。单纯疱疹病毒脑炎的发生取决于宿主的免疫力和病毒的侵袭力及毒力。成人和青少年出现的单纯疱疹病毒脑炎几乎全部由 HSV-1 感染引起。HSV-1 型病毒通过嗅神经和三叉神经入侵脑组织，选择性地损害额叶基底部和颞叶。HSV-2 也可引起急性脑炎，它通常是由于母亲生殖器感染疱疹病毒后在分娩时导致新生儿感染。成人的 HSV-2 感染多出现无菌性脑膜炎、脊髓炎或神经根炎。

二、临床表现

急性病毒性脑炎的临床表现有一定的共性，如头痛、头晕、发热、咽痛、恶心、呕吐等前驱症状，头痛、脑膜刺激征等脑膜受累的表现，癫痫、意识障碍、精神症状、偏瘫、失语等脑实质损害症状。在自然感染状态下，常见的可导致人类急性病毒性脑炎的病毒有疱疹病毒、虫媒病毒和肠道病毒。不同的病毒感染机制各不相同，其临床表现也有差异，以下是几种常见的急性病毒性脑炎的临床表现特点。

（一）单纯疱疹病毒性脑炎

单纯疱疹病毒性脑炎（HSE）是唯一四季常见的散发性脑炎，在任何年龄、全球任何地域均可发生。居散发性病毒性脑炎之首，占 10%~20%，20 岁以下及 40 岁以上多发。临床表现为：

1. 前驱期症状

有头痛、咽痛、恶心、呕吐、全身肌肉酸痛不适等上呼吸道感染症状，持续一至数日。部分患者有口唇及生殖道疱疹史。起病不久即开始发热，体温可达 39~40℃。意识及精神障碍常见，意识障碍表现为嗜睡、昏睡、谵妄等，病情严重者可昏迷。

2. 脑实质损害

偏瘫、偏盲、失语、局灶性癫痫常见。病情严重者常出现严重脑水肿。若出现癫痫持续状态，可加重脑水肿，严重者可导致脑疝形成甚至死亡。90%患者出现双侧或单侧颞叶或额叶底面受累的症状及体征，包括幻嗅、幻味、谵妄、反应迟钝、少动不语或躁动乱语等精神行为异常。部分患者恢复阶段出现记忆力受损。

（二）水痘—带状疱疹病毒性脑炎

水痘-带状疱疹病毒为双链 DMA 病毒。该病冬、春季节高发，通过直接接触传播。初次感染者常为儿童，感染后长期潜存于脊神经节或三叉神经节细胞内，当机体免疫力低下时病毒被启动、复制增殖，沿感觉神经到相应皮肤引起皮疹。另外，病毒可以沿神经纤维上行进入中枢神经系统引起脑炎或脑膜炎。带状疱疹病毒脑炎多在出疹后几天内出现。临床表现为：

1. 典型皮疹、发热及全身症状

儿童皮疹表现为水痘，成人皮疹表现为带状疱疹。

2. 神经痛

神经痛是本病的特征性表现之一，疼痛可在发病前出现或伴随皮疹出现。疼痛剧烈，常为刀割、电击、锥刺或烧灼样疼痛，难以忍受。皮疹消退后疼痛仍可持续，称为带状疱疹后神经痛，可迁延数月或更久。

3. 多颅神经损害

Ⅴ、Ⅶ、Ⅷ颅神经多见。

4. 脑实质损害

急性脑炎、脊髓炎、小脑性共济失调、癫痫、偏瘫、脑出血等表现。

（三）肠道病毒性脑炎

肠道病毒为小RNA病毒。该病夏、秋季节高发，经消化道传播，可有流行性及散发性。多引起病毒性脑膜炎，仅2%可侵犯脑实质。临床表现多样性是肠道病毒的特点，有癫痫发作、肢体偏瘫、共济运动差、意识障碍等。其他临床特征为起病初出现消化道症状（如腹泻等）和肠道病毒性手足口病，可出现流行性肌痛、疱疹性咽炎、皮疹，部分有心肌炎和肺水肿表现。

（四）流行性乙型脑炎

流行性乙型脑炎病毒归类于虫媒病毒黄病毒科黄病毒属，为RNA病毒。乙脑属于《中华人民共和国传染病防治法》中规定的乙类传染病，由库蚊传播。夏季好发，儿童对乙脑病毒普遍易感。人感染乙脑病毒后潜伏期为5~15 d，常为隐性感染。发病者以高烧、惊厥、昏迷等症状为主要特征，病程一般可分为4个阶段：

1. 前驱期

1~3 d。起病急，主要表现为全身不适、头痛、发烧、寒战，体温38~39℃。头痛常较剧烈，伴有恶心、呕吐，呈喷射状。小儿可有呼吸道症状或腹泻。

2. 急性脑炎期

4~10 d。最突出的症状是持续高烧，体温高达39℃以上。出现不同程度意识障碍，如神志恍惚、昏睡和昏迷、惊厥或抽搐、颈项强直、肢体瘫痪，可有中枢性呼吸衰竭与外周性呼吸衰竭同时存在，容易导致患者死亡。神经系统检查见肢体痉挛性瘫痪、肌张力增高、巴宾斯基征阳性；少数人可呈软瘫。小脑及动眼神经受累时，可发生眼球震颤、瞳孔不等大、对光反应迟钝等。自主神经受损常有尿潴留、大小便失禁。

3. 恢复期

急性脑炎期过后，体温在2~5 d降至正常，昏迷转为清醒，有的患者有一短期精神"呆滞阶段"，以后言语、表情、运动及神经反射逐渐恢复正常。部分患者恢复较慢，需1个月以上。个别重症患者表现为低热、多汗、失语、瘫痪等。但经积极治疗，常可在6个月内恢复。

4. 后遗症期

虽经积极治疗，5%~20%的患者在发病6个月后仍可遗留有神经、精神症状，以失语、瘫痪及精神异常最为多见。如继续积极治疗，仍可望有一定程度的恢复。

（五）风疹病毒性脑炎

风疹病毒（RV）为被膜病毒科，风疹病毒属，是RNA病毒。冬、春季节好发，人群对风疹普遍易感，经呼吸道传播，但感染后即有免疫力。风疹病毒感染后脑炎比较少见，发病年龄在5~14岁。孕妇在妊娠第一个月感染风疹病毒可导致胎儿先天性风疹综合征（CRS）。后天感染多见年龄较大的儿童。神经系统症状多在出疹后2~8 d。急性起病，出现高热、意识丧失、各种类型癫痫发作。也有患者起病稍缓，出现头痛、易激惹、共济失调及截瘫、偏瘫、复视、括约肌功能障碍等大脑半球、脑干、脊髓和颅神经麻痹等神经功能受损表现。在风疹疫苗纳入计划免疫管理之前，风疹病毒是小儿病毒性脑炎的主要病原，随着风疹疫苗的普及应用，风疹脑炎发病率大大降低。

（六）麻疹病毒性脑炎

麻疹病毒为副黏病毒科，麻疹病毒属，是RNA病毒。冬、春季节通过空气传播，常见于10岁以下儿童。多见于出疹后第2~8 d，也见于出疹前和恢复期。临床上有高热、头昏、呕吐、意识障碍等。部分患者以癫痫为首发症状，脊髓也可受累表现为横贯性或上升性脊髓炎，波及脑膜者出现脑膜刺激征。病情严重者出现颅内高压及偏瘫、失语和共济失调，甚至出现中枢性呼吸衰竭，治疗不及时常留有共济失调、人格改变、精神迟滞、继发性癫痫及截瘫、偏瘫和运动障碍等后遗症。部分患者因麻疹病毒的持续感染出现亚急性硬化性全脑炎或脊髓炎。

三、辅助检查

（一）周围血象

外周血细胞检查的参考价值不大。一般病毒感染的白细胞总数正常，中性粒细胞相对低，而淋巴细胞相对高。流行性乙型脑炎和单纯疱疹病毒性脑炎的白细胞总数及中性粒细胞可以增高。

（二）脑脊液常规检查

脑脊液检查可以初步鉴别病毒、细菌或其他病原体引起的感染。脑脊液压力正常或轻中度增高，外观清亮，白细胞计数多为 $(10~500)\times10^6/L$，通常 $<200\times10^6/L$。分类常以淋巴细胞为主，但乙型脑炎、肠道病毒性脑炎感染早期可有中性粒细胞增多。脑脊液生化检查，蛋白定量正常或稍高，糖和氯化物基本正常。值得注意的是，大多数病毒性脑炎患者的脑脊液改变与病情轻重关系不大。

单纯疱疹病毒性脑炎患者脑脊液压力常增高，白细胞计数增多，可达 $(10~1\,000)\times10^8/L$，通常在 $200\times10^6/L$ 以内，以淋巴细胞为主，有时可见红细胞，提示出血病变。蛋白含量可轻至中度增高（通常在1 g/L以内），糖和氯化物含量正常，晚期糖可减低，5%~10%的病例在发病数日内脑脊液化验正常。

（三）病原学检查

病原学检查是确定中枢神经系统病毒感染诊断的金标准。但感染神经系统的病毒种类繁多，仅肠道病毒就有70余种，不同的血清型与中枢神经系统疾病密切相关，并不断有新发现病毒的报道。迄今为止病原学诊断的现状不容乐观。究其原因：一是大多数实验室所能检测的病毒种类及其血清型有限；二是由于病毒存在变异，实验室所建立核酸扩增诊断的检测方法满足不了临床需要。目前常用的方法有：

（1）脑脊液病毒酶联免疫吸附试验（ELISA）：若IgM抗体阳性，提示早期病毒感染，因IgG抗体效价增高常在发病2周后出现，故仅作为回顾性依据。单纯疱疹病毒抗体测定时常取双份血清及脑脊液动态观察，当双份脑脊液抗体有增高趋势，滴度在 1∶80 以上；双份脑脊液抗体有 4 倍以上升高；单份血与脑脊液抗体比值<40，具有诊断价值。

（2）脑脊液聚合酶链反应（PCR）：敏感性高但假阳性多，故并不可靠。

（四）脑组织活检

单纯疱疹病毒性脑炎光镜下可发现神经细胞核内 Cowdry 型包涵体或电镜下见 HSV 病毒颗粒。

（五）脑电图（EEG）

病毒性脑炎的 EEG 检查非常重要，绝大多数患者有异常表现。早期脑电图主要表现有 α 波逐渐减少，频率减慢，形成 4~7 Hzθ 背景活动波，以中央、顶区显著，最后扩散至其他区域，呈广泛性慢波节律。也有出现痫样发作波。这些改变虽无特异性，但其异常率高。病情进展，EEG 转变为低电活动，提示脑细胞严重受损而临床症状重，这类患者后遗症发生率高，预后较差。反之，EEG 是高波幅甚至极高波幅，其临床表现症状轻，后遗症发生率低，预后相对较好。脑电图的表现和病理改变的严重程度与临床症状之间有一定平行关系，临床症状愈重，脑电图异常率愈高，异常程度愈明显。EEG 不但有助于早期诊断，判断病情，而且对疗效及预后的估计也有意义。我们建议对治疗中的患者每周复查 1 次 EEG。

单纯疱疹病毒性脑炎的脑电图检查阳性率很高，多数病毒性脑炎早期就有典型异常脑电图改变。双侧脑电对称，背景节律频率降低，80%~90% 为病变区域弥散性高波幅慢波，在慢波背景上出现局灶性周期性（1~4 s）棘慢综合波或周期性痫性放电。脑电图的异常程度与临床病情严重程度大致平行，随着临床症状的改善而逐渐恢复，常比临床恢复慢。临床症状越重，恢复越慢。持续的 EEG 异常，特别是局灶性异常，常提示脑损害严重，脑炎后发生癫痫的可能性增大。

（六）影像学检查

病毒性脑炎影像学表现多种多样，缺乏特异性，有些甚至无阳性影像学改变。CT 及 MRI 对定位诊断有意义，同时可以观察颅内是否有出血、水肿、脑积水等并发症，但对区分具体病毒种类有一定困难。由于 CT 多在 5~6 d 后才有明显异常，早期（尤其 48 h 内）病变显示不明显，而 MRI 能较早发现病灶，较 CT 有明显优势。病毒性脑炎共同表现有：

（1）脑灰质受累为主，极少数病原菌所感染的部位有其特殊性：单纯疱疹病毒性脑炎病变多位于单侧或双侧颞叶内侧面及额叶低面灰质；乙脑的病变较弥散，于整个大脑半球灰质；斜方体脑炎病灶多位于脑干等。

（2）病灶在 CT 平扫呈低密度，若为单纯疱疹病毒性脑炎可有额颞叶脑实质出血改变，MRI 的 T_1WI 为低信号，T_2WI 为略高或高信号。

（3）病变区软脑膜增强后，可出现脑回状或环状强化。

（4）一般情况下无占位效应，水肿范围大者可有明显占位效应。

另外，MRI 液体衰减反转回复技术（FLAIR）能有效分辨脑部的正常和病变组织，特别是对于病毒性脑炎早期暂时性损害或小病灶和近皮质病灶的显示明显优于 CT 及 MRI 的 T_2 加权序列，大大增加了对病毒性脑炎诊断的敏感性。

单纯疱疹病毒脑炎约 90% 患者 CT 显示脑低密度病灶，边界不清，有占位效应，病灶累及双侧颞叶皮质，也可单侧出现，部分波及额叶、岛叶。发病 3~4 d 内检查多正常，部分病例有不规则高密度点、片状出血。病情严重者可见中线移位。MRI 较 CT 敏感。双侧颞叶、额叶受累为主，扣带回、脑岛及海马均受累，病变以外囊为界与豆状核分界清楚。T_1WI 呈稍低或等信号，T_2WI 呈稍高或高信号，FLAIR 序列为高信号。增强扫描多无明显强化，也有表现为线样、斑点状、斑片状、结节状、脑回状强化等，偶伴有脑膜强化。可通过 MR 动态观察了解病情的转归，病情好转见病灶有所吸收，治疗彻底病情痊愈者病灶消失，部分可遗留少量异常信号。病情严重，损伤面积大者恢复过程中 MR 见病损脑组织萎缩，脑室扩大。

四、诊断及鉴别诊断

根据患者流行病学、临床表现、实验室检查及影像学检查进行综合分析。其主要诊断要点为：①急性感染且有脑实质受损征象。②常有病毒感染史，具有某种致病病毒感染的流行病学特点及其他相关系统病变的表现。③脑脊液轻度（或无）感染征象，以淋巴细胞增多为主，排除结核、真菌、化脓菌等感染证据。④脑电图出现弥散性慢波或局限性异常。⑤CT、MRI 有广泛病变，无明显占位征象（单纯疱疹病毒性脑炎除外）。⑥脑脊液病毒血清抗体滴度增高，恢复期高于急性期 4 倍以上，病毒 PCR 检测阳性，或分离出病毒。⑦脑活检发现病毒。1～5 项为临床诊断依据。由于目前病原学检测的局限性，主要参考临床诊断依据。

单纯疱疹病毒脑炎的诊断要点：①急性或亚急性起病。②发热、咽痛等上呼吸道感染征象。③局灶性神经系统损害表现，可伴有脑膜刺激征。④精神症状及人格改变。⑤口周等皮肤黏膜疱疹病史。⑥脑脊液以淋巴细胞为主的白细胞数轻度或中度增高。⑦EEG 以颞额叶为中心的双侧不对称弥散性高波幅慢波。⑧CT 或 MRI 显示颞叶、额叶为主软化灶，部分伴出血，可有脑岛、海马及扣带回病变。⑨脑脊液 HSV 抗原 PCR 检测阳性，HSV 抗体检测阳性，或分离出病毒。⑩脑组织活检发现神经细胞核内 Cowdry A 型包涵体或 HSV 病毒颗粒。

病毒性脑炎需要与其他病原菌（细菌、真菌、结核菌）等造成的颅内感染鉴别；与各种代谢性或中毒性等因素导致的脑病进行鉴别；还要与静脉系统血栓形成、脑器质性精神病和慢病毒感染性脑炎鉴别。单纯疱疹病毒性脑炎尚需与脑肿瘤、脑脓肿及其他病毒性脑炎鉴别。

五、治疗

除少数病毒外，中枢神经系统病毒感染的治疗缺乏特效方法。除一般支持、对症治疗外，下列抗病毒药物可供选用。

（一）抗病毒治疗

1. 抗 DNA 病毒药物

抗疱疹病毒药物常用的包括阿昔洛韦、乏拉昔洛韦、更昔洛韦及喷昔洛韦等。这些药物对中枢神经系统感染的疱疹病毒有效，但对潜伏的疱疹病毒无效。所有药物均存在不同程度的中枢神经系统、血液系统、泌尿系统及消化系统的不良反应，如头痛、精神障碍、抽搐、红细胞、白细胞和血小板减少、肝肾功能损害、药物性皮疹、静脉炎、药物热等。用药期间应密切观察病情，注意监测血象、肝肾功能，必要时停药。

（1）阿昔洛韦（ACV）：又名无环鸟苷，为去氧鸟苷类化合物，血脑屏障透过率约 50%，发挥作用的重要环节在于抑制疱疹病毒的 DNA 聚合酶，使病毒 DNA 的复制终止。因为脑组织中药物浓度仅为血浆药物浓度的 11%～33%，临床必须给予足够的药物剂量。常用剂量为每次 500 mg 或 10～15 mg/kg，每 8 h 静脉滴注 1 次，连用 14～21 d，或根据病情延长疗程。给药 72 h 后，60%～90% 的阿昔洛韦从肾脏排出，当肾功能损伤、肌酐清除率下降或与其他肾毒性药物同时应用时，剂量应适当减少。阿昔洛韦经肝、肾排出，不良反应较少，有皮疹、血尿和血清转氨酶暂时升高等，偶有药物相关的神经系统毒性，如可引起谵妄、嗜睡、幻觉、震颤、共济失调和抽搐等。大剂量静脉滴注或快速注射阿昔洛韦可引起可逆性肾功能异常。阿昔洛韦对水痘-带状疱疹亦有一定疗效，但对其他疱疹病毒的作用不肯定。新生儿播散性感染时，阿昔洛韦使用方便，故为首选。

（2）乏拉昔洛韦：为阿昔洛韦的前体药，口服制剂，吸收迅速完全，在肠壁和肝脏经酶水解后转变为阿昔洛韦，与口服阿昔洛韦相比生物利用度高，有效成分维持时间长，但不作为重症单纯疱疹病毒脑炎的首选药。常用的口服剂量为每次 0.3 g，2 次/d，连用 7~10 d。

（3）更昔洛韦：为去氧鸟苷类化合物，抗疱疹病毒谱广，细胞内半衰期>24 h，但对疱疹病毒疗效等同于阿昔洛韦，有报道对阿昔洛韦耐药疱疹病毒突变株敏感，对巨细胞病毒的作用也较好。用量 5~15 mg/（kg·d），分 2 次，连续 14~21 d。或每次 250 mg，静脉滴注，1 次/12 h，每次给药时间须超过 1 d，14~21 d 为 1 个疗程。主要不良反应是肾功能损害和骨髓抑制，免疫抑制患者可出现与剂量相关的中性粒细胞和血小板下降，停药后可以恢复。有致畸、致癌和免疫抑制作用。

（4）喷昔洛韦和法昔洛韦：为无环核苷类化合物，为高度选择性抗疱疹病毒药物，抗病毒谱和药理作用与阿昔洛韦相似，但细胞内浓度比阿昔洛韦高，细胞内停留时间比阿昔洛韦长，20 世纪 90 年代被美国 FDA 批准为新的抗病毒药。目前，仅为口服用药，每次 250~500 mg，8 h 1 次，连用 7~10 d。

2. 广谱抗 DNA 病毒药物

膦甲酸或膦甲酸钠为无机焦磷酸盐，抗病毒种类相对较广，如疱疹病毒、EB 病毒等。可抑制病毒体外复制。发挥抗病毒作用在于选择性抑制病毒 DNA 聚合酶的焦磷酸结合位点，从而抑制病毒 DNA 的合成，但不影响人体细胞的 DNA 多聚酶。对阿昔洛韦耐药的单纯疱疹病毒脑炎可更换本药，每次 40 mg/kg，8~12 h 1 次，连用 14~21 d。

3. 抗 DNA 及 RNA 病毒药物

临床常用种类有限，三唑核苷又为利巴韦林，是人工合成的鸟嘌呤核苷类似物，主要机制是抑制 DNA 及 RNA 的合成，阻断病毒复制。成人用量：首次 2 g（30 mg/kg），静脉滴注；以后每次 1 g（15 mg/kg），静脉滴注，6 h 1 次，使用 4 d；0.5 g（7.5 mg/kg），静脉滴注，6~8 h 1 次，连用 4 d。临床也可作为预防用药，口服 600 mg，4 次/d，使用 10 d。

（二）癫痫发作的治疗

首次发作者，予以口服抗癫痫药物，常用卡马西平、丙戊酸钠、苯妥英钠口服。癫痫持续状态是本病的危重症状，须尽快控制发作，静脉途径给药作用迅速而有效，首次给药应注意足量，并维持治疗，防止复发。

（三）颅高压的处理

头部床位抬高对降低颅内压有效；常用药物为甘露醇、甘油果糖、速尿、10%高渗盐水及白蛋白等，建议使用方法为：①甘露醇 125 mL 快速静脉滴注，6~8 h 1 次，5~7 d 后减量。②严重病者可加 20%白蛋白 50 mL，每日 1 次。③甘油果糖 200 mL，2~3 次/d 静脉滴注。④10%高渗盐水 50~100 mL 静脉推注，2 次/d，半小时内完成。

（四）激素

肾上腺皮质类固醇具有非特异性抗炎作用，可降低血管通透性、减轻脑水肿、保护血脑屏障。采用早期、大量和短程给药，尤其严重脑水肿时，如地塞米松 10~20 mg 次/d，连用 10~14 d；或甲基泼尼松龙 500 mg 次/d 冲击治疗，连用 3~5 d。

（五）对症处理

高热、精神错乱及躁动不安等可分别给了，降温、镇静或安定剂等。注意维持营养及水、电解质平衡，保持呼吸道通畅，给予静脉营养支持。重型病例应加强护理，注意口腔卫生，防治压疮、肺炎及泌尿系感染等并发症，高热需物理降温。

六、预后

病毒性脑炎预后的好坏，一方面取决于该病毒对脑部所导致病变的广泛性和严重程度。如流行性乙型脑炎病变范围广，单纯疱疹病毒性脑炎如果出现脑组织出血、坏死，预后均差。不同病毒性脑炎的临床症状轻重相差悬殊，重症者短时间内昏迷、反复抽搐、中枢性呼吸衰竭；轻症者无神经系统体征，精神状况良好，经脑脊液及EEG检查才发现为脑炎。另一方面取决于患者年龄、身体状况、疾病的严重程度、有无早期诊断和及时治疗。未经抗病毒治疗、治疗不及时或不充分以及病情严重者预后不良，其中单纯疱疹病毒性脑炎病死率高达60%~80%。及时足量地应用抗病毒药物以及有效治疗，可极大地降低病死率。一般情况下，年轻且意识障碍轻的患者预后较好，可以不留后遗症。婴幼儿、老年人、免疫功能低下者、早期出现意识障碍、癫痫持续状态、影像学提示病灶大、占位征象明显且有出血者，预后不良。

第四节 病毒性脑膜炎

一、概述

病毒性脑膜炎是由各种特异性病毒感染软脑膜（软膜和蛛网膜）后引起弥漫性炎症的一组临床综合征。不同病毒所引起的临床表现无显著差异，临床主要表现发热、头痛、呕吐、倦怠和脑膜刺激征。通常病程短而呈自限经过。引起中枢神经系统病毒感染的病原主要有：肠道病毒、疱疹病毒、黏液病毒、虫媒病毒等。随着组织培养技术的发展和多聚酶链反应技术的应用，使病毒性脑膜炎的诊断阳性率逐步提高。病毒性脑膜炎主要传播途径为经粪-口传染，常在晚春和夏季时有流行倾向，各年龄组都有发病，较多见于儿童。随着近年来腮腺炎、风疹、麻疹和脊髓灰质炎病毒疫苗的预防接种，引起中枢神经系统感染的常见病毒也逐渐发生了变化。

二、病因

目前已明确80%~85%病毒性脑膜炎为肠道病毒感染，该病毒属于微小核糖核酸病毒科，有70多个不同的亚型，包括脊髓灰质炎病毒（Ⅰ—Ⅲ型）(Coxsacke, A组23个型, B组6个型)，埃可病毒（31个型），以及未分类的肠道病毒（5个型）。肠道病毒呈世界性分布，人类是肠道病毒的天然宿主，我国多为夏秋季流行，散发病例全年可见。肠道病毒感染无年龄组区别，侵入门户为胃肠道，其次为呼吸道，罕有经结合膜感染者。流行性腮腺炎病毒在病毒性脑膜炎病原中居第二位。流行性腮腺炎病毒是一种DNA病毒，经呼吸道飞沫传播，只有一个血清型。全年均可发病，夏季为高峰。单纯疱疹病毒和虫媒病毒也是引起本病的较常见病原体。但腮腺炎病毒、流感病毒及淋巴细胞性脉络丛脑膜炎病毒少见。由于肠道病毒是最主要的病原体，因而大部分学者认为病毒性脑膜炎的流行病学、病因学和临床表现主要为肠道病毒感染的特性。

三、发病机制

引起脑膜炎的病毒经胃肠道（肠道病毒）、呼吸道（流行性腮腺炎病毒、肠道病毒、腺病毒）、皮肤（虫媒病毒、疱疹病毒）或结合膜（某些肠道病毒）进入人体。首先在侵入部位和局部淋巴结内复制，在病毒血症的初期经血源性途径播散至中枢神经系统以外的组织（如皮肤、肝脏、心内膜、腮腺等），偶尔进入中枢神经系统。中枢神经系统的感染发生在病毒血症的后期，即病毒在中枢神经系统以外部位多次复制后，经脉络丛进入脑脊液。

四、临床表现

典型病例呈突然起病，几小时内病情发展至高峰。表现为额部或眶后较剧烈的疼痛，并出现发热，体温可达 38~40℃。此外，常伴周身不适、颈痛、肌痛、眼睛运动时疼痛、畏光、纳差、恶心和呕吐等病毒感染造成的非特异性的全身症状和体征。可出现嗜睡、昏睡或易激惹，很少出现精神障碍。查体时可见有颈项强直，但较细菌性脑膜炎轻。Kernig 征和 Brudzinski 征既可以阳性也可以阴性。但若出现严重意识障碍、神经系统局限性体征或癫痫发作则意味着脑实质受侵犯，应考虑为病毒性脑膜脑炎。

病毒性脑膜炎中枢神经系统以外的表现常提示与所感染的病毒种类有关，某些症状和体征见于特定病毒，有助于病原学诊断。例如皮疹多为肠道病毒（尤其见于埃可病毒和水痘-带状疱疹病毒），阵发性肋间神经痛、心内膜炎、心肌炎和睾丸炎（B 组柯萨奇病毒）、疱疹性咽峡炎（A 组柯萨奇病毒）、腮腺炎（流行性腮腺炎病毒）和生殖器疱疹（HSV-2）。

病毒性脑膜炎一般症状轻微，发病数日后开始恢复，多数在 2 周内完全恢复。少数患者可出现持续数周的头晕、疲乏、头痛和肌痛等不适症状，个别可持续数月至数年。

五、辅助检查

病毒性脑膜炎的脑脊液外观清亮，压力多为正常。早期以多形核中性粒细胞占优势，尤其是肠道病毒脑膜炎。8~48 h 后转为淋巴细胞占优势，淋巴细胞明显增多，达 90%~100%，计数一般在 (50~500) ×10^6/L。流行性腮腺炎病毒性脑膜炎的初期以单核细胞为主。脑脊液中蛋白含量常有轻度升高。脑脊液中糖和氯化物含量大多正常，偶在流行性腮腺炎病毒、HSV-2、带状疱疹病毒性脑膜炎中可出现糖含量轻度减少。

从脑脊液中分离出病毒是确诊病毒性脑膜炎的金标准。所有引起脑膜炎的病毒大部分可从脑脊液中发现，但从脑脊液中分离病毒的成功与否因致病病毒的性质而变化很大，如流行性腮腺炎病毒、单纯疱疹病毒分离容易，而脊髓灰质炎病毒则分离困难。另外，病毒分离需时过长，一般用作回顾性研究之用，临床应用价值不大。由于病毒血症出现在脑膜炎起病之前，因而从血液中分离出病毒的可能性极小。

脑电图检查基本正常，部分见散在慢波，性发作波少见，当病情好转时脑电图异常也逐渐恢复。

六、诊断及鉴别诊断

病毒性脑膜炎的诊断主要依靠临床表现和脑脊液化验检查，患者多呈急性起病，出现以脑膜刺激症状为主的临床表现，脑脊液检查淋巴细胞轻至中度增多，排除其他疾病后可做出本病的临床诊断。确诊须从脑脊液中分离出病毒或 PCR 检查的阳性结果。绝大多数病毒性脑膜炎实际上没有必要做出确切病原诊断，因为大多为良性自限性病程，治疗上只需对症治疗，不需要应用抗生素。如果需要明确病原学诊断，可以从脑脊液分离病毒或检出 IgM 抗体或病毒抗原。

病毒性脑膜炎必须鉴别的情况有细菌性脑膜炎的早期，治疗不完全的细菌性脑膜炎、蛛网膜下腔出血、其他原因的无菌性脑膜炎、结核性脑膜炎、真菌性脑膜炎、寄生虫脑膜炎、结缔组织疾病等。

七、治疗

病毒性脑膜炎是一种良性、自限性疾病，多于病后数日内开始恢复，数周内完全康复，无须特殊抗病毒制剂治疗。大多病毒引起的脑膜炎缺乏特异性治疗，主要针对病情改变给予相应营养支持及对症治疗。其中包括：①维持水电解质酸碱平衡和提供均衡营养。②控制体温。③防止高热，若出现过度兴奋、躁动及惊厥者可予镇静剂及安神药物。④对于高度怀疑单纯疱疹病毒和水痘-带状疱疹病毒感染者，可以应用无环鸟苷治疗。前者剂量为 15 mg/（kg·d），后者为 30 mg/（kg·d），分 3 次给药，间隔 8 h 静脉滴注，疗程 10~14 d。

八、预后

病毒性脑膜炎预后良好，通常 10~14 d 内恢复，为自限性疾病。脑脊液异常可持续 2 周左右，极少留有后遗症。免疫力差者、出现抽搐发作者、合并脑组织受损者预后较差。

第五节 结核性脑膜炎

一、概述

结核性脑膜炎（TMB）是由结核杆菌引起的脑膜非化脓性炎症。常继发于粟粒结核或其他脏器结核病变。除肺结核外，骨骼关节结核和泌尿生殖系统结核常是血源播散的根源。部分病例也可由于脑实质内或脑膜内的结核病灶液化溃破，使大量结核杆菌进入蛛网膜下腔所致。此外，脑附近组织如中耳、乳突、颈椎、颅骨等结核病灶，亦可直接蔓延，侵犯脑膜，但较为少见。

既往以小儿多见，常为肺原发复合征血源播散的结果，或全身性结核的一部分。成年发病率占半数以上，以青年发病率较高，但也可见于老年。有结核病史者在儿童中约为 55%，在成人中仅为 8%~12%。在发展中国家，由于人口流通和居住、营养条件等问题，结核病仍然多见。而且耐药性的发生、AIDS 发生结核性脑膜炎，故中枢神经系统的结核仍然应该引起重视。

二、病因及发病机制

结核性脑膜炎大部分由人型结核杆菌引起，粟粒性肺结核、淋巴结核、骨结核病灶在感染初期形成结核性菌血症，结核杆菌经血行播散进入颅内，在脑膜内种植形成结核结节，结节破溃后，其中的结核菌大量地蔓延到软脑膜、蛛网膜以及脑室的室管膜而发病。也有部分患者是由于结核菌从颅骨或椎骨结核病灶直接破溃进入颅内或椎管内。成人患者往往难以找到原发病灶。

结核结节所在部位与中枢神经系统感染后的症状有关。如病灶位于大脑表面或室管膜处，结核结节破裂后细菌播散至蛛网膜下腔或脑室系统可引起脑膜炎。如病灶位于脑实质深部或脊髓膜，则容易形成中枢神经系统结核瘤，一般不会形成脓肿。

三、病理

结核性脑膜炎可出现脑膜脑炎、脑积水和脑血管炎等病理改变。

（一）脑膜脑炎

镜下病理可出现渗出、变性及增殖等表现，在不同时期往往有一种或两种病理变化占优势。由于重力作用，结核杆菌侵犯脑膜后以脑底部为主要的感染部位。急性期表现为弥漫性炎性渗出、浑浊充血和形成粟粒状结核结节。脑基底部的脚间池、环池、视交叉池、侧裂池，以及脑底动脉环处积聚大量的黏稠的灰黄色纤维蛋白渗出物，渗出物含淋巴细胞，单核细胞和丰富的蛋白质，脑膜增厚粘连，包绕颅神经和脑底部的血管。可出现Ⅲ、Ⅵ、Ⅶ对颅神经受损。视交叉部粘连可导致视盘水肿，甚至导致视神经萎缩。亚急性期和慢性期出现肉芽组织增生和干酪样坏死，渗出、变性及增殖沿软脑膜扩散，侵入脑实质、室管膜、脊膜和脊髓。干酪样坏死进一步形成干酪纤维病变，脑膜极度增厚。

（二）脑积水

结核性脑膜炎常常发生急性脑积水。初期由于脉络膜充血及室管膜炎而致脑脊液生成增加；后期由于脑膜炎症粘连，使脑蛛网膜粒及其他表浅部的血管间隙、神经根周围间隙脑脊液回吸收功能障碍，这两种情况，可致交通性脑积水。浓稠炎性渗出物积聚于小脑延髓池或堵塞大脑导水管或第四脑室诸孔，可致阻塞性脑积水。脑室内积液过多可使脑室扩大，脑实质受挤压而萎缩变薄。

（三）结核性脑血管炎

为中、小动脉的闭塞性动脉炎，血管内膜增厚，管腔狭窄，血栓形成引起供血区的脑梗死，以大脑中动脉受累为主。脑膜炎症的同时脑实质的浅层也有炎性病变，出现不同程度的脑水肿和脑肿胀、大量炎性渗出物。脑表面见多处大小不一的干酪样结节，静脉瘀血。

结核性脑膜炎出现以脑膜为主的广泛炎症改变，大脑皮质、脑血管、脊髓、脊髓膜和颅神经均可受累。由于病变的广泛性，临床症状也多样化。

四、临床表现

（一）典型结核性脑膜炎的临床表现可分为3期

（1）前驱期（早期）：1~2周，一般起病缓慢，在原有结核病基础上，出现性情改变，如烦躁、易怒、好哭，或精神倦怠、呆滞、嗜睡或睡眠不宁，两眼凝视，食欲不振、消瘦，并有低热、便秘或不明原因的反复呕吐。年长儿可自诉头痛，初可为间歇性，后持续性头痛。婴幼儿表现为皱眉、以手击头、啼哭等。

（2）脑膜刺激期（中期）：1~2周主要为脑膜炎及颅内压增高表现。低热，头痛加剧可呈持续性。呕吐频繁、常呈喷射状，可有感觉过敏，逐渐出现嗜睡、意识障碍。典型脑膜刺激征多见于年长儿，婴儿主要表现为前囟饱满或膨隆、腹壁反射消失、腱反射亢进。若病情继续发展，则进入昏迷状态，可有惊厥发作。此期常出现颅神经受累症状，最常见为面神经、动眼神经及外展神经的瘫痪，多为单侧受累，表现为鼻唇沟消失、眼睑下垂、眼外斜、复视及瞳孔散大。眼底检查可见视神经炎，视乳突水肿，脉络膜可偶见结核结节。

（3）晚期（昏迷期）：1~2周意识障碍加重，反复惊厥，神志进入昏睡甚至昏迷状态，瞳孔散大，对光反射消失、呼吸节律不整，甚至出现潮式呼吸或呼吸暂停。常有代谢性酸中毒、脑性失铁钠综合征、低钾积压症等，水、电解质代谢紊乱。最后体温可升至40℃以上，终因呼吸循环衰竭而死亡。

（二）非典型结核性脑膜炎

（1）较大儿结脑多因脑实质隐匿病灶突然破溃，大量结核菌侵入脑脊液引起脑膜的急骤反应。起病急，可突然发热、抽搐，脑膜刺激征明显，肺及其他部位可无明显的结核病灶，易误诊为化脓性脑膜炎。

（2）有时表现为颅内压持续增高征象，低热、进行性头痛、逐渐加剧的喷射呕吐。可见视神经盘水肿及动眼、外展、面神经受累症状，易被误诊为脑脓肿或脑肿瘤。

(3) 因中耳、乳突结核扩散所致者，往往以发热、耳痛、呕吐起病，易误诊为急性中耳炎，出现脑膜刺激征时易误诊为中耳炎合并化脑，如出现局限性神经系统定位体征时，则易误诊为脑脓肿。

(4) 6个月以下的小婴儿，全身血行播散性结核时，可继发结脑，或同时发生结脑，发热、肝脾淋巴结肿大，可伴有皮疹。

五、辅助检查

(一) 常规实验室检查

周围血象白细胞正常或轻度增多，血沉轻中度增快，部分血电解质提示低钠、低氯。由于亚临床感染广泛存在，结核菌素试验多为阳性，在结核不再流行的国家和地区，结核菌素试验阳性对诊断结核感染并不可靠，阴性结果也不能作为排除结核性脑膜炎指标。

(二) 脑脊液检查

1. 常规检查

脑脊液检查对结核性脑膜炎的诊断极其重要，在应用抗生素之前必须行腰穿检查。但结核性脑膜炎的脑脊液变化并不典型。通常脑脊液压为增高，最高可达400 mmH$_2$O以上，成人占50%，儿童为40%~75%。常规情况下腰穿脑脊液压力测定能客观地反映颅内压，但需注意以下两种情况：一是因颅内压明显增高，脑脊液流出过快而发生脑疝；二是蛛网膜炎脑脊液流通不畅，腰穿压力正常或下降，不能完全反映颅内压。

脑脊液外观无色透明或浑浊呈毛玻璃状，如合并严重血管炎，可出现血性脑脊液，放置数小时后可见蜘蛛网样白色纤维薄膜形成，是结核性脑膜炎最具有特征性的表现，直接涂片染色可找到结核杆菌，但阳性率很低。

白细胞数增高，在(10~500)×10^6/L，少数超过1 000×10^6/L；细胞种类可以多变，在疾病早期或严重病例则可能为中性粒细胞占多数，其后很快以淋巴细胞为主，并持续数周，但脑脊液结核菌量大、杀菌后脑膜对结核菌裂解产物反应强烈时，多核粒细胞亦可占优势，容易误诊为化脓性脑膜炎。

蛋白含量增高，多数在3.0 g/L以下。晚期有椎管梗阻者超过3.0 g/L。葡萄糖含量降低至2.2mmol/L以下（同时测血糖对照）。糖和氯化物的降低比其他性质的脑膜炎明显，可作为典型的结核性脑膜炎表现。抗结核药物治疗后，脑脊液细胞数下降和糖含量恢复较快；蛋白含量受脑脊液循环通畅与否的影响，可能下降很慢，或持续不变，或有所增高。乳酸盐的增高对结核性脑膜炎的诊断也有重要价值。

2. 特殊检查

(1) 微生物学检查：抗酸染色法涂片找到结核杆菌及脑脊液培养出结核杆菌是结核性脑膜炎的金指标。但抗酸染色法涂片敏感性差，结核菌检出率很低。改良后使用高速离心沉渣厚涂片法可提高检出率。反复多次送检和增加涂片次数也可提高检出率。脑脊液结核杆菌培养在诊断上起决定性作用，但这项检查受菌量、菌活力和实验环境影响，阳性率低（1/10），而且对培养基的营养要求高，生长缓慢（耗时长），容易受抗结核治疗的影响，在实验室诊断上不作为首选。

脑脊液噬菌体裂解法可显著提高检出率，其原理为分枝杆菌噬菌体能感染活的分枝杆菌，并在菌体内迅速增殖，菌体裂解后释放出子代噬菌体，又可感染随后加入的指示细胞（也是一种分枝杆菌），并使指示细胞裂解，在培养板上出现噬菌斑。根据噬菌斑的有无，即可确定待检标本中是否含有相应的活的分枝杆菌。其优点是仅对结核分枝杆菌敏感，灵敏度显著高于涂片及培养，特异性可达98%以上。此方法快速、简便、易操作、24 h出结果，但对临床脑脊液结核分枝杆菌的检出情况的报道较少。

（2）免疫学及分子生物学检查：常用的免疫学检查方法为补体结合试验、酶联免疫吸附试验等检测脑脊液中特异性IgG或IgM抗体，不但有较高的敏感性和特异性，还可快速为诊断提供依据。但细菌、真菌抗原成分与分枝杆菌容易出现抗体交叉反应，临床上有较多假阳性，仅作参考。

分子生物学检查方法中聚合酶链反应（PCR）检测脑脊液中DNA片段的扩增方法已广泛应用在临床，还有核酸指纹技术、核酸探针技术和核酸扩增杂交技术等发展，不但将检测时间缩短，敏感率及阳性率也极大提高，但对实验室质量控制要求非常严格，否则会使假阳性率显著增高。

（三）影像学检查

1. 胸片及头颅X线片

怀疑结核性脑膜炎患者应常规行胸片检查，提供脑外肺结核或胸膜结核的诊断证据。头颅X线片如发现颅内数毫米到数厘米松散的球形钙化，常提示中枢神经系统结核的可能。

2. 头颅CT

头颅CT平扫和增强扫描是结核性脑膜炎的重要诊断手段，有其特征改变：①脑实质粟粒性结核灶的CT表现：在结核性脑膜炎早期，细菌血行播散至脑组织形成小的粟粒样肉芽肿，脑实质广泛、散在、等密度或高密度的粟粒状结节。增强见强化点状小病灶。②渗出物的CT表现：结核纤维素渗出、粘连、增厚、肉芽组织增生和干酪样坏死，使脑池模糊不清并稍致密、脑半球表面呈线状或粗毛刺状强化；基底池可完全闭塞，甚至钙化，出现梗阻性或交通性脑积水。③结核结节、结核瘤和结核性脑脓肿的传统表现：显示单发或多发的结节状、盘状、环状或薄包膜状强化病灶，可有高密度钙化点，0.5~2.0 cm大小，呈不规则团块状或串珠状融合；周围不规则低密度水肿区，若感染严重可出现全脑水肿表现。④血管炎所致脑梗死常在大脑中动脉穿支供血区域。⑤少数出现脊髓蛛网膜下腔闭塞或囊肿形成，脊髓受压；脊髓血管受累出现脊髓软化坏死，空洞形成。

3. 头颅MRI

MRI对脑部结核病变的显示率较CT敏感：①能显示早期或较小的病变，对于结核性脑膜炎具有诊断意义的基底池和大脑凸面的脑膜、侧裂池渗出物较敏感，表现为T_1WI低信号和T_2WI高信号，强化后比CT明显。②对于视交叉、脑干及其周围、颞叶、基底核区、丘脑和脑室周围深部的脑白质等部位的病变，特别对于脑梗死或出血性脑梗死的显示有明显的优势。③能真实反映病变的形态、大小及水肿范围，对软组织分辨率高，有利于显示结核瘤及结核性脑脓肿。④对结核性脑膜炎抗结核治疗效果的早期判断很有价值，特别针对后颅凹病变和微小的结核结节较为敏感。在脑脊液改善之前，病灶的高信号即开始减轻。

六、诊断及鉴别诊断

（一）诊断

根据患者有结核病史或结核病接触史，身体其他部位有结核病灶，出现脑膜刺激征和脑脊液改变的典型病例诊断并不困难。但结核性脑膜炎往往因症状不典型而难以明确诊断。正确的诊断取决于充分认识结核性脑膜炎病理生理发展过程及特点，对临床表现、实验室检查和影像学检查的正确评价,以及对中枢神经系统以外结核病灶的取证。

当脑脊液白细胞总数中度增高（<500×10^6/L）,且以淋巴细胞为主,脑脊液糖和氯化物含量降低,脑脊液蛋白中度增高即符合结核性脑膜炎的诊断。不系统或不合理的治疗使临床表现或脑脊液改变不典型将增加诊断难度。如何做到早期诊断一直是临床难题之一。对有低热、盗汗等结核中毒症状,同时具有脑膜刺激征者,应首先考虑到本病,需反复多次腰椎穿刺进行脑脊液检查以便确诊。应注意排查是否有神经系统以外结核病史及接触史。头颅 CT 平扫及增强扫描或头颅 MRI 检查对结核性脑膜炎的诊断意义重大。对高度怀疑结核性脑膜炎但一时无法确诊的患者,可进行试验性抗结核治疗,治疗过程中严密观察临床表现及动态监测脑脊液变化。

（二）鉴别诊断

结核性脑膜炎的临床表现复杂,症状也无特异性,在诊断过程中需与其他感染性脑膜炎,尤其是病毒性脑膜炎、化脓性脑膜炎、隐球菌性脑膜炎,以及癌性脑膜炎进行鉴别。脑脊液的特征性改变对于常见脑膜炎的鉴别具有重要意义。

1. 病毒性脑膜炎

早期结核性脑膜炎的临床表现和脑脊液常规改变与病毒性脑膜炎极其相似,都会出现头痛、发热、脑膜刺激征等,但病毒性脑膜炎一般出现低热,头痛多不剧烈,轻度或中度脑膜刺激征,脑脊液淋巴细胞轻度升高。脑脊液乳酸正常,C 反应蛋白正常,乳酸脱氢酶正常或略高。而结核性脑膜炎临床症状更严重,实验室指标的异常更加明显。为了不延误治疗,有时可抗结核和抗病毒治疗同时进行,在悉心观察中寻找诊断证据。病毒感染有自限性特征,4 周左右病情明显好转或痊愈,而结核性脑膜炎病程迁延,短期治疗不易改善。

2. 化脓性脑膜炎

急性重症结核性脑膜炎无论临床表现或实验室检查均须与化脓性脑膜炎鉴别,特别当脑脊液细胞总数>1 000×10^6/L,分类以多形核粒细胞占优势时。化脓性脑膜炎发病急、高热、寒战。脑脊液混浊,白细胞增高,以中性粒细胞为主,糖含量较结核性脑炎更低。脑脊液涂片革兰氏染色或脑脊液培养可发现致病菌。但化脓性脑膜炎对治疗反应良好,病情在较短时间内迅速好转。应注意结核性脑炎与化脓性脑膜炎二者的混合感染,一开始脑脊液混浊,以化脓性脑膜炎为主,治疗后脑脊液转清亮,细胞数下降,但仍压力增高、糖持续性降低、蛋白增高,则应高度警惕结核性脑膜炎。

3. 隐球菌性脑膜炎

结核性脑膜炎与隐球菌性脑膜炎的临床表现和脑脊液改变酷似,故鉴别诊断最为困难,两种脑膜炎均可表现为急性暴发性临床过程,脑脊液常规、生化改变亦极为相似。隐球菌性脑膜炎头痛、呕吐呈渐进性加剧。脑膜刺激征相对较轻,与头痛的程度常不平行,且少有颅神经损害。脑脊液糖含量显著降低,氯化物轻度降低。墨汁染色和培养可见发亮的圆形酵母菌为确诊隐球菌性脑膜炎的指征。临床上重要的是坚持不懈地寻找细菌学证据（结核菌和隐球菌）,以便做出正确诊断。若临床可疑结核性脑膜炎,需积极抗结核治疗,但未发现明确隐球菌感染证据,不可贸然进行抗真菌治疗。

七、治疗

对结核性脑膜炎应早期诊断,尽快治疗。遵循早期给药、合理选药、联合用药、适量全程规律用药的原则,选用有杀菌、抑菌作用,且易通过血脑屏障的一线药物进行治疗。目的在于迅速杀灭细菌,避免耐药菌株的产生,提高疗效,减少用药剂量,缩短疗程,减轻药物的毒不良反应。所用抗结核药物有异烟肼（H）、链霉素（S）、利福平（R）、吡嗪酰胺（Z）、乙胺丁醇（E）等。异烟肼和吡嗪酰胺是自由通过血脑屏障的杀菌药，利福平和链霉素是部分通过血脑屏障的杀菌药，乙胺丁醇是部分通过血脑屏障的抑菌药，抗菌作用与链霉素类似，不良反应比链霉素少，可以替代链霉素组成化疗方案。

（一）结核性脑膜炎的给药方案

1. 初治的结核性脑膜炎

多选用 3 hRZS（E）/9 hRE 或 3 hRZS（E）/6 hRE/9 hR 的 12~18 个月化疗方案。

2. 重症结核性脑膜炎

可采用 4 hRZS（E）/8 hRE/12 hR 的 24 个月化疗方案。

3. 重症的结核性脑膜炎、合并脑外结核尤其是全身血行结核

应选用 6 hRZSE/18 hRE 化疗方案治疗。

4. 晚期顽固性或慢性结脑，或合并椎管梗阻

在上述方案的基础上可加用异烟肼和激素鞘内注射。

5. 其他

儿童因视神经毒性作用而不选择乙胺丁醇，孕妇因胎儿位听神经的影响而不选用链霉素。化疗时间采用短疗程（6~8 个月）或"标准"疗程（12~18 个月）。

有研究提示结核性脑膜炎治疗的强化期延长为 4~6 个月，总疗程延长为 18~24 个月的疗程的复发率为零；强化期应住院治疗，待症状基本消失脑脊液接近正常后，可出院继续治疗，必须全程督导化疗，定期复查到治愈为止。

（二）结核性脑膜炎的一线治疗药物

1. 异烟肼（INH）

杀菌药，早期杀菌作用最强，异烟肼易透过血脑屏障，因此是治疗结核性脑膜炎的首选药物，抗菌机制与抑制结核菌中分枝菌酸的生物合成有关。强化期应静脉给药。INH 大部分以原形或代谢产物从肾脏排出，小部分经肝脏代谢。主要毒性反应是肝损害、周围神经炎、精神异常和癫痫。若单项血清转氨酶（ALT）轻度升高而无黄疸等明显肝损害症状时，可继续用药；一旦出现明显肝损害表现则应减量或停药。成人用量 10~15 mg/（kg·d），常规 600~900 mg 次/d，儿童 15~30 mg/（kg·d），静脉滴注，3 个月后减量口服。为了防止或治疗本药所致的周围神经炎，须同时服用维生素 B_6，每日 100 mg。考虑到维生素 B_6 与 INH 相互竞争对疗效的影响，用药时间需分开。

2. 利福平（RFP）

杀菌药，不能或不易透过血脑屏障，只有部分通过炎性血脑屏障，尽管脑脊液药物浓度是血中的 10%~20%，但已超过最低抑菌浓度。抗菌机制是特异性抑制细菌 DNA 依赖性 RNA 多聚酶的活性，阻止 mRNA 的合成。主要在肝内代谢，自胆汁排泄。主要不良反应为肝、肾功能损害、胃肠道反应、流行性感冒样综合征及白细胞、血小板减少。RFP 与 INH 联合使用可增加肝损害，必要时减量或停药。成人 450~600 mg 次/d，儿童 10~20 mg/（kg·d），空腹顿服。异烟肼和利福平合用能防止耐药性的出现，具有一定协同作用。

3. 吡嗪酰胺（PZA）

半杀菌药，干扰细菌内的脱氢酶，使细菌对氧的利用障碍。对急性炎症区、干酪病灶及巨噬

细胞内相对酸性环境中生长缓慢的结核菌有特殊杀菌作用,能自由通过血脑屏障。毒不良反应主要是药疹、胃肠功能紊乱和肝脏损害。因影响尿酸排泄而致高尿酸关节损害。成人用量为20~30 mg/(kg·d),常规 1.5 g 次/d,儿童 10~20 mg/(kg·d),顿服。

4. 乙胺丁醇(EMB)

抑菌药,部分通过血脑屏障,脑脊液中浓度是血液浓度10%~50%。抑菌机制与结核菌内二价离子络合,干扰 RNA 的合成。主要经肾脏排泄,肾功能不全时易蓄积中毒,应适当减量。主要的毒副反应是视神经炎,需定期检查视觉灵敏度和红绿色辨别力,一旦发生视神经损害即刻停药。成人 600~750 mg 次/d。

5. 链霉素(SM)

半杀菌药,脑膜炎症时才容易通过血脑屏障发挥抗菌作用。脑脊液是血中浓度的20%。不良反应是肾小管损害和位听神经损害。成人 0.75~1.0 g 次/d,连续 2 个月,以后改为隔日 1 次或每周 2 次,总量为 90 g。

(三)结核性脑膜炎复发的治疗

通常将治疗初治结核病的化疗方案称为结核病的一线化疗方案,复发治疗为二线化疗方案。复治患者根据既往用药史和药敏试验结果,选择敏感药物。一般选择对氨基水杨酸异烟肼、丙硫异烟胺、左氧氟沙星、阿米卡星等。

(四)肾上腺皮质激素的应用

抗结核药物与肾上腺皮质激素并用已成为治疗结脑的常规方法。作用机制:①降低毛细血管壁和细胞膜的通透性,减少渗出及炎性反应,减少脑膜的渗出和脑水肿、促进脑膜和脑实质炎症的消散与吸收、防止纤维组织增生,缓解中毒症状,恢复受损的血脑屏障,改善结脑患者的脑膜刺激征,降低颅内压。②通过抗纤维组织增生作用,减少继发性脑动脉内膜炎、多颅神经炎和脊神经根炎,抑制炎症反应,减少结核性渗出物,降低脑脊液循环通路梗阻的发生率。③减轻Ⅳ型变态反应,抑制结缔组织增生,减少粘连及瘢痕形成。

抗结核药物使用同时配合适当的激素治疗,不仅能提高结脑的疗效,对结脑后遗症的发生也有一定程度的预防作用。激素使用必须与有效抗结核药物同时应用,剂量和疗程要适中,需要应用的病例越早用越好。

使用建议:①适用对象:中毒症状明显,持续高热不退者;有蛛网膜下腔阻塞者;有各种神经系统缺损症状者;颅内压增高者。②为尽量避免肾上腺皮质功能减退,选用起效快、作用强、电解质影响小、对脑水肿明显疗效的激素,一般主张使用强的松 30 mg 次/d,最大剂量不超过 45 mg 次/d,强的松龙 1.5~2 mg/(kg·d),地塞米松比强的松强 5 倍,剂量为其 1/5;上午 8 时 1 次顿服,昏迷、呕吐或脑脊液蛋白明显增高患者静脉滴注。地塞米松 5~10 mg 次/d 静脉滴注或强的松龙 100 mg 次/d,一般应用 6~8 周,病情好转后减量以至停药。若病情严重者可增加剂量。③临床症状好转,脑膜刺激症状明显缓解,脑脊液检查提示明显好转后,开始递减用量。④激素治疗时间不宜过长,用量不宜过大,激素减量过程中须仔细观察病情变化,若在病情已好转的基础上突然出现体温升高、头痛加剧、脑脊液所见相应恶化等,考虑是否激素"反跳"现象或者合并其他感染,要进行脑脊液复查。若为前者要加大激素用量,若为后者要合并抗菌药物治疗。

(五)颅内高压的处理

若并发高颅压、脑水肿、脑积水,甚至脑疝患者,需积极处理,抢救生命。药物方面需选用脱水利尿药物。常用有甘露醇、甘油果糖、人血白蛋白或血浆、呋塞米、乙酰唑胺等。急性期高颅压及进行性顽固性、难治性高颅压、脑积水者,当使用上述脱水疗法仍不能奏效,需考虑脑脊液引流减压法,包括经腰蛛网膜下腔引流法和经侧脑室引流法。经腰蛛网膜下腔引流法引流脑脊液时应注意缓慢、适量的原则,一般以末压降 100~150 mmH$_2$O 为宜,每次放脑脊液 8~30 mL,引流脑脊液次数根据病情及疗效而定:急性者每周 1~2 次,慢性者 2~3 次。经侧脑室引流法引流量为每日 100~350 mL,平均 200 mL,留置时间为 72 h 以内,高颅压未缓解,无感染征象最长可留置 7 d,高颅压缓解后夹闭 24 h,观察颅压无增高再决定是否拔管。一旦出现脑疝先兆时,脑室穿刺可作为抢救手段。

(六) 改善循环、促进脑代谢药物的应用

结核性炎症刺激可引起脑动脉痉挛或结核性动脉炎,使脑动脉狭窄或闭塞而发生脑梗死,为积极改善脑血循环,纠正代谢紊乱,促进脑功能恢复,防止和减少脑损害产生后遗症,可应用改善循环、扩张脑血管药,如尼莫地平、前列腺素 E 等,酌情应用降纤药物。可应用脑代谢活化剂,如胞二磷胆碱、三磷腺苷、辅酶 A 等。也可用各种 B 族维生素药物以改善神经系统代谢。

(七) 对症治疗

高热和抽搐会消耗大量的氧,使脑组织缺氧更加严重,从而加剧脑水肿,增高颅内压。对高热者进行物理降温,对抽搐患者可用镇静剂、抗惊厥剂。加强营养以保证足够的热量。

八、预后

本病预后好坏主要决定于治疗的早晚及其神志状态,有神志障碍者,死亡率明显升高。另外,幼儿死亡率亦较高。

我国自普遍推广接种卡介苗和大力开展结核病防治以来,本病的发病率较过去明显下降。并且由于诊断方法的改进、化疗方案的发展和不断完善,结核性脑膜炎的预后大为改观。早期合理治疗,可以完全治愈。如诊断不及时,治疗不合理,或患儿年龄太小、病变太严重等,仍有较高(15%~36%)的病死率。在治疗随访过程中,发现复发病例,再行合理治疗,仍可改善预后。

第六节 急性脊髓炎

急性脊髓炎是由免疫或感染等原因所诱发的脊髓急性炎症,是脊髓的一种非特异性炎性病变,而中毒、血管病、代谢疾病、营养障碍、放射性损害所引发的脊髓损伤,通常被称为脊髓病。炎症常累及几个脊髓节段的灰白质及其周围的脊膜,并以胸髓最易受侵而产生横贯性脊髓损害症状。临床特征为病损平面以下的肢体瘫痪,传导束性感觉缺失和自主神经功能损害,如尿便功能障碍。部分患者起病后,瘫痪和感觉障碍的水平均不断上升,最终甚至波及上颈髓而引起四肢瘫痪和呼吸肌麻痹,并可伴高热,危及患者生命安全,称为上升性脊髓炎。

一、病因

病因至今尚未明确,1975 年亚洲流感流行后,该病发病率一度明显增高,证明本病与病毒感染相关。常见于 2 型单纯疱疹病毒、水痘-带状疱疹病毒及肠道病毒,对亚洲流感后患者流感 A、B 病毒抗体滴度测定和患者脑脊液病毒抗体及特异性 DNA 的测定均显示病毒对脊髓的直接损害可能是主要原因,但尚未直接从病变脊髓或脑脊液中分离出病毒。推测病毒感染的途径可能为长期潜伏在脊神经节中的病毒,在人体抵抗力下降时,沿神经根逆行扩散至脊髓而致病,或者病毒感染身体其他部位后经血行播散至脊髓。根据其病前多有上呼吸道感染、腹泻、疫苗接种等病史,目前多数学者倾向于认为本病更可能与病毒感染后所诱导的自身免疫反应有关,而外伤和过度疲劳可能为诱因。

二、病理

病变可累及脊髓的任何节段，但以胸段最为常见（74.5%），其次为颈段和腰段。病损为局灶性或横贯性亦有多灶融合或散在于脊髓的多个节段，也可累及脑干或大脑，但较少见。病变多累及脊髓灰白质及相应的脊膜和神经根，多数病例以软脊髓、脊髓周边白质为主。肉眼观察受损节段脊髓肿胀、质地变软、软脊膜充血或有炎性渗出物。切面可见受累脊髓软化、边缘不整、灰白质界限不清。镜下可见软脊膜和脊髓内血管扩张、充血，血管周围炎性细胞浸润，以淋巴细胞和浆细胞为主，有时也可见少量中性粒细胞；灰质内神经细胞肿胀、碎裂、虎斑消失，尼氏体溶解，细胞核移位，白质中髓鞘脱失、轴突变性，病灶中可见胶质细胞增生。早期患者病变主要集中在血管周围，有炎细胞渗出和髓鞘脱失，病变严重者有坏死，可融合成片状或空洞，在这个过程中亦可以看到胶质细胞增生，以小胶质细胞增生为多见，若吞噬类脂质则成为格子细胞而散在分布于病灶中。后期病变部位萎缩，并逐渐形成纤维瘢痕，多伴星形胶状细胞增生，脊髓萎缩变细；脊膜多伴原发或继发改变，多表现为血管内皮细胞肿胀，炎细胞渗出，血管通透性增加，后期则可出现血管闭塞。

三、临床表现

一年四季均可发病，以冬春及秋冬相交时为多，各年龄组和职业均可患病，以青壮年和农民多见，无明显性别差异，散在发病。

患者多在脊髓症状出现前数天或1~4周可有发热、全身不适或上呼吸道感染或腹泻等症状，或有疫苗接种史。起病急，常先有背痛或胸腰部束带感，随后出现双下肢麻木、无力等症状，伴尿便障碍。多数患者在数小时至数天内症状发展至高峰，出现脊髓横贯性损害症状。临床表现多变，取决于受累脊髓节段和病变范围。

（一）运动障碍

以胸髓受损害后引起的截瘫最常见，一方面可能胸段脊髓较长，损害概率较大；另一方面由于T_4为血管供应交界区，容易缺血而受到炎症损伤，因此胸髓病变以T_4部位多见。表现为双下肢截瘫，早期主要表现为脊髓休克现象，呈弛缓性瘫痪，病变水平以下肢体肌张力降低，腱反射减弱或消失，病理征多为阴性，腹部及提睾反射消失。一般认为该现象的产生是由于脊髓失去高级神经中枢的抑制后，短期内尚未建立独立功能，因此出现的一种暂时性的功能紊乱。休克期持续时间差异较大，从数天到数周不等，也有多达数月的情况，后者少见。一般持续3~4周，其时间跨度与脊髓损伤程度和并发症密切相关，脊髓损伤完全者其休克期较长，并发尿路感染、压疮者，休克期更长，甚至数月至数年无法恢复。经过积极治疗后，脊髓自主功能可逐渐恢复，并逐渐过渡到痉挛性瘫痪，即瘫痪肢体肌张力由屈肌至伸肌逐渐增高，腱反射逐渐增高，肌力恢复始于远端，如足趾，逐渐膝、髋等近端关节运动逐步恢复，甚至可恢复行走能力。若脊髓损害完全，休克期后可以出现伸性反射、肌张力增高，但肌力恢复较差，尽管其脊髓本身神经兴奋性有恢复，甚至高于正常水平。脊髓损伤不完全的患者，下肢可表现为内收、足内旋，刺激下肢皮肤可引起肢体的抽动。严重损伤患者，在其足底、大腿内侧或腹壁给予轻微刺激，即可引起强烈的肢体痉挛，伴出汗、竖毛，甚至出现二便失禁，临床上称该现象为"总体反射"。该类型患者预后大多不良。部分患者并发症较少，但截瘫长期恢复不佳，反射消失，病理征阴性，可能与脊髓供血障碍或软化相关。

如颈髓受损则出现四肢瘫痪，并可伴有呼吸肌麻痹而出现呼吸困难。若病变部位在颈膨大，则出现双上肢弛缓性瘫痪和双下肢中枢性瘫痪，胸段病变引起双下肢中枢性瘫痪，腰段脊髓炎胸腹部不受累，仅表现双下肢弛缓性瘫痪，骶段病变则无明显肢体运动障碍和锥体束征。

（二）感觉障碍

损害平面以下肢和躯干的各类感觉均有障碍，重者完全消失，呈传导束型感觉障碍，系双脊髓丘脑束和后索受损所致。有的患者在感觉缺失上缘常有 1~2 个节段的感觉过敏带，病变节段可有束带样感觉异常。少数患者表现为脊髓半切综合征样的感觉障碍，出现同侧深感觉和对侧浅感觉缺失，主要是因为脊髓炎的局灶性损伤所致。骶段脊髓炎患者多出现马鞍区感觉障碍、肛门及提睾反射消失。另有一些儿童患者由于脊髓损伤较轻而无明显的感觉平面，恢复也较快。随着病变恢复，感觉障碍平面会逐渐下降，逐渐恢复正常，但恢复速度较运动功能恢复更慢。甚至有些患者终身遗留部分感觉功能障碍。

（三）自主神经障碍

脊髓休克期，由于骶髓排尿中枢及其反射的功能受到抑制，排尿功能丧失，因膀胱对尿液充盈无任何感觉，逼尿肌松弛，而呈失张力性膀胱，尿容量可达 1 000 mL 以上；当膀胱过度充盈时，尿液呈不自主地外溢，出现尿失禁，称之为充盈性尿失禁或假性尿失禁，此时需给予导尿。在该期患者直肠运动不佳，常出现大便潴留，同时由于肛门内括约肌松弛，还可出现大便失禁。当脊髓休克期过后，随着脊髓功能逐渐恢复，因骶髓排尿中枢失去大脑的抑制性控制，排尿反射亢进，膀胱内的少量尿液即可引起逼尿肌收缩和不自主排尿，谓之反射性失禁。如病变继续好转，可逐步恢复随意排尿能力。随着脊髓功能恢复，大便功能可逐渐正常。在脊髓休克期，如果膀胱护理不得当，长期引流，无定期地膀胱充盈，在脊髓恢复期可出现尿频、尿急、尿量少，称为痉挛性小膀胱或急迫性尿失禁。个别患者由于脊髓损伤较重，长期弛缓性瘫痪，膀胱功能难以恢复正常。痉挛性屈曲性截瘫者常有便秘，而长期弛缓性瘫痪者结肠运动和排便反射均差。此外，损害平面以下躯体无汗或少汗、皮肤干燥、苍白、发凉、立毛肌不能收缩；截瘫肢体水肿、皮肤菲薄、皮纹消失、趾甲变脆，角化过度。休克期过后，皮肤出汗及皮肤温度均可改善，立毛反射也可增强。如是颈髓病变影响了睫状内脏髓中枢则可出现 Horner 征。

急性上升性脊髓炎少见，但病情凶险，在数小时至数日内脊髓损害即可由较低节段向上发展，累及较高节段，临床表现多从足部向上，经大腿、腹胸、上肢到颈部，出现瘫痪或感觉障碍，严重者可出现四肢完全性瘫痪和呼吸肌麻痹，而导致呼吸困难、吞咽困难和言语不能，甚至累及延髓而死亡。当上升性脊髓炎进一步累及脑干时，出现多组脑神经麻痹，累及大脑可出现精神异常或意识障碍，病变超出脊髓范围，称为弥漫性脑脊髓炎。

四、辅助检查

（一）实验室检查

急性期周围血白细胞总数可稍增高，合并感染可明显增高。腰穿查脑脊髓液压力多正常，少数因脊髓肿胀至椎管轻度阻塞；一般无椎管梗阻现象。外观多无明显异常，脑脊液细胞总数特别是淋巴细胞和蛋白含量可有不同程度的增高，但也可正常，多以淋巴细胞为主。脑脊液蛋白定量正常或轻度升高，葡萄糖及氯化物正常。蛋白和白细胞数的变化多与脊髓的炎症程度和血脑屏障破坏程度相一致。

（二）X 线和 CT

脊柱 X 线片常无明显异常改变，老年患者多见与脊髓病变无关的轻、中度骨质增生。CT 多用于除外继发性脊髓疾病，如脊柱病变引起的脊髓病、脊髓肿瘤等。

(三) MRI

磁共振成像能早期显示脊髓病变的性质、范围、程度，是确诊急性脊髓炎最可靠的方法，其分辨率和准确率均优于 CT。急性期可见病变部位水肿、增粗，呈片状长 T_1、长 T_2 异常信号，信号均匀，增强可有斑片状强化，也可早期发现多发性硬化的病理变化。

(四) 视觉诱发电位、脑干诱发电位

多用于排除脑干和视神经的早期损害，对鉴别视神经脊髓炎作用明显。

五、诊断和鉴别诊断

多在青壮年发病，病前两周内有上呼吸道感染、腹泻症状，或疫苗接种史，有外伤、过度疲劳等发病诱因。急性起病，迅速出现肢体麻木、无力，病变相应部位背痛和束带感。

体检发现：①早期因"脊髓休克期"表现为弛缓性瘫痪，休克期后病变部位以下支配的肢体呈现上运动神经元瘫痪。②病损平面以下深浅感觉消失，部分可有病损平面感觉过敏带。③自主神经障碍：尿潴留、充盈性尿失禁、大便失禁。休克期后呈现反射性膀胱、大便秘结、阴茎异常勃起等。

辅助检查发现：①急性期外周血白细胞计数正常或稍高。②脑脊液压力正常，部分患者白细胞和蛋白轻度增高，糖、氯化物含量正常。③脊髓 MRI 示病变部位脊髓增粗，长 T_1、长 T_2 异常信号。

根据急性起病，病前的感染史，横贯性脊髓损害症状及脑脊液所见，不难诊断，但需与下列疾病鉴别：

(一) 周期性麻痹

多有反复发作病史，但无传导束型感觉障碍及二便障碍，发病时离子检查可见血钾低于正常 (<3.5mmol/L)，补钾后症状迅速缓解，恢复正常。

(二) 脊髓压迫症

常见的有脊髓硬膜外血肿、脓肿、脊柱转移瘤和脊柱结核。脊髓肿瘤一般发病慢，逐渐发展成横贯性脊髓损害症状，常有神经根性疼痛史，多呈进行性痉挛性瘫痪，感觉障碍呈传导束型，常从远端开始不对称减退，脑脊液细胞多正常，但蛋白增高，与椎管梗阻有关，属于髓外压迫。硬膜外脓肿起病急，脓肿所在部位压痛明显，但常有局部化脓性感染灶、全身中毒症状较明显，瘫痪平面常迅速上升，脊髓造影可见椎管有梗阻，属髓外硬膜外压迫。

(三) 吉兰-巴雷综合征

与急性脊髓炎休克期相似，表现为急性起病的四肢弛缓性瘫痪，不同之处在于该综合征感觉障碍应为末梢型而非传导束型，运动障碍远端重，脑脊液可见蛋白-细胞分离现象。

(四) 急性脊髓血管病

脊髓前动脉血栓形成呈急性发病，剧烈根性疼痛，损害平面以下肢体瘫痪和痛温觉消失，但深感觉正常。脊髓血管畸形可无任何症状，也可表现为缓慢进展的脊髓症状，有的也可表现为反复发作的肢体瘫痪及根性疼痛，且症状常有波动，有的在相应节段的皮肤上可见到血管瘤或在血管畸形部位所在脊柱处听到血管杂音，须通过脊髓造影和选择性脊髓血管造影才能确诊。

(五) 视神经脊髓炎

急性或亚急性起病，兼有脊髓炎和视神经炎症状，常有复发缓解，如两者同时或先后相隔不久出现，易于诊断。与急性脊髓炎相比，首次发病后脊髓功能恢复较差，胸脊液白细胞数、蛋白

量有轻度增高。常规行视觉诱发电位及 MRI 检查可帮助早期明确诊断。

（六）急性脊髓灰质炎

儿童多见，多有发热、腹泻等前驱症状后，出现不完全、不对称性的软瘫，无传导束型感觉障碍及尿便障碍。

（七）脊髓出血

多急性起病，起病时多诉背部突发剧痛，持续数分钟或数小时后出现瘫痪，可有感觉障碍，二便无法控制，腰穿脑脊液呈血性。

六、治疗措施

针对病因制订治疗方案，有明确病原感染者，需针对病原用药；大多急性脊髓炎以炎性脱髓鞘损害为主要病理改变，因此治疗重点在于早期调节免疫，努力减轻脊髓损害，防止并发症，促进功能恢复。

（一）皮质类固醇疗法

本病急性期治疗应以激素为主，早期静脉给予甲泼尼龙 1 g 次/d，3~5 天后减量，也可选用地塞米松 10~20 mg 或者氢化可的松 100~300 mg 静脉滴注，10~14 天为 1 个疗程，每天一次；以后可改为泼尼松 30~60 mg 次/d 或者地塞米松 4.5 mg 次/d 口服，病情缓解后逐渐减量，5~6 周停用。应注意给予补充足够的钾盐和钙剂，加强支持，保证足够的入液量和营养，必要时给予抗生素预防感染，对于高血压、糖尿病、消化系统溃疡患者应谨慎使用。

（二）脱水

有研究显示脊髓炎早期脊髓水肿肿胀，适量应用脱水药，如 20% 甘露醇 250 mL 静脉滴注，每天 2 次；或 10% 葡萄糖甘油 500 mL 静脉滴注，每天 1 次，可有效减轻脊髓水肿，清除自由基，减轻脊髓损伤。

（三）免疫球蛋白

可调节免疫反应，通过中和血液的抗髓鞘抗体及 T 细胞受体，促进髓鞘再生及少突胶质细胞增生。一般 0.4 g/（kg·d），缓慢静脉滴注，连续 5 天为 1 个疗程。对急性期的危重症患者尤为适合，不良反应少，偶有高黏血症或过敏反应。

（四）改善血液循环，促进神经营养代谢

可给予丹参、烟酸、尼莫地平或低分子右旋糖酐或 706 代血浆等改善微循环、降低红细胞聚集、降低血液黏稠度；同时可给予神经营养药物如 B 族维生素、维生素 C、胞磷胆碱、三磷腺苷、辅酶 A、辅酶 Q_{10} 等药物口服，肌内注射或静脉滴注，有助于神经功能恢复。

（五）抗感染治疗

预防和治疗肺部及泌尿系统感染。患者大多有尿便障碍，导尿常会继发泌尿系统感染。危重患者，尤其是上升型脊髓炎患者多有呼吸肌麻痹，肺部感染多见，同时由于激素治疗，进一步影响了患者的抵抗力，容易感染。因此，根据感染部位和细菌培养结果，尽早选择足量敏感抗生素，以便尽快控制感染。部分学者主张常规应用抗病毒药如板蓝根、阿昔洛韦、利巴韦林等。

（六）血液疗法

对于激素治疗收效甚微且病情急进性进展的患者可应用血浆置换疗法，该法可以将患者血液中自身抗体和免疫复合物等有害物质分离出来，再选用正常人的血浆、白蛋白等替换补充，减轻免疫反应，防止损害进一步加重，改善肌力，促进神经肌肉功能恢复，但所需设备及费用比较昂贵，难以普遍使用。相对经济的方法包括新鲜血浆输注疗法，200~300 mL，静脉滴注，2~3次/周，可提高患者免疫力，也可缓解患者病情，减轻肌肉萎缩，但疗效较血浆置换差。

（七）中药治疗

可给予板蓝根、金银花、赤芍、杜仲、牛膝、地龙等药物，清热解毒、活血通络，促进肢体恢复。

（八）其他

可给予转移因子、干扰素等调节机体免疫力，对有神经痛者给予镇痛对症治疗。有学者指出可给予高压氧治疗，改善和纠正病变部位的缺血缺氧损害，利于机体组织再生和修复。

七、防治并发症

（一）维护呼吸功能

上升性脊髓炎常因呼吸肌麻痹而出现呼吸困难，危及患者生命，因此保持呼吸道通畅，防治肺部感染，成为治疗成功的前提，应按时翻身、变换体位、协助排痰，对无力咳痰者必要时及时做气管切开，如呼吸功能不全可酌情使用简易呼吸器或人工呼吸机。

（二）压疮的防治

1. 压疮的预防和护理

①避免局部受压。每2 h翻身1次，动作应轻柔，同时按摩受压部位。对骨骼突起处及易受压部位可用气圈、棉圈、海绵等垫起加以保护，必要时可使用气垫床或水床等。

②保持皮肤清洁干燥，勤翻身、勤换尿布，对大小便失禁和出汗过多者，要经常用温水擦洗背部和臀部，在洗净后敷以滑石粉。

③保持床面平坦、整洁、柔软。

2. 压疮的治疗与护理

主要是不再使局部受压，促进局部血液循环，加强创面处理。局部皮肤红肿、压力解除后不能恢复者，用50%乙醇局部按摩，2~4次/天，红外线照射10~15 min，1次/天。皮肤紫红、水肿、起疱时，在无菌操作下抽吸液体、涂以甲紫、红外线照射，2次/天。水疱破裂、浅度溃烂时，创面换药，可选用抗生素软膏，覆盖无菌纱布。坏死组织形成、深度溃疡、感染明显时，应切除坏死组织，注意有无无效腔，并用1∶2 000高锰酸钾或过氧化氢或1∶5 000呋喃西林溶液进行清洗和湿敷，创面换药，红外线照射。创面水肿时，可用高渗盐水湿敷。如创面清洁、炎症已消退，可局部照射紫外线，用鱼肝油纱布外敷，促进肉芽生长，以利愈合，如创面过大，可植皮。

（三）尿潴留及泌尿道感染的防治

尿潴留阶段，在无菌操作下留置导尿管，每4 h放尿1次。有研究认为为预防感染，可用1∶5 000呋喃西林溶液或4%硼酸溶液或生理盐水（0.9%NaCl溶液）冲洗膀胱，2次/天，但也有学者认为该法对预防尿道感染不仅无效，有可能有害，因此不主张对膀胱进行冲洗。切忌持续开放尿管，以免膀胱挛缩，容积减少。鼓励患者多饮水，及时清洗尿道口分泌物和保持尿道口清洁。每周更换导管一次。泌尿道发生感染时，应选用抗生素。若膀胱出现节律性收缩，尿液从导管旁渗出时，应观察残余尿量，若残余尿量在100 mL左右时，拔除导尿管。

（四）直肠功能障碍的护理

鼓励患者多吃含粗纤维的食物，多吃蔬菜瓜果，无法正常进食者应尽早鼻饲饮食，保证患者营养。对便秘患者应及时清洁灌肠，并可服缓泻药，防止肠麻痹。对大便失禁患者应及时识别排便信号，及时清理。

（五）预防肢体挛缩畸形，促进功能恢复

瘫痪肢体应保持功能位，早期被动活动，四肢轮流进行，应及时地变换体位和努力避免发生肌肉挛缩，促进瘫痪肢体功能恢复。如患者仰卧时宜将其瘫肢的髋、膝部置于外展伸直位，避免固定于内收半屈位过久。棉被不宜过重，注意防止足下垂，并可间歇地使患者取俯卧位，以促进躯体的伸长反射。瘫痪下肢可用简易支架，早期进行肢体的被动活动和自主运动，并积极配合针灸、按摩、理疗和体疗等。

八、预防及预后

增强体质，预防上呼吸道感染或其他感染对防治本病意义重大，一旦发病应尽早就诊和治疗，鼓励患者积极配合治疗。急性脊髓炎患者如发病前有发热、腹泻、上感等前驱症状，脊髓损伤局限，无压疮、呼吸系统及泌尿系统感染等严重并发症，治疗及时有效，通常多数在3~6个月可治愈。如脊髓损伤较重，并发症较多，治疗延误，则往往影响病情恢复，或留有不同程度的后遗症。上升性脊髓炎如治疗不力，可于短期内出现呼吸功能衰竭。因此，患者应及时诊治。对本病的诊治专科性较强，劝告患者及其家庭应到有条件的神经疾病专科诊治。关于本病与多发性硬化的关系在疾病早期尚难肯定，有少数病者以后确诊为多发性硬化，因此，应长进行随访观察。

第七节 脊髓血管疾病

脊髓血管疾病分为缺血性、出血性及血管畸形三大类。发病率远低于脑血管疾病，对脊髓血管病的基础和临床研究亦滞后于脑血管病。虽然两者的疾病谱相似，都可发生出血、缺血、畸形、炎症等病变，但脊髓血液循环有着完全不同的特点，决定了它的临床表现及治疗的明显不同。

（1）脊髓循环呈节段性供血，自颈颅交界到圆锥通常有6~8根主要根髓动脉为脊髓提供血流，其充分的侧支循环使脊髓对缺血的耐受性明显高于脑组织。节段性供血的不利因素是在两根动脉供血区域之间存在一个血供的"分水岭"（如T_4和L_2水平），这一区域血供相对较少，因而更易受到缺血性的损害。实验证明颈段和腰段脊髓血流量明显高于胸段，特别是上胸段。

（2）根髓动脉大多起自肋间动脉和腰动脉，胸、腹腔大动脉的压力变化将直接影响脊髓血供，如手术操作、大动脉的阻断均可反应为脊髓缺血。

（3）脊髓静脉回流入胸腹腔，且回流静脉缺乏静脉瓣，胸腹腔的炎症、肿瘤等病变常能轻易侵入椎管腔静脉丛。可以理解，为什么硬脊膜外转移性肿瘤多来自胸腹腔的原发灶。胸腹腔压力的突然变化，可以直接反应为椎管内静脉压力升高，成为椎管内出血的原因之一。

（4）脊髓供血动脉均穿过骨性孔道进入椎管腔，因而这些动脉可因脊椎骨折和椎间盘突出等原因而造成供血动脉被阻断，并因此产生脊髓缺血性损害。脊髓前动脉亦可因后纵韧带钙化等机械因素造成脊髓缺血。

（5）脊髓位于骨性管道之内，且神经结构紧密，即使是较小的血管损害亦可能造成严重的神经功能障碍。近20年来，由于MRI的问世，选择性血管造影及介入治疗的广泛应用，显微外科技术的发展，特别是对脊髓显微解剖及血流动力学的研究成果，使人们对脊髓血管病有了更正确认识，使治疗更趋合理。

一、脊髓缺血

（一）病因

动脉硬化是脊髓缺血的主要原因，而且近年来缺血性脊髓病的发生率趋于上升，对高龄人群的影响更明显。由于血供不足可以造成短暂的脊髓缺血的症状，严重者可发展成为永久性脊髓损害。其他病因产生的短暂性血压过低，可以使上述病理过程加重或加速发展。由于脊髓血供大多数来自肋间动脉和腰动脉，主动脉的血流障碍可直接减少脊髓供血，主动脉病变如夹层动脉瘤、损伤和主动脉手术时临时阻断，均可使脊髓缺血加重，甚至产生脊髓软化，造成永久性截瘫。

（二）病理

临床及实验均证实脊髓对缺血有较好的耐受性。在实验室条件下，狗的脊髓可耐受 20~26 min 的缺血而不致造成永久性神经损害。间歇性供血不足既可因适当的治疗和休息而得到缓解，又可因继发性缺血加重而致病情恶化。轻度神经损害在供血恢复后可完全消失。严重缺血则造成永久性的脊髓梗死。

（三）症状

下肢远端无力和间歇性跛行为其特点。下肢无力情况在行走后更加明显，同时可以出现下肢腱反射亢进及病理反射。休息或使用扩血管药物可使无力现象缓解，病理反射也消失。病情继续进展则造成永久性损害，下肢无力不再为休息和药物治疗所缓解，并出现肌肉萎缩、共济失调和感觉障碍，晚期出现括约肌功能障碍。

（四）诊断

虽然近年来本病的发生率有所上升，但较之其他脊髓疾病依然较低。因此，当出现脊髓功能损害时，应首先考虑其他常见的脊髓疾病，以免延误诊断。根据足背动脉搏动的存在可以与周围血管疾病所造成的间歇性跛行相区别。

（五）治疗

主要针对动脉硬化治疗。轻病例早期增强心脏输出功能和服用扩血管药物都有助于症状的缓解；血压较低的患者可使用腹部束紧的办法，以改善脊髓的血液循环状况。任何原因造成的短暂性低血压均可能使症状加重，应尽量避免。

二、脊髓动脉血栓形成

（一）病因

动脉硬化是老年人动脉血栓形成的主要原因。结节性动脉周围炎、糖尿病、大动脉夹层动脉瘤等也可能成为致病原因。梅毒及结核性动脉炎曾经是动脉血栓形成的主要原因。但是，脊髓动脉血栓形成的机会远较脑动脉少。从 200 例脑动脉硬化的尸检中，仅发现 2 例伴有动脉硬化性脊髓病。而 235 例进行性脊髓病的高龄患者中，几乎均有脊髓动脉硬化的表现。轻微损伤能够引起脊髓前动脉血栓形成已被尸检证实。但应首先考虑到椎间盘突出、脊髓肿瘤等对动脉压迫所致的闭塞或出血。轻微损伤导致脊髓血管畸形闭塞或出血的报道亦不鲜见。

（二）病理

肉眼观察可见脊髓动脉呈节段性或区域性闭塞，动脉颜色变浅。病变的早期有脊髓充血水肿，可以发生脊髓前部或后部的大片梗死，这要依脊髓前或是脊髓后动脉受累而定。脊髓梗死的范围可达数个乃至十几个节段。组织学改变取决于发病时间的长短和侧支循环建立的情况。

(三) 临床表现

1. 脊髓前动脉综合征

起病突然，亦有数小时或数日内逐步起病者。剧烈的根痛为最早出现的症状，少数病例为轻微的酸痛。疼痛的部位一般在受累节段上缘相应的水平，偶尔与受累节段下缘相符合。颈部脊髓前动脉闭塞，疼痛部位在颈部或肩部。瘫痪出现之后，疼痛仍可持续数日到数周。瘫痪一般于最初数小时内发展到顶峰，很少有延迟到数日者。个别病例瘫痪发生后旋即好转，数日后再度恶化。瘫痪可以是不对称的，早期表现为脊髓休克，肌张力减低，腱反射消失。脊髓休克过去以后，病变相应节段出现松弛性瘫痪，病变水平以下为痉挛性瘫痪，肌张力增高，腱反射亢进，并出现病理反射。早期就有大小便功能障碍。感觉分离是其特征性表现：痛觉和温觉丧失而震动觉和位置觉存在。侧支循环建立后，感觉障碍很快得到改善。

当动脉闭塞发生在胸段，则仅有相应节段的肌肉瘫痪，常缺乏感觉分离现象。

腰段受累主要表现为下肢远端的轻瘫、括约肌功能障碍，缺乏感觉分离的特征。感觉消失区有皮肤营养障碍。

如果闭塞仅累及脊髓前动脉的小分支，可能发生局部小的软化灶，临床表现为单瘫或轻度截瘫，不伴有感觉障碍。

2. 脊髓后动脉血栓形成

脊髓后动脉有较好的侧支循环，因而对血管闭塞有较好的耐受性。当脊髓后动脉闭塞时，经常没有广泛的神经损伤，所以也不构成综合征。临床表现为深反射消失、共济失调、神经根痛和病变水平以下的感觉丧失，但括约肌功能常不受影响。

(四) 诊断与鉴别诊断

能够造成横断性或部分性脊髓损害的疾病很多，因而为脊髓动脉血栓形成的诊断带来困难。急性脊髓炎的感觉丧失是完全的，没有感觉分离现象，同时伴发热及脑脊液中炎性细胞增加等感染征象，有助于鉴别诊断。如果怀疑有脊髓肿瘤或出血，可借助于腰椎穿刺、脊髓造影、CT或MRI加以鉴别。

(五) 治疗

脊髓动脉血栓形成与脑血栓形成的治疗原则相同。对截瘫患者应注意防止发生压疮和尿路感染。

三、自发性椎管内出血

椎管内出血不常见，可伴发于外伤特别是脊椎骨折时，或伴发于脊髓血管畸形或椎管内肿瘤等，亦可因腰穿或硬脊膜外麻醉而起病。医源性因素（如使用抗凝药）或与凝血相关的疾病可使椎管内出血的概率明显增加。患者可因日常活动，如排便、翻身、咳嗽甚至握手等轻微动作而诱发椎管内出血。

(一) 硬脊膜外血肿

1. 症状

椎管内血肿大部分为硬脊膜外血肿，血肿几乎全部位于背侧。早期症状为突然发生的背痛，数分钟到数小时之内出现神经根刺激症状，并迅速出现神经损害症状，继而逐步发生脊髓圆锥受累的表现。

2. 诊断

除根据典型症状外，腰穿和脑脊液检查、脊髓造影加高分辨率 CT 扫描均有助于确诊。MRI 的诊断意义最大，有条件时可作为首选诊断手段。

3. 鉴别诊断

包括所有能引起急性背痛和根性损害的疾病。硬脊膜外脓肿及急性椎间盘突出，虽然症状类似，但其感染和外伤史是重要鉴别点。

4. 治疗与预后

预后与脊髓损害的程度、患者的年龄及处理是否及时有关。硬脊膜外血肿多采用尽早椎板减压清除血肿的办法。术后近 50% 病例可望部分或完全恢复。

（二）硬脊膜下血肿

发病率低于硬脊膜外血肿。虽然理论上有可能性，但临床上很少有硬脊膜内、外同时发生血肿者。除损伤因素外，硬脊膜内血肿的发病大多与抗凝治疗有关，少数与腰穿、肿瘤出血有关。

1. 症状

起病与临床表现和硬脊膜外血肿极其相似。急性背痛和根性症状是其特点，继之以病变节段以下的截瘫。

2. 诊断

脑脊液动力学检查常显示蛛网膜下腔梗阻，甚至出现抽不出脑脊液的"干池"现象。脊髓造影、CT 及 MRI 是明确诊断的重要依据。

3. 治疗

椎板减压和（或）血肿引流使 30%~50% 的患者可望恢复。

（三）脊髓型蛛网膜下腔出血

自发性脊髓型蛛网膜下腔出血的发病率很低，不及外伤性蛛网膜下腔出血的 1%。常见的出血原因为脊髓动静脉畸形、血管瘤（包括感染性动脉瘤、海绵状血管瘤等）、主动脉缩窄症及脊髓肿瘤，其中许多病例在接受抗凝治疗中发病。

1. 症状

突然起病的背痛并迅速出现截瘫，当血液进入颅内时可产生与颅内蛛网膜下腔出血相似的表现。

2. 诊断

症状典型者诊断不难。腰穿可获得血性脑脊液。脊髓造影和 MRI 有助于明确病因。本病需与快速累及脊髓的其他脊髓病相鉴别。

3. 治疗

如有血肿存在应考虑椎板减压术，同时需注意纠正凝血功能障碍和病因治疗。

（四）脊髓内出血

脊髓内出血又称出血性脊髓炎，很罕见。通常的致病原因有：①脊髓动静脉畸形。②血友病或其他凝血障碍性疾病。③髓内肿瘤。④脊髓空洞症。⑤其他不明原因。

脊髓内出血起病突然，以剧烈的背痛为首发症状，持续数分钟到数小时后疼痛停止，代之以截瘫、感觉丧失、大小便失控和体温升高。上颈段受累时可发生呼吸停止，重症者可于数小时之内死亡。度过脊髓休克期后出现痉挛性截瘫。轻者可于发病后数日或数周后恢复。但多半会遗留下或轻或重的神经损害，且存在复发的可能性。

急性期主要是对症处理，保持呼吸道通畅，防止并发症。同时注意病因学检查，以确定进一步的诊治方案。

四、脊髓血管畸形

脊髓血管畸形常与其他原因所致的脊髓病相混淆。其临床表现的多变性给诊断带来许多困难。近年来，对脊髓血流动力学和选择性脊髓血管造影的深入研究，使人们对这种疾病有了更正确的认识，治疗也更趋合理。

（一）分类

从血流动力学角度考虑，脊髓血管畸形可分为以下各型。

1. 脊髓血管畸形Ⅰ型

脊髓血管畸形Ⅰ型即硬脊膜动静脉瘘，又称硬脊膜动静脉畸形、葡萄状脊髓动静脉血管病等，是最常见的脊髓血管畸形，占该类患者的75%~80%。其病理基础是硬脊膜接近神经根地方的动静脉直接交通。血供来自根动脉，沿软脊膜静脉丛回流。

ⅠA：由单一根髓动脉供血。

ⅠB：由多根根髓动脉供血。

2. 脊髓血管畸形Ⅱ型

脊髓血管畸形Ⅱ型即血管团样髓内动静脉畸形，是由单根或多根髓动脉供应的髓内团块样血管畸形。血管团较局限，病理血管之间没有神经组织，与正常脊髓组织之间有一层胶质细胞相隔。

3. 脊髓血管畸形Ⅲ型

脊髓血管畸形Ⅲ型称为幼稚型髓内动静脉畸形，是髓内巨大而复杂的血管团块状结构异常，血供丰富，与正常神经组织之间没有明确界限，且与Ⅱ型一样可与正常神经组织共享供血动脉，因而危害更大，治疗更困难。

4. 脊髓血管畸形Ⅳ型

脊髓血管畸形Ⅳ型为脊髓表面动静脉畸形，亦称脊髓动静脉瘘，是脊髓软脊膜的动静脉直接沟通。血管造影时出现的粗大静脉及静脉压力增高为其特征，亦为症状产生的主要原因。多呈逐步起病，病程可长达2~25年。根据血供情况可分为3个亚型：

ⅣA型：仅有一个供血动脉，血流慢，压力中等。

ⅣB型：血供及引流情况介于ⅣA和ⅣC之间。

ⅣC型：有多根巨大供血动脉和团块样引流静脉。

5. 脊髓海绵状血管瘤

脊髓海绵状血管瘤脊髓海绵状血管瘤或称海绵状血管畸形，由局限性海绵状的毛细血管扩大而构成，其间不含神经组织。

（二）病理生理

脊髓血管畸形对临床的影响取决于许多因素，而且这些因素可以单独起作用或相互叠加。

1. 缺血

缺血是引起脊髓损害症状的主要因素之一，缺血可以是盗血、静脉高压所致脊髓低灌注状态的结果,缺血对神经功能的影响是长期渐进的。

2. 压迫作用

压迫作用常来自扩张的引流静脉或动静脉畸形血管团或海绵状血管瘤。脊髓对压迫的反应很敏感,因而导致神经损害。

3. 出血

出血可使脊髓血管畸形呈卒中样起病或病情突然恶化。海绵状血管瘤的多次髓内小量出血,可表现为临床症状的反复发作。

4. 血栓形成

血黏度升高,血流瘀滞及血管损伤可能是造成血栓形成的基础。动脉血栓形成造成脊髓急性缺血,而静脉受累则加重了静脉瘀滞,使脊髓低灌注和受压状况进一步恶化。

(三) 临床表现

1. 脊髓动静脉畸形

(1) 绝大部分45岁以前发病,其中约50%的患者16岁以前出现症状,男女之比3:1。临床特点是突然起病、症状反复再发,急性发病者系畸形血管破裂所致,出现蛛网膜下腔出血或脊髓内血肿;缓慢起病多见。逐渐加重,亦可呈间歇性病程,有症状缓解期。

(2) 血管畸形出血可在该脊髓神经支配区突发剧烈神经根疼痛、根性分布感觉障碍或感觉异常,受累水平以下神经功能缺失,如上和(或)下运动神经元性瘫,表现不同程度截瘫,根性或传导束性分布感觉障碍,以及脊髓半切综合征,少数病例出现后索性感觉障碍或脊髓间歇性跛行,括约肌功能障碍早期尿便困难,晚期失禁。少数表现为单纯脊髓蛛网膜下腔出血,可见颈强直及 Kerning 征等。

(3) 约 2/3 的髓内 AVM 首发症状是不完全性瘫,有时病前有轻度外伤史,发生 AVM 破裂出血,一年内复发率接近40%。血管畸形压迫和浸润脊髓可引起亚急性脊髓病变或位内病变症状体征,如分离性感觉障碍、病变节段以下运动障碍等。瘫痪常可自行好转,不久又可复发。

(4) 脊髓血管畸形常伴同节段其他组织畸形,1/4~1/3 的患者合并脊柱附近皮肤血管瘤、血管痣、椎体血管畸形、颅内血管畸形、脊位空洞症及下肢静脉曲张等,对脊髓血管瘤定位有一定价值。

2. 髓周硬膜下动静脉瘘

髓周硬膜下动静脉瘘多发于 14~42 岁,无性别差异。起始症状为脊髓间歇性跛行,主要表现为不对称性根-脊髓综合征,临床进展缓慢,发病 7~9 年可能导致截瘫。

3. 硬脊膜动静脉瘘

硬脊膜动静脉瘘多见于男性,平均发病年龄大于髓周硬膜下动静脉瘘。病灶几乎均位于胸腰髓,常见疼痛、感觉异常、括约肌功能障碍和上下运动神经元同时受损症状,症状常在活动或改变姿势后加重。典型病例呈慢性进行性下肢瘫,有时类似脊髓肿瘤或周围神经病(如慢性炎症性脱髓鞘性多发性神经病),至今尚无该病引起出血的报道。

4. 海绵状血管瘤

海绵状血管瘤表现为进行性脊髓功能障碍,髓内海绵状血管瘤多见于中青年,常引起进行性或阶段性感觉运动障碍。

（四）辅助检查

1. 脑脊液检查

如椎管梗阻可见脑脊液蛋白增高，压力低。血管畸形破裂发生脊髓蛛网膜下腔出血可见血性脑脊液。

2. 脊柱 X 线平片

脊柱 X 线平片可显示科布综合征患者椎体、椎板及附件破坏。脊髓碘水造影可确定血肿部位，显示脊髓表面血管畸形位置和范围，不能区别病变类型。可显示碘柱内粗细不均扭曲状透亮条影附着于脊髓表面，透视下可发现畸形血管搏动。注入造影剂后患者仰卧如显示"虫囊样"可提示本病。脊髓造影可显示盆周硬膜下动静脉瘘异常血管影，病变血管水平出现梗阻或充盈缺损，脊髓直径正常，也可显示科布综合征脊髓膨大、髓周血管影及硬膜外占位征象。

3. CT 及 MRI 检查

CT 及 MRI 检查对脊髓血管畸形有重要诊断价值，可显示脊髓局部增粗、出血或梗死等，增强后可发现血管畸形。CT 及 MRI 可显示椎体呈多囊性或蜂窝状结构改变。MRI 可见髓内动静脉畸形，硬脊膜动静脉瘘血管呈蜿蜒线状或脊髓背侧环绕圆形低信号血管影，海绵状血管瘤表现局部脊髓膨大，内有高低混杂信号。

4. 选择性脊髓动脉造影

选择性脊髓动脉造影对确诊脊髓血管畸形有价值，可明确区分血管畸形类型，如动静脉畸形、动静脉瘘、海绵状血管瘤及成血管细胞瘤等，显示畸形血管大小、范围及与脊髓的关系，可对病变精确定位，有助于治疗方法选择。脊髓血管造影能清楚显示髓内动静脉畸形的大小、供血动脉管径及引流静脉，显示髓周硬膜下动静脉瘘或硬脊膜动静脉瘘的瘘口部位、大小、供血动脉、引流静脉及循环速度等；海绵状血管瘤血管造影正常。选择性动脉血管造影并向大动脉胸部分支注射造影剂可能找到供应该畸形的动脉分支。

（五）诊断及鉴别诊断

1. 诊断

根据患者的病史及症状体征，脊髓造影或选择性脊髓血管造影可为诊断提供确切证据。临床诊断要高度重视突然起病及症状反复再发的临床特征，也要注意到可以呈缓慢起病的间歇性病程。急性发病时剧烈神经根疼痛，以及慢性病程中脊髓性间歇性跛行都高度提示本病，合并同节段血管痣、皮肤血管瘤对本病诊断及定位有意义。

2. 鉴别诊断

此病诊断较困难，早期常被误诊为其他类型脊髓病，须注意鉴别。

（六）治疗

脊髓血管畸形治疗根据患者情况可采取选择性介入栓塞治疗，血管显微神经外科畸形血管结扎术或切除术，这些技术应用极大地提高了本病的临床疗效。

（1）脊髓动静脉畸形治疗：①治疗前应先行 MRI 和 DSA 检查，明确病灶体积、形态及其纵向与横向延伸、血流流速、供血动脉、引流静脉方向或有无静脉瘤样扩张等，伴动静脉瘘须了解瘘口部位、大小及循环速度等，根据畸形类型选择及制订合适的治疗方案。②髓内 AVM 含丰富弥散的畸形血管团，手术难度大，致残率高，临床首选超选择性介入栓塞疗法。该治疗通过动脉导管将栓塞剂注入畸形血管。③脊髓 AVM 威胁到脊髓功能时，属显微外科手术彻底切除病变适应证,是目前脊髓血管畸形标准化治疗方法,由于本病预后差,尽可能早期诊断,早期手术治疗,一旦出现严重脊髓功能损害再行手术则无裨益。

(2)髓周动静脉瘘治疗可根据脊髓DSA显示影像,如超选择性插管可到达瘘口前端,可选择栓塞法;若供血动脉细长,导管很难到位,手术直接夹闭瘘口治愈率也相当高。

(3)硬脊膜动静脉瘘需首选栓塞治疗,不便于栓塞治疗或治疗失败者可手术夹闭。

(4)椎体和椎旁动静脉畸形多伴脊髓压迫症状,术前栓塞可减少AVM大部分血供,减轻椎管内静脉高压,手术能有效去除占位效应,通常可选栓塞与手术联合治疗。

(5)对此类脊髓血管畸形除针对病因治疗,还须使用脱水药、止血药等对症治疗。截瘫患者应加强护理,防止并发症如压疮和尿路感染。急性期过后或病情稳定后应尽早开始肢体功能训练及康复治疗。

五、脊髓血管栓塞

脊髓血管栓塞与脑血管栓塞的病因相同,但其发病率远较后者低。血凝块、空气泡、脂肪颗粒、炎性组织碎块、转移性恶性肿瘤组织和寄生虫都可能成为脊髓血管栓塞的栓子。

(一)临床表现

脊髓血管栓塞常常与脑血管栓塞同时发生,因而临床症状常被脑部损害症状所掩盖。来自细菌性内膜炎或盆腔静脉炎的炎性组织块所造成的脊髓血管栓塞,除因动脉梗阻产生的局灶坏死外,还可能因炎性栓子的侵蚀造成弥漫性点状脊髓炎或多发性脊髓脓肿,临床表现为严重的截瘫和括约肌功能障碍。

减压病是高空飞行和潜水作业者的常见病,气栓栓塞偶尔成为胸腔手术或气胸者的并发症。在游离气泡刺激脊髓神经根时,可发生奇痒、剧痛等不愉快的感觉,进而产生感觉障碍、下肢单瘫或截瘫。

转移性肿瘤所致的脊髓血管栓塞,常伴有脊柱和椎管内的广泛转移、根痛和迅速发生的瘫痪为其特点。

疟疾患者偶尔伴发脊髓损害,随着体温的升高出现周期性截瘫和大小便失禁,数小时后随着体温的正常恢复正常。截瘫的原因可能是由于被疟原虫寄生的红细胞阻塞了毛细血管,因而造成脊髓缺血水肿。抗疟疾治疗可制止它的再发。

(二)治疗

主要治疗措施与脑血管栓塞相同。

第八节 脊髓栓系综合征

脊髓栓系综合征(tethered cord syndrome,TCS)是指由于先天或后天的因素使脊髓受牵拉、圆锥低位,造成脊髓出现缺血、缺氧、神经组织变性等病理改变,临床上出现下肢感觉、运动功能障碍或畸形、大小便障碍等神经损害的综合征。TCS可于任何年龄段发病,由于病理类型及年龄的不同,其临床表现各异。造成脊髓栓系的原因有多种,如先天性脊柱裂,硬脊膜内、外脂肪瘤,脊髓脊膜膨出,腰骶手术后脊髓粘连,脊髓纵裂畸形等原因。脊髓栓系的部位,多数是脊髓圆锥或终丝末端,但颈、胸段脊髓由于各种因素被牵拉,形成各种神经损害的症状也属于脊髓栓系综合征的范畴。

一、病因

目前关于脊髓栓系综合征的病因及分型各家报道不一。有学者根据发病年龄及是否有手术史分为原发性及继发性。原发性病因不甚明确，一般认为与终丝粗大、椎管内脂肪瘤、畸胎瘤、表皮样囊肿、脊髓纵裂等有关，常见于新生儿及小儿，常常伴有不同程度的脊柱裂。继发性常与手术、炎症、外伤后椎管内瘢痕形成、粘连有关，它好发于成年人，常见于脊髓脊膜膨出修补术后及蛛网膜炎。成年人脊髓栓系综合征分为如下五类：脊髓脊膜膨出修复术后型、终丝紧张型、脂肪瘤型、脊髓纵裂畸形型、蛛网膜粘连型。根据发病年龄分为小儿型及成年型。近年来通过回顾性分析，根据病因学分为脊髓脊膜膨出修补术后型、终丝增粗及终丝脂肪瘤型、脂肪脊髓脊膜膨出及圆锥脂肪瘤型、脊髓纵裂。该分型对患者手术疗效判断有一定的帮助，目前为较多国外学者所采用。

二、病理

TCS可能是由于脊髓末端发育不良引起的。脊髓脊膜膨出的患儿腰骶部神经数量明显减少，周围神经元体积变小。有报道腰骶部脊髓外翻胎儿脊髓结构中仅有灰质，不见白质，灰质中神经元的胞体和神经纤维都明显减少，后角区域内无神经元胞体。但目前关于脊髓发育不良学说的证据尚少，仅见少数个案报道。

随着动物模型的成功构建，人们对其发病机制有了更深入的了解，关于脊髓受牵拉，压迫学说也越来越受广大学者认同。TCS是由于脊髓受到异常牵拉、脊髓缺血、缺氧、氧化代谢作用受损从而引起神经功能障碍，临床手术所见也证实了这一观点。在外科手术中观察到脊髓背侧血管变细，表面苍白，搏动明显减弱。利用彩色多普勒测量了儿童患者术前术后脊髓远端血流量的变化并与对照组比较，发现外科松解后局部血流量有显著增加，而对照组则无明显变化。

三、诊断

通过临床症状和体征可以对该病进行初步诊断。X线、CT、脊髓造影、MRI等影像学检查对成人脊髓栓系综合征诊断有很大的帮助。MRI是诊断脊髓栓系综合征的有效方法，可以出现以下表现：①终丝粗大（直径>2 mm），蛛网膜下腔阻塞，提示尾部脊髓或神经根粘连。②低位、变细的脊髓圆锥。③脊髓圆锥或终丝移位。④骶管内蛛网膜下腔扩张。⑤造成栓系的因素，如脂肪瘤、皮样囊肿等。⑥脊髓脊膜膨出以及修复术后的改变。

影像学检查在诊断脊髓栓系综合征时也有一定局限性。因此，只有根据患者病史、症状和体征，仔细地观察神经症状，结合影像学检查，才能对成人脊髓栓系综合征做出正确的诊断。

四、治疗

目前唯一有效的治疗方法是手术松解。手术的目的是在尽量减少新的损伤情况下彻底松解脊髓圆锥，解除牵拉、压迫，以达到缓解患者临床症状及防止神经功能进一步恶化。

关于手术时机各家说法不一，对于小儿患者一般都主张早期手术。因为虽然神经功能损害大多数呈不可逆，但由于小儿出现症状时间短，神经功能损害一般较轻，早期积极的手术干预常常能收到显著的效果。有学者主张对脊膜膨出合并脊髓栓系的患者在手术修补时要同时探查硬膜囊，如发现脊髓张力增加，也要及时行松解术。对于成年患者，是否需要手术仍有很大争议。有学者认为，成年患者一般病程较长，大多数有脊膜膨出修补病史，手术效果不明显，手术治疗要慎重。如果患者一般情况允许，国内外大多数学者都主张早期积极手术，手术要求在切开硬膜囊后全部在显微镜下操作，手术的目的是缓解临床症状，防止神经功能障碍的进一步加重，而且收到了明显的效果。症状和体征方面，疼痛改善最为明显。

尽管各报道对于脊髓栓系综合征的预后有差异，但可以肯定的是手术对治疗脊髓栓系综合征是很有意义的。疼痛最容易得到控制。文献报道，78%~83%的患者术后腰腿痛得到改善。术前运动障碍进行性加重的患者，64%术后症状改善；27%的患者术后症状未再加重，而感觉障碍（如麻木、感觉异常等）改善不佳；50%的患者术后泌尿系症状得以改善，但仍有45%的患者未改善；足畸形和脊柱侧弯等症状术后部分改善。有报道14%~60%患者膀胱功能改善，术前膀胱功能障碍持续少于3~5年的患者预后相对较好。

成人脊髓栓系综合征术后复发率较低。有报道在平均8年的随访期中9例（16%）因复发需要再次手术。认为脊髓脊膜膨出和广泛的蛛网膜下腔瘢痕粘连被认为是预后较差的因素。

第九节 肝性脊髓病

肝性脊髓病是继发于慢性肝病，以痉挛性截瘫为主要症状的脊髓疾病，可伴或不伴肝性脑病而存在，多发生于门静脉-体静脉分流后。在慢性肝病自发性门-体静脉分流后也有可能出现本病。

一、病因

各种慢性肝脏疾病均有发生本病的可能，如肝炎、肝硬化、肝纤维化、肝坏死等均可出现，多见于行门-体分流手术后或自发形成门-体分流后的患者，可能与血中代谢产物升高未经肝脏解毒直接进入体循环有关。有的患者血氨水平有明显升高，但也有报道血氨水平正常的患者也可发生本病。

二、病理表现

肝性脊髓病的病理解剖上主要可见脊髓侧柱的脱髓鞘改变，病理切片上可见从颈段到腰段的锥体束均可有髓鞘脱失，胸段的锥体束最易受累，胸段的脊髓丘脑侧束及脊髓小脑束也可见轻度髓鞘缺失；髓鞘脱失区域可以看到脂肪吞噬细胞和纤维胶质增生；极少量淋巴细胞浸润，脊髓背侧柱基本没有髓鞘脱失，灰质相对完整，脊髓的动静脉基本正常，感觉神经及自主神经很少受累。

三、临床表现

本病以青壮年男性多见，多发生在40~50岁，肝脏病变行分流手术或自发产生分流后4~5年最常出现。消化系统症状表现为慢性肝病的症状，如纳差、腹胀、乏力、肝脾大、腹腔积液、蜘蛛痣、ALT升高、血清总蛋白降低、A/G比值倒置、血氨升高、食管胃底静脉曲张、腹壁静脉曲张及上消化道出血等。可出现或不出现肝性脑病的表现，脊髓病呈缓慢进行性加重的痉挛性截瘫为主要表现。往往以步态异常为首发症状，大多隐袭起病，逐渐进展。以双下肢先后发生僵硬无力、走路不稳开始，双下肢肌肉颤动，活动不灵活，逐渐发展成两侧对称痉挛性截瘫，早期呈伸直性痉挛性截瘫，呈强直状，膝部和踝部直伸，肌张力增加，有"折刀现象"，腱反射亢进，常有肌阵挛，锥体束征阳性，行走呈痉挛步态、剪刀步态，晚期也可出现屈曲性截瘫。少数患者可出现四肢瘫。感觉受累少见，偶有深感觉减退，痛、温觉多正常。自主神经症状少见，括约肌功能多不受累。

四、诊断

目前尚无统一的诊断标准,具有以下症状应想到本病。①有慢性肝病病史或临床有肝脏疾病的表现或肝功能异常。②有门-体分流的证据(手术或自发出现)。③缓慢或隐袭起病,逐渐出现的双下肢痉挛性截瘫。④排除其他原因所致的脊髓病变。凡隐袭起病,缓慢进行性痉挛性截瘫,伴或不伴肌萎缩、感觉及括约肌功能障碍者,如进一步检查有肝功能损害或门静脉高压症的证据,则应怀疑肝性脊髓病。在病程中出现黄疸、腹腔积液、呕血及腹壁静脉怒张,食管静脉曲张等广泛体内自然侧支循环的形成或有门-腔静脉吻合术史,尤其是先后反复出现一过性脑症状者,则肝性脊髓病的可能性极大。

五、辅助检查

实验室检查包括胆红素、转氨酶、血氨、白蛋白等与肝脏功能有关指标,胆红素、转氨酶、血氨水平往往升高,而白蛋白多降低,出现白/球比例倒置;肌电图检查可发现神经源性损伤;脊髓的 MRI 检查可无异常发现,有助于鉴别诊断。

六、鉴别诊断

本病需与其他可造成进行性痉挛性截瘫的疾病鉴别,如亚急性联合变性、脊髓血管病、脊髓压迫症状等,亚急性联合变性为维生素 B_{12} 缺乏所致,脊髓 MRI 检查可以鉴别脊髓血管病及脊髓压迫;肝性脊髓病有慢性肝脏病变,有肝功能的异常及代谢产物的异常堆积,可能发现门-体静脉分流的证据。

七、治疗

目前肝性脊髓病已证明有效的治疗手段是进行肝脏移植。许多研究已证明,行肝脏移植后,进行痉挛性截瘫可被有效地逆转。其他的治疗包括保护肝脏、减少含氮食物的吸收、减少血氨水平等,促进脊髓功能恢复。

(李 姣)

第十节 脑神经疾病

一、三叉神经痛

三叉神经痛是指三叉神经分布区反复发作的短暂性剧痛。

(一)病因与病理

三叉神经痛分为原发性和继发性两种类型,继发性是指有明确的病因,如邻近三叉神经部位发生的肿瘤(胆脂瘤)、炎症、血管病等引起三叉神经受累,多发性硬化的脑干病灶也可引起三叉神经痛;原发性是指病因尚不明确者,但随着诊断技术的发展与提高,研究发现主要由伴行小血管(尤其是小动脉)异行扭曲压迫三叉神经根,使局部产生脱髓鞘变化所引起;三叉神经节的神经细胞因反复缺血发作而受损导致发病;其他还有病毒感染,岩骨嵴异常变异产生机械性压迫等。

(二) 临床表现

1. 年龄、性别

70%~80%发生于40岁以上中老年，女性略多于男性，二者发病比约为3∶2。

2. 疼痛部位

限于三叉神经分布区内，以第二、第三支受累最为常见，95%以上为单侧发病。

3. 疼痛性质

常是电灼样、刀割样、撕裂样或针刺样，严重者伴同侧面肌反射性抽搐，称为"痛性抽搐"。发作时可伴有面部潮红、皮温增高、球结膜充血、流泪等。由于疼痛剧烈，患者表情痛苦，常用手掌或毛巾紧按、揉搓疼痛部位。

4. 疼痛发作

常无先兆，为突然发生的短暂性剧痛，常持续数秒至2分钟后突然终止。间歇期几乎完全正常。发作可数天1次至每分钟发作数次不等。大多有随病程延长而发作频度增加的趋势，很少自愈。

5. 扳机点

在疼痛发作的范围内常有一些特别敏感的区域，稍受触动即引起发作，称为"扳机点"，多分布于口角、鼻翼、颊部或舌面，致使患者不敢进食、说话、洗脸、刷牙，故面部及口腔卫生差，情绪低落，面色憔悴，言谈举止小心翼翼。

6. 神经系统检查

原发性三叉神经痛者，神经系统检查正常；继发性三叉神经痛者可有分布区内面部感觉减退、角膜反射消失，也可表现为疼痛呈持续性，可并发其他脑神经麻痹。

(三) 诊断与鉴别诊断

根据疼痛发作的部位、性质、扳机点等即可诊断。但需注意原发性与继发性的鉴别以及与其他面部疼痛的鉴别。

1. 与继发性三叉神经痛鉴别

应做进一步检查，如脑CT或MRI，必要时进行脑脊液检查，以寻找病因。沿三叉神经走行的MRI检查，可发现某些微小病变对三叉神经的压迫等。

2. 与其他头面部疼痛鉴别

①牙痛，一般为持续性钝痛，可因进食冷、热食物而加剧。②副鼻窦炎，也表现为持续钝痛，可有时间规律，伴脓涕及鼻窦区压痛，鼻窦摄X线片有助诊断。③偏头痛，以青年女性多见，发作持续数小时至数天，疼痛性质为搏动性或胀痛，可伴恶心呕吐。先兆性偏头痛患者发作前有眼前闪光、视觉暗点等先兆。④舌咽神经痛，疼痛部位在舌根、软腭、扁桃体、咽部及外耳道，疼痛性质与三叉神经痛相似，也表现为短暂发作的剧痛。局麻药喷涂于咽部，可暂时镇痛。⑤蝶腭神经痛，又称Sluder综合征，鼻与鼻旁窦疾病易使翼腭窝上方的蝶腭神经节及其分支受累而发病，表现为鼻根后方、上颌部、上腭及牙龈部发作性疼痛并向额、颞、枕、耳等部位扩散，疼痛性质呈烧灼样、刀割样，较剧烈，可持续数分钟至数小时，发作时可有患侧鼻黏膜充血、鼻塞、流泪。

(四) 治疗

原发性三叉神经痛首选药物治疗，无效时可用封闭、神经阻滞或手术治疗。

1. 药物治疗

①卡马西平：为抗惊厥药，作用于网状结构-丘脑系统，可抑制三叉神经系统的病理性多神经元反射。初始剂量为 0.1 g，每天 2 次，以后每天增加 0.1 g，分 3 次服用，最大剂量为 1.0 g/d，疼痛停止后，维持治疗剂量 2 周左右，逐渐减量至最小有效维持量。不良反应有头晕、嗜睡、走路不稳、口干、恶心、皮疹等。少见但严重的不良反应是造血系统功能损害，可发生白细胞减少，甚至再生障碍性贫血。罕见的有剥脱性皮炎等。②苯妥英钠：初始量为 0.1 g，每天 3 次，可每天增加 50 mg，最大剂量为 0.6 g/d，疼痛消失 1 周后逐渐减量。不良反应有头晕、嗜睡、牙龈增生及共济失调等。③治疗神经病理性疼痛的新型药物有加巴喷丁、普瑞巴林、奥卡西平等，具有疗效肯定、较少不良反应等优势，可结合患者病情、经济情况及个人意愿选用。④辅助治疗可应用维生素 B1、维生素 B12，疗程 4~8 周。

2. 封闭治疗

将无水乙醇或其他药物如甘油、维生素 B12、泼尼松龙等注射到三叉神经分支或半月神经节内，可获镇痛效果。适应证为药物疗效不佳或不能耐受不良反应；拒绝手术或不适于手术者，疗效可持续 6~12 个月。

3. 半月神经节射频热凝治疗

在 X 线或 CT 导向下，将射频电极经皮插入半月节，通电加热 65~80℃，维持 1 分钟，适应证同封闭治疗。不良反应有面部感觉障碍、角膜炎和带状疱疹等。疗效可达 90%，复发率为 21%~28%，重复应用仍有效。

4. 手术治疗

用于其他治疗方法无效的原发性三叉神经痛，手术方式有：①三叉神经显微血管减压术，近期疗效可达 80% 以上，并发症有面部感觉减退、听力障碍、滑车、外展或面神经损伤等；②三叉神经感觉根部分切断术；③三叉神经脊髓束切断术。

5. γ 刀或 X 线刀治疗

药物与封闭治疗效果不佳，不愿或不适于接受手术的，也可以采用 γ 刀或 X 线刀治疗，靶点是三叉神经感觉根。起效一般开始于治疗后 1 周。由于靶点周围重要结构多，毗邻关系复杂，定位需要特别精确。

二、特发性面神经麻痹

特发性面神经麻痹又称 Bell 麻痹或面神经炎，为面神经管中的面神经非特异性炎症引起的周围性面肌瘫痪。

（一）病因、病理与发病机制

病因尚不完全清楚，多认为当风寒、病毒感染和自主神经功能障碍致面神经内的营养血管痉挛，引起面神经缺血、水肿。由于面神经通过狭窄的骨性面神经管出颅，故受压而发病。另外，神经病毒感染一直是被怀疑的致病因素，如带状疱疹、单纯疱疹、流行性腮腺炎、巨细胞病毒等。近年的研究用不同的手段如病毒分离与接种、病毒基因组检测等证实了受损面神经存在单纯疱疹病毒感染。病理变化主要是神经水肿，有不同程度的脱髓鞘。由于面神经管为骨性腔隙，容积有限，如果面神经水肿明显，则使面神经的神经纤维受压，可致不同程度轴索变性，这可能是部分患者恢复不良的重要原因。

（二）临床表现

任何年龄均可发病，男性略多于女性。发病前常有受凉史。部分患者起病前后有患病一侧的耳后乳突区轻度疼痛。起病迅速，一侧面部表情肌瘫痪为突出表现。患者常于清晨洗漱时发现一侧面肌活动不利，口角歪斜，症状在数小时至数天内达到高峰。查体可见一侧面部额纹消失，睑裂变大，鼻唇沟变浅变平，病侧口角低垂，示齿时口角歪向健侧，做鼓腮和吹口哨动作时，患侧漏气。颊肌瘫痪使食物常滞留于齿颊之间。不能抬额、皱眉，眼睑闭合无力或闭合不全。闭目时眼球向上外方转动而露出巩膜，称 Bell 征。由于眼睑闭合不全，易并发暴露性角膜炎。下眼睑松弛、外翻，使泪点外转，泪液不能正常引流而表现流泪。

由于面神经病变部位的差别，可伴随其他症状：

（1）茎乳孔处面神经受损，仅表现同侧周围性面瘫。

（2）面神经管内鼓索神经近端的面神经受损，除面神经麻痹外，还有同侧舌前 2/3 味觉丧失，唾液减少，为鼓索神经受累引起。

（3）如果在镫骨肌神经近端面神经受损除面神经麻痹外，还表现为同侧舌前 2/3 味觉丧失和重听（听觉过敏）。

（4）病变在膝状神经节时，除表现为面神经麻痹、同侧舌前 2/3 味觉丧失和重听（听觉过敏）外，还有患侧乳突部疼痛、耳郭和外耳道感觉减退，外耳道或鼓膜出现疱疹，见于带状疱疹病毒引起的膝状神经节炎，称 Hunt 综合征。

（三）辅助检查

为除外桥小脑角肿瘤、颅底占位病变、脑桥血管病等颅后窝病变，部分患者需做颅脑 MRI 或 CT 扫描。

（四）诊断与鉴别诊断

根据急性发病、一侧的周围性面瘫，而无其他神经系统阳性体征即可诊断，但需与下列疾病鉴别。

1. 吉兰-巴雷综合征

可有周围性面瘫，但多为双侧性。少数在起病初期也可表现为单侧，随病程逐渐发展为双侧。其他典型表现如对称性四肢弛缓性瘫痪与脑脊液蛋白-细胞分离等。

2. 面神经附近病变累及面神经

急、慢性中耳炎，乳突炎，腮腺炎或肿瘤可侵犯面神经，邻近组织如腮腺肿瘤、淋巴结转移瘤的放射治疗可损伤面神经。应有相应原发病病史。

3. 颅后窝肿瘤压迫面神经

如胆脂瘤、皮样囊肿、颅底的肉芽肿、鼻咽癌侵犯颅底等均可引起面神经损害，但起病较缓，有进行性加重的病程特点，且多伴有其他神经系统受累的症状及体征。

4. 脑桥内的血管病

可致面神经核损害引起面瘫，但应有脑桥受损的其他体征如交叉性瘫痪等。

5. 莱姆病

是由蜱传播的螺旋体感染性疾病，可引起脑神经损害，以双侧面神经麻痹常见，常伴皮肤红斑、肌肉疼痛、动脉炎、心肌炎、脾大等多系统损害表现。

(五) 治疗

1. 急性期治疗

治疗原则是减轻面神经水肿、改善局部血液循环与防治并发症。①起病 2 周内多主张用肾上腺皮质激素治疗。地塞米松 10~15 mg/d，静脉滴注，连用 1 周后改为泼尼松 30 mg/d，顿服，1 周后逐渐减量。泼尼松 30~60 mg，晨 1 次顿服，连用 7~10 天，以后逐渐减量。但近来国外学者对激素治疗有争议，故其有效性尚待循证医学研究的进一步证实。②补充 B 族维生素，如口服维生素 B1、腺苷辅酶 B12 或肌内注射维生素 B1、维生素 B12 等。③Hunt 综合征的抗病毒治疗可用阿昔洛韦 10~20 mg/（kg·d），分 2~3 次静脉滴注，连用 2 周，或更昔洛韦 5~10 mg/（kg·d）静脉滴注，分 1~2 次，连用 7~14 天，并注意血常规、肝功能变化。④在茎乳孔附近行超短波透热、红外线照射或局部热敷治疗。注意保护角膜、结膜，预防感染，可采用抗生素眼水、眼膏点眼，带眼罩等方法。

2. 恢复期治疗

病后第 3 周至 6 个月以促使神经功能尽快恢复为主要原则，可继续给予 B 族维生素治疗，同时采用针灸、按摩、碘离子透入等方法治疗。

3. 后遗症期治疗

少数患者在发病 2 年后仍留有不同程度后遗症，严重者可试用面-副神经、面-舌下神经吻合术，但疗效不肯定。

第十一节 视神经脊髓炎

一、流行病学

视神经脊髓炎（NMO，又称 Devic 病或 DeVIC 综合征）是视神经和脊髓同时或相继受累的急性或亚急性脱髓鞘病变。早期认为 NMO 是一种严重的单相病程疾病，但后来发现有许多 NMO 病例呈复发病程。此病在我国远比多发性硬化多见。全年均有发病，以 6~10 月多见，累及两性，以女性偏多，21~41 岁多见，但无绝对限制。

二、病因

NMO 病因及发病机制还不清楚，目前许多学者将其视为多发性硬化的一种特殊亚型，可能与病毒感染诱发导致自身免疫功能紊乱，造成视神经和脊髓脱髓鞘病变的发生有关。

三、病理变化

脱髓鞘、硬化斑和坏死，伴血管周围炎性细胞浸润。主要累及视神经和视交叉，脊髓病损好发于胸段和颈段，脊髓、视神经和视交叉都可能合并蛛网膜炎。与经典的 MS 同，病损局限于视神经和脊髓，破坏性病变较明显，星形胶质细胞反应较差。有时脊髓是坏死性而不是脱髓鞘病变，最终有空洞形成，胶质细胞增生不明显；坏死可能反映其炎症过程的严重性，而并非疾病的本质。

四、临床表现

1. 发病年龄

患者发病年龄为 5~60 岁，以 21~41 岁最多见，也有许多儿童患者，男女均可发病。

2. 前驱症状

部分患者出现神经症状前的数周或数月，多有疲劳、体重减轻、肌肉和关节隐痛、腹痛、腹泻、咽部疼痛、低热等。

3. 临床特征

急性严重的横贯性脊髓炎和双侧同时或相继出现的球后视神经炎是本病特征性的临床表现，可在短时间内连续出现，导致截瘫和失明，病情进展迅速，可有缓解—复发。多数 NMO 患者为单相病程，70% 病例常在数日内出现截瘫，约半数受累眼全盲；复发型发生截瘫约 1/3，视力受累约 1/4，临床事件间隔时间为数月至半年，以后 3 年内可有多次孤立的球后视神经炎和脊髓炎复发。

4. 眼部症状

急性起病可数小时或数日内单眼视力部分或全部丧失；一些患者在视力丧失前 1~2d 感觉眶内疼痛，眼球运动或按压时明显，眼底改变为视神经乳头炎或球后视神经炎；亚急性起病者 1~2 个月症状达到高峰；少数呈慢性起病，视力丧失在数月内稳步进展，进行性加重。

5. 脊髓症状

急性横贯性脊髓炎是脊髓的急性进展性炎症性脱髓鞘病变，呈单相型或慢性多相复发型。临床常见的脊髓体征是不对称和不完全性的、播散性、不完全横贯性、上升性，其特征是快速进展的（数小时或数天）下肢轻瘫、双侧 Babinski 征、躯干部感觉平面和括约肌功能障碍等。可伴有 Lhermitte 征、阵发性强直性痉挛和神经根痛。

五、辅助检查

1. 血液

急性发作周围血象可能升高，以多形核白细胞为主，红细胞沉降率增快，或见血清总补体升高。

2. 脑脊液

脑脊液细胞数增多，以淋巴细胞为主，通常不超过 $100/mm^3$，脑脊液蛋白正常或轻度增高，糖含量正常或偏低。脊髓肿胀明显时可有椎管不完全阻塞表现。

3. 脊髓 MRI 检查

发现脊髓纵向融合病变超过 3 个或 3 个以上脊柱节段的发生率为 88%，通常为 6~10 个节段，脊髓肿胀及钆强化也较常见。少数脑白质病损。可见视神经增强信号。

六、诊断依据

1. 前驱症状

部分病人在发病前数日至数周可有低热、头痛、咽痛、眩晕、全身不适、恶心、腹泻等症状。

2. 起病形式

大多为急性或亚急性起病，少数为慢性进行性起病。部分病人先出现视神经损害的症状，后出现脊髓损害的症状，另一部分病人则同时出现视神经和脊髓损害的表现。部分患者双侧视神经先后受累，另一部分患者则双侧视神经同时受累。与多发性硬化一样，视神经脊髓炎亦具有缓解—复发交替的病程特征，两次发病间歇期短则2个月，长则可达10年以上。

3. 眼部症状及体征

多数患者起病初有眼眶或眼球疼痛，继之单眼或双眼视力进行下降，严重者可完全失明。检查可见不同程度的视力下降、生理盲点扩大、视乳头炎、继发性视乳头萎缩、球后视神经炎、原发性视乳头萎缩等表现。

4. 脊髓症状及体征

脊髓损害的常见部位为胸髓，其次为颈髓，腰段脊髓较少见。临床上可表现为播散性、半横贯性、不全横贯性或上升性脊髓炎的症状和体征。除感觉、运动和括约肌功能障碍外，常有痛性痉挛发作。颈髓病变可见霍纳综合征。

5. 视觉诱发电位和体感诱发电位

对诊断和鉴别有重要的指导意义。脊髓磁共振成像对确定病变的部位和范围价值较大。腰穿脑脊液检查和脊髓CT对诊断意义不大，不作为常规检查项目。

七、鉴别诊断

1. 弥漫性轴周脑炎

多发生于儿童，病情进展很少缓解，脊髓症状少见。

2. 单纯性球后视神经炎

早期眼症状易与单纯性球后视神经炎混淆，后者多损害单眼，Devic病常为两眼先后受累，并有脊髓病损，有明显缓解—复发趋势。

3. 急性播散性脑脊髓炎

急性播散性脑脊髓炎是一种广泛累及脑和脊髓白质的急性炎症性脱髓鞘疾病，多发生在某些感染或疫苗接种后，病势严重，常有发热、头痛、呕吐、脑膜刺激征、昏迷、抽搐、共济失调等广泛脑、脊髓损害表现。

4. 多发性硬化（MS）

MS可表现为NMO的临床模式，脑脊液及MRI检查可鉴别。CSF-MNC计数>50/mm3或中性粒细胞增多在NMO很常见，但MS罕见，90%以上MS的患者脑脊液存在寡克隆带，但NMO不常见；MRI所见也有助于NMO与MS的鉴别。NMO发病初期头部MRI多正常，复发—缓解型MS多有典型病灶；NMO患者脊髓纵向融合病变超过3个以上脊柱节段，通常6~10个节段，而MS的脊髓病变极少超过1个脊椎节段；NMO脊髓肿胀和钆强化也较常见。

5. 亚急性脊髓-视神经-神经病

多见于小儿，先有腹痛、腹泻等腹部症状及氯碘喹啉类药物服用史，多无瘫痪，以感觉异常为主，常呈对称性，无复发，脑脊液也无明显改变。病变在视神经、脊髓薄束、皮质脊髓束以及周围神经，上颈髓感觉传导束几乎不受累。

八、治疗

1. 激素冲击疗法

主要采取甲泼尼龙大剂量冲击疗法，500~1000mg，静脉滴注，每日1次，连用3~5d；之后以大剂量泼尼松口服。这样可加速症状的恢复，对终止或缩短NMO恶化是有效的。不要单独口服泼尼松，因可增加视神经炎新的发作危险。

2. 血浆置换

有临床试验表明，皮质类固醇治疗无反应的病人经血浆置换约半数患者的症状可改善。

九、预后

NMO的预后与脊髓炎的严重程度、并发症有关，呼吸肌瘫痪、肺炎、压疮、尿路感染等是危及生命的重要因素。30%~40%的患者有缓解、复发病程，缓解、复发间期为几天到10年，次数2~13次/天。复发型NMO预后更差，大多数复发型患者表现阶梯式进展，可发生全盲或截瘫等严重残疾，1/3患者死于呼吸衰竭。

（王志芬）

第三篇　外科学

第一章　肠胃常见症状与体征

第一节　消化道出血

消化道出血是临床常见综合征，可由多种疾病所致。消化道是指从食管到肛门的管道，包括食管、胃、十二指肠、空肠、回肠、盲肠、结肠及直肠。上消化道出血是指十二指肠悬韧带（Treitz 韧带，译为屈氏韧带）以上的食管、胃、十二指肠、上段空肠以及胰管和胆管的出血。十二指肠悬韧带以下的肠道出血统称为下消化道出血。随着内镜技术的发展，新名词"中消化道"改变了对消化道的传统分段概念的认识。新定义以十二指肠乳头、回盲瓣为标志，将消化道分为"上消化道"（十二指肠乳头以上）、"中消化道"（十二指肠乳头至回盲瓣）和"下消化道"（盲肠、结肠、直肠）。

一、病因

上消化道出血占全部急性消化道出血的 75%~80%，病死率为 5%~10%。在上消化道出血的病因中，消化性溃疡病、胃黏膜糜烂性病变、食管胃底静脉曲张占前三位。另外，有 5% 左右的病例出血病灶未能确定，即使剖腹探查也未必能找到出血原因。美国资料报道，上消化道出血中，消化性溃疡约占 40%，胃黏膜糜烂性病变占 5%~15%，食管胃静脉曲张占 5%~30%，Mallory-Weiss 综合征占 5%~15%；中国北京友谊医院报道，上消化道出血的病因中，消化性溃疡占 49%，食管胃静脉曲张占 11.2%，急性胃黏膜病变占 20%，胃癌占 4.5%，上述共占 84.7%。

结肠、直肠癌约占下消化道出血病例的 30%~50%，其次是肠道息肉、炎症性病变和憩室。由于内镜检查治疗的广泛开展，医源性下消化道出血的发生率也有所增长，占 1%~5%，出血多发生在息肉部位，可因烧灼不完全由息肉蒂内的中央动脉出血引起，出血量也可极大，常在手术时及手术后数小时内出现，也有在息肉摘除 1 周后出血的报道。近年来开展了选择性血管造影、核素显像和内镜检等方法，肠道血管发育不良病例的检出数已经增多。尽管如此，也有不少患者甚至进行了手术探查，但仍有 5% 左右的下消化道出血病例未能找到确切病因。

二、与其他部位的出血相鉴别

（1）呼吸道出血。在医学上被称为咯血，肺结核、支气管扩张、肺癌、风心病二尖瓣狭窄都可以咯血，为咳出，非呕出，此时血液呈鲜红色，或痰中带有血丝或有气泡和痰液，常呈碱性，患者有呼吸道病史和呼吸道症状。而呕血多数呈咖啡色（食管出血多为鲜红色），混有食物，呈酸性，患者有消化道病史和症状。

（2）鼻腔和口腔疾病、手术出血时，血液也可从口腔流出，血液被吞下后，也可以出现黑粪，但可根据有无口腔和鼻咽部疾病和手术病史加以识别。

(3) 口服铋剂、炭、铁剂等也可以引起黑粪，此类黑粪颜色较消化道出血颜色浅，大便隐血实验阴性。食用动物肝脏、血制品和瘦肉以及菠菜等也可引起黑粪。大便隐血试验（愈创木脂法）可以阳性，但单克隆法阴性。

(4) 若消化道出血引起的急性周围循环衰竭征象先于呕血和黑粪出现，就必须与中毒性休克、过敏性休克、心源性休克、急性出血坏死性胰腺炎、子宫异位妊娠破裂、自发性或创伤性脾破裂、动脉瘤破裂等其他病因引起的疾病相鉴别。有时尚需进行上消化道内镜检查和直肠指检，借以发现尚未呕出或便出的血液，而使诊断得到及早确立。

三、诊断评估

有长期规律性上腹痛、胃灼热史或者有消化性溃疡史，在饮食不当、精神紧张疲劳、服用非甾体类抗感染药（NSAIDs）等诱因下并发出血，出血后疼痛减轻，多为消化性溃疡出血；有服用 NSAIDs、肾上腺皮质激素类药物史或有严重创伤、烧伤、感染、手术病史时，应首先考虑应激性溃疡和（或）急性胃黏膜病变出血；中老年、慢性持续性粪便隐血试验阳性，伴有缺铁性贫血、食欲缺乏、体重下降者应考虑胃癌；有慢性肝炎、血吸虫病等病史，伴有肝掌、蜘蛛痣、腹壁静脉曲张、脾大、腹水等体征时，出现呕血、黑粪，多为食管胃静脉曲张出血；便血伴有急性中下腹痛、里急后重者，多为大肠出血；中老年、原因不明的肠梗阻、腹部包块、便血，多为大肠癌；老年、有冠心病、心房颤动等病史，或者住重症监护病房的患者出现腹胀痛及便血者，不要忽略缺血性肠病；老年人突然腹痛、休克、便血者，还要考虑到主动脉瘤破裂；儿童突发腹痛、发热、血便，要考虑出血坏死性小肠炎；黄疸、发热、上腹痛者，伴消化道出血时，应考虑胆道出血；伴有全身其他部位出血，应考虑传染性疾病、血液病等；突然腹痛、腹部包块、便血者，要考虑肠套叠、肠扭转；慢性右下腹部包块、血便，要考虑克罗恩（Crohn）病、肠结核和淋巴瘤；发热、腹痛、黏液脓血便、里急后重者，应该考虑痢疾、炎症性肠病、结肠血吸虫病和大肠癌。鲜血在排便后滴下，且与粪便不相混杂者，多见于内痔、肛裂或直肠息肉。

四、出血量的估计

根据出血时间和出血量，一般可分为仅用化验方法证实（大便隐血阳性）而无明显临床症状的隐性出血，呕血和（或）黑粪而无循环障碍症状的显性出血，伴有循环障碍症状的急性大量出血。慢性隐性出血患者因无明显呕血和（或）黑粪而不易被识别，可能有头晕、乏力、心悸和面色苍白等症状，而长期被误诊为心、脑血管疾病或血液系统疾病。急性大量消化道出血患者有典型的呕血、黑粪、便血症状，一般容易识别，但对未出现呕血、黑粪、便血的患者突然出现头晕、乏力、口渴、出虚汗、心慌、恶心等症状时，也应注意有急性消化道大出血的可能性，因为极少数患者可能因粪块阻塞而消化道出血未能够即时从肛门排出。

上消化道出血量达到约 20mL 时，粪便隐血试验可呈现阳性反应。100mL 血灌入上消化道就可以出现黑粪（melena），1000mL 以上的血灌入上消化道才会出现便血（hematochezia）。大出血指 24h 内出血量超过 1000mL 以上或血容量减少 20% 以上，患者多会出现明显的急性循环衰竭，往往需输血才能纠正。持续性出血指 24h 之内的两次内镜均见活动性出血，或者出血持续 60h 以上、需输血 3000mL 才能稳定循环者。再发性出血指两次出血的时间间隔在 1~7d。如果短时间内出血量超过 500mL，患者就可有周围循环衰竭的临床表现，如头晕、乏力、心动过速和血压偏低等，随着出血量的增加，症状也更加显著，甚至引起出血性休克。

根据血容量减少所致周围循环衰竭的临床表现（特别是对血压、脉搏的动态观察），以及患者的血红细胞计数、血红蛋白浓度及血细胞比容测定，也可估计患者失血的程度。

轻度：失血量小于 500mL，占循环血量的 10%~15%。血红蛋白、血压脉搏基本无变化，多数患者有些头晕。

中度：失血量 500~1000mL，约占循环血量的 20%。血红蛋白 70~100g/L，血压稍有下降，脉搏在 100/min 左右，患者有口渴、心慌、烦躁、尿少症状，甚至有一过性昏厥。

重度：失血量大于 1000mL，约占循环血量的 30%以上。血红蛋白小于 70g/L，收缩压小于 70mmHg（1mmHg=0.133kPa），脉搏在 120/min 以上，患者四肢湿冷，脉搏细速，神志改变，无尿或者少尿。

出血 3~4h，血管外的组织液尚未进入血管，患者的血红蛋白和血细胞比容不一定明显变化；此后到出血 72h 内，血管外的组织液进入血管，患者的血红蛋白和血细胞比容会有明显变化，此时也不一定说明正在出血或者再出血。

出血后 2~3d，患者的血白细胞和血尿素氮可轻度升高。消化道出血患者 2~3d 出现的氮质血症可分为肠源性、肾性和肾前性 3 种。肠源性氮质血症指在大量消化道出血后，血液蛋白的分解产物在肠道被吸收，以致血中尿素氮升高。肾前性氮质血症是由于失血性周围循环衰竭、血容量不足、肾血流暂时性减少、肾小球滤过率和肾排泄功能下降，导致氮质潴留，在纠正低血血容量后血中尿素氮可迅速降至正常。肾性氮质血症是由于严重而持久的休克造成肾小管坏死（急性肾衰竭），或失血更加重了原有肾疾病的肾损害，临床上出现少尿或无尿，在出血停止的情况下，氮质血症往往持续 4d 以上，经过补足血容量、纠正休克而血尿素氮不能降到正常。

大量出血后，多数患者在 24h 内会出现低热。发热的原因可能是由于血容量减少、贫血、周围循环衰竭、血液分解蛋白的吸收等因素导致体温调节中枢的功能障碍。但也要同时注意寻找其他因素，例如有无并发肺炎等。

消化道出血量超过血容量的 1/4 时，心排血量和舒张压明显下降。此时体内相应地释放了大量儿茶酚胺，增加周围循环阻力和心率，以维持重要器官血液灌注量。除了心血管反应外（可出现冠脉供血不足和心肌梗死），激素分泌、造血系统也相应地代偿，导致醛固酮和垂体后叶素分泌增加，血细胞增殖活跃，白细胞和网织红细胞增多。

五、增加消化道出血患者死亡风险的因素

（1）年龄超过 70 岁。

（2）合并有其他疾病。

肺疾病（急性呼吸衰竭、肺炎、慢性阻塞性肺病）、恶性肿瘤、肝病［酒精（乙醇）性或病毒性肝病］、神经精神疾病（精神病、脑血管疾病发作期）、脓毒败血症、近期大手术后、心脏疾病（充血性心衰竭、缺血性心脏病、心律失常）、肾疾病（急性肾功能不全、血肌酐大于 353.6μmol/L）等。

（3）有正在或再次大量出血的证据。

呕新鲜血、胃管引流出新鲜血、休克而需要输入 6 个单位以上的红细胞才能维持血循环的稳定；血化验检查提示有血小板减少、白细胞增多、凝血机制异常。胃镜下见食管胃静脉曲张出血、胃癌出血、动脉喷血。上消化道出血应 24h 内完成内镜检查，因为 94%的再出血发生在 72h 内，98%发生在 96h 内。心率大于 100/min、周围血管循环不良、收缩压小于 100mmHg、需要输入 4 个单位以上的红细胞才能维持血循环稳定的患者常提示可能存在消化道出血没有停止或者有再出血；正在使用糖皮质激素或抗凝药物者可增加消化道再出血的危险，出血期间应该停用；胃镜下见有动脉喷血者再出血发生率为 70%~90%，病灶见血管残根或见有紫红色隆起者再出血发生率为 40%~50%，病灶有不易被水冲掉的血凝块者再出血发生率为 10%~35%，平坦红点再出

血发生率为5%~10%，清洁溃疡面再出血发生率小于5%。溃疡大于2cm和球后溃疡也容易再出血。

六、急性非静脉曲张性上消化道出血的治疗

（一）一般治疗与监测

（1）卧床休息，保持患者呼吸道通畅，头偏向一侧避免呕血时引起窒息，大量出血者宜禁食，少量出血者可适当进流质食物。

（2）记录呕血、黑粪和便血的频度、颜色、性质、次数和总量，定期复查红细胞计数、血红蛋白、血细胞比容与血尿素氮等，需要注意血细胞比容在24~72h后才能真实反映出血程度。推荐对活动性出血或重度急性非静脉曲张性上消化道出血（AN-VUGIB）患者应插入胃管，以观察出血停止与否。

（3）监测意识状态、脉搏和血压（注意排除服用β受体阻滞药或抗胆碱能药物对脉搏和血压的影响）、肢体温度、皮肤和甲床色泽、周围静脉（特别是颈静脉）充盈情况、尿量等，意识障碍和排尿困难者需留置尿管，危重大出血者必要时进行中心静脉压测定，老年患者常需心电监护、血氧饱和度监测、呼吸监护。

（4）活动性出血的判断：判断出血有无停止，对决定治疗措施极有帮助。如果患者症状好转、脉搏及血压稳定、尿量足（>30mL/h），提示出血停止。

临床上，下述证候与化验提示有活动性出血：①呕血或黑粪次数增多，呕吐物呈鲜红色或排出暗红血便，或伴有肠鸣音活跃；②经快速输液输血，周围循环衰竭的表现未见明显改善，或虽暂时好转而又恶化，中心静脉压仍有波动，稍稳定后又再下降；③红细胞计数、血红蛋白测定与血细胞比容继续下降，网织红细胞计数持续增高；④补液与尿量足够的情况下，血尿素氮持续或再次增高；⑤胃管抽出物有较多新鲜血。

内镜检查根据溃疡基底特征，可用来判断病变是否稳定，凡基底有血凝块、血管显露等易于再出血。

（二）液体复苏

（1）应立即建立快速静脉通道，并选择较粗静脉以备输血，最好能留置导管。根据失血的多少在短时间内输入足量液体，以纠正血循环量的不足。对高龄、伴心、肺、肾疾病的患者，应防止输液量过多，以免引起急性肺水肿。对于急性大量出血者，应尽可能施行中心静脉压监测，以指导液体的输入量。下述征象提示血容量已补足：患者意识恢复；四肢末端由湿冷、发绀转为温暖、红润，肛温与皮温差减小（1℃）；脉搏由弱转强。

（2）液体的种类和输液量：常用液体包括等渗葡萄糖液、生理盐水、平衡液、血浆、全血或其他血浆代用品。急性失血后血液浓缩，血较黏稠，应静脉输入5%~10%葡萄糖液或平衡液等晶体液。失血量较大（如减少20%血容量以上）时，可输入血浆等胶体扩容剂。必要时，可输血，紧急时输液、输血同时进行。输血指征为：①收缩压小于90mmHg，或较基础收缩压降低幅度大于30mmHg；②血红蛋白小于50g/L，血细胞比容小于25%；③心率增快（大于120/min）。

（3）血管活性药物的使用：在补足液体的前提下，如血压仍不稳定，可以适当地选用血管活性药物（如多巴胺）以改善重要脏器的血液灌注。

(三) 止血措施

1. 内镜检查和镜下止血

内镜检查为明确上消化道出血病灶和原因的关键检查，能发现上消化道黏膜的病变，应尽早在出血后 24~48h 内进行，并备好止血药物和器械。有内镜检查禁忌证者不宜做此检查：如心率大于 120/min，收缩压小于 90mmHg 或较基础收缩压降低大于 30mmHg、血红蛋白小于 50g/L 等，应先迅速纠正循环衰竭，血红蛋白上升至 70g/L 后，再行检查。危重患者内镜检查时，应进行血氧饱和度和心电、血压监护。

当检查至十二指肠球部未能发现出血病灶者，应深插内镜至乳头部检查。发现有 2 个以上的病变，要判断哪个是最可能的出血性病灶。

溃疡病变出血情况可以分为：Ⅰa 喷射样出血，Ⅰb 活动性渗血，Ⅱa 血管显露，Ⅱb 附着血凝块，Ⅱc 黑色基底，Ⅲ 基底洁净，其再出血概率分别为 55%、55%、43%、22%、10% 和 5%。

内镜下止血治疗起效快、疗效确切，应作为首选。可根据医院的设备和病变的性质选用局部喷洒和注射药物、热凝固止血法、使用止血夹、套扎等治疗。内镜下黏膜下注射止血因其简单易行、有效、设备要求不高而被广泛应用。目前报道，用于注射的药物有肾上腺素、无水乙醇、高渗盐水或糖水等，也有复发出血、溃疡扩大、并发穿孔及心血管方面的副作用等。

内镜下注射稀释过的肾上腺素是目前应用最为广泛的方法之一。一般用 1:10000 或 1:100000 的经生理盐水或高渗盐水稀释的肾上腺素于出血血管周围进行多点注射，每次 1~2mL，3~6 点，平均用量 6~10mL，多能取得即时止血的效果。1 次注射有效率为 10%~80%，但 1 周内再发出血率可高达 25% 左右。

热凝固止血法是应用一定的体外能源产生的热量，使组织血管发生凝固、血栓形成等起到止血目的。根据能源不同，目前有高频电、激光、微波、射频、氩离子束凝固术 (APC) 等。

内镜下放置血管钳止血是内镜确定出血点后，用止血钳放置器将血管金属钳经内镜孔道钳夹住出血点或者出血的组织而止血，主要适合血管断端出血和局部组织出血，对弥漫出血不适用。

2. 药物止血

(1) 抑酸药物：抑酸药能提高胃内 pH 值，既可促进血小板聚集和纤维蛋白凝块的形成，避免血凝块过早溶解，有利于止血和预防再出血，又可治疗消化性溃疡。临床常用的制酸药主要包括质子泵抑制药 (PPI)，组胺 H_2 受体拮抗药对于急性出血无确切疗效。诊断明确后推荐使用大剂量 PPI 治疗：奥美拉唑（如洛赛克）80mg 静脉推注后，以 8mg/h 输注持续 72h，其他 PPI 尚有泮妥拉唑、埃索美拉唑等针剂。

(2) 止血药物：止血药物对 ANVUGIB 的确切效果未能证实，不作为一线药物使用，对有凝血功能障碍者，可静脉注射维生素 K_1；为防止继发性纤溶，可使用氨甲苯酸（止血芳酸）等抗纤溶药；云南白药等中药也有一定疗效。

(3) 对插入胃管者可用去甲肾上腺素盐水（去甲肾上腺素 8mg，加入生理盐水 100~200mL）洗胃，然后，灌注凝血酶、硫糖铝混悬液等。

(4) 幽门螺杆菌阳性的消化性溃疡出血患者，应在出血停止后，给予抗幽门螺杆菌治疗；服用非甾体抗感染药者一般推荐长期同时服用 PPI 或黏膜保护药。

3. 选择性血管造影及栓塞治疗

选择性动脉血管造影时，针对造影剂外溢或发现有病变，可经血管导管滴注血管升压素或去甲肾上腺素，导致小动脉和毛细血管收缩，使出血停止。无效者可用明胶海绵栓塞，但容易引起胃肠坏死。

4. 手术治疗

诊断明确、药物和介入治疗无效者及诊断不明确但无禁忌证者，可考虑手术治疗。术中可以结合内镜检查。

第二节 急腹症

急腹症是指腹腔内、盆腔和腹膜后组织和脏器发生了急剧的病理变化，从而产生以腹部为主要症状和体征，同时伴有全身反应的临床综合征。常见的急腹症包括：急性阑尾炎、溃疡病急性穿孔、急性肠梗阻、急性胆道感染及胆石症、急性胰腺炎、腹部外伤、泌尿系结石及异位妊娠子宫破裂等。最先发生的部位可能是病变的原发部位，如胃、十二指肠溃疡穿孔开始在上腹部痛，当穿孔后消化液流向下腹，此时腹痛扩展至右下腹乃至全腹，易与阑尾炎穿孔相混。急性阑尾炎为转移性腹痛，开始在脐周或上腹部，为炎症刺激性内脏，当炎症波及浆膜或阑尾周围壁层腹膜时，则表现为右下腹痛。腹痛最明显的部位，常是病变最严重的部位，如有腹膜刺激征，则常提示该部位有腹膜炎。

一、腹痛的类型

（一）躯体性疼痛

主要由 $T_6 \sim L_1$ 的脊神经支配。各对脊神经末梢感受器主要分布于腹部皮肤、腹壁肌层和腹膜壁层，肠系膜根部也有少量的脊神经分布。当内脏病变累及腹膜壁层或肠系膜根部时，可产生躯体性腹痛。小网膜和膈肌也存在脊髓感觉神经，也可受理化刺激产生躯体性疼痛。主要有以下特点。

1. 痛觉敏锐

由于脊神经的末梢感受器在腹壁和壁层腹膜分布十分丰富和致密。

2. 定位准确

疼痛多与病变部位相符，脊神经按节段分布，疼痛发生在其传入纤维所支配的相应部位。

3. 疼痛剧烈

尤其对炎症、肿胀、化学刺激更为敏感。

4. 疼痛

可因体位改变、咳嗽或深呼吸而加重躯体性疼痛。若起源于壁层腹膜受到刺激，常常感觉更为剧烈，比内脏性疼痛定位更加准确。显示这种差异的典型例子就是急性阑尾炎，开始表现为模糊的脐周内脏性疼痛，随之由于炎症累及壁层腹膜，表现为躯体性疼痛，定位于麦氏点。累及壁层腹膜的疼痛常常由于活动或咳嗽而加重。介导壁层腹膜疼痛的神经冲动在体感觉神经内传递。神经纤维在对应于皮肤 $T_6 \sim L_1$ 外周神经内到达脊索。壁层腹膜疼痛的偏侧性可能是由于神经系统仅一侧支配壁层腹膜的给定区域。

（二）牵涉痛

牵涉痛则远离病变器官，是由于来自不同器官的内脏传入神经元和躯体传入神经元集中于脊髓同一节段脊索上的二级神经元。牵涉痛可能在皮肤或更深的组织被感知，但一般定位准确。一般情况下，牵涉痛使得内脏刺激看起来更为剧烈。

特点是：

(1) 距离原发部位较远。

(2) 多为酸痛、钝痛和牵拉痛，有时痛觉比较尖锐。

(3) 定位明确，其部位有一定的规律性，与病变器官的神经节段分布相一致。

以上3种腹痛随病情发展，可单一、先后或同时出现。一般来说，内脏病变的早期常现为单纯的内脏性腹痛，随着病变的进一步发展，继而出现躯体性和牵涉性疼痛。

(三) 内脏性疼痛

当有害刺激激活内脏疼痛感受器时，产生内脏性疼痛。其具有以下特点。

1. 痛域较高

因为内脏组织的末梢神经感受器分布稀疏，传导痛觉的神经纤维数目较少、较细，只有达到一定强度的刺激才会引起疼痛。挤压、切割或烧灼内脏时，不能引起内脏的痛觉，但当组织有炎症、充血、缺血、平滑肌痉挛或强烈收缩及强烈的化学刺激时，内脏组织的痛域降低，容易接受刺激产生痛觉。

2. 疼痛范围广泛，弥散、深在和定位模糊

一个内脏器官的传入纤维多通过几个节段的脊神经进入中枢，而同一脊神经又可同时接受几个脏器的传入纤维，因此，患者一般无法准确指出疼痛部位。

3. 疼痛部位与脏器的胚胎起源的位置

如胃、十二指肠、肝、胆、胰等在胚胎时起源于前肠，这些器官发生疾病时，腹痛多出现在上腹部；小肠和直到脾曲部位的结肠，起源于中肠，腹痛多出现于中腹部和脐周；降结肠、乙状结肠及直肠上部起源于后肠，疼痛位于下腹部。

4. 疼痛的性质与个人耐受力和脏器结构有关

老年人反应迟钝，空腔脏器肌层对张力敏感，在梗阻或痉挛时，可产生阵发性绞痛，实质性脏器由于包膜扩张而引起持续性胀痛、钝痛等。包膜扩张越迅速，疼痛就越明显。肾包膜较紧，不易扩张。因此，肾有病变肿大时，疼痛可很剧烈；脾包膜较松，富有弹性，因此脾大时，疼痛不明显。

5. 常伴有明显的恶心、呕吐、面色苍白、出汗、脉缓等迷走神经兴奋的反应

总之，这种疼痛常为钝性，很难定位，常位于腹部中线（上腹部、脐周或下腹正中）。因为腹部脏器向脊索两侧传递感觉冲动。感觉疼痛的部位大概与病变脏器对应皮肤的神经分布相一致。疼痛无法准确定位是由于多数内脏的神经支配是多节段的，而且分布于内脏的神经末梢数量远远低于高度敏感的器官，如皮肤。疼痛经常被描述为痉挛、烧灼、虫咬感。内脏性疼痛常常伴随继发的自主神经反应，如出汗、烦躁、恶心、呕吐和面色苍白。患者常常改变体位以试图减轻不适感。

二、急腹症的临床诊断与分析

(一) 病史

1. 现病史

(1) 腹痛：腹痛依据接受痛觉的神经分为内脏神经痛（visceral）、躯体神经痛（somatic）和牵涉痛（referred）。内脏神经主要感受胃肠道膨胀等机械和化学刺激，通常腹痛定位模糊，范围大，不准确。依据胚胎来源，前肠来源器官引起的疼痛位置通常在上腹部。中肠来源的器官在脐

周。后肠来源的器官在下腹部。躯体神经属于体神经,主要感受壁层和脏腹膜的刺激,定位清楚、腹痛点聚焦准确。牵涉痛也称放射痛,是腹痛时牵涉到远隔部位的疼痛,如肩部,这是因为两者的痛觉传入同一神经根。

①诱因:急腹症发病常有诱因,如急性胆囊炎、胆石症(发病常在进油腻食物后)。急性胰腺炎多有过量饮酒或暴食史。胃或十二指肠溃疡穿孔常在饱餐后。肠扭转常有剧烈运动史。

②部位:腹痛起始和最严重的部位通常即是病变部位。如急性胃或十二指肠溃疡穿孔,腹痛起始于溃疡穿孔部位,很快腹痛可蔓延到全腹,但是穿孔处仍是腹痛最显著部位。

转移性腹痛:是急性阑尾炎的典型腹痛类型。阑尾在炎症未波及浆膜层(内脏神经)时,先表现为脐周或上腹痛。随着病情发展,炎症波及浆膜层(躯体神经)后,疼痛定位于右下腹。有时急性十二指肠溃疡穿孔,肠内容物沿着右结肠旁沟下行也可引起类似腹痛,需要鉴别。

牵涉痛或放射痛:急性胆囊炎、胆石症患者诉右上腹或剑突下痛时,可有右肩或右腰背部的放射痛。急性胰腺炎或十二指肠后壁穿孔多伴有右侧腰背部疼痛。肾或输尿管上段结石腹痛可放射到同侧下腹或腹股沟。输尿管下段结石可伴有会阴部放射痛。

腹腔以外的某些病变,如右侧肺炎、胸膜炎等可刺激肋间神经和腰神经分支($T_6 \sim L_1$)引起右上或右下腹痛,易被误诊为急性胆囊炎或者急性阑尾炎。

③腹痛发生的缓急:空腔脏器穿孔性疾病起病急,如胃或十二指肠溃疡一旦穿孔,立即引起剧烈腹痛。炎症性疾病起病缓,腹痛也随着炎症逐渐加重。如急性胆囊炎和急性阑尾炎。

④性质:持续性钝痛或隐痛多为炎症或出血引起,如胰腺炎、肝破裂等。空腔脏器梗阻引起的疼痛初起呈阵发性,疼痛由于肠管痉挛所致,表现为绞痛。间隙期无腹痛,如小肠梗阻、输尿管结石等。持续性疼痛伴阵发性加剧则为炎症与梗阻并存。肠系膜血管栓塞患者多见于高龄患者,通常腹痛和体征不显著,临床症状与严重的全身状况(如休克症状)不匹配,需要警惕。

⑤程度:炎症初期的腹痛多不剧烈,可表现为隐痛,定位通常不确切。随着炎症的发展,疼痛加重,定位也逐渐清晰。空腔脏器穿孔引起的腹痛起病急,一开始即表现为剧烈绞痛。实质性脏器破裂出血对腹膜的刺激不如空腔脏器穿孔的化学刺激强,故腹痛和腹部体征也较弱。

(2)消化道症状

①厌食:小儿急性阑尾炎患者常先有厌食,后才有腹痛发作。

②恶心、呕吐:腹痛发生后常伴有恶心和呕吐。病变位置高时一般发生呕吐早且频繁,如急性胃肠炎、幽门或高位小肠梗阻等。病变位置低则恶心、呕吐出现时间迟或无呕吐。呕吐物的色泽、量和气味可以帮助判断病变部位。呕吐宿食且不含胆汁见于幽门梗阻;呕吐物含胆汁表明病变位于胆总管开口以远;呕吐物呈咖啡色提示伴有消化道出血;呕吐物如粪水状、味臭,通常为低位小肠梗阻所致。

③排便:胃肠道炎症患者多伴有便频。消化道梗阻患者可表现为便秘。消化道肿瘤患者可伴有血便。上消化道出血粪便色泽深,呈柏油状黑色。下消化道出血色泽鲜,依据其距肛缘的距离和滞留肠道的时间可呈紫色、暗红或鲜红。

(3)其他伴随症状:腹腔器官炎症性病变通常伴有不同程度的发热。急性胆管炎患者可伴有高热、寒战和黄疸。消化道出血患者可见贫血貌。肝门部肿瘤、胰头癌等引起梗阻性黄疸的患者可伴皮肤瘙痒。有尿频、尿急、尿痛者应考虑泌尿系疾患。

2. 月经史

月经史有助于鉴别妇产科急腹症。育龄期妇女的末次月经时间有助于判断异位妊娠。卵巢滤泡或黄体破裂多发生在两次月经之间。

3. 既往史

既往有消化性溃疡病史者，突发上腹部疼痛，要考虑溃疡穿孔。有胆囊结石病史，出现腹痛、黄疸应怀疑胆石落入胆总管。既往有手术史者出现阵发性腹痛有助于粘连性肠梗阻的鉴别。

(二) 体格检查

1. 全身情况

患者的面容、精神状态、体位可有助于判断病情。腹腔出血患者通常面色苍白，呈贫血貌；腹膜炎患者面容痛苦，体位屈曲，不敢伸展；脱水患者眼眶凹陷，皮肤皱缩，弹性下降；胆道梗阻患者伴有巩膜和皮肤黄染，皮肤有抓痕。

2. 腹部检查

应该充分展露从乳头至腹股沟的整个区域。检查包括"望、触、叩、听"四个方面，按步骤进行。心、肺、血压等相关检查也不能忽略。

(1) 望诊：望诊时，应充分显露整个腹部，包括腹股沟区。应注意腹部形态、皮肤色泽与弹性、腹壁浅表静脉和其他异常表现。如肠梗阻时腹部膨隆，腹壁浅表静脉显现。消化性溃疡穿孔时，腹部凹陷，呈舟状腹。幽门梗阻伴严重脱水时腹壁皮肤皱缩，弹性差。肝硬化患者可见腹壁浅静脉显露，皮肤可见蜘蛛痣，这有助于鉴别上消化道出血病因。腹壁局部隆起伴肠型可见于肠扭转。腹股沟区或阴囊可见囊性肿块应考虑嵌顿疝。

(2) 触诊：腹部触诊应取仰卧屈膝体位，以放松腹壁肌肉。必要时，也可变更体位，如腰大肌试验。触诊时，应从无腹痛或腹痛较轻的部位开始检查。腹腔有炎症时，触诊时有腹膜炎体征，包括压痛、肌紧张和反跳痛。腹膜炎体征的程度通常能反映病变的轻重。压痛最明显的部位通常就是病变部位，如急性阑尾炎起始阶段，患者主诉为脐周腹痛，但右下腹已有压痛。肌紧张反映腹腔炎症的程度。轻度肌紧张见于腹腔轻度炎症或出血。明显肌紧张显示腹腔内有较严重感染或化脓性炎症，如化脓性阑尾炎、化脓性胆囊炎等。高度肌紧张表现为"板状腹"，见于空腔脏器穿孔性疾病，如胃十二指肠溃疡穿孔。腹腔出血时，腹部反跳痛明显，但肌紧张程度可能较轻。

值得注意的是老年患者、儿童、肥胖者、经产妇、体弱或休克患者腹部体征可比实际病情表现轻。

腹部触诊还应注意肝脾是否肿大及质地，腹腔是否有肿块以及肿块的形态、大小、质地，有无搏动等。如肝癌破裂出血常可扪及肝脏肿块。男性患者需要注意睾丸是否正常，有无睾丸扭转。

(3) 叩诊：叩诊也应从无痛区或轻痛区开始。叩痛明显区域常是病变所在处。腹部叩诊应注意音质和界限，实质性器官或肿瘤叩诊为实音。鼓音显示该区域下为气体或肠袢。移动性浊音表明伴有腹腔积液或积血。消化道穿孔时，肝浊音界可消失。

(4) 听诊：腹部听诊多选脐部周围或右下腹开始，肠鸣音活跃表明肠蠕动增加，机械性肠梗阻初起时肠鸣音增加，音质高亢，常伴有气过水声。麻痹性肠梗阻、急性腹膜炎、低钾血症时肠鸣音减弱或消失。幽门梗阻或胃扩张时上腹部可闻振水声。

3. 直肠指检

急腹症患者均应行直肠指检，检查时，需明确直肠内有无占位，直肠腔外有无压迫性肿块。注意区分肿物和粪块：肿物与肠壁相连，粪块可以活动。不要把女性宫颈误认为肿物。还应注意直肠壁、子宫直肠凹有无触痛。观察指套上粪便性质和色泽，有无染血和黏液。

(三) 辅助检查

1. 实验室检查

白细胞计数和分类提示有无炎症。红细胞、血红蛋白和血细胞比容连续测定有助于判断出血速度。尿液白细胞计数升高提示泌尿系炎症，出现红细胞显示泌尿系出血，可能源于肿瘤或结石损伤。尿胆红素阳性表明黄疸为梗阻性。血、尿和腹腔穿刺液淀粉酶明显升高有助于胰腺炎的诊断。腹腔穿刺液的涂片镜检见到革兰阴性杆菌常提示继发性腹膜炎，溶血性链球菌提示原发性腹膜炎，革兰阴性双球菌提示淋球菌感染。人绒毛膜促性腺激素（HCG）测定有助于判断异位妊娠。

2. 影像学检查

（1）超声：超声检查对于腹腔实质性器官损伤、破裂和占位的诊断以及结石类强回声病变诊断敏感，如胆囊、胆总管结石，患者必须空腹。输尿管、膀胱超声检查需要饮水充盈膀胱。由于气体影响，胃肠道一般不选择超声检查。超声检查可用于妇科盆腔器官检查，如子宫、卵巢。可协助对病变进行定位，判断形态和大小。超声可用于腹腔积液和积血的定位和定量，并可协助进行腹腔定位穿刺引流。

（2）X线片或透视：胸腹部X线片或透视是最常用的诊断方法。它可协助了解横膈的高低，有无膈下游离气体，肠梗阻时腹部立位X线片可以了解肠道气液平和肠袢分布。卧位片可以了解肠腔扩张程度，借以判断梗阻部位和程度。腹部X线片也可发现阳性结石，胆囊结石多为阴性结石，泌尿系结石多为阳性结石。

（3）选择性动脉造影：对于不能明确出血部位的病变，可采用选择性动脉造影。它可以协助明确出血部位，并可用于栓塞出血血管。

（4）CT或磁共振：CT和磁共振已成为急腹症常用的诊断方法，可以帮助了解病变的部位、性质、范围以及与周边脏器的关系，如急性胰腺炎时，可以显示胰腺的肿胀程度、胰腺导管有无扩张、胰管有无结石、胰腺周围有无渗出等。

3. 内镜是消化道病变

常用的诊断和治疗方法。在消化道出血时，它可判断出血的部位，性质。也可以进行注射硬化剂、喷洒止血粉、上血管夹等止血处理。在急性胆管炎时它可以经十二指肠乳头放置经鼻胆管引流管或支架，进行胆管减压，避免急诊手术的风险，是急性胆管炎首选的治疗方法。

4. 诊断性腹腔穿刺

对于诊断不明者，可进行腹腔诊断性穿刺。穿刺点通常选在左侧或右侧的髂前上棘和脐连线中外1/3处。女性患者也可以选择经阴道后穹隆穿刺。如穿刺抽得不凝血可以断定有腹腔内脏器出血。如穿得脓性渗液可以明确腹膜炎诊断。腹腔穿刺液的涂片镜检有助于鉴别原发性或继发性腹膜炎。对于已经明确诊断者或肠梗阻患者不宜采用腹腔穿刺。

三、常见急腹症的诊断与鉴别诊断要点

（一）胃十二指肠溃疡

急性穿孔"板样腹"和X线检查膈下游离气体是溃疡穿孔的典型表现。患者既往有溃疡病史，突发上腹部刀割样疼痛，迅速蔓延至全腹部，明显腹膜刺激症状，典型的"板样腹"，肝浊音消失、X线检查膈下游离气体可以确诊。部分患者发病前无溃疡病史。

（二）急性胆囊炎

进食油腻食物后发作右上腹绞痛，向右肩和右腰背部放射。体检时，右上腹有压痛、反跳痛、肌紧张，Murphy 征阳性。胆石症所致腹痛多在午夜发病，不少患者被误诊为"胃病"。超声检查可见胆囊壁炎症、增厚、胆囊内结石有助于诊断。

（三）急性胆管炎

上腹疼痛伴高热、寒战、黄疸是急性胆管炎的典型表现。急性胆管炎由于胆管的近端是肝血窦这一解剖特殊性，一旦感染，细菌很容易进入血液循环，导致休克和精神症状，宜尽早通过内镜进行经鼻胆管减压引流。如内镜插管失败需立即改行手术进行胆管减压引流。

（四）急性胰腺炎

常见于饮酒或暴食后。腹痛多位于左上腹，疼痛剧烈，呈持续性，可向肩背部放射。腹痛时伴有恶心、呕吐。呕吐后，腹痛不缓解。血清和尿淀粉酶明显升高。增强 CT 可见胰腺弥散性肿胀，胰周积液。胰腺有坏死时，可见皂泡征。

（五）急性阑尾炎

转移性右下腹痛和右下腹固定压痛是急性阑尾炎的典型表现。疼痛始于脐周或上腹部，待炎症波及阑尾浆膜（脏腹膜），腹痛转移并固定于右下腹。阑尾炎病变加重达到化脓或坏疽时，可出现右下腹局限性腹膜炎体征。阑尾一旦穿孔，腹膜炎体征可扩大到全腹，但压痛仍以右下腹最重。

（六）小肠急性梗阻

小肠梗阻时通常有腹痛、腹胀、呕吐和便秘四大典型症状，但视梗阻部位的不同有所变化。高位小肠梗阻症状以呕吐为主，腹胀可以不明显。反之，低位小肠梗阻时，腹胀明显，但呕吐出现较晚。小肠梗阻初期肠蠕动活跃，肠鸣音增强，可闻"气过水声"。梗阻后期出现肠坏死时，肠鸣音减弱或消失。立卧位 X 线片可见气液平，肠腔扩张。超声检查对肠套叠引起的小肠梗阻有诊断意义，对其他类型小肠梗阻无诊断价值。

（七）腹部钝性损伤

随着交通的发达，腹部钝性损伤明显增加。腹部钝性损伤需鉴别有无合并腹腔。①实质性脏器破裂出血；②空腔脏器破裂穿孔；③血管损伤。有实质性脏器破裂出血或伴有血管损伤者应伴有心跳加快、血压下降等血容量降低的相应临床表现。合并空腔脏器破裂穿孔者应伴有腹膜刺激症状和体征。单纯的腹壁挫伤和轻度实质性脏器损伤，全身情况稳定者可以先行非手术治疗，加强观察。合并严重实质性或空腔脏器损伤者都应进行手术探查。

四、急腹症的处理原则

（1）尽快明确诊断，针对病因采取相应措施。如暂时不能明确诊断，应采取措施维持重要脏器的功能，并严密观察病情，采取进一步的措施明确诊断。

（2）诊断尚未明确时，禁用强烈镇痛剂，以免掩盖病情发展，延误诊断。

（3）需要进行手术治疗或探查者，必须依据病情进行相应的术前准备。

（4）如诊断不能明确，但有下列情况需要手术探查

①脏器有血运障碍，如肠坏死。

②腹膜炎不能局限于扩散倾向。

③腹腔有活动性出血。

④非手术治疗病情无改善或恶化。

腹腔镜手术已经较为广泛地应用到腹腔探查和急腹症手术，如阑尾切除术、胆囊切除术、肠切除术等。比较开腹手术，腹腔镜具有手术创伤小、恢复快等优势。

第三节 消化不良

消化不良（FD）是指具有上腹痛、上腹胀、早饱、嗳气、食欲缺乏、恶心、呕吐等不适症状，经检查排除引起上述症状的器质性疾病的一组临床综合征。症状可持续或反复发作，病程超过1个月或在过去的12个月中累计超过12周。FD是临床上最常见的一种功能性胃肠病。

一、病因

（1）进食后胃底容受舒张发生障碍，胃窦十二指肠运动协调紊乱及内脏高敏等因素与FD发病有关。

（2）心理、环境及社会因素可影响、加重FD患者的临床表现。

二、处理

（一）病史和体格检查

所有消化不良患者都应有完整的临床病史和体格检查，据此可区分消化不良和大多数胰腺或胆道疾病引起的疼痛。尽管如此，根据临床病史不能可靠地区分FD和某些器质性上消化道疾病，如消化性溃疡病和GERD，如果患者同时有明显胃灼热或反流的症状，那么患者很可能有GERD。

应该询问患者下消化道和肠外症状。在IBS和其他功能性胃肠道疾病患者中常见消化不良。有慢性、无并发症的消化不良患者同时有下腹痛或不适和排便习惯改变时，应该考虑IBS的可能并给予相应治疗。肠外症状较多时，如乏力、头痛、肌痛和尿急等，常常提示为功能性疾病。

（二）排除刺激性药物

应该回顾使用处方和非处方药物的情况，如果可能，应该停用与消化不良有关的常见药物，尤其是阿司匹林、NSAIDs或COX2抑制药等。对于不能停用阿司匹林或NSAIDs的患者，可以考虑给予小剂量PPI试验治疗。如果停药或抑酸治疗后症状无改善，或有提示合并溃疡的症状或体征时，应行内镜检查。

（三）寻找"报警"征象

对于有"报警"征象的消化不良患者应行内镜检查，以除外胃或食管的恶性肿瘤。报警征象包括非有意的体重减轻、进行性吞咽困难、持续呕吐、显性或隐性消化道出血、不能解释的贫血、黄疸、淋巴结肿大和腹部可触及的包块。90%~95%的胃或食管癌具有至少一种报警征象。

（四）初步实验室检查

可以考虑全血细胞计数、常规白细胞检测、血清钙、血糖、肝、肾功生化试验和甲状腺功能检测；部分病例考虑其他检查如血清淀粉酶、口炎性腹泻抗体、粪中找虫卵和寄生虫或贾第虫（Giardia）抗原和妊娠试验。

（五）内镜检查

胃镜检查可以直接看到消化性溃疡、食管炎和恶性肿瘤，诊断准确性较高。内镜检查可以指导有针对性的药物治疗。2/3内镜检查正常的患者是FD或者NERD（即没有食管炎的GERD）。

1/3 接受内镜检查的患者可能被发现有 GERD 或消化性溃疡病,也可给予一种 PPI。消化性溃疡患者应该接受胃黏膜活检,以检查是否存在幽门螺杆菌(HP)感染,阳性者应该给予根除治疗。

三、治疗

(一)药物治疗

1. 抑酸药物

荟萃分析表明,使用 H_2 受体阻滞药进行治疗,54% 的患者消化不良症状有所改善,而安慰剂组缓解率是 40%,然而这些研究的总体质量较差,在质量较好的研究中改善不明显。

几项设计良好的随机对照双盲试验已经证实了 PPI 治疗 FD 是有效的,尤其是那些有反流样症状的消化不良患者。对于 PPI 治疗有效的患者,如果停药后症状常常复发,很可能需要长期或者间断服药。总体来说,对于有胃食管反流症状的消化不良患者,抑酸药物的治疗,无论 H_2 受体阻滞药还是 PPI 都是有帮助的。对于症状缓解的患者,可以按需给患者间断或者长期处方抑酸药物。

2. 抗酸药物

抗酸药如氢氧化铝、铝碳酸镁等可减轻症状,但疗效不如抑酸药。铝碳酸镁除具有抗酸作用外,还具有吸附胆汁的功能,伴有胆汁反流者可选用。

3. 促动力药物

针对胃动力和胃容受性的药物可以改善胃排空和胃容受性,从而治疗 FD。两项近期的荟萃分析提示,多潘立酮对于消化不良症状有明显的治疗效果。使用促动力药物后,61% 的患者症状总体有所改善,而安慰剂组仅有 40%。个别患者长期服用可出现乳房胀痛或溢乳现象。进一步分析提示促动力药物对于一些特定症状可能更有效,如恶心、早饱、腹胀以及上腹痛。安全性方面,甲氧氯普胺是一种常用的促动力药物,但由于较容易出现中枢神经系统的副作用以及锥体外系反应,故不适于长期使用;西沙必利的使用在美国受到严格限制,因它可以导致 Q-T 间期延长和快速型心动过速,已经不能再处方用于 FD。而替加色罗,则是一种 $5-HT_4$ 受体激动药,也同样由于心血管不良反应而停止使用。在我国和亚洲的临床资料显示,莫沙必利可显著改善 FD 患者早饱、腹胀、嗳气等症状。目前未见心脏等严重副作用的报道,但对 $5-HT_4$ 受体激动药引起的心血管副作用仍应重视。

4. 胃黏膜保护药

FD 患者可能存在黏膜防御机制的减弱,可以使用对胃黏膜有保护作用的药物,如胶体次枸橼酸铋盐、硫糖铝、磷酸铝、麦滋林-S。

5. 其他药物

消化酶和微生态制剂可作为治疗消化不良的辅助用药。复方消化酶和益生菌制剂可改善与进餐相关的腹胀、食欲缺乏等症状。实验中做二甲硅油(80~125mg,每日 3 次)证实效果要好于安慰剂,其机制是促进肠道内气体的推动和排出。

6. 治疗 HP 感染

应用抑酸药、促动力药治疗无效时,如果患者有 HP 感染,建议向患者充分解释根除治疗的利弊,在征得患者同意后予根除治疗,治疗方案见慢性胃炎章节。

(二) 精神心理治疗

荟萃分析显示，抗焦虑、抑郁药对 FD 有一定疗效，对抑酸药和促动力药治疗无效且伴有明显精神心理障碍的患者可选择三环类抗抑郁药或 5-HT4 再摄取抑制药（SSRI）。除药物治疗外，通过群体支持放松训练，认知疗法，心理治疗催眠术进行心理干预可以有短期疗效。精神心理治疗不但可缓解症状，还可提高患者的生活质量。

第四节 恶心和呕吐

恶心和呕吐（nausea and vomiting）是临床上最常见的症状之一。恶心是一种特殊的主观感觉，表现为胃部不适和胀满感，常为呕吐的前奏，多伴有流涎与反复的吞咽动作；呕吐是一种胃的反射性强力收缩，通过胃、食管、口腔、膈肌和腹肌等部位的协同作用，能迫使胃内容物由胃、食管经口腔急速排出体外。恶心、呕吐可由多种迥然不同的疾病和病理生理机制引起。两者可不相互伴随。

一、病因

恶心、呕吐的病因复杂多样，涉及多个系统，迅速确定病因对于正确施治十分重要。

（一）腹部病变

各种原因导致的消化道机械性梗阻、胃轻瘫、慢性假性肠梗阻、胃及十二指肠溃疡、胰腺炎和胰腺肿瘤、肝炎、胆囊炎及胆囊结石、阑尾炎、腹膜炎和腹膜肿瘤、肠系膜血管病变、肠系膜上动脉综合征、泌尿系统结石、卵巢囊肿扭转等。

（二）神经系统病变

偏头痛、颅内肿瘤、脑出血、脑梗死、脓肿、脑积水、脑膜炎、自主神经系统疾病、脱髓鞘疾病、迷路病症，如晕动症、迷路炎、梅尼埃病、中耳炎等。

（三）代谢和内分泌系统疾病

糖尿病、糖尿病酮症、甲状旁腺功能亢进、高钙血症、甲状旁腺功能减退、低钠血症、甲状腺功能亢进、肾上腺皮质功能低下、急性间歇性卟啉病、尿毒症等。

（四）感染

急性胃肠炎、全身感染性疾病、病毒性肝炎等。

（五）药物和毒物

肿瘤化疗药物、解热镇痛药、麻醉药、口服避孕药、心血管系统用药（如地高辛、抗心律失常药）、抗生素、中枢神经系统用药（如左旋多巴和其他多巴胺激动药等，治疗帕金森病的药物和抗癫痫药物）、茶碱类药物。其他还有酒精滥用、维生素 A 中毒、吸毒等。

（六）妊娠期恶心、呕吐

早期妊娠反应、妊娠剧吐、妊娠期急性脂肪肝。

（七）其他

术后状态、放射治疗、系统性红斑狼疮、硬皮病、心肌缺血、心肌梗死、饥饿以及精神疾患等。

（八）功能性恶心、呕吐

罗马Ⅲ型诊断标准将没有器质性病变（有明确的结构和生理学异常）的功能性恶心、呕吐，分为慢性特发性恶心、功能性呕吐及周期性呕吐综合征。

1. 慢性特发性恶心

慢性特发性恶心病因不明，但临床经验显示某些顽固恶心可能与中枢或精神疾病有关，对经验治疗无反应。其诊断必须符合以下所有条件。

（1）每周至少发生数次恶心。

（2）不经常伴有呕吐。

（3）上消化道内镜检查无异常或没有可以解释恶心的代谢性疾病。诊断前症状出现至少6个月，近3个月症状符合以上标准。

2. 功能性呕吐

必须符合以下所有条件。

（1）呕吐平均每周发生1次或1次以上。

（2）无进食障碍、反刍或依据DSM-Ⅳ未发现主要精神疾病。

（3）无自行诱导的呕吐和长期应用大麻史，没有可以解释反复呕吐的中枢神经系统疾病或代谢性疾病。诊断前症状出现至少6个月，近3个月症状符合以上标准。

3. 周期性呕吐综合征（必须符合以下所有条件）

（1）同样的呕吐症状反复急性发作，每次发作持续不超过1周。

（2）前1年间断发作3次或3次以上。

（3）发作间期无恶心和呕吐。诊断前症状出现至少6个月，近3个月症状符合以上标准。支持诊断标准为有偏头痛病史或家族史。

周期性呕吐常见于儿童，成人也可发生，但发病率低，主要见于中年人群。该病以反复类似的发作而区别于功能性呕吐。约1/4的成人患者有偏头痛病史，约20%的患者合并焦虑或其他精神异常。

二、临床特点

不同病因所致的呕吐临床特点不同。应详细询问症状发生的时间、缓急；呕吐前是否伴有恶心；呕吐的持续时间、严重程度与饮食的关系；呕吐的方式、呕吐物量、性质、气味；相关伴随症状；以往有无肝炎、肾疾病、糖尿病、心脏病、腹部手术、用药史等。育龄妇女应询问月经史。

（一）直接刺激呕吐中枢或VTZ所致的呕吐

常发生在清晨或空腹时，呕吐物为黏液样物质或胃液。妊娠、药物、毒物（如酒精滥用）或代谢性疾病（糖尿病、尿毒症）通常引起这一类型的呕吐。

（二）前庭或小脑疾病以及晕动症相关的恶心、呕吐

多发生于青壮年，可伴有眩晕、耳鸣、耳聋、眼球震颤、耳发胀。椎-基底动脉供血不足患者可伴有眩晕、视力障碍、共济失调、头痛、意识障碍，多发生于老年。偏头痛患者先有视觉改变、嗜睡等，随后出现一侧剧烈头痛，可伴有面色苍白、出冷汗，多发生于青春期，呈周期性发作。颅内病变或颅内压升高所致的呕吐多无恶心、干呕等前驱症状，突然发作，呈喷射性。患者同时伴有剧烈头痛，可出现意识障碍。

(三) 各种急腹症在引起相应部位急性疼痛的同时，可以伴随恶心、呕吐

有时呕吐十分剧烈，甚至可能是唯一症状。肠系膜上动脉（SMA）综合征通常存在脊柱前凸增加、腹壁肌肉张力消失、体重迅速下降和腹部手术后长期卧床等诱发因素。呕吐物含有胆汁，伴餐后上腹胀满，脐区疼痛，部分患者采用俯卧或膝胸位后症状缓解。急性下壁心肌梗死，可引起顽固的恶心、呕吐，同时伴有胸痛、胸闷、心悸、呼吸困难、出冷汗等。慢性反复发作的呕吐可见于胃轻瘫、不完全肠梗阻、慢性假性肠梗阻等。

(四) 幽门梗阻

患者的胃明显扩张，呕吐通常在餐后一段时间出现。呕吐物含有潴留的、部分消化的食物或隔夜食物。胃肠吻合术后患者可呕吐胆汁。呕吐物有粪便味提示低位肠梗阻、肠麻痹或胃结肠瘘。

(五) 早期妊娠呕吐

通常发生于清晨进食以前，一般在妊娠第9周左右达到高峰，很少持续超过第22周。妊娠剧吐是指一种异常严重的恶心、呕吐，可引起脱水电解质紊乱、营养不良等并发症。通常于孕早期出现，可持续超过妊娠的前3个月。妊娠急性脂肪肝发生于妊娠的末3个月，呕吐严重，常伴有头痛、全身不适和先兆子痫表现（高血压、水肿、蛋白尿），可以很快进展至肝衰竭和弥散性血管内凝血。肝活检可以发现典型的小泡性脂肪变性。

三、辅助检查

根据可能的不同病因选择以下检查，包括全血细胞计数、电解质、肝肾功能、血糖、甲状腺功能、血清淀粉酶和脂肪酶、血气分析、心电图、立卧位腹部X线片、腹部超声、CT、消化道内镜、消化道造影、头颅CT、MRI及脑脊液检查等。必要时做药物毒物检测及血皮质醇、促肾上腺皮质激素释放因子和儿茶酚胺检测。建议所有育龄期急性呕吐妇女行尿妊娠检查（β-人绒毛膜促性腺激素）。

四、特殊检查

食管测压用于发现食管动力性疾病如弥散性食管痉挛、贲门失弛缓等引起的假性呕吐。胃排空测定包括放射性闪烁扫描显像法（Radioscintigra-phy）、胃超声评价液体食物的排空，以及C13辛酸呼气试验。胃电图用于识别胃起搏点的节律异常，但存在信号不良、伪差与临床症状相关性差等缺点。胃肠测压可能是评价上胃肠道动力异常的最可靠的生理学检查，但是这一检查烦琐、昂贵、操作困难。

五、并发症

(一) 食管和胃损伤

(1) 急性呕吐后患者常有胃灼热或胸骨后疼痛等食管炎症状；慢性迁延性呕吐所致的食管炎多累及食管较长节段。

(2) 突然发生的干呕或呕吐可造成胃食管连接部位黏膜损伤，引起急性上消化道出血，导致呕血，即马洛里-魏斯综合征（Mallory-Weiss综合征）。由于剧烈呕吐可导致食管壁破裂并穿孔和继发性纵隔炎，称为自发性食管破裂综合征（Boerhaave综合征），其死亡率较高。

(3) 长时间呕吐后，面部和颈部可能出现多发的皮下出血。慢性呕吐可以造成龋齿。

（二）声门痉挛和吸入性肺炎

酸性物质和胆汁对咽部的刺激，可以引起一过性声门痉挛和窒息。年老、意识障碍或咳嗽反射减弱者，易出现胃内容物误吸入气管，引起急性窒息和吸入性肺炎。

（三）水电解质代谢失衡和营养不良

临床表现为脱水、低血压、血液浓缩、少尿、肌无力、心律失常、低钾血症、低钠血症、低氯性碱中毒。长期呕吐可导致营养不良。

六、治疗

治疗原则：①积极寻找病因，给予针对性的治疗；②止吐对症治疗；③纠正水电解质代谢紊乱；④其他并发症治疗。用于治疗恶心、呕吐的药物分为以下两类：中枢止吐药和外周促动力药。有些药物同时具有这两种作用机制，以其中某一种起主要作用。

（一）中枢止吐药

1. 多巴胺 D_2 受体拮抗药

（1）苯甲酰胺类：甲氧氯普胺为多巴胺$_2$（D_2）受体拮抗药，同时还具有 $5-HT_4$ 受体激动效应，对 $5-HT_3$ 受体有轻度抑制作用。可作用于延髓催吐 CTZ 中多巴胺受体而提高 CTZ 的阈值，具有强大的中枢性镇吐作用。适应证为急性恶心、呕吐，如手术后以及放化疗引起的恶心、呕吐。甲氧氯普胺可以通过血-脑屏障，可导致焦虑、嗜睡、严重锥体外系反应、心律失常等副作用，大量长期应用增加副作用发生率。

（2）苯并咪唑衍生物：代表药物多潘立酮为外周多巴胺 D_2 受体拮抗药，但可以阻断部分在血-脑屏障之外的中枢延髓最后区。能增强食管蠕动和食管下括约肌的张力，增加胃窦和十二指肠运动，协调幽门的收缩，促进胃排空，对结肠的作用很小。不通过血-脑屏障，对脑内多巴胺受体无拮抗作用。多潘立酮（以及苯甲酰胺类）可能增加促乳素（催乳素）的释放，偶尔导致乳房压痛和溢乳。

2. 酚噻嗪类和丁酰苯类

酚噻嗪类（氯丙嗪、奋乃静、丙氯拉嗪、异丙嗪、硫乙拉嗪）和丁酰苯类（氟哌利多、氟哌啶醇）药物可以阻断多巴胺 D_2 受体，以及毒蕈碱 M_1 受体。酚噻嗪类对组胺 H_1 受体也有阻断作用。一般通过胃肠道外或栓剂给药，用于治疗眩晕、偏头痛、晕动症等引起的急性剧烈呕吐，对于继发性毒血、化疗和手术后的呕吐也有效。常见副作用为锥体外系作用。

3. 抗组胺和抗毒蕈碱类药物

此类药物在中枢水平阻断组胺 H_1 受体（如赛克力嗪、苯海拉明、桂利嗪、美克洛嗪、羟嗪）和毒蕈碱 M_1 受体（东莨菪碱）。异丙嗪属于酚噻嗪类，但却有抗组胺抗毒蕈碱，以及很强的镇静作用。赛克力嗪和苯海拉明通常用于治疗晕动症和前庭疾病所致的恶心、呕吐，赛克力嗪对术后以及其他原因的呕吐也有效。

4. $5-HT_3$ 受体拮抗药

$5-HT_3$ 受体拮抗药是强有力的止吐药，可选择性地阻断呕吐中枢和胃壁的 $5-HT_3$ 受体，因此，除了抗呕吐作用外，还有轻微的促胃动力作用。这类药物的主要适应证是放化疗及手术后呕吐。临床用药包括昂丹司琼、托烷司琼。常见不良反应为头痛。

5. 糖皮质激素

糖皮质激素抗呕吐的作用机制尚不十分清楚。可能与抑制中枢前列腺素合成、内啡肽释放，以及改变5-羟色胺的合成与释放有关。主要用于手术后或放化疗后的恶心、呕吐。糖皮质激素也用于减轻脑水肿，从而缓解部分颅内高压引起的恶心、呕吐。最常用的是地塞米松，一般只短期使用，常与其他抗呕吐药，如甲氧氯普胺或5-HT_3拮抗药联合使用。合并消化性溃疡或胃肠吻合术后的患者，建议同时使用抑酸药。

6. 大麻素类

大麻素类药物作用于呕吐中枢的大麻素$Cβ_1$受体。纳洛酮是一种合成的大麻素，具有抗呕吐和抗焦虑的作用。主要用于其他药物无法控制的化疗引起的呕吐。常见副作用为低血压和精神反应。

7. 辅助药物与疗法

对于存在焦虑的患者可合用地西泮类药物，针灸和按摩对于减轻某些晕动症，以及化疗药所致的呕吐也有作用。

(二) 促胃动力药

1. 5-HT_4受体激动药

5-HT_4激动类药物主要用于治疗胃轻瘫、假性肠梗阻和功能性消化不良所致的恶心、呕吐。目前临床上主要有莫沙比利。

2. 胃动素受体激动药

胃动素受体激动药包括红霉素等，作为平滑肌细胞和肠神经胃动素受体的配体发挥作用。药理作用呈剂量依赖性。低剂量（0.5~1mg/kg 静脉推注）时，红霉素促进整个胃肠道的蠕动；高剂量（200mg 静脉使用），胃窦收缩剧烈，加快胃排空。红霉素可用于糖尿病、手术后及特发性胃轻瘫所致的恶心、呕吐。低剂量用于治疗假性肠梗阻的患者。口服疗效不稳定。不适于长期使用。

(三) 妊娠期呕吐用药

根据已发表的资料，在妊娠期可以安全使用的治疗恶心呕吐的药物包括维生素B_6、昂丹司琼及相关的5-HT_3拮抗药；多西拉敏是一种具有止吐作用的抗组胺药物，在某些欧洲国家应用。FDA将甲氧氯普胺划为妊娠B类用药。其他抗组胺药物也可能是安全的，但缺乏支持其应用的证据。

第五节 慢性腹痛

慢性腹痛是一种起病比较缓慢的、病程比较长的、或者继发于急性腹痛之后的腹痛，它的定位是比较准确的。

一、病因

慢性腹痛是一个常见的症状，原因相当复杂，往往引起诊断上的困难，慢性腹痛涉及胃、肠、肝、胆、胰、肾、泌尿、生殖器官及腹腔、盆腔的慢性炎症，肿瘤及粘连等病变，尤其是慢性腹痛的性质、疼痛程度、疼痛规律，发生了变化及慢性腹痛伴有呕吐、腹泻、包块的情况下是病情发生变化和加重的重要表现，切不可掉以轻心。

二、临床表现

（一）既往史

患者的急性阑尾炎、急性胆囊炎、急性胰腺炎、腹部手术等病史，对提供慢性腹痛的病因诊断有帮助，但仍须注意有无慢性腹痛的其他原因并存。

（二）腹痛的部位

慢性腹痛患者就诊时通常能明确指出腹痛的部位，这对病变的定位有一定的意义。

（三）腹痛的性质

溃疡病多呈节律性周期性中上腹痛；肝癌的疼痛常呈进行性加剧；肠寄生虫病多为发作性隐痛或绞痛，常可自行缓解；结肠、直肠疾病常为阵发性痉挛性腹痛，排便后疼痛常可缓解。直肠炎也常伴有里急后重。

（四）腹痛与体位的关系

胃黏膜脱垂症患者左侧卧位常可使疼痛减轻或缓解，而右侧卧位可使疼痛加剧；胃下垂、肾下垂与游走肾患者，站立过久及运动后疼痛出现或加剧，仰卧或垫高髋部仰卧时减轻或消失；胰体部疾病患者仰卧时疼痛加剧，在前倾坐位或俯卧位时减轻；膈疝患者的上腹痛在餐后卧位时出现，而在站立位时缓解；良性十二指肠梗阻或胰体癌时上腹胀痛可于俯卧位时缓解。

（五）腹痛与其他症状的关系

1. 慢性腹痛伴有发热

提示有炎症、脓肿或恶性肿瘤的可能性。

2. 慢性腹痛伴有呕吐

呕吐胃内容物，伴有宿食，伴或不伴有胆汁，常见于胃十二指肠的梗阻性病变，如消化性溃疡病合并梗阻、胃黏膜脱垂症、胃癌、十二指肠壅积症、胰腺肿瘤等。反射性呕吐可见于慢性胆道疾病、慢性盆腔疾病等。

3. 慢性腹痛伴有腹泻

多见于肠道慢性炎症，也可见于慢性肝与胰腺疾病。

4. 慢性腹痛伴有血便

脓血便者应多考虑慢性感染性肠炎（如慢性痢疾等）与慢性非特异性肠炎（如溃疡性结肠炎等）；便血者应注意肠肿瘤、肠结核、炎症性肠病等。

5. 慢性腹痛伴有包块

应注意炎症性包块、肿瘤、胃黏膜脱垂症、痉挛性结肠、慢性脏器扭转等疾病。

根据慢性腹痛的部位与特点，结合有关的病史、体征、实验室检查与器械检查，如大便常规+隐血、胃液分析、十二指肠引流液、血清生化学检查和超声检查、各种方式的X线检查、电子胃镜与结肠镜、胶囊内镜、双气囊小肠镜、电子计算机X线体层扫描（CT）、磁共振（MRI）、正电子发射体层扫描（PET）检查等，必要时实行腹腔镜或剖腹探查，进行全面分析，对疑难慢性腹痛患者可做出正确的诊断。

三、慢性广泛性与不定位性腹痛

（一）结核性腹膜炎

结核性腹膜炎是临床常见病之一，可发生于任何年龄，以 21~30 岁为多见。本病是继发性，原发病灶最多为肠系膜淋巴结结核、肠结核、输卵管结核、肺结核、胸膜结核等。

本病在病理学上可区分为渗出型、粘连型与干酪型 3 种类型，干酪型病情较重。本病起病可急可缓，缓起者占大多数。主要症状是发热、腹部包块、腹痛、腹泻，有时腹泻与便秘相交替。腹痛多呈持续性隐痛或钝痛，粘连型有时可出现剧烈的阵发性绞痛。约 1/3 的病例有腹水征。

（二）腹型恶性淋巴瘤

腹部恶性淋巴瘤以发生于小肠者最多，也常引起慢性腹痛，多为钝痛或隐痛。如发生不完全性肠梗阻，则引起阵发性肠绞痛。本病主要须与癌性腹膜炎及结核性腹膜炎相鉴别，往往须经探查方能明确鉴别。

（三）消化道多发性息肉综合征

Peutz-Jeghers 综合征即色素沉着息肉综合征，约 40% 有家族史。癌变率为 2%~3.8%，可引起肠套叠、肠梗阻等并发症。

Canada-Cronkhite 综合征即卡纳达-克朗凯特综合征，常以慢性隐性腹痛为临床特点。本病特征为：①胃肠道错构瘤息肉病；②有外胚层病变（如脱发、指甲萎缩）；③无家族史；④成年发病。

Gardner 综合征（即加德纳综合征）三联征为：①大肠多发性息肉病；②骨瘤；③皮肤及皮下组织病变。本病为罕见的常染色体显性遗传疾病，肠外病变以皮肤及软组织肿瘤最多见，骨瘤次之。

（四）腹型肺吸虫病

腹型肺吸虫病症状以腹痛为主，有时腹部可触及肿块，可伴有腹泻、便血。当肺吸虫病患者有腹痛、压痛或肿块等症状时，应警惕腹型肺吸虫病的可能。如经肺吸虫病药物治疗无效，可考虑剖腹探查。

（五）胃肠血吸虫病

患者常有腹部隐痛，一旦出现剧痛，应考虑并发症存在。大肠血吸虫病癌变并发率高，癌破溃时有脓血便。

（六）腹膜粘连

手术后引起的肠粘连很常见，外伤后或腹膜炎后也常发生肠粘连。粘连程度可轻可重，轻者可无症状或仅有轻微的腹部不适，重者可发生机械性肠梗阻。腹膜粘连的腹痛，严重时为绞痛性，多在食后发作，发作时腹部听诊可发现肠鸣音亢进。X 线或腹腔镜检查有助于诊断。

（七）腹膜癌病

腹膜癌病是继发性，也可引起腹痛，但一般程度较轻。

（八）慢性假性肠梗阻

假性肠梗阻是一种无机械性肠腔阻塞而具有肠梗阻症状和体征的无效性肠推进运动造成的临床综合征，可呈急性或慢性起病。发病机制尚未明了。

慢性病例可为原发性或继发性。原发性者又称为慢性特发性假性肠梗阻（CIIP），继发性者则继发于进行性系统性硬皮病（PSS）、淀粉样变、Cha-gas 病、使用某些药物如氯丙嗪后等。

CIIP 病程长，亦未发现有基础病，主要临床表现为中、上腹痛，腹胀，体重减轻，便秘或腹泻、呕吐等。腹部 X 线片显示小肠和（或）结肠扩张，严重者可见液平面。

（九）血卟啉病

血卟啉病也可反复出现腹部疼痛，持续时间由几小时至数天甚至数周不等。间隔期可长可短。

（十）肠寄生虫病

钩虫、蛔虫、绦虫、姜片虫、粪类圆线虫、长膜壳绦虫等肠道寄生虫均可引起慢性不定位腹痛，腹痛性质可为隐痛或绞痛；后者由蛔虫性肠梗阻引起。

（十一）腹型过敏性紫癜

腹型过敏性紫癜可反复出现不定位的腹部疼痛。

（十二）内分泌功能紊乱

垂体前叶功能减退症与慢性肾上腺皮质功能减退症均可出现痉挛性腹痛。甲状旁腺功能亢进或减退症也可引起不同程度的痉挛性腹痛，有时与消化性溃疡病腹痛相似，但前者一般无规律性。

（十三）系统性肥大细胞增多症

系统性肥大细胞增多症亦称系统性肥大细胞病，病因不明。组织肥大细胞分布于全身各种组织，故患病时症状繁多。本病主要临床表现有：①皮肤症状：皮肤潮红、色素性荨麻疹等；②消化系症状：恶心、呕吐、腹痛、腹泻等，常伴有肝大；③心血管症状：心动过速、低血压等；④其他症状：发热、头痛、乏力、贫血、抽搐等。反复发作的不明原因腹痛（可蔓延及全腹）提示本病诊断的可能。骨髓呈组织嗜碱性细胞增生，血和尿液组胺浓度明显增高，可确定诊断。

（十四）结缔组织病

结节性多动脉炎引起腹痛者常见。系统性红斑狼疮约 50% 的病例有腹痛，部位大多局限于脐周。

（十五）Castleman 病

Castleman 病是一种临床较为罕见的疾病，极易误诊。组织学特点主要为血管玻璃体样改变的血管透明型（HV 型），以浆细胞增生为主的浆细胞型（PC 型）及混合型（MIX 型）。主要以间歇性腹痛伴反复不完全性肠梗阻为特点（肠镜检查未发现异常），查体腹部无肿块，仅有压痛。腹腔淋巴结行免疫组化可确诊 Castleman 病。

（十六）肠易激综合征

肠易激综合征是一组包括腹痛、腹胀、排便习惯和大便形状异常，常伴有黏液便，持续存在或反复发作，而又缺乏形态学和生化学异常者的综合征，其发病原因尚未完全明了。病程呈慢性经过，常长期反复发作，但对患者健康情况一般无大影响。主要症状是阵发性痉挛性肠绞痛，部位通常在左下腹与下腹部，而甚少在脐周。情绪激动、劳累可诱发腹痛发作，排气或排便后症状缓解。腹痛发作时常伴有大便形状和（或）次数的改变，可表现为便秘或腹泻，或便秘与腹泻交替。结肠镜检查、X 线钡剂灌肠检查正常或仅见局部肠痉挛而无其他异常。值得注意的是，本病的诊断需先排除其他消化系统和全身器质性疾病所致的这一综合征。

(十七) 功能性腹痛

功能性腹痛综合征（FAPS）是一种以腹痛为主要表现、与胃肠道功能异常无关或关系不大的功能性疾病。国外流行病学研究报道其发病率为 0.5%~2%，女性患者多见。在"罗马Ⅲ标准"中，FAPS 患者的总病程为确立诊断前症状出现至少 6 个月，目前符合 FAPS 诊断标准的症状持续存在超过 3 个月。FAPS 的诊断必须符合以下所有条件：①持续或近乎基本持续的腹痛；②疼痛与生理事件（如进食、排便或月经）无关或仅偶尔有关；③日常活动能力部分丧失；④疼痛并非伪装（如诈病）；⑤症状不满足其他能解释疼痛的功能性胃肠病的诊断标准。

由于排除诊断较烦琐，且消耗大量医疗资源，对符合上述 FAPS 诊断标准、临床上找不到其他能解释其症状的疾病且无报警症状的患者，目前，国外多建议采用经济的排除诊断方法，主要检查内容包括血常规、红细胞沉降率、血生化、C 反应蛋白和大便隐血。

在治疗上要建立成功的医患关系并制订治疗计划。如果疼痛持续存在并且严重，有中枢镇痛作用的影响精神行为的药物［例如三环类抗抑郁药物（TCAs）如阿米替林，或选择性 5-羟色胺再摄取抑制药（SSRIs）如氟西汀］可能有所帮助。心理干预作为治疗疼痛并减轻症状的方法是最好的治疗措施。

第六节　腹　胀

常见的消化系统症状。可以是一种主观上的感觉，感到腹部的一部分或全腹部胀满；也可以是一种客观上的检查所见，发现腹部一部分或全腹部膨隆。腹胀是一种常见的消化系统症状，引起腹胀的原因主要见于胃肠道胀气、各种原因所致的腹水、腹腔肿瘤等。正常人胃肠道内可有少量气体，约 150mL 左右，当咽入胃内空气过多或因消化吸收功能不良时，胃肠道内产气过多，而肠道内的气体又不能从肛门排出体外，则可导致腹胀。临床上常见的引起胃肠道胀气的疾病有吞气症、急性胃扩张、幽门梗阻、肠梗阻、肠麻痹、顽固性便秘、肝胆疾病及某些全身性疾病。

一、病因和发病机制

一般肠道内气体主要来源于咽下的气体及消化道内产生的气体（特别是细菌发酵产气），肠道内液体的来源有唾液胃液、胆汁、胰液、小肠液等，健康人这些液体和气体经过正常消化过程均能重吸收或部分排出。

发生肠内积气积液主要有 3 种情况：机械性肠梗阻、功能性肠淤张（麻痹性肠梗阻）、腹腔积液，引起腹胀的。

（一）病因

大致可分为以下 6 种。

1. 胃肠道疾病

（1）胃部疾病：常见于慢性胃炎、胃溃疡、胃下垂、胃扩张及幽门梗阻等。

（2）肠道疾病：常见于肠结核、痢疾、肠梗阻及习惯性便秘等。

（3）其他：胃肠神经官能症。

2. 肝胆与胰腺疾病

如急慢性肝炎、肝硬化、慢性胆囊炎、胆石症及胰腺炎等。

3. 腹膜疾病

常见于急性腹膜炎、结核性腹膜炎等。

4. 心血管疾病

常见于心力衰竭、肠系膜动脉硬化症、肠系膜动脉梗死等,心绞痛和心律失常亦可反射性地引起腹胀。

5. 急性感染性疾病

如败血症、重症肺炎及伤寒等。

6. 其他

如手术后肠麻痹、肺气肿、哮喘病、低钾血症、吸收不良综合征、脊髓病变药物反应、慢性盆腔炎、附件炎、结缔组织疾病及甲状腺功能减低等。

(二) 发病机制

1. 机械性肠梗阻

近端肠管内的气体及液体重吸收和排出受到障碍肠管内细菌因肠内环境的改变产生大量气体,而出现腹胀,B 超钡灌肠、立位 X 线片或透视检查可见小肠内有多个液平面及瘪缩的结肠即可确诊。

2. 功能性肠淤胀(麻痹性肠梗阻)

主因肠道自主神经系统功能紊乱使消化道蠕动功能失调如全身重症感染、败血症肺炎脑炎、毒血症或中毒性休克等,引起微循环障碍,胃肠道首先缺血、缺氧以致扩张无力而腹胀。腹膜炎与腹部损伤(包括手术损伤)后产生肠麻痹气体吸收障碍亦可引起腹胀,特别以结肠胀气为主,B 超检查、钡灌肠可见结肠充气扩张。

3. 腹腔积液

腹水引起的腹胀多由于血浆蛋白低下肝硬化、充血性心力衰竭、门静脉高压腹腔炎症或肿瘤所致。体征与胀气不同,B 超检查、X 线透视见肠管漂浮在腹水中。

二、临床表现

(一) 一般临床特征

腹胀,像大多数功能性胃肠症状一样,女性较男性多见。腹胀的严重程度不同,从很轻微到严重和不舒服的感觉。腹胀可能局限于上腹部(有时伴随消化不良症状)或下腹部,作为 IBS 或相关综合征的一部分。当然,大量是重叠存在的,很多患者叙述全腹腹胀。

腹胀可能与食物摄入有关。高达 82% 的腹胀患者在餐后早期腹胀出现或加重。高纤维食物或纤维补充剂可加重腹胀,乳制品常可引起腹胀,脂肪食物和含二氧化碳的饮料也常可引起腹胀。

昼夜节律的变更是腹胀的共同特征。大多数患者,在日常的活动期间腹胀进行性地发展和在夜间休息后倾向减轻或消失。

腹胀是最常见的月经期症状之一,高达 40% 的妇女腹胀在月经期前或月经期间加重。

(二) 伴随腹胀的临床情况

1. 便秘

相当比例主诉腹胀的患者认为他们的症状与大便习惯有关,一整天未排便时腹胀发生和排粪后缓解。便秘患者腹胀的发病率很高，在某些研究中高达80%。

2. 腹泻

在一些患者，腹胀伴随稀便，排便次数增加或便急。既有腹胀又有腹泻的患者应当进行评估，以发现是否有乳糖或乳果糖耐受不良。更需注意的是，腹胀是器质性腹泻——像吸收不良性腹泻、感染性腹泻及其他类型腹泻的一个常见的临床特征。

3. IBS

约60%的IBS患者认为腹胀是他们最苦恼的腹部不适，甚至超过腹痛。腹胀对生活质量也有较大的影响。

4. 消化不良

腹胀是构成功能性消化不良整体症状所必须的症状之一，相当比例的消化不良患者（54%~57%）叙述他们经常有"被充气"的感觉。消化不良性腹胀常位于上腹部，也可能是弥散的。腹胀倾向被进餐所促发，一些患者可能需控制进食以预防腹胀发生。

5. 进食障碍疾病和肥胖症

腹胀是进食障碍疾病，如贪食（binge eating）和食欲缺乏常见的临床特征，也与BMI和肥胖有关。虽然健康人可能在进食过量或进食可发酵的食物后有时出现腹胀，但这样的腹胀倾向持续时间短暂，最多持续数小时。

6. 肠胃气胀

一些患者主诉过量的和（或）有气味的气体排泄，可能与气体吞咽有关，理论上也与气体吸收损伤甚至自血液的扩散有关。但是，过量的和有气味的气体排泄两者都依赖未消化的底物经结肠微生物群的发酵作用。气味是由微量元素，像含硫的气体和其他仍然未鉴别出来的成分产生的。过量气体可能由结肠细菌产生增加或消耗损伤引起。

正常饮食中的一些成分在小肠不能完全被吸收而进入结肠，在结肠这些食物残渣经结肠细菌发酵后释放气体。不完全吸收的产气食物成分包括可发酵的膳食纤维、淀粉、低聚糖和糖。

正常膳食中的一些成分可妨碍某些营养素吸收。例如，纤维使淀粉吸收减少，豆类中的胰淀粉酶抑制剂对抗糖类消化和吸收。内源性黏蛋白也可被发酵，这可解释了某些患者空腹期间过量的气体排泄。

7. 器质性疾病

由沙门菌和其他致肠病的感染引起的急性腹泻性疾病可能伴有严重腹胀。小肠吸收不良综合征，主要是乳糜泻和其他小肠黏膜性肠病可产生显著的腹胀，由心力衰竭或肠系膜功能不全引起的急性或亚急性肠道缺血是临床上出现腹胀的一个重要原因，腹胀也可是腹水患者的主诉。罕见情况下，发作性腹胀、腹痛和腹部膨胀可能是累及肠道的血管性水肿的一个特征。

三、患者的评估

（一）病史和体格检查

有过多气体的患者可能诉说与功能性疾病一致的症状，但这些症状也可由结构异常引起。这样，临床医师必须寻找支持器质性原因的线索。排便或排气后症状缓解符合IBS，IBS无使患者夜间唤醒的症状。相反，呕吐、发热、体重减轻、夜间腹泻、直肠出血或脂肪泻均提示可能为器质性疾病。判定种族背景和询问家族史能确定糖类吸收不良综合征的风险，像乳糖酶缺乏。最后，焦虑或其他精神病史增加了吞气症或功能性胃肠疾病的可能性。

（二）实验室和影像学检查

实验室筛查帮助临床医师排除器质性疾病。全血细胞计数、电解质、葡萄糖、清蛋白和总蛋白水平以及 ESR 正常排除了大多数炎症性或肿瘤性疾病。在某些个体，测定钙、磷浓度，肾和甲状腺功能，肝功能和空腹早晨皮质醇水平可能是必需的。在那些有消化道局部缺血的患者淀粉酶可能升高。腹泻患者应采集粪便检查虫卵和寄生虫以排除贾第鞭毛虫病。肌内膜或组织转谷氨酰胺酶抗体水平可用于筛查乳糜泻。如果这些结果阳性，可通过肠黏膜活检证实诊断。在选择的患者可进行有价值的其他血清学检查，包括抗核抗体和硬皮病抗体以评估可能的风湿性疾病和抗神经元细胞核抗体以筛查副肿瘤性内脏神经病。

为查出那些产生机械性梗阻或功能性气体潴留性疾病，可能需要进行影像学检查。直立位+平卧位腹部 X 线片可发现提示肠梗阻或假性梗阻的弥散性肠管扩张及气液平面，腹水的弥散模糊影等表现。仅通过腹部 X 线片可能不能将不全肠梗阻和完全性肠梗阻区别开来。对比灌肠造影检查能发现结肠或远端小肠梗阻。小肠气钡双重造影能评估部分胃出口梗阻或小肠梗阻。上或下消化道内镜检查有助于病变的识别和对产生部分阻塞的病变进行活组织检查。小肠钡剂检查也能粗略确定肠道通过情况，和对可能存在慢性假性肠梗阻患者评估运动类型。如果高度怀疑部分梗阻，小肠造影可提供小肠腔内病变的详细评估。超声或 CT 检查对于气胀的原因能提供有用的信息和排除像腹水这样的疾病，腹水可能被误认为腹腔气体。

（三）功能试验

当实验室和影像学检查结果未能给予提示时，消化道功能实验有助于腹胀原因确定。可使用的技术包括消化道通过时间、糖类吸收实验和排气分析。

1. 消化道运动功能监测

怀疑胃肠动力障碍时，可考虑胃排空扫描或胃肠压力测定。液体 [1ln-DTPA（二亚乙基三胺五原子酸）放入液体中] 或固体（^{99m}锝-胶态硫，放入鸡蛋中）排空核素闪烁扫描是最常用的检测胃排空的方法。闪烁法也被用于评估小肠或结肠通过时间。同样，不透 X 线标记物技术可用于诊断慢通过型便秘。在慢性假性肠梗阻，小肠压力测定提供了关于病变是神经性的还是肌病性质的信息。由肠神经功能障碍引起的假性梗阻，如家族性内脏神经病或早期硬皮病，产生强烈、不协调的运动活动的突然发作伴随正常的移行运动复合波的丧失（MMC）和进食后推进性蠕动的丧失。平滑肌功能紊乱，如家族性内脏性肌病或晚期硬皮病，产生低振幅收缩。已经在神经病性假性梗阻和 IBS 观察到一种称作片刻节律（mi-nute rhythm）类型，即间歇性突然发作，在两次发作间期运动静止。在某些病例压力测定法不能提供潜在疾病的精确特征，此时，通过外科手术方法取得肠道全层活检组织标本对于证实神经和肌层变性是必要的。

2. 呼吸试验

氢呼吸试验可用于证实糖类消化不良或吸收不良是否为气体和腹胀的原因。这种技术依赖于肠腔内的细菌在对摄入的底物进行代谢期间产生氢的能力和人体组织不能利用相似的代谢途径。呼出气体标本通常在摄入一种推测不被吸收或消化的糖的水溶液之前和之后各 2h 取得。适当憋气接着立即呼气可将氢浓度变异从 28% 下降到 10%。乳糖摄入 120min 内呼气中的氢增加超过 20PPM 能将活检证实的乳糖酶缺乏同乳糖酶正常区别开来，敏感性 90%。

乳糖摄入后氢排泄与糖类消化不良的症状相关性良好。如果为检测复合糖像淀粉的消化不良，氢测定可能必须延长到 10h。即使是乳糖，一些人已经提出延长 5~7h 以增加试验的敏感性和特异性。蔗糖不耐受的儿童通过使用蔗糖氢呼吸试验检测蔗糖酶-异麦芽糖酶缺陷。一些患者可使用氢呼吸试验检测果糖或山梨醇吸收不良，但这些试验的正常值尚未确定。

氢呼吸试验也被用于检测小肠细菌过度生长。空腹或在底物摄入 30min 内早期呼气中氢升高支持过度生长。怀疑细菌过度生长时氢呼吸实验最常使用的糖是葡萄糖，其诊断敏感性和特异性为 60%~90%。其他人已经提出使用乳果糖或稻米饭作为底物，但一个研究报道这些方法检出细菌过度生长的敏感性为 17%~33%。在那些产氢细菌很少的患者可出现阴性的呼吸试验结果，而摄入的糖类快速运输到结肠的人将发生假阳性结果。其他中心使用 ^{14}C-或 ^{13}C-标记底物来测量呼气中 ^{14}C-二氧化碳或 ^{13}C-氧化碳排出量，但这些分析需要特殊的设备。已经注意到葡萄糖氢呼吸试验对细菌过度生长的检出敏感性要高于 ^{14}C-木糖呼吸试验。当诊断可疑时，其金标准仍然是十二指肠或空肠分泌物定量培养，细菌计数≥105CFU/mL 可诊断细菌过度生长。

最后，在那些怀疑慢性小肠假性梗阻的患者，氢呼吸试验已经被用于口-盲通过时间测定。测量从摄入乳果糖到呼气中氢增加的通过时间，代表结肠细菌代谢的开始。这种方法有显著的局限性。首先，它常常难以确定乳果糖到达结肠后氢产生增加跟着发生的时间；其次，乳果糖本身加速通过小肠；最后，在那些有小肠细菌过度生长的患者可得到错误的结果。

3. 肛门排气分析

在某些研究机构，对肛门排气进行分析以获得与过度肠胃气胀有关的过程的了解。检验项目包括计算 24h 内肛门排气的次数以确定是否排气次数增加（正常<20 次/日）。然后对排出的气体进行分析，富含氮，提示吞气症；或富含像二氧化碳、氢和甲烷的气体，提示结肠产生增加。这样的细查已被用于指导伴有严重肠胃气胀患者的治疗。

四、治疗

腹胀患者的处理依赖产生症状的原因。结构异常像机械性梗阻可能需要外科手术。胃食管反流导致过度嗳气患者使用抑酸药可使嗳气减轻。由其他原因引起的腹胀，可使用包括饮食调节、非药物和药物疗法。

（一）药物治疗

1. 降低表面张力的吸附剂和药物

一些有去泡沫作用或直接吸附过量气体的药物可减轻膨胀。二甲硅油促进厚泡沫层破裂和液体流动。活性炭可吸附气体和气体产生的异味。有研究表明，食用产气膳食后活性炭可减轻肠胃气胀和呼吸氢的产生。另一个对照研究中，在美国和印度的各自人群中服用乳果糖后再服用活性炭均能使腹胀、绞痛和氢气产生减少。

铋化合物也有助于减少肠胃气量和气味。三钾二枸橼酸铋、碱式水杨酸铋和次硝酸铋在试管内抑制含浓缩乳糖粪便的发酵。长期服用碱式水杨酸铋治疗肠胃气胀患者的研究观察到棉子糖发酵减少。况且，自那些用碱式水杨酸铋治疗 3~7d 的人取得的粪便匀浆显示硫化氢释放减少，提示这种药可减轻肛门排气的臭味。

2. 酶制剂

酶制剂可促进内源性酶消化不完全的食物残渣分解。最具有特征的外源性酶是 G-半乳糖苷酶（乳糖酶）制剂，可用于乳糖耐受不良者。在成人，在摄入乳糖后补充乳糖酶可减少氢排泄和腹胀、绞痛和肠胃气胀。同样，对乳糖不耐受儿童，服用乳糖后给予乳糖酶片剂可使氢气产生从 60PPM 减少到 7PPM。

蔗糖酶-异麦芽糖酶缺陷儿童可给予 sacrosl-dase（该酶来自酿酒酵母，每毫克蛋白含有 6000IU 蔗糖酶活力），服用后氢气产生减少，腹胀和绞痛减轻。在健康人给予高热量、高脂肪的饮食后服用有包膜的胰酶可使腹胀减轻，气体产生减少。

3. 抗生素

小肠细菌过度生长可使用抗生素治疗。四环素和甲硝唑可减少细菌过度生长症状。对那些有系统性硬化病的患者，环丙沙星控制症状优于甲氧苄氨嘧啶。有报道，阿莫西林-克拉维酸和头孢西丁对90%以上的与小肠细菌过度生长有关的菌株有效。最近，研究人员把目光集中到非吸收性、杀菌而不进入体循环的抗生素上。在不同的研究中，rifamaxin 使氢排泄减少和症状减轻超过活性炭和金霉素。利福昔明亦可减轻气体症状。

4. 促动力药物治疗

促进胃肠运动的药物理论上应当使那些继发于胃肠动力障碍的腹胀症状减轻或缓解。除了减少恶心和呕吐外，甲氧氯普胺可使那些伴有糖尿病性胃轻瘫患者腹胀减轻。同样，外周多巴胺受体拮抗药多潘立酮可使伴有胃排空延迟的帕金森病患者腹胀，以及恶心和胃灼热缓解。已经退出市场的 $5-HT_4$ 受体激动药西沙必利使那些胃食管反流患者嗳气减少，使功能性消化不良患者腹胀减轻。

其他促动力药可能选择性地作用于小肠和结肠。对那些肝硬化伴细菌过度生长患者，西沙必利可加速口-盲通过，不利于细菌在肠道定居。对硬皮病伴小肠假性梗阻和细菌过度生长患者，生长抑素类似物奥曲肽可使口服葡萄糖后呼气中的氢减少。对那些慢性假性肠梗阻患者联合使用胃动素受体激动药红霉素和奥曲肽 20~33 周可使症状减轻。对那些以便秘为主的 IBS，已经退出市场的 $5-HT_4$ 激动药替加色罗加速小肠和升结肠通过。对便秘型 IBS 使用替加色罗后腹胀减轻。

(二) 饮食和非药物治疗

在某些患者，饮食措施可减少气体和腹胀。在那些乳糖酶缺乏患者剔除乳糖可使症状改善。主诉有气味的和（或）过量气体排泄的患者通常从剔除产气食物的饮食疗法获得益处。极端产气的食物包括豆类、孢子甘蓝、洋葱、芹菜、胡萝卜、葡萄干（无核）、香蕉、干梅子果汁、杏、麦芽精和圈饼；中度产气的食物包括马铃薯、茄子、柑橘类水果、苹果、面粉糕饼和面包；低产气的食物包括肉、鸡、鱼、蛋、一些蔬菜（莴苣、西红柿、花茎甘蓝、菜花和芦笋）、一些水果（樱桃、葡萄和哈密瓜）、米、玉米、坚果和巧克力。

一周剔除产气饮食后，患者症状通常缓解。有秩序地再引入其他食物有助于患者知道辨别不愉快的膳食成分，并避免进食它们，以预防肠胃气胀的发生。

在某些情况下，食物本身经过加工可减少它们产生气体的自然倾向。浸泡豇豆和中美番薯豆 12h 和煮 30min 可清除大部分不能吸收的低聚糖，使棉子糖的含量从 0.71%~6.86% 减少为 0.04%~0.40%，野芝麻四糖含量从 2.38%~4.14% 减少为 0.12%~0.72%。

保加利亚酸乳内存在细菌-半乳糖苷酶，食用后产生的氢仅为奶的 1/3。含有嗜酸乳酸杆菌，双歧杆菌属，保加利亚嗜乳酸杆菌发酵奶产品乳糖酶含量增加，在那些乳糖不耐受患者可使腹胀减轻。蔗糖酶-异麦芽糖酶缺陷儿童也可通过剔除蔗糖的饮食调节得到益处。

生活方式改变和其他非药物治疗可供个人选择。很多过度嗳气的病例产生于吞气症，可通过终止咀嚼口香糖和吸烟而得到控制。对于那些排过量臭气的人建议使用气体吸收内衣，最具有特征的装置包括不透气的内衬木炭垫子的聚酯薄膜短裤，据报道，这种装置可吸收 90% 以上的令人不愉快的气体。

(三) 益生菌和替代治疗

益生菌治疗的目的是通过摄入无害菌株来替代致病的结肠细菌。干酪乳酸杆菌 GG 株可减轻腹胀、腹泻和与抗生素治疗 HP 感染有关的味觉障碍。有人使用植物乳杆菌（Lplantarum）治疗

4周，腹胀没有明显改善但肠胃气胀显著减轻。

其他替代治疗亦可用于气体和腹胀。催眠疗法可减轻腹胀和肠胃气胀，改善 IBS 患者生活质量，已经用于顽固性嗳气的治疗。在一个开放性试验，一小组 IBS 患者接受针灸治疗减轻腹胀和改善全身健康状况。耳部膏药治疗加足三里穴位针灸治疗使手术后肠梗阻患者恢复正常蠕动的速度快于对照组。

（四）外科治疗

仅对那些非常顽固的器质性疾病病例出现的气体和腹胀可考虑手术治疗。经皮内镜下胃造口术对于胃底折叠术后气胀综合征的部分经过选择的病例是有效的。对那些伴有小肠细菌过度生长的患者，切除小肠憩室可减轻症状和改善维生素 B_{12} 吸收不良。经过选择的局部小肠假性梗阻患者可通过切除功能紊乱的肠段而使症状改善。有较为广泛假性梗阻患者在空肠造口术后可能使症状缓解。同样，一些伴有急性结肠假性梗阻患者可能需要外科或 X 线下行减压性盲肠造口术以预防结肠破裂。最后，伴有晚期假性梗阻的一些人需要外科手术或 X 线下留置中心静脉导管以进行家庭静脉全营养治疗。

第七节 腹 泻

腹泻是临床上常见的症状，可因多种疾病而引起。正常人每天排便 1 次，排出粪便的量约 200～400g。也有少数人每天虽排便 2～3 次，但粪便性状正常，则不能称为腹泻。腹泻一般是指每天大便次数增加或排便次数频繁，粪便稀薄或含有黏液脓血，或者还含有不消化的食物及其他病理性内容物。一般将腹泻分为急性腹泻与慢性腹泻两类，前者是指腹泻呈急性发病，历时短暂，病程在 2～3 周之内。而后者一般是指腹泻超过 2 个月或间歇期在 2～4 周内的复发性腹泻。

一、病因病理

（一）病因

1. 急性腹泻

（1）肠道疾病，常见的是由病毒、细菌、真菌、原虫、蠕虫等感染所引起的肠炎、抗生素相关性肠炎、急性肠道缺血等。

（2）急性中毒，使用毒蕈、桐油、河豚、鱼胆及化学药物，如砷、磷、铅、汞等引起。

（3）全身性感染，如败血症、伤寒或副伤寒、钩端螺旋体病等。

（4）其他，如变态反应性肠炎、过敏性紫癜，服用某些药物，如氟尿嘧啶、利舍平、新斯的明等；某些内分泌疾病，如肾上腺素皮质功能减退危象、甲状腺功能亢进危象等。

2. 慢性腹泻

（1）消化系统疾病

①胃癌、胃切除术后。

②感染性疾病，如慢性菌痢、肠结核、假膜性肠炎、慢性阿米巴结肠炎、结肠血吸虫病、憩室炎、小肠细菌过度生长等。

③炎症性肠病：溃疡性结肠炎、Crohn 病、显微镜下结肠炎。

④结肠息肉、结肠癌、肠淋巴瘤、类癌。

⑤嗜酸性粒细胞性胃肠炎、放射性肠炎、缺血性肠炎。

⑥肠运动紊乱（失调），如迷走神经切断后、交感神经切断术后、回盲部切除术后、肠易

激综合征、盲袢综合征。

⑦吸收不良综合征，如 Whipple 病、短肠综合征、乳糜泻、小肠细菌过度生长。

⑧慢性肝炎、长期梗阻性黄疸、肝硬化、慢性胰腺炎、肝癌、胆管癌、胰腺癌、胃泌素瘤、VIP 瘤等。

(2) 全身性疾病

①甲状腺功能亢进症、糖尿病、类癌综合征、嗜铬细胞瘤、慢性肾上腺皮质功能减退、甲状旁腺功能减退、腺垂体功能减退。

②尿毒症。

③系统性红斑狼疮、结节性多动脉炎、混合性风湿免疫疾病。

④食物过敏、烟酸缺乏等。

(3) 滥用泻药、长期服用某些药物，如制酸药（如含有镁的制剂）、抗心律失常药（如奎尼丁）、大多数抗生素、抗高血压药物（如 β-肾上腺素能受体阻断药）、抗感染药（如非甾体抗感染药、金制剂、5-氨基水杨酸）、抗肿瘤药、抗逆转录病毒药物、抑酸药（如组胺 H_2-受体拮抗药、质子泵抑制药）、秋水仙碱、前列腺素类似物（如米索前列醇）、茶碱、维生素和矿物质补充剂、草药制剂、重金属等。

(二) 发病机制

腹泻是人体对各种肠道损伤和攻击的保护性反应。感染性病原体、毒素或其他有毒物质出现在肠道中，刺激了肠道的分泌和运动功能以排出这些物质，从而导致腹泻。在急性期这种保护性反应在一定程度上是有保护作用的，但是，慢性腹泻则是机体的过度反应。

肠道中水转运异常可导致腹泻。一般情况下，经口摄入以及由唾液腺、胃、肝、胰等内源性分泌的液体总量为每天 9~10L，小肠和结肠吸收了其中的 99%。肠道中水的吸收减少 1% 即可导致腹泻。

腹泻的发病机制相当复杂，有些因素又互为因果，从病理生理角度可归为下列几个方面。

1. 渗透性腹泻

渗透性腹泻是由于肠腔内存在大量高渗食物或药物，大量液体被动进入高渗状态的肠腔而引起的腹泻。摄入难吸收物、食物消化不良及黏膜转运机制障碍均可导致高渗性腹泻。

渗透性腹泻多由糖类吸收不良引起，而糖类吸收不良的主要病因是双糖酶缺乏。食物中的糖类在小肠上部几乎全部被消化成为各种单糖，然后由肠绒毛的吸收细胞迅速吸收。在双糖酶或单糖转运机制缺乏时，这些小分子糖不能被吸收而积存于肠腔内，使渗透压明显升高，形成渗透梯度，大量水分被动进入肠腔而引起腹泻。如先天性葡萄糖-半乳糖吸收不良、先天性果糖吸收不良、先天或获得性双糖酶缺乏、吸收不良综合征等。

肝、胆、胰疾病导致消化不良时，常伴有脂肪和蛋白质的吸收不良，亦可导致腹泻。临床表现为粪便含有大量脂肪，常伴有多种物质吸收障碍所致的营养不良综合征。

摄入难以吸收的糖类，如乳果糖、山梨醇、甘露醇、果糖、纤维（水果、蔬菜）；含酶制药，如抗酸药、轻泻药；含有聚乙二醇的药物；含钠的轻泻药，如枸橼酸钠、磷酸钠、硫酸钠等亦可导致渗透性腹泻。

渗透性腹泻的特点为禁食 48h 后腹泻停止或显著减轻，粪便渗透压差扩大。

2. 分泌性腹泻

分泌性腹泻是由于肠黏膜受到刺激而致水电解质分泌过多或吸收受抑制所引起的腹泻。肠绒毛细胞具有吸收功能，而肠黏膜的隐窝细胞顶膜有 Cl^- 传导通道，调节 Cl^- 的外流和分泌，其关键作用是分泌水和电解质至肠腔。当肠细胞分泌功能增强、吸收功能减弱或两者并存时，均可引起水和电解质的净分泌增加而引起分泌性腹泻。

分泌性腹泻最常见的原因是感染。感染源（病毒、细菌、寄生虫）产生的肠毒素与其受体相互作用，影响肠道转运，从而导致阴离子分泌增加。除刺激分泌外，肠毒素还可阻断特定的吸收途径。大多数肠毒素抑制 Na^+-H^+ 在小肠和结肠的交换，从而抑制水分吸收。

内分泌肿瘤释放的多肽，如血管活性肠肽或降钙素，通过刺激上皮细胞分泌以及上皮下神经元和炎性细胞释放多肽导致分泌性腹泻。神经递质如乙酰胆碱和血清素（5-羟色胺，5-HT），以及其他调节因子如组胺和炎症因子，也能刺激分泌。大部分调节肠道转运的内源性物质，通过改变细胞内信使，如环磷酸腺苷（cAMP），环磷酸鸟苷以及钙离子来控制特定的转运途径而引起腹泻。此外，多肽和其他调节因子可能会影响个别转运蛋白的合成、定位和降解。药品和某些有毒物质可能通过与肠上皮细胞内的调节因子或细胞内信使的相互作用而导致分泌性腹泻。

广泛小肠淋巴瘤、肠结核、Crohn 病等可导致肠道淋巴引流障碍从而造成腹泻。而直肠或乙状结肠绒毛腺瘤亦可引起分泌性腹泻。

为了完成液体和电解质的吸收，肠道必须有足够的表面积及与腔内容物足够的接触时间。口炎性腹泻、炎症性肠病（IBD）或切除手术后肠道表面积的明显减少，可能会影响水分的吸收。尽管小肠和结肠的吸收能力强大，但切除过多的肠管仍会不可避免地造成腹泻。在某些情况下，这种问题是暂时的，因为随着时间的推移，肠道可经过适应过程提高其吸收能力。而在切除某些具有高度特异的吸收功能、无法由其他部分肠道替代的肠段后，即使经过较长时间，这种代偿也是不可能实现的。例如，回盲部切除后导致永久性的氯化钠逆浓度梯度吸收障碍；回肠切除后不能吸收维生素 B_{12}-内因子和结合胆汁酸。

特异性吸收途径的缺乏或破坏可能会导致腹泻。如罕见的先天性综合征、先天性高氯性腹泻和先天性钠腹泻，是由于缺乏特异的转运分子而引起的。高氯性腹泻中，$Cl^--HCO_3^-$ 在回肠和结肠的交换存在缺陷，将氯化物转化为不易吸收的离子。通过限制氯化物的摄入量、抑制氯离子的分泌（即通过质子泵抑制药减少胃酸分泌）或提高短链脂肪酸的吸收（如应用外源性丁酸盐）以刺激氯化物在结肠的吸收，可减轻高氯性腹泻。先天性钠腹泻是由于 Na^+-H^+ 交换机制缺陷导致的。

分泌性腹泻具有如下特点：每日大便量超过 1L（多达 10L 以上），大便为水样，无脓血，血浆-粪质渗透压差<50mOsm/L，这是由于粪便主要来自肠道过度分泌，其电解质组成和渗透压与血浆十分接近，粪便的 pH 值多为中性或碱性，禁食 48h 后腹泻仍持续存在，大便量仍大于 500mL/24h。

3. 渗出性腹泻

是由于肠黏膜的完整性受到破坏而大量渗出所致。此时，炎性渗出虽占重要地位，同时还存在肠壁组织炎症及其他改变而导致的肠分泌增加、吸收不良和运动加速等病理生理过程。渗出性腹泻可分为感染性和非感染性两类，前者的病原体可为细菌、病毒、寄生虫、真菌等，后者则为自身免疫、炎症性肠病、肿瘤、放射线、营养不良等导致黏膜坏死。

渗出性腹泻的特点是粪便含有渗出液和血。结肠特别是左半结肠病变多有肉眼脓血便。小肠病变渗出物及血均匀地与粪便混在一起，除非有大量渗出或蠕动过快，一般无肉眼脓血，需显微镜检查发现。

4. 胃肠动力失常

部分药物、疾病和胃肠道手术可改变肠道正常的运动功能，促进肠蠕动，使肠内容物过快的通过肠腔，与黏膜接触时间过短，从而影响消化和吸收，发生腹泻。

引起肠道运动加速的原因有药物（如西沙比利、普萘洛尔等）、肠神经病变（如糖尿病等）、促动力性激素（如甲状腺素、生长抑素、5-HT、P物质、前列腺素等）、胃肠手术（如胃次全切除或全胃切除、回盲部切除、胃结肠、小肠结肠瘘或吻合术）。

由肠运动加速引起腹泻的常见疾病有肠易激综合征、甲状腺功能亢进症、糖尿病、胃肠手术、甲状腺髓样癌、类癌综合征等。

单纯胃肠运动功能异常性腹泻的特点是粪便不带渗出物，往往伴有肠鸣音亢进，腹痛可有可无。

临床上大多数腹泻不是由单一的病理生理机制所造成，涉及多种机制，可能包括肠道内分泌细胞释放的物质、局部和远处免疫反应细胞释放的细胞因子、肠神经系统活动，以及外周释放的多肽和激素的影响（旁分泌、免疫、神经和内分泌系统）。

二、临床表现

了解临床表现，对明确病因和确定诊断有重要的意义。

急性腹泻起病急骤，病程短，多为感染或食物中毒所致。慢性腹泻起病缓慢，病程较长，其鉴别诊断相对复杂。

大便的特点是非常重要的，如出现血液、黏液、脓、油滴或食物残渣等。粪便中出现血液提示痔疮、恶性肿瘤或IBD可能；在急性感染性腹泻患者中，粪便中有肉眼可见的血液高度提示侵袭性病原体感染；水样便提示渗透性或分泌性腹泻，而出现油滴或食物残渣则提示吸收不良、消化不良；粪便漂浮的现象一般代表粪便中气体含量的增加，而不是脂肪含量的变化。

医师应询问患者排便与吃饭或禁食的关系，排便在白天或夜间，以及有无排便紧迫感或排便失禁的出现。影响患者睡眠的夜间腹泻强烈提示存在器质性疾病而非IBS等功能性疾病。应注意其他同时存在的症状，如腹痛、腹胀、痉挛、发热以及体重减轻。过多的排气提示由于摄食不易吸收的糖类或小肠糖类吸收不良造成了结肠细菌发酵的糖类增加。

体检发现通常对确定腹泻的严重性比确定其原因更有帮助。患者体液量的状态可以通过体位变化时血压和脉搏的变化来评估。应注意发热和其他由毒素引起的体征。腹部仔细的检查是非常重要的，特别要重视肠鸣音的存在或消失、腹胀、局部或全腹压痛、肿块以及肝大。

体格检查可能会提供更多腹泻病因的直接证据。特征性的体格检查发现可见于肥大细胞增多症（色素性荨麻疹）、淀粉样变性（巨舌、蜡样丘疹、挤压性紫癜）、艾迪生病（色素沉着）、类癌综合征（皮肤潮红）、甲状腺结节合并颈部淋巴结病变可能是甲状腺髓样癌的表现，IBD、Whipple病以及一些肠道感染中可能会有关节炎的表现，淋巴结病变可能提示有获得性免疫缺陷综合征（AIDS）或淋巴瘤等。

三、辅助检查

（一）粪便检查

粪便检查对腹泻的诊断非常重要，为实验室的常规检查，部分病例经粪便检查就能做出病因诊断。常用检查有大便隐血试验，涂片查白细胞、脂肪、寄生虫及虫卵，大便细菌培养等。

粪便渗透压差是指粪便渗透压与粪便电解质摩尔浓度之差。由于粪便在排出体外时，渗透压一般与血浆渗透压相等，因此，可用血浆渗透压代替粪便渗透压。计算公式为：粪便渗透压-血浆渗透压-2×[粪(Na^+)+粪(K^+)]，血浆渗透压取恒数即290mOsm/L。正常人的粪便渗透压差在50~125mOsm/L，渗透性腹泻患者粪便渗透压主要由不被吸收的溶质构成，Na^+浓度往往少于60mmol/L，因此，粪便渗透压差>125mOsm/L。

（二）血液检查

包括血红蛋白、白细胞及其分类（嗜酸性粒细胞）、血浆蛋白，电解质，血浆叶酸和维生素B_{12}浓度，肝、肾功能及血气分析等。可了解有无贫血、白细胞增多、糖尿病、尿毒症等，并可了解水电解质和酸碱平衡情况。

（三）内镜检查

结肠镜检查和活检对于结肠的肿瘤、炎症等病变具有重要诊断价值。双气囊小肠镜可观察全小肠，结合活检及吸取空肠液做培养有助于乳糜泻、某些寄生虫感染、Crohn 病、小肠肿瘤等的诊断。胶囊内镜为非侵入性检查，创伤性小、患者易接受，亦有助于小肠病变的诊断，缺点是不能活检，对可能发生肠梗阻者禁用。

（四）X 线检查

X 线检查包括腹部 X 线片、钡剂、钡灌肠，有助于观察胃肠道黏膜的形态、胃肠道肿瘤、胃肠动力等。小肠造影对小肠病变的诊断很有帮助，目前仍是小肠疾病诊断的一种重要手段。钡剂、钡灌肠可与内镜检查相补充。怀疑胰腺疾病引起的腹泻时，胰腺 CT 对诊断有帮助。怀疑缺血性肠病时可行选择性血管造影。

（五）腹部超声检查

超声检查对肝、胆、胰、肾及腹腔疾病诊断有帮助，有利于腹泻的鉴别诊断，一定程度上还可了解胃肠道情况。

（六）逆行胰胆管造影（ERCP）或磁共振胰胆管成像（MRCP）

有助于胆、胰疾病引起的腹泻的诊断。

（七）小肠吸收功能测定

1. 粪脂测定

粪脂量超过正常反映小肠吸收不良，可因小肠黏膜病变、小肠内细菌过度生长或胰腺外分泌不足等原因引起。检测方法有以下几种。

（1）苏丹Ⅲ染色：粪涂片用苏丹Ⅲ染色，在显微镜下观察红色脂肪滴，是最简单的定性检查方法。

（2）脂肪平衡试验：受试者每日饮食中摄入含 80～100g 脂肪的饮食 5d，用卡红（carmine）作为指示剂，收集 3d（72h）粪便测定粪脂肪含量。脂肪吸收率计算公式为：脂肪吸收率（%）=（饮食内脂肪-粪脂肪）÷饮食内脂肪×100%。

24h 粪脂肪平均小于 6g 或吸收率大于 90% 为正常，反之提示脂肪吸收不良。脂肪平衡试验被认为是脂肪吸收试验的"金标准"。此法必须保证每日摄入脂肪 80～100g，准确收集 72h 的粪标本，方能提供准确的未被吸收的粪脂肪量，它可以显示脂肪吸收不良的严重程度，但不能鉴别脂肪吸收不良发生的原因是消化、吸收或运输的问题。此外，受试者饮食中摄入中链三酰甘油或矿物油，会使粪脂肪测定发生误差。

2. 糖类吸收试验

（1）右旋木糖（D-xylose）吸收试验：木糖是一种五碳糖，与其他单糖不同，它在小肠通过易化扩散而不完全吸收。在肾功能正常的情况下，口服一定量的右旋木糖后，测定尿中排出量，可以间接反映小肠吸收功能。方法是禁食一夜后空腹排去尿液，口服 5g 右旋木糖，鼓励患者多饮水，以保持尿量。收集 5h 全部尿液，测定其中的右旋木糖。正常时，5h 尿中排出量应大于或等于 1.2g。该试验结果阳性反映空肠疾患或小肠细菌过度生长引起的吸收不良。

(2) H_2 呼气试验：正常人对绝大多数可吸收的糖类在到达结肠前可以完全吸收。肠道细菌发酵代谢未被吸收的糖类是人体呼气中氢气的唯一来源。利用这一原理，可测定小肠对糖类的吸收不良。方法是患者禁食一夜后，口服20%葡萄糖溶液50mL（10g葡萄糖），然后用气相色谱仪测定禁食时、30min、60min、120min、180min的氢气浓度。正常人口服葡萄糖后在小肠完全吸收，呼出的氢气无增加，若任一时段的氢气浓度比禁食时明显增加，说明该糖吸收不良或细菌过度生长。该方法最常用来检测乳糖吸收不良，也可用于少见的蔗糖吸收不良或葡萄糖和半乳糖转运缺陷。

(3) 蛋白质吸收试验：原发性脂肪泻患者的氮吸收功能常发生障碍，但不如脂肪吸收功能障碍明显。临床所见的大量蛋白质在粪便中丢失常见于胰蛋白分解酶分泌障碍或蛋白丢失性肠病。所以临床上很少用蛋白质吸收试验即氮平衡试验来诊断吸收不良。

(4) 维生素 B_{12} 吸收试验（Schilling 试验）：维生素 B_{12} 是含钴的维生素，其吸收的主要部位在回肠末端，吸收过程需要内因子和胰蛋白酶参与。口服小剂量 ^{58}Co 或 ^{57}CO 标记的维生素 B_{12}，同时肌内注射维生素 B_{12} 1mg，使肝内储存饱和。收集 24h 尿，测尿内放射性含量。正常人 24h 尿内排出的放射性维生素 B_{12} 为 8%~10%。回肠末端吸收功能不良或切除后，所测排出量小于 8%。

(5) 胆盐吸收试验：在广泛回肠病变、回肠切除或旁路时，内源性导泻物质胆盐重吸收发生障碍，使进入结肠的胆盐增多，刺激结肠分泌增加，导致分泌性腹泻。放射性的牛黄胆酸类似物不受肠内细菌分解，正常人 24h 存留口服量的 80%，72h 存留 50%，7d 存留 19%。用 ^{75}Se-牛黄胆酸潴留（^{75}Se-homotaurocholic acid retention，75SeHCAT）试验，可了解有无回肠病变所致胆盐吸收障碍。

（八）血浆胃肠多肽和介质测定

该测定对分泌性腹泻有重要的诊断价值，如血管活性肠肽（VIP 瘤）、胃泌素（胃泌素瘤）、降钙素（甲状腺髓样瘤）、5-羟色胺（类癌）、甲状腺素（甲状腺功能亢进）等。

四、诊断及鉴别诊断

腹泻的原发疾病或病因诊断须从病史、症状、体征、实验室检查中获得依据。可从起病及病程、腹泻次数及粪便性质、腹泻与腹痛的关系、伴随症状和体征、缓解与加重的因素等方面收集临床资料。

急性腹泻最常见的原因是细菌性食物中毒与肠道感染，应注意进行流行病学调查。粪便常规检查和致病菌培养在急性腹泻的诊断中具有重要的意义，可初步确定是否为感染性腹泻。急性腹泻患者一般不进行结肠镜检查，对疑有假膜性肠炎者，可行结肠镜检查以发现假膜。

尽管有少数感染性病原体（如贾第鞭毛虫或耶尔森菌）在免疫功能不全者中可造成长期腹泻，但是慢性腹泻通常不是由感染性病原体造成。因此，面对一个慢性腹泻患者，医生必须进行不同的鉴别诊断。其病因的诊断和鉴别诊断应首先从临床病史及体检资料着手，以排便情况和粪便检查作为起点，按步骤，有重点地进行检查，最终找出病因。

应鉴别功能性腹泻与器质性腹泻，一般而言，年轻患者（<40岁）、病史长（>1年）、症状为间歇性、一般状况良好、无体重下降、大便次数增加而总量增加不明显、粪便可带黏液而无脓血、多于早晨或餐后排便而无半夜或清早为便意扰醒者，可考虑多为功能性，如大便常规检查阴性，可做出初步临床诊断，必要时进行结肠镜检查则诊断基本确立。对于半夜或清早为便意扰醒、体重下降、腹部压痛明显或有包块、粪便带血或大便隐血试验阳性者，提示器质性腹泻，应进行彻底检查查明病因。对年龄超过 40 岁以上的慢性腹泻患者，应常规进行结肠镜检查以免漏诊结直肠癌。

临床应询问相关伴随症状，结合腹泻特点加以鉴别。如伴发热者常见于急性细菌性痢疾、伤寒、肠结核、肠道恶性淋巴瘤、溃疡性结肠炎、Crohn病急性发作期等；伴里急后重者见于直肠病变为主者，如细菌性痢疾、直肠炎症或肿瘤等；伴明显消瘦者多见于小肠吸收不良综合征或晚期胃肠道恶性肿瘤；伴皮疹或皮下出血者见于急性胃肠炎、伤寒、过敏性紫癜等；伴腹部包块者见于胃肠恶性肿瘤、肠结核、Crohn病；伴重度失水者常见于分泌性腹泻，如霍乱、细菌性食物中毒等；伴关节肿痛者常见于Crohn病、溃疡性结肠炎、系统性红斑狼疮、肠结核等。

另外，腹泻应与肛门括约肌松弛造成大便失禁区别。

五、治疗

腹泻是症状，治疗应针对病因。但相当部分的腹泻要根据其病理生理特点给予对症和支持治疗。

（一）病因治疗

感染性腹泻需根据病原体进行治疗；乳糖不耐受症和麦胶性乳糜泻需分别剔除食物中的乳糖或麦胶类成分；高渗性腹泻应停进食高渗的食物或药物；胆盐重吸收障碍引起的结肠腹泻可用考来烯胺吸附胆汁酸而止泻；治疗胆汁酸缺乏所致的脂肪泻，可用中链脂肪代替日常食用的长链脂肪，前者不需要经结合胆盐水解和微胶粒形成等过程而直接经门静脉系统吸收。IBD的治疗药物主要包括氨基水杨酸制剂、糖皮质激素、免疫抑制药等，活动期治疗方案的选择主要根据病情、病变部位及治疗反应来决定，缓解期应维持治疗。缺血性肠病的治疗包括去除病因，治疗原发病；积极抗感染，改善全身及局部血液循环并给予血管扩张药。对内科治疗无效及有严重并发症的患者，可采用外科手术治疗。

（二）对症治疗

纠正腹泻所引起的水电解质紊乱和酸碱平衡失调。

对严重营养不良者，应给予营养支持。谷氨酰胺是体内氨基酸池中含量最多的氨基酸，它虽为非必需氨基酸，但为生长迅速的肠黏膜细胞所特需的氨基酸，与肠黏膜免疫功能、蛋白质合成有关。因此，对弥散性肠黏膜受损者，谷氨酰胺是黏膜修复的重要营养物质，在补充氨基酸时应注意补充谷氨酰胺。

第八节 便 秘

便秘（constipation），主要是指排便频率减少，一周内大便次数少于2~3次，或者2~3天才大便1次，粪便量少且干结时称为便秘。医学上的便秘是临床常见的复杂症状，而不是一种疾病，主要是指排便次数减少、粪便量减少、粪便干结、排便费力等。必须结合粪便的性状、本人平时的排便习惯和排便有无困难做出有无便秘的判断。如超过6个月即为慢性便秘。

一、病因

1. 功能性便秘

（1）进食量少，或食物缺乏纤维素，或水分不足，对结肠运动的刺激减少。

（2）因工作紧张、生活节奏过快、工作性质和时间变化、精神因素等打乱了正常的排便习惯。

（3）结肠运动功能紊乱所致，常见于肠易激综合征，系由结肠及乙状结肠痉挛引起，部分患者可表现为便秘与腹泻交替。

（4）腹肌及盆腔肌张力不足，排便推动力不足，难以将粪便排出体外。

（5）滥用泻药，形成药物依赖，造成便秘。

（6）老年体弱、活动过少、肠痉挛导致排便困难，或由于结肠冗长所致。

2. 继发性便秘

（1）直肠与肛门病变引起肛门括约肌痉挛，排便疼痛造成惧怕排便，如痔疮、肛裂、肛周脓肿和溃疡、直肠炎等。

（2）结肠机械性梗阻，如结肠良、恶性肿瘤，Crohn病，先天性巨结肠症，各种原因引起的肠粘连、肠扭转、肠套叠等。

（3）代谢及内分泌疾病，如妊娠、糖尿病、甲状腺功能低下、甲状腺功能亢进、低钾血症、高钙血症、嗜铬细胞瘤、垂体功能减退、卟啉症、重金属中毒（如铅、汞、砷）等。

（4）神经系统疾病及肌病，如系统性硬化症、肌营养不良、脑卒中、帕金森病、多发性硬化、皮肌炎、假性肠梗阻、脊髓损伤、自主神经病变等。

（5）应用吗啡类药、抗胆碱能药、钙通道阻滞药、神经阻滞药、镇静药、抗抑郁药以及含钙、铝的制酸药等。

二、临床表现

（一）便意少，便次也少

此类便秘可见于慢传输型和出口梗阻型。前者是由于粪便传输缓慢，使便次和便意均少，但间隔一定时间仍能出现便意，粪便常干硬，用力排便有助于排出粪便。而后者常是感觉阈值增高，不易引起便意，因而便次少，而粪便不一定干硬。

（二）排便艰难、费力

突出表现为粪便排出异常艰难，也见于两种情况，以出口梗阻型更为多见。患者用力排便时，肛门外括约肌呈现矛盾性收缩，以致排便困难。这种类型的便次不一定少，但费时费力。如伴有腹肌收缩无力，则更加重排便难度。第二种情况是由于粪便传输缓慢，粪便内水分过多被吸收，粪便干结，尤其是长时间不排便，使干硬的粪便排出异常困难，可发生粪便嵌塞。

（三）排便不畅

常有肛门直肠内阻塞感，排便不畅。虽频有便意，便次不少，即使排便用力也无济于事，难有畅通的排便。可伴有肛门直肠刺激症状，如下坠、不适等。此类患者常有感觉阈值降低，直肠感觉高敏感，或伴有直肠内解剖异常，如直肠内套叠及内痔等。个别病例的直肠感觉阈值升高，也出现类似症状，可能与合并肛门直肠局部解剖改变有关。

（四）便秘伴有腹痛或腹部不适

常见于IBS便秘型，排便后症状缓解。

以上便秘类型不仅见于功能性便秘，也见于IBS便秘型。同时对器质性疾病如糖尿病引起的慢性便秘及药物引起的便秘，均可有以上类型的表现，应注意分析。此外，以上各种情况常混合存在。

应注意报警征象如便血、腹块等，以及有无肿瘤家族史及社会心理因素。

对怀疑有肛门直肠疾病的便秘患者，应进行肛门直肠指检，可帮助了解有无直肠肿块、存粪，以及括约肌的功能。

三、辅助检查

人群中肠道疾病患病率很高，对大部分人而言，只是影响生活质量但并不是严重的疾病。因此，对有1种或1种以上上述症状的大部分人（尤其是青少年及年轻人）不一定要进行检查。

但是，下列情况是检查指征，需明确便秘是否为系统性疾病或者消化道器质性疾病所致；当治疗无效，需明确便秘的病理生理过程时。

（一）一般检查

粪检和隐血试验应为常规检查。如果临床表现提示症状是由于炎症、肿瘤或其他系统性疾病所致，那么需化验血红蛋白、血沉、有关生化检查（例如甲状腺功能、血钙、血糖以及其他相关检查）。

（二）明确肠道器质性病变

钡灌肠可显示结肠的宽度及长度，并且发现可导致便秘的严重梗阻性病变。只有在怀疑假性肠梗阻或小肠梗阻时才需要行小肠造影检查。

当近期出现大便习惯改变、便中带血或者其他报警症状（如体重下降、发热）时，建议全结肠检查以明确是否存在器质性病变（如结肠癌、炎症性肠病、结肠狭窄）。

（三）特殊检查

大部分患者不必进行胃肠功能检查，但对于难治性便秘患者（非继发性便秘、高膳食纤维及泻药治疗无效）应考虑酌情进行下列检查。

1. 胃肠传输试验

胃肠传输试验是确定便秘类型的简易方法，建议服用20个不透X线标记物后48h拍摄腹部X线片1张（正常时多数标记物已经抵达直肠或已经排出），必要时72h再摄1张。根据X线片上标记物分布，有助于评估便秘是慢传输型或出口梗阻型，此项检查简易，目前仍为常用的方法。

由于标记物只有在排便时才能排出，因此，测量结果要结合近期排便情况慎重考虑。如果标记物全部存留在乙状结肠和直肠，患者可能有出口梗阻。

2. 肛门直肠测压

肛门直肠测压常用灌注式测压（同食管测压法），分别检测肛门括约肌静息压、肛门外括约肌收缩压和用力排便时松弛压、直肠内注气后有无肛门直肠抑制反射，还可测定直肠感知功能和直肠壁顺应性等。有助于评估肛门括约肌和直肠有无动力和感觉功能障碍。直肠感觉减退提示神经系统疾病。

肛门测压结合超声内镜检查能显示肛门括约肌有无功能缺陷和解剖异常，为手术定位提供了线索。

3. 气囊排出试验

气囊排出试验是在直肠内放置气囊，充气或充水，并令受试者将其排出。可作为有无排出障碍的筛选试验，对阳性患者，需做进一步的检查。

4. 24h结肠压力监测

一些难治性便秘，如24h结肠压力监测缺乏特异的推进性收缩波，结肠对睡醒和进餐缺乏反应，则有助于结肠无力的诊断。

5. 排粪造影

排粪造影能动态观察肛门直肠的解剖和功能变化。排粪造影可评估直肠排空速度及完全性、肛直角及会阴下降程度。此外，排粪造影可发现器质性病变（例如，巨大的直肠突出、直肠黏膜脱垂或套叠）。

6. 会阴神经潜伏期或肌电图检查

利用会阴神经潜伏期或肌电图检查，能分辨便秘是肌源性或是神经源性。

7. 其他

对伴有明显焦虑和抑郁的患者，应做有关的调查，并判断和便秘的因果关系。

四、诊断及鉴别诊断

根据罗马Ⅲ诊断标准，便秘的诊断标准为：

1. 必须满足以下两条或多条

（1）排便费力（≥25%）。

（2）排便为块状或硬便（≥25%）。

（3）有排便不尽感（≥25%）。

（4）有肛门直肠梗阻和（或）阻塞感（≥25%）。

（5）需要用手法（如手指辅助排便、盆底支撑排便）以促进排便（≥25%）。

（6）排便少于每周3次。

2. 不用缓泻药几乎没有松散大便

对便秘的诊断应包括便秘的病因（和诱因）、程度及类型。如能了解和便秘有关的累及范围（结肠、肛门直肠或伴上胃肠道）、受累组织（肌病或神经病变）、有无局部结构异常及其和便秘的因果关系，则对制订治疗方案和预测疗效非常有用。

便秘的严重程度可分为轻、中、重三度。轻度指症状较轻，不影响生活，经一般处理能好转，无须用药或较少用药；重度是指便秘症状持续，患者异常痛苦，严重影响生活，不能停药或治疗无效；中度则鉴于两者之间。所谓的难治性便秘常是重度便秘，可见于出口梗阻型便秘、结肠无力以及重度便秘型IBS等。

五、治疗

（一）药物治疗

1. 容积性泻剂

主要包括可溶性纤维素（果胶、车前草、燕麦麸等）和不可溶性纤维（植物纤维、木质素等）。容积性泻剂起效慢而副作用小、安全，故对妊娠便秘或轻症便秘有较好疗效，但不适于作为暂时性便秘的迅速通便治疗。

2. 润滑性泻剂

能润滑肠壁，软化大便，使粪便易于排出，使用方便，如开塞露、矿物油或液状石蜡。

3. 盐类泻剂

如硫酸镁、镁乳，这类药可引起严重副作用，临床应慎用。

4. 渗透性泻剂

常用的药物有利动乳果糖、山梨醇、聚乙二醇 4000 等。适用于粪块嵌塞或作为慢性便秘者的临时治疗措施,是对容积性轻泻剂疗效差的便秘患者的较好选择。

5. 刺激性泻剂

包括含蒽醌类的植物性泻药(大黄、弗朗鼠李皮、番泻叶、芦荟)、酚酞、蓖麻油、双酯酚汀等。刺激性泻剂应在容积性泻剂和盐类泻剂无效时才使用,有的较为强烈,不适于长期使用。蒽醌类泻剂长期应用可造成结肠黑便病或泻药结肠,引起平滑肌的萎缩和损伤肠肌间神经丛,反而加重便秘,停药后可逆。

6. 促动力剂

莫沙必利、伊托必利有促胃肠动力作用,普卢卡比利可选择性作用于结肠,可根据情况选用。

(二) 器械辅助

如果粪便硬结,停滞在直肠内近肛门口处或患者年老体弱、排便动力较差或缺乏者,可用结肠水疗或清洁灌肠的方法。

(三) 生物反馈疗法

可用于直肠肛门、盆底肌功能紊乱的便秘患者,其长期疗效较好。生物反馈治疗可训练患者在排便时松弛盆底肌肉,使排便时腹肌、盆底肌群活动协调;而对便意阈值异常的患者,应重视对排便反射的重建和调整对便意感知的训练。训练计划并无特定规范,训练强度较大,但安全有效。对于盆底功能障碍患者,应优先选择生物反馈治疗,而不是手术。

(四) 认知疗法

重度便秘患者常有焦虑甚至抑郁等心理因素或障碍的表现,应予以认知疗法,使患者消除紧张情绪,必要时给予抗抑郁、抗焦虑治疗,并请心理专科医师协助诊治。

(五) 手术治疗

对严重顽固性便秘上述所有治疗均无效,若为结肠传输功能障碍型便秘、病情严重者可考虑手术治疗,但手术的远期效果仍存在争议,病例选择一定要慎重。在便秘这个庞大的病症群中,真正需要手术治疗的还是属于极少数。

第九节 黄 疸

黄疸是常见症状与体征,其发生一般是由于胆红素代谢障碍而引起血清内胆红素浓度升高所导致。临床上表现为巩膜、黏膜、皮肤及其他组织被染成黄色。因巩膜含有较多的弹性硬蛋白,与胆红素有较强的亲和力,故黄疸患者巩膜黄染常先于黏膜、皮肤而首先被察觉。当血清总胆红素在 17.1~34.2μmol/L,而当肉眼看不出黄疸时,称为隐性黄疸或者是亚临床黄疸。当血渍总胆红素浓度超过 34.2μmol/L 时,临床上即可发现黄疸,也称为是显性黄疸。

一、病因、发病机制和临床表现

(一) 肝细胞性黄疸

1. 病因和发病机制

各种使肝细胞广泛损害的疾病均可发生黄疸,如病毒性肝炎、肝硬化、中毒性肝炎、钩端螺旋体病、败血症等。

由于肝细胞的损伤致肝细胞对胆红素的摄取、结合及排泄功能降低,因而血中的 UCB 增加。而未受损的肝细胞仍能将 UCB 转变为 CB。一部分 CB 经已损害或坏死的肝细胞反流入血中,致血中 CB 亦增加而出现黄疸。

2. 临床表现

皮肤、黏膜浅黄至深黄色、疲乏、食欲减退,严重者可有出血倾向。

3. 实验室检查

血中 CB 与 UCB 均增加,黄疸型肝炎时 CB 增加多高于 UCB。尿中 CB 定性试验阳性,尿胆原可因肝功能障碍而增加。此外,血液检查有不同程度的肝功能损害。

(二) 溶血性黄疸

1. 病因和发病机制

大量红细胞的破坏,形成大量的非结合胆红素,超过肝细胞的摄取、结合及排泄能力。另一方面,由于溶血性造成的贫血、缺氧和红细胞破坏产物的毒性作用,削弱了肝细胞对胆红素的代谢能力,使非结合胆红素在血中潴留,超过正常的水平而出现黄疸。

2. 临床表现

一般黄疸为轻度,呈浅柠檬色,急性溶血时可有发热、寒战、头痛、呕吐、腰痛,并有不同程度的贫血和血红蛋白尿(尿呈酱油色或茶色),严重者可有急性肾衰竭。慢性溶血多为先天性。除贫血外尚有脾大。

3. 实验室检查

血清 TB 增高,以 UCB 为主,CB 基本正常。由于血中 UCB 增加,CB 形成也代偿性增加,从胆道排至肠道量也增加,致尿胆原增加,粪胆素随之增加,粪色加深;尿中尿胆原亦增加,但无胆红素。急性溶血时尿中有血红蛋白排出,隐血试验阳性。血液检查除贫血外尚有网织红细胞增加、骨髓红细胞系列增生旺盛等。

(三) 胆汁淤积性黄疸

1. 病因和发病机制

胆汁淤积可分为肝内性或肝外性。

肝内胆汁淤积主要见于毛细胆管型病毒性肝炎、药物性胆汁淤积(如氯丙嗪、甲睾酮等)、原发性胆汁性肝硬化、妊娠期复发性黄疸等。

肝外性胆汁淤积(即原来所称梗阻性黄疸)可由胆总管结石、狭窄、炎症水肿、肿瘤及蛔虫等阻塞所引起。

2. 临床表现

皮肤呈暗绿色,完全阻塞者颜色更深,甚至呈黄绿色,并有皮肤瘙痒及心动过速,尿色深,粪便颜色变浅或呈白陶土色。

3. 实验室检查

血清 CB 增加，尿胆红素试验阳性，尿胆原及粪胆素减少或阙如，血清碱性磷酸酶及谷氨酰转肽酶增高。

（四）先天性非溶血性黄疸

系由肝细胞对胆红素的摄取、结合和排泄有缺陷所致的黄疸，本组疾病临床上并非罕见。

1. Gilbert 综合征

是常染色体隐性遗传疾病，占总人口的 3%~8%，是非结合性胆红素升高患者中最常见的病因。系由肝细胞摄取 UCB 功能障碍及微粒体内葡萄糖醛酸转移酶不足，至血中 UCB 增高而出现黄疸。这类患者除黄疸外症状不多，其他肝功能也正常。饥饿、感染、发热、手术、女性月经期等可诱发或加重黄疸。Gilbert 综合征不影响药物的代谢过程，通常不需要调整药物的剂量。Gilbert 综合征属于良性疾病，不需要特殊的治疗。

2. Crigler-Najiar 综合征

属常染色体隐性遗传。患者 UDPGT 的活性约只有正常人的 10%，而 I 型则完全没有 UDPGT 活性。由于肝细胞缺乏葡萄糖醛酸转移酶，致 UCB 不能形成 CB，导致血中 UCB 增多而出现黄疸，本病由于血中 UCB 甚高，故可产生核黄疸（nuclear jaundice），见于新生儿，预后极差。

3. Roter 综合征

常为家族性发病，属常染色体显性遗传，系由肝细胞对摄取 UCB 和排泄 CB 存在先天性障碍致血中胆红素增高而出现黄疸。

4. Dubin-Johnson 综合征

是常染色体隐性遗传疾病，肝对胆红素的结合和摄取功能正常，但对结合性胆红素和其他阴离子的运输和向毛细胆管排泌功能障碍，使结合胆红素反流入血，导致高结合胆红素血症。肝穿刺所得肝组织也呈暗绿或深褐色，有提示本病诊断的意义。

二、辅助检查

以下各项检查，对黄疸的病因诊断有较大的帮助。

1. B 超检查

对肝的大小、形态、肝内有无占位性病变、胆囊大小及胆道系统有无结石与扩张，脾有无肿大与胰腺有无病变的诊断有较大的帮助。

2. 计算机断层扫描（CT）

在上腹部扫描，对显示肝、胆胰等病变及鉴别引起黄疸的疾病较有帮助。

3. 磁共振成像（MRIlMRCP）

MRI 对肝的良、恶性肿瘤的鉴别比 CT 为优，亦可用以检测代谢性、炎症性肝病。MRCP 可无创观察肝内外胆管，判断梗阻部位。

4. 经十二指肠镜逆行胰胆管造影（ERCP）

可通过内镜观察壶腹区与乳头部有无病变，可经造影区别肝外或肝内胆管阻塞的部位，可取组织学，有利于明确梗阻的病因诊断。也可了解胰腺有无病变。

5. 肝活检组织学

对疑难黄疸病例的诊断有重要的帮助，但前者用于胆汁淤积性黄疸时可发生胆汁外溢造成腹膜炎，伴肝功能不良者亦可因凝血机制障碍导致内出血，故应慎重考虑指征。

三、诊断及鉴别诊断

首先要确立是否有黄疸，注意排除假性黄疸，后者见于服用米帕林，进食过多胡萝卜、南瓜、西红柿及柑橘等食物，使胡萝卜素在血中的含量增加（超过 2.5g/L）也可使皮肤黄染，但发黄的部位多位于手掌、足底、前额及鼻部皮肤，一般不发生于巩膜和口腔黏膜。假性黄疸时，血清胆红素正常。

确定黄疸后，应进一步明确黄疸的类型并探讨黄疸的病因，这对于指导治疗及判断预后有重要意义。目前，临床上应用较多的分类仍是溶血性黄疸、肝细胞性黄疸及胆汁淤积性黄疸。溶血性黄疸较少见，诊断比较容易；肝细胞性及胆汁淤积性黄疸比较多见，两者鉴别有时比较困难，应细致收集必要的资料，认真加以鉴别。

四、治疗

黄疸的治疗原则是在明确原发病的基础上针对病因治疗、对症治疗。

（胡　军）

第二章 胃十二指肠疾病

第一节 胃扭转

胃扭转，在国外是一种罕见的病症。自 Berti（1866）在尸解时发现此种病变以后，Berg（1897）首先对此罕见病变行手术治疗，而 Cosing 和 Ballinger（1964）认为，自 Berg 以后文献报道的病例仅仅 200 例，事实上当然不止此数，因不少慢性胃扭转多不需治疗。国内陈国熙曾报道 1 例（1956），钱礼报道 2 例，其中 1 例有横膈疝（1960），王一川等（1963）报道急慢性胃扭转 40 例，此种经验实为难得。

一、病因

本病可以发生在任何年龄，但一般文献报道以年老者为多，男女之发病率大致相当；唯王一川等报道 40 例，从 20~40 岁者占 70%，男女之比为 3：1。胃扭转最重要的原因是胃下垂，即胃的支持韧带有异常松弛，因为只有胃体特别长，其韧带特别松弛时才有可能发生扭转。Payy（1909）曾报道，在 500 例的横膈疝中有 12 例胃扭转；Bockus 亦认为，大多数的不完全扭转或慢性扭转，是与横膈膨出、葫芦形胃、胃溃疡或胃癌、胃周围炎症粘连、胃肝韧带或胃结肠韧带之撕裂、左膈神经截断等病理状态同时存在，故上述诸种病理都可以认为是胃扭转的诱因，而急性胃扩张、急性结肠气胀、暴饮暴食、剧烈呕吐胃的逆蠕动等，常是引起本病的直接因素。

二、病理

Singleten（1940）、Weshell 和 Ellis（1971）主张将胃扭转做如下分类。

（一）扭转的种类

按照扭转轴心的不同，胃的扭转可以分为两种。

1. 系膜轴扭转

是最常见的一种。其扭转的方向大都是自右向左，随着纵轴（与贲门幽门线相垂直）旋转。结果移动度较大的幽门常向左、向上，转到胃底部的前面；胃的前壁则自行折起而后壁则被扭向前。幽门管常因此发生梗阻，贲门也可以有梗阻，右侧的结肠也常被拉到扭转的左侧，形成一个急性弯曲而发生梗阻。更多的系膜轴扭转是慢性或完全性的。

2. 器官轴扭转

不常见。胃体是沿着贲门幽门线扭转，通常是胃的后壁从下向上翻转到前面，偶尔也可以相反地扭转。结肠、胰腺和脾脏等也常会发生移位。

（二）扭转的程度

1. 全部扭转

整个胃除了与横膈相贴的部分以外，都向前向上扭转，而胃的大弯位于肝脏与横膈之间，而胃的后壁则面向前。由于胃贲门部具有固定性，完全的胃扭转很少超过 180°。不超过 180° 的扭转，有时可以没有贲门或幽门的梗阻现象，也可以不发生绞窄。

2. 部分扭转

仅胃的一部分发生扭转，通常是胃的幽门部。部分扭转偶尔可以扭转到360°。

（三）扭转的性质

1. 急性扭转

有急腹症的临床表现。

2. 慢性扭转

症状持续反复发作，常伴有胃内病变，如胃溃疡等。

三、临床表现

急性胃扭转的临床表现与上腹部的其他急腹症，如溃疡病急性穿孔、急性胰腺炎或急性肠梗阻等颇为相似，与急性胃扩张亦需仔细鉴别。一般急性胃扭转均有骤发的上腹部疼痛，并向后背部放射；常伴有频繁的呕吐，但呕吐物中不含胆汁，上腹部常有显著的胀满，而下腹部则大都平坦。如扭转为急性完全性的，则除了腹痛和腹胀之外，往往恶心得很厉害，而呕吐反而呕不出，有时胃管也插不下。因胃部的血管分布异常丰富，由扭转而导致血管栓塞和胃壁坏死者很少见；除非病程的末期，休克的症状也可像肠系膜血管栓塞那样显著。由于钡剂不能服下，故X线检查在急性期一般帮助不大，正确的诊断只有通过剖腹探查方能获得。

有部分胃扭转而无梗阻者，其症状大都较为轻微，颇似某种慢性病变，如溃疡病或慢性胆囊炎等，此时X线检查可能有益，因为引起胃扭转的病因大都能获得诊断，如葫芦形胃等；然而许多部分扭转的病例也与急性扭转一样，只有在手术时才能获得确诊。

四、检查

（一）实验室检查

并发症出现时（上消化道大出血），血常规检查可出现血红蛋白下降。

（二）影像学检查

1. X线钡餐造影

X线检查是确诊胃扭转的首选方法。器官轴型胃扭转的X线表现为：胃体和胃窦的胃大弯位置升高，致使胃大弯翻转向上、胃小弯翻转向下，形成一凸面向上、凹面向下的胃形，状如蜷虾；食管膈下段延长；食管与胃体黏膜皱襞交叉，胃黏膜呈螺旋状；胃内可见双胃泡和双液气平面。网膜轴型胃扭转表现为：胃窦部翻至左侧并抬高，致使胃大弯翻向右，胃小弯翻向左；胃黏膜皱襞呈十字交叉，整个胃呈"蜷曲状。混合型胃扭转则兼有上述两型之特点。

2. 内镜检查

胃扭转时内镜检查有一定难度，齿状线和胃黏膜皱襞扭曲，胃腔内解剖位置改变如大小弯、前后壁颠倒、幽门口移位、胃腔扩大远端呈锥形狭窄进镜时有阻力，有些患者可发现食管炎、肿瘤或溃疡。

五、诊断及鉴别诊断

（一）诊断

根据以上症状、体征、影像学表现可做出诊断。

(二) 鉴别诊断

1. 高位小肠扭转

本病最易和胃扭转发生混淆，但高位小肠梗阻的呕吐较胃扭转急剧、频繁，且量较多，并含有胆汁，同时小肠扭转所致的腹痛较胃扭转剧烈，呈持续性，有肠鸣音亢进，腹部 X 线片表现也不同，可鉴别。

2. 急性胃扩张

本病以上腹胀痛为主，腹痛不严重。有恶心及频繁无力的呕吐；呕吐物含胆汁，量多。胃管易插入，并能抽出大量液体和气体。患者有脱水及代谢性碱中毒，早期出现休克。

3. 急性胃炎

本病有突发上腹疼痛，并伴有呕吐，易和急性胃扭转发生混淆，故应注意鉴别，其鉴别要点如下：①本病呕吐较急性胃扭转频繁，量较多，可混有胆汁，而胃扭转不含有胆汁；②本病可插入胃管，而胃贲门完全性扭转不能插入胃管；③X 线检查胃扭转可发现两个胃泡影，而急性胃炎无此征象。

4. 瀑布状胃

有明显胃动力障碍，可表现为胃底、体腔扩大并潴留大量液体。器官轴型胃扭转应与瀑布状胃相鉴别，钡剂易停滞于胃泡内形成囊状是其相似之处。判断胃大、小弯的位置是否颠倒，食管贲门开口部是否位于胃的下方及立位胃内是否出现两个液平，对于两者的鉴别诊断具有重要意义。

5. 胃肠道外肿块推压引起的胃肠道改变

如在脾囊肿、胰尾囊肿等病变时，胃被推压向上、向内、向右移位，从而使胃形改变，此时应注意胃小弯位置或食道与胃黏膜关系方可鉴别。

六、治疗

急性胃扭转必须施行手术治疗，否则将导致死亡。

首先需要剖腹探查。在剖开腹腔时，最初看到的大都是在横结肠系膜后面的紧张的胃后壁。由于解剖关系的紊乱，外科医师能很容易地认清其病变的情况，此时最好通过胃壁的穿刺将胃内大量的血液和气体抽尽，然后将胃壁予以缝合。在胃体复位以后，可以再根据情况做相应的处理，有其他并发症者（如肿瘤或横膈疝），可以予以切除或修补。未能找到特殊的病因病理者，可以考虑行胃固定术，将胃横结肠韧带和胃脾韧带较致密地缝合到前腹壁腹膜上，自脾下极起到胃幽门上，以防止扭转再次复发。如患者情况危急，不能耐受进一步手术者，也可行单纯的复位，或者仅行空肠造瘘术以维持患者的营养。

部分胃扭转，并有葫芦形胃等病变者，可以行胃部分切除，或者单做胃空肠吻合术。术后应持续进行胃肠减压以保持胃内空虚，补液、输血、吸氧及维生素 C 等补充也属必需。

第二节　胃憩室

胃憩室由于 X 线检查、尸体解剖及剖腹手术的日渐普及，胃肠道憩室病例的发现也日益增多，其已不算是外科或病理方面的罕见病变。Feldmami（1957）在 10923 例胃肠道的 X 线检查中，发现 328 例有各部位的憩室，其中食管占 2.8%，胃占 0.9%，十二指肠占 31.4%，空肠回肠占 0.9%，其他的为结肠，故胃肠道各部分的憩室是以结肠为最多，十二指肠次之，食管再次之，而胃及空肠回肠最少。虽然胃与十二指肠憩室有若干相同点，但各有其特点。

一、病因及发病机制

（一）病因

胃憩室是一种比较罕见的病变，其发生率在钡餐造影病例中占 0.04%~0.40%。发病年龄 80% 是在 20~60 岁之间，但某些先天性病变可见于婴幼儿。患者以女性为多，女男之比为 2∶1。胃憩室依其病因可做如下分类。

1. 真性憩室

憩室之壁含有胃壁的各层组织，另外，并无任何器质性病变可以解释其病因，故这种憩室是属先天性的。Sinclair 曾为 1 例 4 个月的婴儿成功地手术治疗胃底部的憩室，这可以证明此种憩室是属先天性的。

2. 获得性憩室

憩室壁也含有胃壁的各层组织，但有其他病变可解释憩室是后天性的。
它可分为：
（1）推式憩室是因胃内压力有局限性的增高而形成。
（2）拖式憩室是因胃外的粘连牵拉而形成。

3. 假性憩室

胃壁因某种病变而有肌层或黏膜下层的部分破损，致该处胃壁逐渐软弱而向外形成的憩室。

（二）发病机制

真性憩室包括胃壁各层，即胃黏膜层、肌层及浆膜层，外形呈袋状突出于胃壁，触之柔软，直径 2~4cm，也有直径达 9~10cm 者。胃憩室黏膜半数正常，可有充血、糜烂、出血。因炎症使憩室壁增厚，或与周围组织粘连，穿孔者少见。憩室也可发生黏膜坏死及癌变，但罕见。少数憩室内有异位胰腺组织使黏膜不规则，应归为先天性憩室，多见于胃小弯及幽门前区。假性憩室仅有胃黏膜及浆膜层，如黏膜层嵌入肌层而胃浆膜表面无异常则称为胃壁内憩室。

（三）病理

先天性憩室是因胃壁的肌层有局限性的先天薄弱所致，因大弯和小弯的肌层组织在贲门部位较为薄弱，故先天性憩室以发生在贲门附近者为多（Keith），特别是在小弯后壁近食管裂孔处。

拖式憩室是因胃外有坚固的粘连牵引所致，多数是粘连到胆、胰腺、脾脏及结肠等处，可能是由上述器官先有病变而引起了胃的继发性变化。拖式憩室在机制上可能最为主要：由于外伤或其他暴力而致胃内压增加，黏膜及黏膜下层组织将自胃壁的某一薄弱点中突出，此种病变一经发生，以后因胃有经常而反复的胀满，憩室便逐渐增大。至于假性憩室，则是因胃壁的炎症、肿瘤和溃疡等病变而致胃壁的薄弱，再加有胃内压的增高形成。这些后天性憩室大都发生在胃的前壁、幽门部及后壁等处，但很少在大弯或小弯部位发生。

胃憩室大多是单个的，但也可以有两个或两个以上的憩室同时存在，大小 1~7cm。其入口一般都比较小，但有时也可以较大，能容纳一个手指，入口小者容易有食物潴留，进而发生其他并发症，如憩室炎、憩室周围炎、穿破、出血及恶变等。

二、临床表现

胃憩室患者常无临床症状，只是在钡餐透视时偶尔发现，若憩室发炎或出现溃疡，可表现为消化道出血或消化性溃疡的临床症状。若憩室出现扭转或引起胃扭转可表现为急腹症的症状。

三、检查

（一）实验室检查

组织病理检查有助于鉴别真性、假性憩室。

（二）其他辅助检查

1. X线检查

胃憩室主要依靠X线钡剂造影检查时发现。采取仰卧右前斜位进行检查，钡剂易集中于胃底，同时可避免憩室阴影与胃底重叠，易于发现。

2. 胃镜检查

纤维胃镜检查对诊断胃憩室有一定的帮助。胃镜所见，憩室入口呈圆形，边缘规则清楚，周围黏膜完全正常而无浸润现象，并可见黏膜皱襞直接进入囊内，可在憩室口处看到有规律性的收缩。口的大小可以改变，甚至有时将口完全封闭。憩室内黏膜一般正常，有时有炎症及溃疡形成。

四、诊断

胃憩室通过纤维胃镜及X线钡餐确诊。

五、鉴别诊断

从症状上需注意与食管裂孔疝、穿孔性溃疡、恶性病变相鉴别。

六、治疗

单纯的憩室如无症状，也不伴有胃或其他脏器的病变者，可以不需治疗。

有轻度症状者可用内科疗法，如给易消化而少渣滓的溃疡饮食、减性药物和解疼药，以及体位引流等。

有下列情况者适用外科治疗：①症状剧烈，内科治疗不能奏效者；②有并发症，如穿孔、出血等症状者；③有胃壁的其他病变，如溃疡及癌肿，或者是幽门部的拖式憩室伴有其他器官的病变者；④目前虽无症状，但憩室的蒂小而底大，将来肯定会续发憩室炎者，应早行切除术。

外科治疗的方式应根据憩室的位置，以及有无其他并发症而定。

（一）贲门部憩室

左旁正中或经腹直肌切口。切开胃脾韧带并将胃底部向内侧翻转，即可暴露位于胃后壁的憩室，将憩室自周围的粘连中予以游离，直至其颈部能清楚显露出，随即可以进行切除。其残端可先用"0"号铬制肠线行连续的内翻缝合，再用间断的丝线行浆肌层缝合予以加强。术后保持胃肠减压2~3d即可完全恢复。估计手术较困难的病例，也可以通过胸及经横膈的切口得到良好的暴露。

(二) 大弯部憩室

应将憩室连同周围的胃壁行"V"形切除,然后将胃壁予以双层缝合。

(三) 幽门部憩室

最好做胃的部分切除术,较之憩室的单纯切除疗效为佳。如做单纯切除时,应注意将胃壁内翻缝合,否则容易复发。

第三节 胃溃疡

胃溃疡是消化性溃疡的一种,消化性溃疡是指发生在胃和十二指肠的慢性溃疡,也可发生在食管下端、胃-空肠吻合口附近,以及美克尔憩室内异位胃黏膜上。这些溃疡的形成均与胃酸和胃蛋白酶的消化作用有关,故称为消化性溃疡。本病绝大多数(98%~99%)位于胃和十二指肠。在人群中约有10%的人在一生当中可能罹患此病,因此是一种多发病和常见病,在消化外科中占有重要的地位。十二指肠溃疡较胃溃疡多见,两者比约为4:1。两者又具有很多共同点:在病因和发病机制上胃酸和胃蛋白酶的"自身消化"均作为直接因素;病理形态学上两者相似;在少数患者当中两者还可同时出现,即复合性溃疡。两者也存在诸多差异:如发病年龄不同,胃溃疡好发于40~60岁之间,而十二指肠溃疡好发于青少年,胃溃疡的平均发病年龄较十二指肠溃疡约推迟10年;十二指肠溃疡的起病与精神神经因素关系相对比较密切,"O"型血者、唾液中无血型抗原者、肝硬化、甲状旁腺功能亢进症者易患十二指肠溃疡,而药物如阿司匹林、皮质类固醇激素、酒精等所引起的多是胃溃疡;在发病机制上,十二指肠溃疡的胃酸和基础胃酸分泌量均高于正常,而胃溃疡患者胃酸分泌量和正常人相似,甚至低于正常人;胃溃疡有恶变的可能,而十二指肠溃疡几乎无恶变;临床表现上两者也不尽相同,十二指肠溃疡多为饥饿痛和夜间痛,而胃溃疡多为餐后痛;外科手术治疗上,十二指肠溃疡对迷走神经切断术效果远较胃溃疡为好。

一、病因

胃溃疡是一种多因素疾病,病因复杂,迄今未完全清楚,为综合因素所致。

(一) 遗传因素

胃溃疡有时有家族史,尤其儿童溃疡患者有家族史者可占25%~60%。另外,A型血的人比其他血型的人易患此病。

(二) 化学因素

长期饮用酒精,或长期服用阿司匹林、皮质类固醇等药物易致此病发生,此外,长期吸烟和饮用浓茶似亦有一定关系。

(三) 生活因素

溃疡病患者在有些职业,如司机和医师等人当中似乎更为多见,可能与饮食欠规律有关。工作过于劳累也可诱发本病发生。

(四) 精神因素

精神紧张或忧虑、多愁善感,脑力劳动过多也是本病诱发因素,可能因迷走神经兴奋胃酸分泌过多而引起。

(五) 其他因素

不同国家不同地区本病的发生率不尽相同,不同的季节发病率也不一样,说明地理环境及气候也是重要因素。另外，本病还可在其他原发病，如烧伤、重度脑外伤、胃泌素瘤、甲状旁腺功能亢进症、肺气肿、肝硬化、肾衰竭的基础上发病，所谓"继发性溃疡"，这可能与胃泌素、高钙血症及迷走神经过度兴奋有关。

二、发病机制

胃溃疡的患者胃酸常正常或低于正常，胃黏膜屏障功能减弱、H^+逆向扩散或胃潴留则是胃溃疡形成的主要原因。

（1）胃潴留，胃内容物的滞留刺激胃窦黏膜分泌促胃液素，或胃内的低酸环境减弱了对胃窦黏膜分泌促胃液素的抑制作用，使胃溃疡患者血促胃液素水平较正常人增高，刺激了胃酸的分泌。临床上，95%的复合性溃疡的患者是先有十二指肠溃疡，幽门痉挛或球部狭窄致胃潴留时，胃溃疡就易于发生。

（2）十二指肠液反流，反流液中的胆汁、胰液等既能直接损伤胃黏膜细胞，又能破坏胃黏膜屏障功能，促进H^+的逆向扩散，导致黏膜出血、糜烂与溃疡形成。临床上发现胃溃疡多合并胃窦炎，且越靠近幽门，炎症越重，也说明胃溃疡的发生与十二指肠液反流有关。

（3）壁细胞功能异常，分泌的胃酸直接排入黏膜内，造成了胃黏膜的损伤。HP感染与胃溃疡的形成有一定的关系。

三、分型

虽然胃溃疡可以发生在胃的任何部位，但大部分在小弯切迹处。约60%为Ⅰ型溃疡，与过多的胃酸分泌无关，相反可能是低胃酸状态。大部分位于胃体与胃窦黏膜过渡区的1.5cm范围之内，与十二指肠、幽门等黏膜异常无关。Ⅱ型胃溃疡（15%）是指溃疡位于胃体和十二指肠溃疡，与高胃酸有关。Ⅲ型溃疡位于幽门前，占20%，与高胃酸有关。Ⅳ型溃疡是高位近贲门溃疡，小于10%，与高胃酸无关。

四、临床表现

胃溃疡发病年龄一般较十二指肠溃疡发病年龄高，在50岁左右，以男性多见。胃溃疡腹痛没有十二指肠溃疡腹痛那样有规律。腹痛多发生在餐后0.5~1h，持续1~2h。进食不能缓解疼痛，甚至加剧疼痛。压痛点多在剑突与脐之间的正中线或略偏左。抑酸药物疗效欠佳，不如十二指肠溃疡好，治疗后易复发，原因可能与发病机制不同有关。

胃溃疡常易引起大出血、急性穿孔等并发症。胃溃疡约有5%癌变，因此，对于年龄较大，典型症状消失，呈不规则持续腹痛或症状日益加重，伴体重减轻、消瘦乏力、贫血等表现的患者，应引起注意。

五、辅助检查

X线钡剂和纤维胃镜检查确诊。胃溃疡可见于胃的任何部位，但以胃窦部最为多见，约占90%，大多数胃溃疡位于胃体与胃窦交界处胃窦一侧的小弯侧和近幽门前方。较少见的有高位溃疡、后壁溃疡和复合性溃疡。

（1）龛影为溃疡病的直接征象：切线位，龛影凸出于胃内壁轮廓之处，呈乳头状或半圆形；正位，龛影为圆形或椭圆形，其边缘光滑整齐。

（2）龛影周围黏膜纹：切线位，龛影与胃交界处显示1~2mm的透明细线影，见于龛影的上缘或下缘，或龛影的整个边缘。

(3) 狭颈征：切线位，龛影口部与胃腔交界处有 0.5～1cm 一段狭于龛影的口径，称为狭颈征。

(4) 项圈征：在龛影口部有一边缘光滑细线状密度减低区，如颈部戴的项圈称"项圈征"。

(5) 龛影周围的"日晕征"：正位，龛影周围有宽窄不一致的透亮带，边缘光滑，称"日晕征"。

(6) 以龛影为中心的黏膜皱襞纠集：呈放射状分布，其外围逐渐变细消失，为慢性溃疡的另一征象。

(7) 溃疡病的其他 X 线征象
①胃大弯侧指状切迹。
②胃小弯侧缩短。
③胃角切迹增宽。
④幽门管狭窄性梗阻，胃内滞留液体。

六、诊断

胃溃疡的诊断主要依靠病史症状、胃镜加活检、钡餐检查。另外，胃酸测定、血清胃泌素测定、血清钙测定也有一定的诊断和鉴别诊断意义。近年来，随着电子胃镜的应用，胃溃疡的诊断符合率极高。

（一）胃镜加活检

准确性和灵敏性都比较好，确诊率高。电子纤维胃镜可准确了解胃溃疡的大小、部位、有无出血、穿孔、活动期还是静止期，根据溃疡的病理形态可以大致了解良恶性，加上病理活检可以更清楚地知道是良性还是恶性。同时胃镜还可结合幽门螺杆菌的检测，了解有无幽门螺杆菌的感染。胃镜可以进行某些治疗，如镜下局部止血。

（二）钡餐检查

钡餐检查简便易行、痛苦少。可以根据胃的大体形态了解胃的蠕动及是否革袋胃，同时根据龛影和黏膜的改变可以鉴别良性或恶性。良性溃疡龛影多位于胃壁以外，周围黏膜放射状集中。钡餐也可了解十二指肠及幽门有无变形、狭窄、梗阻。但钡餐有一定的假阴性。

（三）胃液分析和胃酸测定

胃液分析与胃酸测定对于胃十二指肠溃疡的诊断和治疗方式的选择都有帮助。基础胃酸分泌量（basal acid output，BAO）>5mmol/h 可能为十二指肠溃疡．BAO>7.5mmol/h 则应手术治疗。BAO>20mmol/h，最大胃酸分泌量（MAO）>60mmol/h，或 BAO/MAO>0.6 者可能为胃泌素瘤，应进一步行胃泌素测定。还有些医院按胃酸分型选择迷走神经切断术治疗十二指肠溃疡，具体方法是：当 BAO<15mmol/h，五肽胃泌素刺激胃酸最大分泌量（PMAO）<40mmol/h 及胰岛素低血糖刺激胃最大分子量（IMAO）大于或等于 PMAO，同时不伴幽门梗阻则行高选择性迷走神经切断术治疗十二指肠溃疡；当 BAO>15mmol/h，PMAO>40mmol/h，PMAO>IMAO，同时伴幽门梗阻更自行选择性迷走神经切断加胃窦切除术。术后随访表明，根据胃酸分泌类型选择迷走神经切断手术方式可以明显降低溃疡复发率，提高治疗效果。

（四）血清胃泌素及血清钙测定

血清胃泌素的测定可以帮助排除或诊断胃泌素瘤，血清胃泌素>20pg/mL 时则考虑有胃泌素瘤可能，当胃泌素>100pg/mL 时则可以肯定为胃泌素瘤。甲状旁腺功能亢进症患者易并发消化性溃疡，因此血清钙的测定亦有一定的帮助。

（五）大便隐血试验

合并出血的胃溃疡可为阳性，但大便隐血试验如持续为阳性则应考虑胃恶性病变。

七、鉴别诊断

胃溃疡的诊断必须与胃及胃外许多疾病相鉴别。

（一）功能性消化不良

有消化不良综合征，如反酸、嗳气、恶心、上腹饱胀不适，但胃镜和钡餐检查多无阳性发现，属功能性。

（二）慢性胃、十二指肠炎

有慢性无规律性上腹痛，胃镜可鉴别，多示慢性胃窦炎和十二指肠球炎但无溃疡。

（三）胃泌素瘤

亦称 ZoUinger-Ellison 综合征，是胰腺细胞分泌大量胃泌素所致。诊断要点是：

（1）BAO>15mmol/h，BAO/MAO>0.6。

（2）X 线检查示非典型位置溃疡，特别是多发性溃疡。

（3）难治性溃疡，易复发。

（4）伴腹泻。

（5）血清胃泌素增高>200pg/mL（常>500pg/mL）。

（四）胃溃疡恶变或胃癌

最重要的鉴别诊断方法是胃镜加活检和钡餐检查，胃镜检查时需做活检，明确良、恶性。对于胃溃疡需行胃镜检查加活检连续追踪观察。

（五）胃黏膜脱垂症

间歇性上腹痛，制酸剂不能缓解，而改变体位如左侧卧位可能缓解。胃镜、钡餐可以鉴别。X 线钡餐检查可显示十二指肠球部有"香蕈状"或"降落伞状"缺损阴影。另外，并发大出血时还需与门脉高压症所致食管胃底静脉破裂出血相鉴别。并发穿孔时还应与各种常见急腹症相鉴别，如胰腺炎、阑尾炎、胆道疾患、肠梗阻等。

八、治疗

胃溃疡外科手术绝对适应证有：急性穿孔，形成弥散性腹膜炎者；急性大出血，或反复呕血，有生命危险者；并发幽门梗阻，严重影响进食及营养者；有恶变的可疑者。手术相对适应证：经内科系统治疗 3 个月以上仍不愈合者；经 X 线钡剂或目镜检查证实溃疡直径超过 2.5cm 或高位溃疡者；曾并发过急性穿孔、急性大出血或溃疡已穿透至胃壁外者。

胃溃疡常用的手术方式是远端胃大部切除术，胃肠道重建以胃十二指肠吻合（比尔罗特 I 式吻合Ⅲ型胃溃疡术）为宜。I 型胃溃疡通常采用远端胃大部切除术，胃的切除范围在 50% 左右，行胃十二指肠吻合；Ⅱ、Ⅲ型胃溃疡宜采用远端胃大部切除加迷走神经切断术，比尔罗特 I 式吻合术吻合，如十二指肠炎症明显或是有严重瘢痕形成，则可行比尔罗特Ⅱ式吻合术胃空肠吻合；Ⅳ型，即高位小弯溃疡处理困难。根据溃疡所在部位的不同，可采用切除溃疡的远端胃大部切除术，可行比尔罗特Ⅱ式吻合术胃空肠吻合，为防止反流性食管炎也可行鲁氏 Y 形胃空肠吻合。溃疡位置过高可以采用旷置溃疡的远端胃大部切除术，或近端胃大部切除术治疗。术前或术中应对溃疡做多处活检，以排除恶性溃疡的可能。对溃疡恶变病例，应行胃癌根治术。

第四节 胃十二指肠溃疡急性穿孔

急性穿孔是胃十二指肠溃疡的严重并发症，也是外科常见的急腹症之一。起病急、病情重、变化快是其特点，常需紧急处理，若诊治不当，可危及患者生命。

一、流行病学调查

近三十年来，胃十二指肠溃疡的发生率下降，住院治疗的胃十二指肠溃疡患者数量明显减少，特别是胃十二指肠溃疡的选择性手术治疗数量尤为减少，但溃疡的急性并发症（穿孔、出血和梗阻）的发生率和需要手术率近二十年并无明显改变。

溃疡穿孔每年的发病率为（0.7~1）/10000；穿孔病住院患者占溃疡病住院患者的7%；穿孔多发生在30~60岁人群，占75%。约2%的十二指肠溃疡患者中穿孔为首发症状。估计在诊断十二指肠溃疡后，在第1个10年中，每年约0.3%的患者发生穿孔。十二指肠溃疡穿孔多位于前壁，"前壁溃疡穿孔，后壁溃疡出血"。胃溃疡急性穿孔大多发生在近幽门的胃前壁，偏小弯侧，胃溃疡的穿孔一般较十二指肠溃疡略大。

二、病因及发病机制

胃十二指肠溃疡穿孔发生在慢性溃疡的基础上，患者有长期溃疡病史，但在少数情况下，急性溃疡也可以发生穿孔。下列因素可促进穿孔的发生。

（1）精神过度紧张或劳累，增加迷走神经兴奋程度，溃疡加重而穿孔。

（2）饮食过量，胃内压力增加，使溃疡穿孔。

（3）应用非类固醇抗感染药（NSAIDs）和十二指肠溃疡、胃溃疡的穿孔密切相关，现在研究显示，治疗患者时应用这类药物是主要的促进因素。

（4）免疫抑制，尤其在器官移植患者中应用激素治疗。

（5）其他因素包括患者年龄增加、慢性阻塞性肺疾病、创伤、大面积烧伤和多器官功能障碍。

三、病理生理

急性穿孔后，有强烈刺激性的胃酸、胆汁、胰液等消化液和食物溢入腹腔，引起化学性腹膜炎，导致剧烈的腹痛和大量腹腔渗出液，甚至可致血容量下降，低血容量性休克。6~8h后，细菌开始繁殖，并逐渐转变为化脓性腹膜炎，病原菌以大肠埃希菌及链球菌多见。在强烈的化学刺激，细胞外液丢失的基础上，大量毒素被吸收，可导致感染中毒性休克的发生。胃十二指肠后壁溃疡可穿透全层，并与周围组织包裹，形成慢性穿透性溃疡。

四、临床表现

（一）症状

患者以往多有溃疡病症状或肯定溃疡病史，而且近期常有溃疡病活动的症状。可在饮食不当后或在清晨空腹时发作。典型的溃疡急性穿孔表现为骤发腹痛，十分剧烈，如刀割或烧灼样，为持续性，但也可有阵发加重。由于腹痛发作突然而猛烈，患者甚至有一时性昏厥感。疼痛初起部位多在上腹或心窝部，迅即延及全腹面，以上腹为重。由于腹后壁及膈肌腹膜受到刺激，有时可引起肩部或肩胛部牵涉性疼痛，可有恶心感及反射性呕吐，但一般不重。

(二) 体征

患者仰卧拒动，急性痛苦病容，由于腹痛严重而致面色苍白、四肢凉、出冷汗、脉率快、呼吸浅。腹式呼吸因腹肌紧张而消失。在发病初期，血压仍正常，腹部有明显腹膜炎体征，全腹压痛明显，上腹更重，腹肌高度强直，即所谓板样强直。肠鸣音消失。如腹腔内有较多游离气体，则叩诊时肝浊音界不清楚或消失。随着腹腔内细菌感染的发展，患者的体温、脉搏、血压、血常规等周身感染中毒症状，以及肠麻痹、腹胀、腹腔积液等腹膜炎症也越来越重。

溃疡穿孔后，临床表现的轻重与漏出至游离腹腔内的胃肠内容物的量有直接关系，亦即与穿孔的大小、穿孔时胃内容物的多少（空腹或饱餐后），以及孔洞是否很快被邻近器官或组织粘连堵塞等因素有关。穿孔小或漏出的胃肠内容物少或孔洞很快即被堵塞，则漏出的胃肠液可限于上腹，或顺小肠系膜根部及升结肠旁沟流至右下腹，腹痛程度可以较轻，腹膜刺激征也限于上腹及右侧腹部。

五、辅助检查

如考虑为穿孔，应做必要的实验室检查，检查项目包括血常规、血清电解质和淀粉酶，穿孔时间较长的需检查肾功能、血清肌酐、肺功能并进行动脉血气分析、监测酸碱平衡。常见白细胞升高及核左移，但在免疫抑制和老年患者中有时没有。血清淀粉酶一般是正常的，但有时升高，通常小于正常的3倍。肝功能一般是正常的。除非就诊延迟，血清电解质和肾功能是正常的。

胸部X线片和立位及卧位腹部X线片是必须的。约70%的患者有腹腔游离气体，因此，无游离气体的不能排除穿孔。当疑为穿孔但无气腹者，可做水溶性造影剂上消化道造影检查，确立诊断腹膜炎体征者，这种X线造影是不需要的。

诊断性腹腔穿刺对部分患者是有意义的，若抽出液中含有胆汁或食物残渣常提示有消化道穿孔。

六、诊断和鉴别诊断

(一) 诊断标准

胃十二指肠溃疡急性穿孔后表现为急剧上腹痛，并迅速扩展为全腹痛，伴有显著的腹膜刺激征，结合X线检查发现腹部膈下游离气体，诊断性腹腔穿刺抽出液含有胆汁或食物残渣等特点，正确诊断一般不困难。在既往无典型溃疡病者，位于十二指肠及幽门后壁的溃疡小穿孔，胃后壁溃疡向小网膜腔内穿孔，老年体弱反应性差者的溃疡穿孔及空腹时发生的小穿孔等情况下，症状、体征不太典型，较难诊断。另需注意的是，X线检查未发现膈下游离气体并不能排除溃疡穿孔的可能，因约有20%的患者穿孔后可以无气腹表现。

(二) 鉴别诊断

（1）急性胰腺炎：溃疡急性穿孔和急性胰腺炎都是上腹部突然受到强烈化学性刺激而引起的急腹症，因而在临床表现上有很多相似之处，在鉴别诊断上可能造成困难。急性胰腺炎的腹痛发作虽然也较突然，但多不如溃疡穿孔者急骤，腹痛开始时有由轻而重的过程，疼痛部位趋向于上腹偏左及背部，腹肌紧张程度也略轻。血清及腹腔渗液的淀粉酶含量在溃疡穿孔时可以有所增高，但其增高的数值尚不足以诊断。急性胰腺炎X线检查无膈下游离气体，B超及CT提示胰腺肿胀。

（2）胆石症、急性胆囊炎：胆绞痛发作以阵发性为主，压痛较局限于右上腹，而且压痛程度也较轻，腹肌紧张远不如溃疡穿孔者显著。腹膜炎体征多局限在右上腹，有时可触及肿大的胆囊，Murphy 征阳性，X 线检查无膈下游离气体，B 超提示有胆囊结石，胆囊炎，如血清胆红素有增高，则可明确诊断。

（3）急性阑尾炎：溃疡穿孔后胃十二指肠内容物可顺升结肠旁沟或小肠系膜根部流至右下腹，引起右下腹腹膜炎症状和体征，易被误诊为急性阑尾炎穿孔。仔细询问病史当能发现，急性阑尾炎开始发病时的上腹痛一般不十分剧烈，阑尾穿孔时腹痛的加重也不以上腹为主，腹膜炎体征则右下腹较上腹明显。

（4）胃癌穿孔：胃癌急性穿孔所引起的腹内病理变化与溃疡穿孔相同，因而症状和体征也相似，术前难以鉴别。老年患者，特别是无溃疡病既往史而近期内有胃部不适或消化不良及消瘦、体力差等症状者，当出现溃疡急性穿孔的症状和体征时，应考虑到胃肠穿孔的可能。

七、治疗

对胃十二指肠溃疡急性穿孔的治疗原则首先是终止胃肠内容物继续漏入腹腔，使急性腹膜炎好转，以挽救患者的生命。经常述及的三个高危因素是：①术前存在休克；②穿孔时间超过 24h；③伴随严重内科疾病。这三类患者病死率高，可达 5%~20%；而无上述高危因素者病死率<1%。故对此三类患者的处理更要积极、慎重。具体治疗方法有三种，即非手术治疗、手术修补穿孔，以及急症胃部分切除和迷走神经切断术，现在认为后者（胃部分切除术和迷走神经切断术）不是溃疡病的合理手术方式，已很少采用。术式选择主要依赖于患者一般状况、术中所见、局部解剖和穿孔损伤的严重程度。

（一）非手术治疗

近年来，特别是在我国，对溃疡急性穿孔采用非手术治疗累积了丰富经验，大量临床实践经验表明，连续胃肠吸引减压可以防止胃肠内容物继续漏向腹腔，有利于穿孔自行闭合及急性腹膜炎好转，从而使患者免遭手术痛苦。其病死率与手术缝合穿孔者无显著差别。为了能够得到满意的吸引减压，鼻胃管在胃内的位置要恰当，应处于最低位。非手术疗法的缺点是不能去除已漏入腹腔内的污染物，因此，只适用于腹腔污染较轻的患者。其适应证：①患者无明显中毒症状，急性腹膜炎体征较轻，或范围较局限，或已趋向好转，表明漏出的胃肠内容物较少，穿孔已趋于自行闭合；②穿孔是在空腹情况下发生的，估计漏至腹腔内的胃肠内容物有限；③溃疡病本身不是根治性治疗的适应证；④有较重的心肺等重要脏器并存病，致使麻醉及手术有较大风险。但在 70 岁以上、诊断不能肯定、应用类固醇激素和正在进行溃疡治疗的患者，不能采取非手术治疗方法。

因为手术治疗的效果确切，非手术治疗的风险并不低（腹内感染、脓毒症等），一般认为非手术治疗要极慎重。在非手术治疗期间，需动态观察患者的全身情况和腹部体征，若病情无好转或有所加重，即需及时改用手术治疗。

（二）手术治疗

手术治疗包括单纯穿孔缝合术和确定性溃疡手术。

1. 单纯穿孔缝合术

单纯穿孔缝合术是目前治疗溃疡病穿孔主要的手术方式，只要闭合穿孔不致引起胃出口梗阻，就应首先考虑。缝闭瘘口、中止胃肠内容物继续外漏后，彻底清除腹腔内的污染物及渗出液。术后须经过一时期内科治疗，溃疡可以愈合。缝合术的优点是操作简便，手术时间短，安全性高，一般认为，以下为单纯穿孔缝合术的适应证。穿孔时间超过 8h，腹腔内感染及炎症水肿较重，有大量脓性渗出液；以往无溃疡病史或有溃疡病史未经正规内科治疗，无出血、梗阻并发症,特别是十二指肠溃疡;有其他系统器质性疾病而不能耐受彻底性溃疡手术。单纯穿孔缝合术通常采用经腹手术,穿孔以丝线间断横向缝合,再用大网膜覆盖,或以网膜补片修补;也可经腹腔镜行穿孔缝合大网膜覆盖修补。一定吸净腹腔内渗液,特别是膈下及盆腔内。吸除干净后,腹腔引流并非必须。对所有的胃溃疡穿孔患者,需做活检或术中快速病理学检查,若为恶性,应行根治性手术。单纯溃疡穿孔缝合术后仍需内科治疗,HP 感染者需根除 HP,以减少复发的机会,部分患者因溃疡未愈合仍需行彻底性溃疡手术。

利用腹腔镜技术缝合十二指肠溃疡穿孔为 Nathanson 等于 1990 年首先报道。后来,Mouret 等描述一种无缝合穿孔修补技术:以大网膜片和纤维蛋白胶封闭穿孔。以后相继报道了明胶海绵填塞、胃镜引导下肝圆韧带填塞等技术。无缝合技术效果不确切,其术后再漏的机会很大(10% 左右),尤其在穿孔>5mm 者,因此应用要慎重。缝合技术有单纯穿孔缝合、缝合加大网膜补片加强和以大网膜补片缝合修补等。虽然腔镜手术具有微创特点,而且据报道,术后切口的感染发生率较开腹手术低,但并未被广大外科医生普遍接受,原因是手术效果与开腹手术比较仍有争议,术后发生再漏需要手术处理者不少见,手术时间较长和花费高。以下情况不宜选择腹腔镜手术。

(1) 存在前述高危因素(术前存在休克、穿孔时间>24h 和伴随内科疾病)。
(2) 有其他溃疡并发症,如出血和梗阻。
(3) 较大的穿孔(>10mm)。
(4) 腹腔镜实施技术上有困难(上腹部手术史等)。

2. 部分胃切除和迷走神经切断术

随着对溃疡病病因学的深入理解和内科治疗的良好效果,以往所谓的"确定"性手术方法——部分胃切除和迷走神经切断手术已经很少采用。尤其在急性穿孔有腹膜炎的情况下进行手术,其风险显然较穿孔修补术为大,因此,需要严格掌握适应证。仅在以下情况时考虑所谓"确定性"手术。

(1) 需切除溃疡本身以治愈疾病。如急性穿孔并发出血;已有幽门瘢痕性狭窄等,在切除溃疡时可根据情况考虑做胃部分切除手术。
(2) 较大的胃溃疡穿孔,有癌可能,做胃部分切除。
(3) HP 感染阴性、联合药物治疗无效或胃溃疡复发时,仍有做迷走神经切断术的报道。

第五节 胃十二指肠溃疡大出血

胃十二指肠溃疡患者有大量呕血、柏油样黑粪,引起红细胞、血红蛋白和血细胞比容明显下降,脉率加快,血压下降,出现为休克前期症状或休克状态,称为溃疡大出血,不包括小量出血或仅有大便隐血阳性的患者。胃十二指肠溃疡出血,是上消化道大出血中最常见的原因,占 50% 以上。

一、流行病学

十二指肠溃疡并发症住院患者中,出血多于穿孔 4 倍。约 20% 的十二指肠溃疡患者在其病程中会发生出血。十二指肠溃疡患者出血较胃溃疡出血为多见。估计消化性溃疡患者约占全部上消化道出血住院患者的 50%。虽然 H_2 受体拮抗药和奥美拉唑药物治疗已减少难治性溃疡择期手术的病例数,但因合并出血患者的手术例数并无减少。

二、病因和发病机制

(一) 非甾体类抗感染药应用

NSAIDs 是溃疡出血的一个重要因素，具有这部分危险因素的患者在增加。在西方国家，多于 50% 以上的消化道出血患者有新近应用 NSAIDs 史。在老年人口中，以前有胃肠道症状，并有短期 NSAIDs 治疗，这一危险因素正增高。使用大剂量的阿司匹林（300mg 次/d）预防一过性脑缺血发作的患者，其相对上消化道出血的危险性比用安慰剂治疗的高 7.7 倍，其他 NSAIDs 亦增加溃疡上消化道出血的危险性。

(二) 甾体类皮质类固醇

皮质类固醇在是否引起消化性溃疡合并出血中的作用仍有争议。最近回顾性研究提示，同时应用 NSAIDs 是更重要的危险因素。合并应用皮质类固醇和 NSAIDs，上消化道出血的危险性升高 10 倍。

(三) 危重疾病

危重患者是消化性溃疡大出血的危险人群，尤其是需要在重病监护病房治疗的。例如，心脏手术后，这种并发症的发生率为 0.4%，这些患者大多数被证实为十二指肠溃疡，且这些溃疡常是大的或多发性的。加拿大一个多所医院联合研究发现，ICU 患者上消化道出血的发生率为 1.5%，病死率达 48%，这些患者常需用抗溃疡药预防。

(四) 幽门螺杆菌出血性溃疡

患者的 HP 感染为 15%~20%，低于非出血溃疡患者，因此，HP 根治对于减少溃疡复发和再出血的长期危险是十分重要的。

三、病理生理学

溃疡基底的血管壁被侵蚀而导致破裂出血，大多数为动脉出血。引起大出血的十二指肠溃疡通常位于球部后壁，可侵蚀胃十二指肠动脉或胰十二指肠上动脉及其分支引起大出血。胃溃疡大出血多数发生在胃小弯，出血源自胃左、右动脉及其分支。十二指肠前壁附近无大血管，故此处的溃疡常无大出血。溃疡基底部的血管侧壁破裂出血不易自行停止，可引发致命的动脉性出血。大出血后血容量减少、血压降低、血流变缓，可在血管破裂处形成血凝块而暂时止血。由于胃肠的蠕动和胃十二指肠内容物与溃疡病灶的接触，暂时停止的出血有可能再次活动出血，应予高度重视。

溃疡大出血所引起的病理生理变化与其他原因所造成的失血相同，与失血量的多少及失血的速度有密切的关系。据实验证明，出血 50~80mL 即可引起柏油样黑粪，如此少量失血不致发生其他显著症状，但持续性大量失血可以导致血容量减低、贫血、组织低氧、循环衰竭和死亡。

大量血液在胃肠道内可以引起血液化学上的变化，最显著的变化为血非蛋白氮增高，其主要原因是血红蛋白在胃肠内被消化吸收。有休克症状的患者，由于肾脏血液供应不足，肾功能受损，也是可能的原因。胃肠道大出血所致的血非蛋白氮增高在出血后 24~48h 内即出现，如肾脏功能未受损害，增高的程度与失血量成正比，出血停止后 3~4d 内恢复至正常。

四、临床表现

胃十二指肠溃疡大出血的临床表现主要取决于出血的量及出血速度。

(一) 症状

呕血和柏油样黑粪是胃十二指肠溃疡大出血的常见症状，多数患者只有黑粪而无呕血症状，迅猛的出血则为大量呕血与紫黑血粪。呕血前常有恶心症状，便血前后可有心悸、眼前发黑、乏力、全身疲软，甚至晕厥症状。患者过去多有典型溃疡病史，近期可有服用阿司匹林或 NSAIDs 药物等情况。

(二) 体征

一般失血量在 400mL 以上时，有循环系统代偿的现象，如苍白、脉搏增速但仍强有力，血压正常或稍增高。继续失血达 800mL 后即可出现明显休克的体征，如出汗、皮肤凉湿、脉搏快弱、血压降低、呼吸急促等。患者意识清醒，表情焦虑或恐惧。腹部检查常无阳性体征，也可能有腹胀、上腹压痛、肠鸣音亢进等。约半数的患者体温增高。

五、辅助检查

大量出血早期，由于血液浓缩，血常规变化不大，以后红细胞计数、血红蛋白值、血细胞比容均呈进行性下降。

依据症状和体检不能准确确定出血的原因。约75%的患者过去有消化性溃疡病史以证明溃疡是其出血的病因；干呕或呕吐发作后突然发生出血提示食管黏膜撕裂症（Mallory-WeissTear）；病史及体检有肝硬化证据提示可能食管静脉曲张出血。为了正确诊断出血的来源，必须施行上消化道内镜检查。

内镜检查在上消化道出血患者中有各种作用。除可明确出血的来源，如来源于弥散性出血性胃炎、静脉曲张、贲门黏膜撕裂症，或胃十二指肠溃疡出血外，内镜所见的胃十二指肠溃疡的外貌有估计的预后意义，在有小出血的患者，见到清洁的溃疡基底或着色的斑点预示复发出血率低，约为2%，这些患者适合早期进食和出院治疗。相反，发现于溃疡基底可见血管或新鲜凝血块预示有较高的再出血率。大的溃疡（直径>1cm）同样有高的复发再出血率。由于内镜下治疗技术的发展，非手术治疗的成功率已明显提高，手术的需要和病死率显著下降。

内镜下胃十二指肠溃疡出血病灶特征现多采用 Forresl 分级：FⅠa，可见溃疡病灶处喷血；FⅠb，可见病灶处渗血；FⅡa，病灶处可见裸露血管；FⅡb，病灶处有血凝块附着；FⅡ1，溃疡病灶基底仅有白苔而无上述活动性出血征象。根据上述内镜表现除FⅢ外，只要有其中一种表现均可确定为此次出血的病因及出血部位。

选择性腹腔动脉或肠系膜上动脉造影也可用于血流动力学稳定的活动性出血患者，可明确病因与出血部位，指导治疗，并可采取栓塞治疗或动脉内注射垂体加压素等介入性止血措施。

六、诊断和鉴别诊断

(一) 诊断

有溃疡病史者，发生呕血与黑粪，诊断并不困难。10%～15%的患者出血无溃疡病史，鉴别出血的来源较为困难。大出血时不宜行上消化道钡剂检查，因此，急诊纤维胃镜检查在胃十二指肠溃疡出血的诊断中有重要作用，可迅速明确出血部位和病因，出血24h内胃镜检查检出率可达70%～80%，超过48h则检出率下降。

(二) 鉴别诊断

胃十二指肠溃疡出血应与应激性溃疡出血、胃癌出血、食管静脉曲张破裂出血、贲门黏膜撕裂综合征和胆道出血相鉴别。上述疾病，除内镜下表现与胃十二指肠溃疡出血不同外，应结合其他临床表现相鉴别。如应激性溃疡出血多出现在重大手术或创伤后；食管静脉曲张破裂出血体检可发现蜘蛛痣、肝掌、腹壁静脉曲张、肝大、腹水、巩膜黄染等肝硬化的表现；贲门黏膜撕裂综合征多发生在剧烈呕吐或干呕之后；胆道大量出血常由肝内疾病（化脓性感染、胆石、肿瘤）所致，其典型表现为胆绞痛、便血或呕血、黄疸之三联症。

七、治疗

治疗原则是补充血容量，防止失血性休克，尽快明确出血部位，并采取有效的止血措施，防止再出血。总体上，治疗方式包括非手术及手术治疗。

（一）非手术治疗

主要是针对休克的治疗，主要措施如下。

（1）补充血容量，建立可靠畅通的静脉通道，快速滴注平衡盐液，做输血配型试验。同时严密观察血压、脉搏、尿量和周围循环状况，并判断失血量，指导补液。失血量达全身总血量的20%时，应输注羟乙基淀粉、右旋糖酐或其他血浆代用品，用量在1000mL左右。出血量较大时可输注浓缩红细胞，也可输全血，并维持血细胞比容不低于30%。输注液体中晶体与胶体之比以3∶1为宜。监测生命体征，测定中心静脉压、尿量，维持循环功能稳定和良好呼吸、肾功能十分重要。

（2）留置鼻胃管，用生理盐水冲洗胃腔，清除血凝块，直至胃液变清，持续低负压吸引，动态观察出血情况。可经胃管注入200mL含8mg去甲肾上腺素的生理盐水溶液，每4~6小时1次。

（3）急诊纤维胃镜检查可明确出血病灶，还可同时施行内镜下电凝、激光灼凝、注射或喷洒药物等局部止血措施。检查前必须纠正患者的低血容量状态。

（4）止血、制酸、生长抑素等药物的应用经静脉或肌内注射巴曲酶；静脉给予 H_2 受体拮抗药（西咪替丁等）或质子泵抑制药（奥美拉唑等）；静脉应用生长抑素（善宁、奥曲肽等）。

（二）手术治疗

内镜止血的成功率可达90%，使急诊手术大为减少，且具有创伤小、极少并发穿孔和可重复实施的优点，适用于绝大多数溃疡病出血，特别是高危老年患者。即使不能止血的病例，内镜检查也明确了出血部位、原因，使后续的手术更有的放矢，成功率升高。内镜处理后发生再出血时仍建议首选内镜治疗，仅在以下患者考虑手术处理。

（1）难以控制的大出血，出血速度快，短期内发生休克，或较短时间内（6~8h）需要输注较大量血液（>800mL）方能维持血压和血细胞比容者。

（2）纤维胃镜检查发现动脉搏动性出血，或溃疡底部血管显露再出血危险很大。

（3）年龄在60岁以上，有心血管疾病、十二指肠球后溃疡以及有过相应并发症者。

（4）近期发生过类似的大出血或合并穿孔或幽门梗阻。

（5）正在进行药物治疗的胃十二指肠溃疡患者发生大出血，表明溃疡侵蚀性大，非手术治疗难以止血。

手术治疗的目的在于止血抢救患者生命，而不在于治疗溃疡本身和术后的溃疡复发问题。手术介入的方式，经常采用的有：

（1）单纯止血手术：即（胃）十二指肠切开+腔内血管缝扎，加或不加腔外血管结扎。结合术前胃镜和术中扪摸检查，一般可快速确定出血溃疡部位，即在溃疡对应的前壁切开，显露溃疡后稳妥缝扎止血。如是在幽门部切开，止血后要做幽门成形术（Heineke-Mikulicz法）。

（2）部分胃切除术。

（3）（选择性）迷走神经切断+胃窦切除或幽门成形术。

（4）介入血管栓塞术：胃部分切除术是前一段时间国内较常采用的一种手术，认为切除了出血灶本身止血可靠，同时切除了溃疡，也避免了术后溃疡的复发。但手术创伤大，在发生了大出血的患者施行，病死率及并发症发生率均高。由于内科治疗的进步和考虑到胃切除后可能的并发症和病死率，近年来更多地采用仅以止血为目的的较保守的单纯止血手术，通过结扎溃疡出血点和（或）阻断局部血管以达到止血目的，术后再辅以正规的内科治疗。因创伤较小，尤其适合老年和高危患者。血管栓塞术止血成功率也较高，但要求特殊设备和娴熟的血管介入技术。

第六节 胃内异物

胃内异物分为外源性、内源性，以及在胃内形成的异物即胃石症。临床上常见柿石、毛发石及咽下的各种异物。外源性异物系吞食异物入胃，异物多种多样，常见的有纽扣、义齿、钱币、动物骨刺等。内源性异物系通过幽门通行穿入的如蛔虫团，胆囊穿孔入十二指肠使胆结石移入胃内。胃石按成分不同可分为：植物性、动物性、药物性和混合性。临床以进食柿子、黑枣、山楂等而致的植物性胃石多见。

一、病因

（一）误服或故意吞服

误服以儿童为多见，如误服小玩具、小发卡、钥匙及硬币等，成人以义齿、动物骨等多见，故意吞服常见于罪犯、精神失常者，吞服的异物多种多样，如钢笔、缝衣针、打火机、铁钉、碎玻璃及牙刷等。

（二）医源性因素

属于在医院进行治疗由于操作人员遗落造成的医疗事故，包括手术残留缝线、引流管等。

（三）胃石因素

包括植物性、动物性、药物性和混合性四类。临床以进食柿子、黑枣、山楂等而致的植物性胃石多见，易发生于消化不良、胃轻瘫、胃大部切除术后等胃运动能力降低的患者，当空腹进食大量柿子后，柿子中的鞣酸在胃酸的作用下，与蛋白质结合成分子较大又不易溶于水的鞣酸蛋白，沉淀在胃内，鞣酸蛋白、树胶、果酸把柿皮、柿核、植物纤维黏合在一起，形成胃柿石。

二、病理

胃内异物约95%可顺利通过胃肠道从肛门排出。较大的异物可引起幽门梗阻；尖锐的异物可损伤胃黏膜引起出血，或刺入胃壁，甚至引起穿孔。即使发生穿孔，因为进展缓慢，周围常被大网膜包裹，与肝和其他脏器互相粘连，可防止异物进入腹腔。

三、临床表现

吞入的异物中有20%~30%在食管内受阻而滞留，80%以上的胃内异物可自行排出胃腔，自肠道从大便中排出体外，很少引起不适或只有轻微的上腹部隐痛、胀满、恶心等症状，当异物较大，可嵌塞于幽门、十二指肠空肠曲、回盲瓣等部位，异物阻塞于幽门时，患者常感上腹痛、腹胀、呕吐，异物对胃肠黏膜直接损伤，或长期嵌塞，造成局部黏膜糜烂溃疡，可导致消化道出血。当异物引起穿孔，患者会出现腹膜炎的表现，针类锐性异物可刺破胃肠壁而形成局限性小脓肿或肉芽肿，也有可能穿透胃肠壁而移至腹腔等部位。

四、诊断

X 线检查不但可以确定异物的性质和位置，而且可以观察异物在胃肠道内的活动情况。因此，对胃内异物的病例，应经常进行 X 线检查，直到异物自行排出或经内镜或手术取出为止。对 X 线不显影的异物，可服含棉花纤维的钡剂，多可使含纤维的钡剂附着在异物的表面而显影。

纤维胃镜检查不仅能确定异物的性质和位置，同时可取出异物。

B 超检查也有助于异物的诊断及所在部位的判断。

绝大多数胃内异物都能自行排出，而不需要任何治疗措施。一般认为，服用特殊饮食，如面团或含纤维素较多的食物等，对异物的排出并无明显的促进作用。相反，如食用过多，促进胃肠蠕动加剧，反而会增加痛苦。当然更禁止服用泻剂。在观察期间，患者可正常进食。经常进行 X 线检查，以观察异物在胃内的情况，是继续前进，还是嵌顿在某处不动。同时应注意患者有无症状，以及仔细检查排出的粪便是否带血，有无异物。异物一般 4~5 天排出。表面光滑的异物，虽然在胃内停留较长时间，如临床无症状，也应耐心等待。

近年来，随着内镜技术及辅助器械的日益发展，大约 95% 的上消化道异物可经内镜成功取出。因此，内镜术已成为治疗上消化道异物的首选方法。

五、治疗

（一）自然排出法

约 90% 误入胃内的异物可自然排出。但少数尖锐的异物（牙签、钉子、缝衣针、刀片、玻璃碎块等）和有毒物品（含强碱的电池等）易损伤消化道黏膜而致胃穿孔，并可引起全身中毒症状，此时应对异物进行积极处置。异物自然排出的平均时间约为 5 天。一般来说，圆形异物>2cm，长形异物>5cm×2cm，且边缘钝者，可给予液状石蜡或泻下行气中药等药物帮助其自然排出。必要时可行内镜或手术取出。

（二）内镜取出法

经内镜取出异物，方便简单，效果可靠，并可免除手术之苦，是胃异物治疗的主要手段。内镜取出胃异物时，应注意其方式和方法。

1. 做好术前准备工作

（1）应详细询问吞食异物史，了解异物的部位、形状、大小及吞食时间。如属易被 X 线检查出的金属异物，可行 X 线透视，以便选择合适的器械和方法，一般不宜行吞钡检查。术前宜禁食 4h 以上，以防胃内容物反流影响操作视野。

（2）形态特殊的异物，术前应利用复制品做体外取出实验，选择模拟行动方案，在体外反复试验无误后方可行内镜下取出。

（3）儿童或部分成人有精神过度紧张者，可酌情使用适量的镇静药（如地西泮、咪达唑仑等）或选用静脉麻醉。

2. 根据异物形态选取合适器具和处理方法

（1）尖锐、不规则异物：如鸡骨、鱼刺等坚硬异物，可用鼠齿钳、鳄口钳或网篮抓牢，将异物自刺入部位退出，注意使异物长轴与食管平行缓慢退镜。为避免此类异物对胃、食管壁的损伤，可用：

①瓣膜保护法：用丝线将两个壁瓣瓣尖朝前，瓣根相对绑在内镜先端部，二瓣膜互相包裹，围成环形，再将瓣尖返折朝后紧贴镜身，表面涂以硅油，用圈套器在镜外固定后连同圈套器一起平行进镜胃中，当异物套取后，松开圈套器后上提，使壁瓣自动张开，再把圈套器向前推去，以使瓣膜包裹异物，即使未包好，当退镜时，贲门口亦可将瓣膜紧紧包在异物外面，从而顺利安全地将异物带出体外。

②套管保护法：镜外套以可翻转的保护套管，套取异物后，推套管以包裹异物再出镜。

（2）扁平状异物：如手表、钥匙、硬币、纽扣、纽扣电池、锯条、刀片、发卡等，多用鼠齿钳、鳄口钳夹取，出镜时应将异物最大径线置于额面，使其较易通过环咽部。如手表取出，侧缘取左右位。

（3）长条形棒状异物：常见的如钢笔、圆珠笔、竹筷、牙刷、体温计、玻璃试管、长电池等，用圈套器和网篮套取常可成功。此类异物取出时，助手应使患者头尽量后仰，使咽喉部与口咽部成一直线，以利于通过。

（4）球形异物：如玻璃球、果核等，圈套取出易脱落，多用篮式或四爪异物钳套紧或抓紧随镜取出。

（5）钥匙、戒指等有孔的异物：可用拉线法取出。线的一端留在外，用活检钳将另一端送过异物的孔中，再在孔的另一侧钳起，形成一祥后拉出。

（6）对婴幼儿胃内异物，可用支气管镜替代胃镜取出异物。

（三）手术取出法

当异物大而停留于胃内，或胃镜治疗失败，或尖锐异物及有毒异物已经进入小肠，对机体造成危害者，应及时手术取出异物。

六、预防

防止外源性异物误入胃内（尤其儿童）；精神病患者或有自杀倾向者，注意提防其取某些物品入口；避免过量进食鲜柿子、鲜黑枣以及某些食物。

第七节 胃下垂

胃下垂是指站立时胃的下缘到达盆腔，胃小弯弧度最低点降至两髂嵴连线以下。胃张力低下和胃无张力极易发生胃下垂，其产生主要与膈肌悬吊力不足、支持腹内脏器的韧带松弛、腹内压降低及胃的移动度增大有关。瘦长体形女性、多产妇、多次腹部手术而伴腹肌张力下降者多见。

一、病因

先天性胃下垂大都是内脏全部下垂的一部分，主要是支持腹内脏器的韧带全部松弛所致，多见于瘦长体形的女性。

后天性胃下垂可发生在严重消瘦、腹肌松弛、长期卧床肌肉萎缩的患者以及多产妇，其发生与胃周围支持、固定的韧带松弛、腹内压下降和腹肌松弛等因素有关。

胃壁本身的松弛也是造成胃下垂的重要因素。由于胃神经调节功能障碍，使胃壁的张力显著减低甚至无张力，胃呈极度鱼钩形，胃体上部细长，胃体下部显著宽大而坠入盆腔。

二、病理

胃下垂严重者，胃壁无张力，排空障碍，常发生胃潴留。由于潴留食物的发酵可刺激胃壁发生继发性胃炎。

三、临床表现

轻度下垂者一般无症状，下垂明显者可以出现如下症状。

（一）腹胀及上腹不适

患者多自述腹部有胀满感、沉重感、压迫感。

（二）腹痛

多为持续性隐痛。常于餐后发生，与食量有关。进食量愈大，其疼痛时间愈长，且疼痛亦较重。同时疼痛与活动有关，饭后活动往往使疼痛加重。

（三）恶心、呕吐

常于饭后活动时发作，尤其进食过多时更易出现。这是因为一次进入较大量食物，加重了胃壁韧带之牵引力而致疼痛，随之出现恶心、呕吐。

（四）便秘

便秘多为顽固性，可能由于同时有横结肠下垂，使结肠肝曲与脾曲呈锐角，而致通过缓慢。

（五）神经精神症状

由于胃下垂的多种症状长期折磨患者，使其精神负担过重，因而产生失眠、头痛、头昏、迟钝、抑郁等神经精神症状。还可有低血压、心悸以及站立性昏厥等表现。

四、诊断

胃下垂的诊断应将临床症状及 X 线征象结合起来才能做出。必须有明显的胃下垂症状，同时钡餐检查发现胃的位置低下，胃小弯弧线最低点在髂嵴连线以下，胃的张力低、蠕动无力，并且无胃的其他器质性病变才能确立诊断。

五、治疗

对于绝大多数胃下垂患者可应用内科疗法，增加营养及加强腹肌锻炼。针灸治疗或肾囊封闭可增加胃的张力。症状较重者可同时应用胃托或胶带做辅助治疗。

长期应用非手术治疗无效而症状又极为严重者，可考虑外科手术治疗做胃固定手术。手术方法是将肝、胃韧带用丝线间断缝合，使其折叠缩短，将胃小弯吊起，固定于肝脏下面；也可用肝圆韧带在胃小弯侧的肌层穿过，然后固定于前腹壁，将胃吊起，胃固定手术虽然可使胃的位置向上提高，但不能改变胃的张力及蠕动能力，大都只能使症状减轻。

胃下垂合并有胃、十二指肠溃疡或十二指肠憩室等病变时，可做胃部分切除及胃空肠吻合手术，有的病例可获较好疗效。

六、预后

及时发现并确诊，经内科治疗、内镜下取物或外科治疗，临床预后较满意。

七、预防

防止外源性异物（如：纽扣、义齿、别针、钱币、图钉、钥匙等）误入胃内（尤其儿童），引发胃部疾病。

第八节 十二指肠肿瘤

十二指肠肿瘤临床较少见，分良性和恶性两大类。良性十二指肠肿瘤占小肠良性肿瘤的10.61%~13.18%，主要包括腺瘤、平滑肌瘤、脂肪瘤、血管瘤、间质瘤等。十二指肠恶性肿瘤占消化道恶性肿瘤0.3%~0.5%，占小肠恶性肿瘤的33%~48%，以十二指肠腺癌最多见。原发性十二指肠肿瘤通常起病隐匿，缺乏特异性临床表现和肿瘤标志物，早期诊断困难，容易与其他消化道疾病相混淆。由于十二指肠与胰腺、胆管等毗邻关系密切，有其独特的解剖生理特点，在治疗上亦有一定难度。

一、十二指肠良性肿瘤

原发性十二指肠良性肿瘤较少见，文献报道其发生率为0.1%~0.2%。

（一）病理类型

较为常见的十二指肠良性肿瘤的病理类型有以下几种。

1. 腺瘤（adenoma）

多数腺瘤呈乳头状或息肉状，突出于黏膜表面，可为单发或多发，是十二指肠良性肿瘤中最常见者。根据其病理特征又分可分为以下几种。

（1）管状腺瘤：此种腺瘤多为单个，呈息肉状生长，大多有蒂，易出血，基底宽者一般体积较大。组织学上主要是由增生的肠黏膜腺体组成，上皮细胞可有轻度异形性，属真性肿瘤。

（2）乳头状腺瘤和绒毛状腺瘤：由于此类腺瘤易于癌变，据报道，21%~47%的十二指肠癌来自十二指肠绒毛状腺瘤的恶变，故此种腺瘤越来越受到临床上的重视和警惕。这种腺瘤常为单发，表面呈乳头状或绒毛状隆起，基底部宽，无蒂或短蒂。组织学上见此种腺瘤表面由一层或多层柱状上皮覆盖，间质富含血管，故临床上极易出血。柱状上皮细胞内含有大量黏液细胞，可有不同程度的异形性，故其恶变率大于腺瘤样息肉，文献报道其恶变率在28%~50%。

（3）Brunner瘤：此类腺瘤又称息肉样错构瘤或结节样增生。肿瘤多位于黏膜下，多呈息肉样突起，直径可由数毫米至数厘米，无明显包膜。镜下可见黏膜肌层下十二指肠腺增生，由纤维平滑肌分隔成大小不等的小叶结构，本腺瘤除可偶见有细胞的典型增生外，很少恶变。

（4）非瘤性息肉：增生性息肉和炎性息肉均属非瘤性息肉，一般可自行消失。

（5）胃肠道息肉综合征：此类病变如Gardner综合征、家族性腺瘤性息肉病Peutz-Jeghers等，均为多发性，可分布于全消化道，十二指肠的病变可发生恶变。

2. 平滑肌瘤

十二指肠平滑肌瘤起源于胚胎间叶组织，发病原因不明。平滑肌肿瘤由一组平滑肌组成，分界明显，常为单发，呈圆形或椭圆形，有时呈分叶状，直径小的不到1cm，大者可超过10cm，甚至达 20cm 左右。肿瘤生长方式有多种，可突入肠腔，也可在肠壁或向肠腔外生长。一般质地较韧，有时可发生变性。平滑肌瘤表面黏膜有丰富的血管，故可因糜烂、溃疡而发生消化道大出血。良性平滑肌瘤细胞如发生细胞核有丝分裂异常活跃时，则表明有恶变，其恶变率为 15% ~ 20%。据北京协和医院统计，十二指肠平滑肌瘤常见的发生部位以十二指肠降部和水平部居多，中年多见，平均年龄为 56.6 岁。

3. 类癌及神经内分泌肿瘤

广义的类癌包括许多部位的神经内分泌肿瘤。胃肠道的类癌起源于肠细胞（ECL），这些细胞属于一族具有共同生化特性的胺前体摄取和脱细胞（APUD 细胞），是许多神经内分泌肿瘤的共同起源。十二指肠部位的神经内分泌肿瘤除胃泌素以外多数无症状，肿瘤直径为 1~5cm，60% 为良性，较为常见的有：胃泌素瘤，生长抑素瘤，神经节细胞旁神经节细胞瘤。肿瘤主要分布于近端十二指肠，以十二指肠第二段壶腹周围最为常见，可能与局部的细胞分泌功能有关。值得一提的是，在卓-艾综合征中，70% 的胃泌素瘤位于十二指肠。

4. 其他

个别病例报道，较为罕见的十二指肠良性肿瘤还有脂肪瘤（lipoma）、血管瘤（heman gioma）、纤维瘤（fibroma）、错构瘤（hamartoma）等。

（二）临床表现

1. 一般症状

可出现上腹部不适，食欲减退、嗳气、反酸等类似慢性胃炎、胃溃疡病的症状。因此，易与这些消化道疾病相混淆。

2. 腹痛

约 30% 的十二指肠腺瘤性息肉的患者可出现间歇性上腹部疼痛，伴恶心、呕吐。带蒂的十二指肠息肉位于降部以下时可引起十二指肠空肠套叠，而球部巨大腺瘤可逆行进入幽门，导致急性幽门梗阻，称为球状活瓣综合征。位于十二指肠的平滑肌瘤由于肿瘤的牵拉，肠管蠕动失调以及瘤体中心坏死而继发的炎症反应、溃疡、穿孔等都可以引起腹痛。巨大良性十二指肠肿物如引起肠管梗阻也可造成相应的腹痛、恶心、呕吐症状。

3. 消化道出血

25%~50% 的十二指肠腺瘤和平滑肌瘤的患者可出现上消化道出血症状。这主要是由于肿瘤表面缺血、坏死、溃疡形成所致。临床上主要表现为急性出血和慢性出血。急性出血以呕血、黑便为主；慢性出血则多为持续少量出血，大便潜血试验阳性，可导致缺铁性贫血。也有报道十二指肠巨大错构瘤和血管瘤引起消化道大出血。

4. 腹部包块

巨大的十二指肠良性肿物可以腹部包块为主要症状，特别是肠腔外生长的平滑肌瘤，可在腹部体检时扪及包块，一般较为固定，界限较清楚，其质地因病理性质而异，可柔软而光滑，或坚韧而不平。

5. 黄疸

生长在十二指肠降部乳头附近的良性肿物，如压迫胆道下端及乳头开口部位，可出现不同程度的黄疸。

6. 其他

位于十二指肠部位的神经内分泌肿瘤可根据其肿瘤细胞构成情况引起相应的临床表现，如胃泌素瘤导致的卓-艾综合征；家族性腺瘤性息肉病患者特有的唇及颊黏膜色素沉着等。

（三）诊断

由于十二指肠良性肿瘤是少见病，临床症状不典型，故临床上容易误诊。早期诊断的关键在于提高对本病的认识和警惕性。常用的辅助诊断方法以下几种。

（1）上消化道钡剂造影：上消化道钡剂造影是首选的诊断方法。文献报道，普通钡餐造影对十二指肠息肉病变诊断的阳性率为64%~68%，而十二指肠低张气钡双重造影的阳性率为93%。如果在低张造影时，加用使十二指肠松弛的药物，如高血糖素，则效果更好。腺瘤的X线征象为肠腔内圆形充盈缺损或透亮区边缘光滑，黏膜正常，如有蒂者则可有一定活动度。平滑肌瘤多表现为十二指肠有圆形或椭圆形缺损，边缘光滑。十二指肠的钡剂造影可以弥补纤维内镜对十二指肠第三、第四段观察欠佳的不足。

（2）纤维内镜：十二指肠纤维内镜可以直接观察十二指肠肿瘤的情况，并可以取活检或切除后活检，常用的内镜有两种，即侧视镜（side-view）和直视镜（direct-view）。由于十二指肠第三、第四段观察上的局限性，故有人主张以小肠镜来检查十二指肠乳头开口以下部分的十二指肠病变较好，而上消化道造影与纤维内镜相结合可以有效地降低误诊率。

（3）超声诊断：普通超声对十二指肠肿瘤诊断有一定的局限性，因十二指肠内的气体干扰了超声影像的观察。但如十二指肠肿瘤生长在壶腹周围，引起胆总管扩张或胰管扩张；大的十二指肠球部肿物，引起幽门梗阻导致胃扩张等，超声检查可提供间接影像以供临床参考。近年来开展的内镜下超声检查，提高了十二指肠肿物的诊断阳性率，特别是对于黏膜下病变和肿物与周围脏器的关系等方面提供了宝贵的影像学资料，文献报道，可以发现小到0.5cm的病灶，对直径2cm以上的肿瘤敏感度为88%，是临床上应用越来越多的十二指肠肿物的诊断方法。

（4）选择性动脉造影：选择性动脉造影对十二指肠肿瘤有一定诊断意义，尤其在十二指肠肿瘤的血供等方面给临床提供了重要依据；另一方面，对于内分泌肿瘤，如胃泌素瘤，通过选择性动脉造影及选择性动脉注Asecretin，然后测肝静脉血胃泌素水平，以达到"区域"定位的目的。

（5）核素扫描：主要应用于十二指肠神经内分泌肿瘤的诊断和定位，如用或标记的octreotide（生长抑素同源物）注射后，对表达生长抑素受体的胃泌素瘤具有极高的敏感性，阳性率为35%，但对生长抑素受体阴性的病灶无诊断价值。

（6）CT及MRI：CT和MRI对于十二指肠良性小肿瘤的诊断意义不大，但对于较大的平滑肌瘤、神经内分泌肿瘤有一定帮助。对于十二指肠肿瘤引起的其他改变，如胆道扩张、胰管扩张等。

（7）手术探查：如果上述检查仍无法明确诊断时，可考虑行剖腹探查手术，尤其是原因不明的上消化道出血、梗阻、黄疸而又高度怀疑十二指肠肿瘤者，应放宽手术探查指征。

（四）治疗

十二指肠良性肿物的治疗，原则上以切除为首选治疗方法。较为常见的十二指肠肿瘤中腺瘤性息肉、平滑肌瘤等有一定的恶变率，特别是家族性息肉病（FAP）的患者，其位于十二指肠乳头和壶腹区的腺瘤和微腺瘤具有较高的癌变率。另有文献报道，十二指肠绒毛状瘤的癌变率为28%~50%，应尽早手术切除，并加强术后随诊。

1. 经内镜切除法

目前经内镜切除十二指肠肿瘤的方法主要是指对息肉样的肿物，如腺瘤性息肉，但也有文献报道，内镜下切除息肉样生长的类癌。

（1）高频电凝切除法：本方法是广泛应用的内镜下的切除方法，对于处理十二指肠息肉样肿物切除后的止血有一定的安全性和可靠性。电切的方法由于各人的经验不同，适应证的范围也可不一致。一般来讲，有蒂的或亚蒂样生长的息肉状肿瘤易于切除，肿物的基底部大于 2.0cm 者不宜用电切方法切除。电切的主要并发症是出血和穿孔。并发症的发生率高低与操作技术是否熟练及是否严格遵守操作规程等有密切关系，有报道，电切出血的发生率为 0.7%，穿孔的发生率为 0.28%，对于怀疑有恶变的十二指肠肿瘤不宜行电切方法，而应改为手术切除。

（2）激光凝固治疗：目前，临床上有应用激光对组织的凝固作用用以治疗无蒂腺瘤性息肉。小息肉可以一次消失，大息肉要作多次均匀照射。激光凝固治疗未有发生严重并发症的报道。

（3）微波凝固治疗：微波是一种电磁波，可通过组织的升温引起组织凝固，比激光和高频电流安全。选择微波治疗主要是广基息肉和多发性小息肉，一次治疗可达多个或数十个。

（4）酒精注射法：内镜下用无水酒精，围绕息肉基底部两圈做点式注射，每点 0.5mL。多次注射后，息肉可以脱落，一般用于广基息肉的治疗。

（5）超声内镜方法：文献报道，应用超声内镜引导，进行黏膜下肿物的捆扎切除，这是一种新的内镜下肿物切除方法，扩大了内镜切除十二指肠肿物的适应证，但需有相应的成套设备。

2. 十二指肠部分切除术

十二指肠良性肿瘤多数需行十二指肠部分切除，即行肿瘤的局部切除。原则是以肿物所在部位、大小、形态以及是否并发其他疾病而决定术式。其主要适应于恶性变高的绒毛状腺瘤、宽基底的腺瘤性息肉、平滑肌瘤等。手术方法主要有以下几种。

（1）局部切除：较小的平滑肌瘤（直径小于 3cm）或绒毛状腺瘤，可连同周围的肠壁组织做局部切除，应注意切除距肿瘤边缘 3~5mm 肿瘤周围的正常十二指肠黏膜，以保证切除的彻底性。为防止术后十二指肠狭窄，在切除部分肠壁时要斜行切开斜行缝合或纵行切开横行缝合。

（2）十二指肠段切除：对于较大的十二指肠良性肿瘤或广基和局限在一个部位的多发息肉，可以行有病变的肠段切除术，即球部或十二指肠乳头以上降部的肿瘤，若切除十二指肠过多难以行修补和肠吻合时，可行 BillrothIt 式手术；水平段和升段的十二指肠行肠段切除术后可行十二指肠空肠吻合术。

（3）十二指肠乳头部切除和成形术：位于十二指肠乳头附近的较小肿物，可于术中行切开十二指肠，探明肿物与乳头的关系，如果肿物在乳头旁，尚与乳头有一定的距离，则可切开黏膜将肿瘤完整摘除，如肿瘤已侵及乳头，宜先切开胆总管，放置一软探针或导管经乳头引出作为标志。切除乳头及肿物后行胆管、胰管与十二指肠吻合，再关闭十二指肠切口。

（4）腹腔镜下局部切除：vande 等报道，经腹腔镜切除 1 例十二指肠水平部直径 5cm 的良性间质瘤。

在行十二指肠部分切除术时应注意以下几点：①十二指肠解剖位置特殊，手术中应注意避免损伤周围的血管和组织，如腔静脉、门静脉、肠系膜上动静脉、胃十二指肠动脉和结肠中动脉等；②防止肠瘘，十二指肠血运相对较差，手术中不可游离过多而破坏血运，肠吻合时应避免张力过高，必要时于吻合口上方或胃窦部置入胃管或造瘘管引流十二指肠；③为防止胰管、胆管损伤，必要时要先打开胆总管，置入探子或导管，做十二指肠乳头的定位，特别是当切开十二指肠无法辨认十二指肠乳头位置时。

胆管与十二指肠吻合需仔细严密，为防止胰管的狭窄可在胰管内放置一段支架管。

3. 保留胰腺的十二指肠切除术

保留胰腺的十二指肠切除术用于临床始于1968年的Newton，较多的病例报道见于20世纪90年代。保留胰腺的十二指肠切除术主要应用于局限十二指肠的良性病变、癌前病变、不可逆的十二指肠外伤及十二指肠良性狭窄等。这种手术的优点是代替了以往的胰十二指肠切除术，保存了胰腺，减少了并发症的发生。

（1）手术适应证：保留胰腺的十二指肠切除术主要适应于十二指肠良性肿瘤，如位于十二指肠降部的巨大腺瘤或平滑肌瘤；某些有恶变倾向的病变，如家族性腺瘤性息肉病（FAD）合并十二指肠及壶腹周围息肉等。对FAD患者的检查中发现90%以上患者有十二指肠腺瘤，70%以上有壶腹周围息肉，其中一部分将发展为增生不良及恶变。

（2）手术方法：十二指肠与胰腺同为腹膜后位器官，两者享有共同的血管供应。十二指肠部与胰头间关系紧密，存在较多的血管在其间环绕，因此，保留胰腺的十二指肠切除术的关键是注意保存胰头的血运问题。其具体方法如下：

①行广泛的Kocher切口，充分游离十二指肠及胰头，切断Treitz韧带，横断空肠，将其近段由肠系膜血管后方牵至右上腹，或自血管前方经结肠系膜开孔牵出至右上腹。

②游离十二指肠第三、第四段，必要时结扎胰十二指肠下动脉。

③切除胆囊，经胆囊管或胆总管插管至十二指肠乳头，由此解剖出胆总管并于十二指肠上缘处切断，于胆管下端旁解剖出胰管，切断。

④在十二指肠乳头周围的黏膜固有层外解剖，并游离十二指肠降部至十二指肠球部，完成与胰头的分离。

⑤距幽门1~1.5cm处切断十二指肠，行与空肠作端端吻合。

⑥在肠吻合口远侧切开空肠肠壁，在直视下行胆总管，胰管和空肠的端侧吻合，胰管内置支架引流可经空肠前侧开孔引出体外，胆总管T形管支架引流经胆囊管或胆总管引出，4~6周后拔除。

二、十二指肠恶性肿瘤

十二指肠恶性肿瘤（MTD）指原发于十二指肠各段的恶性肿瘤，不包括壶腹部癌、胆管下段癌及胰头癌。MTD临床少见，其中腺癌约占50%，其余包括平滑肌肉瘤、恶性淋巴瘤、类癌等，平滑肌肉瘤主要源自肌层，向浆膜面生长，约占小肠平滑肌肉瘤的10%。80%的MTD发生于十二指肠降部，尤以乳头周围发病率高。在国外一组大宗病例报道中，病变部位分布如下：球部占11.83%，降部75.54%，横部9.66%，升部2%，而乳头周围占57.17%，国内也有相似报道。这种分布特点可能与胆汁酸在肠液和细菌的作用下形成胆蒽和甲基胆蒽等致癌物有关。MTD大体类型分为息肉型、浸润溃疡型、缩窄型和弥漫型，组织类型以腺癌最多见。

（一）常见病理类型

1. 腺癌

十二指肠癌中以十二指肠腺癌最为常见，占66.6%~88.2%，也是小肠腺癌的主要部分。北京协和医院报道小肠腺癌占小肠恶性肿瘤的16%，而12例小肠腺癌中有10例位于十二指肠。原发性十二指肠腺癌的发病率为0.033%~3.3%，比其他十二指肠恶性肿瘤高，可能与十二指肠的腺体细胞有关。十二指肠腺癌从形态上可分为管状腺癌、乳头状腺癌和黏液癌。管状腺癌均有不同程度的向肌层侵犯，分化程度差别不大，多数为腺癌Ⅱ级，手术切除率较高。乳头状腺癌主要向黏膜表面生长，并有不同程度地向肌层浸润。此外，还有印戒细胞癌和未分化癌等。

2. 平滑肌肉瘤

良性平滑肌瘤和恶性平滑肌瘤（平滑肌肉瘤）有时不容易区别。北京协和医院自1982年1月至1997年5月，统计10例十二指肠平滑肌肿瘤，其中平滑肌肉瘤6例，平滑肌瘤4例。前者平均直径为15.0cm，后者平均直径为4.66cm。平滑肌肉瘤的特点是：肿瘤体积较大，易引起消化道出血，预后较好。目前，国内大宗报道平滑肌肿瘤的恶性指标为：瘤细胞核分裂数不小于2/15高倍视野，瘤细胞的异形性，瘤细胞的致密度，瘤周组织侵犯，瘤体最大直径不小于6cm，肿瘤伴坏死及囊性变。平滑肌肉瘤主要是以血行转移为主，淋巴结转移罕见，其5年生存率为30%~40%。

3. 非霍奇金淋巴瘤

十二指肠恶性淋巴瘤很少见。在小肠的恶性淋巴瘤病例中，10%~15%病变位于十二指肠。十二指肠原发淋巴瘤绝大多数是属于非霍奇金淋巴瘤，组织学多为B型淋巴瘤（84%），T型淋巴瘤占8%，不能明确组织来源者占8%。由于十二指肠原发性淋巴瘤十分罕见，其病史、临床症状缺乏特殊性，早期诊断较困难，一旦确诊，已属晚期，难以根治，预后较差。

4. 其他

文献报道，极其少见的十二指肠恶性肿瘤还有恶性神经内分泌肿瘤（如胃泌素癌）、脂肪肉瘤、网状细胞肉瘤、地中海Kaposi肉瘤、黑色素瘤等。

（二）临床表现

原发性十二指肠癌无特征性表现，早期症状较轻微，一般很难引起临床上的重视。进展期肿瘤可能有以下几组症状。

（1）溃疡症状：主要表现为上腹疼痛，约74%的患者具有腹痛症状。

（2）肠道出血症状：主要表现呕血、便血、贫血，约55%的患者有出血症状。

（3）肠管闭塞症状：主要表现为腹部胀满，恶心呕吐。

（4）胆道闭塞症状：主要表现为黄疸、发热等，黄疸的发生率约为23%。

（5）腹部包块：约19%的患者出现腹部包块。

（6）转移症状：十二指肠癌发生转移率为20%~50%，一般以局部淋巴结、肝、胰、腹膜、卵巢和肺转移比较常见。

根据十二指肠癌的发生部位不同，其临床症状也有不同，主要可表现为以下几种情况：①乳头上段癌的症状为上腹痛65%，呕吐53%，黄疸24%；②乳头下段癌的症状为呕吐63%，上腹痛41%，出血25%，黄疸5%；③乳头周围癌的症状为黄疸58%，上腹痛43%，呕吐35%，出血13%，偶有乳头周围癌引起急性胰腺炎为首发症状的报道。

（三）诊断

十二指肠恶性肿瘤的早期诊断十分重要，除上述临床症状和体征外，主要的辅助检查有以下几种。

（1）一般项目检查：主要有血红蛋白下降，血胆红素升高，血ALP是否升高，大便潜血阳性等。

（2）上消化道钡餐：对十二指肠恶性肿瘤的诊断率为64.6%，误诊率为17.9%。十二指肠癌上消化道钡餐透视的X射线表现为环状浸润、溃疡形成和黏膜增厚、模糊及不规则，也有息肉样的充盈缺损和肠腔狭窄，上部十二指肠扩张、胃扩张和潴留，也可出现十二指肠壁僵硬和瘢痕形成，伴有胃蠕动亢进和幽门管异常扩张。低张十二指肠X射线造影对诊断帮助较大。其X射线特征为十二指肠弯增大、僵硬不规则。其位置形态较固定，可在降部内侧见不规则充盈缺损突向肠腔，或十二指肠乳头明显肿大，可见类圆形的肿块突入肠腔，或十二指肠水平部呈向心性狭窄，其近端十二指肠扩张，狭窄部位近端外缘有不规则充盈缺损。上消化道钡餐透视和低张十二指肠X射线造影只能发现十二指肠异常，不能做定性诊断。

（3）内镜检查：纤维十二指肠镜对十二指肠癌的诊断具有重要的价值，它可以直接观察病变的部位、形态和病变的范围，并可取材活检，做出正确的诊断，确诊率可达85%。镜下可见肿瘤生长的形态有：隆起型、溃疡型和溃疡浸润型。对于十二指肠第三、第四段的恶性肿瘤有时在十二指肠纤维内镜中诊断有一定困难，需要与小肠镜和钡餐低张造影相结合，以提高确诊率。

（4）超声检查：主要表现为胆管扩张，胰管扩张，十二指肠内实质性回声肿块，区域性淋巴结肿大，肝内见转移病灶等。其确诊率为13%，对于判断十二指肠肿瘤进展情况及周围脏器之间的关系有很大帮助。

（5）MRI、CT检查：主要表现为十二指肠区或壶腹部巨大肿物及胰管扩张和胆管扩张，确诊率为52%。

（6）胆道、胰管造影：由于侵犯了胆道和胰管而造成其排泄障碍的十二指肠恶性肿瘤，胆道和胰管造影可以显示其下端梗阻和相应的管道扩张。

（7）腹部血管造影：检查可以发现十二指肠部位的肿瘤染色及肿瘤侵犯周围主要动脉和静脉大血管的情况，以判断手术切除的可能性。

（四）治疗

原发十二指肠癌（包括壶腹癌）明确诊断后，外科手术切除是最基本、最有效的治疗方法，要根据十二指肠癌所处的部位以及进展程度决定治疗方案。其主要治疗方法有以下几种。

1. 根治性手术切除

（1）胰头十二指肠切除术（PD）：它是目前最有希望的根治性手术和标准的治疗方法，根据肿瘤浸润深度、部位和周围淋巴结转移情况决定其淋巴结廓清范围和是否保留幽门的胰头十二指肠切除术（PPPD）。一般认为十二指肠第一、第二段及壶腹癌应以PD手术为首选，而第三、第四段癌以部分肠段切除为主。对肠壁浸润深度达肌层以上的进展期十二指肠癌、胰头周围淋巴结有无转移及有无胰腺浸润是决定手术方针的主要因素，若有转移，不论其部位如何均应行标准的PD术，同时行彻底的淋巴结廓清，淋巴结清除范围还应包括肠系膜淋巴结（14组），腹主动脉旁淋巴结（16组），胰腺有浸润者更应行彻底的淋巴结廓清。文献报道，十二指肠的淋巴引流主要通过胰十二指肠前后动脉和胃十二指肠动脉旁淋巴结至肝动脉旁淋巴结，在十二指肠癌病例中，仅26%的病例癌组织局限在黏膜和黏膜下层，33%病例证实有淋巴结转移，20%有胰腺浸润；而发生淋巴结转移者均于手术后3年内死亡，故对此类患者采用保守的局部切除，难以廓清区域性淋巴结。因此，只要无远处脏器转移及重要血管浸润者，均应争取行胰十二指肠切除术。

近年来随着诊断技术、手术技术以及术前术后患者管理的进步，原发十二指肠癌行胰十二指肠切除术的，5年生存率高达35%，手术切除率从41.6%上升至61.7%，远高于胰头癌的切除率（20%），但较其他小肠肿瘤（76%）和壶腹癌（88.2%）的切除率为低。

（2）扩大的胰头十二指肠切除术

①门静脉的处理：当肿瘤侵及门静脉时，病情一般已属晚期，但部分病例因肿瘤部位接近门静脉，虽已侵及血管，但尚局限，如认为是手术禁忌而放弃，会使患者失去治疗的机会，因此，可以采取切除部分门静脉这种扩大切除范围的手术，提高十二指肠恶性肿瘤的切除率。其主要的方式有门静脉部分侧壁切除管壁修补术及一段门静脉切除、血管对端吻合或肠腔转流吻合术。

部分侧壁切除及修补术：当肿瘤只侵及门静脉的侧壁不超过其管径的1/3，长度不超过

1.5cm，只需将肿瘤略向右侧牵拉，以心耳钳阻断血流，将被侵犯的血管壁边同肿瘤一并切除，修复血管。修补后的门静脉会细一些，但以后血管会代偿性扩张，因此不会发生不良反应。

一段门静脉切除、血管对端吻合或肠腔转流吻合术：较大的肿瘤可以侵及门静脉管径的大部分，甚至包裹门静脉，需要切除一段血管，这种情况比较复杂，因阻断门静脉血运在常温下不宜超过40min，否则会引起小肠的广泛充血、水肿和黏膜出血坏死。特别是当吻合完成后恢复血流时，大量毒素由阻断的肠道静脉回流入循环血，患者会出现剧烈反应，甚至出现休克。因此要尽可能缩短阻断血流的时间，即必须先将其他操作完成并作好血管吻合的一切准备，最后才阻断血流，立即将侵及的一段门静脉连同肿瘤整块切除，快速进行血管吻合。切除门静脉的范围应视肿瘤侵及的情况而定，如肿瘤侵及的主要是右侧壁，范围不超过1.5cm，可做楔形切除，保留脾静脉；也可将脾静脉根部切断结扎，切除一小段门静脉后做对端吻合，这也较符合生理。切除段超过3cm长时，有时对端吻合困难，须做一段颈静脉移植（美国Brigham医院曾有用大隐静脉做移植的报道），但一般是将肠系膜上静脉与下腔静脉作端侧转流吻合。结扎上端门静脉虽然不如端端吻合符合生理，但患者亦能耐受。手术后个别患者在进食蛋白质较多时有轻度的精神兴奋症状，但以后会逐渐适应。

在进行血管吻合时应注意几点：如果估计吻合时间相对较长，为避免肠道充血肿胀而影响操作，可以在阻断门静脉血流的同时，阻断肠系膜上动脉；在吻合将完毕要恢复血流前，在加快输血的同时，由吻合口放出一些肠道瘀血可减轻患者再灌注后的周身反应；没有把握在40min内完成肿瘤切除及血管吻合时，可先在切除的门静脉上下端置入一硅管以保证血流，这样就可不受时间的限制，再切除肿瘤并及时行血管吻合；静脉移植目前尚无可靠的人工血管，暂不宜应用。

②邻近器官的处理：当十二指肠癌已侵犯结肠和肠系膜血管时，多被认为难以手术切除。近年来，由于手术技术的成熟和安全性的提高，使十二指肠癌侵及结肠的手术切除变为可能。Edwards报道了两例胰十二指肠切除加全结肠切除术治疗十二指肠癌，未发生手术死亡和严重并发症。他认为此手术是有效延长生存期和缓解肿瘤发展的可靠方法。

2. 姑息性手术

切除对于不能耐受根治性胰十二指肠切除术的患者，可能采取姑息性手术切除的方法，以缓解十二指肠恶性肿瘤引起的临床症状，达到延长生命的目的。这类手术主要包括节段性十二指肠切除术、乏特壶腹癌局部切除术、各种旁路转流术。

（1）节段性十二指肠切除术：根据肿瘤的生长部位不同选择术式。十二指肠乳头上部肿瘤，选用胃十二指肠的切除术较合理；十二指肠乳头下部肿瘤，可选用十二指肠下部及空肠上段切除术；十二指肠乳头的肿瘤，虽源于十二指肠黏膜，但可侵及胰头，影响胆胰管下段。因此，应选择根治性胰头十二指肠切除术或乏特氏壶腹局部切除术。

（2）乏特壶腹癌局部切除术：主要适应证为高危患者不能耐受胰头十二指肠切除术者和壶腹早期病变较局限者。手术中应明确肿瘤局限于十二指肠壶腹区，未侵及肌层和胰腺，并保证切缘肿瘤阴性。其具体方法是：

①游离十二指肠侧腹膜，了解十二指肠肿瘤与胰腺的关系。

②于乳头相对处纵行切开十二指肠，观察确定壶腹区肿瘤基底是否侵及胰腺及固定度。

③切开胆总管，置入胆道探子以引导切除范围。

④明确胰管开口。

⑤切除肿瘤后行胆管、胰管及十二指肠后壁黏膜吻合。

⑥置T管经胆管下端达十二指肠。

⑦横向缝合十二指肠。

（3）旁路转流术：主要适应于无法耐受更广泛手术并已有十二指肠梗阻和胆道梗阻症状的患者。对单纯十二指肠梗阻者，可行胃空肠吻合术；对单纯胆道梗阻者，可行胆囊空肠吻合术或胆总管空肠吻合术；十二指肠梗阻和胆道梗阻同时并存者，应采取胃空肠吻合术、胆道空肠吻合术。

文献报道，在姑息手术方法中，节段性十二指肠切除，手术后5年的生存率为0~50%；乏特壶腹肿瘤局部切除，手术后5年的生存率为0~27.27%；旁路转流术后生存率与非手术者生存率的差别，仅能缓解临床症状。

3. 其他治疗方法

（1）经内镜下治疗：有文献报道，早期原发性十二指肠腺癌经内窥镜下切除的病例。Laukka报道了1984—1992年20例经内镜下激光治疗十二指肠恶性肿瘤的病例，其中，消化道出血的缓解有效率为95%，梗阻症状的缓解为45%，激光治疗后生存期6个月为30%、生存期12个月为15%；也有用内支撑架解决晚期十二指肠肿瘤造成梗阻的尝试。

（2）化疗和放疗：多数报道认为，除淋巴肉瘤对化疗、放疗有效外，其他十二指肠恶性肿瘤一般对化疗和放疗不敏感。有术前化疗可提高术后生存率的报道，但也有人统计，术后化疗的生存期低于总平均存活期。

（3）免疫治疗及生物治疗：它是对术后及没有手术机会的患者补充辅助治疗。

（4）中医中药治疗：对促进手术后恢复、防止肿物复发等有一定的帮助作用。

第九节 胃 癌

胃癌在全球范围内是常见的恶性肿瘤，其患病率居第四位。在北美少见，东亚、南美、前苏联地区是高发地区，日本为胃癌发病率最高的国家。在西方国家，胃癌的发病部位逐渐向近端偏移，最常见于近端胃小弯侧。其他地区非近端胃癌仍然是胃癌的主要形式。国内胃癌分期普遍偏晚，疗效不满意。近10余年来，经济水平提高和肿瘤普查工作的推广，使早期胃癌比例增加；通过综合治疗进展期胃癌的疗效得以提高。目前我国胃癌的疗效已经明显改善，5年生存率为40%~50%。早期诊断、外科手术进步和综合治疗是提高疗效的重要因素。

一、病因和发病机制

胃癌是慢性疾病，发病过程长且复杂。目前没有任何单一因素被证明是人类胃癌的直接病因。胃癌发生与多种因素有关。一般习惯将那些使胃癌发病频率增高相关的因子称为危险因素。

（一）饮食因素

1. 亚硝基化合物

亚硝基化合物是一大类化学致癌物，天然存在的亚硝基化合物是极微量的。在食品加工过程中产生的亚硝基化合物也并非人类暴露于亚硝基化合物的主要来源。人类可以在体内内源性合成亚硝基化合物，而胃则是主要合成场所。经食物摄入胃内的前体物能够进一步内源性合成亚硝基化合物。流行病学研究表明，人群硝酸根和亚硝酸根的暴露水平与胃癌流行呈正相关。胃是亚硝基化合物的致癌器官之一。

2. 多环芳烃化合物

多环芳烃类化合物被认为是重要致癌物，可污染食品或在加工过程中形成。熏、烤、炸等加工过程，可使蛋白变性，产生大量致癌性多环芳烃化合物，其主要代表是3，4-苯并芘。有人举例认为，冰岛居民食用新鲜食品增加，熏制食品减少，使胃癌发病率下降。

3. 高盐饮食

已有比较充足的证据说明，胃癌与高盐饮食及盐渍食品摄入量多有关。摄入高浓度食盐可使胃黏膜屏障损伤，造成黏膜细胞水肿，腺体丢失。在给予致癌性亚硝基化合物同时给予高盐可增加胃癌诱发率，诱发时间也较短，有促进胃癌发生的作用。食盐本身无致癌作用，由食盐造成胃黏膜损伤使其易患性增加或协同致癌可能为增加胃癌危险性的原因。

4. 其他

有研究表明，吸烟、饮酒增加胃癌的发病风险。

世界各地的流行病学研究一致性表明：新鲜蔬菜、水果具有预防胃癌的保护性作用，并显示剂量-效应关系。经常食用新鲜蔬菜的人患胃癌的相对危险度降低30%~70%。含有巯基类的新鲜蔬菜，如大蒜、大葱、韭菜、洋葱和蒜苗等也具有降低胃癌危险的作用。

（二）幽门螺杆菌

大量的实验室和流行病学研究显示，幽门螺杆菌感染与慢性活动性胃炎和消化性溃疡高度相关。幽门螺杆菌感染是胃癌的主要危险因素之一，相对危险度为1.8~3.6。研究显示，幽门螺杆菌感染主要与发生在远端的肠型胃癌有关。

（三）胃慢性疾患

胃癌，特别是肠型胃癌的发病模式为多因素作用下的多阶段过程。一些胃慢性疾患，如慢性萎缩性胃炎、胃黏膜肠上皮化生和异型性增生与胃癌发病相关。

1. 慢性萎缩性胃炎

以胃黏膜腺体萎缩、减少为主要特征，常伴有不同程度的胃黏膜肠上皮化生。慢性萎缩性胃炎患者胃癌发病风险增加，对此类患者应该密切随访。

2. 胃溃疡

根据长期随访研究及动物实验研究结果，目前多数学者认为，慢性胃溃疡会发生癌变，其发生率为0.5%~5%。

3. 残胃

残胃作为一种癌前状态，它与胃癌的关系也一直受到重视。一般主张，因良性病变行胃大部切除术后10年为残胃贲门癌发病高峰期。

（四）遗传因素

胃癌在少数家族中显示有聚集性。尽管有一些证据说明遗传与胃癌有关，但大多数人对此观点持谨慎态度。遗传因素与共同生活环境因素相互交错，很难区分也增加了研究工作的难度。就发病因素来看，环境因素似乎更为重要。胃癌主要分为肠型胃癌和弥散型胃癌。肠型胃癌的发病年龄较晚，多发于胃窦部，主要由环境致癌因素所致。弥散型胃癌的发病年龄轻，有遗传倾向性。研究表明，25%的遗传性弥散型胃癌（HDGC）是因为抑癌基因E-cadherin（CDHI）存在各种胚系突变所致。

二、临床表现

（一）症状

早期胃癌多无症状，部分患者可有消化不良症状。进展期胃癌可有上腹痛、餐后加重、食欲缺乏、厌食、乏力及体重减轻。

胃癌发生并发症或转移时可出现一些特殊症状，贲门癌累及食管下段时可出现吞咽困难。并发幽门梗阻时可有恶心、呕吐，溃疡型胃癌出血时可引起呕血或黑粪，继之出现贫血。胃癌转移至肝脏可引起右上腹痛、黄疸和（或）发热；转移至肺可引起咳嗽、呃逆、咯血，累及胸膜可产生胸腔积液而发生呼吸困难；肿瘤侵及胰腺时，可出现背部放射性疼痛。

（二）体征

早期胃癌无明显体征，进展期在上腹部可扪及肿块，有压痛。肿块多位于上腹偏右相当于胃窦处。如肿瘤转移至肝脏可致肝大及黄疸，甚至出现腹水。腹膜有转移时也可发生腹水，移动性浊音阳性。侵犯门静脉或脾静脉时有脾脏增大。有远处淋巴结转移时或可扪及 Virchow 淋巴结，质硬不活动。肛门指检在直肠膀胱凹陷可扪及肿块。

三、诊断

主要依据胃镜检查及病理活检。早期诊断是根治胃癌的前提，中国的胃镜检查已普及至镇、县级医院，对有中上腹痛、消化不良、呕血或黑粪者应及时行胃镜检查。对下列胃癌的高危患者应定期胃镜随访。

（1）慢性萎缩性胃炎伴肠化或异型增生者。
（2）良性溃疡经正规治疗 2 个月无效。
（3）胃切除术后 10 年以上者。

四、治疗

胃镜下治疗早期胃癌的方法主要有两类。一类是可以得到切除标本的方法，包括内镜下黏膜切除术（EMR）和内镜下黏膜下剥离术（ESD）。另一类是可以去除癌肿但不能得到病理标本的方法。包括激光照射、热探头或微波凝固、氩气刀凝固等。

（二）内镜下黏膜切除术（EMR）

1. EMR 方法

（1）注射生理盐水套切法：内镜检查发现病灶后，通过内镜注射针向癌灶基底部注射适量生理盐水，使病灶（包括Ⅱc型凹陷病灶）隆起。然后用圈套器电凝切除，切除后观察如创面无活动性出血，收集切除标本送病理检查，即完成手术。

（2）提拉套切法：本法须使用双孔道手术胃镜。常规检查发现癌灶后，先用活检钳将病灶提起，再用圈套器套住病灶基底部，通电切除，亦可用双圈套器套切。切除后如无出血，收集切除标本即完成手术。

（3）负压吸引法：内镜端部套上塑料黏膜切除附加器，再从活检孔内通过相配套之电圈套器，固定于附加器端部。对准病灶负压吸引将黏膜吸入塑料附加器内，收紧圈套（勿用力过度），将黏膜回送至腔内，用高频电切下吸入的黏膜。切除后如创面无出血，收集标本完成手术。

（4）注射 HSE 套切法：内镜直视下找到病灶，作色素喷洒确认病灶。注射 HSE 溶液，与注射生理盐水套切法相同。

2. EMR 的禁忌证

（1）有严重心肺疾病、血液病、凝血功能障碍以及服用抗凝剂的患者。纠正凝血功能前禁忌行 EMR。

（2）进行局部注射后病灶出现隆起征阴性，即不随注射隆起，说明病变已经超过黏膜下层，不适合进行 EMR。

（二）内镜下黏膜剥离术（ESD）

内镜黏膜下剥离术（Endoscopic submucosal dissection，ESD），是近年来出现的一项新的治疗手段，也是临床应用前景很好的技术，让更多的早期消化道癌能够在内镜下一次性完全切除，免除了开腹手术的痛苦和器官的切除。ESD 与剖腹手术及以往 EMR 等内镜治疗方法比较，具有：①创伤小；②患者可接受多个部位多次治疗；③使医生获得完整的组织病理标本以供分析；④对于面积较大且形态不规则或合并溃疡、瘢痕的肿瘤进行 96% 以上的切除率，以减小复发概率。

1. 适应证

ESD 主要治疗以下消化道病变。

（1）早期癌：根据医生经验，结合染色、放大和超声等其他内镜检查方法，确定肿瘤局限在黏膜层和没有淋巴转移的黏膜下层，ESD 切除肿瘤可以达到外科手术同样的治疗效果。

（2）巨大平坦息肉：超过 2cm 的息肉，尤其是平坦息肉，推荐 ESD 治疗，一次、完整地切除病变。

（3）黏膜下肿瘤：超声内镜诊断的脂肪瘤、间质瘤和类癌等，如位置较浅（来源于黏膜肌层和黏膜下层），通过 ESD 可以完整剥离病变；如肿瘤较深（来源于固有肌层），ESD 剥离病变的同时往往伴有消化道穿孔的发生，不主张勉强剥离，有丰富内镜治疗经验的医生可尝试运用。

2. ESD 方法

（1）病例选择：ESD 主要应用于治疗癌前病变和早癌患者。在我们选择的病例中，病变位于上消化道者的病理结果多样，包括从重度不典型增生到癌变。位于结直肠的病变主要为侧向发育型肿瘤和早癌，病变直径均在 1.5cm 以上。患者术前应接受超声内镜检查，以确定病变位于黏膜层或黏膜下层，病变与肌层之间应能看到完整的黏膜下层分界。

（2）术前准备：所有患者均收入院进行治疗，予血常规、生化及血型检查，必须确定患者出、凝血时间为正常才能进行 ESD。术前告知患者接受 ESD 的风险，征得患者同意并签字。对于病变位于上消化道的患者，常规进行无痛麻醉，对部分患者进行气管插管，对于病变位于直肠或乙状结肠的患者，可在其清醒状态下进行操作。

（3）使用器械：奥林巴斯内镜、高频电发生器、针式切开刀、末端绝缘手术刀（IT 刀）、三角形末端手术刀（TT 刀）、圈套器、热活检钳等。

（胡　军）

第三章 小肠疾病

第一节 小肠先天性疾病

一、小肠重复畸形

小肠重复畸形是指附着于小肠系膜侧的具有与消化道相同特性的球形或管形空腔肿物，可发生在消化道的任何部位，但以回肠发病最多，是一种比较少见的先天性畸形。大多数畸形与所依附主肠管融合成一共同的肌壁，享有共同的浆膜、肠系膜和血液供应，但具有独立相互分割或有交通的黏膜腔。少数畸形有单独的系膜和血管支。80%重复畸形黏膜腔与主肠管互不交通，腔内积蓄黏膜分泌液，形成囊肿。重复畸形多为单发，在小儿为良性疾病，但于成年期可发生癌变。

（一）病因

消化道重复畸形的病因曾有过多种学说，目前较一致的看法为胚胎期脊索与原肠分离障碍导致本病的发生，此说由 FeUer 和 StemberS（1929）提出，Veeneklass（1952）详细阐述。胚胎第3周脊索形成之际，将要发育成神经管的外胚层与内胚层之间发生粘连，粘连处逐渐形成一根索带或管状物即为神经管原肠。被粘连的内胚层受管状物牵拉形成憩室状突起，这个突起阻碍了正由胚胎层处分离绕行经过突起的两旁，再汇合向头端发育。随着胚胎消化道的发育，憩室状突起发展为各种类型的消化道重复畸形，被迫分离的中胚层即形成脊柱畸形。内外胚层间粘连总是发生于内胚层即原肠的背侧，所以重复畸形必然位于消化道系膜侧。粘连可发生于消化道的任何部位，前肠、中肠较多，这个学说可较好地解释前肠和中肠发生的重复畸形。

形成小肠重复畸形另一病因与肠腔空化不全有关。胚胎期小肠肠腔空化过程发生障碍，于肠腔或肠壁内残留某个空泡，发育形成囊肿状重复畸形。

（二）发病机制

小肠重复畸形具有发育正常的消化道组织结构。大多数畸形与所依附的主肠管融合成一共同的肌壁，享有共同的浆膜肠系膜和血液供应，但具有独立、相互分隔或有交通的黏膜腔。少数畸形有单独的系膜和血管支。小肠重复畸形腔内多衬以主肠管的肠黏膜，20%～35%为异位消化道黏膜或呼吸道黏膜。异位黏膜中以胃黏膜最多见，偶见同时含有2种以上的异位黏膜。80%重复畸形黏膜腔与主肠管互不交通，腔内积蓄黏膜分泌液，形成圆形或卵圆形囊肿。畸形多为单发，少数病例的消化道内可同时存在2处以上重复畸形，重复畸形在小儿为良性疾病但于成年期可发生癌变。小肠重复畸形的病理形态可有多种形式。

1. 按临床外观分型

（1）肠外囊肿型重复畸形：为重复畸形中最多见类型。表现为圆形或卵圆形与小肠肠腔不交通的囊性肿物紧密附着于小肠肠系膜的两叶间。囊肿大小很不一致，小者直径仅1cm大者可占据腹腔的大部分。囊肿内充满无色或淡黄色黏膜分泌液囊肿增长到一定程度可压迫主肠管或诱发肠扭转囊腔内壁衬有异位胃黏膜或胰腺组织者受胃酸或胰酶的腐蚀作用而发生消化性溃疡引起囊腔内出血或穿孔酿成腹膜炎。

(2) 肠壁内囊肿型重复畸形：囊肿发生在空、回肠肌层内或黏膜下，与小肠肠腔互不交通。本型多发于末端回肠或回盲部。赵莉等报道13例肠壁内囊肿畸形，11例（84.6%）位于距回盲瓣5cm以内的末端回肠上。本型囊肿稍增大即向肠腔内突出，早期就可堵塞肠腔造成梗阻或诱发肠套叠，囊肿直径少有超过4cm。

(3) 管状型重复畸形：管状型重复畸形有2种形态。

①长管状畸形：畸形呈长管状附着于肠系膜侧，与主肠管并列而行。畸形壁具有完全正常的肠管结构，常与主肠管共有肠系膜和血管供应。畸形长短不一，小者长数厘米，广泛者可长达50~70cm，甚至波及全部小肠。多数畸形肠管近端盲闭远端开口与主肠管相通；壁内衬有胃黏膜或胰腺组织，较囊肿型多见，并且畸形与主肠管不相通；或畸形远端盲闭，近端向主肠管开口，畸形腔内积满大量黏膜分泌液呈大的管状囊肿，推移或压迫主肠管引起肠梗阻。

②憩室状畸形：畸形呈憩室状，从主肠管肠系膜内伸向腹腔的任何部位。其末端呈游离状态，与所接触的肠管或脏器粘连；近端长短不一的肠段向主肠管开口。这类畸形可有自己独立的系膜和血管供应，手术时可完整切除。

(4) 胸腹腔重复畸形：胸腹腔重复畸形占消化道重复的2%~6%，可起源于腹腔内胃肠道的任何部位小肠的胸腹重复多起源于空肠，畸形呈长管状由主肠管的系膜侧发出，于腹膜后通过膈肌某一异常裂孔或食管裂孔进入后纵隔。畸形末端可延伸至胸膜顶，并附着于颈椎或上位胸椎。胸腹腔重复畸形并存脊柱畸形，如半椎体椎体融合、脊柱前裂或椎管脊柱内神经管原肠囊肿。

胸腹腔重复畸形亦可分别存在于胸腔和腹腔内两者彼此无联系。此类病例虽少见，临床上容易误诊或漏诊。因此对任何部位的重复畸形确诊后仔细检查是否存在第2处畸形。

2. 按系膜血运关系分型

近年李龙等根据小肠重复畸形肠管与主肠管系膜血运的关系将其分为并列型及系膜内型。

(1) 并列型（Ⅰ型）：肠系膜内边缘动脉向两肠管壁发出的主动脉分离两血管分别从两页腹膜侧至所供应的肠管，供主肠管的血管不经过重复肠管，断离重复肠管的血运不影响主肠管血运，该型占重复畸形的75.3%，以囊肿型居多，合并胸椎畸形者仅占6.2%。

(2) 系膜内型（Ⅱ）：重复肠管位于肠系膜两页腹膜之中，在动脉从两侧跨过重复肠管达主肠管，断离进入重复肠管的短支不影响主肠管血运。该型占重复畸形的24.7%，以管状形居多合并胸椎畸形者高达91.6%。

(三) 临床表现

小肠重复畸形因病理解剖特点、所在部位、病理形态、范围大小、是否与肠道相通、有无并发症等复杂因素，临床症状变异很大。症状可出现在任何年龄，60%~83%于2岁以内发病，不少病例出生1个月内出现症状。少数病例无症状，仅在其他疾病行剖腹手术时发现。

1. 肠梗阻

常为与主肠管不交通的囊肿型重复畸形，临床表现尤其是肠壁内囊肿向肠腔突出，堵塞肠腔引起不同程度肠梗阻。囊肿容易成为套入点诱发肠套叠，表现为突发的呕吐腹痛、果酱样血便等急性肠梗阻症状这类病例发病年龄均较小赵莉等报道13例均为2岁以内婴幼儿，5~9个月占61.5%。肠外型囊肿逐渐增大时压迫肠道造成梗阻，还可因重力作用诱发肠扭转，导致剧烈的腹部绞痛、呕吐，停止排便排气，甚至出现血水样便、发热脉细、休克等中毒症状。

2. 消化道出血

黏膜腔内衬有异位胃黏膜或胰腺组织与主肠管相通的重复畸形,因溃疡形成引起消化道出血。Holcomb 收集 101 例消化道重复畸形,21 例存在异位胃黏膜,其中 11 例(52%)出现于回肠重复畸形内。他认为便血往往是回肠管状重复畸形的首发症状,常见 1 岁以上病儿。临床上表现为反复发生的中等量便血血便的颜色取决于出血部位和出血量。位置高出血量少者为柏油便位置低或出血多者为暗红色或鲜红色血便婴幼儿多表现为急性下消化道出血,而年长儿则以间歇性血便伴腹痛为主诉。出血多可自行停止,但易反复出血而造成贫血,偶有持续大量便血致休克者。

3. 腹部肿物及腹痛

约 2/3 的病例于腹部触及肿物,囊肿型畸形呈圆形或卵圆形表面光滑具有囊性感,不伴压痛。肿物界线很清楚,有一定活动度。管型畸形因有出口与主肠管相通,腔内分泌液得以排出故触及肿物的机会较少如果出口引流不畅畸形肠腔内液体积蓄于腹部可触及条索状物。一旦出口引流通畅肿物缩小增大较快的囊肿因囊壁张力增高出现腹痛。外伤或感染致囊肿内出血或炎性渗出时,肿物迅速增大,腹痛加剧,并伴有腹肌紧张和压痛一旦囊肿破裂或穿孔则导致腹膜炎。

4. 呼吸道症状

胸腹腔重复畸形除腹部症状以外,可同时出现呼吸道或纵隔受压的症状。有时以表现胸腔症状为主,病儿出现呼吸困难、气喘、发绀、纵隔移位。易被误诊为肺炎或纵隔肿瘤。

5. 并存畸形

小肠重复畸形可并存小肠闭锁、肠旋转不良、脐膨出。有时因并存畸形施行急诊剖腹术时发现有重复畸形。胸腹腔重复畸形常伴发颈、胸椎半椎体或融合畸形肠重复畸形以腹部包块就诊者为数不多有营养不良的患儿由于腹壁弱,较易触及活动性包块。

(四)诊断

术前诊断不易,往往因并发症行急诊剖腹手术获确诊,文献报道术前诊断率仅 15.3%~45.7%。畸形囊肿愈小术前确诊率愈低,因此,临床如遇到 2 岁以下小儿有原因不明的腹痛、便血、不完全性或完全肠梗阻,尤其腹部扪到囊性肿物时都应考虑小肠重复畸形的可能。较大重复畸形腹部 X 线片可显示密度均匀的囊肿阴影。钡餐检查可见某一组小肠钡剂充盈缺损或受压,尤应注意末端回肠和回盲瓣附近部位的影像,若能见到小肠肠道以外的管状或憩室状钡剂充盈,并出现蠕动时有重要的诊断价值。凡 X 线片出现脊柱畸形应进一步做脊髓腔造影、磁共振或 CT 检查,确定有无脊柱内神经管原肠囊肿。

腹部 B 超检查对诊断囊肿畸形较有意义,这种囊肿的壁层为肠道肌层包绕,B 超检查时显示厚壁囊肿,可与薄壁的肠系膜囊肿鉴别。肠壁内囊肿型畸形诊断最困难,因为囊肿体积较小,B 超检查时受肠气或肠腔内液图像的干扰不易确诊。由本型诱发的肠套叠于空气灌肠复位过程中显示以下特点:肠套叠肿块常位于右腹部,套入升结肠的肠段不长却不易复位,即使灌肠复位,肠梗阻症状并未缓解,此时应想到可能是肠壁内囊肿诱发的肠套叠。

^{99m}Tc 核素扫描检查对含有异位胃黏膜的重复畸形有较好的诊断价值,但回肠重复不易与美克尔憩室鉴别。

(五)治疗

手术是唯一治疗方法。约 80% 的病例因急腹症施行手术。无症状的小肠重复畸形也应手术切除,以防并发症及成年后癌变的发生。

1. 重复畸形囊肿切除术

部分小肠重复畸形具有单独的系膜和血管支，可将囊肿完整切除。对重复畸形紧密依附于主肠管系膜内者，术者应于主肠管与畸形囊肿之间仔细寻找直接营养囊肿的血管分支。Norris 指出，当在主肠管与重复畸形之间存在着较清楚的空隙时，表明畸形肠管有其独立的血管分支，该血管分支从肠系膜的前叶（或后叶）发出走向畸形囊肿的前壁（或后壁），反之营养主肠管的血管支则由肠系膜后叶（或前叶）经畸形后壁走向主肠管。手术中如认真辨认仔细操作，可将畸形囊肿分离切除而不损伤主肠管的血液供应。

2. 重复畸形与主肠管切除肠吻合术

与主肠管共享营养血管及肌壁的重复畸形和肠壁内重复畸形难以单独切除。如病变范围小（长度<35cm），可将畸形连同主肠管一并切除行肠端端吻合术。憩室状重复畸形可将游离的部分完整分离，再将其与主肠管连接部一并切除行肠吻合术。此类手术虽简单易行，术者也应谨慎操作，掌握好分寸，既要满意切除重复畸形，也不应任意牺牲正常的肠管。回肠末段的重复畸形切除时更需慎重凡距离回盲瓣 10cm 以上的畸形应尽量保留回盲瓣。位于回盲瓣附近或紧邻回盲瓣的囊肿，需切除回盲部。考虑到回盲瓣的重要生理功能，切除回盲部不利于小儿的生长发育和生活质量，有作者提出采用肠壁肌层切开，剥除囊肿壁保留回盲部的设想，这种想法能否实施，尚有待实践证实。

3. 重复畸形黏膜剥除术

范围广泛波及小肠大部的重复畸形，肠切除将导致短肠综合征者仅行畸形肠管黏膜剥除术。沿重复肠管一侧纵形切开肌壁达黏膜下层锐性分离黏膜，于黏膜下注入适量生理盐水更便于黏膜剥离，将黏膜完整摘出切除。然后切除部分重复畸形的肌壁，其切缘缝合或电凝止血。倘若重复畸形与主肠管有交通开口，则将重复畸形黏膜剥离后，连同与主肠管连接段一并切除行肠吻合术。

二、先天性肠旋转不良

先天性肠旋转不良是指在胚胎中期发育过程中，以肠系膜上动脉为轴心的正常旋转运动发生障碍，使肠道位置发生变异，肠系膜未附着或附着不全，从而引起肠梗阻或中肠扭转。大约在 6000 个出生婴儿中有一例。男性多见，男：女为 2：1。临床表现特点与年龄有关，约 63%~80%的病例在新生儿期出现症状，部分在婴儿或儿童期发病，少数病例在成人期发病或终生无症状。

肠道位置变异的病理机制有：①胚胎期肠管旋转异常，包括脐环过大、中肠不旋转或旋转不完全、反向旋转；②肠管发育不良；③结肠系膜未附着，有背侧总肠系膜；④肠管发育障碍或肠系膜固定不全，近端结肠或小肠袢继续旋转而形成扭转。

（一）病理

在胚胎期肠旋转过程中，因受其因素的影响，旋转运动受到挫折，致使肠道位置发生多种变异，由此而产生各种病理畸形及肠梗阻。

1. 十二指肠梗阻

当中肠旋转不全，盲肠及升结肠没有往复到正常的生理位置而位于中上腹或上腹部，由盲肠和升结肠出发的索带（又称 Ladcl 索带），跨越十二指肠第二、三部的前面形成压迫而引起十二指肠梗阻。有时盲肠本身位于十二指肠前面，且固定于该部位而直接压迫十二指肠形成梗阻。

2. 肠扭转

发生率较高，肠的正常旋转运动受到阻碍，小肠（有时连同盲肠、升结肠）系膜附着不全，仅在肠系膜上动脉的根部有狭窄的系膜附着于后腹壁。全部小肠乃至右半结肠悬挂于该狭窄段的系膜部上，使小肠极易环绕肠系膜根部发生顺时针方向的扭转。若盲肠和升结肠游离，与小肠同时扭转，称中肠扭转。扭转多在 $45°\sim72°$，扭转较少时有的肠扭转可能自然复位，但不久角度扭转，临床上形成间歇性发作的完全或不完全性肠梗阻表现，肠扭转持久或紧缩狭窄时可形成绞窄性肠梗阻，甚至发生肠系膜动脉栓塞，导致整个中肠发生梗阻坏死。

3. 空肠上段索带粘连和屈曲

如果十二指肠空肠袢停留于肠系膜上动脉前方，不进行旋转，则成为腹膜后器官，这种畸形使空肠受压、屈曲，造成肠梗阻。在肠旋转不良的病理中，约有半数存在这种病理畸形。

4. 游动盲肠

由于肠系膜未完全与后腹壁融合，构成活动盲肠。盲肠可在正常位置或右上腹与上腹部，也容易发生扭转，引起不完全性肠梗阻。

5. 其他解剖异常

比较少见，但应引起临床医师高度注意。①盲肠位置正常的肠旋转不良：由于系膜附着不全，同时有腹膜索带压迫十二指肠第二、三部，可形成肠扭转和十二指肠梗阻；②肠反向旋转；③肠不旋转：很少单独存在，往往伴发脐膨出、腹裂及横膈疝等。

(二) 临床表现

发典型的临床表现为间断或持续呕吐，生后速度出现症状，不能喂养，呕吐物多含黄绿色成分，表现为高位梗阻，进水奶后呕吐加重，严重时出现脱水，长时间不能正常进食又导致水电解质失衡，呕吐、呛咳后误吸可引起吸入性肺炎，不能及时治疗必然影响正常的生长发育。

(三) 诊断

1. 病史要点

新生儿期肠旋转不良以突发急性高位肠梗阻为特点，典型症状是出生后胎粪排出正常，并排出过正常黄便，约出生后 $1\sim3$ 周内突然发生大量的胆汁性呕吐，排便量减少或便秘。这常是进奶后肠蠕动加剧引起肠扭转。肠扭转轻者，可在体位改变或再次肠蠕动时自然复位，症状缓解，但不久再发，呈间歇性不全性肠梗阻发作。若肠扭转持久，呕吐频繁，呕吐物含咖啡样物或呕血，出现便血表示已发生肠绞窄。一旦发生肠系膜动脉栓塞、肠坏死和肠穿孔，则出现腹膜炎、高热、脱水和酸中毒，死亡率很高。

非新生儿期肠旋转不良以反复发作的消化道症状为特点，包括顽固性发作性呕吐、慢性间歇性腹痛、营养不良和发育障碍、便秘或腹泻以及乳糜腹等。

2. 查体要点

新生儿期肠旋转不良部分新生儿病例可发生黄疸，一般手术治疗后可消失，但严重肠扭转发生肠坏死时伴发黄疸者提示预后不良。

发病初期腹部阳性体征不多，有的病例表现上腹膨胀或有胃蠕动波，如有剧烈呕吐腹部反而平坦而柔软。到肠扭转晚期，形成闭袢性肠梗阻，肠腔扩张积气，全腹膨胀。一旦发生肠坏死或穿孔，腹部高度膨胀，腹壁发亮，静脉扩张，腹肌紧张压痛，肠鸣音消失。

(四) 鉴别诊断

先天性肠旋转异常、十二指肠闭锁或狭窄、环状胰腺均可造成十二指肠梗阻的临床表现，三者的鉴别有时颇为困难。肠旋转异常通过钡剂灌肠，观察盲肠的位置改变可以确定诊断。十二指肠闭锁、狭窄及环状胰腺呕吐的时间较早；肠旋转异常引起的梗阻部位多在十二指肠的第三部，呕吐时间相对较晚，除有肠扭转外呕吐呈间歇性。

如腹膜索带压迫十二指肠壶腹部的上部时，呕吐物可不含胆汁，应与先天性幽门肥厚相鉴别。幽门狭窄多在生后 2~3 周才出现进行性呕吐，呕吐物含有大量奶块。上腹部有明显的胃形及蠕动波，右上腹部可扪及幽门肿块，且钡餐显示细长幽门管即可确诊。

(五) 治疗

1. 一般治疗

无症状者不宜手术，留待观察。极少数未成熟和病程较缓慢的轻型病例可在密切观察下采用保守治疗。绝大多数病例确诊后均需手术治疗，避免造成婴幼儿生长发育障碍，防止肠扭转坏死的发生。而成人的肠旋转不良常常只有通过手术方可确诊。传统的 Ladd 手术，治疗效果满意。

2. 手术治疗

(1) 术前准备

①急性肠梗阻伴脱水者，术前输血及适量血浆，脱水情况改善后立即手术。

②有便血、呕吐或腹膜刺激症状者，提示肠扭转肠系膜绞窄，应补液后 2~4h 内急诊手术。

③胃肠减压，不全梗阻者，每日应洗胃。

④抗生素预防感染。

⑤纠正慢性脱水、营养不良及贫血。

(2) 手术步骤

①探查：小肠若呈暗红色，且不见盲肠与升结肠，表明存在肠扭转，应迅速将全部小肠提出腹腔，按逆时针方向旋转肠管复位，直至系膜根部完全展平。

②然后显露位于上腹部的盲肠。切断盲肠、升结肠与右侧后腹壁之间的 Ladd 索带。锐性分离十二指肠及空肠起始部周围所有粘连索带，拉直十二指肠，将空肠起始部推移至脊柱右侧，将小肠置于右侧腹腔。分开盲肠与十二指肠、空肠之间粘连，将盲肠、结肠置于左下腹。

③松解小肠系膜根部以及系膜间粘连，展平系膜根部，将系膜附着点扩大至有 5cm 宽的系膜面。

④阑尾内翻切除。将盲肠置于左下腹部并固定数针。

⑤若合并肠坏死，需行肠切除术，广泛肠坏死行广泛肠切除者，术后需依靠胃肠外营养维持生命。

⑥若并存其他畸形应仔细全面检查消化道并同时给予矫正。

(3) 术后并发症

①遗漏并存畸形：术后肠梗阻症状依旧存在，因而在施行 Ladd 手术时可经胃管内注气，逐一检查胃、幽门、十二指肠、小肠直至直肠。

②术后腹腔内高压：术后出现呼吸窘迫、尿量减少，心排出量减少以及肠系膜动脉灌注不良，甚至出现心肾衰竭、酸中毒以及继发肠管坏死而死亡。

③术后肠梗阻：原因可能有十二指肠周围、屈氏韧带以及空肠近端的粘连松解不彻底；Ladd 索带虽已松解，而盲肠、结肠仍留在右侧腹腔，使盲肠、结肠再次与十二指肠及空肠粘连。粘连松解剥离面较广，创面出血或渗血，也容易造成再粘连。

④同其他手术常见并发症。

第二节 小肠炎性疾病

一、克罗恩病

克罗恩病（crohn disease，CD），又称局限性回肠炎、局限性肠炎、节段性肠炎和肉芽肿性肠炎，是一种原因不明的肠道炎症性疾病。本病和慢性非特异性溃疡性结肠炎两者统称为炎症性肠病（IBD）。克罗恩病在整个胃肠道的任何部位均可发生，但好发于末端回肠和右半结肠。以腹痛、腹泻、肠梗阻为主要症状，且有发热、营养障碍等肠外表现。病程多迁延，常有反复，本病尚无根本的治愈方法，许多患者出现并发症，需手术治疗，而术后复发率很高。本病的复发率与病变范围、病症侵袭的强弱、病程的延长、年龄的增长等因素有关，死亡率也随之增高。

（一）流行病学调查

克罗恩病散见于世界各地，北美和欧洲为高发区，其年度新发病例为（3~5）/10万。本病可见于各年龄段，但以年轻者居多，多数调查显示在男女间发生率无明显差别。克罗恩病在我国较为少见，尚无确切的发病率数据。

（二）病因病理

1. 病因

Crohn等在1932年首次报道了这一疾病，但至今病因不明，尽管已有多种学说讨论其发病的原因（包括饮食因素、理化因素、损伤、血供不足、精神心理因素等），但均不能得到证实。目前考虑感染因素、免疫异常和遗传因素发挥作用的可能性较大。

2. 病理

克罗恩病可以累及胃肠道从口腔到肛门的任何部位，以末段回肠和右半结肠最为常见。超过半数的病例同时累及小肠和结肠，病变局限于小肠者30%左右，局限于结肠者20%左右，直肠受累者不到50%。全肠壁炎症纤维化、深裂沟状溃疡、肉芽肿形成是克罗恩病的三项主要病理特征。

克罗恩病的病变呈节段性、跳跃状分布，病变肠段肠壁明显充血、增厚、水肿、僵硬，常导致不同程度的肠腔狭窄，进而引起近侧肠管不同程度的扩张。病变肠管的黏膜表面充血水肿，并可见裂沟状

深溃疡或口疮样浅表溃疡，周围黏膜正常或轻度水肿。病变肠管的浆膜表现为暗红色且呈细颗粒状外观，表面有扩张的血管、淋巴管、纤维素渗出及细小的淋巴颗粒。病变肠管的相应肠系膜及系膜淋巴结常受累，因炎症水肿使系膜增厚，系膜脂肪沉积，系膜脂肪向肠系膜对侧生长，甚至全部包裹肠壁。系膜淋巴结中等程度肿大并可有肉芽肿形成。病变肠管常与其他肠管或邻近器官形成粘连，甚至与其他肠管或器官产生内瘘或皮肤外瘘。病变肠段之间的肠段及其相应系膜可保持正常。

显微镜下可见克罗恩病的病变始于黏膜下层，向黏膜层及肌层、浆膜层发展，侵及肠壁的各层。黏膜下层明显水肿，淋巴管阻塞或扩张；病变肠管黏膜增厚，常有多发的纵行裂沟状溃疡，黏膜溃疡可穿透肠壁的各层。慢性期肠壁各层组织内有大量淋巴细胞及浆细胞浸润，50%以上的病例形成非干酪性肉芽肿。

(三) 临床表现

克罗恩病的临床症状因其发生部位、病变范围、起病缓急、严重程度的不同，以及是否合并并发症而呈现多样化的特点。克罗恩病一般起病较缓慢，病史较长，症状隐匿，多难以明确发病时间；其症状主要包括腹痛、腹泻及体重减轻。部分病例的病程中可伴有急性发作期，部分病例可以长期无显著症状或症状轻微而被忽略。

腹痛是克罗恩病常见的症状之一，典型的腹痛可以是脐周、上腹部或右下腹部的间歇性疼痛，可以伴有恶心、呕吐。如果存在肠腔狭窄导致不同程度的肠梗阻时，即可出现腹胀伴阵发性痉挛性腹痛，重者可出现严重的绞痛。当存在炎症并累及壁腹膜时产生腹部持续性疼痛，腹部出现可以触及伴有压痛的包块时往往提示脓肿或内瘘的存在。

超过80%的克罗恩病患者存在大便次数增多的症状，轻症者每日2~4次，重者可达10次/d以上。克罗恩病典型的腹泻为水样便，不含脓血或黏液。腹泻多是因小肠存在广泛炎症病变导致吸收功能受限，不完全梗阻导致的肠内容物滞留引起细菌过度生长能够加重腹泻，进食富含纤维素的食物可能是腹泻发作的诱因之一。克罗恩病患者一般无肉眼血便，部分仅为大便隐血阳性；消化道大出血的发生率很低，仅约1%。

接近1/3的克罗恩病患者会伴有肠外症状，包括虹膜睫状体炎、口疮性溃疡、皮肤结节性红斑、坏疽性脓皮病、血栓性脉管炎、游走性关节炎、原发性硬化性胆管炎等。少数病例因肠外症状较原发病症状的表现更加明显，而容易造成误诊或漏诊。

克罗恩病发病时可伴有体温升高，慢性发作时可呈现持续性或间歇性的低热，急性发作时发热更明显；如伴有腹腔脓肿，可出现高热及毒血症状。严重腹泻导致的电解质紊乱和维生素缺乏，肠吸收功能降低以及厌食引起的营养不良、贫血、低蛋白血症等均是克罗恩病的全身症状。

克罗恩病常见的体征包括体重减轻、贫血，腹部查体可能可触及增厚、粘连的肠管，部分病例可以存在腹部局限性压痛以及肠梗阻相关体征。当存在肠外病变时，还会伴有皮肤结节性红斑、痤疮样皮疹、鹅口疮、口腔炎和结膜炎等。

(四) 辅助检查

1. 实验室检查

实验室检查结果可以存在不同程度的血红蛋白和清蛋白降低，免疫球蛋白增高，红细胞沉降率增快，部分维生素和微量元素降低，大便隐血试验阳性等；急性期还可以存在血白细胞升高、C反应蛋白升高等，但均无特异性的诊断意义。

2. 影像学检查

X线造影检查是克罗恩病的重要检查手段之一，特别是小肠气钡双重造影。克罗恩病早期在X线下表现为黏膜面粗糙，可见肠黏膜上口疮样改变。疾病进展后，典型的X线表现包括：肠黏膜存在纵向或横向的线状溃疡和裂隙产生条纹状钡影，加之黏膜下层增厚产生粗糙的结节样改变鹅卵石征；病变呈跳跃式，溃疡之间夹有正常黏膜；黏膜下层因炎症水肿向肠腔内突起，形成假息肉样征象；多发肠腔狭窄和节段性肠管扩张可以同时存在，狭窄或痉挛的肠管形成影像学"线状"征。病变严重者肠黏膜失去正常形态，呈失去弹性的管状；存在内瘘者可能发现与邻近肠管或空腔脏器相通的窦道。

普通X线摄片、CT扫描、磁共振等影像学检查手段对克罗恩病的诊断帮助不大。

3. 内镜检查

对于累及结直肠的克罗恩病，结肠镜检查和病理组织学检查是最为重要的诊断手段，典型镜下所见为结肠跳跃式节段性病变、病变肠段间存在正常黏膜，发现黏膜线性溃疡、鹅卵石样改变、肠管狭窄、瘘管存在等均提示克罗恩病。经病理活检发现非干酪性肉芽肿有助于诊断。

(五) 诊断及鉴别诊断

1. 诊断

目前国内尚无统一的克罗恩病诊断标准，诊断率较低。多参照日本制定的诊断标准，具体如下。

(1) 符合克罗恩病的临床表现和病理变化，并参照以下情况：①肠管非连续性或区域性病变；②肠黏膜卵石样征象或纵行溃疡；③肠壁全层性炎症（肿胀或狭窄）；④镜下见类肉瘤样非干酪性肉芽肿；⑤裂隙或瘘管；⑥肛门周围病变（难治性溃疡、不典型的肛瘘或肛裂）。

(2) 存在上述情况中的①②③项为可疑病例，再加上④⑤⑥中任意一项即可确诊。

(3) 存在上述情况中的④，同时存在①②③中的任意两项也可诊断。

2. 鉴别诊断

克罗恩病应与阑尾炎、肠结核、溃疡性结肠炎和结直肠肿瘤等相鉴别。

(六) 治疗

克罗恩病无确切的治愈方法，以内科治疗控制临床症状为主，手术切除病变肠管后复发率较高，仅当存在严重并发症时才考虑实施外科手术治疗。

克罗恩病患者多合并营养不良、水和电解质平衡紊乱、贫血等全身表现，对手术的耐受性较差，手术宜选择在病变缓解期，并尽可能进行较为完善的术前准备和术后支持，以降低术后并发症的发生率与手术病死率。

1. 适应证

克罗恩病的手术适应证包括：急件：肠穿孔导致腹膜炎、慢性肠穿孔造成腹腔脓肿、肠梗阻、肠内瘘或肠外瘘，消化道持续性出血或大量出血、诊断上难以除外肠结核或结直肠恶性肿瘤、存在严重的肠外合并症等。

2. 手术方式

克罗恩病的手术方式主要有两类，即病变肠管切除吻合手术和短路手术。

肠管切除范围应根据病变范围而定，对病灶局限或多发病变比较集中者可行单一肠段切除，否则宜实施分段切除，以保留足够的小肠，普遍认为至少应保留正常小肠1.5m以上。病变肠段范围较广者，即使切除全部病变肠段也不能防止复发，并将造成手术后出现短肠综合征，因此只宜切除明显狭窄或发生肠瘘的肠段。长期以来，对于病变两端正常肠管的切除范围一直存在争议，曾主张切缘至少达到10cm以上；近年来多项研究表明切缘是否存在残留病变与克罗恩病手术后是否复发无关，因而建议手术切除近侧和远侧的正常肠管3cm并行端-端或端-侧肠吻合较为适宜。手术过程中不必勉强切除系膜肿大淋巴结。

对于高龄、全身情况不佳、病变广泛、手术耐受较差者，可考虑实施短路手术，术后根据实际情况确定是否加行Ⅱ期切除吻合术。短路手术具有时间短、创伤小的优势，但有可能造成盲袢综合征，且旷置肠管的病变难以愈合、易于发生穿孔和癌变。克罗恩病慢性穿孔引起的腹腔脓肿，应行切开引流手术，并考虑同时实施短路手术，根据术后恢复情况决定是否二期实施病变肠管切除手术。

二、急性出血性肠炎

急性出血性肠炎又称急性坏死性肠炎，是一种好发于小肠的局限性急性出血坏死性炎症，病变主要在空肠或回肠，甚至整个小肠，偶尔也可累及结肠。是一种危及生命的暴发性疾病，病因不清，其发病与肠道缺血、感染等因素有关，以春秋季节发病为多。

（一）流行病学调查

急性出血性肠炎可发生在任何年龄组，最多见于儿童和青少年，男性病例为女性的2~3倍。国内研究显示其发病具有地域性和季节性的特点，贵州、辽宁、广东、四川等省报道病例较多，夏季和秋季为高发季节。

（二）病因病理

1. 病因

急性出血性肠炎的病因至今不明确，目前认为感染和过敏发挥作用的可能性较大。急性出血性肠炎发病的地域性和季节性倾向、部分患者发病前存在肠道或呼吸道感染史、患者粪便中细菌培养阳性结果（大肠埃希菌或产气荚膜杆菌等），以及发病时出现发热和白细胞计数增高等一系列特点均提示感染可能是重要的发病因素。但多数急性出血性肠炎病例无法分离出单一致病菌，并且病理检查可以发现病变肠，壁内大量嗜酸性粒细胞浸润和小动脉纤维蛋白性坏死，提示本病有可能是变态反应的结果。

2. 病理

急性出血性肠炎主要累及小肠，以空肠下段或回肠末段较为多见，也往往最为严重；胃和结肠受累较少见。呈节段性分布的炎症、出血、坏死病变是本病的特征，病变肠段与正常肠段间分界明显；严重时炎症病变融合成片，甚至累及全部小肠病变肠段，肠壁充血、水肿、肥厚、僵硬，严重时发展至肠壁缺血，因坏死所致穿孔最常发生于肠壁系膜缘。病变肠管的黏膜层水肿明显，可见炎症细胞和嗜酸性粒细胞浸润，存在黏膜脱落形成的散在的溃疡灶；黏膜下层亦常表现为显著水肿、血管扩张充血、炎症细胞浸润；肌层除肿胀和出血外，还可见肌纤维断裂，肠壁肌层神经丛细胞有营养不良性改变；浆膜层附有纤维素样或脓性渗出物。黏膜及黏膜下层病变范围往往超过浆膜层病变范围。受累肠段的黏膜通常水肿、充血，伴有多发淋巴结肿大、坏死。

（三）临床表现

1. 病史

起病急，发病前多有不洁饮食史。受冷、劳累，肠道蛔虫感染及营养不良为诱发因素。

2. 腹痛

起病急骤，突然出现腹痛，也常可为最先症状，多在脐周。病初常表现为逐渐加剧的脐周或中上腹阵发性绞痛，其后逐渐转为全腹持续性痛，并有阵发性加剧。

腹痛发生后即可有腹泻。粪便初为糊状而带粪质，其后渐为黄水样，继之即呈白水状或呈赤豆汤和果酱样，甚至可呈鲜血状或暗红色血块，粪便少而且恶臭。无里急后重。出血量多少不定，轻者可仅有腹泻，或仅为粪便隐血阳性而无便血；严重者一天出血量可达数百毫升。腹泻和便血时间短者仅1~2d，长者可达1个月余，且可呈间歇发作，或反复多次发作。腹泻严重者可出现脱水和代谢性酸中毒等。

4. 恶心、呕吐

常与腹痛、腹泻同时发生。呕吐物可为黄水样、咖啡样或血水样，亦可呕吐胆汁。

5. 全身症状

起病后即可出现全身不适、虚弱和发热等全身症状。发热，体温一般在38~39℃，少数可达

41~42℃，但发热多于 4~7d 渐退，而持续 2 周以上者少见。

6. 腹部体征

相对较少。有时可有腹部饱胀、见到肠型。脐周和上腹部可有明显压痛。早期肠鸣音可亢进，而后可减弱或消失。

（四）诊断及鉴别诊断

1. 诊断

在多发地区和高发季节，结合年龄、病史和腹痛、腹泻、血便、发热等症状，应考虑急性出血性肠炎的诊断。腹腔穿刺检查获得血性穿刺液者提示肠坏死的可能。实验室检查常有血白细胞计数升高，大便隐血试验阳性。粪便普通培养可有大肠埃希菌、副大肠杆菌或铜绿假单胞菌生长，厌氧菌培养可有产气荚膜杆菌生长。腹部 X 线片具有一定的诊断价值，早期病例可见到小肠积气扩张、肠间隙增宽和气液平面存在，病程进展后可见到肠壁内气体，X 线片出现不规则的致密阴影团提示发生肠段坏死，出现膈下游离气体时则表明并发肠穿孔。

2. 鉴别诊断

急性出血性肠炎应与细菌性痢疾、肠套叠、急性阑尾炎、急性肠梗阻、克罗恩病、中毒性菌痢等相鉴别。

（五）治疗

急性出血性肠炎的治疗以内科治疗为主，50%~70% 的病例经非手术治疗后可以治愈。内科治疗的主要措施包括：加强全身支持，纠正水电解质与酸碱平衡紊乱；积极预防休克的发生，对已经出现中毒性休克的患者积极行抗休克治疗；禁食并放置胃肠减压；抗感染治疗，应用广谱抗生素和甲硝唑等以抑制肠道细菌特别是厌氧菌的生长；如便血量较大导致血容量不足，在静脉补液的基础上可以采取输血治疗；应用肠外营养支持治疗等。

急性出血性肠炎由于病情严重、发展迅速、内科治疗无效而持续加重或出现严重并发症时需考虑实施手术治疗，其指征为：①经腹腔穿刺检查发现脓性或血性液，考虑发生肠坏死或肠穿孔；②怀疑发生肠穿孔或肠坏死，导致明显腹膜炎；③经非手术治疗无法控制的消化道大出血；④经非手术治疗肠梗阻不能缓解、逐渐严重；⑤腹部局部体征逐渐加重；⑥全身中毒症状经内科治疗仍继续恶化，出现休克倾向者；⑦诊断不明确，无法排除需手术处理的其他急腹症。

剖腹探查明确为急性出血性肠炎的病例，应根据病变的范围和程度选择不同的手术方式。对于病变肠段尚未发生坏死、穿孔或大量出血的病例，

可应用普鲁卡因做肠系膜根部封闭以改善肠段血液供应，不做其他外科处理，术后继续内科治疗。对于业已发生坏死、穿孔或大量出血的病例，则应切除病变肠段；如病变较局限，可行肠管的切除吻合手术；病变广泛者可行肠管切除，近侧和远侧肠管外置造口，以后再行二期吻合。由于急性出血性肠炎的黏膜病变通常超过浆膜病变范围，手术切除的范围应达出现正常肠黏膜的部位才可行一期吻合。

三、肠结核

肠结核（intestinal tuberculosis），是结核分枝杆菌引起的肠道慢性特异性感染疾病，是最常见的肺外结核病之一，主要由人型结核分枝杆菌引起，少数地区有因饮用未经消毒的带菌牛奶或乳制品而发生牛型结核分枝杆菌肠结核，一般见于中青年，女性稍多于男性。结核分枝杆菌主要经口传染而侵入肠道，患者常为开放性肺结核，由于吞咽了自身含有结核分枝杆菌的痰液而致病。或者经常与开放性肺结核患者一同进餐，缺乏必要的消毒隔离措施从而致病。少数情况下

饮用未经消毒的含有结核分枝杆菌的牛奶或乳制品也可引起原发性肠结核。这是因为正常生理情况下肠内容物通过回盲部括约肌之前滞留于回肠末端时间较长。此外，结肠近端常有反蠕动，使肠道内容物在盲肠停留时间更久。

（一）病因

肠结核多数继发于肺结核，继发性肠结核最常见的感染方式为肺结核患者吞咽自己的痰液，未被消化而进入肠道，有尸检资料表明，65%~95%的肺结核患者同时伴有肠结核。原发性肠结核少见，饮用被结核杆菌污染的牛奶是原发性肠结核的主要感染原因。此外，结核菌经血液循环进入肝脏后随胆汁进入肠道、急性粟粒性结核经血行播散、由邻近结核病灶直接蔓延、淋巴途径等则是比较少见的感染途径。

（二）病理

肠结核病变可以分布于消化道自十二指肠到直肠的各处，其中回盲部受累的比例80%。肠内容物在回盲部停留时间较长，肠道内的结核杆菌有较多的机会经过肠黏膜上皮进入黏膜腺体；回盲部具有丰富的淋巴组织，结核杆菌易于经吞噬细胞进入淋巴结与淋巴组织。

肠结核在病理形态上可表现为溃疡型和增生型两类，也可以两种病变并存。

1. 溃疡型肠结核

溃疡型肠结核较为多见，继发性肠结核多属此型；其受累部位多在回肠，特别是末端回肠。早期病变见于肠壁的集合淋巴结和孤立淋巴滤泡，出现含有上皮样组织和淋巴组织的结核结节；继而发生干酪样坏死，因常伴发闭塞性动脉内膜炎导致血供受限，造成黏膜水肿、局灶性坏死和脱落，因而形成大小不等、深浅不一、边缘不规则的溃疡。病变常沿肠壁淋巴管方向、依肠管的横轴发展，容易造成肠管的环形瘢痕狭窄；多处狭窄的病变肠段之间存在不同程度扩张的肠管，形似一串腊肠。病变常可累及周围腹膜及邻近的肠系膜淋巴结，伴发腹膜和肠系膜淋巴结核。病变肠管多有肠壁纤维组织增生导致与周围组织形成紧密粘连，因此发生急性穿孔造成弥漫性腹膜炎的情况较少见，而发生慢性穿孔、局限成为腹腔脓肿或形成内瘘或外瘘则相对较多见。溃疡型肠结核引起消化道大出血的机会较少。

2. 增生型肠结核

增生型肠结核在继发性肠结核中相对少见，而原发性肠结核中约70%的病例为这一类型。增生型肠结核可以发生在肠道的任何部位，多位于回盲部。其特点是肠壁明显增厚变硬，黏膜下层存在大量结核性肉芽肿，中心有干酪样坏死；黏膜下层纤维组织高度增生。黏膜隆起形成大小不等的假性息肉，可伴有浅表小溃疡。由于肠壁的显著增厚和病变肠段与周围组织的粘连，常导致肠腔狭窄并产生肠梗阻，穿孔较少见。

肠结核的病理类型划分不是绝对的，溃疡型和增生型可以是肠结核不同病理阶段的表现，可同时存在于同一患者的不同病变肠段。

（三）临床表现

肠结核多见于青年和中年患者，女性发病略多于男性，缺少特异性的体征和症状。由于大多数肠结核属于继发性，因此多有虚弱、食欲缺乏、消瘦、不规则发热、盗汗、乏力等结核病的全身症状。腹部症状则因病变类型不同而存在差异。

腹痛和腹泻为溃疡型肠结核的主要症状。腹部疼痛的性质为慢性隐痛或痉挛性绞痛，以右下腹、脐周围或中上腹为主，有时疼痛可波及全腹。腹痛常于进食后加重，在排气或排便后减轻。腹泻多为稀便或水泻，腹泻和便秘交替出现也很多见，少数患者的症状以便秘为主；肉眼血便或脓血便少见。腹部查体右下腹可有轻压痛，肠鸣音较活跃。

当病变发展到肠管环形瘢痕狭窄时可出现低位机械性不完全肠梗阻的症状和体征，腹部阵发性绞痛的程度更为剧烈，腹部查体可见肠型，有右下腹有压痛、肠鸣音亢进等表现。发生慢性肠穿孔形成腹腔脓肿后多有中等发热、腹痛加重和腹部出现明显压痛的肿块等症状，腹部检查常可于右下腹扪及固定的肿块；脓肿穿破腹壁还可形成肠外瘘。

增生型肠结核病程较长，其早期症状常为腹部隐痛或不适，而全身症状相对较轻。随着病程进展，逐步出现慢性不完全性低位肠梗阻的症状，腹痛类型转变为阵发性绞痛，可伴有恶心呕吐，腹部查体可见肠型，右下腹可触及触痛明显的包块，肠鸣音活跃。发生完全性肠梗阻时会有典型的腹胀、阵发性腹痛，恶心呕吐、停止排便排气等症状。

（四）辅助检查

1. 实验室检查

化验检查可有血红蛋白下降、红细胞沉降率增快。合并肺结核的患者痰找结核杆菌可以呈阳性。粪便浓缩找结核杆菌及结核杆菌培养，尽管阳性率不高，但对痰找结核杆菌阴性的患者具有诊断意义。

2. 影像学检查

胸部X线片有助于发现肺内可能存在的活动性或陈旧性结核病灶。

消化道钡剂造影有助于肠结核的诊断，溃疡型肠结核的典型表现为肠管运动加快、痉挛收缩，甚至持续性痉挛产生激惹现象，造成肠管无法被钡剂充盈，而病变的上下肠段均充盈良好，出现所谓的跳跃征。增生型肠结核的典型表现为盲肠和升结肠近段肠腔狭窄、僵硬、黏膜紊乱、结肠袋正常形态消失，可见息肉样充盈缺损，升结肠缩短致回盲部上移，伴有末端回肠扩张时提示回盲瓣受累。

（五）诊断及鉴别诊断

根据以上临床表现，特别是肺部或身体其他部位有结核病灶的青壮年患者，应考虑肠结核的可能。粪便找抗酸杆菌对诊断有一定帮助，X线钡餐或钡剂灌肠检查具有重要的诊断价值，纤维结肠镜检查可观察到结肠乃至回肠末端的典型病变，加以活组织病理检查可以确定诊断。

肠结核应与克罗恩病、溃疡性结肠炎、肠道恶性肿瘤（包括结肠癌和淋巴瘤等）相鉴别。

（六）治疗

肠结核的治疗以内科治疗为主，主要采用全身支持治疗和抗结核药物治疗。肠结核的手术指征为：①回盲部增生型肠结核、病变局限者；②急性肠穿孔导致弥漫性腹膜炎；③慢性肠穿孔形成局限性脓肿或肠外瘘；④溃疡型病变伴有瘢痕形成或是增生型病变导致肠梗阻；⑤伴发消化道大出血、经非手术治疗无法控制者；⑥诊断不明确，难以排除恶性诊断者。肠结核患者的围术期处理甚为重要，手术前和手术后均需进行抗结核治疗。对于开放性肺结核患者，必须经彻底抗结核治疗，使肠道不再继续受到结核杆菌感染时才能保证手术疗效。全身治疗和营养支持治疗有助于改善患者对手术的耐受性。

手术原则是尽可能切除病变肠段。对小肠结核应行病变肠段切除和吻合术，如为小肠多发病变，可行分段切除吻合术，但应尽量保留足够长度的小肠；回盲部结核应行右半结肠切除及回肠横结肠吻合术。如果由于患者全身因素或局部因素不允许行肠切除吻合术时，可先行解痉手术以解除肠梗阻；选择病变肠段的近端切断肠管，远侧断端闭合，近侧断端与病变远端的正常肠管吻合，避免实施病变远近端肠管的单纯袢式侧-侧吻合的短路手术，其疗效较差。急性肠穿孔时应根据患者全身状况和局部情况，进行病变肠切除术或腹腔引流术。单纯的穿孔修补术往往是在存在活动性结核病灶的肠壁上进行，失败率较高，通常应慎重采用。慢性肠穿孔形成的局限性脓肿，其周围多有紧密粘连，宜行脓腔切开引流术，待病情好转，形成瘘管后再进一步处理。肠外瘘要根据病变部位，按一般治疗肠瘘的原则，维持水和电解质平衡及营养状况，更换敷料保护瘘口周围皮肤，最后多需切除病变肠段才能治愈。残留的腹膜和肠系膜淋巴结结核病灶，宜在术后行抗结核药物治疗。

第三节 小肠损伤

小肠全长 3~5.5m，个体差异甚大，占据中下腹的大部分空间，因此受伤的机会很大。小肠是腹膜内位器官，由小肠系膜固定于腹后壁，但其活动度也很大。小肠系膜呈左上到右下斜行跨越后腹壁，上界起于第二腰椎左侧，向内向右跨过主动脉、下腔静脉及十二指肠水平段，下界达到右骶髂关节。整个小肠系膜根部长约15cm，宽20~25cm，小肠的血液供应来自肠系膜上动脉，小肠每昼夜分泌肠液 1~3L，呈碱性。小肠吸收营养的能力均远超过正常的生理需要，切除50%的小肠对人体的消化吸收功能不会导致明显的影响，切除80%的小肠或残留小肠长度不足100cm则会产生不同程度的消化吸收功能障碍，甚至导致短肠综合征。

一、病因

(一) 开放性损伤

开放性小肠损伤主要是由锐器刺伤、枪弹、弹片等所致。少数情况下肠管切线伤可造成单一的穿孔破裂，但大多数是多发性。弹片伤常呈穿透伤，有时弹片穿透力弱，可在肠内行经较长一段距离后才穿出肠壁，此时出口与入口可相距甚远，故术中探查时必须全面细致，尤其被猎枪击伤腹部时，许多小铁粒子可致肠管许多处穿孔，有的可以嵌在肠壁内，故在探查时更应注意。

(二) 闭合性损伤

主要见于腹部钝器伤，高处坠落或突然减速等，一般认为其破裂的多发部位是近段空肠与回肠末段。

(1) 腰椎、腰骶关节的正常生理前曲与腹前壁距离最近，当暴力撞击腹中部时，小肠被迅速撞向脊柱，被挫压而破裂。有的外力不被人注意，穿孔又小，尤其是小孩常被忽视，故在询问病史与体格检查时应全面、仔细进行。

(2) 空肠段系膜短，并有屈氏韧带固定，回肠系膜亦短，有些腹膜反折固定并与较固定的盲肠相连。此外，某些肠段还可因病变和腹腔手术后发生粘连、固定。上述这些较为固定的肠段，如遇强大的间接暴力容易造成肠管剪切和撕扯而破裂。

(3) 肠腔内压骤增所致小肠破裂较少见。

(4) 原有腹壁疝的患者，若受钝性伤，亦易发生疝入之肠管破裂：①受伤时肠管位于疝囊内，位置表浅且受到疝囊的限制，当暴力直接作用于疝囊时，肠管容易破裂。②疝囊大而松软，受伤时肠管位于疝囊内，暴力作用于腹壁，腹压骤升，将腹内肠管内容物迅速挤入疝囊内的肠管，因疝外被盖韧弱且延伸性大，故疝囊内的肠管可因极度扩张而破裂，这种情况多见于老年人。③受伤时肠管并未进入疝囊，当暴力作用于腹壁，使腹压增高，肠腔内压促使肠管通过疝囊颈向压力低的疝囊冲击而破裂。

二、临床表现

小肠损伤的临床表现视损伤部位、范围、程度、早晚及有无其他脏器合并损伤而定。详细的伤史询问对诊断有很大的帮助。腹部疼痛是最常见的症状，但要仔细区分是腹壁痛还是真正的腹痛。在受伤初期，多有腹膜刺激症状，至后期，则多有明显的腹膜炎表现。腹部压痛与肌紧张多有出现，以损伤部位最为明显。视腹腔内出血量的多少有不同程度的内出血症状。在反应期后，患者体温、脉搏将进行性上升与加快，可能还会伴有恶心与呕吐。血常规示白细胞上升，血红蛋白或血球压积视内出血的量可能会有下降腹部 X 线检查在部分患者可出现肠腔积液积气等麻痹性肠梗阻的表现，另有少部分患者可发现膈下游离气体。腹腔穿刺可抽得脓性排出液或大便样肠内容物。在 B 超引导下进行穿刺将大大提高阳性率与成功率。

三、诊断

肠道的非穿透性损伤在早期一般不易诊断，因为缺乏特征性的症状或体征。肠道损伤的治疗效果与能否得到早期诊断关系很大，据观察，手术疗效以在伤后 2～4h 内进行最好，延迟诊断势必导致延迟治疗，其并发症率及死亡率也将明显上升。早期诊断的关键在于提高警惕，密切观察。对可疑的患者一时不能确诊者须严密观察，在治疗的同时，对患者的生命体征应每隔半小时观察一次，对腹部体征的观察也是如此，在观察期间不能使用麻醉镇痛药物。经过 3～4h 的观察，如腹部仍持续疼痛，腹部压痛与肌紧张程度不降反升，体温与脉搏渐趋升高，这提示腹腔内可能存在空腔脏器穿孔，有强烈的手术指征。

四、治疗方法

（一）手术治疗

1. 术前准备

视患者情况而定，有的肠道损伤患者以明显的内出血为主要表现，那就需要在抗休克的同时迅速做好术前准备，其他患者的术前准备工作包括镇静、止痛、胃肠减压、预防性使用抗菌药物等。因为术中往往需结肠长 150～200cm，有三个特征。

（1）有三条纵形的结肠带，每带宽约 6mm。

（2）在结肠带之间，肠壁呈囊状。

（3）肠壁外有多数肠脂垂，近端结肠肠脂垂较远端长。结肠分为盲肠、升结肠、横结肠、降结肠和乙状结肠五段。结肠的血液供应不如小肠丰富，其血供与手术有重要关系。右半结肠的血液供应来自于肠系膜上动脉，横结肠的血供也来源于肠系膜上动脉的分支，即结肠中动脉，如其受损，可造成横结肠的坏死。左半结肠的血液供应来自于肠系膜下动脉。全部结肠在必要时均可切除，而不至造成永久性的机能障碍。

要广泛探查，对患者骚扰较大，同时还需要良好的腹肌松弛配合，麻醉以全麻较适合。

2. 手术方法

总的说来小肠损伤的手术并不复杂，关键的是必须在手术中仔细探查，免得遗留伤处酿成后患或致二次手术。因此在选择切口时要注意，以利在必要时可方便延长，常选择右侧旁正中切口或右侧经腹直肌切口。进腹后常规先处理出血，再处理穿孔。如有肠系膜的撕裂，出血往往比较严重。止血后要密切观察相关肠袢有无缺血表现，如发现肠系膜巨大血肿，应将血肿垂直于肠管切开，找到出血点，妥善结扎处理，再关闭系膜腹膜。腹腔内纤维蛋白积聚处或食物残渣存留处往往是穿孔所在，但不能满足于一处的发现，须全面探查。要注意某些小的穿孔，因纤维蛋白的渗出等原因在手术时已闭合，因此对肠管上小的出血点或有小凝血块附着之处要仔细检查。全面的检查可自上而下，即从十二指肠空肠曲处开始，也可自下而上，即从回盲部开始检查。将肠管分段拉出切口外，一段一段仔细检查。每找到一处破口，可以 Allis 钳夹住或缝线标记，再以温盐水纱布包裹，待检查结束后逐一处理。小肠损伤的手术处理主要是单纯修补或切除不适合修补肠段再行吻合，行修补或吻合时要注意防止肠腔的狭窄。手术后往往需以大量的温热生理盐水冲洗腹腔，因探查范围大，手术结束后要仔细清点器械纱布，视情况安置引流。

（二）非手术治疗

1. 补液和营养

迅速建立静脉通道，补充水及电解质，保持输液通畅，注意纠正水电解质及酸碱平衡失调，对伴有休克和重症弥漫性腹膜炎患者，可进行中心静脉插管补液，根据中心静脉压决定补液量。根据患者具体情况，适当补给全血、血浆或人体白蛋白，尽可能补给足够的热量。对术后危重患者、体质较差、肠切除肠吻合后有可能引起肠瘘的患者可予以全胃肠外静脉高营养，以减少患者自身的消耗，增强其抗病能力。

2. 禁食和胃肠减压

可减少消化液分泌，吸出胃肠道的气体和液体，从而减少肠内容物的继续外溢或感染扩散，减少细菌和毒素进入血液循环，有利于病情的改善。

3. 抗生素的应用

应用抗生素对于防治细菌感染，从而减少毒素的产生都有一定作用。早期应选用广谱抗生素，以后再根据细菌培养和药敏试验的结果加以调整，对于严重的腹内感染，可选用第三代头孢菌素，如复达欣、罗氏芬等。

4. 感染性休克的治疗

小肠破裂并发感染性休克，需及时有效地进行抢救。其措施包括，

（1）迅速补充足量的血容量，应以平衡盐溶液为主，配合适量的血浆和全血。若能在早期及时补足血容量，休克往往可以得到改善和控制。

（2）纠正酸中毒，在感染性休克中，酸中毒发生较早，而且严重，酸中毒能加重微循环功能障碍，不利于血容量的恢复。在补充血容量的同时，从另一条静脉内滴注5%碳酸氢钠200mL，以后根据CO_2结合力或动脉血气分析的结果再作补充。

（3）皮质类固醇的应用，常用地塞米松，每次20~40mg，每4小时一次。

（4）心血管药物的应用，毒血症时，心功能受到一定程度的损害，可采用毛花苷C等治疗。常用药物有多巴胺、阿拉明等。

（5）大剂量联用广谱抗生素。

第四节 肠梗阻

肠梗阻是由多种原因所致的肠内容物不能顺利通过肠道，从而引起一系列病理生理变化和临床症状。肠梗阻诊断有时比较困难，病情发展较快，在外科临床中具有特殊的重要性。

根据发病缓急可分为急性和慢性肠梗阻。根据梗阻部位可分为小肠梗阻和结肠梗阻，小肠梗阻又可分为高位和低位梗阻。根据梗阻肠管有无血运障碍可分为单纯性肠梗阻和绞窄性肠梗阻。根据梗阻程度不同可分为部分性和完全性肠梗阻。根据病因不同可分为机械性肠梗阻、动力性肠梗阻和血运性肠梗阻。其中机械性肠梗阻临床最为常见，包括肠腔内病变、肠壁病变和肠管外病变。动力性肠梗阻又可分为麻痹性肠梗阻和痉挛性肠梗阻。在一定条件下，各种类型的肠梗阻可以有所交叉而且可以相互转换，如为机械性肠梗阻同时又属于不完全性肠梗阻和单纯性肠梗阻，而单纯性肠梗阻又可以转换为绞窄性肠梗阻。其中单纯性肠梗阻和绞窄性肠梗阻的鉴别

在临床上有重要意义，因为绞窄性肠梗阻如不及时解除，可以很快导致肠壁坏死和穿孔，以致发生严重的腹腔感染和全身中毒，死亡率相当高。

急性肠梗阻的局部病理生理变化主要包括肠动力紊乱、肠腔胀气和积液、肠壁水肿和通透性增加等，全身病理生理变化主要包括水和电解质的丢失、感染和中毒、休克、呼吸循环以及肾功能障碍等。

一、分类

（一）根据肠梗阻发生的基本原因，肠梗阻可以分为四大类

1. 机械性肠梗阻

由于多种原因引起肠腔狭窄、腹膜粘连、绞窄性疝、肠套叠、肠扭转等，以致肠内容物因机械的原因而不能通过者，均称为机械性肠梗阻。

机械性肠梗阻的病因又可归纳为三类。

（1）肠壁内的病变：这些病变通常是先天性的，是炎症、新生物或是创伤引起。先天性肠扭转不良、美克尔憩室炎症、克罗恩病、结核、放线菌病甚至嗜伊红细胞肉芽肿、原发性或继发性肿瘤等都可以产生梗阻。创伤后肠壁内血肿，可以产生急性梗阻，也可以后因缺血产生瘢痕而狭窄、梗阻。

（2）肠壁外的病变：肠粘连是常见的产生肠梗阻的肠壁外病变，在我国，疝也是产生肠梗阻的一个常见原因，其中以腹股沟疝为最多见，其他如股疝、脐疝以及一些少见的先天性疝如闭孔疝、坐骨孔疝也可产生肠梗阻。先天性环状胰腺、腹膜包裹、小肠扭转也都可产生梗阻。肠壁外的肿瘤、局部软组织肿瘤转移、腹腔炎性肿块、脓肿、肠系膜上动脉压迫综合征，均可引起肠梗阻。

（3）肠腔内病变：相比之下，这一类病变较为少见，如寄生虫（蛔虫）、粗糙食物形成的粪石、发团、胆结石等在肠腔内堵塞导致肠梗阻。

2. 动力性肠梗阻

它又分为麻痹性肠梗阻与痉挛性肠梗阻两类，是由于神经抑制或毒素刺激以致肠壁肌肉运动紊乱。麻痹性肠梗阻较为常见，发生在腹腔手术后、腹部创伤或急性弥漫性腹膜炎患者，由于严重的神经、体液与代谢（如低钾血症）改变所致。痉挛性较为少见，痉挛性肠梗阻是由于交感神经麻痹或副交感神经兴奋，致肠管肌肉强烈痉挛收缩而肠腔变得很细小，肠内容物也不能向下运行。可在急性肠炎、肠道功能紊乱或慢性铅中毒患者发生。

3. 血运性肠梗阻

亦可归纳入动力性肠梗阻之中，是因肠系膜血管有血栓形成或发生栓塞，致肠管的血运发生障碍，因而失去蠕动能力；肠腔本身并无狭窄或阻塞。

4. 原因不明的假性肠梗阻

假性肠梗阻与麻痹性肠梗阻不同，无明显的病因可查。它是一种慢性疾病，表现有反复发作肠梗阻的症状，有肠蠕动障碍、肠胀气，但十二指肠与结肠蠕动可能正常，患者有腹部绞痛、呕吐、腹胀、腹泻甚至脂肪泻，体检时可发现腹胀、肠鸣音减弱或正常，腹部 X 线片不显示有机械性肠梗阻时出现的肠胀气与气液面。假性肠梗阻的治疗主要是非手术方法，仅有些因并有穿孔、坏死等而需要进行手术处理，而重要的是认识这一类型肠梗阻，不误诊为其他类型肠梗阻，更不宜采取手术治疗。

不明原因的假性肠梗阻可能是一种家族性疾病，但不明了是肠平滑肌还是肠壁内神经丛有

异常。近年来，有报告认为肠外营养是治疗这类患者的一种方法。

（二）其他分类

（1）根据肠壁的血供有无障碍，分为单纯性和绞窄性。无血液循环障碍者为单纯性肠梗阻，如有血液循环障碍则为绞窄性肠梗阻。绞窄性肠梗阻因有血液循环障碍，其病理生理改变明显有别于单纯性肠梗阻，改变快，可以导致肠壁坏死、穿孔与继发腹膜炎，可发生严重的脓毒症，对全身的影响甚大，如处理不及时，病死率甚高。因此单纯性肠梗阻与绞窄性肠梗阻的鉴别，在临床上有极重要的意义。

（2）根据梗阻的程度而分为完全性肠梗阻与部分肠梗阻。无疑完全性肠梗阻的病理生理改变与症状均较部分肠梗阻为明显，需要及时、积极的处理，如果一段肠袢的两端均有梗阻，形成闭袢，称闭袢型肠梗阻，虽属完全性肠梗阻，但因有其特殊性，局部肠袢呈高度膨胀，局部血液循环发生障碍，容易发生肠壁坏死、穿孔，结肠梗阻尤其是升结肠、横结肠肝曲部有梗阻也会出现闭袢型肠梗阻的症状，因回盲瓣为防止逆流而关闭。

（3）根据梗阻的部位分为高位、低位和小肠、结肠梗阻；也可根据发病的缓急分为急性和慢性。

上述的肠梗阻分类只表示某一特定病例在某一特定时间内的病变情况，而并不能说明病变的全部过程。任何一个肠梗阻的病理过程不是不变的，而是在一定的条件下可能转化的。要重视早期诊断，适时给予合理治疗。

二、病理生理

肠梗阻可引起局部和全身性的病理和生理变化，急性肠梗阻随梗阻的类型及梗阻的程度而有不同的改变，概括起来有下列几方面。

（一）全身性病理生理改变

（1）水电解质和酸碱失衡：肠梗阻时，吸收功能发生障碍，胃肠道分泌的液体不能被吸收返回全身循环系统而积存在肠腔内。同时，肠梗阻时，肠壁继续有液体向肠腔内渗出，导致了体液在第三间隙的丢失。如为高位小肠梗阻，出现大量呕吐，更易出现脱水电解质紊乱与酸碱失衡。

（2）休克：肠梗阻如未得到及时适当的治疗，大量失水、失电解质可引起低血容量休克。另外，由于肠梗阻引起了肠黏膜屏障功能障碍，肠道内细菌、内毒素易位至肝门静脉和淋巴系统，继有腹腔内感染或全身性感染，也可因肠壁坏死、穿孔而有腹膜炎与感染性休克。

（3）脓毒症：肠梗阻时，肠内容物淤积，细菌繁殖，因而产生大量毒素，可直接透过肠壁进入腹腔，致使肠内细菌易位，引起腹腔内感染与脓毒症，在低位肠梗阻或结肠肠梗阻时更明显。

（4）呼吸和心脏功能障碍：肠腔膨胀时腹压增高，膈肌上升，腹式呼吸减弱，可影响肺内气体交换，同时，有血容量不足、下腔静脉被压而下肢静脉血回流量减少，均可使心排血量减少。腹腔内压力>20mmHg，可产生系列腹腔间室综合征，累及心、肺、肾与循环障碍。

（二）局部病理生理改变

（1）肠腔积气、积液：在肠梗阻的情况下，梗阻以上的肠腔内将有明显的积气和积液，造成肠膨胀之现象；一般梗阻性质愈急者肠内积气较多，梗阻时间愈长者则肠内之积液较多。梗阻部以上肠腔积气来自：

①吞咽的空气。

②重碳酸根中和后产生的 CO_2。

③细菌发酵后产生的有机气体。吞咽的空气是肠梗阻时很重要的气体来源，它的含氮量高达 70%，而氮又是一种不被肠黏膜吸收的气体。

(2) 肠蠕动增加：正常时肠管蠕动受到自主神经系统、肠管本身的肌电活动和多肽类激素的调节来控制。在发生肠梗阻时，各种刺激增强而使肠管活动增加。在高位肠梗阻频率较快，每 3~5 分钟即可有 1 次，低位肠梗阻间隔时间较长，可 10~15min 1 次，但如梗阻长时间不解除，肠蠕动又可逐渐变弱甚至消失，出现肠麻痹。

(3) 肠壁充血水肿、通透性增加：正常小肠腔内压力为 0.27~0.53kPa，发生完全性肠梗阻时，梗阻近端压力可增至 1.33~1.87kPa，强烈蠕动时可达 4kPa 以上。在肠内压增加时，肠壁静脉回流受阻，毛细血管及淋巴管淤积，引起肠壁充血水肿液体外渗。同时由于低氧，细胞能量代谢障碍，致使肠壁通透性增加，液体可自肠腔渗透至腹腔。在闭祥型肠梗阻中，肠内压可增加至更高点，使小动脉血流受阻，引起点状坏死和穿孔。

三、临床表现

各种不同原因所致的肠梗阻各有其特殊的表现，但肠道有梗阻致肠内容物不能顺利通过时，某些临床表现总是一直存在的，因此，有程度不同的腹痛、呕吐、腹胀和停止排便排气等症状。

(一) 症状

(1) 腹痛：肠道的正常蠕动受到阻挡而不能通过时，必致蠕动加剧而发生绞痛；因肠蠕动有节律性，故蠕动加剧时引起的绞痛亦为阵发性。阵痛往往骤然来临，但开始时较轻，逐渐加重达高峰，持续 1~3min 后再逐渐减轻以至消失；间歇一定时间后绞痛又重新发作，一般是有增无减。

在有机械性肠梗阻时，肠绞痛几乎经常存在；此外，患者还常自觉有"气块"在腹内窜动，到达一定部位受阻时腹痛最为剧烈，至感觉气块能够通过并随后有少量气体自肛门排出时，则腹痛可以立即减轻或完全消失。此种"气块"的出现，亦为肠梗阻患者所特有，更是慢性不完全性梗阻并有急性发作时所常见。如为绞窄性肠梗阻，因肠系膜的牵扯或肠曲之高度痉挛，其腹痛可为持续性并有阵发性加剧；发作突然，疼痛剧烈，阵发、频繁，但剧痛消失后一般仍有隐痛；至后期因腹腔内积存有渗液，腹痛将为持续性，并有局部压痛。在麻痹性肠梗阻时，腹痛不是显著的症状；但在腹部高度膨胀时，患者也有腹部胀满不适。

(2) 呕吐：呕吐是肠梗阻的一个主要症状，但和其他急腹症患者的呕吐有所不同。在梗阻的早期，呕吐为反射性，吐出物为发病前所进食物；以后呕吐则将按梗阻部位的高低而有所不同。高位的小肠梗阻可引起频繁呕吐，呕吐的容量甚多，主要为胃液、十二指肠液以及胰液和胆汁。低位小肠梗阻除初期的反射性呕吐以外，可以有一段时间没有呕吐，而要等到肠腔膨胀显著，肠内充满积气和积液，至引起肠袢逆蠕动时才将肠内容物反流入胃，然后引起反逆性的呕吐；这时吐出物往往先为胆性液体，然后即为具有臭味的棕黄性肠液，即所谓"呕粪"的症状。结肠梗阻时一般并无明显呕吐症状，虽然患者腹胀得很厉害，但也往往很少呕吐，用胃管抽吸时胃内也多无积气、积液。

(3) 腹胀：腹胀为肠梗阻患者出现较晚的一个症状，其程度则与梗阻的部位有关。高位空肠梗阻时由于呕吐频繁，肠腔内积气、积液甚少，一般无明显腹胀感；低位小肠梗阻的腹胀主要是在腹中部或小腹部；而结肠梗阻则常为全腹胀，但以上腹部最为明显。麻痹性肠梗阻的影响往往累及全部小肠，故其腹胀也是全腹性的。闭祥性肠梗阻时因受累的肠袢胀得最为明显，因此临床上常表现为不对称的腹胀，有时能扪到该高度膨胀的肠袢，在确定诊断上有重大价值。

（4）停止排气排便：停止排气排便是完全性肠梗阻的一主要症状。该症状将视梗阻的程度和部位而异；梗阻程度愈完全者影响愈大，梗阻部位愈低者停止排便的情况也愈显著。另外，在梗阻发生的早期，由于肠蠕动增加，梗阻部位以下肠内积存的气体或粪便可以排出，当早期开始腹痛时即可出现排气排便现象，容易误认为肠道仍通畅，故在询问病史时，应了解在腹痛再次发作时是否仍有排气排便。在肠套叠、肠系膜血管栓塞或血栓形成时，可自肛门排出血性黏液或果酱样粪便。

（二）体征

在单纯性肠梗阻的早期，患者一般情况无明显变化。生命体征均呈正常，除腹痛和呕吐外，其他症状并不严重。唯至晚期，由于脱水和全身的消耗，将表现为病情虚弱、脉搏微细、眼眶深陷、四肢冰冷发绀等现象。如属绞窄性梗阻，在早期全身情况虽也无显著变化，但腹痛程度较单纯性为重，随着病情进展因肠壁坏死而致有腹膜感染和毒素吸收，患者全身情况将迅速恶化。

腹部理学检查可观察到腹部有不同程度的腹胀，在腹壁较薄的患者，尚可见到肠型及肠蠕动波，肠型及肠蠕动波多随腹痛的发作而出现，肠型是梗阻近端肠袢胀气后形成，有助于判断梗阻的部位。触诊时，单纯性肠梗阻的腹部虽胀气，但腹壁柔软，按之有如充气的球囊，有时在梗阻的部位可有轻度压痛，特别是腹壁切口部粘连引起的梗阻，压痛点较为明显。当梗阻上部肠管内积存的气体与液体较多时，稍加振动可听到振水声。腹部叩诊多呈鼓音。听诊时有高亢的蠕动音；此肠蠕动音在肠道有大量积气时呈高调的金属音，有时做"叮铃"声；如气体与液体同时存在时，则其音为鼓泡音，或呈气过水声。

当绞窄性肠梗阻或单纯性肠梗阻的晚期，肠壁已有坏死、穿孔，腹腔内已有感染、炎症时，则体征表现为腹膜炎的体征，腹部膨胀，有时可叩出移动性浊音，腹壁有压痛，肠鸣音微弱或消失。因此，在临床观察治疗中，体征的改变应与临床症状相结合，警惕腹膜炎的发生。

四、辅助检查

（一）实验室检查

常规实验室检查对肠梗阻的诊断并无特殊价值。反复呕吐所致之脱水现象和血液浓缩，可以引起血红蛋白、红细胞和白细胞数值增加，血 K^+、Na^+、Cl^- 与酸碱平衡都可发生改变。高位梗阻，呕吐频繁，大量胃液丢失可出现低钾、低氯与代谢性碱中毒。在低位肠梗阻时，则可有电解质普遍降低与代谢性酸中毒。腹胀明显，膈肌上升影响呼吸时，亦可出现低氧血症与呼吸性酸或碱中毒，可随患者原有肺部功能障碍而异。因此，动脉血气分析应是一项重要的常规检查。此项测定可以作为脱水已否纠正，水和电解质的平衡是否恢复正常的指标，并不具有重大的诊断意义。

（二）X 线检查

临床诊断有疑问时，X 线检查具有重要的诊断价值；从肠道充气的程度、范围和部位上，可以找出许多证据来帮助确定诊断。在正常情况下，腹部 X 线片上仅见胃和结肠中有气体。一旦肠内容物因肠道的机械性或麻痹性梗阻而不能运行时，气体与液体就可分离而易于在 X 线片上显示出来。因此，如 X 线透视或摄片检查发现小肠内有气体或气液面存在时，即为肠内容物有运行障碍，亦即是有肠梗阻的证据。

为了确定肠梗阻的诊断，不论透视还是拍片，都应在直立位（或侧卧位）和平卧位同时进行。如有肠梗阻存在时，于直立位（或侧卧位）片上可以看到肠腔内有多个肠袢内含有气液面呈阶梯状。平卧位片上能确切地显示出胀气肠袢的分布情况和扩大程度，从而决定梗阻的部位所在，并根据肠襻扩大情况推测出梗阻的严重程度；钡剂灌肠可用于疑有结肠梗阻的患者，它可显示结肠梗阻的部位与性质。但在小肠梗阻时忌用胃肠造影的方法，以免加重病情。

五、诊断

首先根据肠梗阻临床表现的共同特点，确定是否为肠梗阻，进一步确定梗阻的类型和性质，最后明确梗阻的部位和原因。这是诊断肠梗阻不可缺少的步骤。

（一）是否肠梗阻

根据腹痛、呕吐、腹胀、停止自肛门排气排便四大症状和腹部可见肠型或蠕动波，肠鸣音亢进等，一般可作出诊断。但有时患者可不完全具备这些典型表现，特别是某些绞窄性肠梗阻的早期，可能与急性胃肠炎、急性胰腺炎、输尿管结石等混淆。除病史与详细的腹部检查外，化验检查与X线检查可有助于诊断。

（二）是机械性还是动力性梗阻

机械性肠梗阻具有上述典型临床表现，早期腹胀可不显著。麻痹性肠梗阻无阵发性绞痛等肠蠕动亢进的表现，相反是肠蠕动减弱或消失，腹胀显著，肠鸣音微弱或消失。腹部X线平片对鉴别诊断甚有价值，麻痹性肠梗阻显示大、小肠全部充气扩张；而机械性肠梗阻胀气限于梗阻以上的部分肠管，即使晚期并发肠绞窄和麻痹，结肠也不会全部胀气。

（三）是单纯性还是绞窄性梗阻

这点极为重要，关系到治疗方法的选择和患者的预后。有下列表现者，应考虑绞窄性肠梗阻的可能。

（1）腹痛发作急骤，初始即为持续性剧烈疼痛，或在阵发性加重之间仍有持续性疼痛。有时出现腰背部痛。

（2）病情发展迅速，早期出现休克，抗休克治疗后改善不明显。

（3）有腹膜炎的表现，体温上升、脉率增快、白细胞计数增高。

（4）腹胀不对称，腹部有局部隆起或触及有压痛的肿块（孤立胀大的肠襻）。

（5）呕吐出现早而频繁，呕吐物、胃肠减压抽出液、肛门排出物为血性。腹腔穿刺抽出血性液体。

（6）腹部X线检查见孤立扩大的肠襻。

（7）经积极的非手术治疗症状体征无明显改善。

（四）是高位还是低位梗阻

高位小肠梗阻的呕吐发生早而频繁，腹胀不明显；低位小肠梗阻的腹胀明显，呕吐出现晚而次数少，并可吐粪样物；结肠梗阻与低位小肠梗阻的临床表现很相似，因回盲瓣具有单向阀的作用致形成闭襻型梗阻。X线检查有助于鉴别，低位小肠梗阻，扩张的肠襻在腹中部，呈"阶梯状"排列，结肠梗阻时扩大的肠襻分布在腹部周围，可见结肠袋，胀气的结肠阴影在梗阻部位突然中断，盲肠胀气最显著。

（五）是完全性还是不完全性梗阻

完全性梗阻呕吐频繁，如为低位梗阻则有明显腹胀，完全停止排便排气。X线检查见梗阻以上肠襻明显充气扩张，梗阻以下结肠内无气体。不完全性梗阻呕吐与腹胀都均较轻，X线所见肠襻充气扩张都较不明显，结肠内可见气体存在。

(六) 是什么原因引起梗阻

根据肠梗阻不同类型的临床表现，参考年龄、病史、体征、X 线检查。临床上粘连性肠梗阻最为常见，多发生于以往有过腹部手术、损伤或炎症史的患者。嵌顿性或绞窄性腹外疝是常见的肠梗阻原因。新生儿以肠道先天性畸形为多见，2 岁以内的小儿多为肠套叠。蛔虫团所致的肠梗阻常发生于儿童。老年人则以肿瘤及粪块堵塞为常见。

六、治疗

肠梗阻的治疗原则是纠正因肠梗阻所引起的全身生理紊乱和解除梗阻。治疗方法的选择要根据肠梗阻的原因、性质、部位以及全身情况和病情严重程度而定。

(一) 基础疗法

即不论采用非手术或手术治疗，均需应用的基本处理。

1. 胃肠减压

是治疗肠梗阻的主要措施之一，目的是减少胃肠道积留的气体、液体，减轻肠腔膨胀，有利于肠壁血液循环的恢复，减少肠壁水肿；使某些部分梗阻的肠袢因肠壁肿胀而继发的完全性梗阻得以缓解，也可使某些扭曲不重的肠袢得以复位。还可以减轻腹内压，改善因膈肌抬高而导致的呼吸与循环障碍。对低位肠梗阻，可应用较长的小肠减压管。

2. 纠正水电解质紊乱和酸碱失衡

这是肠梗阻最突出的生理紊乱，应及早给予纠正。当血液生化检查结果尚未获得前，要先给予平衡盐液。待有测定结果后再添加电解质以纠正酸碱紊乱。在无心、肺、肾功能障碍的情况下，最初输入液体的速度可稍快一些，但需做尿量监测，必要时做中心静脉压监测，以防液体过多或不足。在单纯性肠梗阻的晚期或绞窄性肠梗阻，常有大量血浆和血液渗出至肠腔或腹腔，需要补充血浆和全血。

3. 抗感染

肠梗阻后，肠壁血液循环有障碍，肠黏膜屏障功能受损而有肠道细菌移位，或是肠腔内细菌直接穿透肠壁至腹腔内产生感染。肠腔内细菌亦可迅速繁殖。同时，膈肌升高影响肺部气体交换与分泌物排出，易发生肺部感染。

4. 其他治疗

腹胀可影响肺的功能，患者宜吸氧。为减轻胃肠道的膨胀可给予生长抑素（somatostatin）以减少胃肠液的分泌量。止痛剂的应用应遵循急腹症治疗的原则。

(二) 手术治疗

手术是治疗肠梗阻的一个重要措施，手术目的是解除梗阻、去除病因，手术的方式可根据患者的情况与梗阻的部位、病因加以选择。

1. 单纯解除梗阻的手术

如粘连松懈术，肠切开去除肠石、蛔虫等，肠套叠或肠扭转复位术等。

2. 肠段切除术

对肠管肿瘤、炎症性狭窄，或局部肠袢已经失活坏死，则应作肠切除。

对于绞窄性肠梗阻，应争取在肠坏死以前解除梗阻，恢复肠管血液循环。有下列表现则表明肠管已无生机。

①肠壁已呈紫黑色并已塌陷。
②肠壁已失去张力和蠕动能力,对刺激无收缩反应。
③相应的肠系膜终末小动脉无搏动。手术中肠祥生机的判断常有困难,小段肠祥当不能肯定有无血运障碍时,以切除为安全。但当有较长段肠祥尤其全小肠扭转,贸然切除将影响患者将来的生存。可在纠正血容量不足与缺氧的同时,在肠系膜血管根部注射1%普鲁卡因或苄胺唑啉以缓解血管痉挛,观察15~30min后,如仍不能判断有无生机,可将肠管回纳腹腔后暂时关腹,严密观察,24h内再次进腹探查,最后确认无生机后始可考虑切除。

3. 肠短路吻合术

当梗阻的部位切除有困难,为解除梗阻,可分离梗阻部远近端肠管作短路吻合,旷置梗阻部。但应注意旷置的肠管尤其是梗阻部的近端肠管不宜过长,以免引起盲祥综合征(blind loop syndrome)。

4. 肠造口或肠外置术

肠梗阻部位的病变复杂或患者情况很差,不允许行复杂的手术,可用这类术式解除梗阻,即在梗阻近端肠管作肠造口术以减压,解除因肠管高度膨胀而带来的生理紊乱。主要适用于低位肠梗阻,如急性结肠梗阻,如已有肠坏死或肠肿瘤,可切除坏死或肿瘤肠段,将两断端外置作造口术,以后再行二期手术重建肠道的连续性。

第五节 小肠肿瘤

一、概述

小肠肿瘤是指从十二指肠起到回盲瓣止的小肠肠管所发生的肿瘤。小肠肿瘤的发生率仅占胃肠道肿瘤的5%左右,小肠恶性肿瘤则更为少见。小肠肿瘤的临床表现很不典型,一般与肿瘤的类型、部位、大小、性质及是否有梗阻、出血和转移有关。小肠肿瘤诊断较困难,易延误诊断及治疗。良性肿瘤常见有腺瘤、平滑肌瘤、脂肪瘤、血管瘤等,部分可恶变。

(一)发病率

(1)肠内容物为碱性,不利肿瘤生长。

(2)胚胎发育中肠形成较晚,含胚胎性残留组织少,产生和演变的肿瘤亦少。

(3)小肠内容物为流体,通过较快,肠黏膜与致癌物质的接触时间短,机械性刺激小。

(4)小肠中菌群较少,细菌代谢低下,使某些需要细菌参与代谢的致癌物质明显减少。

(5)小肠存在保护性酶,使潜在的致癌物质被解毒;小肠淋巴组织产生高浓度的免疫球蛋白A可中和潜在的致癌毒素。小肠集合淋巴结很多,以T淋巴细胞为主,免疫力强,有高度抗肿瘤生长能力。

小肠肿瘤起病隐匿,早期诊断较困难,主要症状为腹痛、血便、腹部肿块和肠梗阻,仅凭临床表现早期很难判断为小肠肿瘤,以致常延误诊断和治疗时机,即使有大量血便,凭临床表现,难以判断为小肠肿瘤或其他原因所致出血,目前随着各种辅助诊断和影像学的进步,近年来早期确诊率有所提高。

(二)诊断

1. 腹痛

为最常见的早期症状,65.2%~66.9%有腹痛,多呈阵发性疼痛,有隐痛、钝痛、胀痛,甚至绞痛，多位于腹中部或下部，为肿瘤所致肠功能紊乱、小肠套叠、小肠部分梗阻或完全梗阻所引起。隐痛者多不引起重视，常误诊为肠蛔虫病、肠痉挛，有些良性肿瘤，甚至误诊数年至数十年，至肠梗阻急诊手术时方发现原发病因为小肠肿瘤。

2. 血便

发生率为 20.5%~27.9%。小肠血管瘤或其他实质性肿瘤溃烂可致下消化道出血。小肠血管瘤常呈间断性大量出血而急诊入院；而实质性肿瘤如溃烂可致瘤体血管溃破表现出血。根据肿瘤所在位置高低与出血量大小，呈咖啡色、棕红色、酱红色至鲜红，如在末端回肠肿瘤大量出血，则血色鲜红；如空肠上端，出血速度较慢，则为咖啡色；如仅肿瘤表面溃烂，则多为隐血或黑便。长期的隐性出血，患者呈贫血外貌、面色苍白、消瘦。

3. 腹部肿块

43.6%~45.7%以腹部肿块就诊，多见于小肠恶性淋巴瘤或平滑肌肉瘤的中晚期；良性肿瘤很少触及肿块。肿块可为瘤体本身巨大，但也可能为良性腺瘤因肠蠕动小肠自身套叠所致。肿块大多为活动性，位于脐周或腹部 4 个象限内，呈光滑，圆形或椭圆形，如为条索状可活动的肿块，则多为肠肿瘤所致肠套叠。有腹部肿块者，多同时伴有腹痛、呕吐、腹胀、血便、贫血或呈部分或完全性肠梗阻症状。

（三）治疗

早期手术切除为主要治疗方法，对恶性淋巴瘤，化学治疗也有较好疗效。

1. 小肠良性肿瘤

根据肿瘤大小、部位采用内镜切除小肠局部切除、肠段切除术后肠吻合术。

2. 小肠恶性肿瘤

采用包括肿瘤在内的小肠局部、附近肠段、肠系膜、淋巴结整块切除，小肠对端吻合术。

3. 回肠末端恶性肿瘤

行回肠末端及右半结肠切除术。

4. 小肠腺癌晚期

已固定不能切除者，行肿瘤近远端小肠旁路手术，可延长生命，改善梗阻症状。

二、小肠平滑肌瘤和平滑肌肉瘤

（一）病理

平滑肌肉瘤可分三级。

Ⅰ级细胞密度中等，梭形细胞为主，部分细胞肥胖，有轻度异型性。核分裂数 2~8 个/25 HPF，平均 5 个。

Ⅱ级瘤细胞多为高密度。细胞形态不规则及肥胖，梭形细胞为主。核分裂多在 10~20 个/25 HPF。平均 12 个，2/3 见瘤周侵犯，半数有肿瘤坏死及囊性变。

Ⅲ级瘤细胞高密度。出现巨核及多核瘤细胞，有重度细胞异型性。核分裂数 30~60 个/25 HPF，平均 45 个，2/3 见瘤周侵犯，半数有坏死及囊性变。

（二）临床表现

1. 腹痛

反复发作上腹部、脐周疼痛。

2. 血便

肿瘤破溃、糜烂、长期小量出血或突发大量血便。

3. 贫血、消瘦

长期失血所致。

4. 腹部肿块

回肠和十二指肠最多，占80%。

5. 肿瘤破裂、穿孔多

见于回肠肿瘤。

6. 肠梗阻

腔内型、肿瘤长大致肠管完全或部分不通。

(三) 治疗

以手术治疗为主。急性梗阻或穿孔者急诊手术，一般情况下，充分准备后手术，因肿瘤出血入院者，先保守治疗，止住出血后，诊断明确再手术。

巨大平滑肌肉瘤手术切除有困难者，可在术前先作放疗 2 000～3 000 cGy 后能使肿瘤缩小，增加手术切除机会。

1. 平滑肌瘤

包括该段肿瘤在内的肠切除术治疗。近年来，腹腔镜手术的开展，对 3 cm 以下的平滑肌瘤，用腹腔镜手术切除，对壁内型较好，术中送冰冻切片，如为平滑肌肉瘤，改行开腹手术，上海长海医院已进行 15 例，术前有 1 例疑为十二指肠平滑肌瘤，冰冻切片为肉瘤，改开腹手术治愈。

2. 平滑肌肉瘤肿瘤

肠段及其肠系膜根治性切除术。肿瘤>5 cm，患者年龄>40 岁者，应多考虑为肉瘤，术中应做冰冻切片，如为肉瘤，应相对多切除一些。肉瘤肝转移率高，必要时术中肝脏肉眼检查外，触及有怀疑肝内硬块者，做术中肝脏 B 超；有肝脏转移者，单个病灶做肝楔形切除，多个转移不能切除者，做肝动脉插管化疗或栓塞治疗。

3. 平滑肌肉瘤

破裂有腹内种植者可腹腔热疗或腹部放置硅胶管早期腹腔内化疗。

三、小肠类癌及类癌综合征

小肠类癌是起源于肠道黏膜 Kulchitsky 细胞的肿瘤，Kulchitsky 细胞又称肠嗜铬细胞，典型的肠嗜铬细胞内含有分泌颗粒，经重铬酸钾处理后明显地染成黄色，它还有强烈的嗜银性，在甲醛固定后用硝酸银液染色，胞质内颗粒染成棕黑色。按目前的分类方法，小肠类癌属于分化较好的神经内分泌肿瘤。

(一) 临床表现

小肠类癌起源于小肠黏膜腺体腺管的 Kuttschitsky 细胞，在黏膜下生长并凸向肠腔而引起客观症状。肿瘤不大，不引起症状，肿瘤长大或发生肠套叠、肠梗阻时才发生症状。类癌瘤处黏膜不像其他小肠肿瘤易溃烂，故出血不常见，但有少数发生肠穿孔。如发生于十二指肠类癌，则常有"胃部不适"。

大约 10% 的小肠类癌患者有类癌综合征。表现有：①皮肤：阵发性潮红、深红，青紫与苍白的特征性变化；②胃肠症状：以水样腹泻为主，伴腹痛、腹胀、肠鸣；③支气管痉挛：呈哮喘样呼吸困难；④心内膜纤维组织增生引起右心室、肺动脉瓣和三尖瓣病变，有心脏杂音，可出现心力衰竭；⑤肝转移：空回肠类癌平均34%有转移，十二指肠类癌平均20%有转移，有些肝转移类癌常比原发类癌大许多倍，有肝大、肝区疼痛或可触及结节；⑥中枢神经受累有智力障碍、神经质、神经错乱；⑦其他有厌食、疲乏、乏力、发热等。

（二）治疗

手术切除是主要的治疗方法。切除范围：空回肠类癌做包括病变小肠、区域淋巴结和病变肠段系膜的根治性切除术，十二指肠球部<1 cm者，可做病变肠段局部切除，胃空肠吻合。十二指肠横部<1 cm者，可做病变肠段局部切除，十二指肠空肠Roux-Y吻合术。但较大的恶性类癌或降部类癌应做胰十二指肠切除术；如有肝转移癌，局限于一段或一叶者，加做肝叶切除术。肝转移不能切除可考虑做肝动脉栓塞术。

小肠类癌综合征在周围血管充血、腹泻、支气管痉挛发作时做对症治疗。

近年来用干扰素（IFN）和奥曲肽（Octreotide）在手术后应用，能提高5年生存率。

（胡　军）

第四章 乳腺癌

乳腺癌发病率和死亡率均居女性恶性肿瘤首位。与欧美国家相比，我国乳腺癌发病率较低［<30/（10万人·年）和60/（10万人·年）］，但诊断时年龄轻（平均48岁，提前10~15年），因此借鉴欧美国家的治疗原则时要有适当的区别。我国的浸润性导管癌较多（90.0%和70.0%），初诊时Ⅰ期比例低，但近年有增加趋势，1999年浸润性导管癌中18%的肿瘤≤2cm，2008年该比例为31%。我国乳腺癌 HER-2 阳性较多（18.0%），雌激素受体（estrogen receptor，ER）阳性和（或）孕激素受体（progesterone receptor，PR）阳性比例较低（分别为49.5%和50.1%）。

一、临床表现与初步检查

乳腺癌80%以无痛性肿块就诊，少数患者有不同程度的乳房隐痛或刺痛。病灶多为单发，质韧、边缘不规则、表面欠光滑。表面皮肤和乳头大多正常，如出现"酒窝征""橘皮征"和乳头回缩，提示肿瘤已侵犯库珀（Cooper）韧带，病期较晚。乳腺佩吉特病可表现为乳头皮肤瘙痒、糜烂、破溃、结痂、脱屑，伴灼痛，向深部扩展时可出现乳头内陷。乳头溢液尤其是血性溢液可能是早期乳腺癌的唯一表现。隐匿性乳腺癌则以腋窝淋巴结肿大为首发症状。

乳腺癌的转移部位不同会明显影响预后，很多患者伴有同时或先后发现的多脏器转移。了解乳腺癌不同部位的转移概率，有助于寻找难以解释或原发病灶不明的转移癌。据 Hayes 报道，临床和尸检发现的乳腺癌转移部位并不完全相同。乳腺癌极少发生腹腔淋巴结转移与癌性腹腔积液。

初诊疑有乳腺癌的患者，需进行完整的病史采集和全面的体格检查，病史、月经史、婚育史、既往肿瘤家族史需详细了解。绝经前妇女最好在月经结束后进行乳房体检。

保证治疗安全的辅助检查可酌情安排。与乳房肿瘤相关的检查主要有：

【钼靶 X 线片】

可检出直径为2mm的微小钙化灶，显示乳腺癌的间接征象，如腺体结构扭曲、漏斗征、瘤周水肿、血管增多增粗等。但致密型腺体和过小的乳房，由于腺体组织与肿块间的密度差小，有时难以显示肿块。

【超声】

乳腺超声能显示乳腺及胸壁的解剖层次，对致密型乳腺触诊不清或钼靶未显示的病变有优势，引流区肿大淋巴结检出率较高。其他的部位超声检查主要用于转移性疾病的排查。

【MRI】

软组织分辨率高，可清晰地将乳腺皮肤、皮下脂肪、正常腺体与病灶分开，可用于初诊时分期评估，确定肿瘤范围、数目，有助于了解新辅助治疗前后肿瘤的变化，评估可否行保乳手术。MRI 对隐匿性乳腺癌、导管原位癌及乳房佩吉特病有特别价值。对于病因不明的乳头溢液，MRI 不需插管就可以直接观察扩张的导管及内容物，并能清楚地显示导管周围间质情况，一定程度上可代替乳管造影。由于正常乳腺组织增强在月经周期的分泌期最为显著，月经周期的7~14d 检查可能更为准确。MRI 的缺点是假阳性率较高，有学者认为术前 MRI 对改善阴性切缘无益，且可能增加不必要的乳房切除术。

【骨扫描、胸片或胸部 CT】

临床分期ⅢA 期及以上患者可考虑进行，或根据临床症状和体征酌情选用。

【PET-CT】

在乳腺癌中主要是用于远处转移的排查，对于隐匿性乳腺癌尤其有用。

【乳管镜】

对乳头溢液，乳管镜可进行病灶定位或活检，配合灌洗细胞学检查能提高诊断准确性。

【细针穿刺活检（fine-needle aspiration biopsy，FNAB）】

能简便并快速了解疾病的性质，但无法确定病理分期，因组织过少难以进行病理分型，假阴性可能发生。

【空芯针活检（core-needle biopsy，CNB）】

获得的组织标本能够满足病理诊断的一般需要，主要用于非手术的患者。

【手术活检】

通常是将肿瘤连同周围部分组织整块切除，主要用于术前乳房肿块的鉴别诊断和术中冰冻病理检查。

二、病理诊断与鉴别诊断

乳腺癌的病理诊断包括组织学分类、分级、分期和分子标记物分型。

（一）组织学分类和分级

WHO 乳腺肿瘤组织学分类较 2003 年有所更新：上皮性肿瘤中新设浸润性乳腺癌一类，原有浸润性导管癌的命名废除，更名为非特殊型浸润性癌；导管原位癌和小叶肿瘤（包括经典型小叶原位癌和多形性小叶原位癌）归入前驱病变；增设炎症性癌和双侧乳腺癌。

组织学分级主要针对浸润性癌部分，多采用改良 Scarff-Bloom-Richardson 分级系统。根据腺管形成的比例、细胞的异型性和核分裂象计数分别评分。三组得分相加，3~5 分为 1 级（G1），低度危险，预后好；6~7 分为 2 级（G2），中度危险，预后中等；8~9 分为 3 级（G3），高度危险，预后差。

（二）临床分期和病理分期

乳腺癌 TNM 分期有临床分期（cTNM）和病理分期（pTNM）。

临床分期依据体检和影像学检查，其 T、M 的定义与病理分期相同，不同之处是 N 取决于淋巴结所在的区域和是否移动或固定融合。N1：同侧腋窝淋巴结转移，可移动。N2：同侧腋窝淋巴结转移，固定或融合。或有同侧内乳淋巴结转移临床征象，而没有腋窝淋巴结转移临床征象。N3：同侧锁骨下淋巴结转移伴或不伴腋窝淋巴结转移，或有同侧内乳淋巴结转移临床征象并且有腋窝淋巴结转移，或同侧锁骨上淋巴结转移伴或不伴腋窝或内乳淋巴结转移。

病理分期基于术后病理结果，N 的定义是依据淋巴结所在区域和数目，尚有微转移或宏转移（微转移之外的淋巴结转移）之分。远处转移主要依据影像学检查。

如果临床分期与术后病理分期不一致，以术后病理分期为准。

2010 年 TNM 分期主要修改在于：①加入了新辅助治疗后的临床或病理 TNM 分期（ycTNM，ypTNM）。ypTNM 应注明对新辅助治疗的反应程度（完全缓解、部分缓解、无缓解）以及判定依据。②取消了 Mx（远处转移无法评估），新增了 cM0（i+），即临床及影像学检查未见远处转移证据及征象，而组织学或分子技术检测到骨髓、血液或其他器官中 ≤0.2mm 的转移灶。③增设ⅠB 期，将原ⅡA 期中的 T0（无原发肿瘤证据）或 T1（肿瘤最大直径≤2cm）但淋巴结出现微转移者（N1mi）划归为ⅠB 期（T0~T1，N1mi，M0）。

（三）分子标记物分型及基因预测

依据乳腺癌的激素受体、HER-2 表达情况和 Ki-67，可对乳腺癌进行分子标记物分型，进而判断预后指导治疗。

【激素受体】

乳腺癌的激素受体有 ER、PR 和雄激素受体（androgen receptor，AR），通常用免疫组化方法检测。ER、PR 阳性的乳腺癌一般分化好、发展较慢、恶性度低、缓解率高、复发少。而 ER、PR 阴性的乳腺癌一般分化较差、侵袭性强、恶性度高、易出现淋巴结转移。ER、PR 表达水平越高，内分泌治疗效果越好，即所谓激素依赖性乳腺癌。单纯 ER 阳性内分泌治疗的有效率为 30%~40%，ER、PR 均阳性者有效率>60%，ER、PR 均阴性者有效率仅为 10% 左右。

ER、PR 的表达在乳腺原发灶与之后转移灶中不完全相同，Broom 报道 ER 的总变化率为 17.7%，其中 9.7% 由最初的 ER 阳性转变为阴性，8.0% 由最初的阴性转变为阳性；PR 的总变化率为 37.3%，均为 PR 阳性转变为阴性。因此，对于复发转移的患者，有必要了解新发病灶的 ER、PR 状况，以提供更为准确的治疗依据。

临床常根据激素受体的测定结果来决定是否使用内分泌治疗。但是，肿瘤细胞的不均一性、检验误差、不同时间里激素受体的变化，以及上述原发癌与转移癌的差别，均有可能影响激素受体测定的结果。

【HER-2/neu】

Weinberg 及其同事在鼠神经胶质瘤中首先发现一种负责 DNA 转化蛋白的基因，称为 neu，它偏码一个单一的相对分子量为 185000 道尔顿的受体样跨膜蛋白（p185）。另外三个实验室在寻找 EGFR 的过程中通过 cDNA 探针同时发现了它，并命名为 HER-2（human EGFR-related gene）或 c-erbB-2 基因。neu、HER-2、c-erbB-2 是同一基因的不同写法，而 HER-2、neu、Erb B-2 和 p185 是同一基因表达蛋白的不同称谓，两者可合写为 HER-2/neu。由于突变基因需要有相应蛋白表达才有临床意义，且蛋白表达的检测相对容易，故临床看到的检验结果基本上是 HER-2。

HER-2 可通过免疫组化和原位杂交（in situ hybridization，ISH）检测。ISH 是检测样本中特定核苷酸序列的一种定位及定量的方法，有荧光原位杂交（fluorescent in situ hybridization，FISH）和显色原位杂交（chromogenic in situ hybridization，CISH）。CISH 结合了 FISH 和 IHC 的技术特点，有方法简单、操作时间短、普通光学显微镜下能观察判断、结果可长期保存等特点，且与 FISH 具有高度一致性，更易得到推广和应用，因而为美国综合癌症网（National Comprehensive Cancer Network，NCCN）指南所推荐。

HER-2 阳性的定义为 IHC（3+），或 ISH 阳性。IHC（2+）的患者，需 ISH 检测 HER-2 是否扩增。HER-2 阴性定义为 IHC 检测-~+，或 ISH 阴性。血清 HER-2 检测的临床意义尚无足够证据支持。

HER-2 是原癌基因，属于生长因子受体家族，过表达可促进肿瘤发生和转化，并使肿瘤恶性度和侵袭性增加、生存率下降，也预示对某些化疗和内分泌治疗药物耐药，是公认的乳腺癌预后和疗效预测指标。25%~30% 的乳腺癌有 HER-2 过表达或 neu 扩增，它与病理分期、腋窝淋巴结受侵数目、ER 及 PR 阴性有密切相关性，而与肿瘤大小、肿瘤分级、原发灶和转移灶间无明显相关。

【Ki-67】

由德国 Kiel 大学检测并命名。Ki-67 免疫组化染色可将大部分 G0 期以外的处于增殖周期的细胞标记出来，因而也被称为细胞的增殖指数，它较有丝分裂像判断肿瘤增殖速度和恶性度更客观可靠。Ki-67 的阳性率越高，说明处于增殖周期的细胞比例越高，肿瘤生长越快，对化疗敏感。不同的肿瘤 Ki-67 差异很大，胃肠间质瘤通常在 5% 左右，而恶性度高的恶性淋巴瘤可在 90% 以上。在乳腺癌，Ki-67>14% 为高表达，<14% 为低表达。

【分子标记物分型】

2000 年 Perou 等依据 ER、PR、HER-2 状态最先提出乳腺癌有 5 个分子分型，即腔上皮 A 型（Luminal A 型，腔面 A 型）、腔上皮 B 型（Luminal B 型，腔面 B 型）、HER-2 过表达型、基底样型（Basal-like 型）和正常乳腺样型（Normal breast-like 型）；2003 年 Sorlie 等将管腔型分为 A 型和 B 型/C 型；2008 年 Liu 等将 HER-2 过表达型又细分为 pure-HER-2 型（基底细胞分子标志物均阴性）和 basal-HER-2 型（基底细胞分子标志物均阳性）。2011 年《圣加伦早期乳腺癌初始治疗国际专家共识》将 Ki-67 等引入新分子分型，它将乳腺癌分为 Luminal A 型、Luminal B 型、HER-2 过表达型和基底样型，目前在临床上应用最广泛。

除上述特征外，腔面 A 型多为 Scarf-Bloom-Richardson 1 级或 2 级，核型多较简单，可伴 16q 缺失和 PIK3CA 基因的突变等。病理类型以黏液癌、小管癌等多见。腔面 B 型多为 Scarff-Bloom-Richardson 2 级或 3 级，核型多较复杂，遗传学的不稳定性也高于腔面 A 型。可不同程度地表达 ER，PR 多为弱表达或阴性，Ki-67 增殖指数高于腔面 A 型。

基底样型乳腺癌生存率显著低于其他类型乳腺癌，但其诊断标准有待统一：有规定为至少表达一种基底样 CK（CK5、CK14、CK17）或两种 CK（CK5/6 和 CK14 或 CK17），或规定为 ER、HER-2 阴性、CK5/6 阳性，或 ER、PR、HER-2 阴性，CK5/6、EGFR 和 c-kit 阳性，或仅规定为 ER、PR、HER-2 阴性，即三阴乳腺癌（triple-negative breast cancer，TNBC）。不同标准的存在对基底样乳腺癌的总体构成及其预后研究产生了干扰。HER-2 在基底样乳腺癌的阳性率为 45%~75%，在非基底样乳腺癌仅为 5%，而 ER 阳性乳腺癌阳性率更低。

【BRCA1/2 突变】

BRCA 是乳腺癌基因的英文简写。BRCA1/2 定位于 17 号染色体的长臂（17q21），均属抑癌基因，通过 Rad51 结合区域参与细胞周期调控、信号转导和 DNA 修复等过程，其失活使基因缺损无法修复，最后导致基因突变而引发癌症。曾有学者认为，BRCA1/2 突变相关的乳腺癌发病年龄轻，组织学分级高，且 ER、PR 阴性，HER-2/neu 无过表达，对内分泌及靶向治疗不敏感，因此预后较差。但在 Good-win 等收集的加拿大、美国、澳大利亚 3220 例乳腺癌患者中，BRCA1 突变 94 例，BRCA2 突变 72 例，BRCA1/2 突变 1 例（BRCA 突变率约 5%，平均发病年龄 45.3 岁）。通过近 8 年随访，并没发现 BRCA1 突变者的远处转移及死亡率与散发性乳腺癌有区别。BRCA2 突变者在单变量分析中预后较差，但多变量分析提示影响其预后的还是肿瘤分期、分级和激素受体的状态而非 BRCA1 突变。

【基因表达谱预测系统】

有 Mamma Print 和 Oncotype DX，后者更为常用。

Mamma Print 预测系统包含 70 个基因，是基于 cDNA 的高通量多基因检测技术，主要应用于 60 岁以下、Ⅰ/Ⅱ期、肿块直径<5cm、淋巴结阴性早期乳腺癌 5~10 年转移风险的预测，进而指导个体化抗肿瘤治疗。该检测需要从新鲜冰冻组织中提取 RNA，对标本的质量、转运、储存等有极高的要求，加上较高的检测费用（约 4000 美元/例），临床普遍应用较为困难。

Oncotype DX 包含 21 个基因，用 RT-PCR 方法检测，可使用福尔马林固定的石蜡包埋组织，相对容易推广。主要应用于 ER 阳性、淋巴结阳性≤3 个的 Ⅰ/Ⅱ期腔面型乳腺癌的复发转移风险的预测。复发风险评分（recurrence score，RS）<18 分为低风险组，从化疗中获益的可能性小，因此可单用内分泌治疗；18 分≤RS<31 分为中风险组；>31 分为高风险组，对化疗的反应相对较好，可内分泌治疗联合化疗。

(四) 鉴别诊断

乳腺癌位于体表，诊断相对简单，但有时需要与下列情况相鉴别。

1. 以乳腺肿块为主要表现

【乳腺纤维腺瘤】

是发生于乳腺小叶内纤维组织和腺上皮的混合性良性肿瘤，可发生于青春期后任何年龄的女性，以18~25岁的青年女性多见。肿瘤可单发或多发，触诊为边缘光整的圆形或卵圆形结节，活动好，少数呈分叶状表现。钼靶X线多为边界清楚的圆形或卵圆形肿块，周围可有一圈窄的低密度晕环，可有钙化。超声检查边界清晰、形态规则，多有完整包膜声影。一些特殊类型乳腺癌如黏液腺癌、髓样癌，有可能被误诊为本病。

巨纤维腺瘤为纤维腺瘤中的特殊型，多发生在青春期少女和40岁以上妇女。前者生长较快，肿瘤直径多>7cm；后者生长较慢。巨纤维腺瘤临床表现与腺纤维肉瘤（分叶状囊肉瘤）相似，诊断有赖于病理。巨纤维瘤有复发和转变为肉瘤的可能。

【乳腺囊性增生病】

有单纯增生和囊性增生，也称为"小叶增生""纤维囊性病"。常见于中年女性，突出表现为乳房胀痛和肿块，常具有周期性特点，疼痛与月经周期有关，往往月经前疼痛加重，月经来潮后减轻或消失，有时整个月经期间都有疼痛。体检主要为一侧或两侧乳腺弥漫性增厚，可局限于乳腺的一部分，也可分散于整个乳腺。肿块呈颗粒状、结节状或片状，大小不一，质韧而不硬，增厚区与周围乳腺组织分界不明显，对可疑病例应活检。

【乳腺结核】

临床表现无特异性，早期可表现为乳腺肿胀疼痛，最常见于乳腺外上象限。肿块边界不清，与皮肤有粘连，可伴有同侧腋下淋巴结肿大，溃疡或瘘管形成也不少见，乳头及皮肤凹陷也可发生。低热、盗汗、乏力等结核中毒症状多不明显，肺结核病灶也不常见。诊断的金标准为乳腺组织结核杆菌培养或抗酸染色阳性，细胞学及组织病理学有助于确诊。

【乳腺肉瘤】

包括间质肉瘤、纤维肉瘤、血管肉瘤、叶状囊肉瘤等，确诊有赖于病理检查。

【原发性乳腺淋巴瘤】

好发于50~60岁女性，常为单发。大多数为B细胞来源的非霍奇金淋巴瘤，临床表现与乳腺癌相似，但皮肤与胸肌多无粘连，无乳头凹陷或溢液，无乳房皮肤橘皮样改变，确诊有赖于病理学诊断。

【乳腺脂肪坏死】

乳腺脂肪坏死分为腺外和腺内两型，为自限性疾病。腺外型肿块位于皮下浅筋膜脂肪层中，表浅，常与皮肤粘连，触诊时肿块与腺体关系不大；腺内型肿块位于乳腺实质内，触诊时肿块边界不清，还可伴腋窝淋巴结肿大，与乳腺癌极为相似，可能需要病理检查才能明确。钼靶和超声对腺外型肿块诊断较准确，但腺内型肿块缺乏典型特征，MRI可能有帮助。患者或可追溯到局部外伤史，但半数以上系自发性脂肪坏死，病因不明。

【乳汁潴留性囊肿】

多见于哺乳期妇女，表现为乳腺肿块，触诊可扪及界限清楚、表面光滑、活动度较好的肿块，合并感染者则边界不清，可有疼痛。

【转移性肿瘤】

占乳腺恶性肿瘤的1%~5%，病灶可单发或多发，确诊有赖于病理学诊断。

2. 以乳腺皮肤改变为主要表现

【急性化脓性乳腺炎】

几乎所有患者均为哺乳妇女,尤其初产妇多见,发病多在产后3~4周。临床表现为乳腺红肿热痛,可出现皮肤橘皮样水肿,或伴有腋窝淋巴结肿大。鉴别诊断主要是警惕哺乳期乳腺癌。

【乳头佩吉特病】

见本章第六节。

3. 以乳头溢液为主要表现

【乳头溢液】

有生理性与病理性,前者多发生在<40岁的女性,溢液通常为清亮无色、浅黄透明或乳样。可发生在单侧或双侧乳房的多个乳孔,多能在短时间内自行消除。后者常与导管内乳头状瘤、乳头状瘤病、导管扩张、乳腺增生、导管扩张症和导管内癌有关,溢液一般发生在单侧乳房、单一乳孔,量多,表现为浆液、浆液血性、血性或浑浊样脓性,持续时间较长。

乳头溢液也可能是由于全身性原因,多与垂体瘤、甲状腺功能亢进或减退、慢性肝病等疾病,以及长期使用避孕药、镇静药、萝芙木碱等药物有关,双侧乳头溢液是其基本特征。

溢液细胞学检查有助于鉴别诊断,找到癌细胞可以定性,但难以鉴别原位癌和浸润性癌。

【浆细胞性乳腺炎】

是乳腺组织的非细菌性炎性病变,炎性细胞以浆细胞为主。急性浆细胞性乳腺炎常与急性化脓性乳腺炎及炎性乳腺癌相混淆。慢性浆细胞性乳腺炎可有乳腺单发肿块,肿块多位于乳晕深部,边界不清,另外可出现皮肤粘连和乳头凹陷。在某些病例中,乳头溢液可为首发症状并可为唯一体征,乳头溢液常为浆液性、脓性或血性,乳管镜及病理检查可以确诊。

【导管内乳头状瘤】

多见于40~50岁经产妇,75%的病例发生在近乳头壶腹部导管内上皮,瘤体很小,一般为良性,恶变率为6%~8%。自发性乳头溢液是最常见和最主要的临床症状,溢液可为血性、暗棕色或黄色。乳腺导管内镜检查可见乳腺导管内红色、黄色或黄红相间的实性肿瘤,绝大部分肿瘤表面呈桑葚状,带蒂而有绒毛,且有很多壁薄的血管,故易出血。

【导管内癌及浸润性导管癌】

极少发生于40岁前的女性,溢液多呈血性,乳房内常有肿块,X线钼靶片常可见到病变处有微钙化,MRI或乳管镜有助于诊断。

4. 以腋窝肿块为主要表现

以腋窝肿块为主要甚至唯一临床表现者,首先要考虑急性坏死性淋巴结炎、副乳、隐匿性乳腺癌,其次是其他肿瘤淋巴结转移,穿刺活检多能明确诊断。腋窝肿块偶尔病理良恶性难定或明确为恶性但来源不明,表4-2、表4-5或对鉴别诊断有帮助。

三、治疗原则

乳腺癌的治疗包括手术、化疗、内分泌治疗、放疗、新靶点药物治疗,以及对症支持治疗,治疗原则取决于原发肿瘤的病期和病理类型、激素受体及分子分型、年龄和是否绝经状态、合并症和患者的治疗愿望。

(一)根据病期

分期是最重要的治疗参数,乳腺癌据此分为5类:①非浸润性乳腺癌。②可手术的局部浸润性乳腺癌。③不可手术的局部进展期浸润性乳腺癌。④局部复发性乳腺癌。⑤转移性乳腺癌。

【非浸润性乳腺癌】

定义为 TisN0M0，0 期。包括小叶原位癌（lobular carcinoma in situ，LCIS）和导管原位癌（ductal carcinoma in situ，DCIS）。

小叶原位癌进展缓慢，随访 20 年只有约 18% 发展为同侧浸润癌，14% 发展为对侧浸润癌，有些可在绝经后自行消退。治疗上首选随访观察，如有乳腺癌家族史，或 BRCA1/2 突变，或为侵袭性较强的变异性小叶原位癌等高危因素，可考虑全乳切除，酌情进行乳房重建，术后随访。化放疗对小叶原位癌无肯定价值，绝经前可考虑服用他莫昔芬，绝经后选用他莫昔芬或雷洛昔芬，以降低发生浸润性乳腺癌的风险。

导管原位癌亦称为"导管内癌"，发展为浸润性癌的风险较小叶原位癌高。治疗可选择：①全乳切除，不建议行腋窝淋巴结清扫，因为累及腋窝淋巴结的情况较为罕见，术后不需要辅助放疗。②局部肿块切除，术后全乳放疗或观察。无论哪种处理模式，均可考虑术后他莫昔芬等内分泌治疗，原则上不予辅助化疗。如最终的病理结果为浸润性乳腺癌，可根据相应期别处理。

【可手术的局部浸润性乳腺癌】

定义为ⅠA、ⅠB、ⅡA、ⅡB 和个别的ⅢA 期（T3N1M0）。

无论保乳与否，肿瘤>1cm 或腋窝淋巴结宏转移，应行辅助化疗±抗 HER-2 药物治疗±辅助内分泌治疗。肿瘤<1cm 和（或）腋窝淋巴结微转移，可酌情选择各种辅助治疗。辅助化疗应在放疗之前完成，内分泌治疗应在化疗之后但可以和放疗同时进行，抗 HER-2 药物治疗可以和放疗同时进行，但应注意心脏的保护，特别是左侧乳腺癌。

有保乳意愿和保乳指征的，肿块切除加外科腋窝分期：≥4 个腋窝淋巴结阳性，术后全乳放疗±瘤床推量照射+锁骨上、下区域放疗，考虑内乳淋巴结放疗；1~3 个腋窝淋巴结阳性，参照≥4 个的执行；腋窝淋巴结阴性，全乳放疗±瘤床推量照射。肿块较大的 T2（2cm<T≤5cm）或 T3（T>5cm），参照不可手术局部进展期浸润性乳腺癌进行新辅助治疗。70 岁以上、病理Ⅰ期、激素受体阳性、切缘阴性的患者，可以考虑行单纯内分泌治疗而不放疗。

如果行全乳切除加外科腋窝分期±乳房重建：腋窝淋巴结阳性，胸壁及锁骨上下区域放疗，考虑内乳淋巴结放疗；1~3 个参照≥4 个的执行；腋窝淋巴结阴性，肿瘤>5cm 或切缘阳性，考虑胸壁±锁骨上下淋巴结者、内乳淋巴结放疗；肿瘤≤5cm，切缘距肿瘤<1mm 化疗后胸壁放疗，切缘距肿瘤≥1mm 伴有脉管癌栓考虑行胸壁放疗，不伴有脉管癌栓不做放疗。

【不可手术的局部进展期浸润性乳腺癌】

定义为部分ⅢA（T0~T3，N2，M0）、ⅢB、ⅢC 期，首先以蒽环类和（或）紫杉类药物为主行新辅助化疗 3~4 周期，HER-2 阳性者联合曲妥珠单抗。绝经后激素受体阳性患者可考虑单用新辅助内分泌治疗 2~3 个月。与新辅助化疗相比，新辅助内分泌治疗的病理完全缓解率罕见，但给药方便、副反应较少，对不能耐受手术的老年患者或大肿块的患者尤其适合。

化疗或内分泌治疗后病情缓解有手术指征的，则行全乳切除+腋窝淋巴结清扫，后续的辅助治疗基本同上。术前未完成的化疗周期术后应继续进行，如果 HER-2 阳性，完成至多 1 年的曲妥珠单抗治疗。

化疗后病情不能缓解或持续进展，考虑更换方案化疗±放疗，或进行个体化治疗。

【局部复发性乳腺癌】

初始治疗为肿块切除或放疗的，全乳切除；已行全乳切除及放疗者，酌情手术；全乳切除未行放疗者，酌情手术+胸壁锁骨上/下淋巴引流区放疗。单纯手术切除的后续再次复发率可达 60%~75%，放疗可以显著降低再次复发率，腋窝淋巴结清扫视之前是否施行决定。术后均应辅助治疗。如果局部复发发生在放疗之后，综合考虑首次放疗后复发时间及患者耐受情况可以谨慎地选择再程放疗。局部小野照射会带来50%以上的再次复发率，且小野照射后再次复发中有2/3位于原射野以外，应尽可能避免。

弥漫性复发患者，需要先行全身治疗，根据局部病变的退缩情况再行胸壁和区域淋巴结的放疗。

【转移性乳腺癌】

基本不可治愈，治疗主要为延长生存期、提高生活质量，因此应优先选择毒性小的治疗方案，如内分泌治疗±新靶点药物治疗或单药化疗±新靶点药物治疗或新靶点药物治疗。转移性乳腺癌经常会出现一些局限性问题，如脑转移、骨转移、肺转移、卵巢转移、肝转移等，可酌情手术、放疗。

（二）根据分子标记物

ER、PR、HER-2为基础的分子标记物分型对乳腺癌治疗的指导意义与分期同等重要，但它主要应用于：①可手术的局部浸润性乳腺癌的辅助治疗。②不可手术的局部进展期浸润性乳腺癌的辅助/姑息治疗。③复发转移性乳腺癌的姑息治疗。前两者还要受组织学类型的影响，此处介绍的适用于组织学类型不好者。组织学良好的乳腺癌多半是特殊病理类型的乳腺癌，见后述。

1. 辅助治疗

【ER和（或）PR阳性，HER-2过表达】

根据淋巴结转移及肿瘤大小。

淋巴结阴性或微转移：①原发肿瘤直径≤0.5cm（pT1a），或原发肿瘤直径为0.6~1.0cm（pT1b），但高分化且无不良预后因素，pN0不进行辅助治疗，pN1mi（腋窝淋巴结转移灶≤2mm）考虑辅助内分泌治疗。②原发肿瘤直径为0.6~1.0cm（pT1b），中/低分化或有不良预后因素：辅助内分泌治疗±辅助化疗。③原发肿瘤直径>1cm（pT1c，pT2，pT3）：辅助内分泌治疗+辅助化疗+曲妥珠单抗。

淋巴结阳性（1个或多个同侧腋窝淋巴结>2mm的转移灶）：无论肿瘤大小，辅助化疗±曲妥珠单抗+辅助内分泌治疗。

【ER和（或）PR阳性，HER-2低或不表达】

除不使用曲妥珠单抗外，其余均同上述。

【ER和PR阴性，HER-2过表达】

除不考虑内分泌治疗外，其余均同上述。

【ER和PR阴性，HER-2低或不表达】

考虑内分泌治疗及曲妥珠单抗，酌情选择观察或化疗。

2. 复发或转移的治疗

【ER和（或）PR阳性】

无论HER-2表达状态，绝经前考虑药物或手术去势，再予原先未用过的内分泌药物治疗；绝经后他莫昔芬及芳香化酶抑制剂均可考虑，后者的效果更好。有内脏危象者应优先考虑化疗，新靶点药物酌情选择，病情稳定后改用内分泌治疗。

【ER和PR阴性，或阳性但内分泌治疗耐药】

仅有骨或软组织转移或无症状的内脏转移，可试用一次原先未用过的内分泌治疗。连续2~3个月的内分泌治疗无效或病情进展，改用化疗或姑息治疗。有内脏危象者同样应优先考虑化疗±新靶点药物。

在ER、PR、HER-2的基础上，结合Ki-67的分子标记物分型模式对诊断和治疗也有一定意义。腔上皮 A 型预后明显好于 B 型，术后可仅辅助内分泌治疗，如有高危因素考虑放疗。新辅助化疗和新辅助内分泌治疗疗效相似。腔上皮 B 型 10 年生存率明显低于 A 型（79% 和 92%），其中 ER 和（或）PR、HER-2 三阳性者推荐化疗、内分泌治疗和抗 HER-2 药物治疗；ER 和（或）PR 阳性、HER-2 阴性、Ki-67>14% 者推荐使用内分泌治疗和（或）细胞毒化疗。不同分子亚型新辅助治疗后的 pCR 率也有差别：腔上皮 A 型为 8.3%；腔上皮 B 型的三阳性乳腺癌为 18.7%；HER-2（+）型为 38.9%；基底样型为 31.1%，但预后最差。

（四）根据病理类型

乳腺癌中有些发病率不高，但肿瘤行为良好的特殊类型，如小管癌、黏液癌、髓样癌和腺样囊性癌，它们大多 HER-2 不表达或低表达，因此有不同的治疗原则。一般 ER 和（或）PR 阳性、pT1~T3、pN0 或 pN1mi：肿瘤<1cm 不进行辅助治疗，肿瘤≥1cm 辅助内分泌治疗。无论肿瘤大小，淋巴结宏转移辅助内分泌治疗±化疗。ER 和 PR 阴性按照普通乳腺癌的原则治疗。

四、治疗方法

（一）手术

【乳腺切除术】

术式有根治性全乳切除术、改良根治术和单纯乳腺切除术。根治性全乳切除术较改良根治术创伤大，未能改善患者生存率，多被弃用。单纯乳腺切除术仅切除整个患侧乳腺和部分皮肤，但不进行腋窝淋巴结清扫，适用于导管原位癌，以及预防性乳腺切除。改良根治术是常用的术式，其全身性禁忌证为：肿瘤已有远处转移；一般情况差，已有恶病质；重要脏器有严重疾病或年老体弱，不能耐受手术。局部病灶禁忌证为：皮肤橘皮样水肿，超过乳房面积一半；皮肤有卫星结节；肿瘤直接侵犯胸壁或肿瘤溃破或炎性乳腺癌；胸骨旁淋巴结肿大，病理证实为转移；锁骨上淋巴结证实为转移；患侧上肢水肿；急性炎性乳腺癌。腋淋巴结最大直径≥2.5cm、彼此粘连融合的炎性乳癌也不宜行改良根治术。

【外科腋窝分期】

即腋窝淋巴结清扫。体检或 SLNB 阳性的乳腺癌，腋窝 I 级和 II 级淋巴结清扫是标准治疗，此术式的腋窝复发率不足 3%。腋窝淋巴结清扫术后主要并发症包括：腋静脉损伤或血栓，运动神经损伤，严重的淋巴水肿，局部血肿形成，肩部功能障碍，感觉丧失，上肢和胸部轻度水肿。

【前哨淋巴结活检（sentinel lymph node biopsy，SLNB）】

用于临床腋窝淋巴结阴性的乳腺癌。前哨淋巴结是乳腺癌淋巴结转移必经的第一站淋巴结，可以为 1 个或数个。如果前哨淋巴结无转移，理论上引流区域中其他站淋巴结也不会发生转移。SLNB 阴性或病理检查有 1~2 个 SLN 微转移，可以不进行腋窝淋巴结清扫（ALND）。前哨淋巴结的示踪剂主要有放射性胶体和蓝色染料，两者检出效能基本相同，妊娠乳腺癌患者禁用。

【保乳术】

适应证：患者有真实的保乳意愿，肿瘤位于乳晕区以外的部位，病灶为单个，最大直径≤3cm（也有学者认为≤4cm），肿块不与皮肤及胸肌粘连，组织学检查无广泛的导管内癌成分，肿瘤的分化程度较好，腋窝无肿大淋巴结或有单个可活动的肿大淋巴结，能保证切缘阴性、乳房外形无明显畸形。有的患者乳房较小，即使病灶<2cm，切除术后外形也不完美。禁忌证：既往接受过乳腺或胸壁放疗；病变广泛，分布于不同象限，多灶性，无法完整切除；再次切除术后切缘持续阳性；炎性乳腺癌；累及皮肤的活动性结缔组织病，尤其是硬皮病和红斑狼疮。35 岁以下年轻患者或 BRCA1/2 突变或伴乳腺癌家族史，有相对高的复发和再发乳腺癌的风险，应向患者充分交代保乳术可能存在的风险。

保乳术式有：①切除肿瘤及边缘部分正常乳腺组织。②肿瘤局部广泛切除。③1/4乳房切除。保乳术应考虑腋窝淋巴结清扫（或前哨淋巴结活检，根据活检结果决定是否进行腋窝淋巴结清扫）。有适应证者保乳术后联合放疗，疗效与根治术相当。无辅助化疗指征的患者术后放疗建议在术后4~8周之间进行。2012年EORTC10801研究报道了中位随访22年的结果，在肿瘤直径<5cm的患者中，改良根治术与保乳术的OS以及远处转移时间无差异。

保乳术后切缘阳性者需要再次切除以达到切缘阴性，或予以全乳切除。

【乳房重建术】

适用于乳房切除术后或保乳术后乳房严重变形的患者，分为即刻重建（Ⅰ期，乳腺切除的同时完成）和延期重建（Ⅱ期，术后数月或数年后进行）两种。根据重建的材料不同，乳房重建分为自体皮瓣重建、假体植入物重建，以及联合两种材料的重建。重建术后放疗指征遵循同期别的乳腺癌原则，自体组织或假体重建术均可放疗。放疗后组织血供和顺应性下降，假体植入重建可能带来更多的并发症，建议即刻重建。自体皮瓣移植最好是在放疗后进行。

（二）化疗

化疗模式有术前新辅助化疗、术后辅助化疗、转移或复发的化疗，早先的最大耐受剂量治疗已被最低有效剂量的治疗所取代。

【新辅助化疗】

可降低肿瘤分期，使不可手术的局部晚期乳腺癌转变为可切除，原本不能保乳的患者肿瘤缩小后争取保乳。新辅助化疗还有体内药敏试验的作用，为将来的药物治疗提供参考。适应证：不适合手术的局部晚期乳腺癌，有保乳意愿的部分T2期患者（原发肿瘤直径为3~5cm）。新辅助化疗前应进行原发灶粗针穿刺活检，确定病理及肿瘤组织分子标记物的状态。临床检查腋窝淋巴结阳性的患者，也要穿刺活检明确诊断，化疗后的手术应行腋窝淋巴结清扫；穿刺阴性或临床、影像学检查阴性的乳腺癌患者，应在新辅助化疗前进行前哨淋巴结活检，如确无转移，化疗后可免去腋窝淋巴结手术。

新辅助化疗的方案与辅助化疗基本相同。20%左右的患者经新辅助化疗可达病理完全缓解，此情况多见于雌激素受体阴性的患者。术前或术后化疗对生存的影响相似。

新辅助化疗的周期数原则上不超过3个，化疗过程中肿瘤进展的情况极少（约5%），如有发生应改用二线化疗或手术治疗。新辅助治疗后分期可能改变，但仍应该依据化疗前的分期来决定术后辅助治疗。

新辅助化疗加辅助化疗的总周期数为6~8个，若新辅助化疗时已经完成了所有的辅助化疗周期，术后可不再化疗。

【辅助化疗】

主要是清除亚临床转移灶，提高生存率，降低复发率和死亡率。其指征已如前述。年龄<35岁、核分级为Ⅱ~Ⅲ级、脉管癌栓、激素受体阴性、HER-2阳性为高危复发风险因素，化疗指征应适当放宽。淋巴结阳性的乳腺癌，紫杉醇序贯蒽环类方案较单纯蒽环类方案能小幅提高无病生存率。淋巴结阴性的乳腺癌，含紫杉类方案未增加其生存益处。对于激素受体阳性者，他莫昔芬等内分泌治疗在辅助化疗后给予较与化疗同时使用更有效。

【转移或复发的化疗】

激素受体阴性、伴有症状的内脏转移，激素受体阳性但对内分泌治疗耐药的患者，均应给予化疗。联合化疗通常较单药有更好的客观缓解率和疾病无进展时间，只是毒性较大，因此转移部位少、肿瘤进展较慢、无重要器官转移者可选择序贯单药化疗，病变广泛需要迅速控制者可选择联合化疗。

在转移或复发乳腺癌的化疗中,常用药物及方案的有效率分别为:阿霉素38%~50%,紫杉醇32%~56%,多西紫杉醇54%~67%,5-Fu 26%,氨甲蝶呤34%。环磷酰胺+氨甲蝶呤+5-Fu(CMF)一线治疗的有效率为45%~80%(CR 5%~25%),中位有效时间为4~8周,中位缓解期为5~13个月,有效病例的中位生存期为15~33个月。紫杉醇、多西紫杉醇、长春碱与阿霉素或顺铂组成的化疗方案,有效率一般为45%~80%。

多柔比星、表柔比星、吡柔比星同为蒽环类抗生素,治疗乳腺癌效果相近,但心脏毒性不同,最大耐受累积剂量分别为550mg/m^2、900mg/m^2、900~1000mg/m^2。治疗期间如发生有临床症状的心脏毒性,或无症状但LVEF<45%,或较基线下降幅度>15%,可考虑检测肌钙蛋白,必要时应先停药并充分评估患者的心脏功能。吡柔比星引起脱发的可能性明显小于多柔比星和表柔比星,脂质体多柔比星与多柔比星疗效相当,但副反应相对较轻。

蒽环类药物初始治疗失败的患者首选含紫杉类药物的方案,蒽环类和紫杉类均失败时,可选择长春瑞滨、卡培他滨、吉西他滨、铂类、培美曲塞等单药或联合化疗,对于已经反复治疗的远处转移的乳腺癌患者,这些药物均可使用,且孰优孰劣很难定论。但辅助治疗或一线治疗后1年以上出现的复发或转移,仍可考虑使用原方案。有学者认为多西紫杉醇治疗转移性乳腺癌的疗效显著优于紫杉醇。白蛋白结合型紫杉醇的优势是治疗前不需要激素预处理,滴注时间更短,紫杉醇有效剂量更高,血液学毒性更低。

蒽环类和紫杉类均失败时还可考虑伊沙匹隆或埃日布林。

伊沙匹隆是天然埃博霉素的半合成衍生物,通过与微管的β$_2$微管蛋白亚单位结合,促进微管聚合并稳定,使细胞受阻于细胞周期的G2、M期,因此与紫杉类药物有类似的作用机制。伊沙匹隆推荐剂量为40mg/m^2,滴注时间>3h,每3周1次。联合卡培他滨与单用卡培他滨治疗HER-2阳性、曾用蒽环类和紫杉类药治疗失败的晚期乳腺癌,有效率为28.8%和16.1%、TTP为25.3周和18.9周。不良反应主要有骨髓抑制、周围神经病变、疲劳、虚弱、肌肉关节疼痛、脱发、恶心、呕吐、口腔炎、黏膜炎和腹泻等。

艾日布林为非紫杉烷类微管抑制剂,1.4mg/m^2,2~5min静注,d1、d8,21d为1个周期。既往接受过蒽环类、紫杉类和卡培他滨化疗的局部晚期乳腺癌或转移性乳腺癌患者,PR 9.3%,SD 46.5%,中位无进展生存2.6个月,中位总生存10.4个月。最常见的不良反应为疲劳、恶心、厌食,最常见的Ⅲ~Ⅳ度不良反应为中性粒细胞减少症、疲劳、周围神经病变。

转移或复发性转移癌治疗中最困难的问题是疗程和持续时间。持续化疗相对于短期化疗能延长无进展时间,但是否对总生存期产生影响仍不明确。有建议化疗取得CR或PR后,继续化疗1~2周期即可停止。当出现肿瘤进展时,再考虑下一程化疗。另一种治疗策略是序贯使用不同的治疗手段,例如在化疗取得CR或PR后,使用内分泌治疗或新靶点药物维持。

高剂量化疗联合干细胞移植并未显示更好的姑息性治疗效果。

【常用化疗方案】

依据HER-2状态,有不含曲妥珠单抗化疗和联合曲妥珠单抗一线化疗方案。此外还有含或不含其他新靶点药物的治疗方案,它们通常用于一线治疗失败之后,少数可作为一线治疗中的替代药物。

1. 不含曲妥珠单抗的一线化疗方案

● AC方案:多柔比星,60mg/m^2,静滴,d1;环磷酰胺,600mg/m^2,静滴,d1。每3周重复,共4个周期。

● AC序贯紫杉醇(密集方案):多柔比星,60mg/m^2,静滴,d1;环磷酰胺,600mg/m^2,静滴,d1。每2周重复(G-CSF支持),共4个周期。序贯紫杉醇175mg/m^{2}或225mg/m^2,静滴

3h，d1，每2周重复（G-CSF支持），共4个周期。

●AC 序贯紫杉醇：多柔比星，60mg/m²，静滴 5~15min，d1；环磷酰胺，600mg/m²，静滴 30~60min，d1。每 3 周重复，共 4 个周期。序贯紫杉醇，80mg/m²，静滴 1h，每周 1 次，共 12 周。

●AC 序贯多西他赛：多柔比星，60mg/m²，静滴，d1；环磷酰胺，600mg/m²，静滴，d1。每 3 周重复，共 4 个周期。序贯多西他赛，100mg/m²，静滴，d1，每 3 周重复，共 4 个周期。

●CEF：环磷酰胺，75mg/m²，口服，d1~14；表柔比星 60mg/m²，静滴，d1、d8；5-Fu，500mg/m²，静滴，d1、d8。予复方磺胺甲噁唑片支持，每 4 周重复，共 6 个周期。

●CMF 四周方案：环磷酰胺，100mg/m²，口服，d1~d14；氨甲蝶呤，40mg/m²，静滴、d8；5-Fu，600mg/m²，静滴，d1、d8。每 4 周重复。

●CMF 三周方案：环磷酰胺，600mg/m²，静滴，d1；氨甲蝶呤，40mg/m²，静滴，d1；5-Fu，600mg/m²，静滴，d1。每 3 周重复。

●CMF 序贯多柔比星：环磷酰胺，600mg/m²，静滴，d1；氨甲蝶呤，40mg/m²，静注，d1；5-Fu，600mg/m²，静滴，d1。每 3 周重复，共 8 个周期。序贯多柔比星，75mg/m²，静滴，d1，每 3 周重复，共 4 个周期。

●EC：表柔比星，75mg/m²，静滴，d1；环磷酰胺，600mg/m²，静滴，d1。每 3 周重复。

●FAC：5-Fu，500mg/m²，静滴，d1、d8 或 d1、d4；多柔比星，50mg/m²，静滴，d1；环磷酰胺，500mg/m²，静滴，d1。每 3 周重复，共 6 个周期。

●FEC：5-Fu，500~600mg/m²，静滴，d1；表柔比星，50~100mg/m²，静滴，d1；环磷酰胺，500~600mg/m²，静滴，d1。每 3 周或每 2 周重复，G-CSF 支持。

●TAC：多柔比星，50mg/m²，静滴 15min，d1；环磷酰胺，500mg/m²，静滴，d1；间隔 1h 后多西他赛 75mg/m²，静滴 1h，d1。每 3 周重复，共 6 个周期。

●紫杉醇：175~200mg/m²，静滴 3h，d1，或持续 24h。每 3 周重复。或者紫杉醇 80~100mg/m²，静滴 1h，每周 1 次。

●紫杉醇+多柔比星：紫杉醇，175mg/m²，静滴 3h，d1；多柔比星，60mg/m²，静滴，d1。每 3 周重复，G-CSF 支持。

●白蛋白结合型纳米紫杉醇（纳米紫杉醇）：260mg/m²，静滴 30min，d1，每 3 周重复。

●表柔比星序贯改良 CMF：表柔比星，100mg/m²，静滴，d1，每 3 周重复，共 4 个周期。序贯环磷酰胺，750mg/m²，静滴，d1；氨甲蝶呤，50mg/m²，静滴，d1；5-Fu，600mg/m²，静滴，d1。每 3 周重复，共 4 个周期。

●多西他赛方案一：60~100mg/m²，静滴 1h，d1，每 3 周重复。

●多西他赛方案二：35~40mg/m²，静滴 1h，每周 1 次。每个周期包括化疗 3 周休息 1 周，或化疗 6 周休息 2 周。

●多西他赛+多柔比星：多西他赛，75mg/m²，静滴 1h，d1；多柔比星，50mg/m²，静滴，15min，d1。每 3 周重复，共 8 个周期。

●多西他赛+环磷酰胺：多西他赛，75mg/m²，静滴 30~60min，d1；环磷酰胺，600mg/m²，静滴 30~60min，d1。每 3 周重复，共 4 个周期。

●多西他赛+卡培他滨（XT）：多西他赛，75mg/m²，静滴 1h，d1；卡培他滨，1250mg/m²，每日 2 次，d1~d14。每 3 周重复。

2. 含曲妥珠单抗的一线化疗方案

●曲妥珠单抗：首剂 4mg/kg，静滴 90min，以后 2mg/kg，静滴 30min，每周 1 次。或首剂

8mg/kg，静滴90min，以后6mg/kg，静滴90min，每3周1次。

●曲妥珠单抗+多西他赛方案一：曲妥珠单抗首剂4mg/kg，静滴90min，d1；以后2mg/kg，静滴30min，每周1次；多西他赛，100mg/m^2，静滴1h，d1。每3周重复。

●曲妥珠单抗+多西他赛方案二：曲妥珠单抗，4mg/kg，静滴90min，d1；以后2mg/kg，静滴30min，每周1次；多西他赛，35mgm^2，静滴1h，第1、2、3、5、6、7周，每8周为1个周期。

●曲妥珠单抗+长春瑞滨：曲妥珠单抗，首剂4mg/kg，静滴90min；以后2mg/kg，静滴30min，每周1次。长春瑞滨，30mg/m^2，静滴6~10min，每周1次。

●曲妥珠单抗+紫杉醇方案一：曲妥珠单抗，4mg/kg，静滴90min，d1；以后2mg/kg，静滴30min，每周1次；紫杉醇175mg/m^2，静滴，d2，每3周重复，至少6个周期（加或不加卡铂）。

●曲妥珠单抗+紫杉醇方案二：曲妥珠单抗，4mg/kg，静滴90min，d1，以后2mg/kg，静滴30min，每周1次；紫杉醇，80mg/m^2，静滴1h，每周1次。

3. 其他治疗方案

●T-DM1：3.6mg/kg，静滴，每3周重复。

●艾日布林：1.4mg/m^2，静推2~5min，d1、d8，21d为1个周期。

●吉西他滨：1200mg/m^2，静滴30min，d1、d8、d15，每4周重复。

●吉西他滨+培美曲塞：吉西他滨，1250mg/m^2，静滴，d1、d8；培美曲塞，500mg/m^2，静滴，d8，每3周重复。对于接受过蒽环类和紫杉类治疗的晚期乳腺癌的有效率可以达到24%。

●吉西他滨+顺铂（GP）：吉西他滨，1250mg/m^2，d1、d8，静滴；顺铂，70mg/m^2，d1，静滴，每3周重复。

●吉西他滨+紫杉醇（GT）：吉西他滨，1250mg/m^2，静滴30min，d1、d8；紫杉醇，175mg/m^2，静滴3h，d1，每3周重复。

●聚乙二醇脂质体阿霉素：40mg/m^{2}或50mg/m^2，静滴，d1。每4周重复。

●卡培他滨：1000mg/m^{2}或1250mg/m^2，每日2次，口服，d1~d14。每3周重复。

●拉帕替尼：500mg，每日2次，口服；或1500mg，口服，每日1次。直到疾病进展或因其他原因取消。（两种剂量对疗效无统计学差异）

●拉帕替尼+卡培他滨：拉帕替尼，1250mg，口服，每日1次；卡培他滨，1000mg，口服，每日2次，d1~d14。每3周重复。

●拉帕替尼+来曲唑：拉帕替尼，1500mg，口服，每日1次；来曲唑，2.5mg，每日1次。

●拉帕替尼+曲妥珠单抗：拉帕替尼，1000mg或1500mg，口服，每日1次。曲妥珠单抗，第1周4mg/kg，静滴，d1，以后2mg/kg，静滴，每周1次；或者曲妥珠单抗第1周8mg/kg，静滴，d1，以后6mg/kg，静滴。每3周重复。

●帕妥珠单抗+曲妥珠单抗+多西他赛：帕妥珠单抗首剂840mg，静滴60min，之后420mg，静滴30~60min，每3周重复；曲妥珠单抗首剂8mg/kg，静滴，之后6mg/kg，静滴，每3周重复；多西他赛首剂75mg/m^2，静滴，如可耐受以后剂量可增加至100mg/m^2，每3周重复，至少6个周期。

●伊沙匹隆：40mg/m^2，静滴3h，d1。每3周重复。

●伊沙匹隆+卡培他滨：伊沙匹隆，40mg/m^2，静滴3h，d1；卡培他滨，2000mg/m^2，口服，d1~d14。每3周重复。

●依维莫司：10mg，口服，每日1次。

●长春瑞滨：30mg/m^2，静滴20min，每周1次。

- 依托泊苷：50mg/m^2，口服，每日1次，d1~21。
- 米托蒽醌：14mg/m^2，静滴，每3周1次。
- MMM方案：丝裂霉素，7~8mg/m^2，静推，d1、d14；氨甲蝶呤，35mg/m^2，静推，d1；米托蒽醌，7~8mg/m^2，静滴，d1。每3周重复。
- 长春瑞滨：25~30mg/m^2，静滴20min，d1，每周1次。前3周治疗后如能耐受，可增加到80mg/m^2。或者长春瑞滨60mg/m^2，口服，每周1次。
- 长春瑞滨+吉西他滨：长春瑞滨，30mg/m^2，静滴，d1、d8；吉西他滨，1200mg/m^2，静滴d1、d8。每3周重复。
- 长春瑞滨+顺铂：长春瑞滨，30mg/m^2，静注，d1、d8；顺铂，80mg/m^2，静滴，d1。每3周重复。
- 长春瑞滨+异环磷酰胺：长春瑞滨，25mg/m^2，静滴，d1、d8；异环磷酰胺，2000mg/m^2，持续静滴d1~d3（美司钠解救）。每3周重复。
- 紫杉醇+贝伐珠单抗：紫杉醇，90mg/m^2，静滴，d1、d8、d15；贝伐珠单抗，10mg/kg，静滴30~90min，d1、d15。每4周重复，直到疾病进展或发生严重毒性反应。

（三）放疗

放疗是乳腺癌综合治疗中的重要组成部分，包括乳腺癌保乳术后、乳腺切除术后的胸壁和区域淋巴结的辅助放疗，局部晚期患者的放疗，以及转移或复发患者的姑息性放疗。放疗还可作为内分泌治疗的手段应用（预防性放射去势）。由于乳腺癌药物治疗的有效性较高，术前放疗已很少用。

【术后辅助放疗】

指征为：①原发肿瘤最大直径≥5cm，或肿瘤侵及乳腺皮肤、胸壁。②腋窝淋巴结转移≥4个。③1~3个淋巴结转移的T1~T2伴下列复发高危因素一项以上：年龄≤40岁，腋窝淋巴结清扫数目<10且转移比例>20%，激素受体阴性，HER-2过表达。④保乳术后原则上都具有术后放疗指征，但70岁以上、Ⅰ期激素受体阳性的患者可以考虑选择单纯内分泌治疗。术后放疗应在末次化疗后2~4周内开始。有辅助化疗禁忌证的患者可以在术后切口愈合、上肢功能恢复后开始术后放疗。

【照射野及剂量】

根据照射部位，可将乳腺癌的局部放疗分为：胸壁野、锁骨上/下野、腋窝野、内乳野、全乳照射（whole breast irradiation，WBI）和部分乳腺照射。

改良根治术后放疗靶区通常为胸壁野+同侧锁骨上/下野，腋窝野仅限于腋窝淋巴结清扫不彻底者，内乳淋巴引流区术后放疗仅限于内乳淋巴结病理阳性者。使用曲妥珠单抗者原则上不做预防性内乳照射，必要时可考虑单纯胸壁照射，以避免加重心脏毒性。

保乳术后照射野取决于腋窝淋巴结转移数目和是否存在复发高危因素：腋窝淋巴结阳性≥4个，患侧乳腺+同侧锁骨上/下野照射；腋窝淋巴结阳性1~3个且有高危复发因素者照射靶区需包括患侧乳腺，锁骨上/下淋巴结引流区是否做预防照射意见尚不统一；腋窝淋巴结转移1~3个不含复发高危因素者，或前哨淋巴结活检阴性，可仅做患侧乳腺照射；前哨淋巴结阳性而未做腋窝淋巴结清扫者，需包括患侧乳房+同侧腋窝野+同侧锁骨上/下野。部分乳腺照射适用于保乳术后低危患者。美国肿瘤放射治疗学会（American Society of Radiation Oncology，ASTRO）对"低危"的定义是：年龄≥60岁，T1N0的单灶肿块，未接受新辅助治疗，切缘阴性，无脉管受侵，无广泛导管内癌成分，激素受体阳性的浸润性导管癌或其他预后良好的浸润性癌。

无手术指征、不愿接受手术或局部复发者，可根据治疗目标选择照射范围和剂量。

常用照射野的设定及剂量如下。

胸壁野的上界为锁骨头下缘，即第1肋骨下缘；下界对侧乳腺皮肤皱折下1~2cm；内界为体中线；外界为腋中线或腋后线。可采用X线或电子线照射，全胸壁DT50Gy/5周/25f。电子线照射时常规胸壁垫补偿物DT20Gy/2周/10f，以提高胸壁表面剂量。如复发区以前曾接受过放疗足量，则应采用小射野，30~40Gy。

锁骨上/下野包括锁骨上/下淋巴引流区。照射野上界为环甲膜水平；下界与乳腺/胸壁野上界相接，即第1肋骨下缘水平；内界体中线至胸骨切迹水平沿胸锁乳突肌的内缘；外界肱骨头内缘。照射剂量：DT50Gy/5周/25f，可应用电子线和X线混合照射，以减少肺尖剂量。如该区以前曾接受过足量放疗，则应采用小射野，30~40Gy。

腋窝野的上界为锁骨下缘，下界为腋窝下界，内界沿胸廓内侧缘，外界沿肱骨头内缘。照射剂量6MV-X线，补量至DT50Gy。腋窝深度根据实际测量结果计算，欠缺的剂量采用腋后野补量至DT50Gy。

内乳野包括第1~3肋间。上界与锁骨上野衔接，内界过体中线0.5~1cm，宽度一般为5cm，总剂量50Gy，原则上2/3及以上剂量需采用电子线以减少心脏照射剂量。尽管腋窝淋巴结阳性时，内乳淋巴结受侵率高，为20%~70%，但临床复发较为少见，文献报道复发率为0.1%~0.6%。至今，对内乳淋巴结做术后预防性照射的临床研究均未能显示提高疗效，加之左侧乳腺癌放疗可能对心脏造成损伤，因此术后辅助放疗一般不照射内乳淋巴引流区。

全乳照射采用内切野和外切野照射。上界锁骨头下缘（即第1肋骨下缘），下界乳腺皮肤皱折下1~2cm，内界体中线，外界腋中线或腋后线。照射剂量为全乳DT50Gy/5周/25f，不加填充物或组织补偿物，原发灶瘤床补量。在模拟机下根据术中银夹标记定位或手术瘢痕周围外放2~3cm，用合适能量的电子线或X线小切线野，补量DT10~16Gy/1~1.5周/5~8f。也可采用高剂量率近距离治疗技术进行瘤床补量。

基于CT定位的三维治疗计划可以显著提高靶区剂量均匀性，减少正常组织不必要的照射，对于特殊解剖患者的射野衔接具有优势。采用常规定位时，也建议在三维治疗计划系统上优化剂量参考点，选择楔形滤片角度，评估正常组织体积剂量，以更好地达到靶区剂量的完整覆盖，降低放射损伤。

全乳适形调强放疗，CT扫描前以银夹或铅丝标记瘤床区或手术瘢痕，从而确定全乳腺照射和瘤床补量靶区。在CT图像上逐层勾画靶区和危及器官，采用正向或逆向调强放射治疗计划设计（仍以内切野和外切野为主）。照射剂量全乳46Gy/23f，瘤床区补量14Gy/7f。

部分乳腺照射（partial breast irradiation，PBI）缩小了照射范围，且多在1~2周内完成，较传统的全乳腺照射的5~7周大大缩短了总疗程，故又称为加速部分乳腺照射（accelerated partial breast irradiation，APBI）。常用的治疗方式有外照射、术中放疗和近距离放疗3种。目前术中放疗和近距离国内应用尚不多，而外照射靶区意见不一，大多沿用的是美国博蒙特医院的标准：CTV为乳腺术腔外扩1.5~2.0cm，PTV在CTV基础上再外放1.0cm；单次剂量为3.4Gy/f，2次/d的加速超分割，每次治疗时间间隔需大于6h，共治疗10次，5d左右完成全部治疗，总剂量34Gy；保乳手术时术腔的标志是确定靶区的重要前提。

（四）内分泌治疗

内分泌治疗前，必须了解患者病期、激素受体（见前述的治疗原则）和绝经与否情况，如果激素受体不明，可根据转移部位、无病生存期、月经状态做出决定。激素受体阴性的转移性乳腺癌也可试用内分泌治疗，是因为受体阴性的患者仍然有10%左右内分泌治疗有效。内分泌治疗如果有效，缓解期较化疗长（中位缓解时间12个月和5个月），更能为患者所耐受。绝经与否影响内分泌治疗手段的选择,只有符合下述任何一条才被认为是绝经:①双侧卵巢切除术后。②年龄≥60岁。③年龄<60岁,且在没有化疗和服用他莫昔芬、托瑞米芬和卵巢功能抑制治疗情况下停经1年以上,同时血促卵泡激素(follicle-stimulatinghormone,FSH)及雌二醇水平处于绝经后的范围,否则必须连续检测血 FSH 及雌二醇水平符合绝经后范围(目前尚无统一标准,可参考各地检验参考值)。

内分泌治疗的手段有:①抗雌激素治疗。②消除激素治疗。③附加激素治疗。

【抗雌激素治疗】

主要是他莫昔芬、托瑞米芬、雷洛昔芬和氟维司群。

1. 他莫昔芬

属于非甾体类药物,作用机制主要是通过与血循环中雌激素竞争结合肿瘤细胞的 ER,抑制其随后的 DNA 转录和复制,使肿瘤细胞停滞于 G1 期,减少 S 期细胞的比例。他莫昔芬是一种雌激素部分激动剂,对乳腺癌有拮抗作用,但是对子宫内膜、脂肪以及骨有激动作用。

作为乳腺癌重要的内分泌治疗药物,他莫昔芬不受绝经状态影响,可用于:①各种治疗后的辅助治疗。根治术后他莫昔芬用药1年、2年、5年,复发危险性降低的比率分别为21%、28%和50%。②复发转移者的治疗。其中,软组织、淋巴结转移的有效率为35%~40%,脑转移最差。③特殊患者的主要治疗,Horobin 曾报道130例70岁以上因各种原因不能手术的患者仅用他莫昔芬治疗,5年生存率为49.4%。研究显示他莫昔芬可降低对侧乳腺癌风险40%~50%。

5年他莫昔芬辅助治疗被认为是标准方案,可降低15年复发和死亡风险。但 ATLAS 研究结果显示,延长他莫昔芬治疗至10年,可降低患者后续10年内29%的死亡风险。至于诱发子宫内膜癌的风险,10年和5年他莫昔芬的5~14年累计发病率分别为0.4%和0.2%,并不比普通人群癌症发病率高。他莫昔芬的剂量一般为10mg,口服,bid。但有学者认为,T3~T4 或淋巴结转移≥4个的高危患者,肿瘤负荷比低危患者高,他莫昔芬应为20mg,口服,bid。他莫昔芬的副反应不大,少数患者有恶心、呕吐、发热潮红、阴道瘙痒、出血和有分泌物,月经失调,液体潴留,多无须处理。治疗期间需注意避孕。他莫昔芬具有雌激素样作用,可促进子宫内膜增生,改善阴道干涩。

2. 托瑞米芬

疗效及作用机制与他莫昔芬相似,主要优点是引发子宫内膜癌的危险更小。有报道他莫昔芬耐药者本药仍有一定有效率(6.3%~15%)。用法为60mg,口服,qd 或 bid。

3. 雷洛昔芬

用法为60mg,口服,qd。国内应用不多。

4. 氟维司群

与天然雌激素有相似的结构,与雌激素的主要区别在于其 7a 部位有一条长的侧链,能够结合、阻断、降低 ER,下调细胞的 ER 水平,并使得 PR 表达减少。和他莫昔芬不同,它没有类雌激素作用,对 ER 的作用为阻滞而非竞争性抑制。氟维司群与他莫昔芬之间无交叉耐药,初始使用他莫昔芬治疗后进展的激素敏感型乳腺癌,氟维司群与阿那曲唑疗效相当。芳香化酶抑制剂进展后氟维司群治疗,也有一定数量的患者(28%~46%)获益。氟维司群作为一线或二线治疗进展后,其他的内分泌治疗仍可能敏感。用法:250mg 肌注,d1,每月1次,直到客观疾病进展或因其他事件需要停用。或者是500mg 肌注,d0、d14、d28,以后250mg,每28天1次。氟维司群副作用不大,主要有胃肠道反应(恶心、呕吐、便秘、腹泻和腹痛)、头痛、潮红。在治疗的头6周内,从其他激素治疗转为氟维司群时可能出现阴道流血。

【消除激素治疗】

手术或药物均能达到目的。

1. 双侧卵巢切除

卵巢是青年及中年女性的重要内分泌器官,卵巢切除后可能产生骨质疏松、血脂增高、心血管疾病的危险性增加和心理性创伤,他莫昔芬和芳香化酶抑制剂等药物能有效地消除雌激素的影响,因此去势可在以下几种情况出现时才进行:①激素受体阳性,腋下淋巴结有广泛转移或锁骨下淋巴结有转移。②绝经前晚期或复发性乳腺癌。③药物内分泌治疗失败后的补救。④不愿意接受辅助化疗中度风险患者,去势后与他莫昔芬联合应用。⑤对他莫昔芬有禁忌者。

切除卵巢的方法有手术和放射两种。手术去势的优点是切除卵巢组织彻底,而且奏效快。放射去势方法简便,一般在4d内给予双侧卵巢照射1200~1600cGy,但需历时数周方始生效,有1/3病例在放疗后重新有月经来潮。

卵巢切除术获得缓解的病例,平均缓解期为10~14个月,平均生存期可达31个月,有效病例中有19%可获得5年生存。影响疗效的因素与其他内分泌治疗基本相同,但在年龄上以40~50岁时有效率最高(37%~40%),35岁以下者仅22%有效,绝经1年以上则常无效或极少有效。

2. 双侧肾上腺切除术或垂体切除术

双侧肾上腺切除术有效率为23%~58%,有效病例平均生存期为26个月。垂体切除术疗效与之相近。双侧肾上腺切除术后应补充糖皮质激素,垂体切除术需补充糖皮质激素、甲状腺素、盐皮质激素和血管升压素,加上现有药物已能方便有效地减少雌激素合成,故这两种手术已很少使用。

3. 药物

常用的有来曲唑、阿那曲唑、依西美坦等芳香化酶抑制剂,戈舍瑞林、诺雷德、亮丙瑞林等促性腺激素释放激素类似物,此外还有氨鲁米特。芳香化酶抑制剂对HER-2阳性的肿瘤比他莫昔芬更有效,可以从一开始就应用5年,也可以在他莫昔芬治疗2~3年后再转用芳香化酶抑制剂5年,或直接换芳香化酶抑制剂用5年;也可以在他莫昔芬用满5年之后再继续应用5年,还可以在芳香化酶抑制剂应用2~3年后换用他莫昔芬用满5年。不同的芳香化酶抑制剂种类都可选择。但芳香化酶抑制剂对绝经前妇女价值不大,尚无证据显示完成5年他莫昔芬后续应用卵巢抑制剂联合第三代芳香化酶抑制剂会进一步使患者受益。药物性卵巢去势的治疗时间是2~3年。

(1) 来曲唑:可抑制雄激素向雌激素转化,使雌激素水平下降。来曲唑用于绝经后激素受体阳性乳腺癌的新辅助治疗4个月,疗效高于他莫昔芬(55%和36%),保乳手术率提高(45%和35%)。在HER-2过表达的亚组中,来曲唑的有效率更高(88%和21%)。MA17试验证明,他莫昔芬治疗5年后无病生存的妇女给予来曲唑后续治疗,能进一步降低癌症复发风险,绝对获益6%,淋巴结阳性较阴性的妇女获益更多。用法为2.5mg次/d,口服。来曲唑不良反应轻微,主要有恶心、头痛、骨痛、潮热和体重增加。

(2) 阿那曲唑:ATAC研究证实,与他莫昔芬相比,阿那曲唑提高了激素受体阳性妇女6年无病生存率3.3%,但长期随访未见总生存获益。BIG1-98研究证明阿那曲唑降低乳腺癌5年复发率,较他莫昔芬的绝对获益率提高了3.4%。用法为1mg次/d,口服。副作用与来曲唑相近。

(3) 依西美坦:他莫昔芬治疗2~3年后序贯使用依西美坦共5年明显优于单用他莫昔芬5年,3年无病生存率提高了4.7%。用法为:25mg,口服,qd。

(4) 促黄体素释放激素(luteinizing hormone releasing hormone, LHRH)类似物:卵巢产生性激素受垂体产生的FSH和黄体生成素(luteinizing hormone, LH)调控,而后者的产生又受制于下丘脑的促黄体激素释放素（releasing hormone，RH）。LHRH 类似物，包括激动剂或拮抗剂，通过负反馈作用抑制垂体，减少 FSH 和 LH 的产生，起到药物性垂体功能抑制并进一步抑制卵巢功能的作用，且抑制作用在停药后即可消除。LHRH 可单用或与他莫昔芬及芳香化酶抑制剂合用于绝经前晚期乳腺癌，单药疗效与外科去势相同，联合他莫昔芬与含蒽环类辅助化疗相近。常用的药物有：戈舍瑞林，3.6mg；亮丙瑞林，3.75mg 和曲普瑞林 3.75mg，可任选一种，每 4 周注射 1 次。治疗初期可有一过性症状加重以及因卵巢功能低下而导致的各种不适，如潮红和性欲减低，偶有头痛、情绪变化和阴道干燥。少数有恶心、呕吐、瘙痒、多毛、耳鸣和体重增加，和他莫昔芬合用可以减轻不良反应。

（5）氨鲁米特（Aminoglutethimide，AG）为第一代芳香化酶抑制剂。本药能抑制肾上腺组织中的碳链酶，阻断胆固醇转化为雄烯二酮，从而抑制所有甾体内分泌激素的前体产生；氨鲁米特还抑制周围组织中的芳香化酶，进而抑制雄激素转化为女性激素。使用时多从小剂量开始，即 250mg，bid。2~3 周内逐渐增量至 qd。由于其副作用同双侧肾上腺切除，目前已经少用。

【附加激素治疗】

用于常规内分泌治疗失败患者的二线治疗，孕激素或雌激素可任选一种，雄激素也可使用。

（1）孕激素。孕激素的抗乳腺癌机制可归纳为：①直接细胞毒样作用。②阻止 ER 合成和重新利用，从而降低 ER 的数量。③通过反馈机制降低激素合成。临床上最常用的孕激素为醋酸甲羟孕酮 500~1000mg 次/d，或醋酸甲地孕酮 160mg 次/d，口服。孕激素治疗复发转移性乳腺癌的有效率为 16%~26%，大多数患者有食欲及体重增加，一般情况改善，疼痛减轻或消失。少数患者有瘙痒、口渴、头晕、阴道出血、宫颈分泌物增多、粉刺、多毛、性欲下降、月经延迟、经量减少、子宫收缩痛、乳房疼痛、泌乳。通常无须处理。有凝血性疾病和肝功能障碍的患者应慎用或不用。

（2）雌激素。雌激素的作用机制主要是通过改变机体内分泌环境而抑制癌细胞生长。动物实验证明，低浓度的雌二醇促进乳腺癌细胞生长，高浓度反而抑制其生长。雌激素对绝经前患者常无效，用法：3~5mg 次/d，口服。常见的不良反应为恶心、厌食、呕吐等，对男性的副作用见其他章节。

（3）雄激素。乳腺癌细胞有 20% 存在雄激素受体，雄激素可与该受体结合。雄激素还可转变为雌激素，起类似雌激素治疗的作用。雄激素治疗后约 20% 的患者可观察到肿瘤缩小，有效者平均缓解期为 10 个月，平均生存期为 24 个月。雄激素有刺激骨髓增生的作用，可以改善患者的贫血，促进食欲。最常用的雄激素是丙酸睾酮：100mg，肌注，每日 1 次，连用 5 次以后，减为每周 3 次，视症状缓解情况及全身反应可减量使用。显效的病例应持续给药，直到肿瘤进展为止。如用药 6 周无效，可停药。

（4）皮质醇类药物。适用于脑转移昏迷、肺部癌性淋巴管炎、肝转移合并黄疸等，可选用氢化可的松 100mg 静滴，qd；或泼尼松 100mg，口服，qd。

内分泌治疗的疗效与以下因素有关：①年龄。绝经前患者特别是 35 岁以下者效果较差。②月经情况。平时月经周期规律者有效率较高（34.5%），月经周期不规律者有效率仅 27%。③自手术到复发的时间间隔。间隔时间越长，有效率越高。绝经前患者自手术到复发的间隔时间 <1 年的有效率为 28%，2~4 年为 34%，>5 年为 55%。④复发部位。病灶限于乳房、锁骨上淋巴结和（或）软组织者，有效率最高（40%）；骨、肺、胸膜转移的有效率为 26%；肺内淋巴道播散的有效率为 18.7%；肝转移的有效率仅 8.6%，而脑转移者无一例有效。⑤激素受体状态。ER 阳性者有效率可达 60%~70%，ER 及 PR 均阳性者有效率可达 80%；ER 阴性者约 10% 有效。

内分泌治疗药物选择及注意事项：①绝经前辅助内分泌治疗首选他莫昔芬，绝经后患者首选芳香化酶抑制剂。不能耐受芳香化酶抑制剂的绝经后患者，仍可选择他莫昔芬。②绝经前高复发风险的患者，可以卵巢抑制/切除联合芳香化酶抑制剂。③他莫昔芬治疗期间，如果患者已经绝经，可以换用芳香化酶抑制剂共5年；或他莫昔芬治疗满5年再加芳香化酶抑制剂5年。④淋巴结阴性、肿瘤直径≤0.5cm或直径在0.6～1.0cm但具有较好预后因素的患者，从内分泌治疗中获益有限，可不进行内分泌治疗。⑤雌激素受体拮抗剂、甾体类芳香化酶抑制剂、非甾体类芳香化酶抑制剂相互之间无交叉耐药，治疗失败后可以互换，有部分患者仍可取得一定疗效。在已经无可选择的情况下，孕激素、雄激素、雌激素都可以应用。⑥化疗可使2/3的患者出现闭经，说明化疗也有去势作用，绝经前患者LHRH类似物与化疗同步使用，可加速闭经进程，有可能提高疗效。但化疗与内分泌治疗药物合用不增加效果，浪费了一次日后还可能单独奏效的机会；或者是由于两者的相互干扰掩盖，无法确切分辨其真实反应，而混用了一种原本无效的手段。⑦他莫昔芬和（或）其他芳香化酶抑制剂之间联合用药，疗效并无提高。⑧内分泌治疗可以和放疗或新靶点药物同时进行。⑨ER和PR阴性，不推荐进行辅助内分泌治疗。但考虑到检测未必完全可靠和对侧乳腺癌的预防，在患者知情同意前提下，可以使用价廉副作用小的他莫昔芬。

大多数转移性乳癌最终会对内分泌治疗失效。凡有紧急且危及生命的转移时，如淋巴管炎性的肺转移、广泛的肝转移、脑转移伴有神经系统症状等，应首选化疗、放疗，病情稳定后再考虑其他的内分泌治疗。

（五）新靶点药物治疗

常用的药物有抗HER-2的单抗、酪氨酸激酶抑制剂和血管生成抑制剂。

【曲妥珠单抗】

是乳腺癌治疗中第一个针对HER-2过表达的重组人源化单抗，单药治疗复发转移乳腺癌的有效率为15%～30%。在新辅助治疗中，曲妥珠单抗联合紫杉醇序贯CEF方案的pCR率高达65.2%，单纯化疗组仅26.3%，但pCR率能否转变为更长的DFS和OS尚有争议。用于HER-2阳性早期乳腺癌术后辅助治疗，可使复发风险降低36%～52%，死亡风险降低33%，2年的DFS提高8.4%绝对值。曲妥珠单抗与来曲唑联用可延长至疾病进展时间。

曲妥珠单抗的首次剂量为4mg/kg，以后每周2mg/kg，或6mg/kg（首次剂量8mg/kg），每3周1次。在复发转移性乳腺癌中多联合化疗，可用药至疾病进展。在术后辅助治疗中，用药时间共52周。接受曲妥珠单抗辅助治疗者，中枢神经系统为首次转移部位的风险明显升高，可能与其不能透过血脑屏障有关。

抗HER-2药物一般只用于乳腺癌，但有学者认为，即使HER-2阴性，也不能就此断定该患者不适合接受曲妥珠单抗。因为许多最初被鉴定为HER-2阳性并从曲妥珠单抗辅助治疗中获益者，权威中心实验室重新分析时并无HER-2扩增。含曲妥珠单抗方案治疗后疾病进展者，后续治疗可保留曲妥珠单抗但更换其他化疗药物（即所谓跨线治疗），也可换用拉帕替尼加用其他化疗药物，或使用TDM-1。

曲妥珠单抗联合化疗可能增加心肌损害，严重者会发生心力衰竭。因此使用曲妥珠单抗时应注意：①不与阿霉素同期使用，但可以序贯使用。②曲妥珠单抗开始治疗前应检测左室射血分数（LVEF），使用期间每3个月监测1次LVEF。③如LVEF较治疗前绝对数值下降≥16%，应停止曲妥珠单抗治疗至少4周，并每4周检测1次LVEF。4～8周内LVEF回升至正常范围或LVEF较治疗前绝对数值下降≤15%，方可恢复使用曲妥珠单抗。④LVEF持续下降超过8周，或3次以上因心肌病而停止曲妥珠单抗，应永久停用。

发热反应是曲妥珠单抗最常见的即刻反应，多发生在首次输注时，特别是输注开始2h以内，发生率<5%，反应程度多为轻至中度，常规的解热镇痛药（如对乙酰氨基酚）及抗过敏药物

（如盐酸苯海拉明）可缓解。严重的发热反应约为0.3%，可伴呼吸困难、支气管痉挛、低血压和皮疹，死亡率约0.04%，应加用糖皮质激素等处理。这种反应在以后的治疗中一般不再发生，故可通过减少单位时间内给药剂量的方式谨慎地再次使用。

【T-DM1】

T-DM1是以曲妥珠单抗为载体并结合了抗微管细胞毒药物DM1的新型靶向药物，通过与HER-2结合，T-DM1进入肿瘤细胞内，发挥DM1的细胞毒作用，从而特异性地治疗HER-2高表达的乳腺癌。FDA批准T-DM1用于治疗之前接受过曲妥珠单抗和紫杉类化疗的HER-2阳性乳腺癌患者。用法为3.6mg/kg，静注，每3周1次，直至病情进展。PFS和OS优于拉帕替尼联合卡培他滨，主要不良反应为血小板下降及转氨酶升高。

【拉帕替尼】

是一种口服的小分子酪氨酸激酶抑制药，用于HER-2阳性，且已使用过抗HER-2单抗的复发或转移性乳腺癌。本药能够透过血脑屏障，故对脑转移有一定的治疗作用。拉帕替尼联合卡培他滨较卡培他滨单药，中位肿瘤进展时间36.9周和19.7周，脑转移的发生明显减少，不良反应发生率相似。用法：拉帕替尼单药，500mg，bid，口服或1500mg，qd。用药直到疾病进展。联合卡培他滨时：拉帕替尼，1250mg，口服，qd；卡培他滨，1000mg，口服，bid，d1~14。联合来曲唑时：拉帕替尼，1500mg，口服，qd；来曲唑，2.5mg，口服，qd。

【帕妥珠单抗】

与HER-2受体胞外结构域Ⅱ区结合。2012年FDA批准其作为HER-2阳性转移性乳腺癌一线治疗，2013年批准用作HER-2阳性乳腺癌的术前新辅助治疗。HER-2阳性既往未接受过抗HER-2治疗的转移性乳腺癌，帕妥珠单抗+曲妥珠单抗+多西他赛治疗的中位PFS相比于曲妥珠单抗+多西他赛组显著延长了6.1个月。FDA推荐帕妥珠单抗的初始用量为840mg，60min内静脉输注，之后每3周给药420mg，30~60min内静脉输注；如果联用曲妥珠单抗和帕妥珠单抗，曲妥珠单抗的初始剂量应为8mg/kg，90min内静脉输注，之后每3周给药6mg/kg，30~90min内静脉输注；如果在使用帕妥珠单抗时合用多西他赛，建议多西他赛的初始剂量为75mg/m^2，静脉输注；如果患者耐受良好，多西他赛剂量可逐步增至100mg/m^2，每3周给药1次。治疗组较对照组毒副作用并没有明显增加，最常见的副作用是腹泻、脱发、白细胞减少、恶心、乏力、皮疹和周围感觉神经病变。

【贝伐珠单抗】

是重组的血管内皮生长因子受体（VEGFR）的人源化单抗，联合紫杉醇一线治疗晚期乳腺癌较紫杉醇单药提高了有效率（36.9%和21.2%），延长了无进展生存时间（11.8个月和5.9个月），但未延长总生存期。对三阴性乳腺癌，贝伐珠单抗联合化疗和单药化疗相比，中位PFS分别为6.0个月和2.7个月，中位OS为17.9个月和12.6个月。用法：紫杉醇90mg/m^2，静滴，d1、d8、d15；贝伐珠单抗，10mg/kg，静滴30~90min，d1、d15。每4周重复，直到疾病进展或发生严重毒性反应。

【依维莫司】

系mTOR抑制剂。mTOR是一种蛋白激酶，可以调控一系列介导细胞生长和细胞增殖的信号旁路。来曲唑或阿那曲唑治疗后出现肿瘤复发或进展的激素受体阳性、HER-2阴性的绝经后乳腺癌，依维莫司10mg，口服，qd，联合依西美坦25mg次/d，可使中位PFS期延长至11个月，而单用依西美坦仅可延长4.1个月。

(六) 特殊情况下的治疗

【妊娠哺乳期乳腺癌】

指妊娠同时或妊娠结束后1年内，以及在哺乳期间发生的乳腺癌。妊娠哺乳期激素水平改变使乳腺腺泡增生，乳房密度增加坚实肥大，肿块不易被早期发现，易被延误诊治。患者的肿块多较大，以弥漫浸润型为多，肿瘤分化较差，淋巴结常呈阳性，ER、PR多阴性，HER-2常过表达。

妊娠期乳腺癌治疗原则与非妊娠期乳腺癌并无不同。一般认为，除非在2~3周内就要分娩，肿瘤治疗可酌情推迟到分娩后进行外，原则上不应因妊娠而延迟对乳腺癌的治疗。因为肿瘤倍增时间为130d的中分化腺癌，治疗延迟1个月，腋窝淋巴结转移的危险增加0.9%；延迟3个月，危险增加2.6%；延迟6个月，危险增加5.1%。对肿瘤倍增时间为65d的低分化腺癌，治疗延迟1个月，腋窝淋巴结转移的危险增加1.8%；延迟3个月，危险增加5.2%；延迟6个月，危险增加10.2%。与妊娠期乳腺癌有关的问题有如下。

1. 人工流产

在20世纪五六十年代，普遍认为女性激素会刺激肿瘤增殖，为了提高生存率需终止妊娠。但后来发现，80%的妊娠期乳癌激素受体为阴性，流产并不能提高患者生存率。所以目前认为只有在妊娠早期或中早期，且肿瘤已经为局部晚期，进一步治疗迫切需要时，才采取人工流产。

2. 手术

妊娠期手术和麻醉对胎儿的影响很小，特别是妊娠前3个月（妊娠第3~13周），手术不增加胎儿致畸率或死产率。但手术有可能导致婴儿出生时低体重比率增高（与早产和宫内发育迟缓有关），婴儿在出生后1周内的死亡率升高。妊娠前3个月和妊娠中3个月（妊娠第14~27周）时全身麻醉的自然流产率升高，改良根治术可在很大程度上避免早期乳腺癌区段切除术所需的局部放疗。

3. 化疗

胎儿器官成形期主要在着床后第18~60天，此时细胞生长活跃，所以在孕早期给予化疗会产生死胎或畸胎，其风险高达16%。孕中、晚期胎儿除了大脑和生殖系统外，大多器官都已经发育，所以化疗仅可能会引起发育迟滞或低体重出生儿，致畸率仅占1.3%。所以，妊娠中3个月和后3个月，可给予新辅助或辅助化疗。

4. 放疗

妊娠期不考虑放疗。即使在放疗中对胎儿采取了防护措施，由于散射，估计胎儿接受的剂量也超出了安全范围。妊娠前3个月1~1.5Gy和妊娠后3个月（妊娠第28周直至分娩）20Gy的照射剂量，会导致胎儿畸形、宫内生长缓慢或胎死宫内。妊娠前3个月的胎儿所处位置易于防护，但对放疗最为敏感。妊娠后期随着胎儿长大，对放疗不太敏感。但胎儿向上移出骨盆，不易防护，放疗会使胎儿接受更高的照射剂量。妊娠后期确诊的患者，如果行保乳手术，术后放疗应推迟到分娩后进行。但要注意的是有3/4的患者照射后的乳腺将失去泌乳功能。

5. 内分泌治疗

妊娠期乳腺癌多为ER阴性，故少有妊娠期乳腺癌患者使用内分泌治疗的报道。内分泌治疗药物对抗或减少雌激素，会导致阴道出血、自然流产、胎儿缺陷、胎儿死亡，故如果需要应推迟到妊娠结束后使用，以避免对胎儿的潜在副作用。

6. 抗肿瘤药物治疗

接受抗肿瘤药物治疗者,应停止哺乳。

7. 预后

多数文献报道妊娠期与分期相同的非妊娠期患者的生存率无显著差异,但有的研究表明晚期妊娠期乳腺癌的患者预后要差。

8. 再次生育

须考虑乳腺癌治疗后再次妊娠的可能性以及后续妊娠对乳腺癌复发是否有不良影响。化疗可使卵巢失去功能,蒽环类药物可使9%的患者永久性闭经。闭经发生率与药物剂量及患者年龄有关,药物剂量及患者年龄越大,闭经的发生率越高。治疗时高水平的雌激素理论上可能会刺激亚临床癌灶的生长,导致肿瘤复发。但多数临床资料显示乳腺癌患者治疗后,妊娠和非妊娠者在生存率上无显著差别。乳腺癌在治疗后2~3年内的复发率最高,有关妊娠的建议见后述。

【炎性乳腺癌(inflammatory breast cancer, IBC)】

在局部晚期乳腺癌中IBC侵袭性最强,HER-2阳性和激素受体阴性的可能性更大,预后也更差。典型IBC特征为:乳腺1/3或以上面积的充血水肿(橘皮征),且充血区有明显可触及的边界。根据淋巴结受累情况和是否发生远处转移,IBC可分为ⅢB、ⅢC、Ⅳ分期。

IBC不应立即进行手术,以蒽环类为基础±紫杉类,如HER-2阳性,加用曲妥珠单抗。如化疗后得到缓解则应予全乳切除加腋窝淋巴结清扫,不建议保乳治疗。术后完成辅助化疗+胸壁和淋巴引流区放疗。有建议即使无临床受累证据,也可考虑内乳区放疗。激素受体阳性者随后进行内分泌治疗。如为HER-2阳性,完成1年的曲妥珠单抗的治疗。如化疗不能缓解,则无法手术,建议予以更换化疗方案或其他个体化治疗。

【隐匿性乳腺癌(occult breast cancer, OBC)】

表现为腋窝淋巴结转移(甚或远处转移),但体检或影像学检查找不到乳腺原发病灶。多数学者认为这些患者原发灶存在,只是现有检查难以发现。

OBC的治疗仍存有争议,多主张以手术为主的综合治疗。发现乳腺原发灶后可行保乳术或改良根治术,联合腋窝淋巴结清扫,术后辅以放化疗。腋窝淋巴结清扫有助于明确诊断及激素受体检测,为内分泌治疗提供依据。如腋窝淋巴结转移>3个,建议对腋窝、锁骨上区进行放疗。如保乳术则行全乳放疗加瘤床区推量。

【三阴乳腺癌(triple negative breast cancer, TNBC)】

可分为6种亚型:基底样亚型(2种)、免疫调节亚型、间充质亚型、间充质干细胞样亚型、管腔雄激素受体亚型,但这种分类的临床意义尚不明确。与其他类型相比,TNBC总生存和无病生存均较差;腋窝淋巴结转移率低,肺转移发生较早;多在治疗后的1~3年内复发,5年内死亡。TNBC由于缺乏激素受体及HER-2表达,一般没有内分泌治疗及曲妥珠单抗的使用指征,但化疗近期效果较好。Ryan等报道,顺铂+贝伐珠单抗新辅助化疗TNBC,临床完全缓解26%,临床部分缓解52%,稳定11%,进展2%。Liedtke报道1985—2004年255例TNBC新辅助化疗结果,pCR率显著高于非TNBC患者(22%和11%),3年无进展生存率及总生存率显著降低(分别为63%和76%,74%和89%)。术后前3年中,TNBC较非TNBC患者的复发和死亡风险高,之后两组疾病进展风险比曲线趋近甚至相交。新辅助化疗后,若获得pCR,TNBC和非TNBC的OS并无显著性差异;但若有残余病灶,OS较非TNBC患者显著降低。TNBC发生内脏和软组织转移的概率较发生骨转移的概率显著升高,复发后生存时间较非TNBC患者显著降低。

【老年乳腺癌】

其治疗原则与年轻患者相似。但激素受体阴性的老年乳腺癌，内分泌治疗的有效率高达20%，芳香化酶抑制剂的有效率更高。因此无内脏转移或进展缓慢的老年乳腺癌，无论激素受体状态如何均建议进行内分泌治疗或参加内分泌治疗的临床试验。健康状况差的老年人，化疗可考虑卡培他滨、长春瑞滨、曲妥珠单抗、紫杉类单药序贯化疗。

【原发性双侧乳腺癌】

指两侧乳腺同时或先后发生的独立的原发癌灶。其中两侧乳腺癌发生间隔<6个月者称为双侧同时性乳腺癌，发生间隔>6个月者称为双侧异时性乳腺癌。该病发生率欧美国家报道为12%~21%，我国为0.8%~6%。

双侧乳腺癌与下列因素有关：病灶较小，尤其病灶<1cm；为特殊型癌（如髓样癌、黏液癌、管状癌、腺样囊腺癌等）以及小叶癌等；癌细胞分化良好；多中心性病灶；有乳腺癌家族史者；绝经前，尤其年龄较轻，术后长期生存。

双侧乳腺癌的诊断标准：两侧乳腺组织中分别找到原位癌成分，如导管、小叶癌等；或两侧乳腺癌病理组织类型不同；或两侧乳腺癌病理组织类型相同，而先发侧无局部复发、无淋巴道转移及其他远处转移，但不能完全除外对侧乳腺癌系转移。乳腺癌转移至对侧腋窝较为罕见，应当注意与对侧原发性隐匿性乳腺癌相鉴别。如有以下特征之一，应考虑为乳腺癌向对侧腋窝淋巴结转移：①两侧转移淋巴结病理特征类似。②同侧肿瘤复发或其他远处转移。③原发肿瘤病期偏晚，同侧腋窝淋巴结有多枚转移。

双侧乳腺癌的治疗应根据其类型而定。无复发转移的双侧原发性乳腺癌，治疗应按单侧癌对待；同时性双侧原发性乳腺癌多见于年轻患者，预后差，属于高危乳腺癌，应采取积极的综合治疗。

乳腺癌术后对侧腋窝淋巴结转移，如合并有其他远处转移，可行姑息性手术切除；如未发现其他转移，可行对侧乳房切除加腋窝淋巴结清扫。术后均应该酌情安排其他相应的治疗。

【骨转移及骨质疏松】

乳腺癌骨转移十分常见，如不伴其他部位的转移，有可能长期生存。芳香化酶抑制剂和LHRH类似物可导致骨密度下降或骨质疏松，同样可导致骨相关事件的发生。这些都可能成为特别的临床问题。

骨转移治疗原则是：①尽量避免不必要的强烈化疗，尽量运用并尽可能延长内分泌治疗，因为持续稳定6个月以上的患者，生存期与化疗所获得的临床缓解相同。②如果骨转移疼痛不明显，不要过早应用双磷酸盐及核素治疗。是因为前者抗癌作用尚待肯定，后者对骨骼外的病灶没有治疗意义。③有骨转移相关症状者，可酌情放疗，外照射与放射性核素治疗酌情均可考虑。外照射常用剂量及分割方法有：①300cGy/f，共10次。②400cGy/f，共5次。③800cGy/f，单次照射，适于活动及搬动困难的晚期癌症患者，但再放疗及病理性骨折发生率高于分次放疗。放射性核素治疗对患者健康状况要求较高，治疗后骨髓抑制发生率较高，恢复需12周左右。④双磷酸盐用于乳腺癌骨转移，时间至少6个月。⑤外科治疗要求患者一般情况良好，预期生存>3个月，内科或放疗治疗失败。对脊柱转移瘤病例一般要求Tomita评分<7分，还应综合考虑以下因素：存在神经受压，神经功能进行性减退；存在或将发生脊柱不稳定。长骨转移癌手术还要求：孤立转移灶，原发灶控制良好，发生降低生活质量的病理性骨折。预防性固定手术一般用于发生病理性骨折风险很大的患者：Mirels评分>9分；X线片50%骨皮质被破坏；病变直径>2.5cm；股骨小粗隆存在破坏；上肢病变骨折概率低于下肢，预防性固定指征应相对严格。

应用芳香化酶抑制剂和LHRH类似物前、使用过程中（推荐每6个月1次），应监测骨密度并进行 T-评分（T-Score）：<2.5 分为骨质疏松，双磷酸盐治疗；2.5~1.0 分，为骨量减低，给予维生素 D 和钙片治疗，考虑使用双磷酸盐；>1.0 分为骨量正常，不推荐使用双磷酸盐。ECT 异常，或乳酸脱氢酶高或碱性磷酸酶升高，但 X 线、CT 或 MRI 未显示骨破坏者，不推荐使用双磷酸盐。长期使用双磷酸盐者，每日应补充钙 1200~1500mg 及维生素 D3，400~800IU。轻中度肾功能不全（肌酐清除率>30mL/min）的患者无须调整剂量，但严重肾功能不全（肌酐清除率≤30mL/min）患者，应根据不同药物的说明书进行剂量调整，减量或延长输注时间。

五、预后及随访

【预后】

乳腺癌的自然生存期没有直接的证据，Bloom 等早先报道过尸检 250 例未曾治疗的乳腺癌患者，自症状出现的平均生存期为 3 年，中位生存期 2.7 年，仅 2% 的患者生存期长于 10 年。

乳腺癌的预后与淋巴结转移情况、肿瘤大小及范围、组织学分级、激素受体、HER-2 状态、年龄等有关。建立在这些指标基础上的危险度分级能大致反映预后：①低危。淋巴结阴性，肿瘤≤2cm，Ⅰ级，肿瘤周围没有血管受侵，HER-2 阴性，年龄≥35 岁。②中危。淋巴结阴性但有下列一项：肿瘤>2cm，Ⅱ~Ⅲ级，肿瘤周围血管受侵，HER-2 阳性，年龄<35 岁；1~3 个淋巴结阳性，HER-2 阴性。③高危。1~3 个淋巴结阳性，HER-2 阳性；≥4 个淋巴结阳性。

其他需进一步说明的预后因素。

（1）肿瘤大小：在没有区域淋巴结转移和远处转移的情况下，原发肿瘤愈大，局部浸润愈严重，预后愈差。

（2）肿瘤部位：在没有腋下淋巴结转移的情况下，生长在乳腺外侧的癌比生长在内侧者预后好。如已有腋下淋巴结转移，这种差别就不复存在。

（3）腋下淋巴结：腋下淋巴结有转移者，10 年生存率仅为 30%，而腋下淋巴结无转移的患者，10 年生存率可达 75%。腋下淋巴结转移的数目>10 个，预后很不理想。有淋巴结转移者，肿瘤复发转移多在 10 年内，发生在 10 年后不到 10%。淋巴结无转移者，10 年后肿瘤复发和转移仍有 30%，提示淋巴结无转移的患者的随访时间应更长。仅腋下与仅内乳淋巴结转移，生存率无显著性差异，两处淋巴结均有转移时预后差。

（4）间质内白细胞聚集：间质内白细胞（包括淋巴细胞、浆细胞、中性粒细胞等）聚集愈多，预后可能较好。

（5）组织学类型：小管癌、小管小叶癌、浸润性筛状癌和黏液癌，10 年生存率>80%；混合型小管癌、腺泡型小叶癌、非特殊类型浸润性导管癌与特殊类型的混合癌，10 年生存率为 60%~80%；髓样癌、非典型髓样癌、经典型小叶癌、浸润性乳头状癌，10 年生存率为 50%~60%；非特殊类型浸润性导管癌、实体型小叶癌、混合性小叶癌、非特殊类型浸润性导管癌和小叶癌的混合癌则预后较差，10 年生存率<50%。

（6）转移部位：单纯的骨转移，特别是在老年人，获得长期生存并不出人意料。而肝转移患者预后不良，化疗敏感性差，化疗缓解期短。有人回顾性分析 1996—2005 年间 98 例乳腺癌肝转移，化疗总有效率为 45.9%，中位无疾病进展时间为 6 个月（0~50 个月），中位生存期为 17 个月（3~56 个月）；1 年、2 年、3 年、4 年生存率分别为 36.0%、19.0%、13.0% 和 3.0%。眼及眶内转移由于诊断和治疗上的困难，预后更为恶劣。

（7）分子标记物状况：和预后的关系已如前述，它们只在中晚期病例中有意义，早期患者是否如此，需要更深入的观察。有报道 HER-2 阳性乳腺癌的脑转移，中位生存期明显长于阴性者（17.1 个月和 5.2 个月）。

(8) 年龄：<35 岁者预后差，老年人预后较好，但 TNBC 及 IBC 除外；<40 岁的绝经前妇女，化疗后闭经较未闭经者预后好。

需要特别指出，上述预后因素没有考虑到患者的心理状态和身体健康状况，这应该引起临床医生的关注。

【随访】

一般认为早期发现复发和转移灶及时治疗能延长生存时间，然而 ASCO 在对 14 项近年发表的相关研究进行系统回顾后发现，频繁的随访并未带来生存的获益，建议随访策略：体检在最初 2 年每 3 个月 1 次，其后 2 年每 6 个月 1 次，第 5 年后每年 1 次；乳腺钼靶每年 1 次。乳腺自检每月 1 次，有乳腺癌复发转移相关症状，如新的包块、腹痛、胸痛、呼吸困难和持续的头痛，应及时就诊。血常规、乳腺癌标志物、胸部 X 线片、骨扫描、CT 或 MRI 等可用于有症状的患者，但不推荐无症状患者常规应用。

接受芳香化酶抑制剂治疗或出现有治疗所致的卵巢功能衰退的患者，应在基线状态及之后定期检测骨密度。应用他莫昔芬的患者，若子宫仍保留，每年进行 1 次盆腔及妇科检查。

没有证据显示生育会影响预后，对于要求生育者，原位癌患者建议在手术和放疗结束之后，淋巴结阴性的浸润性癌患者在术后 2 年，淋巴结阳性的术后 5 年。需要辅助内分泌治疗者，孕前 3 个月即应停止内分泌治疗，直至生育后哺乳结束。

BRCA1 或 BRCA2 突变携带者患乳腺癌的终生风险分别为 65% 和 45%，因此 BRCA1 突变外显率高于 BRCA2。就乳腺癌而言，BRCA1 突变在成人之前风险并不增加，40 岁后风险随年龄而增长，80 岁时危险高达 82%。就卵巢癌而言，40 岁前的风险是 17%，70 岁时增加到 39%，80 岁时高达 54%。有下列 1 个或多个风险因素者，推荐参加肿瘤遗传学评估：①50 岁或以下浸润性乳腺癌或原位导管癌患者。②双原发性乳腺癌或乳腺癌卵巢癌同发。③家族中（父系或母系）同系成员同时患原发性乳腺癌或成员中有乳腺癌与卵巢癌。④同系家族成员中患有男性乳腺癌、甲状腺癌、肉瘤、肾上腺皮质癌、子宫内膜癌、胰腺癌、脑肿瘤、皮肤病或白血病、淋巴瘤。⑤已知有乳腺癌易感基因突变的家庭成员。

六、其他乳腺肿瘤

【男性乳腺癌】

罕见，在所有乳腺癌病例中小于 1%，在所有男性肿瘤中亦不足 1%。男性乳腺癌发病年龄多在 60 岁左右。尽管男性乳腺癌与女性乳腺癌在发病机制、生物学、遗传学上可能有差异，但因为其发病率少，无法进行大样本的临床研究，治疗原则与女性乳腺癌基本相同。

【副乳腺癌】

正常乳房外的乳房始基不退化，即会发育成副乳或多乳畸形。副乳的发生率为 1%~6%，可发生在腋下、腋前线、乳房下方、腹股沟等处，临床上多见于腋下腋前线。副乳形态各异，有乳头、乳晕、乳腺俱全者，亦有仅为其中之一者，最常见仅有腺体而无乳头。副乳腺癌多见于绝经期女性，男性极为少见。副乳腺癌常需与乳腺腋尾部癌、乳腺癌腋窝淋巴结转移、隐匿性乳腺癌等相鉴别。

副乳腺癌多位于腋窝淋巴丰富的区域，因而肿瘤扩散和转移较早，但治疗原则与一般的乳腺癌相同。

【乳头佩吉特病】

是合并乳头和乳晕部位病变的特殊类型的乳腺癌，表现为乳头乳晕区的皮肤糜烂、渗出及反复结痂、脱痂等慢性湿疹样改变，乳头瘙痒、刺痛、乳头浆液性或血性溢液是常见的伴随症状,严重者可出现乳头部分或全部溃烂。大部分患者病变始于乳头再蔓延至乳晕,这与乳头乳晕湿疹有明显不同。

佩吉特病有较高的复发率,应采取以全乳切除±外科腋窝分期为主的综合治疗,保乳手术应慎行,特别对于可触及肿块和病理含浸润性成分者。

【分叶状肿瘤】

有良性和恶性之分,前者称为分叶状纤维腺瘤,后者称为叶状囊肉瘤。分叶状肿瘤多见于50岁以上妇女,表现为乳房肿块,体积较大,但有明显境界,通常与皮肤无粘连,侵犯胸肌时可固定,腋窝淋巴结转移很少,肺、纵隔、骨转移较多。治疗原则是手术广泛切除,不行外科腋窝分期。如有复发可再次切除,考虑术后放疗。如有转移,依据软组织肉瘤原则治疗。

(刘 燕)

第五章 腹腔镜手术

第一节 腹腔镜外科发展概况

治疗腹部脏器疾病时,以最小的手术创伤取得与传统外科手术相同的效果,是病人与医师的共同愿望,腹腔镜外科的发展,使这一愿望得以实现。腹腔镜外科的发展来源于妇产科医师的工作。开始时是用膀胱镜,1901 年德国的 George Kelling 首次用膀胱镜检查狗的腹腔;1910 年瑞典的 Jacobaeus 报道用腹腔镜及胸腔镜做诊断的经验。1924—1935 年间,在造成气腹条件下进行腹腔内观察在欧洲大陆已较为普遍,有称之为"腹腔镜术"(laparoscopy)、"腹部镜术"(abdominoscopy)、"内脏镜术"(splanchnoscopy)。Goetze(1918)发明自动气腹针,而 1938 年 Veress 的气腹针得到普遍使用并用氧气充气。Semm(1955)设计可控性输卵管通气机以诊断输卵管的疾病。1955 年 Semm 在德国提出"妇科腹腔镜术"(gynecologic laparoscopy),但未被接受,因并发症多。随后制成 CO_2 自动充气机,Semm 在德国慕尼黑(1967)常规地使用腹腔镜作妇科诊断,该时正逢冷光源技术问世,照明可通过玻璃纤维将体外光源导入至腹腔内,因而可以避免热光源烧伤肠管并且制成了腹腔镜持针器、显微剪、钛夹钳和改进打结技术。1986 年,计算机集成电路摄像机的出现使腹腔镜显像发生了革命性变化,手术组成员均可以观察手术过程并积极进行配合,改变了内镜手术只术者一人独自完成的格局。然而,此技术并未为当时许多外科医师所接受,而将此种技术称之为"盆腔镜术"(pelviscopy)。在欧洲 20 世纪 60~70 年代时,此技术只是用于诊断和治疗妇女的不孕症。在美国得到 Semm 等的介绍后,很快广被接受,1972 年成立美国妇科腹腔镜医师协会(American Association of Gynecological Laparoscopist),95% 以上的腹腔镜术是用于输卵管绝育。随着手术范围扩大,新的技术、新的器械也在发展,但仍然未离开盆腔腹腔镜手术这个范畴。

Semm 在 1980 年首先施行腹腔镜阑尾切除术,并 1982 年报道于 Current Problem in Obstetrics and Gynecology 这份杂志上,1983 年在维也纳用德文发表。Mouret,一个在法国开业的精于妇科学和腹腔镜术的普通外科医师,1987 年在里昂做妇科手术时,施行了首例腹腔镜胆囊切除,该病人同时有症状性胆囊结石症。1988 年巴黎的 Dubois,他是致力于推行微创外科手术,也开始了此项手术。Mouret、Dubois、Perissat 三人的工作使腹腔镜胆囊切除术的工作得到发展。1989 年 4 月和 1989 年 5 月在美国胃肠道和内镜外科及美国胃肠道内镜学会的报告,引起外科界的巨大震惊;次年,在美国外科学院(American College of Surgeons)做报告时,报告大厅连走廊都塞满听众,试从电视上观看手术的状况。在随后的日子里,腹腔镜胆囊切除术便风靡世界各地。1991 年我国的腹腔镜胆囊切除术也在迅速发展。胆道外科亦进入了腹腔镜外科时代。

腹腔镜胆囊切除术为腹腔镜外科的兴起选了一个好开端,切除胆囊只需处理很少的结构且效果肯定,特别是胆囊切除术是腹部外科中最常做的手术之一。腹腔镜胆囊切除术是在当前最小创伤手术(minimally invasive surgery)的潮流推动之下出现的,复由于病人的要求的压力,器械生产商和传媒的影响而迅猛发展,在外科史上尚未有哪一种手术能够如此迅猛而广泛地得到接受和传播。

历来对一种新的治疗方法出现总是经过对比和观察才决定扬弃。开放法胆囊切除术作为一传统的手术方法已经过百年的考验，向来均是衡量胆囊疾病治疗的"金标准"（gold standard）。但对腹腔镜胆囊切除术来说，这个"金标准"已再不能用以作为对照的标准，因为从现在到将来，已不可能再有完全是开放法胆囊切除术的大组病例来作为前瞻性对照，不少病人也不再愿意接受开腹的手术，再者，将来很难有擅长于开放法胆囊切除和腹腔镜胆囊切除的外科医师了。因而加紧对腹腔镜胆囊切除术及其效果的研究与评定就变得很重要了。

腹部外科由于微创外科的介入不但改变了传统手术的方法和途径，亦可能改变对疾病治疗的观点。当前，由于腹腔镜胆囊切除术的广泛使用和宣传的结果，使病人和医师均较容易地接受和建议做腹腔镜胆囊切除术，结果是否会使原不需做胆囊切除术的无症状的胆囊结石也做了手术呢？腹腔镜胆囊切除术的兴起，是否会改变传统的胆道外科对胆囊切除术所做出的某些定论，如无症状的胆囊结石、非结石性慢性胆囊炎、良性的胆囊息肉样病变等的手术观点？因为腹腔镜下胆囊切除手术简单，是否会因此而放宽了手术前的各种评估，甚至在疑为胆囊癌的情况下也选择了腹腔镜手术？现已有资料提出胆囊癌行腹腔镜切除时较传统的开放式手术增加扩散和局部复发的机会。最后的问题是腹腔镜胆囊切除术的严重并发症率仍然高于开放法胆囊切除术。降低并发症率应是当前腹腔镜外科的重点方面。

总之，腹腔镜外科的发展曾经历以下一些重点的技术改进：①摄像镜和电视系统，助手能看见和协作；②恒压自动 CO_2 气腹机；③单双极高频电刀和激光器；④体外和体内结扎术；⑤照明系统；⑥冲洗与吸引系统；⑦各种专用的器械设计。

随着腹腔镜外科手术的进步和经验的积累，21 世纪外科在微创理念的指导下，各种腔镜技术迅猛发展，在外科各专业领域广泛应用。近年来，由于工业自动化技术、计算机图像技术以及控制技术高速发展，加之商业运作的推动，手术机器人（Robot）应运而生。它在高分辨率的三维放大（5~10 倍）术野图像指导下手术，（由 2D 变为 3D 图像）机器的阵颤过滤系统能滤除手术医师手部的不自主的颤动，机械臂的关节具有多个活动自由度，更加灵活，能做精细操作的机械手。使原来较为困难的腹腔镜手术变得容易，如胰腺手术、重大肝叶切除手术、抗反流手术、食管胃肠手术、治疗肥胖症手术、结直肠癌手术都进入腹腔镜手术范围。

当前需要建立的观点是：腹腔镜手术只是腹部外科中可供选择的一种方法，它应该遵循腹部外科的原则，使手术做得更有成效；腹腔镜手术不能离开已确定的外科原则和经验而独立。因此，不是什么病治疗能用腹腔镜手术的问题，而是腹腔镜手术如何比传统的手术做得更好，对病人更为有利。

第二节 腹腔镜手术的病理生理改变

绝大部分腹腔镜手术是在人工气腹条件下施行，虽然近来开展了无气腹的腹腔镜手术（gasless laparoscopic surgery），但其使用范围仍受限制。腹腔镜手术区别于传统的开腹手术有两个主要方面：①没有腹壁的大切口；②有 2.0 kPa（15 mmHg）压力的人工气腹，多是使用 CO_2 气体。腹腔镜手术的病理生理改变特点是由于这两个因素作用的结果，其中具有广泛影响的是人工气腹。妇产科医师应用 CO_2 或"笑气"制造气腹进行盆腔镜检查及手术已经 30 多年，并没有对 CO_2 气腹术给予过多的注意，因为此方法很安全、并发症少；但是，自从腹腔镜胆囊切除术开展以来，腹腔镜手术的广泛使用和用于手术时间长的、复杂的手术和一些年老、体弱、脏器功能减退的病人，使人工气腹安全性的问题得到重视。妇科手术时，手术时间一般较短，手术完毕时气腹亦多已消失。腹腔镜手术可简化手术后的护理，却增加了麻醉管理的复杂性。

一、腹腔镜手术时麻醉下的病理生理改变

腹腔镜手术麻醉所面对的问题是 CO_2 气腹所致的呼吸循环改变。临床研究均多以腹腔镜胆囊切除术病人为研究对象，与传统的开放法胆囊切除术相比，开腹胆囊切除术对呼吸功能的影响更为显著，恢复亦较缓慢。邹一平等对 22 例腹腔镜胆囊切除术和 12 例全身麻醉下开腹胆囊切除和 16 例硬脊膜外麻醉下开腹胆囊切除术病人，分别测定术前、术后 24 h 和 72 h 的肺活量（VC）、用力肺活量（FVC）、第 1 秒用力呼气容量（FEV 1.0）和 25%~75% 肺活量流速（FEF 25~75），并计算出肺功能下降率，结果腹腔镜的各项肺功能指标下降率均较开腹手术者为低，并且术后 72 h 已恢复达术前的 80%，而开腹手术者则只达术前的 50%~60%。

腹腔镜手术比开腹手术对术后肺功能的影响较轻，这是完全可以预料到的，因为开腹手术时腹壁上存在切口，切口疼痛、腹壁运动受限，均可能影响对呼吸功能的检测和其结果。至于"小切口"胆囊切除术对呼吸功能影响与腹腔镜胆囊切除术者做比较，可能减轻切口因素对检查的影响。

腹腔镜胆囊切除术对循环系统的影响主要是人工气腹的关系，当气腹压达 1.87 kPa（14 mmHg）时，使股静脉压明显升高，股静脉的高峰血流速度明显降低，说明可以引起下肢静脉血液瘀滞，当腹内压降低后，股静脉血流便可恢复正常。这现象说明，在腹腔镜和气腹的情况下，进行较长时间的操作时，可能发生下肢静脉的血流停滞，有深静脉血栓形成和肺动脉梗死的危险，此项并发症的发生率虽然在国外报告上不很一致，但已引起普遍重视和采取预防性措施。国内深静脉血栓形成的发生率较低并常在一般情况较好的年轻病人施行手术，故较少发生深静脉血栓形成和肺动脉梗死的报道。然而在临床上亦遇到腹腔镜胆囊切除术后次日时发生肺动脉梗死，抢救过后因大脑损伤成为植物状态（曾称"植物人"）的病例，故亦极应重视，特别是对一些老年、肥胖、有下肢静脉疾病（静脉曲张、有静脉炎病史）者，应采取预防措施。

解放军总医院麻醉科观察腹腔镜胆囊切除术在全身麻醉下应用肌松药、纯氧、机械通气下 CO_2 气腹腹腔内压 1.9 kPa（14 mmHg）施行时，病人的气道压、动脉血气体分析、心功能改变、动脉血压和中心静脉压各项指标的变化。结果：在制造 CO_2 气腹后和手术过程中，气道压有明显升高，最高值为 1.96 kPa（20 cm H_2O），其升高值仍然在正常范围内，故在临床麻醉上并无实际意义；腹腔内注入 CO_2 后 1 h 及手术结束后 30min 的动脉血 pH、PaO_2、$PaCO_2$ 虽然有轻微波动，但与注气前和手术后比较均无显著意义；无创性心功能监测检查心输出量（CO）、心率（HR）、射血速度指数（EVI）、每搏量（SV）、射血时间（VET）5 项指标，在腹腔注气前、后及术后均有明显改变，但其改变仍在正常的波动范围内，故无明显的临床意义；中心静脉压有轻度升高，动脉血压亦能够在手术过程维持平稳。因此，CO_2 气腹腹腔镜手术时，上列各项改变，尚属正常的高值，故无明显的麻醉学意义，在全身麻醉下手术是安全的。然而，由于所观察的病例均属年轻、一般状况良好者，如果在一些特殊情况下，如经历时间长的手术、老年人、心肺功能减退、过度肥胖、慢性肺心病等，这些生理参数改变应该认真考虑而倍加注意。

二、腹腔镜手术的应激反应

既然腹腔镜手术属于"最小创伤"或"微创性"的手术，病人对手术的应激反应水平应明显低于同类型的开放性手术，临床上的实际情况也真实如此。临床上的研究多是将腹腔镜胆囊切除术与开放法胆囊切除术进行比较。

手术反应主要表现为术后的应激激素分泌和其伴随的代谢改变。当前已有较多的比较腹腔镜胆囊切除术与传统的开放法胆囊切除术后应激反应的报道，有的是前瞻性的而有的是回顾性

的，总的说来，除了前者术后疼痛较轻是一致者外，结果并不完全吻合。在非随机性的观察，一般认为开放法胆囊切除术具有较高的手术应激效应。然而 Mc Mahon 等随机比较腹腔镜胆囊切除术与小切口胆囊切除术的外科应激反应时，发现多种急性时相应激反应物包括血清 C-反应蛋白、白介素-6、皮质醇、白蛋白、运铁蛋白、铁、尿儿茶酚胺排出在两组病人均无差别。考虑到血浆游离皮质醇水平的昼夜规律，解放军总医院纪文斌、黄晓强比较两组病人早晨与下午血浆皮质醇水平的差别，发现术后第一天早晨，开放法手术较腹腔镜手术者有明显升高，但在下午的检查，两组间便无明显的差别。万智恒等比较两组病人手术后 3 d 内的应激激素改变，认为腹腔镜不但能明显减轻应激反应的强度，而且能明显缩短应激反应的时间。

以往的一些研究存在的问题是大多不能建立在随机的基础上，因而此两种手术的病例并非完全是可比的，特别是在当前的情况下，更多的一般性的胆囊切除术均是在腹腔镜下施行，因而，前瞻性的和随机性的比较是很需要的。

最近，Ortega 等比较腹腔镜胆囊切除术和开腹胆囊切除术时的代谢与应激激素反应，在 20 例的前瞻性随机研究中，发现术后 24 h 内腹腔镜胆囊切除术病人术后疼痛程度较轻，而应激激素中的肾上腺皮质激素、髓质激素、甲状腺激素、血糖、胰高糖素、胰岛素的反应在 2 组病人中相同或类似；抗利尿激素水平在腹腔镜胆囊切除术中 1 h 时和拔除气管内插管时的水平明显地高于开放法胆囊切除术者；血糖水平在腹腔镜胆囊切除术者呈明显升高（手术后早期），而开腹胆囊切除术者则血糖和胰岛素水平在 12 h、24 h 有明显升高。因此，开放法胆囊切除术与腹腔镜胆囊切除术给病人造成的应激反应是相接近的，但反应的时间特点在二者间不同，可能是不同的刺激因素在起作用；似乎是手术中的应激反应以腹腔镜胆囊切除术者为重，而手术后的应激反应则以开放法胆囊切除术者为重。

三、人工气腹效应

当前，绝大多数的腹腔镜外科手术仍然是在 CO_2 气腹条件下施行，气腹压一般维持在 1.87 kPa（14 mmHg）或 2.0 kPa（15 mmHg），若手术简单，历时较短，此项操作是安全的；然而随着开展更复杂的手术、手术时间长，气腹本身的并发症再次引起了人们的注意。CO_2 气腹的主要问题是：①CO_2 经腹膜腔吸收后，可引起高碳酸血症，加重呼吸负担，在有呼吸循环障碍的病人，可致二氧化碳潴留和酸中毒；②腹腔内压升高引起的循环改变。

腹内压升高的直接作用是压迫腹腔内静脉系统，减少回心血量。气腹下腹腔镜手术时的一个突出现象是在手术过程中尿量明显减少而不随输液量增加而改变，以致有时在手术中输入过多的液体。气腹对呼吸与循环的影响在临床上曾受到较多注意。Harman 等（1982）在实验犬腹腔内放置气囊造成 2.7 kPa（20 mmHg）的腹内压，随后造成 5.3 kPa（40 mmHg）的腹内压，当腹内压达到 2.7 kPa 后，肾血流与肾小球过滤率下降至<正常的 25%，肾血管阻力升高 555%，比周围血管阻力高 15 倍；当腹腔内压升高至 5.3 kPa 时，有的实验犬出现无尿，而有的肾血流和肾小球滤过率下降至正常的 7%，心输出量下降至 37%；若输以右旋糖酐（Dextran-40）虽可以纠正心输出量的降低，但肾血流量和肾小球过滤率仍<正常的 25%，因而认为腹内压升高时肾功能障碍是由于肾脏受压的局部效应而非继发于心输出量降低。

鉴于人工气腹在腹腔镜手术时的广泛使用，Chiu 等（1995）最近重新研究气腹对全身肾脏血流动力学的影响。用猪作为实验动物，CO_2 气腹压力为 2.0 kPa（15 mmHg）维持 2 h，在气腹组，每小时尿量下降约 50%，而单侧腹膜后充气组每小时尿量约下降 25%，而无气腹腹腔镜以 2.0 kPa 压力提拉腹壁时，在 2 h 过程中尿量并无改变；以激光多普勒流量计直接测量肾皮层的血液灌流时，发现表层的肾皮层血流下降约 60%，解除气腹和腹膜后充气之后，肾皮层血流便又恢复。腹膜后充气对肾脏血流的影响小于气腹。

以上的研究结果均有助于了解气腹下腹腔镜手术时病人的病理生理状况。

第三节 腹腔镜手术中的止血

腹腔镜手术时以能控制出血为手术的最基本条件,常用的止血方法有激光、高频电流、钛夹和结扎,后二者属机械方法止血。美国的腹腔镜手术以前多用激光分离、割切及止血,在欧洲则多用高频电。腹腔镜手术时高频电流对腹内脏器损伤偶有发生,特别是在手术时未能发现者,可导致严重后果。

腹腔镜手术时所使用的电刀与外科用的电凝器相同,其基本点是高频电流通过身体组织时除了产生热力之外,不致有任何伤害;电流所产生的热量是与作用电极的面积成反比,其产生热的速度和所得的效果与作用电极的电流密度(electric current density)直接相关。因此,传入的作用电极宜细,以便有更大的电流密度,而回路电极的面积宜大,以防发生皮肤烧伤。电凝器一般有单极和双极两种类型,双极电凝器虽然较安全,但使用不方便,故一般多是用单极电凝器。单极电凝器尚有较高的穿透力,故止血效果较好,但有可能发生电烧伤的危险性,曾报告有肠道穿孔致腹膜炎。单极电凝时,电流从作用电极至回路电极时所走的路线是不可预测的,处于回路间的组织便有可能遭受损伤,虽然其发生率是很低的。

腹腔镜手术用单极电凝所发生的肠损伤主要来自妇科的经验,估计为 0.1%~0.2%,腹腔镜胆囊切除术时亦有不少的肠道并发症的报告,如黄晓强收集的全国 39238 例腹腔镜胆囊切除术中有肠道损伤 25 例,占 0.06%,但这些损伤多是由于电凝、电切时使用不当所致。由于肠道电烧伤常不被即时察觉,故在腹腔镜胆囊切除术的各种严重并发症中,具有最高的死亡率。

腹腔镜手术时电凝损伤的最主要原因常为:①通电后误将作用电极接触肠管;②肠管与接触作用电极的金属器械接触;③电极的绝缘层破损;④电凝时的电火花炙伤,常见的如用电凝切断胆囊管时引起胆囊管残株的坏死、穿破;⑤高频电流在密闭体腔内的"趋肤"效应,在电流的回路中引起组织损伤。

腹腔镜手术使用电凝器时必须遵照其使用细则与要求。

激光装置因其主要缺点是深度不易控制和激光束可能因被反射而致组织损伤,更以仪器设备昂贵和使用不方便,现已较少用于腹腔镜外科手术。

第四节 腹腔镜胆囊切除术

1987 年,法国医师菲力佩·莫瑞(Philippe Mouret)在对一例女性病人行腹腔镜下妇科手术的同时进行了腹腔镜胆囊切除术(laparoscopic cholecystectomy,LC),被认为是世界首例 LC。从次年起,LC 技术从欧洲迅速扩散到美洲、亚洲,以及世界各地。1988 年 6 月 22 日,Mc Kernan 和 Saye 完成了美国第一例 LC;1990 年 2 月,新加坡完成了亚洲第一例 LC;1990 年 5 月 29 日,帝京大学医学部沟口病院外科的山川达郎(Tatsuo Yamakawa)完成了日本第一例 LC;1990 年 12 月,台湾国泰医院黄清水院长完成中国台湾地区第一例 LC;1990 年 12 月,香港中文大学威尔士亲王医院钟尚志教授(Sydney Sheung Chee Chung)完成了中国香港地区首例 LC。而在中国大陆,1991 年 2 月 19 日,云南曲靖地区第二医院的荀祖武医师率先独立完成第一例 LC,4 月 3 日,以黄志强教授、张圣道教授等为主要成员的专家组主持 LC 鉴定会,鉴定结果为:该技术达到国际先进水平,值得总结推广。

时至今日，LC已经成为一个常规手术，在一些区镇级医院也得到开展。但是，LC的价值，在于树立了外科治疗性腹腔镜的里程碑。如同三江之源，奔腾的长江、黄河、雅鲁藏布江均起源于此。现在高难度的腹腔镜下肝脏外科、胆道外科、胰腺外科、胃肠外科，包括泌尿外科、肺外科等，都是LC理念和技术的拓展。

【解剖生理概要】

熟悉胆囊三角（Calot三角）的解剖是确保腹腔镜胆囊切除术（LC）顺利进行，预防胆管、血管损伤的关键条件。正常的解剖非常简单，胆囊管和肝总管汇合为胆总管，肝动脉行走于肝总管左侧，门静脉行走于胆管左后侧，胆囊动脉发于肝固有动脉或者肝右动脉。但是，只有约30%的人群表现为经典的胆道解剖，70%的人群存在胆囊动脉，胆囊管及其汇入部位的多种变异。

（1）胆囊管变异：胆囊管、肝管和胆囊管汇入肝总管的部位，变异极多。LC时准确识别胆囊管的解剖特点，是保证LC安全处理胆囊管的前提条件。

（2）胆囊动脉：通常发自肝右动脉，变异包括数量和分布类型变异。从数量变异的角度，胆囊动脉的支数有1~3支，大多数人都是以单支形式存在，其次是双支形式，极少数的人是以三支形式存在。单支型胆囊动脉可走行于肝总管的前方或后方，双支型和多支型胆囊动脉可同时走行于肝总管的前方或后方，也可分别走行于肝总管的前、后方；从分布类型的角度，主要有以下几种。单支型：①从胆囊颈左侧或胆囊体左侧进入；②从胆囊颈或胆囊体的右侧进入；③从胆囊颈前或后面或经哈氏囊颈与胆囊体交界处或胆囊管进入。双支型：大部分从胆囊颈右侧、胆囊体左侧进入。三支型：可从哈氏囊颈体交界处进入或胆囊体右侧进入胆囊壁。在临床上探究胆囊动脉变异的意义主要在于：①术前，为医师提供了一定的理论基础，在手术中才能及时稳妥地应对一些特殊情况，避免病人出现后遗症；②术中，在认识到存在的变异情况后及时准确结扎胆囊动脉，可避免损伤胆囊三角其他重要结构，减少手术时间。另外，胆囊动脉主要起源于肝固有动脉的分支肝右动脉，术中很可能误扎肝右动脉，在知道变异类型后，紧贴胆囊和胆囊管分离胆囊动脉，可避免损失肝右动脉；③术后，在避免了病人胆道损伤的情况下，减少了病人的疼痛感和住院时间。

【适应证】

适应证是一个动态范畴，与学习曲线密切相关。在早期，主要局限于无局部炎症和感染的胆囊切除术；随着手术经验的丰富、器械设备的完善，适应证逐步扩大到急性炎症期胆囊切除，甚至坏疽性胆囊炎。对一些合并有胆管结石、Mirizzi综合征等，在有丰富经验的腔镜外科医师操作下，原来认为是手术禁忌证或相对禁忌证的部分病人，也列为手术适应证范围。

（1）不同类型有症状的胆囊结石：胆囊结石嵌顿并急性胆囊炎、胆囊结石并单纯慢性胆囊炎、胆囊结石并慢性萎缩性胆囊炎、填满型胆囊结石等。

（2）胆囊良性隆起样病变：未怀疑或已排除胆囊恶性隆起样病变，如胆囊息肉>1.0 cm，胆囊乳头状腺瘤或胆囊腺肌增生症。

（3）无症状性单纯胆囊结石：大部分胆囊结石病人可以终身无症状，胆囊结石合并胆囊癌的发生率为1%~3%，因此对无症状胆囊结石病人是否应做预防性胆囊切除术，尚无统一意见。对下列病人应采取LC治疗，主要目的在于预防胆囊恶变：①陶瓷胆囊，其胆囊癌发生率高达25%；②胆囊结石超过3 cm，其胆囊癌发生率明显高于结石小于3 cm者；③无症状性胆囊结石合并胆囊息肉者。

（4）其他：糖尿病病人合伴胆囊结石；肝硬化门静脉高压并发胆囊结石；合并有冠状动脉狭窄，心肌供血不足者、肺功能肾功能不全病人，在全身条件改善良好状态下尽早行LC。

【禁忌证】

现阶段主要是一般情况不能耐受手术和麻醉者。

(1) 严重高危胆囊结石病人：对患有胆囊结石并且有心功能不全、严重高血压、肾功能不全、慢性肺部严重疾病应慎重处理。

(2) 伴有严重出血性疾病。

(3) 疑有胆囊癌者。

(4) 妊娠期胆囊结石。

(5) 麻醉禁忌者。

【术前准备】

(1) 全面、细致地收集病史，了解病人的全身情况，尤其是对影响手术的潜在危险因素更应重视，如心、肺、肝、肾功能及有无黄疸史等。

(2) 术前常规生化检查，如三大常规、肝肾功能、凝血功能测定等。

(3) 影像学检查：

①腹部B超：重点了解Calot三角范围内解剖情况，如胆囊大小、胆囊壁厚度、结石大小、分布情况，肝总管、胆总管和胆囊管的直径、长度、与周围组织脏器的关系，肝外胆管是否扩张；肝脏、胰腺等脏器有无病变；对有上腹部手术史者，应对腹腔粘连部位及程度作出评估，有助于选择气腹针的穿刺部位。

②CT和MRI：在有黄疸病史、B超疑有胆总管结石、狭窄、占位性病变或者其他异常情况时，应该进行CT/MRI平扫或者增强检查。磁共振胰胆管成像能全程显示胆管和胰管系统，磁共振灌注成像和弥散成像对于鉴别胆管炎性狭窄和浸润性肿瘤有很高的价值。

③十二指肠镜检查：在有黄疸病史、B超疑有胆总管结石或其他异常情况时，而上述检查依然存疑的情况下，可以通过十二指肠镜行逆行胰胆管造影、胆管取石、细胞刷检，还可以通过超声内镜细针穿刺组织行病理检查。

④对于口服胆道造影和静脉胆道造影，尽管教材和参考书目还有讲述，但是在日常工作中已全面弃用。

术前检查越充分，作出正确诊断及病情估计就越肯定。加上术前掌握好LC的适应证，这样就能保证LC手术质量。

(4) 术前谈话：医务人员应对病人的诊断、治疗原则、手术方法及可能发生的并发症，预防措施和其他问题作出充分讨论和评估。还应向病人及家属说明有中转为开腹手术的可能性和原因，让病人做好充分的心理准备。

(5) 对部分LC术前辅助检查和生化检查发现异常结果者，应进一步针对病因进行检查和治疗。必要时应即时请有关专科会诊或者开展多学科诊疗（multidisciplinary team，MDT），使各项生理指标尽可能在正常范围内，以提高LC手术的安全性。

(6) 术前应预防感染和加强支持疗法：感染是造成LC失败和发生严重并发症的重要因素。术前增加病人营养，提高病人手术的耐受力，对降低感染、促进组织修复和创口愈合起着重要作用，亦大大提高了LC的成功率。

(7) 现在已经不再常规备皮和灌肠、留置胃管、尿管；但是对预计腹腔感染严重，伴有明显腹胀者，可以考虑留置胃管。

(8) 对疑有胆总管结石者，术中可能探查胆总管及取石，手术时间较长，应置导尿管以排空膀胱，既有利于手术视野显露，又可了解病人的肾脏功能情况。

【麻醉与体位】

腹腔镜胆囊切除术要求肌肉松弛，无痛、安全，且保持心血管循环系统稳定及呼吸道通畅，建议选择全身麻醉。麻醉前不再常规使用阿托品、东莨菪碱等诱导药物，对个别精神紧张病人可以使用适量镇静药。LC 手术时 CO_2 气腹对呼吸、循环及血气均有明显影响，故在整个 LC 手术中要密切观察气道压、动脉血 pH、PCO_2、PO_2，以及无创伤心功能监测或中心静脉压和动脉压等。

LC 时通常有两种体位，即仰卧位和截石位，多采用仰卧位。术者站在病人左侧，助手站在右侧，持镜者站在左下，器械护士站于右下。术中因体型过胖或因结肠、胃肠及左肝叶遮挡了胆囊 Calot 三角的病人，可将体位改变成头高足低 10°~15°位置。

病人截石位时，术者位于病人左侧，持镜者和助手分别在病人双腿之间和右侧。LC 手术多取仰卧位，妇产科腔镜手术多采用截石位，有利于盆腔病变的显露。

【手术步骤】

（1）建立 CO_2 气腹时应注意避免损伤脏器和血管，常规采用经脐切口气腹针建立，当粘连严重时可采用 1971 年 Hasson 创立的方法，在脐周作一小切口直至腹膜外脂肪层，然后在直视下将 Hasson 套管（钝头套管）插入腹腔直接与 CO_2 气腹机相连，也可移至上腹肋缘下或麦氏点。

（2）穿刺孔布局：现在有四孔法和三孔法，在 LC 开展早期学习中、局部炎症粘连严重者，可以采用四孔法；对于特殊人群需求，也有单孔法。

①A 点穿刺（10 mm）：A 点为盲穿点，应特别注意防止穿刺并发症的发生。从此套管孔放置腹腔镜，先应仔细检查在充气和穿刺过程有无误伤腹腔脏器、出血、血肿等，并可以观察胆囊周围的解剖情况，对 LC 手术难易程度作出初步评估。

②B、C、D 点穿刺：套管针 B（直径 10 mm）经上腹正中线剑突下 2~3 cm 处，或剑突脐部联线的中点插入。术者用右手持套管锥以 45°斜向胆囊方向穿刺，避免刺伤肝圆韧带，也有人从右旁正中线上，剑突下肝下缘穿刺。

套管针 C（直径 5 mm）在右腋前线肋缘下 2~3 cm 或第 12 肋与髂嵴连线中点处置入。

套管针 D（直径 5 mm）置于右锁骨中线，肋缘下 2 指或 2~3 cm 处。

（3）标准手术流程：现在国际公认的 LC 遵循的标准是 1995 年由 Strasberg SM 提出的关键安全视野（critical view of safety，CVS）。包括 5 条标准：①完全镂空 Calot 三角；②游离胆囊床的下 1/3，一定要将胆囊板充分分离；③必须有 2 个且只能 2 个管道（胆囊管、胆囊动脉）进入胆囊；④辨清胆囊管及胆囊动脉前不进行任何夹闭；⑤不强求显露肝总管和胆囊管。2018 年，日本外科协会的东京指南 2018 版（Tokyo Guideline 2018，TD2018），推荐 CVS 为 LC 的标准流程。

（4）困难胆囊切除方法：困难胆囊定义为局部急性炎症重或者因慢性炎症导致胆囊三角辨识不清，解剖困难者。

①次全胆囊切除术（subtotal cholecystectomy）：1898 年 Hans Kehr 通过切除胆囊后壁最坚硬的部分，以及靠近胆囊管附近的胆囊组织，然后将剩余胆囊缝合来完成了一例急性化脓性胆囊炎的手术，尽管术后发生了胆漏和胆囊床出血，但是这项技术成为次全胆囊切除术的雏形。经过众多学者的改进，于 1985 年由 Bornman 和 Terblanche 首次正式定名次全胆囊切除术。并经过大量临床实践，发展成开窗法胆囊次全切除术（subtotal fenestrating cholecystectomy）和重建法胆囊次全切除术（subtotal reconstituting cholecystectomy）两种方式。

需要澄清的是，次全胆囊切除术和部分胆囊切除术（subtotal vs partial cholecystectomy）的区别。从术语学角度，partial 指切除部分器官，subtotal 指切除近乎全部器官；partial 切除范围比 subtotal 小，如胃大部分切除术和胃次全切除术。从胆囊切除术的角度，部分胆囊切除术不是一个标准术式。需要强调的是，开窗法胆囊次全切除术应当避免术后胆漏，重建法胆囊次全切除术应当避免胆囊残留，进而导致结石复发。

②漏斗技术（又称胆囊颈技术，infundibular-cystic technique）：游离胆囊三角前、后，向胆囊追溯，当看到逐渐膨大，形如漏斗样的胆囊壶腹部即可识别胆囊管。但是，在一些病例，当肝总管由于炎症粘连于胆囊管的后面，在提起胆囊 Hartman 袋部位时，极易将肝总管连同胆囊管一并切断，称为"假漏斗"。

第五节 腹腔镜结直肠手术

腹腔镜结直肠手术目前在全世界范围内获得较广泛开展，是腹腔镜消化道外科中最成熟的手术方式之一，其手术创伤小、术后恢复快的优势已得到广泛认可。1991 年，美国 Jacob 医师完成世界首例腹腔镜结肠癌根治术。在短短数年时间内所有类型的结肠手术都在腹腔镜下得以成功施行，用以治疗结肠的炎症性疾病、肿瘤性疾病以及功能性疾病。此后，腹腔镜联合内镜结直肠手术、单孔腹腔镜结直肠手术、3D 腹腔镜结直肠手术、机器人腹腔镜结直肠手术等，一系列在腹腔镜平台基础上发展起来的微创结直肠手术，均在欧美国家的驱动下尝试、开展。2010 年，世界首例 NOTES 概念下经肛门 TEM 技术联合腹腔镜的直肠癌根治术又由西班牙 Lacy 团队成功报道。以腹腔镜技术为主体的微创技术在整个结直肠外科领域蓬勃发展，开拓创新，并成为颠覆性的革命技术。

循证医学方面，1998 年美国的 Milsom 等发表了首个关于腹腔镜与开腹结直肠癌根治术的前瞻性随机对照研究，第一次以高级别循证医学证据的形式，证实了腹腔镜在结直肠癌手术中的安全性、可行性和短期疗效，2002 年西班牙的 Lacy 等发表了腹腔镜与开腹结肠癌手术的巴塞罗那 RCT 研究结果，内容除了短期疗效之外，更包含了肿瘤相关的中远期疗效，此后英国的 CLASICC、欧洲的 COLOR 与美国的 COST 等 RCT 研究先后完成并发表，研究内容涉及肿瘤根治、远期疗效、生命质量和成本-效益分析等各个方面，从循证医学的高度，为腹腔镜结肠癌手术的广泛开展提供了切实可信的临床依据。关于腹腔镜直肠癌手术远期疗效的循证医学证据出现相对较晚，初期一些研究如 CLASICC 的一个分层研究曾对腹腔镜直肠癌根治术的环周切缘阳性率、TME 完整性等方面有所质疑，到 2015 年，欧洲的 COLOR Ⅱ 研究结果在《新英格兰医学杂志》报道：腹腔镜直肠癌根治术局部复发率与开腹手术相同，3 年无瘤生存率、总体生存率与开腹组均相当。

与循证医学证据的轨迹相应的，是相关的治疗指南也同样遵循这一谨慎严肃的发展道路。2006 年美国 NCCN《结肠癌临床实践指南》中明确了腹腔镜成为结肠癌根治手术的标准方案之一。而对于腹腔镜直肠癌根治手术，在 NCCN 指南中，则先后经历了"不推荐（2012 年以前）"到"推荐在临床试验中应用（2012 年起）"，再到 2016 年版表达了谨慎而客观的推荐：术者应具有腹腔镜 TME 手术经验；对于术前分期存在环周切缘阳性高危因素的局部进展期直肠癌，尚不推荐腹腔镜手术；急性肠梗阻或肿瘤所致穿孔不推荐腹腔镜手术；需全面探查腹腔。

在我国，1993 年，上海瑞金医院郑民华完成国内首例腹腔镜直乙结肠癌根治术，仅比欧美报道的晚两年。在最初的几年中，同样经历了艰辛而曲折的开拓之路。当时腹腔镜图像不清晰，游离解剖基本靠电钩及电剪，切割系膜常要用切割闭合器，手术费时费力费钱，兼之当时一度对气腹肿瘤播散的疑虑，整个腹腔镜结直肠肿瘤手术发展较慢。1997 年超声刀进入中国，腹腔镜下结直肠游离解剖和止血更为便利可靠，在腹腔镜下可通过正确的解剖间隙和层面，很好地完成病灶的整块切除和淋巴清扫，由此，手助技术逐渐退出历史潮流，小切口辅助腹腔镜结直肠手术在我国成为主流。腔镜下解剖标志、腔镜下淋巴清扫、消化道重建、低位直肠癌保肛、神经保护等一系列腹腔镜结直肠手术的关键技术相继得以确立，腹腔镜技术得以推广。

2002年周总光教授完成并发表了国内第一个针对腹腔镜直肠癌根治术肿瘤根治性的RCT研究，成为国内首个被SCI收录的腹腔镜结直肠手术高级别循证医学证据，标志着中国腹腔镜外科医师除了具有丰富的临床手术经验，亦开始重视临床数据的积累与研究。2007年，在中华医学会外科学分会腹腔镜与内镜外科学组的牵头下，国内首部腹腔镜结直肠癌根治术操作指南发表。2008年，大中华结直肠腔镜外科学院成立，系统化的培训平台，个体化的培训方案，使全国各地结直肠外科医师走上了微创外科之路。大家越来越多关注于手术方式、手术入路、手术技巧、淋巴清扫、吻合技巧等问题，并紧跟国际上的最新的热点问题，腹腔镜TME手术、全结肠切除术、超低位直肠癌保肛手术，腹腔镜下结直肠相关解剖标志的研究，腹腔镜下经括约肌间切除、腹腔镜下D3清扫等均获得快速发展。

到2010年左右，神经保护、完整结肠系膜切除等技术开始受到关注，腹腔镜结直肠肿瘤手术在达到规范化淋巴清扫和肿瘤根治的基础上，又向精准化、功能化的方向迈进。与此同时单孔腹腔镜、3D腹腔镜等新技术新平台又陆续应用于微创结直肠肿瘤手术，曾作为新兴技术的腹腔镜技术被冠以"传统腹腔镜"，腹腔镜在结直肠肿瘤的应用朝着更微创、更精准的方向发展。至此，微创结直肠肿瘤手术在我国经历了尝试、成熟、规范、推广之后，再次进入新一轮的技术创新与应用，不论是技术上还是理念上，都迎来了第二次飞跃。

因此，一项手术技术的推广和发展，除了需要理论基础和循证医学证据的支持外，还需要术者本身在临床技能上达到充分的掌握和在技巧上的不断熟练，这就需要我们对这项技术的实践进行规范的指导，传播和学习。为了进一步推动腹腔镜技术在结肠手术中的合理应用和规范化推广，我们有必要就腹腔镜结肠手术进行详细的介绍。而本章节即结合笔者的经验体会，将相关手术的操作和应用情况作一交流和分享。

一、手术适应证和禁忌证

适应证：腹腔镜结直肠手术的适应证同开腹手术是一样的，包括所有的结直肠良恶性肿瘤、炎性疾病、多发性息肉等。对于初期开展腹腔镜手术的单位，应慎重选择多次腹部手术史、疑有严重腹腔粘连者、病理性肥胖者或伴有梗阻者。对于结直肠肿瘤，在我国最近更新的2018版《腹腔镜结直肠癌根治术操作指南》中指出，其手术适应证包括：①术前诊断分期为Ⅰ、Ⅱ、Ⅲ期结直肠癌；②Ⅳ期结直肠癌局部根治性手术。已与传统开腹手术无明显差别。

禁忌证：任何限制腹腔镜手术的因素，如严重心肺功能不全、术前无法纠正的凝血障碍、孕妇、肝硬化门脉高压症或其他重度系统性疾病等均为腹腔镜结直肠手术的禁忌证。

中转开腹手术的掌握：腹腔镜手术的病例，在手术过程中，根据手术医师的判断，确实因出于病人安全考虑须行开腹手术者，如有不能控制的出血，出现并发症，广泛粘连，肿瘤巨大等，应当中转开腹手术。

二、病人评估与手术规划

（一）全身评估与常规准备

腹腔镜结直肠手术的肠道准备与传统的结直肠手术相同。但由于手术期间持续的CO_2气腹及头低足高位对病人的心肺功能有一定的影响，故术前必须对病人的心肺功能情况有全面的评估和检查。如有低蛋白血症、贫血或水电解质平衡紊乱，应在纠正相关疾病后方可手术，具体方法与传统手术相似。手术时应给予预防性抗生素，置入鼻-胃管和Foley's导尿管。

（二）病人知情同意

随着现代医疗领域的发展，病人有权了解自己的真实病情和治疗。应该向病人解释不同的治疗方法、可能的并发症和预期的治疗结果。

除了和传统结直肠癌手术一样向病人告知手术可能的并发症、相关的各种风险以及预期的治疗结果之外，还应强调腹腔镜手术操作有关优势和风险，包括其微创性的优势、腹腔镜操作本身引起的风险（如 Trocar 穿刺引起的并发症或气腹引起的并发症等）和操作可能引起的并发症以及一些伴发疾病如心脏病、糖尿病、呼吸系统疾病等带来的风险。

病人及其家属应该被告知在手术或操作过程中，由于病人本身因素而带来的技术困难，如可能因肿瘤巨大、粘连、出血、手术困难等原因随时需要改为开腹手术。当然这种情况的发生概率是不高的。

在与病人谈话并让其签署同意书之前，应该给病人足够的时间了解将要进行的手术或操作。最好能在专门的谈话室中进行。这样能让病人更好地了解自己的疾病、将要给自己进行治疗的医师团队和科室。

麻醉方式同传统结直肠手术，一般采用气管内插管全身麻醉。手术过程中应尽量避免使用 N_2O，因其可造成术中肠道扩张。术前应通过各种检查对病人状况进行全面的术前评估，尤其是肺功能和心血管功能。ASA Ⅰ~Ⅱ级病人对体位及气腹的影响一般都能耐受，但心肺储备功能受损的 ASA Ⅲ~Ⅳ级病人可导致严重并发症。对那些高风险的手术病人，如伴有 COPD、哮喘、缺血性心脏病、过度肥胖以及老年病人等，应格外警惕，做好病房内的术后监护，及时发现可能发生的缺氧和血液动力学变化并有效处理。

三、腹腔镜右半结肠切除术

腹腔镜右半结肠切除术主要适用于盲肠、升结肠和结肠肝曲癌肿。切除范围应包括大网膜、末端回肠约 15 cm、盲肠、升结肠、肝曲和右侧横结肠及其系膜血管和淋巴结。

【体位】

病人取分腿仰卧位，可视手术操作采用 15°~30°头高足低位，水平分腿固定，呈"大"字型，气腹建立后手术台向左侧倾斜 30°，以免小肠阻挡视野。

【布局与站位】

主刀位于病人左侧，第一助手位于病人右侧，持镜者位于两腿之间；或术者位于病人两腿之间，第一助手和持镜者分别位于病人右侧和左侧，但以前者应用更广泛。监视器、气腹和光源系统安置在病人头侧。

【手术步骤】

1967 年 Turnbull 提出开放式右半结肠肿瘤根治术需遵循肿瘤"非接触隔离"和"整块切除"原则，腹腔镜右半结肠切除术同样需遵循此原则。

（1）建立气腹：脐下 3 cm 作一纵行切口（取标本时可顺延切口），气腹针穿刺，建立气腹，维持腹内压在 15 mmHg。

（2）戳孔选择：通常需 5 个戳孔。目前采用五孔法，脐孔下作为观察孔，置入 30°镜。左侧锁骨中线肋下 12 cm 作为主操作孔。右侧锁骨中线肋下、双侧髂前上棘及脐连线中点各 5 cm 作辅助操作孔。

（3）探查腹腔：按照由远及近的原则循序探查，最后探查病灶。一般探查顺序为：腹膜→肝脏→胃、胆囊、胰腺→大网膜→小肠→除肿瘤部位以外的其他结肠→盆腔及其脏器→血管根部淋巴结→肿瘤原发灶。必要时可用腹腔镜超声探查肝脏有无转移灶或行冰冻切片检查。

(4) 处理回结肠血管：向上外方牵拉回盲部的肠系膜，显露回结肠动静脉的血管投影，即一条连接回盲部和十二指肠水平部下缘的条索状物，沿该投影自远端向近端用超声刀打开右结肠系膜，探及 Toldt´s 间隙并初步拓展之，随后骨骼化回结肠动静脉，直至其汇入肠系膜上动静脉处，清扫回结肠动静脉根部的淋巴脂肪组织，并分别在血管根部用血管夹夹闭后剪断之。

(5) 沿肠系膜上静脉为主线解剖血管贴于肠系膜上静脉的前方打开血管鞘，用分离钳轻轻撑开并用超声刀切开向上分离，至 Henle 胃结肠共同干并将其骨骼化，同时清扫外科干周围的淋巴结，沿途解剖出右结肠静脉和胃网膜右静脉，于右结肠静脉的根部予血管夹夹闭后离断。于肠系膜上静脉左侧，在肠系膜上动脉发出的右结肠动脉分支水平清除肠系膜上淋巴结，并在该血管分支水平用血管夹夹闭后切断动脉根部。

(6) 处理中结肠血管继续沿肠系膜上动静脉向上解剖，暴露中结肠动静脉及其左右两分支，清扫中结肠血管右侧分支根部的淋巴结，并于右支血管根部用血管夹夹闭并剪断，保留其左支血管。若肿瘤位于结肠肝曲，则需于中结肠动静脉根部清扫淋巴结，使用血管夹钳夹其根部后剪断。

(7) 拓展 Toldt´s 间隙在右半结肠，这一间隙包括右结肠后间隙与横结肠后间隙两部分。手术过程中，首先通过助手和手术者左手持钳向上顶起右结肠系膜，在一定张力的状态下，从肠系膜上静脉右侧始，进入右结肠系膜脏层筋膜和腹后壁壁层筋膜（肾前筋膜）之间的间隙进行分离，向上、向外剥离右半结肠，沿右侧生殖腺血管和输尿管表面分离，显露十二指肠水平部和胰头前方，切除右 Toldt 筋膜、胰头十二指肠前筋膜，上方至胰腺下缘横结肠系膜根部，侧方至结肠侧腹膜反折，完整切去结肠系膜前后叶，一并清扫系膜内淋巴脂肪组织。若盲肠或升结肠肿瘤侵犯浆膜时，需切除该处腹膜后脂肪。拓展这一间隙过程中，有时可置入一块小纱布，帮助作钝性的推进和分离，可达到事半功倍的效果。在处理十二指肠水平部和胰头前方间隙时，此处间隙相对紧密，可利用超声刀或剪刀小步前进，避免损伤或出血。胰颈下缘往往有胃网膜右静脉汇入 Henle 干或 SMV，是容易造成出血的潜在危险之处。

(8) 离断右胃结肠韧带使横结肠处于向下、向左的自然悬垂状态，从十二指肠球部开始，在十二指肠降部前面、幽门下区胃网膜血管弓外，沿胃大弯自左向右将右侧胃结肠韧带与横结肠系膜前叶紧密粘连处的横结肠系膜前叶分离、切断，右至肝结肠韧带水平，下至胰腺下缘胰固有筋膜表面。若为结肠肝曲肿瘤，应尽量靠近胃大弯分离右胃结肠韧带，同时清扫幽门下淋巴结群，并切断部分胃网膜右血管的分支。最后，在拟切断横结肠处分离、切开其上附着的大网膜。

对于之前处理右结肠静脉和中结肠静脉困难者，也可在此过程中操作，切开胃结肠韧带后，即进入大网膜和横结肠系膜之间的无血管筋膜间隙，该间隙位于中结肠静脉前，沿该血管表面向横结肠系膜根部胰腺下缘分离，显露肠系膜上静脉和 Henle 胃结肠共同干，于根部清扫周围淋巴脂肪组织后，用血管夹分别夹闭中结肠静脉右支或根部、右结肠静脉。

(9) 分离侧腹膜将回盲部向左侧牵拉，于壁腹膜及肠管浆肌层结合部切开升结肠外侧侧腹膜。将升结肠推向中线并向左侧牵引，沿右结肠旁沟、自髂窝至结肠肝曲离断升结肠外侧侧腹膜。

(10) 游离结肠肝曲向下牵拉结肠肝曲，显露肝结肠韧带和右膈结肠韧带，沿肝脏下缘、右 Gerota 筋膜表面，先后离断肝结肠韧带和右膈结肠韧带，游离结肠肝曲，与回盲部开始的剥离面汇合后完成右半结肠的完全游离。结肠肝曲肿瘤者，如已侵犯浆膜，要切除右肾周脂肪囊前份，直至显露被覆于肾表面的质薄而坚韧的纤维膜。

(11) 切除右半结肠，中止气腹，右侧经腹直肌或脐下作一约 4 cm 的小切口，置入塑料套保护切口，将右半结肠拉出体外，直视下人工离断 10~15 cm 末端回肠和横结肠，并确保肠管切除线距病灶边缘≥10 cm，切除右半结肠包括肿瘤、结肠系膜和足够的肠段并移除标本。如果肿瘤较大，可在体内使用切割器切断肠段，这样可减少腹部切口的长度。

（12）回肠横结肠吻合 根据回肠和横结肠断端的大小，在确保肠管无扭转的前提下，体外手工完成回肠横结肠端-端或端-侧的全层吻合，或使用侧-侧吻合器施行功能性侧-侧吻合，横结肠系膜与回肠系膜的游离缘可缝合关闭，也可不缝合。

（13）冲洗及引流 关闭小切口，重新建立气腹。用生理盐水冲洗腹腔，并检查创面有无出血、肠管有无张力、小肠有无钻入系膜缺口等情况，查无活动性出血后，于右结肠旁沟放置引流管1根，由右下腹穿刺孔引出。

【手术经验与有关问题讨论】

腹腔镜下右半结肠癌完整结肠系膜切除手术的操作过程中，我们总结了一个"点、线、面"的概念，亦即手术的策略与要点。所谓的"点"，即以回结肠血管解剖投影为起步点，在其下缘打开结肠系膜，"线"是指沿肠系膜上静脉（SMV）为主线，进行解剖血管，清扫淋巴，而"面"则是指进入Toldt's间隙，即右结肠后间隙（RRCS）或横结肠后间隙（TRCS）这一天然无血管的外科平面。在完全中间入路的操作中，强调以"由点到线，由线到面"的策略进行。这一策略将手术的起步、肠系膜上静脉的裸化、沿途血管的高位结扎和根部淋巴清扫，再到外科平面的探寻拓展等过程都顺势连贯，一气呵成地加以实施。而事实上，这正是对完全中间入路完整结肠系膜切除"自下而上，由内到外，中路突破，外围包抄"的进一步诠释。具体的操作要点与应当注意克服的难点则包括：

（1）TRCS的寻找与拓展：TRCS位于横结肠系膜和胰十二指肠下份之间，尾侧以十二指肠水平部下缘为界与RRCS相延续，头侧以横结肠系膜根部为界与系膜间间隙（IMS）相延续。因此，TRCS的正确寻找与拓展是完成完全中间入路CME的重要步骤之一。我们认为有两种途径有助于正确寻找TRCS：第一，SMV是升结肠系膜和小肠系膜之间的边界，也是TRCS的中线侧界和入路，因此在确定SMV行外科干清扫后，沿SMV血管鞘表面向右侧锐性解剖升结肠系膜，稍加分离即可进入TRCS；第二，在确定回结肠血管后，可顺利进入RRCS的下部，然后向上拓展，游离十二指肠水平部及胰腺前方，进入TRCS。进而向头侧拓展进入IMS，向右侧拓展进入RRCS，从而顺利完成结肠系膜的游离。

（2）胰腺下缘"爬坡"：完全中间入路须由下往上拓展TRCS，由横结肠系膜根部进入IMS，而胰腺下缘的辨认与"爬坡"是关键步骤之一。误入胰腺后方及损伤胰腺实质造成出血及相应的血管并发症是完全中间入路的潜在风险。因此正确辨认胰腺下缘，掌握"爬坡"时机显得尤为关键。我们认为：沿SMV清扫外科干后，寻找胃结肠共同干，而后者的出现提示胰腺下缘已经非常接近，此时应朝前上方向解剖，做好"爬坡"准备；胃网膜右静脉的出现则提示进入IMS的时机已经到来，可沿此静脉左缘解剖，较易进入IMS。

四、腹腔镜横结肠切除术

主要适用于横结肠中段的恶性肿瘤。禁忌证同腹腔镜右半和左半结肠癌完整结肠系膜切除术。

【体位】

气管内插管全身麻醉。取仰卧位，双腿分开30°~45°，头高足低位15°~20°，并可根据手术需要而调节手术台倾斜方向和角度。

【布局与站位】

分离右半胃结肠韧带和肝曲时，术者站于病人左侧，分离左半胃结肠韧带和脾曲时，术者则站于病人右侧，持腹腔镜者站于病人两腿间，另一助手站于手术者对侧。监视器、气腹和光源系统安置在病人头侧。

【手术步骤】

（1）气腹的建立：脐孔穿刺并建立气腹，维持腹内压在 15 mmHg。

（2）戳孔位置：通常需 5 个戳孔。脐孔下作为观察孔，置入 30°腹腔镜。左侧锁骨中线肋下 12 cm 作为主操作孔。右侧锁骨中线肋下、双侧髂前上棘及脐连线中点各 5 cm 作辅助操作孔。

（3）探查腹腔，解剖并清扫外科干：在十二指肠水平段，贴于肠系膜上静脉的前方打开血管鞘，用分离钳轻轻撑开并用超声刀切开向上分离，至 Henle 胃结肠共同干并将其骨骼化，同时清扫外科干周围的淋巴结，于静脉左侧，在肠系膜上动脉发出的右结肠动脉分支水平清除肠系膜上淋巴结，并向病人右侧和头侧初步拓展横结肠后间隙。注意保护十二指肠和胰腺。

（4）处理中结肠血管：继续沿肠系膜上动静脉向上解剖，暴露中结肠动静脉及其左右两分支，清扫中结肠血管根部的淋巴结，使用 Hemlock 或可吸收夹钳夹其根部后剪断。

（5）拓展右结肠后间隙、横结肠后间隙：从肠系膜上静脉右侧始，在一定张力的状态下，切开右结肠系膜后叶，进入 Toldt 筋膜和 Gerota 筋膜前层之间的右结肠后间隙进行分离，继续向上、向外剥离右半结肠，透过薄薄的纤维性膜确认后方的右侧精索/卵巢动静脉和右侧输尿管及其走行之后，沿右侧生殖腺血管和输尿管表面的腹内筋膜浅层分离，上达十二指肠水平部和胰头前方，切除右 Toldt 筋膜、胰头十二指肠前筋膜，完整切去结肠系膜前后叶，一并清扫系膜内淋巴脂肪组织。此时，在处理胰头前方这一间隙时，需注意一个立体的"爬坡"过程，避免进入胰腺实质内，而 3D 腹腔镜在这一局部解剖中的三维立体视野具有重要优势，对胰腺的保护以及 Henle 胃结肠干的解剖都具有重要意义。

（6）离断右侧胃结肠韧带：使横结肠处于向下、向左的自然悬垂状态，从十二指肠球部开始，在十二指肠降部前面、幽门下区胃网膜血管弓内，沿大弯自左向右将右侧胃结肠韧带与横结肠系膜前叶紧密粘连处的横结肠系膜前叶分离、切断，右至肝结肠韧带水平，下至胰腺下缘胰固有筋膜表面。应尽量靠近胃大弯分离右胃结肠韧带，同时清扫幽门下淋巴结群，并切断部分胃网膜右血管的分支。最后，在拟切断横结肠处分离、切开其上附着的大网膜。对于之前处理中结肠动静脉困难者，也可在此过程中操作，切开胃结肠韧带后，即进入大网膜和横结肠系膜之间的无血管筋膜间隙，该间隙位于中结肠静脉前，沿该血管表面向横结肠系膜根部胰腺下缘分离，显露肠系膜上静脉和 Henle 胃结肠共同干，于根部清扫周围淋巴脂肪组织后，用 Hemlock 或钛夹分别夹闭中结肠血管根部。在这一步骤中，3D 腹腔镜的立体视野，对于胃和横结肠的融合筋膜间隙的寻找和层面的拓展亦具有重要作用。

（7）游离结肠肝曲：向下牵拉结肠肝曲，显露肝结肠韧带和右膈结肠韧带，沿肝脏下缘、右 Gerota 筋膜表面，先后离断肝结肠韧带和右膈结肠韧带，游离结肠肝曲，完成右侧横结肠的游离。

（8）分离右侧侧腹膜：将升结肠推向中线并向左侧牵引，沿右结肠旁沟、自升结肠至结肠肝曲离断升结肠外侧侧腹膜。

（9）拓展左结肠后间隙：此时术者换位至病人右侧。自肠系膜下静脉内侧为始，打开左结肠系膜，进入左结肠后间隙，沿该无血管间隙，在左侧精索/卵巢血管和左输尿管表面，自内向外，剥离左 Toldt 筋膜，使之完整掀起，外至左结肠旁沟的后腹膜，胰腺下缘、结肠脾曲，并清扫系膜内淋巴脂肪组织。此处左结肠后间隙疏松，较易找到正确的外科平面，并清晰显示 Toldt 线。正确进入此间隙并将该间隙完整拓展是保证降结肠上段和脾曲结肠系膜完整的要点。

（10）分离左侧胃结肠韧带：将病人体位调整为头高脚低位，助手向上方牵拉胃，同时术者向下方牵拉横结肠,从胃网膜血管弓中部,沿胃网膜左动脉下缘,自右向左分离左胃结肠韧带。

(11) 分离膈结肠韧带和脾结肠韧带、游离结肠脾曲:将降结肠牵向右下方,牵拉时用力务必轻柔,避免撕裂脾下极包膜导致不得不行脾切除术,离断膈结肠韧带和脾结肠韧带,切断附着于胰腺体、尾部下缘的横结肠系膜根部,使左侧横结肠和降结肠上部游离。

(12) 分离左侧侧腹膜:将降结肠牵向右侧,顺势由上至下切开左结肠旁沟之侧腹膜,并与先前从内向外剥离的左结肠后间隙平面顺利"会师",将降结肠外侧从腹后壁游离,至此,左半横结肠、脾曲和降结肠完全游离。

(13) 取出病变肠段:正中小切口 3~5 cm,用塑料袋保护切口后取出已游离病变肠段。

(14) 切除吻合:在体外距肿瘤 10~15 cm 处切除肠段,并行肠管端端吻合,或线形切割吻合器行侧侧吻合。

(15) 缝合戳口:吻合后肠段回纳腹腔,缝合小切口,重建气腹,检查腹腔内有无出血,冲洗腹腔,防止引流,取出套管,皮下缝合戳口。

五、腹腔镜左半结肠切除术

腹腔镜左半结肠切除术主要适用于结肠脾曲、降结肠和乙状结肠的恶性肿瘤。切除范围应包括横结肠左半部、脾曲、降结肠、乙状结肠以及相应的系膜和血管,如脾门部有淋巴结肿大亦应做清除。

【体位】

采用气管内插管全身麻醉,通常病人取截石位,头低足高 15°~20°,向右倾斜 15°~20°。术中根据手术部位操作需要调节角度。

【布局与站位】

主刀及持镜者位于病人右侧,第一助手位于病人左侧,分离结肠脾曲时,术者可站于病人两腿之间。手术台头侧为麻醉师及麻醉监护仪器,手术台头尾两侧各放置一个监视器,手术护士及器械台位于手术台右侧。

【手术步骤】

(1) 建立气腹:脐孔穿刺,建立气腹,维持腹压在 15mmHg。

(2) 戳孔选择:采用五孔法,脐孔上或下缘作为观察孔,置入 30°或 45°镜。取脐右侧腹直肌外缘作为主操作孔。左、右锁骨中线肋缘下 3~5 cm 及右下腹分别戳孔作辅助操作孔。

(3) 探查腹腔:脐孔穿刺并建立气腹,使人工气腹压力维持在 12~15 mmHg。首先检查穿刺孔有无出血、腹腔内脏器有无损伤和腹腔内有无粘连等。随后探查肝脾,了解其表面有无转移灶,其次探查盆腔有无转移灶,女性病人需仔细检查卵巢,再次探查肿瘤位置、大小、浸润情况、区域淋巴结转移情况及其他部位的结肠有无多发病灶。

(4) 清扫肠系膜下血管根部淋巴结:从中间入路,选择由内向外、由下向上的手术路径。助手分别向上外侧及下外侧牵拉降乙结肠和直乙结肠交界处的肠系膜,辨认腹主动脉分叉处,于骶角水平为始,沿着腹主动脉向上剥离肠系膜,将肠系膜下动脉后方束带状神经与其他腹膜后结构一起推向后方,避免造成脏层筋膜背侧上腹下神经的损伤,裸化肠系膜下动脉及其旁静脉,清扫其周围淋巴结和脂肪组织。

(5) 处理乙状结肠血管和左结肠血管:于肠系膜下血管左侧显露并裸化其发出的乙状结肠血管第 1~2 支和左结肠血管,清扫血管周围的淋巴组织,并先后于根部用 Hemlock 或钛夹夹闭并离断之。对于降结肠中下段的进展期癌,可选择直接在距肠系膜下动脉主干起始点 1~2 cm 处用 Hemlock 或钛夹夹闭并离断之,并于胰腺下缘水平用 Hemlock 或钛夹夹闭、切断肠系膜下

（6）游离左半结肠系膜：自肠系膜下静脉左侧为始，沿左Toldt筋膜和左肾前筋膜之间的无血管间隙，在左侧精索/卵巢血管和左输尿管表面，自下向上，自内向外，剥离左Toldt筋膜，使之完整掀起，外至左结肠旁沟的后腹膜，上至十二指肠水平部、胰腺下缘、结肠脾曲，并清扫系膜内淋巴脂肪组织。

（7）分离左侧侧腹膜：将乙状结肠和降结肠牵向右侧，由下至上依次切开乙状结肠侧腹膜、左结肠旁沟后腹膜，并与先前剥离的系膜面顺利"会师"，将上部乙状结肠和降结肠外侧从腹后壁游离，继续向近端分离达脾曲。

（8）分离左胃结肠韧带：将病人体位调整为头高足低位，助手向上方牵拉胃，同时术者向下方牵拉横结肠，从胃网膜血管弓中点开窗，沿胃网膜左动脉下缘，分离左胃结肠韧带，为避免结肠热损伤，最好使切开线距结肠 0.5~1.0 cm 为宜。其间，裸化结肠中血管左支，清扫其周围淋巴结并于根部离断之。

（9）分离膈结肠韧带和脾结肠韧带：将降结肠牵向右下方，牵拉时用力务必轻柔，避免撕裂脾下极包膜导致不得不行脾切除术，离断膈结肠韧带和脾结肠韧带，切断附着于胰腺体、尾部下缘的横结肠系膜根部，使左半结肠完全游离。

（10）切除左半结肠：中止气腹，取左侧经腹直肌或脐下约 4 cm 的小切口，置入塑料套保护切口，将左半结肠脱出，体外直视下完成离断上部乙状结肠和左侧横结肠，并确保肠管切除线距病灶边缘≥10 cm，切除包括肿瘤、结肠系膜和足够的肠段在内的左半结肠，并移除标本。如果肿瘤较大，可在体内使用切割器切断肠段，这样可减少腹部切口的长度。

（11）横结肠-乙状结肠端端吻合：体外完成横结肠-乙状结肠吻合器端端吻合、端侧吻合、侧侧吻合或手工缝合，并确保肠管无扭转、无张力、吻合口无出血。横结肠系膜与回肠系膜之间的系膜裂孔可缝合关闭，也可不缝合。若结肠的长度不够，可在小肠系膜的无血管部位作一适当大小切口，将横结肠经此切口拉至左下方与乙状结肠吻合。

（12）冲洗及引流：关闭小切口，重新建立气腹，生理盐水冲洗腹腔，并检查创面有无出血、肠管有无张力、吻合口有无漏等，查无活动性出血后，于左结肠旁沟放置引流管 1 根，由左下腹穿刺孔引出。

【手术经验与有关问题讨论】

左半结肠切除术由于病例数较少，手术难度也相对较大，难度主要体现在游离脾曲。有两种进路游离脾曲，一种是侧方开始向上游离脾曲，另一种是从胃结肠韧带打开，逐渐向左开始游离脾曲。两种方法根据主刀医师不同的习惯都可选择。但后一种更容易辨别胰腺尾部，避免对其的损伤。

左半结肠根据手术入路不同，手术戳孔位置及体位也不同。一般较常用的还是选择中间入路。先断离血管，分离时注意在Toldt筋膜和肾前筋膜之间的解剖间隙里进行操作，不要走到肾前筋膜的深面。有时非常容易分到胰腺后方，且往往损伤胰尾。

左半结肠游离后大部分情况下要在腹部作一小切口将肠段取出切除吻合。此时要注意充分游离乙状结肠及横结肠，否则吻合时可能存在张力，特别是吻合器行侧侧吻合时。

六、腹腔镜乙状结肠切除术

【体位】

病人仰卧，取头低足高 30°的膀胱截石位，气腹建立后手术台可向右侧倾斜 30°。

【布局与站位】

术者位于病人右侧，第一助手位于病人左侧，持镜者位于术者同侧。病人两腿间安置监视器、气腹和光源系统。

【手术步骤】

（1）建立气腹：脐孔穿刺，建立气腹，维持腹压在 15 mmHg。

（2）戳孔选择：采用五孔法。取脐孔或脐上穿刺孔置入 30°或 45°斜面镜头作为观察孔。取右髂前上棘内侧偏下穿刺孔作为主操作孔。左、右脐旁腹直肌外缘及左髂前上棘内侧偏下各一穿刺孔作为辅助操作孔。

（3）探查腹腔：人工气腹压力维持在 12~15 mmHg。按照由远及近的原则循序探查，最后探查病灶。一般探查顺序为：腹膜→肝脏→胃、胆囊、胰腺→大网膜→小肠→除肿瘤部位以外的大肠段→盆腔及其脏器→血管根部淋巴结→肿瘤原发灶。必要时可用腹腔镜超声探查肝脏有无转移灶或行冰冻切片检查。

（4）清扫肠系膜下血管根部淋巴结：选择中间入路的方式。分别向上外侧及下外侧牵拉降乙结肠和直乙结肠交界处的肠系膜，辨认腹主动脉分叉处，于骶角水平为始，沿着腹主动脉向上剥离肠系膜，裸化肠系膜下动静脉，清扫血管周围淋巴结，其间需将肠系膜下动脉后方束带状神经与其他腹膜后结构一起推向后方，切忌大块钳夹，造成脏层筋膜背侧上腹下神经的损伤。

（5）处理肠系膜下血管：于肠系膜下血管左侧解剖其分支血管，清扫血管周围的淋巴组织，保留左结肠血管，切断其下方的肠系膜下血管。对于肠系膜下血管根部有淋巴结受累者，可考虑直接于肠系膜下血管根部离断。

（6）游离乙状结肠：将乙状结肠向左侧牵拉，由 Toldt 筋膜和 Gerota 筋膜之间向外侧分离，直至暴露外下方的输尿管。再将乙状结肠牵向中线，切开乙状结肠系膜与左侧壁腹膜之间的黄白交界线，即 Toldt 线，进入左 Toldt 间隙，并向内侧锐性分离，完整地将乙状结肠系膜与腹膜后结构分开，直至与内侧剥离面"会师"，使预计切除的乙状结肠完全游离，注意勿损伤左输尿管和左精索/卵巢动静脉。如病灶位于上段，需游离部分降结肠，包括所属的系膜及淋巴结；如病灶位于下段，需游离直肠上段至腹膜折返水平。

（7）切断直肠：腹腔镜直视下置入切割缝合器，在保证肿瘤下方 10 cm 足够切缘的前提下，离断乙状结肠或直肠。为达到 1 次切断的目标，可使用分离钳辅助，将肠管拉入切割器钉仓内。

（8）切除病变肠段：中止气腹，在耻骨联合上方作 4~5 cm 长度的切口，用塑料套保护切口，将带瘤的近端肠管脱出腹腔外，于肿瘤近端 10 cm 处切除肠段，移去标本。根据肠腔大小，选择合适的吻合器，将其钉砧置入近端结肠。

（9）重建肠段连续性：远端直肠扩肛至 4~5 指，并用生理盐水灌洗。

再次建立气腹，在腹腔镜直视下经吻合器完成降结肠-乙状结肠、降结肠-直肠或乙状结肠-直肠端端吻合，并检查肠管有无扭转、张力、出血等，系膜裂孔可缝合关闭，也可不缝合。吻合后，建议常规行内镜检查，确认吻合口情况——有无狭窄、出血、漏等。位于乙状结肠上段的肿瘤，吻合器钉合有困难者，也可采用体外直视下人工完成肠段吻合术。

（10）冲洗及引流：生理盐水冲洗创面，查无活动性出血后，于吻合口旁放置 1 根引流管，由穿刺孔引出。

七、腹腔镜全结肠切除术

【适应证与禁忌证】

腹腔镜全结肠切除术的适应证与开腹手术大致相同，主要适用于病变范围广、累及全结肠的疾病，包括炎症性肠病，如溃疡性结肠炎、克罗恩病和肠结核等；家族性腺瘤性息肉病（直肠病变轻者）；多原发结肠癌（两个或多个同时发现的原发孤立性肿瘤）及需手术治疗的结肠慢传输型便秘。需要指出的是，溃疡性结肠炎若累及小段直肠者，也可考虑实施该手术，但有可能造成部分病变直肠遗留，及由此引起的复发和并发症等风险增高；家族性腺瘤性息肉病也应注意该问题。

既往手术后腹腔广泛粘连，肥胖或瘘管形成等会对腹腔镜全结肠手术造成一定限制，特别是对于腹腔镜手术经验相对不足的外科医生而言，可能会造成较高的中转开腹率，因此属于相对禁忌证。

【体位与布局】

病人置于改良截石位，背部与大腿处同一平面。手术开始时处于头低足高仰卧位（头向下倾20°），置入套管后再略加调整为右高左低。并根据手术进程调整体位。

（1）进程一：处理、离断肠系膜下血管，左结肠系膜分离、游离乙状结肠做外侧及断离直肠上端。

此阶段，病人置于头低足高位，术者和持镜者均站在病人的右侧，第一助手站于病人左侧。

（2）进程二：游离左半结肠和脾曲，分离大网膜。

此阶段，病人体位调整为头高足低仰卧位（头向上倾10°），并保持轻微的左高右低。术者站于病人两腿之间，第一助手和持镜者站于病人右侧。

（3）进程三：离断回结肠和结肠中血管，游离右半结肠和肝曲的内外侧。

此阶段，病人置于头低足高位，并左侧略向下倾。术者位于病人两腿之间，第一助手和持镜者位于病人左侧。

【手术步骤】

（1）建立气腹：脐孔穿刺，建立气腹，维持腹压在15 mmHg。

（2）戳孔选择：脐孔行10 mm戳孔用于安置30°斜面镜头。左、右脐旁腹直肌外缘行5 mm戳孔安置器械，右下腹行12 mm戳孔作为主操作孔。则左下腹一个12 mm戳孔亦可为主操作孔，以便术者转换位置时使用。另于耻骨联合上方可加行一5 mm戳孔。

（3）探查腹腔：首先检查穿刺孔有无出血、腹腔内脏器有无损伤和腹腔内有无粘连等。随后探查肝脾，了解其表面有无转移灶，其次探查盆腔有无转移灶，女性病人需仔细检查卵巢，再次探查肿瘤位置、大小、浸润情况、区域淋巴结转移情况及其他部位的结肠有无多发病灶。

（4）断离肠系膜下血管，自内向外分离左结肠系膜，分离盆腔，游离乙状结肠外侧，横断直肠上段。

病人此时置于头低足高位，并改为右侧略向下倾。此时大部分小肠由于重力作用可坠入右上腹，为手术视野提供有利条件。助手从左下腹套管置入肠钳，在接近肠系膜下动脉（IMA）处将乙状结肠系膜提起并向腹侧、外侧牵引；左上腹套管置入肠钳，在直乙结肠交界处将肠管边缘提起。术者以骶骨岬为解剖标志，并以此为起始，切开紧靠IMA右侧的腹膜，并保持该牵引，分别向头侧方向和尾侧方向将腹膜打开。通过钝性分离，在肠系膜下动、静脉的腹侧面将主动脉前的下腹神经丛分离，而后者则应在其背侧部分分离以免损伤。继续在肠系膜下动静脉的下方进行内侧分离，在此过程中，在Toldt筋膜和Gerota筋膜之间的间隙内进行操作，可有利于辨认清楚左输尿管和生殖血管并将它们向后方游离。

辨认清楚IMA的起始部后，裸化血管根部，可根据手术需要，在左结肠动脉的上方或下方，使用大号塑料夹或者腔镜下血管切割缝合器结扎并离断包括肠系膜下动脉和终末静脉在内的血管蒂。离断前须注意辨认左输尿管，以免损伤。IMA残端可考虑留下1.0~1.5 cm，以备出现出血时，可在此血管残端的近端加行一道钛夹进行结扎。如果肠系膜下静脉没有被第一次的塑料夹或者切割缝合器同时结扎，可以用塑料夹或者切割缝合器对其进行单独钳夹并切断。并应结扎切断左结肠动静脉。

然后将左结肠系膜从后方进行钝性分离，将 Gerota 筋膜从结肠系膜的下面轻柔分离出来，直至接近脾曲、降结肠以及左侧横结肠的下方，在体型较瘦的病人，往往可在结肠曲部下方发现脾脏。随后直肠上段和乙状结肠的左外侧附着处可通过锐性和钝性分离相结合，加以完成，与开腹手术做法类似。值得注意的是，在直乙结肠交界处的游离，须在此小心辨认生殖血管和左输尿管的走行，以防意外损伤。上段直肠游离之后，可通过术中肠镜来准确判断并确定远端肠管的切割位置。确定后，在骶骨岬水平稍下方，从右侧开始锐性分离直肠系膜，裸化肠管。然后使用腔镜切割缝合器进行横断。

至此，结肠已完全从周围结构中被游离下来。使用肠钳顺着结肠从远端乙状结肠到盲肠检查其全部肠管。

(5) 游离左半结肠和脾曲，分离大网膜：调整病人体位与术者站位如"体位和布局进程2"所述。助手或术者将结肠向外侧牵引，然后，紧靠肠系膜下静脉且在与其平行的方向上，尽量向头侧离断肠系膜内侧的附着处。在这一过程中偶尔会遇到左结肠或者脾曲静脉的分支，须对其进行游离和结扎。当最大限度地完成自左半结肠系膜后方至头侧的分离后，助手使用肠钳将结肠向内侧和尾侧进行牵引，为左半结肠外侧与腹壁附着处提供张力，以便术者进行分离。分离向头侧进行的同时，助手也应将近端结肠向上提升，通过这样的牵引和分离可很快将脾曲游离下来。在分离过程中，术者必须保证在正确的平面中进行。一般靠近肠管的侧缘，可在 Gerota 筋膜和结肠系膜之间进行分离。在脾曲区域，可以看见大网膜。若从脾曲处进行大网膜的分离较困难，可从横结肠向脾曲从右到左方向进行分离，此处可从第一阶段已经分离的横结肠右半处开始。如此，可将附着在左侧横结肠的剩余大网膜从结肠上分离下来。于是网膜就从肠管上彻底游离开来。此与开腹手术相似，自此区域分离网膜同时打开小网膜囊。

我们体会到，游离左半结肠及其结肠系膜时，应利用在系膜背侧和 Gerota 筋膜之间的间隙内尽可能多地向头侧进行分离，这样可使结肠脾曲的游离、结肠与大网膜的分离以及结肠与外侧腹壁的分离变得相对简便。

(6) 横断回结肠和结肠中血管，游离右半结肠和肝曲的内外侧：病人此时处于头高足低仰卧位，左侧向下倾斜，此时大部分小肠由于重力作用可坠入左下腹，为手术视野提供有利条件。还可用肠钳将所有小肠襻轻柔牵出盆腔，进一步改善手术野。第一助手通过抓钳使回肠和结肠系膜靠近回盲部并保持足够张力，这样就更容易辨认回结肠血管蒂。术者在回结肠血管束下方打开腹膜，并向两侧扩大窗口。在肠系膜前方回结肠动静脉的背侧对其进行解剖辨别，分别找到它们在肠系膜上动静脉的起始部。所有血管都需与肠系膜动静脉处于一个安全的距离进行细致分离，然后分别在血管的两侧腹膜打开一个小缺口，以便离断血管。在离断回结肠血管前，须向远端分离其血管蒂直至盲肠，以正确分辨其与肠系膜上动静脉的关系，同时也需从血管的腹侧进行鉴别。在确认回结肠血管蒂之后，可使用大号复合塑料夹对血管蒂进行钳闭离断，或使用腔镜下切割缝合器及进行横断。术者和助手需再次钳夹血管两断端以防止和控制意外出血。

此时，从回肠系膜的背侧开始，通过钝性分离手法，在结肠系膜后叶和 Gerota 筋膜之间的隧道潜行，向外侧，向头侧分离，使回肠和右半结肠系膜完全从后腹膜中游离下来。在这一间隙进行钝性分离时，右侧输尿管、生殖血管、十二指肠以及 Gerota 筋膜均清晰可见，仔细向下推离这些解剖结构，并注意避免损伤。

从结肠系膜根部的腹侧继续向头侧分离右结肠系膜，在其上方和内侧进行分离，直至暴露结肠中动脉右支或其主干处的腹膜反折。通过锐性分离切开反折处腹膜，同时使用钝性分离游离结肠中血管根部。接着，将结肠中血管、后腹膜及小网膜处的结构分离开来，在接近这些血管上方时需特别注意。针对不同解剖条件和手术目的，结肠中血管可以进一步向中间游离，以靠近它们的根部，或进一步向远端分离，至其分支血管区域，一般而言，结扎结肠中血管的左支和右支比结扎其主干更安全。在完成对血管四周的游离后，使用大号复合塑料夹进行离断。在紧靠结肠中血管蒂的左侧，钳住横结肠的肠系膜缘，尽量向左侧切开腹膜到左侧结肠的分离区域。必要时需切除横结肠系膜的另外一些血管。此时，将附着在右侧横结肠的大网膜从结肠上分离下来。网膜的血管可以使用电刀，超声刀进行凝闭和离断，或在必要时使用钛夹夹闭后离断。

提起回肠末端并在靠近回盲部的位置确认近端切割线，回肠末端系膜和回肠本身可通过腹腔镜在腹腔内进行切断，也可以将肠管提出腹腔后再处理。但后者更快且无需延长切口。

然后，助手可将回肠末端和盲肠向头侧和内侧牵引，切开位于阑尾根部内侧的回肠附着处，将此切口的上缘朝着肠系膜根部和十二指肠下缘的方向进行牵引。接着从紧靠阑尾根部的盲肠开始，将右半结肠和结肠肝曲从剩余的后腹膜结构中完全分离下来。继而分离升结肠与右侧腹膜之间的附着粘连处。最后离断网膜与近端横结肠之间的剩余附着处，以及肝结肠韧带。

(7) 离断肠管，回肠直肠吻合：重新将病人调整为常规体位。耻骨上区 Pfannenstiel 切口，在切口保护下，将肠段拖出至腹腔外。切除肠段，移去标本，近端回肠肠腔内置入吻合器砧座，荷包缝合后回纳入腹腔，关闭切口重新建立气腹，重新调整至头低足高位，扩肛后伸入管状吻合器，其顶端锥型导引头从直肠盲端缝钉线的中点处穿出，拔去导引头，将管状吻合器顶端的套管与砧座对合后，旋紧、闭合、击发吻合器，完成肠段的吻合。

【手术经验与有关问题讨论】

当沿着结肠中血管分离横结肠系膜时，由于在大网膜、胃体和横结肠系膜之间形成的先天粘连，有时往往较难辨认打开小网膜的路径。胃网膜通常为较细小的小叶状脂肪组织，而横结肠脂肪组织的质地较为平滑，在腹腔镜放大作用的效应下，这一视觉效果更为明显，有助于对两者加以鉴别。在离断横结肠系膜后，就可以在上方很快见到胃网膜。一般情况下，在紧靠结肠中血管的后上方小心进行平面分离并离断先天形成的粘连后，就可以发现小网膜囊。

在对肿瘤病人进行手术时，还应当注意：①操作应遵循先处理血管，从内到外、从下到上的原则。②遵循"非接触隔离"和"整块切除"原则，整块切除右半结肠时应在十二指肠前间隙进行，以免在分离过程中损伤十二指肠第二、第三段及右侧输尿管。已侵及肠壁浆膜层外的肿瘤可能同时侵及后腹膜壁层，在整块切除肿瘤时更应小心。③分离肝曲时韧带内小血管较多，应谨慎操作，仔细止血。④塑料袋的应用在恶性肿瘤中非常重要，可以最大限度地避免戳孔处肿瘤种植。

术中的另一大难点是游离横结肠。在进行内侧分离过程中，笔者建议应当仔细辨认清楚结肠中动脉与静脉及其分支，以免在此区域的结肠系膜中出现任何意外的血管损伤。术者和助手在腹腔内使用器械，以及牵拉系膜时，应当非常准确到位并注意轻柔操作，该处血管的任何一个出血点都有可能难以控制并导致早期中转开腹。

【评价】

由于传统开腹的全结肠切除术须在腹部正中做一长切口，因此腹腔镜技术的微创优势无疑使得腹腔镜全结肠切除术对结直肠外科医师和病人均具有极大的吸引力。特别是用于一系列良性疾病，如炎症性肠病和慢传输型便秘等功能性疾病的治疗时，其更具有广泛的应用前景。另一方面，腹腔镜全结肠切除由于手术范围大、手术时间长、技术要求高，因此在我国的开展相对较其他结直肠手术少。但对于一个具有丰富结直肠手术经验的腹腔镜医师来说，其在操作上是安全可行的。在肿瘤性疾病的应用方面，鉴于腹腔镜手术在结直肠癌的近期和远期疗效，只要遵循无瘤操作和整块切除的原则，腹腔镜全结肠切除在治疗结直肠肿瘤即使是恶性肿瘤的方面也能达到根治的疗效，当然，在处理多原发肿瘤病例时，由于它们中的绝大部分病例须行结肠中血管处的淋巴结清扫，其对手术技巧要求很高，更应由经验丰富的腹腔镜结直肠外科医师来施行。

八、腹腔镜低位直肠前切除术

【体位】

采用气管内插管静吸复合全身麻醉。病人取头低足高30°的膀胱截石位。

【布局与站位】

术者位于病人右侧，第一助手位于病人左侧，持镜者位于术者同侧的上方。病人两腿间安置监视器、气腹和光源系统。

【手术步骤】

(1) 建立气腹：脐孔穿刺，建立气腹，维持腹压在15 mmHg。

(2) 戳孔选择：脐孔或脐上行10 mm戳孔用于安置30°斜面镜头。左、右脐旁腹直肌外缘和左下腹行5mm戳孔安置器械，右下腹行12mm戳孔作为主操作孔。

(3) 探查腹腔：人工气腹压力维持在12~15 mmHg。按照由远及近的原则循序探查，最后探查病灶。一般探查顺序为：腹膜→肝脏→胃、胆囊、胰腺→大网膜→小肠→除肿瘤部位以外的大肠段→盆腔及其脏器→血管根部淋巴结→肿瘤原发灶。必要时可用腹腔镜超声探查肝脏有无转移灶或行冰冻切片检查。

(4) 处理肠系膜下血管：根据术者经验，选择中间入路或侧方入路。以前者为例，分别向上外侧及下外侧牵拉降乙结肠和直乙结肠交界处的肠系膜，辨认腹主动脉分叉处，于骶角水平为始，沿着腹主动脉向上剥离肠系膜，裸化肠系膜下动静脉，清扫血管周围淋巴结，其间需将肠系膜下动脉后方束带状神经与其他腹膜后结构一起推向后方，切忌大块钳夹，造成脏层筋膜背侧上腹下神经的损伤。于距肠系膜下动脉主干起始点1~2 cm处用Hemlock或钛夹夹闭并离断之，肠系膜下静脉则于胰腺下缘水平用Hemlock或钛夹夹闭、切断。

进入融合筋膜间隙（Toldt间隙），由融合筋膜（Toldt筋膜）和肾前筋膜间向外侧分离，直至暴露外下方输尿管。

(5) 游离乙状结肠：将乙状结肠牵向中线，切开乙状结肠系膜与左侧壁腹膜之间的黄白交界线，即Toldt线，进入Toldt间隙，并向内侧锐性分离，完整地将乙状结肠系膜与腹膜后结构分开，直至与内侧剥离面"会师"，注意勿损伤输尿管和精索/卵巢动静脉。

(6) 游离直肠后壁：遵循后方为先，侧方为次，前方为后的顺序。在骶岬水平，直肠上动脉紧贴脏层筋膜表面，故以直肠上动脉作为解剖标志，仅靠直肠上动脉背侧解剖，可找到有光泽的脏层筋膜表面。同时向前牵拉乙状结肠，直肠后间隙即开放，保持盆筋膜脏层的完整性并顺其弧度，在直视下，于Waldeyer筋膜内、下腹神经和骶前血管前方向肛门方向锐性分离。向前牵拉直肠，切断V字型直肠尾骨韧带。继续游离直肠后壁至肛提肌水平。

(7) 游离直肠侧方：由右至左，分别将直肠牵向对侧，用力适度，避免因过度牵拉而将盆丛牵离盆壁，沿着后方的脏层筋膜继续向侧方切开直肠侧面腹膜，并于靠近脏层筋膜处离断侧韧带，因直肠中动脉直径一般均≤2 mm或缺如，故可以直接切断。继续向下分离达盆底。

(8) 游离直肠前壁：显露膀胱或子宫的后壁，于直肠前腹膜反折水平，切开腹膜并向下锐性分离，沿Denonvilliers筋膜前后两叶之间的疏松间隙内向下剥离，将直肠前壁与精囊、前列腺或阴道后壁分离，直至盆底。经过实践，我们发现在该间隙内操作方便且安全：一方面，盆丛发出的神经由Denonvilliers筋膜的外侧走向其前方，所以在Denonvilliers筋膜前间隙分离易损伤泌尿生殖神经，特别是勃起神经，导致勃起功能障碍，而且此间隙小静脉较多，过多电凝止血会加重泌尿生殖神经损伤；另一方面，Denonvilliers 筋膜后间隙粘连较为紧密，故分离难度较大。

（9）处理直肠系膜：以肿瘤远端 2 cm 肠段、5 cm 系膜为切缘，按照前—侧—后的顺序处理直肠系膜，裸化肠管，若术中定位困难，可结合直肠指检或术中肠镜等。对于部分分化程度好、分期比较早（T1-2 N0 M0）的超低位直肠癌保肛手术，肿瘤下切缘距离最小不少于 1 cm 被认为是安全的。

（10）切断直肠：腹腔镜直视下置入线形闭合器，与直肠成 90° 放置，离断直肠。为达到 1 次切断直肠的目标，可使用分离钳辅助，将肠管拉入闭合器钉仓内。

行 ISR 术者，分离直肠下段时沿肛门内外括约肌间隙分离，直肠后方沿骶前间隙分离超过尾骨尖后，继续离断直肠骶骨筋膜、肛尾韧带及部分耻骨尾骨肌，清晰显露远端肛提肌，并使肠管纵行肌可见；侧方经离断后可见侧壁盆底肌。最终尽可能地使直肠完全游离至齿状线水平。牵开肛门显露齿状线，会阴组术者于癌灶下缘 1~2 cm 处、肛门内外括约肌间沟处环形切开肛管全层，根据肿瘤侵犯情况，选择肛门内括约肌全切除、部分切除或保留部分齿状线的部分切除，然后沿肛门外括约肌自下而上游离，并实现上下贯通。

若行拖出式直肠癌切除术，则直肠经充分游离后，于近端切断乙状结肠，断端选择以能露出肛门外 5 cm 为宜。经肛门，以血管钳将切断的乙状结肠、直肠包括肿瘤从肠腔套叠翻出肛门外，在齿线上方 1~2 cm 处切断直肠，并用可吸收缝线将向外翻出的直肠壁远侧断端间断缝合至乙状结肠壁上。

（11）切除病变肠段：中止气腹，在耻骨联合上方作 4~5 cm 长的切口，用塑料套保护切口，将带瘤的近端肠管拖出腹腔外，于肿瘤近端 10 cm 处切除肠段，移去标本。根据肠腔大小，选择合适的吻合器，将其钉砧置入近端结肠。

（12）重建肠段连续性：远端直肠扩肛至 4~5 指，并用生理盐水灌洗。再次建立气腹，在腹腔镜直视下经吻合器完成乙状结肠-直肠端端吻合，并检查肠管有无扭转、张力、出血等。吻合后建议常规行内镜检查，确认吻合口情况如有无狭窄、出血、漏等。对于超低位直肠前切除术和部分年龄较大、全身情况差、肛门松弛、合并症多（如糖尿病）病人可行末端回肠保护性造瘘。

（13）冲洗及引流：生理盐水冲洗创面，查无活动性出血后，于尾骨前方、吻合口背侧放置 1~2 根引流管，由穿刺孔引出。

九、头侧中间入路腹腔镜直肠癌根治术

腹腔镜下直肠癌根治手术，从手术入路上可以分为外侧入路和中间入路。外侧入路在传统开腹手术中较常采用，对于手术经验丰富者，采用此入路亦可到达正确的层面，缺点是初学者在解剖系膜时易误入肾后间隙。因此，目前应用较多的是中间入路解剖法，其手术起步是以骶骨岬水平或肠系膜动脉根部为起始，沿着腹主动脉向上打开直乙结肠系膜，进而裸化肠系膜血管根部，并寻找解剖层面和清扫血管根部淋巴结。但在此过程中，仍不免会遇到一些难点：如游离 IMA 根部时小肠影响视野，253 组淋巴结有效清扫的困难，左结肠动脉与肠系膜下静脉关系辨认不清，Toldt 筋膜与 Gerota 筋膜的解剖层面易走错，游离直肠后间隙时牵拉直肠往往张力不够，我们采用头侧中间入路法以解决上述问题。现介绍头侧中间入路腹腔镜直肠癌根治术的操作过程与方法。

【麻醉】

使用静脉吸入复合全身麻醉。

【体位】

截石位，头低足高，左侧抬高，直至小肠自然往头侧、右侧移动。

【布局与站位】

戳孔布置采用四或五孔法，观察孔选择脐上 3 cm，其余四孔与常规腹腔镜直肠手术相似，或者助手左手所用 5 mm 孔取亦可取正中耻骨上 3 cm。

主刀医师位于病人右侧，第一助手位于左侧，持镜者位于病人右侧近头端。

【手术步骤】

（1）术者将左手无损伤钳推开屈氏韧带处的空肠，并用超声刀或剪刀切断附着的筋膜及韧带，将小肠肠襻完全推至右上腹部，显露屈氏韧带和左侧结肠系膜、腹主动脉及肠系膜下血管。术者在腹主动脉前打开腹膜，进入左结肠后间隙，助手此时使用左手耻骨上戳孔中的无损伤钳，协同术者将结肠系膜向腹侧牵拉起来，使左侧结肠系膜产生充分张力，并将小肠挡在右侧腹部避免对腔镜下视野的影响。

（2）术者在助手提供充分张力的显露下，将 Gerota 筋膜推下来，保护左侧输尿管和生殖血管，并不断向外侧、头侧和尾侧拓展左结肠后间隙。头侧至胰腺下缘，外侧至降结肠侧腹壁融合部，向尾侧顺势裸化肠系膜下动脉（IMA）的上方，并清扫由 IMA、肠系膜下静脉（IMV）、左结肠动脉和腹主动脉围成区域内的 253 组淋巴结。

（3）助手向上外侧及下外侧牵拉降乙结肠和直乙结肠交界处的肠系膜，辨认腹主动脉分叉处，于骶骨岬水平或 IMA 根部起始，打开乙结肠系膜，进入并拓展乙结肠后间隙，并沿着腹主动脉向上剥离肠系膜，裸化 IMA 下方，清扫该处淋巴结。此时乙结肠后间隙和之前步骤 2 中已打开的左结肠后间隙完成"会师"，即整个间隙已完全贯通。

（4）由于左结肠后间隙和乙结肠后间隙已完全打开，层面显露清楚，IMA 和 IMV 根部、左结肠动脉等分支亦已完全裸化，IMV 与左结肠动脉的关系都显露得非常清楚，且肠系膜下神经丛亦得到保护，所以可以从容结扎处理相关血管，并选择是否保留左结肠动脉。

（5）由于左结肠、乙结肠后方整个间隙已经完全贯通连续，此时牵拉直乙结肠可如同"撑帐篷"一般，将整个直乙结肠完全撑起，产生足够的张力，使直肠后间隙的辨识和游离变得更为精准。而此后的游离直肠，完成 TME，并进行消化道重建的过程与经典腹腔镜直肠癌根治手术相似。

【评价】

头侧中间入路的腹腔镜直肠癌根治术，解决了传统中间入路时可能遇到的一些困难，并具有以下优势和特点：①自屈氏韧带水平打开结肠系膜并牵拉，可有效阻挡小肠肠襻常有的对血管根部视野的影响；②IMA 血管根部的裸化，253 组淋巴结的清扫更加彻底、便捷；③整个间隙从头侧到尾侧均打开贯通，使 IMV 和左结肠动脉之间原本非常紧密的关系变得更易裸化和显露；④整个间隙打开后，使腔镜下对整个直乙结肠牵拉与对抗牵拉的效果充分显示，为后续直肠后间隙的分离提供更为充分的张力；⑤整个手术过程涉及较大范围的层面寻找与打开，以及血管周围淋巴结的清扫，可通过多种能量器械的合理使用加以实现。虽然这一手术入路较经典的中间入路增加了头侧入路间隙打开的步骤，可能在操作时间上会多 5~10 min，但这一步可使后续的血管根部清扫、直乙结肠牵拉、直肠间隙游离等变得更便捷、快速，因此总的手术时间并无显著延长。因此，其相比经典的中间入路会更有优势，值得推广。

十、腹腔镜腹-会阴联合切除术

该术式的处理原则基本同腹腔镜直肠前切除术，在具体操作中尚有如下注意点：

（1）在解剖直肠前间隙的时候，术者应尽量暴露解剖平面，男性需向前牵拉膀胱，女性则可根据具体情况经阴道插入手指向前牵拉。以电凝剪剪开 Denonvilliers 筋膜，解剖到骨盆底，在男性，若前列腺暴露有困难，可由会阴组手术者协助完成。

（2）直肠侧方韧带的远端 1/3 的离断常是较难完成的，须仔细耐心用超声刀游离，如确有困难，可在结肠切除后由会阴组的手术者协助完成。

（3）会阴部的操作应在保持气腹的情况下进行，腹部组的手术者应在腔镜下保证会阴组的可视性操作，并提供必要的帮助。

（4）会阴的解剖与传统的腹会阴手术基本相同：用 0 号丝线荷包缝合关闭肛门，切开肛周皮肤，以 Kocher 钳钳夹皮缘，经皮下和坐骨直肠窝解剖到肛提肌，超声刀电凝切断直肠下血管。接着分离盆底后部，辨明尾骨后电凝离断肛尾韧带，进入骶前间隙后电凝离断肛提肌。然后是盆底前部结构，要完成直肠尿道膈和耻骨直肠肌的解剖。最后会阴组的手术者沿骶骨用手钝性分离直肠后无血管平面，并与腹部组会合。

（5）全部操作结束后，标本可由会阴组的医师由下方切口取出，同时气腹消失。2-0 可吸收线缝合肛提肌，0 号丝线间断缝合皮肤创面，注意张力大小。并置单腔引流管一根于骶前，另戳孔引出。

（6）结肠造瘘：会阴部创面关闭后重新建立气腹，经腹腔镜确定体外标记的结肠造口点，用抓钳将结肠残端上提至造口处，确定是否存在张力，若较为紧张，则应进一步游离部分结肠。另在标记造口处切开部分皮肤并分离皮下组织至腹直肌鞘，十字切开腹直肌前鞘，钝性分离腹直肌暴露后鞘，切开腹直肌后鞘及腹膜插入手指以维持气腹，并沿手指伸入 Babcock 钳提出结肠夹闭的残端，在再次确保无张力的情况下，释放气腹，切断夹闭线，常规造口。

【手术经验与有关问题讨论】

采用头低盆高位 30°并向右倾斜，以看到小肠自然的回复到腹腔为度。要用无损伤钳沿着小肠系膜根部牵拉到右上腹方向，注意避免使用钳子直接抓持小肠壁，易产生毛糙面，造成术后肠粘连。

以往我们将观察孔选择在脐孔下方，现在一般更常选择在脐上 2 指处作一横行切口，这样有利于肠系膜下血管根部游离的视野。游离直乙结肠时我们通常选择中间入路。

一般从骶骨岬处切开腹膜，这样非常容易进入脏层和壁层之间的无血管区，可以避免进入错误的解剖层次。血管根部的处理最好在根部结扎，这样在低位吻合时肠管可以处于无张力状态，且一般没有血供不足的问题。当然在高位吻合不存在张力问题时，也可在清扫根部淋巴结的情况下保留左结肠动脉。

TME 手术过程中，游离直肠是最重要的。其难度依次为前方、侧方及后方。实际操作时应先后方，然后前方，最后侧方。因为前后方先游离后，两个侧方就变得很薄了，可以从容地处理侧韧带而不易损伤神经。游离完成后，对于高位直肠肿瘤需要在肿瘤下方 5cm 切断直肠，在切断前需对直肠进行充分裸化。建议用超声刀先分离肠壁与系膜后再切断系膜，如直接切断系膜则可能无意中损伤肠壁。

标本取出的切口最好选在耻骨上的横切口，一方面可避免术后产生切口疝，另外可保证有足够的肠段，因为到耻骨的距离相当于到腹膜反折的距离，笔者认为预防吻合口漏的最好方法是吻合口无张力。

十一、经肛全直肠系膜切除术

随着经自然腔道的内镜手术（natural orifice transluminal endoscopic surgery，NOTES）的兴起，经肛手术和其他消化道自然腔道技术取得了长足的进步，其中尤以直肠癌的经肛全直肠系膜切除术（trans-analtotal mesorectal excision，TaTME）最受外科医师的重视与青睐。TaTME 真正意义上的临床应用始于 2010 年，由美国医生 Sylla 等在腹腔镜协助下完成。随后的近 10 年时间里，全球结直肠外科医师已经报道开展了千余例 TaTME 手术经验，并且这一数字仍在迅速增加。然而目前为止，鲜有大样本研究数据对此术式的治疗效果和安全性给予客观评价，无论是荷兰牵头的 COLORⅢ全球多中心随机临床对比试验或者国内正在开展的 CRTC 中国 TaTME 手术病例登记协作研究，都尚处于研究进行阶段。鉴于此，众多治疗指南对此新技术目前仍持谨慎态度。

【适应证】

（1）中低位直肠良性肿瘤，无法行局部切除者。

（2）T1~T3 期中低位直肠癌，直肠系膜筋膜（MRF）无浸润。

（3）需行直肠切除的炎症性肠病或家族性腺瘤性息肉。

（4）放射性直肠炎。

【手术设备】

（1）经肛平台：TAMIS 单孔手术入路装置是目前经肛手术较为常用的操作平台，可以使用现有腹腔镜器械设备，较为便利。常用的经肛单孔手术平台除国外常用的 TEM/TEO、Gelpoint、SILS-port 等之外，也有国产的航天卡迪、Starport 等平台。

（2）恒压气腹装置：使用二氧化碳充气装置，通常给予盆腔内二氧化碳灌注压为 8~15 mmHg，压力过大可能产生腹腔后气肿，建议使用定速、恒压气腹机，以便于获得稳定的经肛手术操作视野，康美公司 airseal 恒压气腹机较为常用。

【手术步骤】

1. 经腹手术

（1）依照常规 TME 术中四孔或五孔法操作，腹腔探查后，中间入路拓展直肠后间隙、左结肠后间隙，从根部离断肠系膜下动脉或保留左结肠动脉，离断直肠上动脉。

（2）充分游离乙状结肠系膜并在预切除处离断之，必要时游离结肠脾曲，可减少经肛拖出标本时的张力。

（3）直肠前方切开腹膜返折达精囊或阴道后穹水平，直肠后方系膜游离至第 5 骶椎或尾椎水平。

2. 经肛手术

（1）使用扩肛器充分扩肛，并采用 lonestar 拉钩拉开肛门，充分暴露操作视野。

（2）置入经肛操作平台，并与肛周皮肤缝合固定。

（3）荷包缝合：此步骤非常重要，如操作不当，不仅可能导致术中荷包松开，无法继续行经肛手术，而且导致肿瘤播散，违背无瘤技术原则。可采用 3-0 薇乔或者 Prolene 圆针线距离肿瘤下缘 1~2 cm 处缝荷包隔离肿瘤；进针不宜过深，将黏膜及黏膜下层缝合起来即可。如肿瘤位置较高，可在腔镜下缝合；如肿瘤位置低，距离齿状线很近，可直接直视下进行荷包缝合。

（4）聚维酮碘溶液冲洗消毒：一般采用聚维酮碘生理盐水溶液进行冲洗消毒，以获得理想的无菌操作空间。

（5）远端以环形标记并切开直肠壁：先用电刀标记好切开位置，可以采用电切模式，电凝功率约 40 W，电切功率 35 W 左右，依次切开黏膜层、黏膜下层以及联合纵肌层，进入正确的操作层面，建议采用螺旋式环形切开的方法。

（6）循盆筋膜脏层与壁层间的"神圣平面"自下向上游离直肠系膜直到与腹腔操作平面会师。

（7）切除全直肠系膜，操作中应避免损伤损伤骶前静脉、盆腔神经丛等结构，女性病人须保护阴道后壁，男性病人应注意尿道、前列腺和精囊腺。

（8）标本由肛门脱出，离断近端乙状结肠，移除病变肠管。

（9）消化道重建：可使用吻合器或手工吻合完成。如远切端距离齿状线近，远端肠壁荷包缝合困难，建议采用手工缝合技术完成结肠肛管吻合；如远切端距离齿状线尚有 1~2 cm 以上空间，可采用吻合器进行吻合完成消化道重建。

（10）腹腔镜下冲洗并放置盆腔引流管，视吻合口的安全性选择是否需要行保护性末端回肠造口术。

【评价】

TaTME 技术相比传统开腹及腹腔镜下手术具有 4 点优势：①经肛入路采用气压辅助，根据胚胎发育层面，沿直肠周围无血管间隙游离原发肿瘤灶及病变直肠。而这种气压辅助并不介入经腹腔入路的手术中。②整个游离的直肠经肛提出，从技术层面来讲要比经腹腔手术自盆腔提拉取出要求简单，技术难度小。③病变直肠的横断在 TaTME 过程中不必使用内镜下的切缝设备，术者可通过肉眼直视更加精准的定位远端横断位点，剥脱离断更为精确、损伤更小。④骨盆低位的直肠端端吻合可采用设计更为合理的器材设备，不再受限于盆腔狭窄空间。尽管如此，目前 TaTME 的推广和应用仍需更多高等级的临床证据验证。

（1）逆行胆囊切除（retrograde LC）：又称底部优先技术（fundus-first approach），是从胆囊底部开始游离胆囊床，最后处理胆囊三角。这项技术在临床使用广泛，但是需要指出的是，这种方法容易造成包括右肝动脉和门静脉右支的损伤。最好使用四孔法，由助手支撑肝脏，以保证安全。

（2）解剖学标志（anatomic landmarks）：是指术中充分游离肝门，将重要解剖学标志予以显露确认后行胆囊切除术。

（3）术中胆道造影（intra-operative cholangiography，IOC）：是指在离断胆囊管之前，通过胆囊管插入导管，造影确认肝总管、胆总管等重要结构后切除胆囊。该技术需要防辐射、带有透射仪的杂交手术室，在欧洲和美国开展广泛，但在中国开展率较低。

（4）近红外荧光胆道成像（NIRF-C）：应用吲哚菁绿（Indocyaninegreen，ICG）近红外荧光胆道成像判断胆囊管和胆总管的位置关系。与荧光导航肝切除术即刻注射 ICG 不同，胆道手术需要等 ICG 自肝脏排泄至胆管后才便于识别解剖结构。对于肝内胆道病变的荧光显示最佳剂量与时间需要进一步研究。现在因为荧光腹腔镜的普遍使用，取得良好效果。

（5）腹腔冲洗、放置引流：胆囊取出后，应对腹腔进行认真仔细的检查，尤其是 Calot 三角、十二指肠和横结肠，仔细观察胆囊管和胆囊动脉残端，若肝胆囊床无出血，肝下间隙干净，肝外胆管无损伤可结束手术。术中虽意外戳破胆囊，但溢出胆汁经充分冲洗吸尽，直至冲洗液清亮，又无活动性出血时，亦可不必放引流管。若术野污染严重，虽经冲洗吸引仍不理想，或疑有肝胆囊床渗血、胆瘘、积液，应在肝下间隙安放引流管。

（6）穿刺孔处理：LC 术后经全面检查腹腔，可以在直视下逐个退出 A、B、C、D 点的手术器械和套管，避免盲目退出器械和套管时损伤内脏器官。A、B 点皮下组织腹膜等均要缝合 1~2 针，尤其是 B 点，有腹壁上动脉经过，易发生出血，已有多例因 B 点出血再次手术的病例。

【术后处理】

（1）LC 手术病人待麻醉完全清醒后才能送回病房，注意保持呼吸道通畅，若有呕吐应及时清除呕吐物，防止误入呼吸道，导致呼吸道阻塞或窒息。鼓励病人取半卧位、早期下床活动、减少肺炎、深静脉血栓形成及肠粘连等术后并发症的发生。

（2）LC 术中不慎分破胆囊或损伤胃肠道者，尽管作了修补缝合，亦应安放腹腔引流管和胃管，回病房后要仔细观察引流物的颜色、成分、流量等，一般只有 20~50 mL 淡红色液体。若有活动性出血，则应高度警惕创面渗血、微细血管出血或胆囊动脉钛夹滑脱的可能。若引流液为胆汁且超过 150 mL 应考虑有无胆瘘发生。每天引流胆汁低于 100 mL 应考虑为胆囊床迷走胆管瘘；而胆囊管钛夹滑脱或胆总管损伤每天引流的胆汁会超过 200 mL。前者可以不需手术处理，后者一旦确定，应立即手术治疗。

（3）LC 手术对胃肠道影响不大，术后病人胃肠功能多在一天内恢复。术后第一天先可进流质，2 周内宜食低脂易消化的食物。

（4）若 LC 术后一周或数周病人出现巩膜、皮肤黄疸，应高度怀疑肝外胆管损伤的可能，应对病人进行密切观察，必要时进行 ERCP 检查以便早期诊断，早期手术治疗。

（5）加强对 CO_2 气腹的观察护理，如发现病人呼吸浅而慢、PCO_2 升高等，应考虑可能发生高碳酸血症。肩部酸痛是因为 CO_2 残存腹腔，刺激膈神经所致，通常无需特殊治疗可自行消失。

【术后并发症、预防与处理】

（一）LC 常见并发症和原因

腹腔镜胆囊切除术最为严重的并发症是胆管损伤、内脏损伤和血管损伤。发生这些常见并发症的主要原因有如下几种：

（1）在 LC 初期阶段腔镜外科医师缺乏 LC 手术经验，有些外科医师未经严格 LC 技术的训练，对 LC 手术适应证掌握不准，不能正确对待主客观条件，盲目从事，是发生肝外胆道损伤等并发症的原因之一。

（2）胆囊三角严重粘连，解剖关系不清，或胆囊颈部巨大结石压迫胆总管/肝总管，胆囊管短粗难以将胆总管和胆囊管分离，在施钳夹时误伤胆总管。

（3）在 LC 术中过度向右外侧牵拉胆囊颈部，以致胆囊管、胆总管、肝总管三者成角；或者将胆囊颈部朝平行于胆总管方向牵引，此时施钳夹时误认胆总管为胆囊管而钳夹离断。为了防止上述情况发生，在分离 Calot 三角时应将胆囊颈部向右外侧且与胆总管长轴垂直方向牵引，更为重要的是辨清胆囊颈部与胆囊管变细的交合部，沿胆囊颈部分离胆囊管并靠近胆囊钳夹是预防肝外胆管损伤的重要措施。

（4）LC 术中不能盲目止血，尤其是胆囊三角严重粘连、三管-壶腹的解剖关系不清，或者并存有肝硬化、门脉高压症病人，胆管周围有明显的曲张血管，稍有不慎就可能导致大出血。若有出血一定要清除术野的血液确认出血部位，切勿盲目上钳夹或电凝止血，以免造成肝外胆管损伤。

（5）正确对待中转手术，必须认识到 LC 手术应遵循 OC 手术的诊治原则，即使时至今日，LC 不能完全替代 OC，而是和 OC 互为补充和完善；LC 手术中会遇到许多意想不到的问题，如 LC 手术确有难度，外科医师应从保证病人安全第一和手术质量的原则中转手术。需要指出的是，中转开腹不是 LC 手术的失败，而是建立在病人安全至上原则的手术策略改变。

但是，关于中转开腹的指征，在什么时候停止（when to stop）并中转开腹，手术进行到哪个地步（where to stop）并中转开腹，缺乏标准，主要由主刀医师主观决定，导致一些不可避免的损伤。Yukio Iwashita 执笔的联合中国、日本、美国、韩国、法国、意大利、印度、荷兰、新西兰、阿根廷、希腊共 49 家医疗中心，于 2017 年发表的特尔斐共识（Delphi consensus），明确提出 LC 中转的 7 个时机和 8 个节点。7 个时机依次为：①胆囊三角严重纤维化和瘢痕化；②胆囊结石嵌顿在胆囊管、肝总管和胆总管的汇合部（扩展的 Mirizzi 综合征）；③变异胆管；④广泛出血；⑤与周围组织，尤其是十二指肠、结肠的广泛致密粘连；⑥严重的胆囊萎缩；⑦过长的手术时间。8 个节点依次是：①Rouviere's 沟；②前哨淋巴结（隆德胆囊管淋巴结）；③肝门板；④胆囊三角区;⑤漏斗胆囊管交界处(又称象鼻征,infundibulum-cystic duct junction,elephant trunk sign);⑥硬化性萎缩性胆囊(又称双峰征,sclero-atrophic gallbladder,double hump sign);⑦关键安全视野;⑧SS 内层。

(二) 预防措施

(1) 确认胆囊壶腹和胆囊管交界部位是 LC 最重要标志。术者充分显露 Calot 三角,认清胆囊壶腹部和胆囊管交界变细部位,就可避免误将胆总管当成胆囊管横断,这是确保 LC 手术安全的基本原则。

(2) 电热灼伤肝外胆管不容忽视,单极电刀切割组织、电凝止血效果较好,已普遍应用于 LC 手术,但在分离、切割 Calot 三角组织时,可能损伤肝外胆管或因热电效应引起继发性胆管狭窄。钛夹是良好的导电体,若在分离组织过程中,万一不小心电刀接触钛夹就可能损伤胆管,故在分离 Calot 三角时应多用钝性分离法。

(3) 决不能盲目止血:LC 术中因 Calot 三角组织粘连严重,解剖结构不清,分离时极易出血,当术野不清时,应尽快冲洗辨清出血点,决不能盲目电凝止血。曾有一外院转来 LC 术后黄疸病人,就是因盲目止血将整个肝外胆管灼伤。若 LC 术中遇到难以控制的出血,应立即中转开腹手术。

(4) 不要一味追求确认"三管-壶腹"的相互关系:正常情况下,Calot 三角稍加分离即可辨别肝总管、胆囊管及胆囊壶腹部之间的关系,但 Calot 三角严重粘连,脂肪堆积或炎症水肿,组织脆弱易出血时,就不应过于要求分清"三管-壶腹",向肝外胆管方向过多解剖,会增加胆管损伤的可能性。

(三) 处理

1. 胆管损伤

胆管损伤被认为是 LC 术中常见的严重并发症,随着 LC 手术的推广普及,肝外胆管损伤率亦有所增加,文献报道胆管损伤率为 0.2%~0.46%。胆管损伤部位多为肝总管、胆总管。损伤类型常见胆管撕裂伤,胆管部分或全部夹闭,胆管横断或肝外胆管电灼伤。

(1) 术中发现胆管损伤的处理:单纯胆管撕裂伤或胆管单洞损伤可修补后置 T 型管引流即可。肝外胆管横断而无缺损者可行胆管端端吻合术加 T 型管引流,若有胆管缺损者应做 Roux-en-Y 胆肠吻合术。

(2) 术后发现胆管损伤的处理:对 LC 术后出现黄疸的病人应该高度重视,积极查明原因,需做 B 超、ERCP 检查,进一步弄清胆管损伤部位和程度。做好再手术术前围手术期的准备,依据肝外胆管损伤的部位和程度来决定手术方案。

(3) 胆瘘也是 LC 术后常见并发症:对 LC 术中已安放引流管引流出胆汁者,量少者可以在 1 周内自愈,若引流胆汁量每天达 50~100 mL 则应考虑有较严重胆瘘。胆瘘常因胆囊管残端、胆囊床、迷走肝管或副肝管损伤所致。胆囊管残端瘘多需再剖腹手术结扎胆囊管,或胆囊管修补加胆总管 T 型管引流术。

为了防止胆瘘发生,分离胆囊床时应认真处理较粗的胆管,LC 术时的胆囊床,要用电灼或氩气束凝固小迷走胆管和胆囊床结缔组织,以防胆瘘发生。

2. 出血

LC 术中出血常见原因如下。①Calot 三角严重粘连、充血、水肿,且手术操作用力不当,强行分离导致血管破裂;②胆囊动脉异常,血管分支过多,只处理了一部分血管分支;③胆囊动脉钛夹脱落;④胆囊管和胆囊动脉粘连一起,强行分离导致血管撕裂出血;⑤来自胆囊床渗血可以用电凝或氩气束灼烧止血。对术后有出血倾向,且经补液、输血 600~800 mL 后仍未能纠正血压,病情仍不稳定者,应立即再开腹手术治疗。

3. 胆总管残留结石

尽管 LC 术前做 B 超、静脉胆道造影术或 ERCP 等检查,对 LC 诊断和手术方式的选择评估有重要作用,但仍有少数病例(2%~4%)LC 术中时发现胆管结石。采用术中腹腔镜超声系统检查肝外胆管可以弥补术前的漏诊。

对 LC 术后仍有肝胆系统症状的病人应做 ERCP 检查来证实胆总管结石。发生胆总管残留结石的原因:①术前未检查出胆总管结石,LC 术中未使用腹腔镜超声系统检查;②LC 术中可能使胆囊内结石在翻转胆囊时滑落胆总管中;③术前未发现肝外胆管结石,可能术后继发于肝胆管结石,一旦证实胆总管结石应采用外科治疗。

【手术经验与有关问题讨论】

(1) 关于 Calot 三角处理:认真辨别、仔细分离 Calot 三角区内胆囊管,胆囊动脉及肝外胆管的解剖关系,是预防肝外胆管损伤严重并发症的重要措施。

①认真解剖胆囊管和胆囊动脉:慢性萎缩性胆囊炎,使 Calot 三角形成炎症水肿,组织粘连,使胆囊管与胆总管粘连或扭曲,呈 S 型致使胆囊管与胆囊壶腹部有致密性粘连,难以辨别其正常的解剖关系。分离粘连时应紧靠胆囊壶腹部,采用钝性分离法,不要轻易切断管状组织,以免误伤胆管和血管。肥胖病人在 Calot 三角多有脂肪堆积,影响术野,此时应紧靠胆囊壶腹部仔细分离切割浆膜及纤维结缔组织,找到胆囊颈部变细部分,再沿胆囊管向胆总管方向继续延伸,然后沿胆囊壁向 Calot 三角分离,以显露胆囊动脉,并将动脉双重夹闭。若胆囊管和胆囊动脉粘连紧密可一并钳夹。在分离胆囊床时如遇到出血不应盲目钳夹止血。胆囊管的显露应先从表浅的浆膜和纤维结缔组织开始,再分离胆囊管下面和胆囊壶腹部之间的三角,由此分开胆囊管后下方与胆总管之间的结缔组织,这样可分清胆囊管与壶腹部交界部位。

②对胆囊 Calot 三角粘连致密、难以解剖者,可先从胆囊底部逆行切除胆囊,逐渐解剖粘连的胆囊管。离断胆囊管时不要剪过头,以免误伤后方的胆囊动脉导致出血。

(2) 提高预防肝外胆管损伤的认识:由于慢性胆囊炎 Calot 三角炎性水肿,紧密粘连,术野显露困难,解剖关系不清盲目从事,是导致胆管损伤的重要原因。如何预防肝外胆管损伤是非常重要的。

①首先是要提高腔镜外科医师对预防胆管损伤的警惕性。

②LC 术野不清、分离困难,切不能盲目电灼止血,以防胆管损伤。

③对 LC 术中出血不止严重粘连或解剖关系不清,胆囊管和胆囊动脉结构异常的病人,应考虑中转手术。

④对怀疑胆管损伤的病人应作术中胆道造影,以进一步证实胆管损伤部位和程度。

⑤要有训练有素的腹腔镜医师做 LC 手术,严格按操作规程进行,认清胆囊壶腹部和胆囊管的关系是避免胆管损伤的关键。

(3) 由于向右外侧用力牵引胆囊充分暴露胆囊 Calot 三角,可能将胆总管和肝总管牵拉成角,胆囊管与胆总管本应有的角度又消失,将它们拉成平行或直线关系,易造成错觉,误将胆总管当成胆囊管而钳夹剪断,所以要辨清"三管–壶腹部"的解剖关系非常重要。

(4) 术中出血是 LC 手术常见的问题,多因胆囊动脉出血、胆囊床渗血、分离胆囊床的边缘肝脏创面出血。胆囊动脉出血来势凶猛,若经积极处理仍难以控制,需立即中转开腹手术,决不能迟疑。剥离胆囊时应认清胆囊与胆囊床的交界部分,以免电凝剥离钩刺破胆囊或切割肝脏,导致胆囊床出血。胆囊床或胆囊边沿的渗血可用氩气束或电凝器止血。应该强调的是,在处理一支胆囊动脉出血后，还应注意可能还另有一分支，应仔细分离解剖认真止血。手术者冷静分析、慎重操作和助手的通力配合亦非常重要。

第六节 其他腹腔镜手术

一、腹腔镜阑尾切除术

病人取仰卧位，手术者站在病人左侧，持镜者站术者右侧。左上腹进 Veress 针做气腹，手术台头低位 10°~15°并斜向手术者侧。

第 1 孔经脐部放入 10 mm 套管针，方向指向盆腔；第 2 孔位于中线偏左，刚在耻骨上阴毛线的下缘。当术者决定行阑尾切除术时，在相当于阑尾根部处腹壁放入一 10 mm 套管针（第 3 孔）。发现阑尾后，从第 3 孔放入一 Babcock 钳夹持阑尾并施加牵引。阑尾系膜的处理可沿阑尾的系膜缘电凝切开，直至阑尾根部。因该部位阑尾动脉的分支较细，可切断电凝止血。另外亦可以像开放法阑尾切除术时一样，在系膜上钝性分离一空隙后，在钛夹间切断。若阑尾系膜较厚，则宜分次切断，有如开放法手术。阑尾根部可用二次 Endoloop 线结扎。检查腹腔内，吸净渗出液；若有腹膜炎，以大量生理盐水（2~3 L）灌洗，特别注意清除盆腔内液体和脓苔；若要清理肝下区和膈下区时，有时需在右肋缘下放入第 4 根导管针以便于处理。若有可能，可将阑尾拉入至第 3 根套管鞘内，然后从根部切断，取出阑尾；阑尾残端黏膜稍加电凝，不需作荷包缝合。若阑尾过于肿大，则将其切断后放在收集袋内然后取出，腹腔内可按需要放置引流。

二、腹腔镜迷走神经切断术

（1）腹腔镜迷走神经后干加前干高选择性迷走神经切断术：病人取仰卧位，两腿伸直、平放、分开，使手术者能站在两腿之间从中间位置进行手术。在左肋缘下锁骨中线处进针作气腹，脐上放入 10 mm 套管和腹腔镜，右肋缘下 2 cm 锁骨中线处置入 10 mm 套管，放入肝脏拉钩；右肋缘下 6~7 cm 锁骨中线处。10 mm 套管放入 Babcock 拉钩；另一个从左肋缘下 4 cm 腋前线处放入以牵引胃大弯；最后一 5 mm 套管针从左肋缘下 2 cm 锁骨中线处放入为分离剪、电凝钩的器械通道。食管内放置一胃管。以有齿爪钳夹着肝左外叶的外侧附着处向下方牵引，以钩状电凝器分开肝脏与膈肌附着，直至食管的右侧，以一肝拉钩将肝左外叶推向右上方，横向切开食管下端前方腹膜，右至离食管缘 1 cm，左侧为 2 cm，从左、右膈肌脚内侧钝性分离食管边缘，此时常首先发现右迷走神经的后支，将其从食管分离。以 Babcock 钳夹着胃小弯及胃大弯向下牵引，便可将 Latarjet 神经的前支显示并伸开。继续游离食管，绕过一细硅橡胶管作牵引，将食管下端提起，有利于手术进行。此时，可在两钛夹间切除一段右迷走神经后干，并送病理检查。在胃小弯前面认定 Latarjet 神经至幽门的鸦爪支加以保存，而从下至上切断 Latarjet 神经至胃的分支，均应在钛夹间剪断神经和伴行的血管支而不用电凝；所有通向左侧的神经均应切断，特别是在胃贲门和食管的汇接处，可切开一小段食管的浆膜层，以免遗漏在浆膜下走行至左侧的 Grassi 神经。此迷走神经支因容易被遗漏而致迷走神经切断不全和溃疡病复发，故 Grassi 称之为"罪恶神经"。对于肥胖病人，迷走神经在脂肪组织内可能显示不清，可用贯穿结扎后切断，以免出血。

（2）迷走神经后干切断加胃前壁浆肌层切开术与迷走神经后干切断的方法和步骤同前。

胃前壁浆肌层切开从 Latarjet 神经鸦爪支近侧端开始，一般距幽门 6~7 cm，离胃小弯 1 cm 在胃前壁以电凝钩作一与胃小弯平的浆肌层切开，经肋缘下通道以抓钳将浆肌层切开边缘牵开，向上切开至食管与胃底连接处，注意切断从食管左侧通向胃的 Grassi 神经，小心不要切破胃黏膜层。经胃管向胃内注入 500 mL 的稀释的亚甲蓝溶液，并检查黏膜层有无破口，若有破口，应缝合修复，腹腔内打结。继而用 3 号丝线连续缝合对拢胃浆肌层切口。清洗腹腔。

三、腹腔镜 Nissen 胃贲门折叠缝合术

腹腔镜可能是抗反流手术的一个良好的选择，如常用的 Nissen 胃贲门折叠缝合术（Nissen fundoplication，简称胃底反折术）已证明有很好的近期的和远期的效果，而手术操作简单，不需要切开胃肠道或做胃肠吻合，故适宜于腹腔镜下施行。手术的要点是将食管下端从其周围的腹膜后的组织游离，犹如迷走神经切断术，但需注意保存从膈肌至食管的膈食管韧带（phrenicoesophageal ligament）；其次是将胃底与其腹膜后周围组织和胰腺分开，需要时切断一些胃短血管，以便将胃底绕过食管后方，形成一 Nissen 外套（Nissen wrap）。胃左动脉应该保存，以免"外套"向下滑而压迫胃体，因而对胃小弯的分离不宜过多；同时，"外套"应与食管缝合固定，以免因滑动而发生严重的呕吐和梗阻，"外套"不宜缝得过紧而引起阻塞。有作者建议在缝合时食管内放一 44F 号的扩张器或一压力计导管（manometric catheter），缝合后压力升高至 1.3~2.0 kPa（10~15 mmHg）便可，"外套"的长度约 3 cm，缝合共约 5 针。手术时应注意勿损伤迷走神经干。

【手术指征】
（1）证明胃酸反流而有症状。
（2）碱性反流伴食管炎。
（3）胃液反流发生误吸和肺部并发症
所有病人均应该实行系统性内科治疗而无效时才施行手术。

【手术步骤】
病人取仰卧位，双腿分开有如迷走神经切断术，第 1 孔在脐上 3~4 cm，插入腹腔镜，15°视角的腹腔镜效果较好；第 2 孔在左肋缘下数厘米锁骨中线处，插入内镜用 Babcock 钳，以便夹持胃体推向下方；第 3 孔在左腋前线，以供手术分离等器械进出；第 4 孔在右锁骨中线供放入肝脏拉钩（有作者建议用 Padron endoscopic exposing retractor），以将肝左叶推开；第 5 孔在右侧腋前线肋缘下数厘米，以供手术器械出入和伸入一 Babcock 钳将胃底经食管后从左拉至右侧。

手术程序是首先检查肝左外叶，需要时将肝左外叶向下拉，以电凝钩将肝左外叶从膈肌分离，随后即将左外叶向上、外用肝拉钩推开以显露食管裂孔。以 Babcock 钳将胃大弯向下牵拉，显露膈肌食管裂孔。电凝钩经过第 3 孔和抓钳或分离器经过第 5 孔进行手术操作，辨清膈食管韧带，在其下方切开食管前方腹膜，在腹主动脉与食管间钝性分离，注意勿损伤迷走神经后干，所以食管后面应该在迷走神经后方分离。食管下端游离后，绕过一橡胶带，从第 2 孔引出，作为牵引，使食管向前，再继续进行分离。经第 3 孔将胃小弯向前提起，然后经第 5 孔分离胃后间隙，用一内镜 Babcock 钳夹着胃底后壁，经食管后拉至右方，再检查食管后间隙是否够大，胃底是否能活动；若胃底与脾脏粘贴较紧，则可切断数根胃短动脉，从食管与胃交接处沿胃大弯向下分离，胃短血管均应在二钛夹间剪断，不宜用电凝。然后在食管后方，以丝线缝合对拢左、右膈肌脚，应深进针穿过肌肉和其周围结缔组织，腹腔内打结，如此相隔约 1.5 cm，缝 2 针便可。放入 44F 号食管扩张器以防缝合过紧。经第 5 孔放入一内镜 Babcock 钳至食管后，夹着胃底后壁拽至食管右侧；另一 Babcock 钳夹着胃底前壁拽至食管前方与前者对拢；第 3 把 Babcock 钳经第 4 孔将胃底的前、后壁夹着，因此便形成包裹食管下端的胃底外套。移除前 2 把 Babcock 钳，放进针持及缝合器械。在 Babcock 钳处以丝线缝合 2 针，腔内打结，线留长作牵引，缝最后 1 针时，穿过胃底浆肌层和胃食管交接前方的结缔组织，使胃大弯反折与食管下端固定，在最低的 1~2 缝

针也做同样处理，使其固定牢靠。拔除食管扩张器，放入胃管，检查胃底反折缝合的松紧度是否合适（应能容纳 5 mm 直径的钝头器械通过），不能太紧。检查上腹器官有无损伤，可从胃管向食管内注入稀释亚甲蓝液，检查有无穿破。清洗腹腔。

（杨晶君）

第六章　外科护理

第一节　绪　论

一、外科护理学的形成与发展

外科护理学是护理学的一个重要分支，它与护理学一样经历了漫长、艰苦的创业历史。

追溯护理的历史，可以说它是与人类的进化同步发展的。自从有了人类，就有生老病死的自然现象，也就逐渐产生了医药与护理。从原始社会开始，人们就进行着伤口包扎、按摩、分娩、冰水降温、骨折固定等工作，这就是医疗护理的萌芽。

19世纪中叶，南丁格尔首创了科学的护理专业，护理学理论得以发展，也是护理专业发展的开始。在185~186年，克里米亚战争期间，南丁格尔带领了38名护士，自愿克服重重困难前往前线护理伤病员。她们通过设法改善膳食，加强伤员的营养，为伤员清洗伤口，消毒物品，千方百计创造条件来照顾伤员，使伤员们获得精神慰藉，心情舒畅，从而加速了疾病康复和伤口愈合。她们在前线度过了两年艰辛的日日夜夜，使伤员死亡率由50%下降到2.2%，她们的护理成为奇迹震动全国，使英国政府改变了对护士的评价。南丁格尔在克里米亚的伟大功绩向全世界显示了护理工作在外科发展中的重要作用，南丁格尔于186年在英国圣多马医院创办了世界上第一所正式护士学校，为护理教育奠定了基础，使护理第一次成为一门科学的职业，同时使护理事业走上了正规发展的道路。所以说现代护理学是以外科护理为先驱问世的。

外科护理学的发展与外科学的发展是分不开的。现代外科学传入我国虽已有百余年的历史，然而在旧中国进展很慢，一直处于落后状态。仅有少数几个大城市的大医院有外科设备，外科医生很少，外科的各种专科多未形成。建国后，我国外科学建立了比较完整的外科体系，外科专业人员的队伍不断发展壮大，外科各专科也得到迅速的发展。按人体的部位和系统，腹部外科、胸心外科、骨科、泌尿外科、脑神经外科、血管外科以及小儿外科等均已先后建立；按手术的方式整复外科、显微外科、移植外科等已形成。新的外科领域如心血管外科、显微外科（断肢再植、同体异肢的移植）以及器官移植（心脏移植、肾移植、肝移植等）技术正在蓬勃开展；外科的完全胃肠外营养也起着不可估量的作用。另外，重要的外科仪器器械如体外循环机、人工肾、心脏起搏器、纤维光束内镜、伽玛刀、人造血管、人工心脏瓣膜、人工关节以及微血管器械、震波碎石装置等已广泛应用于临床。外科护士在术前病人的准备、手术中的配合、术后病情的监护、并发症的预防及病人的心理护理起到了重要作用，使很多疑难的大手术取得了成功。目前，随着医学模式由生物医学模式向着生物、心理、社会医学模式的转变，护理的目的已由疾病防治发展到全面健康护理。系统化整体护理的实施。使外科护理又有了新的发展。从护理评估、确定病人的护理诊断、制定了病人的护理计划、设定了病人的护理目标、制定出护理措施、到进行护理评价，使病人的得到了系统全面的护理。

二、怎样学好外科护理学

学好外科护理学是作好外科护理工作的基础。本书的学习对象是接受过中等护理教育、并参加过一段时间的临床护理工作、具有一定的护理工作经验的护理人员。所以在学习外科护理学时应做到：

（一）要有明确的目的与方法

近年来，外科技术在不断提高，外科护理学也在不断发展，新的技术，新的仪器设备也不断增加，怎样才能尽快地掌握这些新技术，跟上时代的发展是学好外科护理学的关键。首先要明确学习目的。要学习外科的理论及技术是为了提高自身为人民服务的本领，为人类的健康作贡献。要充分认识到外科护理学在整个护理工作中，具有很重要的位置。要热爱自己的专业，要刻苦钻研业务。在学习中克服成人教育的弊病，努力学习更多的知识，以适应社会发展的需要。

（二）理论联系实际

要学习基本理论以及外科的基本操作，按学科掌握每科的具体课程，要弄清原理以及掌握基本原则。尤其在课间实习及生产实习中要用课堂上学的理论，面对实践多动手动脑，完全把理论与实践结合起来，并用理论来指导实践。在对重症患者的护理中，要认真地了解及掌握病人病情的变化及精神状态、意识、饮食、出入量、引流液的变化、各种检验的结果、水电解质、出血等问题，要制定好对重病人的护理计划，并且做动态的观察，随时对护理计划进行评价，了解病人已发生或未发生的潜在问题。这样带着问题去学习，就会感到学得有兴趣，也能学到真正的知识。

在学习过程中，要结合解剖、生理、病理等课程，如胰十二指肠切除术后的病人，护理人员要清楚手术切除的范围，胰管与胆管的开口在什么位置上，在护理中会发现什么样的问题，发生了问题该怎样处理等。这样能使理论与实践结合起来，也增加了自己的判断能力。教师在讲课时，要启发式，既锻炼学生独立思考的能力，又要培养学生的自学能力，使学生在理论与实践的学习中，感悟出自己学的东西，加深记忆。

（三）转变护理观

由于护理事业的迅速发展，服务对象也相应的起了变化，从面对病人转向了面对人群。为全人类的健康服务是现代护理的主导思想。要做好外科护理工作，首先要掌握现代护理的整体观，掌握护理宗旨。护理宗旨是通过整体护理使病人达到最佳的健康状态，使病人在身体上、精神上和适应社会方面均处于完好的状况。

（四）掌握外科护理学的特点

外科急症多、抢救多，且病情变化快而复杂，抢救时机常为时短暂。要求护士不仅要有敏锐的观察力，能及时发现问题，当机立断，而且要有献身精神及对病人高度的责任感，及时有效地挽救病人的生命。

护理病人时要有整体观念，大多数外科疾病不只是局部问题，病人身上没有小事，很小的手术可能导致出血性休克；局部病变可引起全身的症状。因此，学习外科护理学必须有整体观念。临床工作是透过现象看本质，要利用一切机会，用心观察，通过蛛丝马迹，发现问题。

了解外科病人的心理状态，做好病人的心理护理对于外科护士非常重要。虽然大多数病人都是为了"手术"而来，但作为个体经历，通常是平生第一次，尤其是外伤后的病人。他们除了要承受外伤、疾病带来的痛苦之外，还要承受"手术"带给他们的身心压力，所以病人常常对手术顾虑重重，由于缺乏医学知识，常出现心理问题，这些心理问题存在于术前、术中及术后，常随着病情变化有较大的起伏。大部分病人术后都有暂时的功能障碍，一些病人经康复治疗、功能训练在一定时期内恢复，但有少数病人可能长期乃至终生功能障碍。所以要学会对外科病人察言观色，了解其心理状态和产生心理压力的原因，找出他们的心理需求，利用一切接触病人的机会，结合病情给予相应的心理护理。引导病人正视现实，提高战胜疾病的信心，从而积极配合治疗护理，提高自我护理能力，争取早日康复。

随着外科学的不断发展，外科护理学的也在迅速发展，在发展中培养了大批优秀的外科护理人员。同时，这些护理人员也对外科护理学的发展起到了重要的作用。

第二节　外科休克的护理

一、概述

休克是由于有效循环血量锐减，造成全身组织血液灌流不足，引起一系列代谢障碍和细胞受损的病理过程。所谓有效循环血量，是指单位时间内通过心血管系统进行循环的血量，不包括贮存于肝、脾和淋巴窦中和停滞于毛细血管中的血量。有效循环血量的影响因素包括充足的血容量，有效的心排出量和良好的周围血管张力。在休克的发生和发展中，上述三个因素常相互影响。

【分类】

现在采用较多的分类是将休克分为低血容量性休克、感染性休克、心源性休克、神经源性休克和过敏性休克五类。低血容量休克和感染性休克为外科临床中常见的两种休克。

【病理生理】

目前由于对低血容量性休克的病理生理变化的认识较全面和深入，故通常以其为代表阐述休克的病理生理变化的一般规律。休克时的主要病理生理变化为微循环的变化，体液代谢变化及内脏器官的继发性损害等。

（一）微循环的变化

1. 微循环收缩期

由于循环血量锐减，使血压降低，刺激主动脉弓和颈动脉窦压力感受器，反射性引起心血管运动中枢及交感-肾上腺髓质系统兴奋，释放出大量儿茶酚胺。儿茶酚胺使周围和内脏的小血管及微血管的平滑肌包括毛细血管前括约肌收缩，动静脉短路和直接动脉开放，导致微动脉阻力增高，流经毛细血管的血量减少，静脉回心血量可维持。毛细血管的血量减少致管内压力降低，血管外液体进入血管内，血容量得到部分补偿，此期为休克代偿期的微循环变化。

2. 微循环扩张期

微动脉的持续收缩，动静脉短路和直接通道开放，使进入毛细血管的血量继续减少。组织灌注不良，组织代谢紊乱，乏氧代谢产生的酸性物质的聚积，促使微动脉及毛细血管前括约肌舒张。毛细血管后小静脉对酸中毒的耐受性较大，仍处于收缩状态，导致大量血液滞留在毛细血管网内，使循环血量进一步减少。毛细血管网内静水压增高，促使水分和小分子血浆蛋白外渗，血液浓缩，回心血量大减，心排出量降低，血压下降，表示病人进入休克抑制期。

3. 微循环衰竭期

血液滞留在微循环内，由于血液的黏稠度增加及酸性血液的高凝特性，红细胞和血小板易于凝集，在毛细血管内形成微细血栓，出现弥散性血管内凝血，使血液灌流停止，细胞缺氧更为严重，致细胞内溶酶体膜破裂，释放多种酸性水解酶，造成细胞自溶破坏，引起各器官的功能性和器质性损害。休克发展到弥散性血管内凝血，表示进入微循环衰竭期。

（二）体液代谢的变化

（1）休克时肾血流量减少，引起肾上腺分泌醛固酮增加，机体排钠减少，以保存液体和补偿部分血量。低血压、血浆渗透压的改变和左心房压力的降低，可使垂体后叶增加抗利尿激素的分泌，以保留水分，增加血容量。

（2）休克时儿茶酚胺的释放可促进胰高糖素的生成，抑制胰岛素的产生和其外周作用，加速肌肉和肝内糖原分解，刺激垂体分泌促肾上腺皮质激素，故休克时血糖升高。

（3）由于休克时血液灌流不畅，细胞内乏氧代谢增加，丙酮酸和乳酸增多。肝灌流不足时乳酸不能很好的在肝内代谢，体内出现乳酸积存，引起代谢性酸中毒。由于蛋白质分解代谢增加，使血尿素、肌酐、尿酸增加。

（4）休克时由于细胞缺氧，三磷酸腺苷减少，能量不足，细胞膜的钠泵功能失常，使细胞内钾外移，细胞外钠进入细胞内，细胞外液也随之进入细胞内，细胞发生肿胀，甚至死亡。

（三）内脏器官的继发性损害

由于微循环障碍的持续存在和发展，内脏器官的部分组织可因严重缺血、缺氧而发生细胞的变性、出血和坏死，导致内脏器官功能衰竭。休克持续时间超过 10 小时，容易继发内脏器官的损害。容易受累的器官为肾、心、肝、肺、脑、胃肠道、肾上腺和胰腺等。心、肺、肾的功能衰竭则是造成休克死亡的三大原因。

【临床表现】

根据休克的病程发展，休克可分为两个阶段，即休克代偿期和休克抑制期。

1. 休克代偿期

当血液量丧失未超过 20% 时，机体处于代偿阶段。病人表现为精神紧张、兴奋、烦躁不安、面色苍白、四肢湿冷、脉搏细速、呼吸增快、血压正常或稍高，但脉压缩小。尿量正常或减少。在此期若处理得当休克可以很快得到纠正。反之，则病情发展进入抑制期。

2. 休克抑制期

病人由兴奋转为抑制，表现为神情淡漠，反应迟钝，口唇肢端发绀，四肢湿冷，脉搏细速，血压下降，脉压更小。严重时，全身皮肤黏膜明显发绀，脉搏扪不清，血压测不到，无尿，出现代谢性酸中毒。病情继续恶化，出现脉速、烦躁、发绀或咯粉红色痰，出现进行性呼吸困难，动脉血氧分压降至 60mmHg 以下，大量给氧不能改善呼吸困难症状，提示已发生呼吸窘迫综合征。如皮肤、黏膜出现瘀斑或发生消化道出血，则表示病情已发展至弥散性血管内凝血阶段。常继发心、肺、肾等器官的功能衰竭而死亡。

二、低血容量休克的护理

低血容量休克是临床上最常见的休克，主要原因是有效血容量不足。

【病因】

（1）各种原因的内外出血，如外伤或骨折后的内外出血，消化道出血等。

（2）各种原因造成的血液及液体丢失，如烧伤、肠梗阻、呕吐、腹泻、炎性渗出、胸腹水、大汗、利尿等。

【治疗原则】

迅速补充血容量，积极处理原发病，立即进行手术，处理内外出血。

【护理评估】

（1）观察病人神志，如病人出现了神志的改变，如烦躁、淡漠、谵妄、昏迷等，是由于脑组织灌流不足造成的。

（2）评估生命体征，包括体温、心律（率）、血压、脉搏情况。评估组织灌流情况，如皮肤、黏膜的色泽与温度。评估尿量及尿比重的变化，出入量情况。

（3）评估有创或无创的血液动力学监测指标的变化，如中心静脉压（CVP）、肺动脉压、肺动脉楔压（PCWP）等。

（4）评估对各种药物的应用，补液等的治疗效果。

（5）评估实验室检查结果，血液检查、血清电解质检查、肾功能检查。

（6）评估营养代谢情况。

（7）了解病人及家属的心理状况。

【护理诊断问题】

（1）体液不足，与机体大量失血、失液有关。

（2）组织灌注量改变（脑、心、肺、肾、胃肠周围血管），与休克的病理生理变化有关。

（3）体液过多，与抗休克治疗时大量输液有关。

（4）有重要脏器损害的危险，与休克时各脏器组织缺血、缺氧有关。

（5）有皮肤完整性受损的危险，与卧床、皮肤缺血、缺氧等因素有关。

（6）营养失调，低于机体需要量与禁食、摄入减少有关。

（7）潜在的并发症，弥散性血管内凝血。

【护理目标】

（1）恢复有效循环血量，保证组织有效灌流。

（2）无重要脏器功能衰竭。

（3）保持水电解质及酸碱平衡。

（4）病人及家属的焦虑减轻。

【护理措施】

体位采取去枕，或枕头稍高于胸部，下肢抬高 30°~45°体位。这种姿势有利于下肢静脉回流，而不会影响脑部的血流。

（一）补充血容量的护理

1. 立即建立两个以上的静脉通道，保证输液通畅，以迅速纠正循环血容量不足

（1）输血治疗：失血性休克时需进行输血治疗，因为红细胞有携带氧的能力，是其他液体所不能代替的。正常人失血量低于全身总血量的10%（约500mL）一般均可代偿而无需治疗。失血量大于15%~25%，机体往往不能代偿而发生不同程度的休克，需补液治疗。输血最好采用新鲜的全血，因枸橼酸葡萄糖液保存5天以上的库存血中，血小板、纤维蛋白原、第Ⅴ因子几乎完全缺乏。如大量输入库存血，可能引起严重的凝血障碍。也可采用血浆来代替部分血液，血浆可维持胶体渗透压。

（2）胶体液：常用胶体液有血浆、清蛋白等，有助于恢复血容量。

（3）晶体液：平衡液（BES）在各种休克的治疗中被广泛应用，原因是其成分同组织间液相同，输入后约1/3留在血管腔内，扩容，2/3进入组织间隙补充组织间液，而且平衡液无任何副作用。5%的葡萄糖在糖被利用后剩下的是水，输入过多可造成水中毒。10%及50%的葡萄糖可引起暂时扩容的作用，但也可引起高渗性利尿，加重低容状态。生理盐水的成分不完全与组织间液相同，含氯较高，输入过多可造成高氯性酸中毒，一般不主张单独补液。

2. 密切观察生命体征及中心静脉压的变化

以便随时调整输液量和速度。中心静脉压反映上下腔静脉的压力，正常值为 5~15cmH$_2$O 之间。通常通过颈内静脉或锁骨下静脉置管，到达上腔静脉或右心房。进行中心静脉压的测定，可观察心脏对输液的负荷情况。

中心静脉压的测定：用三通连接中心静脉导管，L 形测压玻管（玻管内径 6~7mm）及输液管。玻管固定于有刻度的塑料板上。测压时病人取平卧位，床头放平。先将刻度零点置于腋中线水平，然后转动三通，将液体充满 L 形玻管。液面随呼吸波动，停止下降的液面即为测得的中心静脉压。不测量时，关闭测压管一侧，维持输液以保持导管通畅。

3. 大量快速补液

应注意病人有无咳嗽、呼吸困难、泡沫样痰、肺底湿啰音，如出现上述情况，应立即按急性肺水肿处理：停止输液，放低下肢，使用强心和利尿药物。

（二）改善组织灌流量的护理

低血容量性休克时应主要靠补充容量来纠正低血压，而不应依赖升压药。在补充有效血容量和纠正酸中毒后，可恰当使用血管扩张剂。它可以解除小动脉和小静脉的痉挛，关闭动脉短路，改善微循环，增加组织灌流量和回心血量。在使用血管活性药时应注意：

（1）当血压不足以维持生命器官的血流时，遵医嘱使用升压药。使用升压药的目标是达到和维持血压在 70~80mmHg，以暂时确保足够的组织灌流，而非达到正常的血压。

（2）在血容量补足的情况下，方可使用扩血管药物，使用时应密切监测血压变化，防止血压骤降。使用后观察病人的反应，出现脉压增宽，皮肤红润，四肢转暖，尿量增多，之后血压回升，表明微循环及组织灌流改善。

（3）病人若出现脉搏细速，四肢厥冷，出冷汗，尿量减少，应停止使用缩血管药物。

（4）血管活性药应使用输液泵，以小剂量、低浓度、慢速度开始准确给药，注意观察用药后的反应。当生命体征和病情平稳后，应逐渐降低浓度或减少剂量，逐渐撤除。

（5）静脉滴注缩血管药物时，注意保护血管，严防药物渗透到血管外，造成局部组织坏死。

（三）重要脏器的监护

1. 脑休克病人的神志改变

如烦躁、淡漠、恐惧、谵妄时由于脑组织灌流量不足造成的。为改善脑的灌流，应将病人置平卧位，或枕头比胸部稍高一点，并将下肢抬高 20°~30°。头部保持水平位不应放低，原因是头部放低后妨碍颅内静脉回流，颅内压升高从而降低了脑组织的灌流压，影响脑的供血。

2. 循环及组织灌流

（1）监测并记录心率，血压，脉压。容量不足时脉压缩小。

（2）检查并记录病人四肢皮肤情况，容量不足时四肢皮肤冰冷、潮湿、苍白或发花。此时不应给病人用暖水袋或电热毯保暖，否则造成四肢血管扩张，血液流向外周，有效循环减少，脑和心脏的供血减少。

（3）进行有创或无创的血流动力学监测。常用的有中心静脉压监测，持续动脉血压监测。心功能不好的病人应放置漂浮导管（Swan—Ganz cather）监测肺动脉压（PAP），肺动脉楔压（PAWP）。中心静脉压只能反映右心功能，无法测定左心功能。漂浮导管为特别设计的导管，其尖端为一可充气的球体，可随血流漂浮到右心房、右心室、肺动脉处，直接测量其压力。正常情况下，肺动脉楔压或肺动脉舒张期的压力可反映左心室舒张末期压力。当左心室功能正常时，左心房的平均压力等于肺动脉舒张期的压力。当危急病人无法直接测定左心室功能时，可利用此导管间接测定左心室舒张末期压力，亦可以计算心输出量，评估左心室功能。肺动脉压正常值：10~22mmHg，PAWP 正常值：6~15.5mmHg。

（4）持续心电监测，密切注意心电图的改变。休克时心率增快为代偿反应，无明确适应证时不应处理。发现心律失常应首先寻找诱因，如缺氧、酸碱平衡或电解质紊乱。对室上性心律失常一般用洋地黄类药物治疗，而室性心律失常则用利多卡因治疗。另外，应准备好除颤器以备除颤。

（5）出入量的监测：休克病人应留置导尿管记录每小时尿量、尿比重及入量。尿量是反映肾脏灌流及全身容量是否足够的敏感指标。尿量应维持在每小时 17mL 以上。休克时尿量减少不应轻易使用利尿剂，而应补充血容量。

3. 呼吸系统

（1）密切观察并记录病人的呼吸频率、节律、深度，有无呼吸困难，如鼻翼扇动、三凹征等。

（2）保证呼吸道通畅：昏迷病人应放口咽通气道，清除 El 鼻分泌物。协助病人翻身，拍背帮助痰液排出。定时做雾化吸入。

（3）给氧，监测动脉血气分析，及时发现缺氧或通气不足。

（4）准备好气管插管及气管切开物品，以准备机械通气治疗。

（四）体温异常的护理

1. 定时监测体温

低血容量性休克病人由于外周血管收缩体温可能偏低。如病人出现寒战应采取措施，因为寒战 15 分钟内可使氧耗量增加原来的 3 倍，体温下降可使心跳变慢，促使室颤发生。应采取提高室温，棉被保暖等方法，而不能有热水袋、电热毯在体表加温。输库血时应将库血复温后再输注，避免加重体温下降。

2. 高热病人的护理

应给予物理降温，以减少机体耗氧量增加。

（五）疼痛的护理

外伤及术后病人应适当给予止痛药物。休克时一般不经皮下或肌肉给药，因此时循环不稳定，药物吸收缓慢，作用不稳定。一般采取静脉给药。可给予小剂量吗啡 2~4mg 静脉注入。小剂量吗啡的扩张血管、血压下降、抑制呼吸等副作用较小。

（六）营养的护理

休克病人由于禁食，机体常出现负氮平衡，机体免疫力受到影响，因此休克病人应注意营养支持，可采用肠内或肠外营养。

（七）心理护理

休克病人可能由于疾病的刺激，抢救时的紧张场面和各种仪器的使用，倍感自己病情危重，因而产生焦虑、紧张、烦躁不安的情绪，甚至会意识混乱。此时的病人可能会自伤，也可能企图拔除身上的导管或仪器，所以应予适当约束。如果家属的心理承受力差，将直接影响到病人的治疗。护士应积极主动配合治疗，准确无误地执行医嘱。抢救工作应忙而不乱，快而有序。及时做好病人及家属的解释和安慰工作，指导他们如何配合医疗和护理。保持安静的环境，保证病人的休息。

三、感染性休克病人的护理

感染性休克是由于病原体侵入体内，向血液内释放内毒素或外毒素，导致循环障碍，组织灌注不良所致。感染性休克常见于胆道感染，弥漫性腹膜炎，大面积烧伤，绞窄性肠梗阻，尿路感染等。体内各种异物如动静脉内的导管，静脉高营养等也可成为感染的因素。

【临床表现】

感染性休克一般先有休克代偿期，然后出现一系列休克表现。病人体温可突然上升达39℃～40℃以上，或突然下降到36℃以下，四肢皮肤可潮红、温暖，也可冰冷、潮湿、苍白或发花，伴有寒战，心律增快，血压降低，脉压减小，病人不表现烦躁不安，谵妄或昏迷。

感染性休克病人易发生多器官衰竭，如呼吸衰竭（成人型呼吸窘迫综合征），急性肾功能衰竭，急性心功能衰竭，消化道应激性溃疡，肝功能衰竭，弥散性血管内凝血（DIC）。

【治疗原则】

1. 控制感染

（1）处理原发病灶：原发病灶（例如脓肿、坏死肠管、体内异物）是引起休克的主要原因，应尽早处理，才能纠正休克及巩固疗效。

（2）合理使用抗生素：抗生素的选择应根据细菌学检查结果（血细菌培养及药敏试验）来定。抗生素应早期、联合使用。

（3）改善病人全身状况，增强病人的抵抗力和抗感染能力。

2. 维持循环稳定

感染性休克病人在发生休克前往往因发热、进食少或呕吐，已有血容量不足的情况。休克发生时。由于微血管的扩张，血容量相对减少，因此，恢复足够的循环血量在感染性休克的治疗中非常关键，应以平衡盐溶液为主，配合适量血浆和全血。

3. 维持呼吸系统

保持呼吸道通畅，给予吸氧治疗。感染性休克病人呼吸衰竭（ARDS）的发病率较高，应尽早使用机械通气以维持氧合。

4. 纠正酸中毒

感染性休克中，酸中毒发生较早，而且严重。酸中毒能加重微循环的障碍，不利于血容量的恢复。因此，在补充血容量的同时，应补充5%的碳酸氢钠。

5. 血管活性药的使用

在使用血管活性药物前，应先补充足量的循环血量，纠正酸中毒，然后合理使用药物。

6. 皮质类固醇的应用

皮质类固醇有助于感染性休克的治疗，主张早期、大剂量、短疗程使用。

第三节 外科感染的护理

一、概述

感染是由致病微生物侵入人体所引起的炎症反应的病理过程。外科感染一般是指需要手术治疗的感染性疾病和发生在创伤或手术后的感染。约占所有外科疾病的1/3～1/2。外科感染的特点有：①大部分由几种细菌引起；②有明显局部症状；③病变部位常化脓、坏死，使组织遭到破坏，愈合后形成瘢痕，影响功能。

【分类】

外科感染可分为非特异性感染和特异性感染两大类。

(一) 非特异性感染

非特异性感染又称化脓性感染，如疖、痈、急性乳腺炎、急性阑尾炎等，常见致病菌有葡萄球菌、链球菌、大肠杆菌和拟杆菌等。同一种细菌可引起不同疾病，不同细菌可引起不同疾病。

1. 葡萄球菌

革兰染色阳性，广泛定植于鼻孔、头发和皮肤上。其中金黄色葡萄球菌致病力最强，能释出血浆凝固酶等，引起凝结反应，形成一种纤维蛋白以抵御人体的防御功能。它也是医院感染的常见菌，90%以上可产生青霉素酶，成为耐药菌株。金黄色葡萄球菌感染特点是局限性较强。脓液无臭、稠黄，若致全身性感染，常引起转移性脓肿。表皮葡萄球菌为条件致病菌，但医院内感染力很强，对多种抗生素耐药，可致人工关节、人工瓣膜等置入性手术后迁延性感染。

2. 链球菌

革兰染色阳性，多定植于口咽、鼻腔、皮肤、肛周及成人生殖道处，以溶血性链球菌、绿色链球菌、粪链球菌常见。其中溶血性链球菌可释出透明质酸酶、链激酶等，能破坏可能形成的脓腔壁上的纤维素，使感染扩散。脓液量多、稀薄、淡红色。

3. 大肠埃希菌（大肠杆菌）

革兰染色阴性，定植于结肠内，参与合成维生素K。有很强的耐药性，常致继发性感染和败血症。单纯大肠埃希菌感染，脓液无臭；而混合感染，尤其是与厌氧菌合并感染，脓液稠而有恶粪臭。

4. 变形杆菌

革兰染色阴性，定植于肠道和前尿道。因其广泛的耐药性，在用抗生素治疗混合感染后，可转化为单纯的变形杆菌感染，脓液有特殊恶臭。

5. 铜绿假单胞菌（绿脓杆菌）

革兰染色阴性，定植于肠道和潮湿的皮肤褶皱处，有很强的耐药性，多致继发性感染和败血症，如大面积烧伤创面感染。脓液淡绿色，有特殊腥臭。

6. 拟杆菌

革兰染色阴性厌氧菌，定植于口腔、结肠和生殖道。结肠内数量最多，常与其他需氧菌和厌氧菌致混合感染，形成深部脓肿和败血症。脓液恶臭，涂片可见细菌，但普通培养阴性。

(二) 特异性感染

是指结核病、破伤风、气性坏疽等，它们的致病菌、病程演变和防治方法各有其特点。

【病程演变】

外科感染发生后的演变过程受到许多因素影响，可有三种结局：

(1) 当人体的抵抗力占优势时，感染可以局限化、吸收或形成脓肿。

(2) 人体抵抗力与致病菌毒力处于相持状态，感染转为慢性，形成溃疡、瘘管或硬结。不易愈合。

(3) 致病菌毒力超过人体抵抗力时，感染不能局限，感染扩散，引起严重的全身感染。

【临床表现】

1. 局部表现

感染部位呈现红、肿、热、痛和功能障碍。浅部脓肿形成时，局部可触及波动感。

2. 全身表现

感染轻者无全身症状。感染重者常有发热、头痛、全身不适、乏力、食欲减退等，病程较长时，因大量消耗机体的营养物质，可表现为消瘦、贫血、水肿、低蛋白血症，白细胞计数增加和核左移。

【治疗原则】

消除感染病因和毒性物质（脓液、坏死组织等），增强人体的抗感染和修复能力。较轻或范围较小的浅部感染可外用药敷、热敷和手术等治疗；感染较重或范围较大者都应静脉内给予抗生素和全身支持治疗。必要时手术治疗。

【护理评估】

确认病人有感染的可能性，包括：防御屏障功能有损害者；住院病人；有慢性疾病或营养不良者；遭受心理和生理性不良压力者。

1. 病史询问

预防接种史，身体不适症状和局部伤口情况，其他疾病史，动物或昆虫咬蜇伤史，近期用药情况（激素、化疗药物、抗生素、胰岛素等）以及药物过敏史。

2. 身体评估

包括体温、血压、脉搏、呼吸各项。检查浅表淋巴结有无异常及皮肤感染灶的特征、伤口情况、分泌物的量和性状等。

3. 心理评估

外科感染，尤其是特异性感染如结核、破伤风等，多需隔离；停止社交往来，以及对疾病的顾虑等，可使病人产生心理压力，有孤独和被遗弃的感觉。

4. 感染性分泌液的送检

为了确定致病菌的种类，一切疑为受感染的分泌液必须经过微生物学检查，收集和送检标本时必须做到：①保持标本的新鲜和未被污染；②标本容器和检验单上必须准确标明病人身份；③标本不可冷藏，应及时送检。

【护理诊断】

有感染扩散的危险，与易感性增加有关。

【护理目标】

病人抗感染能力明显提高，炎症局限化或吸收，体温和白细胞恢复正常。

【护理措施】

①使病人安静；②给予抗生素，观察药物副作用；③全身性症状的观察；④局部热敷或药物外敷；⑤局部制动和固定，抬高患肢，保持良好的静脉和淋巴回流，减轻肿胀；⑥脓肿局限后，协助医师进行切开排脓等外科处置；⑦换药时注意伤口病理变化，保持局部清洁；⑧理疗、红外线照射等可杀灭病菌，促进肉芽生长；⑨观察功能障碍的恢复情况，协助病人被动活动和定时翻身等。

【健康教育】

①注意环境和个人卫生；②定期进行各种预防接种，合理使用抗生素；③做好劳动保护，预

防或及时正确处理创伤;④强化医院内感染的管理和预防。

二、软组织的急性化脓性感染

主要讨论皮肤、皮下组织,淋巴管及疏松结缔组织间隙等处发生的化脓性感染

（一）疖

疖是一个毛囊及其所属皮脂腺的急性化脓性感染,常扩展到皮下组织。

【病因病理】

致病菌大多为金黄色葡萄球菌和表皮葡萄球菌。毛囊和皮脂腺通常有细菌存在,只有在抵抗力减低时或皮肤擦伤,污染物存积时才可引起感染。疖常发生于毛囊和皮脂腺丰富的部位,如头、颈、面部和腹股沟部等。多个疖同时发生在身体各处,称为疖病。常见于营养不良的小儿或糖尿病病人。

【临床表现】

最初,局部出现红、肿、痛的小结节,以后逐步肿大,呈锥形隆起。数日后,结节中央因组织坏死而变软,出现黄白色小脓栓,红、肿、痛范围扩大。再数日后,脓栓脱落,排出脓液,炎症逐渐消失而愈。在上唇、鼻及鼻唇沟范围,即"危险三角区"的疖,如被挤压或挑刺,感染易沿内眦静脉和眼静脉进入颅内的海绵状静脉窦,引起化脓性海绵状静脉窦炎。出现延及眼部的进行性红肿和硬结,伴有疼痛和压痛,并出现头痛寒战,高热和昏迷,死亡率很高。

【治疗】

可在疖顶部涂2%碘酒,或外敷鱼石脂软膏、中草药膏等,促使炎症吸收消退。已有脓头时,可在其顶部点涂石炭酸。有波动时,应及早切开引流。面部疖,有全身症状的疖和疖病,应口服或静脉注射抗生素。

（二）痈

【病因病理】

痈是多个相邻的毛囊及其所属皮脂腺或汗腺的急性化脓性感染。或由多个疖融合而成。致病菌为金黄色葡萄球菌。痈多见于成人,常发生在颈、项、背等厚韧皮肤部。感染常从一个毛囊底部开始,由于皮肤厚,感染只能沿阻力软弱的皮下组织向四周扩散,再向上侵及周围的毛囊群而形成多个"脓头"的痈。糖尿病病人较易患痈。

【临床表现】

病变部位呈一片稍隆起的紫红色浸润区,质地坚韧、界限不清,在中央部的表面有多个脓栓,破溃后呈蜂窝状。中央部皮肤坏死后溶解、塌陷形成溃疡,象"火山口",痈易向四周和深部发展。附近淋巴结常肿大。病人多有明显的全身症状,如畏寒、发热、食欲不佳,白细胞计数增加等。易并发全身性化脓性感染。发生在唇部的称为唇痈,易引起颅内的海绵状静脉窦炎,危险性更大。

【治疗原则】

1. 全身治疗

适当休息和加强营养,静脉内给予足量抗生素。合并糖尿病者及时降低血糖。

2. 局部治疗

应尽早施行手术切开,做"+"或"++"切口,深达筋膜,将皮瓣翻起,切除坏死组织,以充分减压和排出脓液,伤口内用凡士林纱布填塞止血。以后每日用高渗盐水、生理盐水等换药,直到伤口愈合。必要时可植皮。

(三) 急性蜂窝织炎

急性蜂窝织炎是皮下、筋膜下、肌间隙或深部蜂窝组织的一种急性弥漫性化脓性感染。

【病因病理】

致病菌主要是溶血性链球菌，其次为金黄色葡萄球菌，亦可为厌氧性细菌。炎症可由皮肤或软组织损伤后感染引起，也可由化脓性感染灶扩散，或经血流、淋巴传播而发生。溶血性链球菌能释放链激酶和透明质酸酶，使病变扩展迅速，有时能引起败血症。

【临床表现】

表浅的急性蜂窝织炎，局部明显红肿、剧痛、迅速向四周扩散且边缘不清，中央部位常出现缺血、坏死。深在的急性蜂窝织炎，局部红肿多不明显，常只有局部水肿和深部压痛，但病情严重，有寒战、高热、头痛、全身无力、白细胞计数增加等。口底、颌下、颈部的蜂窝织炎可致喉头水肿、压迫气管，引起呼吸困难甚至窒息。厌氧性链球菌、拟杆菌引起的蜂窝织炎常发生在会阴部或腹部伤口，局部可检出捻发音，脓液恶臭，全身症状严重。

【治疗原则】

休息，局部热敷、中药外敷或理疗。加强营养，必要时给予止痛、退热药物。静脉内注射抗生素。如经上述处理仍不能控制其扩散者，应及时作广泛的多处切开引流。

(四) 丹毒

丹毒是皮肤及其网状淋巴管的急性炎症。

【病因病理】

由溶血性链球菌从皮肤、黏膜的细小伤口处入侵所致。丹毒蔓延很快，很少有组织坏死或化脓。

【临床表现】

丹毒的多发部位为下肢和面部。起病急，有寒战、发热等全身症状。局部表现为片状红疹，中央淡，周围深，界限清楚。手指轻压褪色，除去压力后，红色立即恢复。局部有烧灼样痛。附近淋巴结常肿大、疼痛。足癣和血丝虫感染可引起下肢丹毒反复发作，引起淋巴管阻塞，发生象皮肿。

【治疗】

休息，抬高患处。局部用50%硫酸镁溶液湿敷，全身应用青霉素等抗生素。局部症状消失后，继续用抗生素1周。合并有足癣者，应将足癣治好。

(五) 急性淋巴管炎和淋巴结炎

【病因病理】

急性淋巴管炎和淋巴结炎大多继发于所引流区域内的急性感染病灶，或者因致病菌从皮肤或黏膜的破损处侵入淋巴管所致。致病菌常为金黄色葡萄球菌和溶血性链球菌。淋巴管及其周围的急性炎症称为淋巴管炎，如炎症扩散到局部淋巴结，就可引起急性淋巴结炎。

【临床表现】

急性淋巴管炎分为网状淋巴管炎和管状淋巴管炎。丹毒为网状淋巴管炎。管状淋巴管炎可分为深浅两种，浅层淋巴管炎在感染灶近侧出现一条或多条"红线"，硬而有压痛。深层淋巴管炎不出现红线，但患肢出现肿胀，有压痛。两种淋巴管炎都可伴有全身性炎症反应。急性淋巴结炎，轻者局部淋巴结肿大和略有压痛。较重者，局部有红、肿、热、痛，并伴有全身症状。严重者，淋巴结中心坏死，形成脓肿。

【治疗原则】

主要是治疗原发病灶。早期应静脉内输注抗生素。急性淋巴结炎已形成脓肿时，可切开引流。

（六）脓肿

【病因病理】

急性感染后，组织或器官内病变组织坏死、液化后，形成局限性脓液积聚，并有一完整脓壁者，称为脓肿。致病菌多为金黄色葡萄球菌。脓肿常继发于急性蜂窝织炎、急性淋巴结炎、疖等。也可从远处感染灶经血流转移而形成脓肿。

【临床表现】

浅表脓肿，局部隆起，有红、肿、热、痛表现，与正常组织分界清楚，压之剧痛，有波动感。深部脓肿，局部红肿多不明显，一般无波动感，但局部有疼痛和压痛，并在疼痛区的某一部位可出现凹陷性水肿。常伴有全身症状，发热、乏力、头痛。患处常有功能障碍，穿刺可抽出脓液。结核杆菌引起的脓肿，病程长，发展慢，局部无红、痛、热等急性炎症表现，故称为寒性脓肿。

【治疗原则】

早期脓肿尚未形成时，可用抗炎、外敷治疗，如可触及波动感或穿刺抽得脓液，应作切开引流术。切开大型脓肿时，要慎防发生休克，必要时补液、输血。

（七）软组织急性化脓性感染病人的护理

各种软组织的急性化脓性感染的护理具有许多共性，故护理方面集中论述。

【护理评估】

1. 现病史

（1）病变部位均有红、肿、热、痛表现。严重时伴有全身症状，发热、头痛、食欲减退、乏力等。

（2）年老体弱、营养不良。糖尿病患者抵抗力下降，易发生软组织感染。

2. 身体评估

（1）病变处可出现单个红色小结节和脓点，或多个脓点，中央坏死、破溃，可触及波动感。病灶近侧的淋巴结肿大、压痛。伤口有脓性分泌物。

（2）体温升高超过39℃，心率增快，严重时血压下降。

3. 既往健康情况

既往有无足癣、湿疹，存在慢性感染病灶，或有糖尿病和脉管炎等。

4. 心理社会评估

由于病灶的破溃和有味的脓液流出，往往惧怕亲友和同事的厌弃，心理上易产生孤独感和压力。

5. 实验室检查

血白细胞计数增加，分泌物细菌培养可培养出病原菌。

【护理诊断】

1. 皮肤、组织完整性受损

与皮肤化脓性感染、组织破坏有关。

2. 体温过高

与软组织感染有关。

3. 疼痛

与化脓性炎症有关。

【护理目标】

(1) 炎性病灶得到及时治疗，未进一步受损，病灶痊愈；

(2) 感染控制，体温正常；

(3. 病人主诉疼痛减轻，舒适感增加；

(4) 病人自我感觉良好。

【护理措施】

(1) 监测体温和其他全身症状，体温过高，应予物理降温，鼓励饮水，加强饮食管理，必要时静脉输液并监测出入水量。

(2) 注意面部、颈部感染的发展，及早发现颅内海绵窦炎等并发症。

(3) 较重感染或肢体感染应卧床休息，抬高患肢，适当被动活动关节，鼓励病人经常做深呼吸、咳痰、翻身，预防肺炎及血栓性静脉炎。

(4) 局部予以理疗，缓解疼痛和不适。做好正常部位皮肤的清洁处理。

(5) 观察脓肿波动征，有脓液形成时，及时切开排脓。

(6) 换药、酌情取创面分泌物送细菌培养和药敏试验，据此调整抗生素。

(7) 使用抗生素，观察疗效及可能的药物反应。

(8) 可应用止痛剂和镇痛剂。

(9) 健康教育

①注意个人卫生，正确使用抗菌肥皂。剃刀经常消毒。

②避免使用油性药膏，以防阻塞毛囊孔。教会病人处理简单的伤口。

③病人衣、被、床单等应消毒，预防交叉感染。

三、败血症和脓血症

败血症和脓血症都属于全身性感染，而以败血症为常见。败血症是指致病菌侵入血循环并在其内迅速繁殖，产生大量毒素而引起全身的反应。通常由一种致病菌所致。但也有由两种或多种致病菌所引起。脓血症是指局部化脓性病灶的菌栓或脱落的带菌血栓间歇地进入血液循环，并在身体各处的组织或器官内，发生转移性脓肿者。

菌血症是指少量致病菌进入血液循环内，迅速被人体防御系统所清除。毒血症则是由于大量毒素进入血液循环所致，可引起剧烈的全身反应，毒素可来自细菌和坏死组织的分解产物。两者都不属于全身感染。

败血症和脓血症常继发于严重创伤后的感染和各种化脓性感染。常见的致病菌是金黄色葡萄球菌和革兰阴性杆菌。少部分由真菌引起，称为真菌性败血症。但70%由革兰阴性杆菌引起。

败血症和脓血症同时存在，称为脓毒败血症。

【病理生理】

败血症和脓血症的发生其影响因素主要有三个方面：①致病菌繁殖快、毒力强大，或者身体抵抗力减低，如年老体弱、婴幼儿长期消耗性疾病、营养不良、贫血等时，致病菌可在血中繁殖；②局部感染病灶处理不当，如脓肿不及时引流，伤口清创不彻底，留有异物；③长期应用肾上腺皮质激素、抗癌药或其他免疫抑制剂等，或长期应用广谱抗生素使菌群失调，耐药菌株产生，均有利于败血症的发生。

败血症和脓血症时，人体组织、器官的病理改变主要是：心、肝、肾发生浊肿，脂肪变性和灶状坏死；肺泡内出血和肺水肿，肺泡内出现透明膜；细菌集中于某些组织，导致脑膜炎、心内膜炎、肺炎、肝脓肿、关节炎等。单核巨噬细胞系统增生，肝脾肿大。感染严重病程较长者可出现全身多处转移性脓肿，微循环受到影响，则导致感染性休克。

【临床表现】

败血症和脓血症的临床表现有许多相同之处：①起病急，病情重，发展迅速，体温高达40~41℃；②头痛、头晕、食欲不振、恶心、呕吐、腹胀、腹泻、大量出汗和贫血。神志淡漠、烦躁、谵妄和昏迷；③脉搏细速、呼吸急促或困难。肝脾肿大。严重者出现黄疸，皮下瘀血；④白细胞计数明显增高，一般在$2.0×10^9$/L以上，核左移，出现中毒颗粒；⑤代谢失调和肝肾损害，尿中出现蛋白，管型和酮体；⑥病情发展，可出现感染性休克。

败血症和脓血症也有一些不同的临床表现：

败血症：除全身感染征象外，特点是寒战后高热，发热持续不退，因致病菌在血循环中持续繁衍，呈稽留型高热，眼结膜、皮肤和黏膜常见出血点。血培养阳性。一般不出现转移性脓肿。

脓血症：亦有全身性感染的征象，其特点是剧烈寒战后发生高热，因致病菌间歇性进入血液循环，故呈弛张型高热；病程为亚急性或慢性。发病1周后，周身性脓肿间歇不断地发生，以腰背部、四肢皮下组织多见，也可见于深部组织器官内，但局部反应轻微，不易引起注意。如转移到肺、肝、脑等器官，则有相应的临床症状。

【治疗原则】

（1）及早处理原发感染灶。

（2）早期、大剂量使用抗生素，细菌培养和药敏试验结果报告后可调整抗生素。真菌性败血症应用抗真菌药物。

（3）反复多次输鲜血，加强营养，补充维生素。

（4）妥善而有力地对症处理。

【护理】

参阅感染性休克。

四、破伤风和气性坏疽

（一）破伤风

【病因】

破伤风是由破伤风杆菌侵入人体伤口，生长繁殖，产生毒素所引起的一种急性特异性感染。破伤风杆菌是革兰阳性厌氧梭状芽孢杆菌，其芽孢抵抗力极强，煮沸1小时以上或高压灭菌才能致死，它广泛存在于土壤、粪便和结肠内。细菌和毒素不能侵入正常皮肤和黏膜，但可经开放性伤口或锈钉、木刺刺伤侵入体内，破伤风杆菌易在深而窄、坏死组织多、混有需氧菌感染的伤口即缺氧的环境中生长繁殖。泥土中含有氧化钙能使组织坏死。

【病理生理】

破伤风杆菌产生的外毒素是其致病原因。破伤风杆菌外毒素有两种：痉挛毒素和溶血毒素。痉挛毒素是致病的主要毒素，对神经有特殊亲和力，经淋巴和血液到达脊髓前角灰质或脑干运动神经核后，与灰质中突触小体膜上的神经节苷脂结合，使其不能释放抑制性递质，致α-运动神经系统失去正常抑制功能，表现为运动神经兴奋过度，引起横纹肌紧张性收缩或阵发性痉挛。溶血毒素能使红细胞和白细胞溶解，也能直接损害心肌。

【临床表现】

破伤风潜伏期为 1 天至数月，平均为 6~10 天，潜伏期越短，症状越严重，死亡率越高。

(1) 病人先有乏力、头晕、头痛、咬肌紧张酸胀、烦躁不安、打呵欠等前驱症状。

(2) 病人开始感到咀嚼不便，张口困难，随后牙关紧闭。面部表情肌群收缩、蹙眉、口角牵向下外方，呈"苦笑面容"。颈部肌群持续收缩，使颈项强直。背腹肌同时收缩，但因背肌力量较强，故腰部前凸，头足后屈、形如背弓，称为角弓反张。四肢痉挛表现为屈膝、弯肘，半握拳状。呼吸肌痉挛可使呼吸停止。

(3) 任何轻微的刺激，如声、光、疼痛等均可诱发强烈的阵发性痉挛。痉挛发作时，病人大汗淋漓，口唇紫绀，呼吸急促，口吐白沫、流涎、磨牙，头颅频繁后仰，手足抽搐不止，表情十分痛苦。

(4) 病人神志始终清醒。

(5) 强烈的肌痉挛，可致呼吸停止、窒息、骨折、尿潴留，还可引起肺部感染、酸中毒、循环衰竭等严重并发症，导致死亡。

破伤风的诊断主要依据典型的临床特点。

【预防】

1. 正确清理伤口

伤口应及时彻底清创，污染严重的伤口清创后延期缝合。一切创口均应用 1:1 000 高锰酸钾，3%双氧水及甲硝唑清洗。

2. 自动免疫

破伤风类毒素预防注射。小儿应施行"白、百、破"三联疫苗注射。受伤后，10 年内已行免疫注射者，仅需注射类毒素 0.5mL；超过 10 年或伤口污染严重者，注射类毒素 0.5mL 后，应肌肉内注射人体破伤风免疫球蛋白约 250~500U，先中和可能已释出的破伤风毒素。

3. 被动免疫

适用于未进行过破伤风类毒素预防注射的开放性损伤病人及施行伤口已愈的陈旧性异物取除术的患者。

(1) TAT（用牛或马血清精制的破伤风抗毒素）。肌肉的注射剂量 1 500~3 000U，应用前应做皮内过敏试验。过敏者行脱敏法注射。

脱敏注射法将破伤风抗毒素 1500U，用等渗盐水稀释成 10mL，分 4 次皮下注射。首次剂量为 1mL，以后依次为 2、3、4mL，每次间隔 30 分钟，直至全量注射完毕。如出现面色苍白、荨麻疹、咳嗽甚至休克，应立即停止注射。皮下注射肾上腺素 1mg。

(2) 人体破伤风免疫球蛋白（TIG）无过敏反应，人体存留时间 4~5 周，效能大于 TAT10 倍以上，肌肉注射剂量 250~500U。

【治疗原则】

1. 消除毒素来源

彻底清创伤口。

2. 中和游离毒素

TAT 2~5U 静脉内注射，TIG 3 000~4 000U 静脉注射。

3. 药物控制痉挛

可交替使用安定、巴比妥钠，10%水合氯醛等，重者可用冬眠疗法。

4. 防治并发症

静脉应用青霉素，甲硝唑抑制破伤风杆菌。

【护理评估】

1. 现病史

（1）发病前皮肤、黏膜有锈钉、木刺刺伤史动物昆虫咬伤或其他外伤史，伤口未进行及时有效清创，未进行破伤风疫苗预防接种或接种时间甚长。

（2）出现头痛，咬肌酸胀，打呵欠，烦躁等不适。

2. 身体评估

（1）全身横纹肌痉挛，抽搐，张口困难，牙关紧闭，"苦笑"面容，角弓反张。伴有紫绀，呼吸急促，口吐白沫，流涎，磨牙、大汗淋漓。

（2）病人神志始终清醒。

（3）病情严重时出现呼吸停止、窒息、肺部感染，酸中毒等并发症。

3. 既往健康情况

部分患者在数年前受过枪、弹伤、体内存留异物，或者在取出弹片时发病。

4. 心理社会情况评估

（1）部分患者的生活环境卫生条件差，或从事易受伤的职业，卫生知识亦贫乏。

（2）受伤后未到医院正规清创伤口，而是简单包扎。

（3）病人因需隔离治疗，停止和外界往来，有孤独感；剧烈的抽搐，病人有死亡恐惧感，失去战胜疾病的信心。

5. 实验室及辅助检查的评估

血白细胞计数增高、血pH下降，二氧化碳分压升高，剩余碱下降。

【护理诊断】

（1）有窒息的危险　与持续性膈肌、呼吸肌痉挛及气管内黏痰堵塞有关。

（2）有体液不足的危险　与肌痉挛及大量出汗有关。

（3）有受伤的危险　与强烈的肌痉挛有关。

（4）尿潴留　与膀胱括约肌痉挛有关。

（5）营养失调，低于机体需要量　与痉挛性消耗和不能进食有关。

（6）焦虑、恐惧　与对本身疾病预后莫测有关。

（7）有肺部感染的危险　与喉头痉挛，呼吸道分泌物引流不畅有关。

【护理目标】

（1）病人呼吸道通畅。

（2）缓解肌肉痉挛，减少出汗。

（3）不使其发生肌肉强直性痉挛。

（4）尿液排出，排尿功能正常。

（5）肌痉挛性消耗减少，进食正常，营养状态改善。

（6）病人安静，客观认识目前病症，情绪稳定。

（7）开放性伤口，无破伤风杆菌感染的机会。

【护理措施】

1. 病室

病室需遮光，安静，温度 15~20℃，湿度 60% 左右，任何外界刺激都能诱发抽搐发作，所以护理操作应稳、准、轻，减少噪音。护理治疗要统筹安排，尽量减少对病人的刺激。

2. 病情较重

应早行气管切开，以利排出呼吸道分泌物，维持良好的通气功能，给氧、吸痰，按时清洁、消毒套管，定期滴入抗生素溶液。预防肺部感染。

3. 加强营养

病人反复抽搐，大量出汗，热量消耗很大，应给高热、高蛋白、高维生素饮食。严重病人置鼻胃管给予管饲，或给静脉营养。

4. 保护病人

防止损伤使用护栏防止坠床，置软垫保护关节，防止肌腱断裂和骨折。应用牙垫避免舌咬伤。严密观察病情，抗痉挛除用维持药量外，若发现有大发作前兆时，及时加大药量解痉。

5. 采用冬眠治疗

注意冬眠过程中的各项监护，随时调整好冬眠药物静脉用量，使病人处于浅睡眠状态。

6. 尿潴留

应留置导尿管，持续导尿并给予导尿护理。

7. 创口处理

协助医生彻底清除坏死组织及异物，用 3% 过氧化氢液冲洗。伤口充分引流。

8. 严格隔离

消毒病人应予隔离，严格执行无菌技术。护理人员应穿隔离衣。病人的用品和排泄物均应消毒，更换的伤口敷料应焚烧，防止交叉感染。

9. 健康教育

（1）不可忽视小伤口如木刺、锈钉刺伤、深部感染如化脓性中耳炎等的正确处理和伤后破伤风抗毒素预防注射的重要性。

（2）按要求接受破伤风类毒素预防注射。

（二）气性坏疽

【病因】

气性坏疽是由梭状芽孢杆菌所引起的一种严重的特异性感染。根据病变范围的不同，芽孢杆菌感染分为芽孢菌性肌坏死和芽孢菌性蜂窝织炎两类。通常所说的气性坏疽系芽孢菌性肌坏死，主要发生在肌组织广泛损伤的病人。少数发生在腹部或会阴部手术后的伤口处。

梭状芽孢杆菌属革兰阳性厌氧菌，其中以产气荚膜杆菌最为多见，还有水肿和腐败杆菌，它广泛存在于泥土和粪中，偶尔进入伤口，但不一定致病。气性坏疽的发生，除了气性坏疽杆菌存在外，主要决定于人体抵抗力和伤口的情况，即需要一个利于气性坏疽杆菌生长繁殖的缺氧环境。因此在休克时，又有大片深层肌坏死，特别是大腿和臀部损伤，开放性骨折并发血管损伤致缺血、或使用止血带时间过长的伤口容易发生。

【病理生理】

气性坏疽多由两种以上梭状芽孢杆菌混合感染所致，细菌主要在伤口内生长繁殖，很少引起败血症，而产生 a 毒素、胶原酶、溶纤维酶等，α 毒素是主要的外毒素，是一种卵磷脂酶，可引起溶血、尿少、肾组织坏死、血压下降、脉搏加快及循环衰竭等。而一些酶能液化组织，使病变恶化。病菌在肌层内繁殖，使肌糖、肌蛋白迅速分解，产生大量的二氧化碳和硫化氢气体，致病变组织充气并有恶臭。

【临床表现】

潜伏期一般为 1~4 日。

（1）病人开始自觉患部沉重，压迫感。以后，突然出现患部胀裂样剧痛，一般止痛剂不能缓解。

（2）患部肿胀、压痛剧烈，色苍白，无明显红热炎症征象。

（3）局部肿胀迅速恶化，呈紫红色，按压有捻发感，出现水泡，伤口内肌肉暗红或土灰色，犹如熟肉状。轻压其有气泡逸出并有稀薄的血性液体流出。

（4）病人十分衰弱、高热、冷汗、烦躁、头痛、头晕、呕吐、进行性衰竭，迅速发生休克、黄疸、谵妄、昏迷，甚至死亡。

（5）伤口周围有捻发音，脓液涂片有大量革兰阳性杆菌，伤口局部 X 线摄片可见肌间隙充气是诊断气性坏疽的三个重要依据。

【治疗原则】

1. 紧急手术

在抗休克同时，准备在全身麻醉下施行彻底的清创术，范围应达正常的肌组织，切口敞开不予缝合。肢体病变，若清创不能控制其发展，应施行近端高位截肢，残端不予缝合。

2. 高压氧疗法

在 3 个大气压的纯氧下，可使病人血氧浓度增加 20 倍，能抑制气性坏疽杆菌生长，终止释放 α 毒素。在发病 3 日内的病人，对保留肢体抢救生命，疗效显著。

3. 抗生素

大剂量注射青霉素。青霉素过敏者可改用红霉素。

4. 全身支持

多次输新鲜血，纠正进行性贫血。保持水、电解质平衡，给高热高蛋白饮食。给予止痛，镇静、退热等药物对症处理。

【护理评估】

1. 现病史

（1）有重度的大面积组织损伤，伤口严重污染史。

（2）患部有沉重感，之后出现伤口胀裂样剧痛。伴极度虚弱、高热、烦躁、头痛、头晕、呕吐、进行性衰竭和昏迷。

2. 身体评估

伤处呈紫红色以至黑色，按压有捻发感，出现水泡。伤口内肌肉暗红或土灰色，犹如熟肉状。挤压有气泡逸出。

3. 既往健康情况

既往有贫血、消瘦、抵抗力低下时易发病。

4. 心理社会情况

评估病情急，发展快，患者突然面对可能截去肢体的现实，毫无思想准备，感到恐慌、悲观，心理矛盾巨大。

5. 实验室及辅助检查

评估血白细胞计数减少，脓液涂片可见大量革兰阳性杆菌，伤口 X 线拍片见肌间隙充气征。

【护理诊断】

(1) 疼痛：与创伤和感染有关。

(2) 组织完整受损：与感染性组织坏死有关。

(3) 自我形象紊乱：与失去部分组织和肢体而致形体改变有关。

(4) 恐惧：与施行截肢术有关。

(5) 潜在并发症：休克。

【护理目标】

(1) 疼痛减轻或缓解，烦躁转平静。

(2) 组织肢体未出现坏死。

(3) 病人能接受目前的自我形象。

(4) 接受现实，客观地正视存在的健康问题，对生活充满信心。

(5) 无感染性休克的表现，生命体征正常。

【护理措施】

1. 隔离

立即执行接触隔离制度。病人住隔离室，一切用品都要严格隔离消毒，病人用过的手术间应封闭，以甲醛蒸熏 48 小时。

2. 观察和护理

休克对高热、烦躁、昏迷病人应密切观察血压、脉搏、呼吸和体温变化，警惕感染性休克的发生。如已发生感染性休克，按休克护理。

3. 疼痛护理

(1) 对严重创伤病人，应严密观察伤口，突发伤口剧痛时，应高度重视。及时报告医生。

(2) 剧痛时可给予止痛剂。

(3) 对清创或截肢者，应经常变换体位，减轻因外部压力和肢体疲劳引起的疼痛。

(4) 对伤口或伤肢施行理疗、按摩和功能锻炼。

(5) 分散其注意力、可用谈话、文娱活动、精神放松等技巧，使其疼痛缓解。

(6) 对截肢后可能出现的幻肢痛——主观感觉已截掉的肢体仍然存在且有剧痛，应耐心解释，解除忧虑。

4. 心理护理

对病人应抱关心、同情，热情的态度，帮助病人进行生活护理。对需要截肢的病人，向病人说明手术的必要性和重要性。使病人理解而接受手术，配合治疗。使病人正确对待残废，生活自理。并协助联系制作义肢。

(沈亚丽)

第四篇　眼科学

第一章　眼科学基础

第一节　眼的组织解剖

视觉器官包括眼球、眼眶及眼的附属器、视路以及眼部的相关血管和神经结构等。

一、眼球

眼球近似球形，其前面是透明的角膜，其余大部分为乳白色的巩膜，后面有视神经与颅内视路连接。正常眼球前后径出生时约 16 mm，3 岁时达 23 mm，成年时为 24 mm，垂直径较水平径略短。

眼球位于眼眶前部，借眶筋膜、韧带与眶壁联系，周围有眶脂肪垫衬，其前面有眼睑保护，后部受眶骨壁保护。

眼球向前方平视时，一般突出于外侧眶缘 12~14 mm，受人种、颅骨发育、眼屈光状态等因素影响，但两眼球突出度相差通常不超过 2 mm。

眼球由眼球壁和眼球内容物所组成。

（一）眼球壁

眼球壁（除前部角膜外）可分为三层，外层为纤维膜，中层为葡萄膜，内层为视网膜。

1. 外层

主要是胶原纤维组织，由前部透明的角膜和后部乳白色的巩膜共同构成眼球完整封闭的外壁，起到保护眼内组织，维持眼球形态的作用。

角膜（cornea）位于眼球前部中央，呈向前凸的透明组织结构，横径为 11.5~12 mm，垂直径为 10.5~11 mm。角膜曲率半径的前表面约为 7.8 mm，后表面约为 6.8 mm。角膜厚度中央部 0.5~0.55 mm，周边部约 1 mm。

组织学上角膜从前向后分为：①上皮细胞层：厚约 35μm，由 5~6 层鳞状上皮细胞组成，无角化，排列特别整齐，易与其内面的前弹力层分离；②前弹力层（bowman's membrane）：厚约 12μm，为一层均质无细胞成分的透明膜；③基质层：厚约 500μm，占角膜厚度的 90%，由近 200 层排列规则的胶原纤维束薄板组成，其间有角膜细胞和少数游走细胞，并有黏蛋白和糖蛋白填充；④后弹力层（descemet's membrane）：为较坚韧的透明均质膜，成年人厚约 10~12μm；⑤内皮细胞层：厚 5μm，为一层六角形扁平细胞构成，细胞顶部朝向前房，基底面向后弹力层。

巩膜（sclera）质地坚韧，呈乳白色，主要由致密而相互交错的胶原纤维组成。前接角膜，在后部与视神经交接处巩膜分内外两层，外 2/3 移行于视神经鞘膜，内 1/3 呈网眼状，称巩膜筛板，视神经纤维束由此处穿出眼球。巩膜厚度各处不同，眼外肌附着处最薄（0.3 mm），视神经周围最厚（1.0 mm）。

组织学上巩膜分为：表层巩膜、巩膜实质层和棕黑板层。表层巩膜有致密的血管结缔组织，角膜缘后的区域有巩膜内血管丛（房水静脉）。此外贯通巩膜全层的巩膜导血管内有动脉、静脉和神经通过。其余巩膜几乎无血管。

巩膜表面被眼球筋膜（tenon capsule）包裹，前面又被球结膜覆盖，于角膜缘处角膜、巩膜和结膜、筋膜在此相互融合附着。

角膜缘（limbus）是角膜和巩膜的移行区，由于透明的角膜嵌入不透明的巩膜内，并逐渐过渡到巩膜，所以在眼球表面和组织学上没有一条明确的分界线。角膜缘解剖结构上是前房角及房水引流系统的所在部位，临床上又是许多肉眼手术切口的标志部位，组织学上还是角膜干细胞所在之处，因此十分重要。一般认为角膜缘前界位于连接角膜前弹力层止端与后弹力层止端的平面，后界定于经过房角内的巩膜突或虹膜根部并垂直于眼表的平面，各象限不同，宽为 1.5~2.5 mm。在外观上角膜缘部可见各为 1 mm 宽的前部半透明区（即从前弹力层止端到后弹力层止端）以及后部的白色巩膜区（即后弹力层止端到巩膜突或虹膜根部，包含有小梁网及 Schlemm 管等组织结构）。

前房角（anterior chamber angle）位于周边角膜与虹膜根部的连接处。在角膜缘内面有一凹陷称巩膜内沟，沟内有网状组织（小梁网）及 Schlemm 管。沟的后内侧巩膜突出部分为巩膜突。如此，前房角的前外侧壁为角膜缘，从角膜后弹力层止端（Schwalbe 线）至巩膜突；后内侧壁为睫状体的前端和虹膜根部。在前房角内可见到如下结构：Schwalbe 线、小梁网和 Schlemm 管、巩膜突、睫状带和虹膜根部。

小梁网系多层束状或板片状的扁平、交叉网孔样结构，每一小梁束由胶原纤维核心和其外被的内皮细胞组成。房水滤过的小梁网可分为葡萄膜部（前房侧）、角巩膜部和近小管组织（Schlemm 管侧）三部分，近小管组织是房水外流的主要阻力部位。Schlemm 管是围绕前房角一周的房水输出管道，由若干小腔隙相互吻合而成，内壁仅由一层内皮细胞与小梁网相隔，外壁有 25~35 条集液管与巩膜内静脉（房水静脉）沟通。

前房角是房水排出眼球外的主要通道。

2. 中层

为葡萄膜（uvea），又称血管膜、色素膜，富含黑色素和血管。此层由相互衔接的三部分组成，由前到后为虹膜、睫状体和脉络膜。在巩膜突、巩膜导水管出口和视神经三个部位与巩膜牢固附着，其余处均为潜在腔隙，称睫状体脉络膜上腔。

虹膜（iris）为一圆盘状膜，自睫状体伸展到晶状体前面，将眼球前部腔隙隔成前房与后房。虹膜悬在房水中，表面有辐射状凹凸不平的皱褶称虹膜纹理和隐窝。虹膜的中央有一 2.5~4 mm 的圆孔称为瞳孔（pupil）。距瞳孔缘约 1.5 mm 的虹膜上有一环形齿轮状隆起称为虹膜卷缩轮，此轮将虹膜分成瞳孔区和睫状区。虹膜周边与睫状体连接处为虹膜根部，此部很薄，当眼球受挫伤时，易从睫状体上离断。由于虹膜位于晶状体的前面，当晶状体脱位或手术摘除后，虹膜失去依托，在眼球转动时可发生虹膜震颤。

虹膜由前面的基质层和后面的色素上皮层构成。基质层是由疏松的结缔组织和虹膜色素细胞所组成的框架网，神经、血管走行其间。瞳孔括约肌（平滑肌）呈环形分布于瞳孔缘部的虹膜基质内，受副交感神经支配，司缩瞳作用。基质内色素上皮细胞内的色素含量多少决定虹膜的颜色，棕色虹膜色素致密，蓝色虹膜色素较少。色素上皮层分前后两层，两层细胞内均含致密黑色素，故虹膜后面颜色深黑，在前层的扁平细胞前面分化出肌纤维，形成瞳孔开大肌（平滑肌），受交感神经支配，司散瞳作用；后层的色素上皮在瞳孔缘可向前翻转呈一条窄窄的环形黑色花边，称瞳孔领。

睫状体（ciliary body）为位于虹膜根部与脉络膜之间的宽为6~7 mm的环状组织，其矢状面略呈三角形，巩膜突是睫状体基底部附着处。睫状体前1/3较肥厚称睫状冠（pars plicata），宽约2 mm，富含血管，内表面有70~80个纵行放射状嵴样皱褶称睫状突（ciliary processes），后2/3薄而平坦称睫状体扁平部（pars plana）。扁平部与脉络膜连接处呈锯齿状称锯齿缘（ora serrata），为睫状体后界。

睫状体主要由睫状肌和睫状上皮细胞组成。睫状肌由外侧的纵行、中间的放射状和内侧的环形三组肌纤维构成，纵行肌纤维向前分布可达小梁网。睫状肌是平滑肌，受副交感神经支配。睫状上皮细胞层由外层的色素上皮和内层的无色素上皮二层细胞组成。

脉络膜（choroid）为葡萄膜的后部，前起锯齿缘，后止于视乳头周围，介于视网膜与巩膜之间，有丰富的血管和黑色素细胞，组成小叶状结构。

脉络膜平均厚约0.25 mm，由三层血管组成：外侧的大血管层，中间的中血管层，内侧的毛细血管层，借玻璃膜（Bruch's membrane）与视网膜色素上皮相连。

睫状后长动脉、睫状后短动脉、睫状神经均经脉络膜上腔通过。血管神经穿过巩膜导水管处，脉络膜与巩膜黏着紧密。

3. 内层

为视网膜，是一层透明的膜，位于脉络膜的内侧。

视网膜（retina）后极部有一无血管凹陷区，解剖上称中心凹（fovea），临床上称为黄斑（macula lutea），乃由于该区含有丰富的黄色素而得名。其中央有一小凹，解剖上称中心小凹（foveola），临床上称为黄斑中心凹（fovea centralis），是视网膜上视觉最敏锐的部位。黄斑区色素上皮细胞含有较多色素，因此在检眼镜下颜色较暗，中心凹处可见反光点称中心凹反射。

视盘（optic disc），又称视乳头（optic papillae），是距黄斑鼻侧约3 mm，大小为1.5 mm×1.75 mm，境界清楚的橙红色略呈竖椭圆形的盘状结构，是视网膜上视觉神经纤维汇集组成视神经，向视觉中枢传递穿出眼球的部位，视盘中央有小凹陷区称视杯或杯凹（optic cup）。视盘上有视网膜中央动脉和静脉通过，并分支走行在视网膜上。

视网膜是由胚胎时期神经外胚叶形成的视杯发育而来，视杯外层形成单一的视网膜色素上皮（retinal pigment epithelium，RPE）层，视杯内层则分化为视网膜神经感觉层（neurosensory retina），二者间有一潜在间隙，临床上视网膜脱离即由此处分离。

RPE为排列整齐的单层六角形细胞，黄斑部较厚，周边部变薄。RPE呈极性排列，基底部与脉络膜的Bruch膜紧密连接，细胞顶部有较多微绒毛，将光感受器的外节包埋于黏多糖间质中。

视网膜神经感觉层由外向内分别是：①视锥、视杆层，由光感受器细胞的内、外节组成；②外界膜，为一薄网状膜，由邻近的光感受器和Müller细胞的接合处形成；③外核层，由光感受器细胞核组成；④外丛状层，为疏松的网状结构，是视锥、视杆细胞的终球与双极细胞树突及水平细胞突起相联接的突触部位；⑤内核层，主要由双极细胞、水平细胞、无长突细胞及Müller细胞的细胞核组成；⑥内丛状层，主要是双极细胞、无长突细胞与神经节细胞相互接触形成突触的部位；⑦神经节细胞层，由神经节细胞核组成；⑧神经纤维层，由神经节细胞轴突即神经纤维构成；⑨内界膜，为介于视网膜和玻璃体间的一层薄膜。

光感受器细胞的结构包括外节、连接绒毛、内节、体部和突触五部分。每个外节由约700个扁平膜盘堆积组成。视杆细胞外节为圆柱形，视锥细胞外节呈圆锥形，膜盘不断脱落和更新。

视网膜光感受器的神经冲动经双极细胞传至神经节细胞。由神经节细胞发出的神经纤维（轴突）向视盘汇聚。黄斑区纤维以水平缝为界，呈上下弧形排列到达视盘颞侧，此纤维束称视盘黄斑纤维束（简称盘斑束）。颞侧周边部纤维亦分成上下部分，分别在盘斑束之上下进入视盘。视网膜鼻侧上下部的纤维直接向视盘汇集。

（二）眼球内容物

包括房水、晶状体和玻璃体三种透明物质，是光线进入眼内到达视网膜的通路，它们与角膜一并称为眼的屈光介质。

房水（aqueous humor）为眼内透明液体，充满前房与后房。前房（anterior chamber）指角膜后面与虹膜和瞳孔区晶状体前面之间的眼球内腔，容积约 0.2 mL。前房中央部深 2.5~3 mm，周边部渐浅。后房（posterior chamber）为虹膜后面、睫状体内侧、晶状体悬韧带前面和晶状体前侧面的环形间隙，容积约 0.06 mL。房水总量约占眼内容积的 4%，处于动态循环中。

晶状体（lens）形如双凸透镜，位于瞳孔和虹膜后面、玻璃体前面，由晶状体悬韧带与睫状体的冠部联系固定。晶状体前面的曲率半径约 10 mm，后面约 6 mm，前后两面交界处称晶状体赤道部，两面的顶点分别称晶状体前极和后极。晶状体直径约 9 mm，厚度随年龄增长而缓慢增加，中央厚度一般约为 4 mm。

晶状体由晶状体囊和晶状体纤维组成。囊为一层具有弹性的均质基底膜，前囊比后囊厚约一倍，后极部最薄约为 4μm，赤道部最厚达 23μm。前囊和赤道部囊下有一层立方上皮，后囊下缺如。晶状体纤维为赤道部上皮细胞向前、后极伸展、延长而成。一生中晶状体纤维不断生成并将原先的纤维挤向中心，逐渐硬化而形成晶状体核，晶状体核外较新的纤维称为晶状体皮质。晶状体富有弹性，但随年龄增长晶状体核逐渐浓缩、增大，弹性逐渐减弱。

玻璃体（vitreous body）为透明的胶质体，充满于玻璃体腔内，占眼球内容积的 4/5，约 4.5 mL。玻璃体前面有一凹面称玻璃体凹，以容纳晶状体，其他部分与视网膜和睫状体相贴，其间以视盘边缘、黄斑中心凹周围及玻璃体基底部即锯齿缘前 2 mm 和后 4 mm 区域粘连紧密。玻璃体前表面和晶状体后囊间有圆环形粘连，在青少年时粘连较紧密，老年时变松弛。玻璃体中部有一光学密度较低的中央管，称 Cloquet 管，从晶状体后极至视盘前，为原始玻璃体的遗留，在胚胎时曾通过玻璃体血管。

二、眼眶及眼附属器

（一）眼眶

眼眶（orbit）为四边锥形的骨窝。其开口向前，锥朝向后略偏内侧，由 7 块骨构成，即额骨、蝶骨、筛骨、腭骨、泪骨、上颌骨和颧骨。成人眶深为 40~50 mm，容积为 25~28 mL。眼眶有四个壁：上壁、下壁、内侧壁和外侧壁。眼眶外侧壁较厚，其前缘稍偏后，眼球暴露较多，有利外侧视野开阔，但也增加了外伤机会。其他三壁骨质较薄，较易受外力作用而发生骨折，且与额窦、筛窦、上颌窦毗邻，这些鼻窦病变时可累及眶内。眼眶骨壁有下列主要结构。

1. 视神经孔和视神经管（optic foramen and canal）

视神经孔为位于眶尖部的圆孔，直径 4~6 mm。视神经管由此孔向后内侧，略向上方通入颅腔，长 4~9 mm，管中有视神经、眼动脉及交感神经纤维通过。

2. 眶上裂（superior orbital fissure）

在眶上壁和眶外壁的分界处，位于视神经孔外下方，长约 22 mm，与颅中窝相通，有第Ⅲ、Ⅳ、Ⅵ颅神经和第Ⅴ颅神经第一支，眼上静脉和部分交感神经纤维通过。此处受损则累及通过的神经、血管，出现眶上裂综合征。

3. 眶下裂 (inferior orbital fissure)

位于眶外壁和眶下壁之间，有第Ⅴ颅神经第二支、眶下神经及眶下静脉等通过。

4. 眶上切迹（或孔）与眶下孔

眶上切迹位于眶上缘的内 1/3 处，有眶上神经、第Ⅴ颅神经第一支（眼支）及血管通过。眶下孔位于眶下缘内 1/3、离眶缘约 4 mm 处，有眶下神经、第Ⅴ颅神经第二支通过。

此外，眶外上角有泪腺窝、内上角有滑车窝，内侧壁前下方有泪囊窝。泪囊窝前缘为泪前嵴，为泪囊手术的重要解剖标志。

眶内在眼球、眼外肌、泪腺、血管、神经和筋膜等组织间有脂肪填充，起软垫作用。眶内无淋巴结。眼眶前部有一弹性的结缔组织膜，连接眶骨膜和睑板，与眼睑形成隔障，称眶隔（orbital septum）。

（二）眼睑

眼睑（eye lids）位于眼眶前部，覆盖于眼球表面，分上睑和下睑，其游离缘称睑缘（palpebral margin）。上、下睑缘间的裂隙称睑裂（palpebral fissure），其内外连结处分别称内眦和外眦。正常平视时睑裂高度约 8 mm，上睑遮盖角膜上部 1~2 mm。内眦处有一小的肉样隆起称泪阜，为变态的皮肤组织。睑缘有前唇和后唇。前唇钝圆，有 2~3 行排列整齐的睫毛，毛囊周围有皮脂腺（Zeis 腺）及变态汗腺（Moll 腺）开口于毛囊。后唇呈直角，与眼球表面紧密接触。两唇间有一条灰色线乃皮肤与结膜的交界处。灰线与后唇之间有一排细孔，为睑板腺的开口。上下睑缘的内侧端各有一乳头状突起，其上有一小孔称泪点。

眼睑从外向内分 5 层：

（1）皮肤层：是人体最薄柔的皮肤之一，易形成皱褶。

（2）皮下组织层：为疏松结缔组织和少量脂肪。肾病和局部炎症时容易出现水肿。

（3）肌层：包括眼轮匝肌和提上睑肌。眼轮匝肌是横纹肌，肌纤维走行与睑裂平行呈环形，由面神经支配，司眼睑闭合。提上睑肌由动眼神经支配，提起上睑，开启睑裂。此肌起自眶尖视神经孔周围的总腱环，沿眶上壁至眶缘呈扇形分成前、中、后三部分：前部为薄宽的腱膜穿过眶隔，止于睑板前面，部分纤维穿过眼轮匝肌止于上睑皮肤下，形成重睑；中部为一层平滑肌纤维（Müller 肌），受交感神经支配，附着于睑板上缘（下睑 Müller 肌起于下直肌，附着于睑板下缘），在交感神经兴奋时睑裂特别开大；后部亦为一腱膜，止于穹隆部结膜。

（4）睑板层：由致密结缔组织形成的半月状结构，两端借内、外眦韧带固定于眼眶内外侧眶缘上。睑板内有若干与睑缘呈垂直方向排列的睑板腺（Meibom 腺），是全身最大的皮脂腺，开口于睑缘，分泌类脂质，参与泪膜的构成并对眼表面起润滑作用。

（5）结膜层：紧贴睑板后面的透明黏膜称为睑结膜。

眼睑的血供：有浅部和深部两个动脉血管丛，分别来自颈外动脉的面动脉分支和颈内动脉的眼动脉分支。离睑缘约 3 mm 处形成睑缘动脉弓，睑板上缘处形成较小的周围动脉弓。浅部（睑板前）静脉回流到颈内和颈外静脉，深部静脉最终汇入海绵窦。由于眼睑静脉没有静脉瓣，因此化脓性炎症有可能蔓延到海绵窦，而导致严重的后果。

眼睑的淋巴：与静脉回流平行，眼睑外侧引流到耳前、腮腺淋巴结；眼睑内侧引流至颌下淋巴结。

眼睑的感觉：三叉神经第一和第二支分是上睑和下睑的感觉。

（三）结膜

结膜（conjunctiva）是一层薄的半透明黏膜，柔软光滑且富弹性，覆盖于眼睑后面（睑结膜)、部分眼球表面（球结膜）以及睑部到球部的反折部分（穹窿结膜）。这三部分结膜形成一个以睑裂为开口的囊状间隙，称结膜囊（conjunctival sac）。近年的研究认为穹窿部结膜以及睑缘部结膜可能是结膜干细胞所在之处。

1. 睑结膜（palpebral conjunctiva）

与睑板牢固黏附不能被推动，正常情况下可见小血管走行和透见部分睑板腺管。上睑结膜距睑缘后唇约 2 mm 处，有一与睑缘平行的浅沟，较易存留异物。

2. 球结膜（bulbar conjunctiva）

覆盖于眼球前部巩膜表面，止于角膜缘，是结膜的最薄和最透明部分，可被推动。球结膜与巩膜间有眼球筋膜疏松相连，在角膜缘附近 3 mm 以内与球筋膜、巩膜融合。在泪阜的颞侧有一半月形球结膜皱褶称半月皱襞，相当于低等动物的第三眼睑。

3. 穹窿结膜（fornical conjunctiva）

此部结膜组织疏松，多皱褶，便于眼球活动。上方穹窿部有提上睑肌纤维附着，下方穹窿部有下直肌鞘纤维融入。

结膜是一黏膜，组织学为不角化的鳞状上皮和杯状细胞组成，有上皮层和固有层。上皮 2~5 层，各部位的厚度和细胞形态不尽相同。睑缘部为扁平上皮，睑板到穹窿部由立方上皮逐渐过渡成圆柱形，球结膜呈扁平形，角膜缘部渐变为复层鳞状上皮，然后过渡到角膜上皮。杯状细胞是单细胞黏液腺，多分布于睑结膜和穹窿结膜的上皮细胞层内，分泌黏液。固有层含有血管和淋巴管，分腺样层和纤维层。腺样层较薄，穹窿部发育较好，含 Krause 腺、Wolfring 腺，分泌浆液。该层由纤细的结缔组织网构成，其间有多量淋巴细胞，炎症时易形成滤泡。纤维层由胶原纤维和弹力纤维交织而成，睑结膜缺乏。

结膜血管来自眼睑动脉弓及睫状前动脉。睑动脉弓穿过睑板分布于睑结膜、穹窿结膜和距角结膜缘 4 mm 以外的球结膜，充血时称结膜充血。睫状前动脉在角膜缘 3~5 mm 处分出细小的巩膜上支组成角膜缘周围血管网并分布于球结膜，充血时称睫状充血。两种不同充血对眼部病变部位的判断有重要意义。

（四）泪器

泪器（lacrimal apparatus）包括泪腺和泪道两部分。

1. 泪腺（lacrimal gland）

位于眼眶外上方的泪腺窝内，长约 20 mm，宽 12 mm，借结缔组织固定于眶骨膜上，提上睑肌外侧肌腱从中通过，将其分隔成较大的眶部泪腺和较小的睑部泪腺，正常时从眼睑不能触及。泪腺的排出管 10~12 根，开口于外侧上穹窿结膜。泪腺是外分泌腺，产生浆液，每一腺体含腺细胞和肌上皮细胞。血液供应来自眼动脉分支泪腺动脉。

泪腺神经有三种成分，其中第 V 颅神经眼支的分支为感觉纤维；来自面神经中的副交感神经纤维和颅内动脉丛的交感神经纤维，司泪腺分泌。

此外，尚有位于穹窿结膜的 Krause 腺和 Wolfring 腺，分泌浆液，称副泪腺。

2. 泪道（lacrimal passages）

是泪液的排出通道，包括上下睑的泪点、泪小管，泪囊和鼻泪管。

泪点（lacrimal puncta）：是泪液引流的起点，位于上、下睑缘后唇，距内眦 6.0~6.5 mm 的乳头状突起上，直径为 0.2~0.3 mm 的小孔，贴附于眼球表面。

泪小管（lacrimal canaliculi）：为连接泪点与泪囊的小管。从泪点开始后的 1~2 mm 泪小管与睑缘垂直，然后呈一直角转为水平位，长约 8 mm。到达泪囊前，上、下泪小管多先汇合成泪总管后进入泪囊中上部，亦有直接进入泪囊的。

泪囊（lacrimal sac）：位于内眦韧带后面、泪骨的泪囊窝内。其上方为盲端，下方与鼻泪管相连接，长约 10 mm，宽约 3 mm。

鼻泪管（nasolacrimal duct）：位于骨性鼻泪管内，上接泪囊，向下后稍外走行，开口于下鼻道，全长约 18 mm。鼻泪管下端的开口处有一半月形瓣膜称 Hasner 瓣，有阀门作用。

泪液排出到结膜囊后，经眼睑瞬目运动分布于眼球的前表面，并汇聚于内眦处的泪湖，依赖于眼轮匝肌的"泪液泵"作用，由接触眼表面的泪点和泪小管，进入泪囊、鼻泪管到鼻腔。正常状态下泪液每分钟分泌 0.9~2.2μL，若超过 100 倍，即使泪道正常亦会出现溢泪。当眼部遭到外来有害物质刺激时，则反射性地分泌大量泪液，以冲洗和稀释有害物质。

（五）眼外肌

眼外肌（extraocular muscles）是司眼球运动的肌肉。每眼眼外肌有 6 条，即 4 条直肌和 2 条斜肌。4 条直肌为上直肌、下直肌、内直肌和外直肌，它们均起自眶尖部视神经孔周围的总腱环，向前展开越过眼球赤道部，分别附着于眼球前部的巩膜上。直肌止点距角膜缘不同，内直肌最近为 5.5 mm，下直肌为 6.5 mm，外直肌为 6.9 mm，上直肌最远为 7.7 mm。内外直肌的主要功能是使眼球向肌肉收缩的方向转动。上、下直肌走向与视轴呈 23 度角，收缩时除使眼球上、下转动的主要功能外，同时还有内转内旋、内转外旋的作用。2 条斜肌是上斜肌和下斜肌。上斜肌起自眶尖总腱环旁蝶骨体的骨膜，沿眼眶上壁向前至眶内上缘，穿过滑车向后转折，经上直肌下面到达眼球赤道部后方，附着于眼球的外上巩膜处。下斜肌起自眼眶下壁前内侧上颌骨眶板近泪窝处，经下直肌与眶下壁之间，向后外上伸展附着于赤道部后外侧的巩膜上。上、下斜肌的作用力方向与视轴呈 5 度角，收缩时主要功能是分别使眼球内旋和外旋；其次要作用上斜肌为下转、外转，下斜肌为上转、外转。

眼外肌为横纹肌。外直肌受第Ⅵ颅神经、上斜肌受第Ⅳ颅神经支配，其余眼外肌皆受第Ⅲ颅神经支配。眼外肌的血液供应来自眼动脉分出的上、下肌支，泪腺动脉和眶下动脉。除外直肌由泪腺动脉分出的一支血管供给外，其余直肌均有二条睫状前动脉供血，并与睫状体内的动脉大环交通。

三、视路

视路（visual pathway）：是视觉信息从视网膜光感受器开始到大脑枕叶视中枢的传导路径。临床上通常指从视神经开始，经视交叉、视束、外侧膝状体、视放射到枕叶视中枢的神经传导通路。

视神经（optic nerve）：是中枢神经系统的一部分。从视盘起至视交叉前脚这段神经称视神经，全长平均约 40 mm。按其部位划分为：眼内段、眶内段、管内段和颅内段四部分。

眼内段（通常称视神经乳头）：是从视盘开始，有 100 万~120 万个神经节细胞的轴突组成神经纤维，成束穿过巩膜筛板出眼球，长约 1 mm。可分四部分：神经纤维层、筛板前层、筛板和筛板后区。临床上可从眼底视见神经纤维层（橙红色）、筛板前层中央部分（杯凹），有时可见到视杯底部的小灰点状筛孔，即筛板。筛板前的神经纤维无髓鞘（直径 1.5 mm），筛板以后开始有髓鞘包裹（直径 3.0 mm）。眼内段视神经血供来自视网膜动脉分支和睫状后短动脉分支。

眶内段长约 25 mm，位于肌锥内，较眼球后部至视神经孔的距离 18 mm 要长，以利于眼球转动。视神经外由视神经鞘膜包裹，此鞘膜是三层脑膜的延续。鞘膜间隙与颅内同名间隙连通，有脑脊液填充。在距眼球 10~15 mm 处盘斑束逐渐转入视神经的中轴部，来自视网膜其他部位的纤维，仍位于视神经的相应部位。眶内段视神经血供主要来自眼动脉分支和视网膜中央动脉分支。

管内段：即视神经通过颅骨视神经管的部分，长 4~9 mm。鞘膜与骨膜紧密相连，以固定视神经。此段与眼动脉伴行并由其供血，神经纤维排列不变。

颅内段：为视神经出视神经骨管后进入颅内到达视交叉前脚的部分，约为 10 mm，直径 4~7 mm。颈内动脉和眼动脉供血。

视交叉（optic chiasm）：是两侧视神经交汇处，呈长方形，横径约为 12 mm，前后径 8 mm，厚 4 mm 的神经组织。此处的神经纤维分二组，来自两眼视网膜的鼻侧纤维交叉至对侧，来自颞侧的纤维不交叉。黄斑部纤维占据视神经和视交叉中轴部的 80%~90%，亦分成交叉纤维和不交叉纤维。

视交叉与周围组织的解剖关系：前上方为大脑前动脉及前交通动脉，两侧为颈内动脉，下方为脑垂体，后上方为第三脑室。这些部位的病变都可侵及视交叉而表现为特征性的视野损害。

视束（optic tract）：为视神经纤维经视交叉后位置重新排列的一段神经束。离视交叉后分为二束绕大脑脚至外侧膝状体。来自下半部视网膜的神经纤维（包括交叉的和不交叉的）位于视束的外侧，来自上半部视网膜的神经纤维（包括交叉的和不交叉的）位于视束的内侧，黄斑部神经纤维起初位于中央，以后移向视束的背外侧。

外侧膝状体（lateral geniculate body）：位于大脑脚外侧，卵圆形，由视网膜神经节细胞发出的神经纤维约 70% 在此与外侧膝状体的节细胞形成突触，换神经元（视路的第四级神经元）后再进入视放射。在外侧膝状体中，灰质和白质交替排列，白质将灰质细胞分为 6 层，由对侧视网膜而来的交叉纤维止于第 1、第 4、第 6 层，由同侧视网膜而来的不交叉纤维止于第 2、第 3、第 5 层。

视放射（optic radiation）：是联系外侧膝状体和枕叶皮质的神经纤维结构。换元后的神经纤维通过内囊和豆状核的后下方呈扇形散开，分成背侧、外侧及腹侧三束，绕侧脑室颞侧角形成 Meyer 襻，到达枕叶。

视皮质（visual cortex）：位于大脑枕叶皮质相当于 Brodmann 分区的 17、18、19 区，即距状裂上、下唇和枕叶纹状区，是大脑皮质中最薄的区域。每侧与双眼同侧一半的视网膜相关联，如左侧视皮质与左眼颞侧和右眼鼻侧视网膜相关联。视网膜上部的神经纤维终止于距状裂上唇，下部的纤维终止于下唇，黄斑部纤维终止于枕叶纹状区后极部。交叉纤维在深内颗粒层，不交叉纤维在浅内颗粒层。

由于视觉纤维在视路各段排列不同，所以在神经系统某部位发生病变或损害时对视觉纤维的损害各异，表现为特定的视野异常。因此，检出这些视野缺损的特征性改变，对中枢神经系统病变的定位诊断具有重要意义。

四、眼部血管和神经

(一) 血管

1. 视网膜中央动脉（central retinal artery，CRA）

眼动脉眶内段的分支，在眼球后 9~12mm 处从内下或下方进入视神经中央，再经视乳头穿出，分为颞上、颞下、鼻上、鼻下 4 支，走行于视网膜神经纤维层内，逐渐分布达周边部。从中央动脉经五级分支形成毛细血管，视网膜毛细血管网又分浅、深两层。浅层分布于神经纤维层和神经节细胞层，深层位于内核层。在视网膜黄斑区中央为一无血管区。CRA 属终末动脉，供给视网膜内 5 层。大约 30% 的眼还有源于睫状后短动脉的睫状视网膜动脉，也供应视网膜内层组织，仅 15% 的人该动脉参与供应黄斑部分的血供。

2. 睫状血管

按部位和走行分为睫状后短动脉、睫状后长动脉和睫状前动脉。

睫状后短动脉（short posterior ciliary artery）为眼动脉的一组分支，分鼻侧和颞侧两主干，在视神经周围穿入巩膜前分为约20支，进入脉络膜内再逐级分支直至毛细血管，呈小叶分布，营养脉络膜及视网膜外5层。

睫状后长动脉（long posterior ciliary artery）由眼动脉分出2支，在视神经鼻侧和颞侧稍远处，斜穿巩膜进入脉络膜上腔，前行达睫状体后部，开始发出分支。少数分支返回脉络膜前部，大多数分支到睫状体前、虹膜根部后面，与睫状前动脉的穿通支交通，组成动脉大环；大环再发出一些小支向前，在近瞳孔缘处形成虹膜小环，一些小支向内至睫状肌和睫状突构成睫状体的血管网。

睫状前动脉（anterior ciliary artery）：是由眼动脉分支肌动脉而来。在肌腱止端处发出的分支，走行于表层巩膜与巩膜实质内，并分为巩膜上支，前行至角膜缘组成角膜缘血管网；小的巩膜内支，穿入巩膜终止于Schlemm管周围；大的穿通支，穿过巩膜到睫状体参与动脉大环的组成。

视盘血供有其特点：视盘表面的神经纤维层系CRA的毛细血管供应，而筛板和筛板前的血供则来自睫状后短动脉的分支，即Zinn-Haller环，此环与CRA也有沟通。

眼球静脉回流主要为：

(1) 视网膜中央静脉（central retinal vein，CRV）：与同名动脉伴行，经眼上静脉或直接回流到海绵窦。

(2) 涡静脉（vortex vein）：位于眼球赤道部后方，汇集脉络膜及部分虹膜睫状体的血液，共4~7条，每个象限有1~2条，在直肌之间距角膜缘14~25 mm处斜穿出巩膜，经眼上静脉、眼下静脉回流到海绵窦。

(3) 睫状前静脉（anterior ciliary vein）：收集虹膜、睫状体的血液。上半部静脉血流入眼上静脉，下半部血流入眼下静脉，大部分经眶上裂注入海绵窦，一部分经眶下裂注入面静脉及翼腭静脉丛，进入颈外静脉。

(二) 神经

眼部的神经支配丰富，与眼相关的颅神经共有6对。第Ⅱ颅神经——视神经；第Ⅲ颅神经——动眼神经，支配睫状肌、瞳孔括约肌、提上睑肌和除外直肌、上斜肌以外的眼外肌；第Ⅳ颅神经——滑车神经，支配上斜肌；第Ⅴ颅神经——三叉神经，司眼部感觉；第Ⅵ颅神经——外展神经，支配外直肌；第Ⅶ颅神经——面神经，支配眼轮匝肌。第Ⅲ和第Ⅴ颅神经与植物神经在眼眶内还形成特殊的神经结构。

1. 睫状神经节（ciliary ganglion）

位于视神经外侧，总腱环前10 mm处。节前纤维由三个根组成：(1) 长根为感觉根，由鼻睫状神经发出；(2) 短根为运动根，由第Ⅲ颅神经发出，含副交感神经纤维；(3) 交感根，由颈内动脉丛发出，支配眼血管的舒缩。节后纤维即睫状短神经。眼内手术施行球后麻醉，即阻断此神经节。

2. 鼻睫状神经（nasociliary nerve）

睫状短神经为第Ⅴ颅神经眼支的分支，司眼部感觉。在眶内又分出：睫状节长根，睫状长神经，筛后神经和滑车下神经等。

3. 睫状长神经（long ciliary nerve）

睫状长神经在眼球后分 2 支分别在视神经两侧穿过巩膜进入眼内，行走于脉络膜上腔，司角膜感觉。其中有交感神经纤维加入，分布于睫状肌和瞳孔开大肌。

4. 睫状短神经（short ciliary nerve）

睫状短神经为混合纤维，共 6~10 支，在视神经周围及眼球后极部穿入巩膜，行走于脉络膜上腔，前行到睫状体，组成神经丛。由此发出分支，司虹膜睫状体、角膜和巩膜的感觉，其副交感纤维分布于瞳孔括约肌及睫状肌，交感神经纤维至眼球内血管，司血管舒缩。

第二节　眼的胚胎发育

一、胚眼

胚眼（embryonic eye）是由神经外胚叶、颅神经嵴细胞（cranial neural crest cells）、表皮外胚叶和中胚叶发育而成。胚胎上最初可辨认的是前脑两侧神经褶（nueral fold）处略呈弧形凹痕的视沟（optic sulcus），并发育成单层神经外胚叶的视窝（optic pit）。随着神经管的闭合，视窝加深形成囊状凸起称视泡（optic vesicle）。视泡向前生长，近脑端较窄形成视茎（optic stalk）即视神经始基，均在胚胎 3 周内（胚长 1.5~3.0 mm）完成。在胚胎第 4 周（胚长 4 mm）时视泡继续凸出膨大，与覆盖其上的表皮外胚叶逐渐接近。视泡的远端偏下方向内凹陷形成一有双层细胞壁的杯，称为视杯（optic cup）。同时，与视泡接触的表皮外胚叶增厚形成晶状体板（lens placode），晶状体板凹陷形成晶状体泡（lens vesicle）。视杯逐渐深凹并包围晶状体，视杯前缘最后形成瞳孔。早期视杯和视茎的下方为一裂缝，称为胚裂（embryonic fissure）。围绕视杯的原始玻璃体动脉经胚裂进入视杯内。胚裂于胚胎第 5 周（12 mm）时开始闭合形成眼球，由中部开始，向前后延展。此时眼的各部已具雏型，即形成胚眼。当胚裂闭合不全时，可形成虹膜、睫状体、脉络膜或视盘的缺损。

二、眼球的发育

（一）视网膜

视杯的神经外胚叶外层形成视网膜色素上皮层，是体内最早产生黑色素的细胞，胚胎第 6 周开始生成黑色素。视杯的神经外胚叶内层高度分化增厚，形成视网膜神经感觉层，胚胎第 2 个月末，视网膜神经感觉层发育到赤道部附近，当胚胎 8 个月时，视网膜各层已基本形成。

黄斑区分化较为特殊，胚胎第 3 月时，黄斑开始出现，第 7 月时形成中心凹。出生时视锥细胞尚未发育完全，出生后第 4 个月视网膜的各层沿着中心凹斜坡周围重新定位，中心小凹处仅留下视锥细胞核可见。黄斑区的各组成部分继续重新塑型，直到近 4 岁时黄斑的发育才基本完成。

（二）视神经

由胚胎的视茎发育而来。胚胎第 6 周时，视网膜神经节细胞轴突形成的神经纤维逐渐汇集于视茎内，形成视神经。第 10~12 周时，轴突有 190 万，第 16 周时达 370 万。此后逐渐减少到第 33 周时的约 120 万，即成年人的状况。视神经纤维的髓鞘是由视交叉处开始沿神经纤维向眼部生长，出生后 1 个月时止于筛板后，如进入视网膜则形成视网膜有髓鞘神经纤维。

（三）晶状体

源于表皮外胚叶，胚胎第 5 周时由视泡基底层形成晶状体囊将晶状体泡与表皮外胚叶完全分开。晶状体泡分化过程中,前壁细胞形成前囊下的上皮细胞层,后壁细胞逐渐变长向前生长。胚胎第7周时,后壁细胞形成的晶状体原始纤维充满泡腔,构成晶状体胚胎核。赤道部前的晶状体上皮细胞始终保持有丝分裂能力,在胚胎第7周以后开始分化为第二晶状体纤维围绕晶状体核向前后生长。新的纤维不断以同样方式生长,原先的纤维成熟失去细胞核和细胞器,并被挤向中央,终身进行。各层纤维末端彼此联合形成晶状体缝,核前的缝为"Y"形,核后为"人"形。

（四）玻璃体

胚胎第4~5周时,在晶状体泡与视杯内层之间,源于外胚叶的原纤维,大部分源于中胚叶、少部分源于从视杯的边缘迁移而来的神经嵴细胞,以及玻璃体血管共同形成原始玻璃体（primary vitreous）,在胚胎第2月时发育最完善,第12周时逐渐萎缩。同时由视杯内层细胞分泌出第二玻璃体（secondary vitreous）,由Ⅱ型胶原纤维和玻璃样细胞组成。原始玻璃体被挤向眼球中央和晶状体后面,形成Cloquet管,其中通过玻璃体血管。

在胚胎第3~4个月时,由第二玻璃体的胶原纤维浓缩形成的第三玻璃体（tertiary vitreous）逐渐发育成晶状体悬韧带,出生时完成。

（五）葡萄膜

虹膜睫状体的发育始于胚胎第6~10周,胚胎第3月时视杯前缘向前生长形成虹膜睫状体内面的两层上皮。瞳孔括约肌和开大肌也由视杯缘的外层上皮分化而来。睫状肌在胚胎第3月始由神经嵴细胞分化发育,至出生后1年才完成。胚胎第6周末,表皮外胚叶和晶状体之间形成一裂隙,即前房始基。裂隙后壁形成虹膜的基质层,中央较薄称为瞳孔膜,胚胎第7月瞳孔膜开始萎缩形成瞳孔。

脉络膜始于视杯前部,神经嵴细胞分化形成脉络膜基质。胚胎第4~5周时,源于中胚叶的脉络膜毛细血管开始分化,第3个月开始形成脉络膜大血管层和中血管层,并引流入涡静脉。

（六）角膜和巩膜

胚胎第5周表皮外胚层与晶状体泡分开后即开始角膜的发育,间充质细胞形成角膜基质层,神经嵴细胞形成角膜内皮细胞,表皮外胚叶则形成角膜上皮层。胚胎第3~4月,基质层浅层角膜细胞合成前弹力层,内皮细胞分泌参与形成后弹力层。

（七）前房角

角膜和前房发生后,于胚胎第2月末期,巩膜开始增厚,第3个月末形成角膜缘,由视杯缘静脉丛衍变发生Schlemm管,并具有许多分支小管。随后其内侧源于神经嵴细胞的间充质细胞分化发育成小梁网。前房角是由前房内间充质细胞和中胚叶细胞组织逐渐吸收分化而形成,这一过程开始于胚胎第3月,一直持续到出生后,要到4岁时才完成。

三、眼附属器的发育

胚胎第4周时,围绕视杯周围间隙内的神经嵴细胞发育并逐步分化成眼眶的骨、软骨、脂肪和结缔组织。眼眶发育较眼球缓慢,胚胎第6月时眶缘仅在眼球的赤道部,眼眶发育持续到青春期。胚胎第5周时源于中胚叶的眼外肌开始分化,第7周时上直肌分化出提上睑肌。胚胎第3月时眼外肌肌腱与巩膜融合。眼睑的发育始于胚胎第4~5周,表层外胚叶形成睑皮肤和结膜,中胚叶形成睑板和肌肉,至第5月时,上、下睑逐渐分离开。眼睑附属物如毛囊、皮脂腺等,于胚胎第3~6月间,由上皮细胞陷入间充质内发育而成。泪腺在胚胎第6~7周时开始发育,泪腺导管约在胚胎第3月时形成。副泪腺于胚胎第2月时出现,均由表皮外胚叶分化而来。

四、眼部组织的发育来源

神经外胚叶（neuroectoderm）：视网膜、睫状体上皮、虹膜色素上皮、瞳孔括约肌和开大肌、视神经、玻璃体。

颅神经嵴细胞（cranial neural crest cells）：角膜基质和内皮、小梁网、睫状肌、葡萄膜基质、眶骨、结缔组织、巩膜、黑色素细胞、神经。

表皮外胚叶（surface ectoderm）：晶状体、角膜上皮、结膜、眼睑皮肤、泪器、玻璃体。

中胚叶（mesoderm）：血管、眼外肌、部分巩膜、玻璃体。

第三节 眼的生理生化及其代谢

一、泪膜

泪膜是覆盖于眼球前表面的一层液体，为眼表结构的重要组成部分，分眼球前泪膜（结膜表面）和角膜前泪膜（角膜表面）。传统认为，泪膜分为三层：表面的脂质层，主要由睑板腺分泌形成；中间的水液层，主要由泪腺和副泪腺分泌形成；底部的黏蛋白层，主要由眼表上皮细胞及结膜杯状细胞分泌形成。目前认为其黏蛋白与水液是混合在一起的，底部的黏蛋白较多，两者没有明确的分层。泪膜厚约 $7\mu m$，总量约 $7.4\mu L$，以 $12\% \sim 16\%/min$ 更新，$pH=6.5 \sim 7.6$，渗透压 $296 \sim 308$ mOsm/L，含有 IgA、溶菌酶、b 溶素、乳铁蛋白、电解质等成分。

泪膜的生理作用是润滑眼球表面，防止角膜结膜干燥，保持角膜光学特性，供给角膜氧气以及冲洗、抵御眼球表面异物和微生物。

二、角膜

角膜是主要的眼屈光介质，相当于 43 D 的凸透镜。角膜组织结构排列非常规则有序，具有透明性，以及良好的自我保护和修复特性。角膜富含感觉神经，系三叉神经的眼支通过睫状后长神经支配，神经末梢在角膜内脱髓鞘，从前弹力层后分支进入上皮细胞层，因此感觉十分敏锐。角膜无血管，其营养代谢主要来自房水、泪膜和角膜缘血管网。上皮细胞的氧供来自泪膜，内皮细胞的氧供来自房水。能量物质主要是葡萄糖，大部分通过内皮细胞从房水中获取，约 10% 由泪膜和角膜缘血管供给。

角膜上皮细胞再生能力强，损伤后较快修复且不遗留痕迹，如累及到上皮细胞的基底膜，则损伤愈合时间将大大延长。角膜缘处角膜上皮的基底细胞层含有角膜缘干细胞，在角膜上皮的更新和修复过程中起到重要作用。前弹力层是胚胎期由基质中角膜细胞分泌形成，损伤后不能再生。角膜基质主要由 I 型胶原纤维（直径 $24 \sim 30$ nm）和细胞外基质组成，其规则有序排列可使 98% 的入射光线通透。通常认为，基质损伤后组织修复形成的胶原纤维，其直径和纤维之间间隙的改变失去原先的交联结构，造成瘢痕。后弹力层由内皮细胞分泌形成，系 IV 型胶原纤维，富于弹性，抵抗力较强，损伤后可再生。出生时较薄，随年龄增长变厚。内皮细胞约 100 万个，随年龄增长而减少。细胞间形成紧密连接阻止房水进入细胞外间隙，具有角膜-房水屏障功能以及主动泵出水分维持角膜相对脱水状态，保持角膜的透明性。内皮细胞几乎不进行有丝分裂，损伤后主要依靠邻近细胞扩张和移行来填补缺损区。若角膜内皮细胞损伤较多，则失去代偿功能，将造成角膜水肿和大泡性角膜病变。

三、虹膜睫状体

虹膜的主要功能是根据外界光线的强弱，通过瞳孔反射路使瞳孔缩小或扩大，以调节进入眼内的光线，保证视网膜成像清晰。瞳孔大小与年龄、屈光状态、精神状态等因素有关。虹膜组织血管丰富，炎症时以渗出反应为主。

瞳孔光反射（light reflex）为光线照射一侧眼时，引起两侧瞳孔缩小的反射。光照侧的瞳孔缩小称瞳孔直接光反射，对侧的瞳孔缩小称间接光反射。光反射路径有传入和传出两部分。传入路光反射纤维开始与视觉纤维伴行，在外侧膝状体前离开视束，经四叠体上丘臂至中脑顶盖前核，在核内交换神经元后，一部分纤维绕中脑导水管到同侧 Edinger-Westphal 核（E-W 核），另一部分经后联合交叉到对侧 E-W 核。传出路为两侧 E-W 核发出的纤维，随动眼神经入眶至睫状神经节，交换神经元后，由节后纤维随睫状短神经到眼球内瞳孔括约肌。

睫状体有两个主要功能：睫状上皮细胞分泌和睫状突超滤过、弥散形成房水，睫状肌收缩通过晶状体起调节作用。此外还具有葡萄膜巩膜途径的房水外流作用。睫状上皮细胞间的紧密连接是构成血-房水屏障的重要部分。

虹膜睫状体均含有感觉神经（三叉神经的眼支），通过睫状后长和后短神经发出分支，炎症时可引起疼痛。

视近反射（near reflex）为视近物时瞳孔缩小，并同时发生调节和集合作用的现象，系大脑皮质的协调作用。其传入路与视路伴行达视皮质。传出路为视皮质发出的纤维经枕叶-中脑束至中脑的 E-W 核和动眼神经的内直肌核，再随动眼神经到达瞳孔括约肌、睫状肌和内直肌，同时完成瞳孔缩小、焦点移近的调节和眼球内聚的集合作用。

四、房水

房水具有维持眼内组织（晶状体、玻璃体、角膜、小梁网等）代谢作用，提供必要的营养（如葡萄糖、氨基酸等）维持其正常的运转，并从这些组织带走代谢废物（如乳酸、丙酮酸等）。房水还维持、调节眼压，这对于维持眼球结构的完整性十分重要。房水由睫状体通过主动转运（约占75%）、超滤过和弥散等形式产生，生成速率为 $1.5 \sim 3\mu L/min$。因睫状上皮细胞的血-房水屏障作用，房水中无血细胞，仅有微量蛋白，因此为光学通路提供了透明的屈光介质部分。血-房水屏障破坏时，房水中蛋白含量明显增加，视功能就受到损害。

房水循环途径为：睫状体产生，进入后房，越过瞳孔到达前房，再从前房角的小梁网进入 Schlemm 管，然后通过集液管和房水静脉，汇入巩膜表面的睫状前静脉，回流到血循环。另有少部分从房角的睫状带经由葡萄膜巩膜途径引流（占10%~20%）和通过虹膜表面隐窝吸收（占5%）。

五、脉络膜

脉络膜血管丰富，约占眼球血液总量的65%。由睫状后短动脉供血，涡静脉回流，其内层的毛细血管通透性高，供应视网膜外层的营养。脉络膜毛细血管的通透特性使小分子的荧光素易于渗漏，而大分子的吲哚青绿造影剂不易渗漏，临床上能较好显示脉络膜血管造影。

脉络膜血供丰富，有眼部温度调节作用；含丰富的黑色素，起到眼球遮光和暗房的作用。

六、晶状体

晶状体无血管，营养来自房水和玻璃体，主要通过无氧糖酵解途径来获取能量。晶状体是眼屈光介质的重要部分，相当于约 19 D 的凸透镜，具有独特的屈光通透和折射功能，且可滤去部分紫外线，对视网膜有保护作用。晶状体悬韧带源于睫状体的冠部和平坦部，附着在晶状体赤道部周围的前、后囊上，通过睫状肌的收缩、放松来共同完成眼的调节功能。

晶状体透明度的保持依靠晶状体细胞结构的准确排列，以及晶状体纤维的蛋白基质的高度有序化。在晶状体因调节而改变形状时，同样保持透明性。晶状体的高屈光力是由晶状体细胞的高浓度蛋白，特别是一种被称为晶状体蛋白的可溶性蛋白决定的。人晶状体的蛋白在一生中极其稳定，以保持其正常的功能。晶状体囊在代谢转运方面起重要作用，当晶状体囊受损或房水代谢变化时，晶状体将发生混浊形成白内障。此外，由于晶状体的生长模式及其在慢性暴露过程中受到的应激，晶状体的混浊与年龄密切相关。

七、玻璃体

玻璃体是眼屈光介质的组成部分，并对晶状体、视网膜等周围组织有支持、减震和代谢作用。玻璃体含有 98% 的水和 0.15% 的大分子，包括胶原、透明质酸和可溶性蛋白质。剩余的固体物质包括离子和低分子量的物质。两个主要的结构成分是呈细纤维网支架的 II 型胶原和交织于其间的透明质酸黏多糖。正常状况下的玻璃体呈凝胶状态，代谢缓慢，不能再生，具有塑形性、黏弹性和抗压缩性。随着年龄增长，玻璃体的胶原纤维支架结构塌陷或收缩，导致玻璃体液化、后脱离。

八、视网膜

RPE 不仅含有同大多数细胞一样的细胞器（如细胞核、高尔基体、滑面和粗面内质网、线粒体），而且还有代表其两个重要功能的黑色素颗粒和吞噬体。RPE 含有特别多的小过氧化物酶体，提示 RPE 在这样一个高氧化性和光线充足的环境中非常活跃地参与对大量自由基和氧化脂质的解毒作用。RPE 虽然是一单层结构，却具有多种复杂的生化功能，如维生素 A 的转运和代谢、药物解毒、合成黑色素和细胞外基质等，在视网膜外层与脉络膜之间选择性转送营养和代谢物质，对光感受器外节脱落的膜盘进行吞噬消化，并起到光感受器活动的色素屏障等环境维持作用。色素上皮细胞间的紧密连接可阻止脉络膜血管正常漏出液中大分子物质进入视网膜，即血-视网膜外屏障（与脉络膜的 Bruch 膜共同组成视网膜-脉络膜屏障）作用。生化学上 RPE 是一种动态的复杂细胞，必须满足其自身活跃的代谢，特殊的吞噬功能，以及作为视网膜神经感觉层生物滤过角色的需要。这些过程对 RPE 提出了非常高的能量要求，因而 RPE 细胞含有三个主要生化途径的酶：糖酵解、三羧酸循环和戊糖磷酸循环。

视信息在视网膜内形成视觉神经冲动，以三级神经元传递，即光感受器-双极细胞-神经节细胞。神经节细胞轴突即神经纤维沿视路将视信息传递到外侧膝状体（第四级神经元），换元后再传向视中枢形成视觉。光感受器是视网膜上的第一级神经元，分视杆细胞和视锥细胞两种。视杆细胞感弱光（暗视觉）和无色视觉，视锥细胞感强光（明视觉）和色觉。视锥细胞约 700 万个，主要集中在黄斑区。在中心凹处只有视锥细胞，此区神经元的传递又呈单线连接，故视力非常敏锐；而离开中心凹后视锥细胞密度即显著降低，所以当黄斑区病变时，视力明显下降。视杆细胞在中心凹处缺乏，距中心凹 0.13 mm 处开始出现并逐渐增多，在 5 mm 左右视杆细胞最多，再向周边又逐渐减少。当周边部视网膜病变时，视杆细胞受损则发生夜盲。视盘是神经纤维聚合组成视神经的始端，没有光感受器细胞，故无视觉功能，在视野中表现为生理盲点。

每个细胞外节内只有一种感光色素。视杆细胞外节所含感光色素为视紫红质（rhodopsin），是由顺-视黄醛和视蛋白相结合而成。在暗处，视紫红质的再合成，能提高视网膜对暗光的敏感性。

视锥细胞含三种色觉感光色素：视紫蓝质（iodopsin）、视紫质、视青质，亦由另一种维生素A醛及视蛋白合成，在光的作用下起色觉作用。所以色觉是眼在明亮处视锥细胞的功能。黄斑部色觉敏感度最高，远离黄斑则色觉敏感度降低，周边部视网膜几乎无色觉，这与视网膜视锥细胞的分布相一致。

解释色觉理论的学说很多，目前公认在视网膜水平上是Young-Helmholtz三原色学说，正常色觉者在视锥细胞中有感受三种波长光—长波（570 nm）、中波（540 nm）、短波（440 nm）的感光色素，即对应为红、绿、蓝三原色。每一种感光色素主要对一种原色光发生兴奋，而对其余两种原色仅发生程度不等的较弱反应。例如在红色的作用下，感红色光色素发生兴奋，感绿色光色素有弱的兴奋，感蓝色光色素兴奋更弱，因此构成色彩缤纷的色觉功能。如果视锥细胞中缺少某一种感光色素，则发生色觉障碍。

（赵榕萍）

第二章 眼睑病

第一节 眼睑炎症

眼睑位于体表，易受微生物、风尘和化学物质的侵袭，发生炎症反应。眼睑各种腺体的开口多位于睑缘和睫毛的毛囊根部，易发生细菌感染。睑缘是皮肤和黏膜的交汇处，眼睑皮肤和睑结膜的病变常可引起睑缘的病变。由于眼睑皮肤菲薄，皮下组织疏松，炎症时眼睑充血、水肿等反应显著。

一、睑腺炎

睑腺炎（hordeolum）是化脓性细菌侵入眼睑腺体而引起的一种急性炎症。如果是睫毛毛囊或其附属的皮脂腺（Zeis 腺）或变态汗腺（Moll 腺）感染，称为外睑腺炎，以往称为麦粒肿。如果是睑板腺感染，称为内睑腺炎。

【病因】 大多为葡萄球菌，特别是金黄色葡萄球菌感染眼睑腺体而引起。

【临床表现】 患处呈红、肿、热、痛等急性炎症的典型表现。疼痛通常与水肿程度呈正比。（1）外睑腺炎的炎症反应主要位于睫毛根部的睑缘处，开始时红肿范围较弥散，触诊时可发现明显压痛的硬结；疼痛剧烈；同侧耳前淋巴结肿大，伴有压痛。如果外睑腺炎临近外眦角时，疼痛特别明显，还可引起反应性球结膜水肿。（2）内睑腺炎被局限于睑板腺内，肿胀比较局限；疼痛明显；病变处有硬结，触之压痛；睑结膜面局限性充血、肿胀。

睑腺炎发生 2~3 d 后，可形成黄色脓点。外睑腺炎向皮肤方向发展，局部皮肤出现脓点，硬结软化，可自行破溃。内睑腺炎常于睑结膜面形成黄色脓点，向结膜囊内破溃，少数患者可向皮肤面破溃。睑腺炎破溃后炎症明显减轻，1~2 d 逐渐消退。多数在一周左右痊愈。亦可不经穿刺排脓，而自行吸收消退。

在儿童、老年人或患有糖尿病等慢性消耗性疾病的体弱、抵抗力差的患者中，若致病菌毒性强烈，睑腺炎可在眼睑皮下组织扩散，发展为眼睑蜂窝织炎。此时整个眼睑红肿，可波及同侧面部。眼睑不能睁开，触之坚硬，压痛明显，球结膜反应性水肿剧烈，可暴露于睑裂之外，可伴有发热、寒颤、头痛等全身症状。如不及时处理，有时可能引起败血症或海绵窦血栓形成而危及生命。

【诊断】
根据患者的症状和眼睑的改变，容易作出诊断。很少需要进行细菌培养来确定致病细菌。

【治疗】
（1）早期睑腺炎应给予局部热敷，每次 10~15 min，每日 3~4 次，以便促进眼睑血液循环，缓解症状，促进炎症消退。每日滴用抗生素滴眼液 4~6 次，反复发作及伴有全身反应者，可口服抗生素类药物，以便控制感染。

（2）当脓肿形成后，应切开排脓。外睑腺炎的切口应在皮肤面，切口与睑缘平行，使其与眼睑皮纹相一致，以尽量减少瘢痕。如果脓肿较大，应当放置引流条。内睑腺炎的切口常在睑结膜面，切口与睑缘垂直，以免过多伤及睑板腺管。

(3) 当脓肿尚未形成时不宜切开,更不能挤压排脓,否则会使感染扩散,导致眼睑蜂窝织炎,甚至海绵窦脓毒血栓或败血症而危及生命。一旦发生这种情况,应尽早全身使用足量的以抑制金黄色葡萄球菌为主的广谱抗生素,并对脓液或血液进行细菌培养及药敏实验,以选择更敏感的抗生素。同时要密切观察病情,早期发现眼眶与颅内扩散和败血症的症状,进行适当处理。

二、睑板腺囊肿

睑板腺囊肿(chalazion)是睑板腺特发性无菌性慢性肉芽肿性炎症,以往称为霰粒肿。它有纤维结缔组织包囊,囊内含有睑板腺分泌物及包括巨细胞在内的慢性炎症细胞浸润。在病理形态上类似结核结节,但不形成干酪样坏死。

【病因】

可能由于慢性结膜炎或睑缘炎而致睑板腺出口阻塞,腺体的分泌物潴留在睑板内,对周围组织产生慢性刺激而引起。

【临床表现】

多见于青少年或中年人,可能与其睑板腺分泌功能旺盛有关。一般发生于上睑,也可以上、下眼睑或双眼同时发生单个或多个,亦常见有反复发作者。病程进展缓慢。表现为眼睑皮下圆形肿块,大小不一。小的囊肿经仔细触摸才能发现。较大者可使皮肤隆起,但与皮肤无粘连。大的肿块可压迫眼球,产生散光而使视力下降。与肿块对应的睑结膜面,呈紫红色或灰红色的病灶。一般无疼痛,肿块也无明显压痛。一些患者开始时可有轻度炎症表现和触痛,但没有睑腺炎的急性炎症表现。小的囊肿可以自行吸收。但多数长期不变,或逐渐长大,质地变软。也可自行破溃,排出胶样内容物,在睑结膜面形成肉芽肿或在皮下形成暗紫红色的肉芽组织。睑板腺囊肿如有继发感染,则形成急性化脓性炎症,临床表现与内睑腺炎相同。

【诊断】

根据患者无明显疼痛、眼睑硬结,可以诊断。对于复发性或老年人的睑板腺囊肿,应将切除物进行病理检查,以除外睑板腺癌。当睑板腺囊肿继发感染时临床表现与内睑腺炎完全一样,鉴别要点是,在发生内睑腺炎以前存在无痛性包块为睑板腺囊肿继发感染。

【治疗】

(1) 小而无症状的睑板腺囊肿无须治疗,待其自行吸收。

(2) 大者可通过热敷,或向囊肿内注射糖皮质激素促其吸收。

(3) 如不能消退,应在局部麻醉下手术切除。手术时用睑板腺囊肿夹子夹住翻转的眼睑,使囊肿位于夹子的环圈内,用尖刀切开囊肿,切口与睑缘垂直,用小锐匙将囊肿内容物刮除干净,剪除分离后的囊壁以防复发。

三、睑缘炎

睑缘炎(blepharitis)是指睑缘表面、睫毛毛囊及其腺组织的亚急性或慢性炎症。主要分为鳞屑性、溃疡性和眦部睑缘炎三种。

(一) 鳞屑性睑缘炎(squamous blepharitis)

由于睑缘的皮脂溢出所造成的慢性炎症。

【病因】

患部常可发现卵圆皮屑芽胞菌(pityrosporum ovale),它能将脂类物质分解为有刺激性的脂肪酸。此外,屈光不正、视疲劳、营养不良和长期使用劣质化妆品也可能为其诱因。

【临床表现】

睑缘充血、潮红，睫毛和睑缘表面附着上皮鳞屑，睑缘表面有点状皮脂溢出，皮脂集于睫毛根部，形成黄色蜡样分泌物，干燥后结痂。去除鳞屑和痂皮后，暴露出充血的睑缘，但无溃疡或脓点。睫毛容易脱落，但可再生。患者自觉眼痒、刺痛和烧灼感。如长期不愈，可使睑缘肥厚，后唇钝圆，使睑缘不能与眼球紧密接触，泪点肿胀外翻而导致泪溢。

【诊断】根据典型的临床表现及睑缘无溃疡的特点，可以诊断。

【治疗】

（1）去除诱因和避免刺激因素。如有屈光不正应予以矫正。如有全身性慢性病应同时进行治疗。此外应注意营养和体育锻炼，增强身体抵抗力，保持大便通畅，减少烟酒刺激。

（2）用生理盐水或3%硼酸溶液清洁睑缘，拭去鳞屑后涂抗生素眼膏，每日2~3次。痊愈后可每日一次，至少持续2周，以防复发。

（二）溃疡性睑缘炎（ulcerative blepharitis）

睫毛毛囊及其附属腺体的慢性或亚急性化脓性炎症。

【病因】

大多为金黄色葡萄球菌感染引起，也可由鳞屑性睑缘炎感染后转变为溃疡性睑缘炎。屈光不正、视疲劳、营养不良和不良卫生习惯也可能是其诱因。

【临床表现】

多见于营养不良、贫血或全身慢性病的儿童。与鳞屑性睑缘炎一样，患者也有眼痒、刺痛和烧灼感等，但更为严重。睑缘有更多的皮脂，睫毛根部散布小脓疱，有痂皮覆盖，睫毛常被干痂粘结成束。去除痂皮后露出睫毛根端和浅小溃疡。睫毛毛囊因感染而被破坏，睫毛容易随痂皮脱落，且不能再生，形成秃睫。溃疡愈合后，瘢痕组织收缩，使睫毛生长方向改变，形成睫毛乱生，如倒向角膜，可引起角膜损伤。如患病较久，可引起慢性结膜炎和睑缘肥厚变形，睑缘外翻，泪小点肿胀或阻塞，导致泪溢。

【诊断】

根据典型的临床表现及睑缘有溃疡的特点，可以诊断。

【治疗】

溃疡性睑缘炎比较顽固难治，最好能进行细菌培养和药敏试验，应选用敏感药物进行积极治疗。

（1）应除去各种诱因，注意个人卫生。

（2）以生理盐水或3%硼酸溶液每日清洁睑缘，除去脓痂和已经松脱的睫毛，清除毛囊中的脓液。然后用涂有抗生素眼膏的棉签在睑缘按摩，每日4次。

（3）炎症完全消退后，应持续治疗至少2~3周，以防复发。

（三）眦部睑缘炎（angular blepharitis）

【病因】多数因莫-阿（Morax-Axenfeld）双杆菌感染引起。也可能与维生素B2缺乏有关。

【临床表现】

本病多为双侧，主要发生于外眦部。患者自觉眼痒、异物感和烧灼感。外眦部睑缘及皮肤充血、肿胀，并有浸润糜烂。邻近结膜常伴有慢性炎症，表现为充血、肥厚、有黏性分泌物。严重者内眦部也可受累。

【诊断】根据典型的临床表现，可以诊断。

【治疗】

（1）滴用0.25%~0.5%硫酸锌滴眼液，每日3~4次。此药可抑制莫-阿双杆菌所产生的酶。

（2）适当服用维生素B2或复合维生素B可能有所帮助。

（3）如有慢性结膜炎，应同时进行治疗。

四、病毒性睑皮炎

病毒性睑皮炎（viral palpebral dermatitis）比眼睑细菌性感染少见，主要有以下两种。

（一）单纯疱疹病毒性睑皮炎

【病因】

由单纯疱疹病毒Ⅰ型感染所致的急性眼周皮肤疾病，常复发。病毒通常存在于人体内，当感冒、高热或身体抵抗力低下时，趋于活跃。因发热性疾病常可致病，所以又称热性疱疹性睑皮炎。大多数眼睑单纯疱疹病毒性睑皮炎为复发型，在上述诱因诱导下常在同一部位多次复发。

【临床表现】

病变可发生于上、下睑，以下睑多见，与三叉神经眶下支分布范围相符。初发时睑部皮肤出现丘疹，常成簇状出现，很快形成半透明水疱，周围有红晕。眼睑水肿。眼部有刺痛、烧灼感。水疱易破，渗出黄色黏稠液体。约1周后充血减退，肿胀减轻，水疱干涸，结痂脱落后不留瘢痕，但可有轻度色素沉着。可以复发。如发生于睑缘处，有可能蔓延至角膜。在唇部和鼻前庭部，可出现同样的损害。

【诊断】根据病史和典型的眼部表现，可以诊断。

【治疗】

（1）眼部保持清洁，防止继发感染。不能揉眼。

（2）结膜囊内滴 0.1% 无环鸟苷滴眼液，防止蔓延至角膜。

（3）皮损处涂敷 3% 无环鸟苷眼膏或 0.5% 疱疹净眼膏。

（二）带状疱疹病毒性睑皮炎

【病因】由水痘-带状疱疹病毒感染三叉神经半月神经节或三叉神经第一支所致。

【临床表现】

发病前常有轻重不等的前驱症状，如全身不适、发热等。继而在病变区出现剧烈神经痛。数日后，患侧眼睑、前额皮肤和头皮潮红、肿胀，出现成簇透明小疱。疱疹的分布不越过睑和鼻的中心界限。小疱的基底有红晕，疱群之间的皮肤正常。数日后疱疹内液体混浊化脓，形成深溃疡，此时可出现耳前淋巴结肿大、压痛，或有发热及全身不适等症状。约2周后结痂脱落。因皮损深达真皮层，脱痂后留下永久性皮肤瘢痕。炎症消退后，皮肤感觉数月后才能恢复。可同时发生同侧眼带状疱疹性角膜炎或虹膜炎，当鼻睫神经受累后，鼻翼出现疱疹时，这种可能性更大。

【诊断】根据病史和典型的眼部表现，可以诊断。

【治疗】

（1）应适当休息，提高身体抵抗力。必要时给予镇痛剂和镇静剂。

（2）疱疹未破时，局部无需用药。疱疹破溃无继发感染时，患处可涂敷 3% 无环鸟苷眼膏或 0.5% 疱疹净眼膏。如有继发感染，可加用抗生素眼液湿敷，每日 2~3 次。结膜囊内滴用 0.1% 无环鸟苷滴眼液，防止角膜受累。

（3）对重症患者须全身应用无环鸟苷、抗生素及糖皮质激素。

五、接触性睑皮炎

接触性睑皮炎（contact dermatitis of lids）是眼睑皮肤对某种致敏原的过敏反应，也可以是头面部皮肤过敏反应的一部分。

【病因】

以药物性皮炎最为典型。常见的致敏原为眼局部应用的抗生素、局部麻醉剂、阿托品、毛果芸香碱、碘、汞等制剂。与眼睑接触的许多化学物质，如化妆品、染发剂、医用胶布、接触镜护理液和眼镜架等，也可能为致敏原。全身接触某些致敏物质或某种食物也可发生。有时接触致敏原一段时间后才发病，如长期滴用阿托品或毛果芸香碱滴眼液患者。

【临床表现】

患者自觉眼痒和烧灼感。急性者眼睑突发红肿，皮肤出现丘疹、水泡或脓泡，伴有微黄黏稠渗液。不久糜烂结痂、脱屑。有时睑结膜肥厚充血。亚急性者，症状发生较慢，但常迁延不愈。慢性者，可由急性或亚急性湿疹转变而来，睑皮肤肥厚粗糙，表面有鳞屑脱落，呈苔藓状。

【诊断】

根据接触致敏原的病史，和眼睑皮肤湿疹的临床表现，可以诊断。但若要区别是过敏性还是刺激性皮炎，唯一准确的方法是进行斑贴试验。

【治疗】

（1）立即停止接触致敏原。如果患者同时应用多种药物，难于确认何种药物引起过敏时，可暂停所有药物。（2）急性期应用生理盐水或3%硼酸溶液进行湿敷。结膜囊内滴用糖皮质激素滴眼液。眼睑皮肤渗液停止后，可涂敷糖皮质激素眼膏，但不宜包扎。（3）全身应用抗组胺类药物。反应严重时可口服泼尼松。

第二节 眼睑肿瘤

眼睑肿瘤分为良性和恶性两大类。良性肿瘤较常见，可为实性或囊性、单发或多发，并随着年龄的增长而增多。临床上，大多数眼睑良性肿瘤容易确诊，多因美容的理由行手术切除。但对恶性肿瘤的确诊常较困难。两者的鉴别除考虑发生年龄、病史、肿瘤形态、生长速度、有无出血倾向和淋巴结转移外，由于眼睑位于体表，容易对肿瘤取材，进行病理检查确诊。治疗时，除考虑肿瘤的预后外，还应考虑到保护眼睑的功能和美容问题。

一、良性肿瘤

（一）眼睑血管瘤（hemangioma of the lid）

眼睑血管瘤是血管组织先天性发育异常。

1. 毛细血管瘤（capillary hemangioma）

是最常见的眼睑血管瘤，由增生的毛细血管和内皮细胞组成。出生时或生后不久发生，生长迅速，至7岁时常自行退缩。如果部位表浅，呈鲜红色，因此称为"草莓痣"；如果部位较深在，则呈蓝色或紫色。一般无刺激症状。深在的血管瘤可能累及眼眶，导致眼眶扩大。患眼可因血管瘤的压迫产生散光，导致屈光参差、斜视或弱视。

毛细血管瘤应当与较少见的"火焰痣"（nevus flammeus）相区别。火焰痣又称葡萄酒色痣（port wine stain），呈紫色，由扩张的窦状血管组成。它在出生时就已存在，不像毛细血管瘤那样明显生长和退缩，常与Sturge-Weber综合征有关。如为美容原因，可考虑激光手术切除。糖皮质激素注射无效。

【治疗】（1）因毛细血管瘤有自行退缩的趋向，因此可观察一段时间，一般到5岁以后治疗。（2）但若因肿瘤引起眼睑不能睁开，阻挡瞳孔，则不能等待，以免造成弱视。首选治疗方法是向血管瘤内注射长效糖皮质激素，治疗时注意不要将药液注入全身血循环。如果治疗无效，可改用冷冻或部分手术切除。

2. 海绵状血管瘤

也是常见的眼睑血管瘤，为成人眼眶最常见的良性肿瘤。由内皮细胞衬里、管壁有平滑肌的大血管腔组成。这种血管瘤是发育性的，而不是先天性的，常在10岁前发生。它不会自行退缩，而会增大。

(二) 色素痣 (nevus)

色素痣是眼睑先天性扁平或隆起的病变，境界清楚，由痣细胞构成。可在幼年即有色素，或直到青春期或成人时才有色素。组织学上可分为：(1) 交界痣，一般是平的，呈一致性棕色，痣细胞位于表皮和真皮交界处。临床表现为扁平、色素斑疹、圆形或椭圆形，生长缓慢，有低度恶变趋势。(2) 皮内痣，最常见，一般是隆起的，有时为乳头瘤状。色素很少，如有则为棕色至黑色。痣细胞完全在真皮内，可能无恶性趋势。(3) 复合痣，常为棕色，由前二型成分结合在一起。有低度恶性趋势。(4) 蓝痣，一般为扁平，几乎出生时就有色素，呈蓝色或石板灰色。无恶性趋势。(5) 先天性眼皮肤黑色素细胞增多症，又称太田痣，是围绕眼眶、眼睑和眉部皮肤的一种蓝痣。好发于东方人和黑人，无恶性趋势。如发生于白人，则有恶性趋势。脉络膜黑色素瘤发病率增多与之有关。

【治疗】(1) 色素痣如无迅速增大变黑及破溃出血等恶变迹象时，可不必治疗。(2) 如为美容而需切除时，必须完整而彻底，否则残留的痣细胞可能受手术刺激而恶变。

(三) 黄斑瘤 (xanthelasma)

常见于中老年人。可发生于遗传性血脂过高、糖尿病和其他继发性血脂过高的患者中，但多数患者的血脂正常。病变位于上睑近内眦部，有时下睑也有，常为双侧，呈柔软的扁平黄色斑，稍隆起，与周围正常皮肤的境界清楚。黄斑瘤实际上并非是肿瘤，而是类脂样物质在皮肤组织中的沉积。除非为美容可手术切除，否则不必治疗。切除后有复发的可能。

二、恶性肿瘤

(一) 基底细胞癌 (basal cell carcinoma)

为我国最常见眼睑恶性肿瘤，多见于中老年人。约占眼睑恶性肿瘤的90%及眼睑肿瘤的29%。光化学损伤是基底细胞癌与其他大多数皮肤表皮肿瘤发生中最重要的致病因素。组织学上，基底细胞癌是由小的、形状规则的坚固小叶构成，细胞嗜碱性，胞浆缺乏。好发于下睑近内眦部。初起时为小结节，表面可见毛细血管扩张。因富含色素，可被误认为色素痣或黑色素瘤，但它隆起较高，质地坚硬，生长缓慢。患者无疼痛感。病程稍久肿瘤中央部出现溃疡，其边缘潜行，形状如火山口，并逐渐向周围组织侵蚀，引起广泛破坏。它罕有转移，如发生转移，最常转移至肺、骨、淋巴结、肝、脾和肾上腺。有报道发生转移后平均存活时间为1.6年。

【治疗】此肿瘤对放射治疗敏感，因此应早期切除后再行放射治疗。由于癌细胞通常向四周浸润，超出临床上显示正常边缘以外，手术切除范围应足够大，最好应用冰冻切片检查切除标本的边缘。

(二) 鳞状细胞癌 (squamous cell carcinoma)

鳞状细胞癌是一种表皮角化细胞恶性新生物。多发生于中老年人，好发于睑缘皮肤黏膜移行处。生长缓慢，患者无疼痛感。开始时像乳头状瘤，逐渐形成溃疡，边缘稍隆起，质地坚硬，可发生坏死和继发感染。它不但向周围和深部侵蚀，还侵犯皮下组织、睑板、眼球、眼眶和颅内，可经淋巴系统向远处淋巴结转移。

【治疗】以手术为主。根据肿瘤大小，确定眼睑切除范围，再行放射治疗。

(三) 皮脂腺癌 (sebaceous gland carcinoma)

皮脂腺癌是我国常见的眼睑恶性肿瘤之一。导致癌变的环境因素广泛作用于眼睑板腺的腺体细胞是可能的病因。多发于中老年妇女，好发于上睑。最常见起源于睑板腺和睫毛的皮脂腺。如起自睑板腺，初起时为眼睑皮下小结节，与睑板腺囊肿相似。以后逐渐增大，睑板弥漫性斑块状增厚。相应的睑结膜呈黄色隆起。如起自皮脂腺，则在睑缘呈黄色小结节。表面皮肤正常。当肿块逐渐增大后，可形成溃疡或呈菜花状。它可向眶内扩展，侵入淋巴管，并发生转移。

【治疗】 本病恶性程度高。对放射线治疗不敏感。早期局限时，手术切除后预后较好。晚期已侵及邻近组织，手术后极易复发。由于皮脂腺癌与睑板腺囊肿极相似，因此对老年人睑板腺囊肿应作病理检查，对切除后复发者更应警惕。

(赵榕萍)

第三章 泪器病

泪器在结构和功能上可分为泪液分泌部和泪液排出部。

泪液分泌部包括泪腺、副泪腺、结膜杯状细胞等外分泌腺。泪腺为反射性分泌腺，其在受到外界刺激（如角膜异物、化学物质刺激等）或感情激动时分泌大量增加，起到冲洗和稀释刺激物的作用。副泪腺为基础分泌腺，其分泌的泪液量很少，是在正常情况下减少眼睑和眼球间摩擦及湿润角膜、结膜的基本泪液。结膜杯状细胞分泌黏蛋白，有助保持眼表润滑。杯状细胞被破坏后，即使泪腺分泌正常，也会引起角膜干燥。此外，睑板腺和睑缘皮脂腺分泌的脂质也参与泪膜组成。

泪液排出部（泪道）包括上下泪小点、上下泪小管、泪总管、泪囊和鼻泪管，其主要功能是引流泪液入鼻腔。正常情况下，泪腺产生的泪液除了通过蒸发消失外，一部分泪液依赖于眼轮匝肌的"泪液泵"作用，通过泪道排出。眼睑打开时，眼轮匝肌松弛，泪小管和泪囊因自身弹性扩张，腔内形成负压，积聚在泪湖的泪液通过开放的泪小点被吸入泪小管和泪囊。泪小管虹吸作用也有助于泪液进入泪小管。在眼睑闭合时，泪小点暂时封闭，眼轮匝肌收缩，挤压泪小管和泪囊，迫使泪囊中的泪液通过鼻泪管排入鼻腔。流眼泪是泪器病的主要症状之一，其原因有二，一是排出受阻，泪液不能流入鼻腔而溢出眼睑之外，称为泪溢；二是泪液分泌增多，排出系统来不及排走而流出眼睑外，称为流泪。临床上区分是由于泪道阻塞引起的泪溢还是因眼表疾病刺激引起的流泪十分重要。鼻泪管阻塞常可引起泪囊继发感染，形成慢性泪囊炎。作为常见的泪道感染性疾病，慢性泪囊炎对眼是一个潜在威胁。此外，泪液基础分泌不足，是引起眼表疾病的重要因素之一。泪腺疾病相对少见，主要为炎症及肿瘤。

第一节 泪液分泌系统疾病

泪液分泌系统疾病主要包括泪腺炎和泪腺肿瘤。

一、泪腺炎

（一）急性泪腺炎

临床上较少见，一般单侧发病，主要见于儿童，常并发于麻疹、流行性腮腺炎和流行性感冒。

【病因】

多为细菌、病毒感染所致，以金黄色葡萄球菌或淋病双球菌常见，感染途径可为眼睑、结膜、眼眶或面部化脓性炎症直接扩散，远处化脓性病灶转移，或来源于全身感染。

【临床表现】

急性泪腺炎可分别或同时累及泪腺的睑叶或眶叶，表现为眶外上方局部肿胀、疼痛，上睑水肿呈"S"形弯曲变形，耳前淋巴结肿大。触诊可扪及包块，有压痛，结膜充血、水肿，有黏性分泌物。提起上睑，可见泪腺组织充血肿大。急性泪腺炎病程通常短暂，经治疗后可缓解，或转为亚急性或慢性。也可形成脓肿。

【治疗】

根据病因和症状治疗。细菌、病毒感染，应全身应用抗生素或抗病毒药物，局部热敷。脓肿形成时，应及时切开引流，睑部泪腺炎可通过结膜切开，眶部泪腺脓肿则可通过皮肤切开排脓。

(二) 慢性泪腺炎

为病程进展缓慢的一种增殖性炎症，病变多为双侧性。

【病因】

免疫反应为主要原因，也可为沙眼性和结核性，后者多由血行播散。此外，肉瘤样病、Sjogren 综合征均可累及泪腺，表现为慢性泪腺炎。良性淋巴细胞病变（Mikulicz 综合征）、淋巴瘤和白血病均可累及泪腺，通过活检可明确病因。

【临床表现】

泪腺肿大，一般无疼痛，可伴有上睑下垂，在外上眶缘下可触及较硬的包块，但多无压痛，眼球可向内下偏位，向上、外看时可有复视，但眼球突出少见。

【治疗】

针对病因或原发疾病治疗。肉瘤样病和 Mikulicz 综合征局部或全身用糖皮质激素有效。对 Sjogren 综合征可免疫抑制、抗炎等治疗，辅以人工泪液滴眼。

二、泪腺肿瘤

泪腺肿瘤主要指原发于泪腺的肿瘤，占眼眶占位性病变的首位。50%为炎性假瘤或淋巴样瘤，50%为上皮来源的肿瘤，而且多起源于泪腺眶叶。在原发性上皮瘤中，50%属于良性（多形性腺瘤），50%为恶性。在恶性泪腺肿瘤中，又有50%为囊样腺癌，25%为恶性混合瘤，其余25%为腺癌。

(一) 泪腺多形性腺瘤

又称泪腺混合瘤。组织学上，泪腺混合瘤包含双层腺管上皮同时含有异常的基质成分如脂肪、纤维、软骨组织等，因此称为"混合瘤"，肿瘤有完整包膜。

【临床表现】

多见于年轻成年人，男性略多，一般单侧受累，发病缓慢，表现为眼眶外上方无痛性包块。眼球受压向内下方移位，由于肿瘤生长缓慢，病人可无复视。触诊局部可扪及实质性包块，无压痛。CT 扫描可清楚显示肿瘤为高密度块影以及泪腺窝压迫性骨凹陷。高龄病人要考虑恶性混合瘤，特点为肿瘤生长较快，并有明显的骨质破坏。

【治疗】

手术切除。应尽可能连同包膜完整切除，包膜残留或破裂可能导致肿瘤复发。

(二) 泪腺腺样囊性癌

它是泪腺最常见的恶性肿瘤。

【临床表现】

好发于 30~40 岁，女性较为多见，病程短，有明显疼痛及头痛，眶周和球结膜水肿，眼球向前下方突出，运动障碍，常有复视和视力障碍。X 线平片或 CT 扫描可显示骨质破坏。本病预后较差。

【治疗】

由于本病高度恶性，易向周围组织和骨质浸润生长和转移。一旦确诊，应考虑行眶内容剜出术。手术不易彻底清除，复发率较高，术后应配合放射治疗。

三、泪液分泌过少

泪液分泌过少可导致干性角膜炎及干眼症,影响视力,较难治愈。由于缺少泪液,溶菌酶缺乏,使眼睛失去一层保护屏障。

【病因和临床表现】

引起泪液分泌过少的原因较多,可分为先天性和后天性,后者以 Sjogren 综合征较为常见

(1) 先天性:先天性眼泪缺乏如无泪症 (alacrima) 见于 Riley-Day 综合征(家族性、自主神经机能异常),表现为无泪、角膜知觉缺失和神经麻痹性角膜炎。虽然病人初期可无症状,但最终会发展为典型的干性角结膜炎。

(2) Sjogren 综合征:Sjogren 综合征又称为干燥性角结膜炎,是一种累及多系统的自身免疫性疾病,原因不明。原发性 Sjogren 综合征多见于女性。继发性 Sjogren 综合征则包括其他自身免疫性疾病,如风湿性关节炎、系统性红斑狼疮、硬皮病及多发性肌炎等。

患者主要表现为眼部干燥及异物感,口腔干燥。荧光素染色可见角膜上皮表面呈弥漫性点状缺损。角结膜干燥严重者可出现睑球粘连,新生血管形成,影响视力。继发性者还可出现相应其他系统异常。

(3) 非 Sjogren 性泪液分泌过少:主要见于泪腺疾病(如泪腺炎、Mikulicz 综合征),泪腺手术后、外伤及感染引起的泪腺管阻塞(如严重沙眼、烧伤)及反射性泪液分泌减少(如面瘫)。

【治疗】

主要是对症治疗,减轻眼部干燥,以局部治疗为主,如甲基纤维素。无泪症可采用泪小点封闭治疗,以减少泪液流失。滴用人工泪液也可以改善症状。

四、泪液分泌过多

原发性泪液分泌过多罕见,应注意与泪道阻塞相鉴别。继发性泪液分泌过多原因较多,如理化刺激或情感因素刺激,药物性(如匹罗卡品)和症状性。后者见于某些全身性疾病如脊髓痨,帕金森氏病等。一种特殊的泪液反常性分泌是每当进食时出现流泪,俗称"鳄鱼泪",主要见于面神经麻痹后,神经发生了错位性再生。

治疗主要是对因治疗。如所有方法无效,流泪严重影响生活时可考虑破坏泪腺或通过阻断蝶腭神经节泪腺分泌神经减少泪液分泌。

第二节 泪液排出系统疾病

一、泪道阻塞或狭窄

泪道起始部(泪小点、泪小管、泪总管)管径窄细,位置表浅,并与结膜囊毗邻相通,容易受到炎症、外伤的影响而发生阻塞。鼻泪管下端也是一个解剖学狭窄段,易受鼻腔病变的影响出现阻塞。

【病因】

(1) 泪小点外翻,泪小点不能接触泪湖。主要原因有老年性眼睑松弛或睑外翻。

(2) 泪小点异常,包括泪小点狭窄、闭塞或缺如。

(3) 泪小管至鼻泪管的阻塞或狭窄,包括先天性闭锁、炎症、肿瘤、结石、外伤、异物、药物毒性等各种因素引起的泪道结构或功能不全,致泪液不能排出。

(4) 其他原因，如鼻阻塞等。

【临床表现】

泪道阻塞或狭窄的主要症状为泪溢。泪溢可见于婴儿。泪液排出部在胚胎成长中逐渐形成，其中鼻泪管形成最迟，常常到出生时鼻泪管下端仍有一黏膜皱襞（Hasner瓣）部分或全部遮盖鼻泪管开口，其一般在出生数月内可自行开通。鼻泪管下端发育不完全，没有完成"管道化"，或留有膜状物阻塞是婴儿泪溢的主要原因。婴儿泪溢可单眼或双眼发病，泪囊若有继发感染，可出现黏液脓性分泌物，形成新生儿泪囊炎（neonatal dacryocystitis）。中老年人泪溢多与功能性或器质性泪道阻塞有关，在刮风或寒冷气候时症状加重。相当多的成人泪溢并无明显的泪道阻塞，泪道冲洗通畅。泪溢为功能性滞留，主要原因是眼轮匝肌松弛，泪液泵作用减弱或消失，泪液排出障碍，出现泪溢。此为功能性泪溢。而上述列举的泪道阻塞或狭窄原因引起的泪溢均属于器质性泪溢。泪溢可造成不适感，并带来美容上的缺陷。长期泪液浸渍，可引起慢性刺激性结膜炎、下睑和面颊部湿疹性皮炎。病人不断揩拭眼泪，长期作用可致下睑外翻，从而加重泪溢症状。

【检查方法】

由于器质性泪道阻塞或狭窄可发生在泪道的任何部位，确定阻塞部位对于治疗方案的选择十分重要。泪道阻塞或狭窄的常用检查方法如下。

(1) 染料试验：于双眼结膜囊内滴入1滴2%荧光素钠溶液，5分钟后观察和比较双眼泪膜中荧光素消退情况，如一眼荧光素保留较多，表明该眼可能有相对性泪道阻塞；或滴入2%荧光素钠2分钟后，用一湿棉棒擦拭下鼻道，若棉棒带绿黄色，说明泪道通畅或没有完全阻塞。

(2) 泪道冲洗术：泪道冲洗常可揭示泪道阻塞的部位。采用钝圆针头从泪小点注入生理盐水，根据冲洗液体流向进行判断有无阻塞及阻塞部位。通常有以下几种情况。

① 冲洗无阻力，液体顺利进入鼻腔或咽部，表明泪道通畅；

② 冲洗液完全从注入原路返回，为泪小管阻塞；

③ 冲洗液自下泪小点注入，由上泪小点返流，为泪总管或鼻泪管阻塞；

④ 冲洗有阻力，部分自泪小点返回，部分流入鼻腔，为鼻泪管狭窄；

⑤ 冲洗液自上泪小点返流，同时有黏液脓性分泌物，为鼻泪管阻塞合并慢性泪囊炎。

(3) 泪道探通术：诊断性泪道探通有助于证实上泪道（泪小点、泪小管、泪囊）阻塞的部位，治疗性泪道探通主要用于婴幼儿泪道阻塞，对于成人鼻泪管阻塞，泪道探通多不能起到根治效果。

(4) X线碘油造影：以显示泪囊大小及泪道阻塞部位。

【治疗】

(1) 婴儿泪道阻塞或狭窄：可试用手指有规律地压迫泪囊区，自下睑眶下线内侧与眼球之间向下压迫，压迫数次后点抗生素眼液，每日3~4次，坚持数周，能够促使鼻泪管下端开放。大多数患儿可随着鼻泪管开口发育开通而自愈，或经过压迫痊愈。若保守治疗无效，半岁以后可考虑泪道探通术。

(2) 功能性泪溢：可实用硫酸锌及肾上腺素溶液点眼以收缩泪囊黏膜。

(3) 泪小点狭窄、闭塞或缺如：可用泪小点扩张器或泪道探针探通。

(4) 睑外翻泪小点位置异常：可于泪小点下方切除一水平椭圆形结膜及结膜下结缔组织，结膜水平缝合后缩短，即可矫正睑外翻，使泪小点复位。如病人有眼睑松弛，可同时作眼睑水平缩短术。此外也可实行电灼术，电灼泪小点下方结膜，术后借助瘢痕收缩使泪小点复位。

(5) 泪小管阻塞：可试用泪道硅管留置治疗。近年开展了激光治疗泪小管阻塞，通过探针引导导光纤维至阻塞部位，利用脉冲YAG激光的气化效应打通阻塞物，术后配合插管或置线，可提高疗效。对于泪总管阻塞，可采用结膜-泪囊鼻腔吻合术，用 Pyrex 管或自身静脉建立人造泪液导管，将泪液直接从结膜囊引流到泪囊或引流到鼻腔。

（6）鼻泪管狭窄：可行泪囊鼻腔吻合术。

二、急性泪囊炎

急性泪囊炎（acute dacryocystitis）大多在慢性泪囊炎的基础上发生，与侵入细菌毒力强大或机体抵抗力降低有关，最常见的致病菌为金黄色葡萄球菌或溶血性链球菌。新生儿急性泪囊炎并不多见，儿童患者常常为流行性感冒嗜血杆菌感染。

【临床表现】

患眼充血、流泪，泪囊区局部皮肤红肿、坚硬、疼痛、压痛明显，炎症可扩展到眼睑、鼻根和面颊部，甚至可引起眶蜂窝织炎，严重时可出现畏寒、发热等全身不适。数日后红肿局限，出现脓点，脓肿可穿破皮肤，脓液排出，炎症减轻。但有时可形成泪囊瘘管，经久不愈，泪液长期经瘘管溢出。

【治疗】

早期可行局部热敷，全身和局部使用足量抗生素控制炎症。炎症期切忌泪道探通或泪道冲洗，以免导致感染扩散，引起眶蜂窝织炎。如炎症未能控制，脓肿形成，则应切开排脓，放置橡皮引流条，待伤口愈合，炎症完全消退后按慢性泪囊炎处理。

三、慢性泪囊炎

慢性泪囊炎（chronic dacryocystitis）是泪囊病变中最常见者，多继发于鼻泪管狭窄或阻塞后，泪液滞留于泪囊之内，伴发细菌感染引起，多为单侧发病。常见致病菌为肺炎链球菌和白色念珠菌，但一般不发生混合感染，泪小点返流的分泌物作涂片染色可鉴定病原微生物。本病多见于中老年女性。慢性泪囊炎的发病与沙眼、泪道外伤、鼻炎、鼻中隔偏曲、下鼻甲肥大等因素有关。

【临床表现】

主要症状为泪溢。检查可见结膜充血，下睑皮肤出现湿疹，用手指挤压泪囊区，有黏液或黏液脓性分泌物自泪小点流出。泪道冲洗时，冲洗液自上、下泪小点返流，同时有黏液脓性分泌物。由于分泌物大量贮留，泪囊扩张，可形成泪囊黏液囊肿。慢性泪囊炎是眼部的感染病灶。由于常有黏液或脓液返流入结膜囊，使结膜囊长期处于带菌状态。如果发生眼外伤或施行内眼手术，则极易引起化脓性感染，导致细菌性角膜溃疡或化脓性眼内炎。因此，应高度重视慢性泪囊炎对眼球构成的潜在威胁，尤其在内眼手术前，必须首先治疗泪囊感染。

【治疗】

1. 药物治疗

可用抗生素眼液点眼，每日 4~6 次。滴眼前要先挤出分泌物，也可在泪道冲洗后注入抗生素药液。药物治疗仅能暂时减轻症状。

2. 手术治疗

开通阻塞的鼻泪管是治疗慢性泪囊炎的关键。常用术式是泪囊鼻腔吻合术，术中将泪囊通过一个骨孔与鼻腔黏膜相吻合，使泪液从吻合口直接流入中鼻道。鼻内窥镜下鼻腔泪囊造口术或鼻泪管支架植入术，也可达到消除泪溢，根治慢性泪囊炎的目的。无法行吻合术或造口术时，如在高龄病人，可考虑泪囊摘除术，以去除病灶，但术后泪溢症状依然存在。

（赵榕萍）

第四章 结膜病

第一节 概 述

一、正常结膜的防护机制和破坏因素

结膜（conjunctiva）是由眼睑缘间部末端开始，覆盖于眼睑后和眼球前的一层半透明黏膜组织，由球结膜、睑结膜和穹隆部结膜三部分构成，睑结膜与睑板结合紧密，角结膜缘外的球结膜和穹隆部结膜则与眼球结合疏松。

结膜从组织学上分为上皮层和黏膜下基质层。结膜上皮的细胞形态变异很大，球结膜以复层鳞状上皮为主，睑结膜上皮为分层立方状，向穹隆部逐渐过渡为柱状上皮，杯状细胞数量在结膜上皮细胞基底细胞的数量中占到约10%，多分布在睑结膜和鼻下区域球结膜。结膜的实质层由疏松结缔组织组成，并且含有由淋巴细胞和其他的白细胞组成的结膜相关淋巴样组织。

结膜富含神经和血管。睑结膜与眼睑有共同的血液供应，球结膜血液供应来源于眼动脉分支的前睫状动脉。结膜感觉由第Ⅴ颅神经眼支的泪腺、眶上、滑车上和眶下神经分支支配。结膜不仅具有眼表屏障功能，还含有相关的淋巴组织，包含了免疫球蛋白、中性粒细胞和淋巴细胞（100 000个/mm^2）、肥大细胞（5 000个/mm^2）、浆细胞等。除此之外，结膜基质层本身含有抗原递呈细胞。生理情况下结膜组织不含嗜碱性粒细胞和嗜酸性粒细胞。结膜作为黏膜相关淋巴组织（MALT），淋巴细胞与黏膜上皮细胞之间通过生长因子、细胞因子和神经肽介导的调节信号相互作用，促进调节性免疫应答的发生。

结膜上皮与角膜上皮、泪道黏膜上皮及泪腺开口的上皮相延续，关系密切，因此这些部位的疾病容易相互影响。结膜大部分表面暴露于外界，易受外界环境的刺激和微生物感染而致病，最常见的疾病为结膜炎，其次为变性疾病。结膜上皮细胞的创伤愈合与其他的黏膜细胞相似，上皮细胞损伤通常在1~2天内可修复。而结膜基质的修复伴有新生血管的生长，修复过程受血管生成数量、炎症反应程度、组织更新速度等因素影响。结膜的浅表层通常由疏松组织构成，在损伤后不能恢复为与原先完全相同的组织，深层的组织（纤维组织层）损伤修复后，成纤维细胞过度增生，分泌胶原使结膜组织黏附于巩膜，这也是内眼手术后结膜瘢痕组织形成的原因。

二、结膜炎的病因

结膜与各种各样的微生物以及外界环境相接触，但眼表的特异性和非特异性防护机制使其具有一定的预防感染和使感染局限的能力，但当这些防御能力减弱或外界致病因素增强时，将引起结膜组织的炎症发生，其特征是血管扩张，渗出和细胞浸润，这种炎症统称为结膜炎。

结膜炎（conjunctivitis）是眼科最常见的疾病之一，其致病原因可分为微生物性和非微生物性两大类，根据不同来源可为外源性或内源性，也可因邻近组织炎症蔓延而致。最常见的是微生物感染，致病微生物可为细菌（如肺炎球菌、流感嗜血杆菌、金黄色葡萄球菌、脑膜炎双球菌、淋球菌等）、病毒（如人腺病毒株、单疱病毒Ⅰ型和Ⅱ型、微小核糖核酸病毒）或衣原体。偶见真菌、立克次体和寄生虫感染。物理性刺激（如风沙、烟尘、紫外线等）和化学性损伤（如医

用药品、酸碱或有毒气体等）也可引起结膜炎。还有部分结膜炎是由免疫性病变（过敏性）、与全身状况相关的内因（肺结核、梅毒、甲状腺病等）、邻近组织炎症蔓延（角膜、巩膜、眼睑、眼眶、泪器、鼻腔与副鼻窦等）引起。

三、结膜炎的分类

根据结膜炎的发病快慢可分为超急性、急性或亚急性、慢性结膜炎。一般而言，病程少于三周者为急性结膜炎，而超过三周者为慢性结膜炎。根据病因可分为感染性、免疫性、化学性或刺激性、全身疾病相关性、继发性和不明原因性结膜炎。按结膜对病变反应的主要形态可分为乳头性、滤泡性、膜性/假膜、瘢痕性和肉芽肿性结膜炎。

四、结膜炎的常见体征

结膜炎症状有异物感、烧灼感、痒、畏光、流泪。重要的体征有结膜充血、水肿、渗出物、乳头增生、滤泡、伪膜和真膜、肉芽肿、假性上睑下垂，耳前淋巴结肿大等。

（一）结膜充血

可由多种因素刺激引起，包括感染、化学性烟雾、风、紫外线辐射和长期局部用药等，是急性结膜炎最常见的体征。结膜充血的特点是表层血管充血，以穹窿部明显，向角膜缘方向充血减轻，这些表层血管可随结膜机械性移动而移动，并于局部点用肾上腺素后充血消失。

（二）结膜分泌物

各种急性结膜炎共有的体征，分泌物可为脓性、黏脓性或浆液性。细菌侵及结膜后可致多形核白细胞反应，起初分泌物呈较稀的浆液状，随着杯状细胞分泌黏液及炎症细胞和坏死上皮细胞的增加，分泌物变成黏液性及脓性。最常引起脓性分泌物的病原体是淋球菌和脑膜炎球菌，其他致病菌通常引起黏液脓性分泌物。由于黏液脓性分泌物可紧紧粘住睫毛，从而使睑缘粘在一起，患者晨间醒来，可出现睁眼困难，提示可能为细菌性感染或衣原体感染。过敏性结膜炎分泌物呈黏稠丝状。病毒性结膜炎的分泌物呈水样或浆液性。

（三）乳头增生

结膜炎症的一种非特异性体征。多见于睑结膜，外观扁平，乳头较小时，呈现天鹅绒样外观，角结膜缘部的多呈圆顶状。在生理状态下，翻转上眼睑后于睑结膜的上缘可见一些大乳头，可能与此部位膈样固定结构较少有关。乳头由增生肥大的上皮层皱叠或隆凸而成，裂隙灯下见中心有扩张的毛细血管到达顶端，并呈轮辐样散开。红色乳头性结膜炎多为细菌性或衣原体性结膜炎。上睑结膜乳头主要见于春季结膜炎和结膜对异物（如缝线、角膜接触镜、人工角膜等）的刺激反应，下睑也出现时多见于过敏性结膜炎。

直径大于 1 mm 的增生乳头，称巨乳头，其发生原因是附着在结膜上皮到睑板的膈样固定结构崩解，引起乳头融合所致。巨乳头可见于多种不同病因，如春季角结膜炎，特应性角结膜炎，接触镜、义眼或缝线引起等。睑结膜型春季结膜炎的巨乳头呈多角型，表面扁平，而角膜缘型春季结膜炎的巨乳头则表面光滑圆润，常与 Horner-Trantas 小点伴存。接触镜引起的巨乳头多发生在上睑结膜，轻度隆起，不对称，表面苍白，容易和睑板上缘的早期滤泡相混淆，接触镜取下后，患者症状逐渐消退，但巨乳头体征仍将持续数月。

（四）滤泡形成

由淋巴细胞反应引起，呈外观光滑、半透明隆起的结膜改变。滤泡散在分布，常发生于上睑结膜和下穹隆结膜，也可见于角结膜缘部结膜。滤泡的直径一般为 0.5~2.0 mm，也有些超过

2.0 mm，和乳头不同，滤泡中央无血管，血管从周边基底部向顶部逐渐消失。滤泡的鉴别非常重要，是某些结膜炎的相对特异的炎症反应体征。大多数病毒性结膜炎、衣原体结膜炎（除外新生儿包涵体结膜炎）、一些寄生虫引起的结膜炎、药物（碘苷、地匹福林、缩瞳剂）引起的结膜炎都造成滤泡形成。有报道也可见于摩拉克氏菌性结膜炎和脑膜炎球菌性结膜炎。滤泡位于下穹隆睑板边缘，诊断价值不大，如果位于上睑板，则要考虑衣原体、病毒或药物性结膜炎的可能。儿童和青少年的滤泡增殖并不都意味着病理性改变，正常年轻人的颞侧结膜有时也可见小滤泡，常于穹隆部明显，近睑缘部消失，是一种生理性改变称为良性淋巴样滤泡增殖症。

（五）真膜和伪膜

某些病原体感染可引起真膜或伪膜，由脱落的结膜上皮细胞、白细胞、病原体和富含纤维素性的渗出物混合形成。真膜是严重炎症反应渗出物在结膜表面凝结而成，累及整个上皮，强行剥除后创面粗糙，易出血。伪膜是上皮表面的凝固物，去除后上皮仍保持完整。过去认为，白喉棒状杆菌结膜炎和β-溶血性链球菌结膜炎是膜形成的主要病因，但近年来，腺病毒结膜炎则成为最常见病因，其次是原发性单疱病毒性结膜炎，其他还包括春季结膜炎、包涵体性结膜炎和念珠菌感染性结膜炎。多形性红斑或 Stevens-Johnson 综合征常累及黏膜和皮肤，导致双侧假膜形成，最终形成严重结膜疤痕，杯状细胞丢失、睑内翻、倒睫和角膜缘干细胞衰竭。

（六）球结膜水肿

血管扩张时的渗出液进入到疏松的球结膜下组织，导致结膜水肿，水肿严重时，球结膜可突出于睑裂之外。急性过敏性结膜炎、淋球菌或脑膜炎球菌结膜炎、腺病毒结膜炎都有明显的结膜水肿。结膜水肿的出现可以早于细胞浸润和分泌物等体征。除炎症外，眶静脉受损或淋巴回流受阻、血管内渗透压低等都可引起结膜水肿。

（七）结膜下出血

严重的结膜炎如腺病毒和肠道病毒所致的流行性结膜炎和 Kochweeks 杆菌所致的急性结膜炎等，除可出现结膜充血外，还可出现点状或片状的球结膜下出血，色鲜红，量多时呈暗红色。

（八）结膜肉芽肿

肉芽肿一般是由增殖的纤维血管组织和单核细胞、巨噬细胞所构成。常见于睑板腺囊肿，及一些内源性疾病如梅毒、猫抓病、肉瘤病、Parinaud 眼腺综合征等。Parinaud 眼腺综合征表现为单眼肉芽肿性结膜炎和局部滤泡增殖，常伴有耳前或下颌下淋巴结肿大，发热和其他全身表现。组织活检有助于这些疾病的诊断。

（九）结膜瘢痕

单纯的结膜上皮损伤不会导致瘢痕的产生，只有损害累及基质层才形成瘢痕。瘢痕早期表现为结膜穹隆变浅，线状或星状、花边状的上皮纤维化。长期的结膜下瘢痕化可引起睑内翻和倒睫等并发症。随着病程的发展，变浅的结膜穹隆损害加重。严重的瘢痕化终末期表现为结膜穹隆消失，上皮角质化，睑球粘连，如眼类天疱疮病。膜性结膜炎后期可导致上皮下纤维化和睑球粘连，这种瘢痕化可出现在结膜的任何部位。特发性结膜炎后期的并发瘢痕常呈灶性且位于巨乳头的中央，最后可导致结膜下穹隆广泛性收缩，但一般不出现睑内翻和倒睫。沙眼的瘢痕特异性病理改变是瘢痕边缘围有滤泡，称之为"Herbert 小凹"。沙眼的结膜下纤维化可发生于上睑板上界的附近，称之为 Arlt 线。

（十）假性上睑下垂

由于细胞浸润或瘢痕形成使上睑组织肥厚，重量增加而造成下垂，多见于沙眼、浆细胞瘤等。轻度上睑下垂也可由炎症细胞浸润 Muller's 肌造成。

(十一) 耳前淋巴结肿大

病毒性结膜炎的一个重要体征，是和其他类型结膜炎的重要鉴别点，疾病早期或症状轻者无此表现。还可见于衣原体性、淋球菌性和各种可致肉芽肿性结膜炎和泪腺炎的疾病。需注意儿童睑板腺感染时也可有耳前淋巴结肿大。

五、结膜炎的常用诊断方法

临床上可根据结膜炎的基本症状和体征如结膜充血、分泌物增多、眼睑肿胀等，作出诊断，但确诊是何病因所致的结膜炎尚需依靠实验室检查。实验室检查包括细胞学、病原体的培养和鉴定，以及免疫学和血清学检查等。

病史对诊断非常重要。感染性结膜炎多双眼发病，常传染至家人或社区人群。急性病毒性结膜炎的患者多于疾病早期出现一眼发病，数天后对侧眼也受累。单眼发病常见于中毒性、药物性或外伤引起的结膜炎。病程对诊断很有帮助，也是常用的结膜炎分类标准。一般而言，病程少于三周者为急性结膜炎，而超过三周者为慢性结膜炎。另外，渗出物的类型和炎症发生的部位亦是明确诊断的重要依据。

(一) 临床检查

临床症状和主要体征出现的部位不同有助于结膜炎的鉴别诊断。其中结膜滤泡和乳头出现的位置、形态、大小均是重要的诊断和鉴别诊断依据，例如沙眼的炎症上睑结膜较下睑严重，滤泡常出现于上睑结膜边缘部，而包涵体性结膜炎的滤泡增殖性改变更常见于下睑结膜。此外分泌物的多少及性质、真膜/伪膜、溃疡、疱疹、角膜炎及血管翳是否存在，耳前淋巴结是否肿大，皆有助于诊断，不同结膜炎的临床特征和诊断要点将在各论中详细阐述。

(二) 病原学检查

为了病因诊断和正确治疗，有时必须进行病原学检查。结膜分泌物涂片可帮助诊断有无细菌感染，例如淋球菌引起的结膜感染，在结膜上皮和中性粒细胞的细胞内可以找到成双排列的淋球菌。必要时可做细菌和真菌的培养、药物敏感试验等。如无菌生长，则应考虑衣原体或病毒可能性，需做分离鉴定。病毒的分离和培养因其技术复杂、价格昂贵且耗时长而临床上不常进行。另外，还可应用免疫荧光、酶联免疫测定、多聚酶链反应 (PCR) 等方法来检测病原体的抗原。检查患者急性期和恢复期血清中血清抗体的效价也有助于诊断病毒性结膜炎，特别是单纯疱疹病毒性结膜炎，其急性期的外周血中血清抗体滴度可升高四倍甚至更多。

(三) 细胞学检查

不同类型的结膜炎，其细胞反应也不相同，结膜分泌物涂片检查 Gram 染色 (鉴别细菌种属)、Giemsa 染色 (分辨细胞形态、类型) 有助于临床诊断。结膜刮片的取材部位应选择在炎症最明显的区域，以提高检出率，如果病变波及睑结膜，则上睑结膜是理想的进行结膜刮片取材的部位。

细菌性结膜炎涂片多形核白细胞占多数。病毒性结膜炎则是单核细胞特别是淋巴细胞占多数。伪膜形成 (流行性角结膜炎) 时中性粒细胞增多，提示结膜坏死。衣原体结膜炎涂片中性粒细胞和淋巴细胞各占一半。过敏性结膜炎活检标本中见嗜酸和嗜碱性粒细胞，但结膜涂片中数量很少。春季结膜炎上皮细胞中见大量嗜酸性颗粒。春季结膜炎、遗传性过敏结膜炎和过敏性结膜炎患者泪液中可以检出嗜酸性粒细胞分泌的蛋白产物。各种类型的结膜炎基质中都有浆细胞浸润，通常它们不能通过上皮细胞层，如果上皮层坏死，浆细胞才能到达结膜表面被检出，例如沙眼滤泡破裂后，结膜分泌物涂片和刮片检出浆细胞阳性。结膜刮片找到包涵体也有助于沙眼确诊。

六、结膜炎的治疗原则

针对病因治疗，局部给药为主，必要时全身用药。急性期忌包扎患眼。

（一）眼药水滴眼

治疗结膜炎最基本的给药途径。对于微生物性结膜炎，应选用敏感的抗菌药物或/和抗病毒眼药水。必要时可根据病原体培养和药敏试验选择有效的药物。重症患者在未行药物敏感实验前可用几种混合抗生素眼药水点眼。急性期应频繁点用眼药水，每1~2小时一次。病情好转后可减少滴眼次数。

（二）眼药膏涂眼

眼膏在结膜囊停留的时间较长，宜睡前使用，可发挥持续的治疗作用。

（三）冲洗结膜囊

当结膜囊分泌物较多时，可用无刺激性的冲洗液（生理眼水或3%硼酸水）冲洗，每天1~2次，以清除结膜囊内的分泌物。冲洗液勿流入健眼，引起交叉感染。

（四）全身治疗

严重的结膜炎如淋球菌性结膜炎和衣原体性结膜炎，除了局部用药外还需全身使用抗生素或磺胺药。

七、结膜炎的预后和预防

大多数类型的结膜炎愈合后不会遗留并发症，少数可因并发角膜炎症进而损害视力。严重或慢性的结膜炎症可发生永久性改变，如结膜瘢痕导致睑球粘连、眼睑变形或继发干眼。

传染性结膜炎可造成流行性感染，因此必须做好预防。结膜炎多为接触传染，故提倡勤洗手、洗脸、不用手和衣袖擦眼。传染性结膜炎患者应隔离，患者用过的盥洗用具必须采取隔离并消毒处理。医务人员检查患者后要洗手消毒，防止交叉感染。对理发店、饭店、工厂、学校、托儿所、游泳池等人员集中场所进行卫生宣传、定期检查、加强管理。

第二节 细菌性结膜炎

正常情况下结膜囊内可存有细菌，大约90%的人结膜囊内可分离出细菌，其中35%的人更可分离出一种以上的细菌，这些正常菌群主要是表皮葡萄球菌（>60%），类白喉杆菌（35%）和厌氧痤疮丙酸杆菌，这些细菌可通过释放抗生素样物质和代谢产物，减少其他致病菌的侵袭。当致病菌的侵害强于宿主的防御机能或宿主的防御机能受到破坏的情况下，如干眼、长期使用糖皮质激素等，即可发生感染。患者眼部有结膜炎症和脓性渗出物时，应怀疑细菌性结膜炎（bacterial conjunctivitis）。按发病快慢可分为超急性（24小时内）、急性或亚急性（几小时至几天）、慢性（数天至数周）。按病情的严重情况可分为轻、中、重度。急性结膜炎患者均有不同程度的结膜充血和结膜脓性、黏液性或黏脓性分泌物。急性结膜炎通常有自限性，病程在2周左右，局部有效治疗可以减少发病率和疾病持续时间，给予敏感抗生素治疗后，在几天内痊愈。慢性结膜炎无自限性，治疗较棘手。

【病因】

慢性结膜炎可由急性结膜炎治疗不当演变而来，也可能为 Morax-Axenfeld 双杆菌、链球菌或其他毒力不强的菌类感染后一开始就呈慢性炎症过程，发病无季节性。还可由不良环境刺激如粉尘和化学烟雾等，眼部长期应用有刺激性的药物、屈光不正、烟酒过度、睡眠不足等引起。很多患者同时存在睑内翻、倒睫，以及慢性泪囊炎、慢性鼻炎等周围组织炎症。

【临床表现】

急性乳头状结膜炎伴有卡他性或黏脓性渗出物是多数细菌性结膜炎的特征性表现。起先单眼发病，通过手接触传播后波及双眼。患者眼部刺激感和充血，晨间醒来睑缘有分泌物，起初分泌物呈较稀的浆液性，随病情进展变成黏液性及脓性。偶有眼睑水肿，视力一般不受影响，角膜受累后形成斑点状上皮混浊可引起视力下降。细菌性结膜炎乳头增生和滤泡形成的严重程度取决于细菌毒力包括侵袭力。白喉杆菌和溶血性链球菌可引起睑结膜真膜或伪膜形成。

(一) 超急性细菌性结膜炎 (hyperacute bacterial conjunctivitis)

由奈瑟氏菌属细菌（淋球菌或脑膜炎球菌）引起。其特征为，潜伏期短（10小时至2~3天不等），病情进展迅速，结膜充血水肿伴有大量脓性分泌物。有15%~40%患者可迅速引起角膜混浊、浸润、周边或中央角膜溃疡，治疗不及时，几天后可发生角膜穿孔，严重威胁视力。其他并发症包括前房积脓性虹膜炎、泪腺炎和眼睑脓肿。淋球菌性结膜炎成人主要是通过生殖器-眼接触传播而感染，新生儿主要是分娩时经患有淋球菌性阴道炎的母体产道感染，发病率大约为0.04%。奈瑟氏脑膜炎球菌性结膜炎最常见患病途径是血源性播散感染，也可通过呼吸道分泌物传播。成人淋球菌性结膜炎较脑膜炎球菌性结膜炎更为常见，而脑膜炎球菌性结膜炎多见于儿童，通常为双眼性，潜伏期仅为数小时至1天，表现类似淋球菌性结膜炎，严重者可发展成化脓性脑膜炎，危及患者的生命。两者在临床上往往难以鉴别，两种致病菌均可引起全身扩散，包括败血症。特异性诊断方法需要培养和糖发酵试验。近年来，奈瑟菌属出现青霉素耐药菌群，因此药物敏感试验非常重要。

新生儿淋球菌性结膜炎 (gonococcal conjunctivitis) 潜伏期2~5天者多为产道感染，出生后7天发病者为产后感染。双眼常同时受累。有畏光、流泪，眼睑高度水肿，重者突出于睑裂之外，可有假膜形成。分泌物由病初的浆液性很快转变为脓性，脓液量多，不断从睑裂流出，故又有"脓漏眼"之称。常有耳前淋巴结肿大和压痛。严重病例可并发角膜溃疡甚至眼内炎。感染的婴儿可能还有并发其他部位的化脓性炎症，如关节炎、脑膜炎、肺炎、败血症等。

(二) 急性或亚急性细菌性结膜炎 (acute or subacute conjunctivitis)

又称"急性卡他性结膜炎"，俗称"红眼病"，传染性强，多见于春秋季节，可散发感染，也可流行于学校、工厂等集体生活场所。发病急，潜伏期1~3天，两眼同时或间隔1~2天发病。发病3~4天时病情达到高潮，以后逐渐减轻，病程多少于3周。最常见的致病菌是肺炎双球菌、金黄色葡萄球菌和流感嗜血杆菌。病原体可随季节变化，有研究显示冬季主要是肺炎双球菌引起的感染，流感嗜血杆菌性结膜炎则多见于春夏时期。

(1) 金黄色葡萄球菌通过释放外毒素和激活生物活性物质如溶血素、溶纤维蛋白溶酶、凝固酶等引起急性化脓性结膜炎。患者多半有睑缘炎，任何年龄均可发病，晨起由于黏液脓性分泌物糊住眼睑而睁眼困难，较少累及角膜。表皮葡萄球菌引起的结膜炎少见。

(2) 肺炎双球菌性结膜炎有自限性，儿童发病率高于成人。潜伏期大约2天，结膜充血、黏脓性分泌物等症状在2~3天后达到顶点。上睑结膜和穹窿结膜可有结膜下出血，球结膜水肿，但很少引起严重化脓性结膜炎。可有上呼吸道症状，很少引起肺炎。

(3) 流感嗜血杆菌是儿童细菌性结膜炎的最常见病原体，80%成人上呼吸道中可见流感嗜血杆菌共生。流感嗜血杆菌属可引起两种不同临床表现结膜炎。潜伏期约 24 小时，临床表现为结膜充血、水肿、球结膜下出血，脓性或黏液脓性分泌物，症状 3~4 天达到高峰，在开始抗生素治疗后 7~10 天症状消失，不治疗可复发。流感嗜血杆菌Ⅲ型感染还可并发卡他性边缘性角膜浸润或溃疡。儿童流感嗜血杆菌感染可引起眶周蜂窝织炎，部分患者伴有体温升高、身体不适等全身症状。

（4）其他：白喉杆菌引起的急性膜性或假膜性结膜炎，20 世纪初开始使用白喉杆菌类毒素后发病率明显下降，如今白喉杆菌性结膜炎偶见于儿童咽白喉患者，最初，眼睑红、肿、热、痛，可有耳前淋巴结肿大，严重病例球结膜面可有灰白色-黄色膜和假膜形成，坏死脱落后形成瘢痕。角膜溃疡少见，但一旦累及很容易穿孔。白喉毒素可致眼外肌和调节麻痹，干眼、睑球粘连、倒睫和睑内翻是白喉杆菌性结膜炎的常见并发症。本病有强传染性，需全身使用抗生素。

其他少见的急性化脓性结膜炎有：摩拉克氏菌结膜炎在免疫力低下和酗酒人群中可见，假单胞菌属、埃希氏菌属、志贺氏菌和梭菌属等偶可引起单眼感染，眼睑肿胀，球结膜水肿，可有假膜形成，极少累及角膜。

（三）慢性细菌性结膜炎（chronic conjunctivitis）

可由急性结膜炎演变而来，或毒力较弱的病原菌感染所致。多见于鼻泪管阻塞或慢性泪囊炎病人，或慢性睑缘炎或睑板腺功能异常者。金黄色葡萄球菌和摩拉克菌是慢性细菌性结膜炎最常见的两种病原体。

慢性结膜炎进展缓慢，持续时间长，可单侧或双侧发病。症状多种多样，主要表现为眼痒、烧灼感、干涩感、眼刺痛及视力疲劳。结膜轻度充血，可有睑结膜增厚、乳头增生，分泌物为黏液性或白色泡沫样。摩拉克菌可引起眦部结膜炎，伴外眦角皮肤结痂、溃疡形成及睑结膜乳头和滤泡增生。金黄色葡萄球菌引起者常伴有溃疡性睑缘炎或角膜周边点状浸润。

【诊断】

根据临床表现、分泌物涂片或结膜刮片等检查，可以诊断。结膜刮片和分泌物涂片通过 Gram 和 Giemsa 染色可在显微镜下发现大量多形核白细胞和细菌。为明确病因和指导治疗，对于伴有大量脓性分泌物者、结膜炎严重的儿童和婴儿，及治疗无效者应进行细菌培养和药物敏感试验，有全身症状的还应进行血培养。

【治疗】

去除病因，抗感染治疗，在等待实验室结果时，医生应开始局部使用广谱抗生素，确定致病菌属后给予敏感抗生素。根据病情的轻重可选择结膜囊冲洗、局部用药、全身用药或联合用药。切勿包扎患眼，但可配戴太阳镜以减少光线的刺激。超急性细菌性结膜炎治疗应在诊断性标本收集后立即进行，以减少潜在的角膜及全身感染的发生，局部治疗和全身用药并重。成人急性或亚急性细菌性结膜炎一般选择滴眼液。儿童则选择眼膏，避免哭泣时滴眼液随眼泪排除出，而且其作用时间更长。慢性细菌性结膜炎治疗基本原则与急性结膜炎相似，需长期治疗，疗效取决于患者对治疗方案的依从性。各类型结膜炎波及角膜时应按角膜炎治疗原则处理。

1. 局部治疗

（1）当患眼分泌物多时，可用无刺激性的冲洗剂如 3% 硼酸水或生理盐水冲洗结膜囊。冲洗时要小心操作，避免损伤角膜上皮，冲洗液勿流入健眼，以免造成交叉感染。

（2）局部充分滴用有效的抗生素眼药水和眼药膏。急性阶段每 1~2 小时 1 次。目前常使用广谱氨基糖苷类或喹诺酮类药物，如 0.3% 庆大霉素、0.3% 妥布霉素、0.3% 环丙沙星、0.3% 氧氟沙星、0.3%~0.5% 左氧氟沙星眼药水或眼药膏。在特殊情况下，可使用合成抗生素滴眼液。如甲氧苯青霉素耐药性葡萄球菌性结膜炎可使用 5 mg/mL 万古霉素滴眼液。慢性葡萄球菌性结膜炎对杆菌肽和红霉素反应良好，还可适当应用收敛剂如 0.25%硫酸锌眼药水。

2. *全身治疗*

（1）奈瑟氏菌性结膜炎应全身及时使用足量的抗生素，肌注或静脉给药。淋球菌性结膜炎角膜未波及，成人大剂量肌注青霉素或头孢曲松钠（ceftriaxone，菌必治）1 g 即可，如果角膜也被感染，加大剂量，1～2 g 次/d，连续 5 天。青霉素过敏者可用壮观霉素（spectinomycin，淋必治）（2 g 次/d，肌注）。除此之外，还可联合口服 1 g 阿奇霉素或 100 mg 强力霉素，每日 2 次，持续 7 天；或喹诺酮类药物（环丙沙星 0.5 g 或氧氟沙星 0.4 g，每日 2 次，连续 5 天）。

新生儿用青霉素 G 100 000 U/（kg·d），静脉滴注或分 4 次肌注，共 7 天。或用头孢曲松钠（0.125 g，肌注）、头孢噻肟钠（cefotaxime，25 mg/kg，静注或肌注），每 8 小时或 12 小时 1 次，连续 7 天。

大约 1/5 外源性（原发性）脑膜炎球菌性结膜炎可引起脑膜炎球菌血症，单纯局部治疗患者发生菌血症的几率比联合全身用药患者高 20 倍。因此必须联合全身治疗。脑膜炎球菌性结膜炎可静脉注射或肌注青霉素。青霉素过敏者可用氯霉素代替。2 天内可有明显疗效。有脑膜炎球菌性结膜炎患者接触史者应进行预防性治疗，可口服利福平每日 2 次持续 2 天，推荐剂量是成人 600 mg，儿童 10 mg/kg。

（2）流感嗜血杆菌感染而致的急性细菌性结膜炎，或伴有咽炎、急性化脓性中耳炎的患者局部用药的同时应口服头孢类抗生素或利福平。

（3）慢性结膜炎的难治性病例和伴有酒糟鼻患者需口服强力霉素 100 mg，1～2 次/日，持续数月。

【预防】

（1）严格注意个人卫生和集体卫生。提倡勤洗手、洗脸和不用手或衣袖拭眼。

（2）急性期患者需隔离，以避免传染，防止流行。一眼患病时应防止另眼感染。

（3）严格消毒病人用过的洗脸用具、手帕及接触的医疗器皿。

（4）医护人员在接触病人之后必须洗手消毒以防交叉感染。必要时应戴防护眼镜。

（5）新生儿出生后应常规立即用 1%硝酸银眼药水滴眼 1 次或涂 0.5%四环素眼药膏，以预防新生儿淋菌性结膜炎和衣原体性结膜炎。

第三节　衣原体性结膜炎

一、衣原体的特性

衣原体是介于细菌与病毒之间的微生物，归于立克次纲，衣原体目。具有细胞壁和细胞膜，以二分裂方式繁殖，可寄生于细胞内形成包涵体。衣原体目分为二属。属Ⅰ为沙眼衣原体，可引起沙眼、包涵体性结膜炎和淋巴肉芽肿；属Ⅱ为鹦鹉热衣原体，可引起鹦鹉热。衣原体性结膜炎包括沙眼、包涵体性结膜炎、性病淋巴肉芽肿性结膜炎等。

二、沙眼

沙眼（trochoma）是由沙眼衣原体（chlamydia）感染所致的一种慢性传染性结膜角膜炎，是导致盲目的主要疾病之一。全世界有 3 亿～6 亿人感染沙眼，感染率和严重程度同当地居住条件以及个人卫生习惯密切相关。20 世纪 50 年代以前该病曾在我国广泛流行，是当时致盲的首要病因，70 年代后随着生活水平的提高、卫生常识的普及和医疗条件的改善，其发病率大大降低，但仍然是常见的结膜病之一。

【病因】

沙眼衣原体由我国汤飞凡、张晓楼等人于1955年用鸡胚培养的方法在世界上首次分离出来。从抗原性上可分为A、B、Ba、C、D、E、F、J、H、I、K等11个免疫型，地方性流行性沙眼多由A、B、C或Ba抗原型所致，D~K型主要引起生殖泌尿系统感染以及包涵体性结膜炎。张力、张晓楼等（1990）对中国华北地区沙眼衣原体免疫型进行检测，结果表明华北地区沙眼以B型为主，C型次之，我国其他地区的发病情况缺乏流行病学资料。沙眼为双眼发病，通过直接接触或污染物间接传播，节肢昆虫也是传播媒介。易感危险因素包括不良的卫生条件、营养不良、酷热或沙尘气候。热带、亚热带区或干旱季节容易传播。

【临床表现】

急性沙眼感染主要发生在学前和低年学龄儿童，但在20岁左右时，早期的瘢痕并发症才开始变得明显。成年后的各个时期均可以出现严重的眼睑和角膜合并症。男女急性沙眼的发生率和严重程度相当，但女性沙眼的严重瘢痕比男性高出2~3倍，推测这种差别与母亲和急性感染的儿童密切接触有关。

一般起病缓慢，多为双眼发病，但轻重程度可有不等。沙眼衣原体感染后潜伏期5~14天。幼儿患沙眼后，症状隐匿，可自行缓解，不留后遗症。成人沙眼为亚急性或急性发病过程，早期即出现并发症。沙眼初期表现为滤泡性慢性结膜炎，以后逐渐进展到结膜瘢痕形成。

急性期症状包括畏光、流泪、异物感、较多黏液或黏液脓性分泌物。可出现眼睑红肿，结膜明显充血，乳头增生，上下穹窿部结膜满布滤泡，可合并弥漫性角膜上皮炎和耳前淋巴结肿大。

慢性期无明显不适，仅眼痒、异物感、干燥和烧灼感。结膜充血减轻，结膜污秽肥厚，同时有乳头及滤泡增生，病变以上穹窿及睑板上缘结膜显著，并可出现垂帘状的角膜血管翳。病变过程中，结膜的病变逐渐为结缔组织所取代，形成瘢痕。最早在上睑结膜的睑板下沟处，称之为Arlt线，渐成网状，以后全部变成白色平滑的瘢痕。角膜缘滤泡发生瘢痕化改变临床上称为Herbet小凹。沙眼性角膜血管翳及睑结膜瘢痕为沙眼的特有体征。

重复感染时，并发细菌感染时，刺激症状可更重，且可出现视力减退。晚期发生睑内翻与倒睫、上睑下垂、睑球粘连、角膜混浊、实质性结膜干燥症、慢性泪囊炎等并发症。症状更明显，可严重影响视力，甚至失明。

为了统一进行流行病学调查和指导治疗，国际上对沙眼的表征进行了分期。常用MacCallan分期法：

Ⅰ期：早期沙眼。上睑结膜出现未成熟滤泡，轻微上皮下角膜混浊、弥漫点状角膜炎和上方细小角膜血管翳。

Ⅱ期：沙眼活动期。

Ⅱa期：滤泡增生。角膜混浊、上皮下浸润和明显的上方浅层角膜血管翳。

Ⅱb期：乳头增生。滤泡模糊。可以见到滤泡坏死、上方表浅角膜血管翳和上皮下浸润。瘢痕不明显。

Ⅲ期：瘢痕形成。同我国Ⅱ期。

Ⅳ期：非活动性沙眼。同我国Ⅲ期。

我国在1979年也制定了适合我国国情的分期方法。即：

Ⅰ期（进行活动期）：上睑结膜乳头与滤泡并存，上穹窿结膜模糊不清，有角膜血管翳。

Ⅱ期（退行期）：上睑结膜自瘢痕开始出现至大部分变为瘢痕。仅留少许活动病变。

Ⅲ期（完全瘢痕期）：上睑结膜活动性病变完全消失，代之以瘢痕，无传染性。

1987年世界卫生组织（WHO）介绍了一种新的简单分期法来评价沙眼严重程度。标准如下。

结膜滤泡（follicular conjunctival inflammation）：上睑结膜5个以上滤泡。

弥漫性结膜感染（diffuse conjunctival inflammation）：弥漫性浸润、乳头增生、血管模糊区．50%。

睑结膜瘢痕（tarsal conjunctival scarring）：典型的睑结膜瘢痕。

倒睫（trichiasis）：严重倒睫或眼睑内翻。

角膜混浊（corneal opacification）：不同程度的角膜混浊。

其中结膜滤泡、弥漫性结膜感染是活动期沙眼，要给予治疗，睑结膜瘢痕是患过沙眼的依据，倒睫有潜在致盲危险需行眼睑矫正手术，角膜混浊是终末期沙眼。

【诊断】

多数沙眼根据乳头、滤泡、上皮角膜炎、血管翳、角膜缘滤泡、Herbert小凹等特异性体征可以作出诊断。由于睑结膜的乳头增生和滤泡形成并非为沙眼所特有，因此早期沙眼的诊断在临床病变尚不完全具备时较困难，有时只能诊断"疑似沙眼"，要确诊须辅以实验室检查。WHO要求诊断沙眼时至少符合下述标准中的2条。

（1）上睑结膜5个以上滤泡。

（2）典型的睑结膜瘢痕。

（3）角膜缘滤泡或Herbet小凹。

（4）广泛的角膜血管翳。

除了临床表现，实验室检查可以确定诊断。沙眼细胞学的典型特点是可检出淋巴细胞、浆细胞和多形核白细胞，但细胞学检查的假阳性率高。

结膜刮片后行Giemsa染色可显示位于核周围的兰蓝色或红色细胞浆内的包涵体。改良的Diff-Quik染色将检测包涵体的时间缩短为几分钟。荧光标记的单克隆抗体试剂盒检测细胞刮片衣原体抗原、酶联免疫测定、聚合酶链反应都有高度敏感和高特异性，但要求操作者较熟练地掌握操作技术，花费也昂贵。沙眼衣原体培养需要放射线照射或细胞稳定剂（如放线菌酮）预处理，通常在生长48~72小时后用碘染色单层细胞，或通过特殊的抗衣原体单克隆抗体检测，是重要的实验室检查，但技术要求高，不能广泛应用。

【鉴别诊断】

需和其他滤泡性结膜炎相鉴别。

（一）慢性滤泡性结膜炎（chronic follicular conjunctivitis）

原因不明。常见于儿童及青少年，皆为双侧。下穹隆及下睑结膜见大小均匀，排列整齐的滤泡，无融合倾向。结膜充血并有分泌物，但不肥厚，数年后不留痕迹而自愈，无角膜血管翳。无分泌物和结膜充血等炎症症状者谓之结膜滤泡症。一般不需治疗，只在有自觉症状时才按慢性结膜炎治疗。

（二）春季结膜炎

本病睑结膜增生的乳头大而扁平，上穹隆部无病变，也无角膜血管翳。结膜分泌物涂片中可见大量嗜酸性细胞。

（三）包涵体性结膜炎

本病与沙眼的主要不同之处在于，滤泡以下穹隆部和下睑结膜显著，没有角膜血管翳。实验室可通过针对不同衣原体抗原的单克隆抗体进行免疫荧光检测来鉴别其抗原血清型，从而与之鉴别。

（四）巨乳头性结膜炎（giant papillary conjunctivitis）

本病所致的结膜乳头可与沙眼性滤泡相混淆，但有明确的角膜接触镜配戴史。

【治疗】

包括全身和眼局部药物治疗及对并发症的治疗。

局部用 0.1%利福平眼药水、0.1%酞丁胺眼药水或 0.5%新霉素眼药水等点眼，4 次/日。夜间使用红霉素类、四环素类眼膏，疗程最少 10~12 周。经过一段时间治疗后，在上睑结膜仍可能存在滤泡，但这并不是治疗失败的依据。

急性期或严重的沙眼应全身应用抗生素治疗，一般疗程为 3~4 周。可口服强力霉素 100 mg，2 次/日；或红霉素 1 g 次/d 分四次口服。手术矫正倒睫及睑内翻，是防止晚期沙眼瘢痕形成导致致盲的关键措施。

【预防及预后】

沙眼是一种持续时间长的慢性疾病，现在已有 600~900 万人因沙眼致盲。相应治疗和改善卫生环境后，沙眼可缓解或症状减轻，避免严重并发症。在流行地区，再度感染常见，需要重复治疗。预防措施和重复治疗应结合进行。应培养良好的卫生习惯，避免接触传染，改善环境，加强对服务行业的卫生管理。

三、包涵体性结膜炎

包涵体性结膜炎（inclusion conjunctivitis）是 D~K 型沙眼衣原体引起的一种通过性接触或产道传播的急性或亚急性滤泡性结膜炎。包涵体性结膜炎好发于性生活频繁的年轻人，多为双侧。衣原体感染男性尿道和女性子宫颈后，通过性接触或手-眼接触传播到结膜，游泳池可间接传播疾病。新生儿经产道分娩也可能感染。由于表现有所不同，临床上又分为新生儿和成人包涵体性结膜炎。

【临床表现】

（一）成人包涵体性结膜炎

接触病原体后 1~2 周，单眼或双眼发病。表现为轻、中度眼红、眼部刺激和黏脓性分泌物，部分患者可无症状。眼睑肿胀，结膜充血显著，睑结膜和穹隆部结膜滤泡形成，并伴有不同程度的乳头反应，多位于下方。耳前淋巴结肿大。3~4 个月后急性炎症逐渐减轻消退，但结膜肥厚和滤泡持续存在 3~6 个月之久方可恢复正常。有时可见周边部角膜上皮或上皮下浸润，或细小表浅的血管翳（<2 mm），无前房炎症反应。接种成人包涵体性结膜炎衣原体血清型的志愿者，其结膜炎的发生时间和程度呈剂量依赖性，而且 14%的志愿者发生中耳炎，而虹膜炎非常少见，这提示沙眼衣原体容易通过泪液由鼻泪管到鼻黏膜传播感染，但难以穿过角膜进入葡萄膜。临床上成人包涵体性结膜炎可有结膜瘢痕但无角膜瘢痕，极少引起虹膜睫状体炎。可能同时存在其他部位如生殖器、咽部的衣原体感染征象。

（二）新生儿包涵体性结膜炎

潜伏期为出生后 5~14 天，有胎膜早破时可生后第 1 天即出现体征。感染多为双侧，新生儿开始有水样或少许黏液样分泌物，随着病程进展，分泌物明显增多并呈脓性。结膜炎持续 2~3 个月后，出现乳白色光泽滤泡，较病毒性结膜炎的滤泡更大。严重病例伪膜形成、结膜瘢痕化。大多数新生儿衣原体结膜炎是轻微自限的，但可能有角膜瘢痕和新生血管出现。衣原体还可引起新生儿其他部位的感染威胁其生命，如衣原体性中耳炎、呼吸道感染、肺炎。沙眼衣原体可以与单纯疱疹病毒共感染,除了注意全身感染外,检查时还应注意眼部合并感染的可能性。

【诊断】

根据临床表现诊断不难。实验室检测手段同沙眼。新生儿包涵体性结膜炎上皮细胞的胞浆内容易检出嗜碱性包涵体。血清学的检测对眼部感染的诊断无多大价值,但是检测 IgM 抗体水平对于诊断婴幼儿衣原体肺炎有很大帮助。新生儿包涵体性结膜炎需要和沙眼衣原体、淋球菌引起的感染鉴别。

【治疗】

衣原体感染可波及呼吸道、胃肠道,因此口服药物很有必要。婴幼儿可口服红霉素 40 mg/(kg·d),分四次服下,至少用药 14 天。如果有复发,需要再次全程给药。成人口服强力霉素(100 mg,2 次/日)或红霉素(1 g 次/d),治疗 3 周。局部使用抗生素眼药水及眼膏,如 15% 磺胺醋酸钠、0.1% 利福平等。

【预后及预防】

未治疗的包涵体性结膜炎持续 3~9 个月,平均 5 个月。采用标准方案治疗后病程缩短,复发率较低。

应加强对年轻人的卫生知识特别是性知识的教育。高质量的产前护理包括生殖道衣原体感染的检测和治疗是成功预防新生儿感染的关键。有效的预防药物包括 1% 硝酸银、0.5% 红霉素和 2.5% 聚烯吡酮碘。其中 2.5% 的聚烯吡酮碘点眼效果最好、毒性最小。

第四节 免疫性结膜炎

免疫性结膜炎(immunologic conjunctivitis),以前又称变态反应性结膜炎,是结膜对外界过敏原的一种超敏性免疫反应。结膜经常暴露在外,易与空气中的致敏原如花粉、尘埃、动物羽毛等接触,也容易遭受细菌或其他微生物的感染(其蛋白质可致敏),药物的使用也可使结膜组织发生过敏反应。

由体液免疫介导的免疫性结膜炎呈速发型,临床上常见的有枯草热、异位性结膜炎和春季角结膜炎;由细胞介导的则呈慢性过程,常见的有泡性角结膜炎。眼部的长期用药又可导致医源性结膜接触性或过敏性结膜炎,有速发型和迟发型两种。还有一种自身免疫性疾病,包括干燥性角结膜炎、结膜类天疱疮、Stevens-Johnson 综合征等。

一、眼表过敏的免疫学机制

眼表过敏性疾病和干眼一样,是最常见的眼表疾病之一,不完全统计全球每年 5% 的人群受过敏性眼病困扰,来自美国的调查显示至少有 20% 的美国人患有不同程度的过敏性结膜炎,中国的过敏性结膜炎发病率尚无统计数据,但从人口基数、生活环境、卫生状况等因素考虑,中国的眼表过敏患者数量将更为庞大。眼表过敏的诱因为接触了各种过敏原,包括植物花粉、动物毛皮碎屑、空气粉尘、尘螨、霉菌、化妆品、药物等,过敏原接触结膜,经过抗原加工后,抗原信息呈递给免疫效应细胞,激活了 I 型超敏反应,在部分过敏性结膜炎中 IV 型超敏反应亦参与。

二、眼表过敏的临床特点和治疗原则

【分类】

国际上趋向于根据起病的时效分为急性眼表过敏症,包括季节性过敏性结膜炎、常年性过敏性结膜炎和接触性结膜炎,急性眼表过敏占眼表过敏症的 80%~90%。另一大类是慢性眼表过

敏症，包括春季角结膜炎，巨乳头性结膜炎和特应性角结膜炎，此类过敏性眼表疾病占眼表过敏症的 10%~20%。

【临床表现】

眼表过敏患者常见的症状有眼睑皮肤和结膜痒、流泪、烧灼感、针刺感、畏光、水样分泌物等，其中眼痒出现比例占到 99%，异物感为 80.8%，眼红为 93.7%。患者的主观症状可持续整个过敏季节，在天气暖和和干燥时加重，而在天气变冷或湿润时趋于缓解。常见的体征表现为结膜轻、中度的水肿和充血，上睑乳头增生的出现比例为 88.1%，滤泡增生为 78.4%，结膜水肿严重者，也会出现眼睑皮肤水肿，由于重力的关系，下睑更为明显。在严重的过敏反应偶见角膜浸润，呈钱币状，位于上皮下和角膜周边部。

【诊断】

眼表过敏的诊断中除了依据患者的症状和体征外，病史的收集同样十分重要，询问的重点包括既往是否有类似发病过程，起病的季节，是否接触过化学品、药品或动植物，是否有全身过敏病史，是否有家族史等，通过梳理患者的病史，将有助于诊断和进行眼表过敏的分型。

结膜刮片寻找嗜酸性粒细胞是重要的实验室诊断技术，正常结膜刮片是找不嗜酸性粒细胞的，因此结膜刮片发现嗜酸性粒细胞或嗜酸性颗粒，则支持过敏性结膜炎的诊断。发生眼表过敏后，患者泪液中 IgE 含量显著增高，用醋酸硝酸纤维膜滤纸，从下穹隆部吸取泪液，通过放射免疫法进行 IgE 定量分析，可帮助诊断以及评价治疗药物的有效性。抗原的皮肤实验或体外抗原检测多用于季节性及常年性结膜炎的诊断，但有一定的假阳性。结膜印迹细胞学检查发现变性上皮细胞以及嗜酸性粒细胞也有助于临床诊断。部分临床症状不典型的患者，可考虑进行结膜活检，找肥大细胞、嗜酸性粒细胞或者 T 淋巴细胞，由于是侵入性检查，因此需慎重。此外还可进行抗原的眼部激发实验，用怀疑的抗原悬液滴眼，3~5 min 内出现眼痒，20 min 内出现结膜充血等眼表过敏体征，即可诊断，但患者多难以接受，临床上应用受限。

【治疗】

与其他眼表疾病不同，过敏性结膜炎很少导致永久性视力丧失，且脱离致敏因素后，有缓解的趋势。因此眼表过敏的治疗重点是预防过敏反应的启动和控制急性发作期的症状。根据治疗靶点的不同可分为抗组胺药、肥大细胞膜稳定剂、双效作用药物（抗组胺+稳定肥大细胞）、糖皮质激素、非甾体激素类抗炎药、免疫抑制剂和血管收缩剂等七大类。

目前临床上可供选择的抗过敏药物种类较多，在缓解期和间歇期，以预防为主，可单独使用肥大细胞稳定剂，同时使用眼表润滑剂，增加眼部舒适感。轻度过敏，可单独使用双效作用药物，或抗组胺/抗组胺减充血复方制剂联合肥大细胞稳定剂。中度过敏使用双效作用药物或抗组胺/肥大细胞稳定剂，联合非甾体激素。重度过敏，使用双效作用药物，联合糖皮质激素或免疫抑制剂。

三、春季角结膜炎

春季角结膜炎（vernal keratoconjunctivitis，VKC），又名春季卡它性结膜炎、季节性结膜炎等，是反复发作的双侧慢性眼表疾病，占变应性眼病的 0.5%，有环境和种族倾向。主要影响儿童和青少年，20 岁以下男性多见，严重者危害角膜，可损害视力。

【病因】

VKC 的确切病因尚不明确，通常认为和花粉敏感有关，各种微生物的蛋白质成分、动物皮屑和羽毛等也可能致敏。IgE 介导的超敏反应是 VKC 最基本的发病机制，但是仅 I 型超敏反应还不能完全解释 VKC 的发病机制，近年研究发现在 VKC 患者的结膜基质层中还有数量较多的单核细胞浸润，大部分属于 Th 2 型细胞。因此 VKC 是以体液免疫和细胞免疫均参与的超敏反应，即 I 型超敏反应（速发型超敏反应）和 IV 型超敏反应（迟发型超敏反应）的组合。

【临床表现】

VKC 主要的症状是眼部奇痒。在白天经过刺激或环境诱发后，如灰尘、头皮屑、亮光、风、汗渍和揉擦，夜间症状加重；其他症状还有疼痛、异物感、羞光、烧灼感、流泪和黏性分泌物增多。根据眼部体征的不同，临床上把春季角结膜炎分为睑结膜型、角结膜缘型及混合型。

睑结膜型的特点是睑结膜呈粉红色，上睑结膜巨大乳头呈铺路石样排列。乳头形状不一，扁平外观，包含有毛细血管丛。裂隙灯下可见乳头直径在 0.1~0.8 mm 之间，彼此相连。荧光素可使乳头顶部着染，在乳头之间及其表面常有一层黏性乳白色分泌物，形成伪膜。下睑结膜可出现弥散的小乳头。在受累的结膜区一般观察不到滤泡反应。除非进行冷冻、放疗和手术切除乳头等创伤性操作，一般炎症静止后结膜乳头可完全消退，不遗留瘢痕。

角结膜缘型更常见于黑色人种。上下睑结膜均出现小乳头。其重要临床表现是在角膜缘有黄褐色或污红色胶样增生，以上方角膜缘明显。混合型睑结膜和角膜同时出现上述两型检查所见。

各种类型春季角结膜炎均可累及角膜，文献报告角膜受损发生率 3%~50% 不等。以睑结膜型更为常见，主要是由于肥大细胞及嗜酸性细胞释放炎症介质引起。角膜受损最常表现为弥漫性点状上皮角膜炎，甚至形成盾形无菌性上皮缺损，多分布于中上 1/3 角膜称为"春季溃疡"。部分患者急性期可在角膜缘见到白色 Horner-Trantas 结节。结膜分泌物涂片和 Trantas 结节活检行 Giemsa 染色，可见大量嗜酸性粒细胞和嗜酸性颗粒。角膜上方可有微小血管翳，极少全周角膜血管化。

部分患者还可出现上睑下垂，可能与继发性乳头肥大造成眼睑重量增加有关，有时也可观察到下睑皮肤皱褶增多（Dennie 线）。VKC 的临床病程可间断反复发作持续 2~10 年，成年后逐渐消失，近年来认为 VKC 与圆锥角膜、特应性白内障的发生有一定关联性。

【诊断】

严重的 VKC 患者具有典型的体征：睑结膜乳头铺路石样增生、角膜盾形溃疡、Horner-Trantas 结节等。然而对于轻型病例，确诊比较困难，常需要借助实验室检查。在结膜刮片中发现嗜酸粒细胞或嗜酸性颗粒，提示局部有变应性反应发生。此外患者泪液中嗜酸粒细胞、中性粒细胞或淋巴细胞数量增加；IgE 的水平高于正常值（7.90 mg/mL±0.32 mg/mL），可达到 80.48 mg/mL±3.35 mg/mL。

【治疗】

春季角结膜炎是一种自限性疾病，短期用药可减轻症状，长期用药则对眼部组织有损害作用。治疗方法的选择需取决于病人的症状和眼表病变严重程度。物理治疗包括冰敷，以及在有空调房间可使病人感觉舒适。病人治疗效果不佳时，可考虑移居寒冷地区。

局部使用糖皮质激素对迟发性超敏反应亦有良好的抑制作用。急性期患者可采用激素间歇疗法，先局部频繁（例如每 2 小时一次）应用激素 5~7 天，后迅速减量。顽固的睑结膜型春季角结膜炎病例可在睑板上方注射 0.5~1.0 mL 短效激素如地塞米松磷酸钠（4 mg/mL）或长效激素如去炎松奈德（40 mg/mL）。但要注意长期使用会产生青光眼、白内障等严重并发症。

非甾体类抗炎药在过敏性疾病发作的急性阶段及间歇阶段均可使用，对缓解眼痒、结膜充血、流泪等眼部症状及体征均显示出一定的治疗效果。

肥大细胞稳定剂常用的有色甘酸二钠及奈多罗米等，最好在接触过敏原之前使用，对于已经发作的患者治疗效果较差。目前多主张在春季角结膜炎易发季节每日滴用细胞膜稳定剂 4~5

次，预防病情发作或维持治疗效果，待炎症发作时才短时间使用激素进行冲击治疗。

抗组胺药可拮抗已经释放的炎症介质的生物学活性，减轻患者症状，与肥大细胞稳定剂联合使用治疗效果较好。可减轻眼部不适症状。

经过一系列药物治疗（抗组胺药、血管收缩剂）仍有强烈畏光以至于无法正常生活的顽固病例，局部应用2%的环孢素可以很快控制局部炎症及减少激素的使用量。但是在停药2~4月后炎症往往复发。0.05%FK506可以抑制IL-2基因转录及IgE合成信号传递通路，对顽固性春季角结膜炎有良好的治疗效果。

人工泪液可以稀释肥大细胞释放的炎症介质，同时可改善因角膜上皮点状缺损引起的眼部异物感，但需使用不含防腐剂的剂型。对花粉和其他过敏原进行脱敏治疗效果尚不肯定。春季角结膜炎伴发的葡萄球菌睑缘炎和结膜炎要给予相应治疗。

四、季节性过敏性结膜炎（seasonal allergic conjunctivitis）

【临床表现】

又名枯草热性结膜炎（hay fever conjunctivitis），是眼部过敏性疾病最常见的类型，其致敏原主要为植物的花粉。该病主要特征是季节性发作（通常在春季）；通常双眼发病，起病迅速，在接触致敏原时发作，脱离致敏原后症状很快缓解或消失。最常见的症状为眼痒，几乎所有的患者均可出现，轻重程度不一。也可有异物感、烧灼感、流泪、畏光及黏液性分泌物等表现，高温环境下症状加重。

主要体征为结膜充血及非特异性睑结膜乳头增生，有时合并有结膜水肿或眼睑水肿，小孩更易出现。很少影响角膜，偶有轻微的点状上皮性角膜炎的表现。许多患者有过敏性鼻炎及支气管哮喘病史。

【治疗】

（1）一般治疗：包括脱离过敏原，眼睑冷敷，生理盐水冲洗结膜囊等手段。

（2）药物治疗：常用的有抗组胺药、肥大细胞稳定剂、非甾体类抗炎药及血管收缩剂，对于病情严重，使用其他药物治疗无效的患者可以考虑短期使用糖皮质激素。多采用局部用药，对于合并有眼外症状者可以全身使用抗组胺药、非甾体类抗炎药及糖皮质激素。

（3）脱敏治疗：如果致敏原已经明确，可以考虑使用脱敏治疗。对于因植物花粉及杂草引起的过敏性结膜炎其效果相对较佳。但对于许多其他原因引起的过敏性结膜炎患者，其治疗效果往往并不理想。

【预后】

预后良好，多无视力损害，很少出现并发症。

五、常年性过敏性结膜炎（perennial allergic conjunctivitis）

【临床表现】

远比季节性过敏性结膜炎少见。致敏原通常为房屋粉尘、虫螨、动物的皮毛、棉麻及羽毛等。临床表现与季节性相似。由于抗原常年均有，故其症状持续存在，一些病人有季节性加重现象。眼部症状通常比季节性过敏性结膜炎轻微。检查时常发现结膜充血、乳头性结膜炎合并少许滤泡、一过性眼睑水肿等。一些患者可能没有明显的阳性体征。

【治疗】

治疗手段基本同季节性过敏性结膜炎。由于致敏原常年存在，因此通常需要长期用药。常用的药物为抗组胺药物及肥大细胞稳定剂，糖皮质激素仅在炎症恶化、其他治疗无效时才使用，且不宜长期使用。脱敏治疗效果往往很不理想，故很少采用。

【预后】

预后良好，多无视力损害，很少出现并发症。

六、巨乳头性结膜炎

【病因】

该病多见于戴角膜接触镜（尤其是配戴材料低劣的软性角膜接触镜者）或义眼，巨乳头性结膜炎发生与抗原沉积及微创伤有密切的关系，为机械性刺激与超敏反应共同作用的结果，其免疫损伤基础为 IgE 介导的 I 型速发型超敏反应和细胞介导的 IV 型迟发型超敏反应。

【临床表现】

患者常首先表现为接触镜不耐受及眼痒，也可出现视蒙（因接触镜沉积物所致），异物感及分泌物等。持续戴软性接触镜者出现巨乳头性结膜炎的平均时间是 8 个月，而硬性接触镜是 8 年，症状最早可在戴软性接触镜的 3 周出现，硬性接触镜的 14 个月出现。

检查最先表现为上睑结膜轻度的乳头增生，之后被大的乳头（>0.3 mm）替代，最终变为巨乳头（>1 mm）。临床上根据病情进展，将巨乳头性结膜炎分为四期：1 期，患者眼痒，轻度睑结膜充血，细小乳头增生。2 期，眼痒加重，黏性分泌物较多，上睑结膜充血，不规则的乳头增生。3 期，中-重度眼痒，黏液性分泌物多，上睑结膜乳头增生，有大于 1 mm 乳头，上睑充血水肿。4 期重度眼痒，大量黏液性分泌物，上睑结膜乳头增生大于 1 mm，有些呈蘑菇状，顶端有坏死，荧光素染色阳性。巨乳头性结膜炎很少累及角膜，少数患者可以出现浅点状角膜病变及 Trantas 斑。

【治疗】

（1）一般治疗：更换接触镜，选择高透气性的接触镜或小直径的硬性接触镜，缩短接触镜佩戴时间；加强接触镜的护理，避免使用含有防腐剂及汞等具有潜在抗原活性的护理液；炎症恶化期间，最好停戴接触镜。义眼必须每日用肥皂清洗，在清水中浸泡，置于干燥的地方备用。对有缝线及硅胶摩擦者，如情况许可应加以拆除。

（2）药物治疗：巨乳头性结膜炎的药物治疗主要是减少肥大细胞的组胺释放，抑制局部炎症。常用的药物有肥大细胞稳定剂、抗组胺剂、糖皮质激素及非甾体类抗炎药。糖皮质激素应尽量避免使用，应限于巨乳头性结膜炎的急性阶段，用来减少睑板的充血和炎症，但对于佩戴义眼患者可以放宽使用范围。

尽管治疗过程中症状及体征消退缓慢，但一般预后良好，很少出现视力受损。

七、过敏性结膜炎（allergic conjunctivitis）

它是由于眼部组织对过敏原产生超敏反应所引起的炎症。本节专指那些由于接触药物或其他抗原而过敏的结膜炎。有速发型和迟发型两种。引起速发型的致敏原有花粉、角膜接触镜及其清洗液等；药物一般引起迟发型，如睫状肌麻痹药阿托品和后马托品，氨基糖苷类抗生素，抗病毒药物碘苷和三氟胸腺嘧啶核苷，防腐剂硫柳汞和乙二胺四醋酸及缩瞳剂等。

【临床表现】

接触致敏物质数分钟后迅速发生的为 I 型超敏反应，眼部瘙痒、眼睑水肿和肿胀、结膜充血及水肿。极少数的病人可表现为系统性过敏症状。在滴入局部药物后 24~72 小时才发生的为迟发 IV 型超敏反应。表现为眼睑皮肤急性湿疹、皮革样变。睑结膜乳头增生、滤泡形成，严重者可引起结膜上皮剥脱。下方角膜可见斑点样上皮糜烂。慢性接触性睑结膜炎的后遗症包括色素沉着、皮肤瘢痕、下睑外翻。

【诊断】

根据有较明显过敏原接触史，脱离接触后症状迅速消退；结膜囊分泌物涂片发现嗜酸性粒细胞增多等可以诊断。

【治疗】

查找过敏原，Ⅰ型超敏反应经避免接触过敏原或停药即可得到缓解。局部点糖皮质激素眼药水（如 0.1%地塞米松）、血管收缩剂（0.1%肾上腺素或 1%麻黄素），伴有睑皮肤红肿、丘疹者，可用 2%～3%硼酸水湿敷。近年来，研制的几种新型药物如非甾体类抗炎药 0.5%酮咯酸氨丁三醇、抗组胺药 0.05%富马酸依美斯汀以及细胞膜稳定剂奈多罗米钠点眼，可明显减轻症状。严重者可加用全身抗过敏药物，如扑尔敏、息斯敏、抗组胺药或激素等。

八、泡性角结膜炎（phlyctenular keratoconjunctivitis）

它是由微生物蛋白质引起的迟发型免疫反应性疾病。常见致病微生物包括：结核杆菌、金黄色葡萄球菌、白色念球菌、球孢子菌属，以及 L1、L2、L3 血清型沙眼衣原体等。

【病理】

组织切片染色显示小泡病灶中，上皮有弥漫的多形核粒细胞和单核细胞浸润，伴明显的上皮水肿，上皮之间的囊泡使上皮与基质分离，可见溃疡部位的坏死组织，基质水肿、血管扩张、红细胞外渗，并有散在分布的成纤维细胞和增生的血管肉芽组织。

【临床表现】

多见于女性、青少年及儿童，春夏季节好发。有轻微的异物感，如果累及角膜则症状加重。泡性结膜炎初起为实性，隆起的红色小病灶（1～3 mm）周围有充血区。角膜缘处三角形病灶，尖端指向角膜，顶端易溃烂形成溃疡，多在 10～12 天内愈合，不留瘢痕。病变发生在角膜缘时，有单发或多发的灰白色小结节，结节较泡性结膜炎者为小，病变处局部充血，病变愈合后可留有浅淡的瘢痕，使角膜缘齿状参差不齐。初次泡性结膜炎症状消退后，遇有活动性睑缘炎、急性细菌性结膜炎和挑食等诱发因素可复发。反复发作后疱疹可向中央进犯，新生血管也随之长入，称为束状角膜炎，痊愈后遗留带状薄翳，血管则逐渐萎缩。极少数患者疱疹可以发生于角膜或睑结膜。

【诊断】

根据典型的角膜缘或球结膜处实性结节样小泡，其周围充血等症状可正确诊断。

【治疗】

治疗诱发此病的潜在性疾病。局部糖皮质激素眼药水点眼，结核菌体蛋白引起的泡性结膜炎对激素治疗敏感，使用激素后 24 小时内主要症状减轻，继用 24 小时病灶消失。伴有相邻组织的细菌感染要给予抗生素治疗。补充各种维生素，并注意营养，增强体质。对于反复束状角膜炎引起角膜瘢痕导致视力严重下降的患者可以考虑行角膜移植进行治疗。

（赵榕萍）

参考文献

[1] 陈世耀. 内科临床思维[M]. 3版. 北京：科学出版社，2021.
[2] 王杉. 外科与普通外科[M]. 北京：中国医药科技出版社，2014.
[3] 李巧影，陈晶，刘攀. 口腔科疾病临床诊疗技术[M]. 北京：中国医药科技出版社，2017.
[4] 起堪兴，杨培增，姚克. 眼科学[M]. 北京：人民卫生出版社，2013.
[5] 冯晓源. 现代医学影像学[M]. 上海：复旦大学出版社，2016.
[6] 徐克，龚启勇，韩萍. 医学影像学[M]. 8版. 北京：人民卫生出版社，2018.
[7] 李爱梅. 临床麻醉与复苏[M]. 2版. 长春：吉林科学技术出版社，2019.
[8] 方华，刘雪，孙仁波. 临床麻醉基本知识与技术进展[M]. 上海：上海交通大学出版社，2017.
[9] 祁宏英. 现代医学检验与临床[M]. 石家庄：河北科学技术出版社，2013.
[10] 刘成玉. 临床检验基础[M]. 北京：人民卫生出版社，2012.